犬と猫の
CT & MRI アトラス

著 Erik Wisner & Allison Zwingenberger
監訳 長谷川 大輔

緑書房

ATLAS OF SMALL ANIMAL CT AND MRI by Erik Wisner and Allison Zwingenberger

Copyright© 2015 by John Wiley & Sons, Inc, All rights Reserved.

Japanese translation © 2016 copyright by Midori-Shobo Co., Ltd.
This translation published under license with John Wiley & Sons International Rights, Inc. through Japan UNI Agency, Inc., Tokyo

John Wiley & Sons, Inc 発行の Atlas of Small Animal CT and MRI の日本語訳に関する翻訳・出版権は株式会社緑書房が独占的にその権利を保有する。

ご注意

本書の内容は，最新の獣医学的知見をもとに，細心の注意をもって記載されています。しかし，獣医学の著しい進歩からみて，記載された内容がすべての点において完全であると保証するものではありません。実際の症例に応用する場合は，使用する医薬品，医療機器の添付文書を必ず参照し，可能であれば専門家の指示を仰いだ上，各獣医師の責任の下，注意深く診療を行ってください。本書記載の内容による不測の事故や損失に対して，著者，監訳者，翻訳者，編集者ならびに出版社は，その責を負いかねます。（株式会社　緑書房）

Atlas of Small Animal CT and MRI

Erik R. Wisner, DVM, Dipl. ACVR
Professor of Diagnostic Imaging
School of Veterinary Medicine
University of California
Davis, CA

Allison L. Zwingenberger, DVM, MAS, Dipl. ACVR, Dipl. ECVDI
Associate Professor of Diagnostic Imaging
School of Veterinary Medicine
University of California
Davis, CA

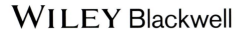

序文

　1970年代にはじめて医療分野に用いられたCTとMRIは，それから30年以上にわたって伴侶動物の診断技術に大きな進歩をもたらしてきた。これらの機器の獣医療への急速な普及と，撮影技術の進歩，そして画像診断に関する文献情報の増加が，本書執筆の動機となった。

　本書は，研修医および各診療科の専門医，意欲のある学生，さらに，患者に対し日常的にこれらの画像診断を勧めているすべての開業医に向けて作られた。現在CTやMRIのトレーニングをしている，あるいは新たにこれらに触れるという人たちに，本書は多くの画像と広範な知識に触れる機会を提供することができる。より経験を積んだ専門医にとっては，知識の更新やクイックリファレンスとしての利用に役立つだろう。

　本書は，様々な素材を比較可能な形で，ほかの検査，病理所見とも関連づけて紹介している。このような形で編まれた断層撮影画像診断の教科書は，獣医学分野では初となる。700を超える症例から3000以上の画像を収録し，CTとMRIによって診断される一般的な疾患と，やや珍しい疾患について解説している。組織学的または細胞学的に，あるいはそれ以外の圧倒的な量の証拠を集めることで確定診断された症例を集める作業は，非常に骨の折れるものであった。

　本書を作ることができたのは，多くの人々の惜しみない協力があったからである。執筆にあたって助言をくれた，画像診断学，神経学，外科学，内科学およびその他の同僚たちに，感謝の意を表したい。その探究心をぶつけることで，我々の執筆意欲を刺激し続けてくれた研修医や学生たちにも感謝している。とりわけ，技術スタッフであるRich Larson, Jason Peters, Jennifer Harrisonの3人には深謝したい。彼らの長年にわたる献身と，技術的な助言の価値は計り知れない。細部に目を光らせ，本書の質を大きく向上させてくれたMichael French，デザインを手がけてくれたJohn Dovalの貢献も大きかった。編集を担当してくれたNancy TurnerとCatriona Cooper，そしてプロジェクトマネージャーのAileen Castellは推敲のうえで大きな力となってくれた。彼らの提案は，随所に織り込まれている。最後に，我々の最愛の家族，Gina, Triatan, Adriane, Mikeに感謝を捧げたい。君たちの支えがあったから，我々はこの仕事をやり遂げることができたのだ。

　Winston Churchillはかつて「本を書くことは冒険である」と書いた。「はじめに，それは玩具，娯楽として君の前に現れる。しかし，やがてそれは主人となり，さらには暴君となって君を支配するようになる。最終局面，奴隷であることに甘んじかけたまさにそのときに，君はそのモンスターを倒し，公衆の面前にそいつを放り出す」。本書をめぐる冒険は，2007年の元日にはじまった。その日，野心的な新年の抱負を抱いた主著者は，本書の構成を起草し，素材を集め始めた。それから8年の月日が流れるのはあっという間だった。今，我々はようやく，「モンスターを倒し，放り投げる段階」に辿り着くことができたのである。

Erik R. Wisner
Allison L. Zwingenberger

著者プロフィール

Erik Wisner

獣医師，米国獣医放射線学専門医。カリフォルニア大学デイビス校獣医学部にて画像診断学教室教授，外科放射線科学科学科長，動物医療センター所長を務める。

Allison Zwingenberger

獣医師，修士，米国獣医放射線学専門医，欧州獣医画像診断学専門医。カリフォルニア大学デイビス校獣医学部准教授。欧州獣医画像診断学会副会長（2014年〜2016年），米国獣医放射線学会CT/MRI部会主事（2013年〜2015年）を歴任。Veterinary Radiology & Ultrasound，Veterinary Surgery，Journal of American Veterinary Medical Association 各誌の査読者も務める。

監訳をおえて

私の学生時代（1990年代），CTやMRIは"高嶺の花"の技術だった。在籍していた日本獣医畜産大学（現・日本獣医生命科学大学，以下日獣大）にはコンベンショナルスキャン（ノンヘリカルまたは step & shoot ともいう）のシングルCTしかなく，スライス厚は最薄で2 mmだった。そのため，椎間板ヘルニアなどでなかなか病変が見当たらないときには，延々と撮影を続けることもあった。当時から脳外科に関心のあった私は，早くからMRIが導入された山口大学や日本大学の先生方が発表する画像を，嫉妬しつつも食い入るように見ていたものである。大学院の2年目（2000年）に，ようやく日本獣医界で初の超伝導1.5テスラMRIが日獣大へ導入されたときには大いに喜び，寝ても覚めても研究も臨床も，ほぼMRI漬けの生活を送り，師匠の織間博光先生（現・日本獣医生命科学大学名誉教授）と，連日検討を繰り返した。

それからおよそ15年。今ではほとんどの大学に，ヘリカルスキャンのマルチディテクタCTとMRIが設置されている。日獣大，鹿児島大学，宮崎大学，麻布大学には3テスラのMRIが導入され，CTやMRIの画像が獣医師国家試験に出題されるようにもなってきた。

しかし，CTやMRIをどう勉強したらよいかと問われたときに，強く推奨できる教科書はあまりなく，「脳脊髄だけでも自分で疾患アトラスを作るか」などと幾度も考えていた。そこへ突如，登場したのが，本書の原著『Atlas of Small Animal CT and MRI』である。

本書では，比較的珍しい疾患に至るまで，各部の様々な病態について，圧倒的な数の症例と画像に基づいた詳細な所見がまとめられている。CT，MRIの画像を並べるだけでなく，探査的なX線画像とCT，MRIの所見の対比や超音波画像，内視鏡画像，手術所見，解剖所見などによるCT，MRI所見の裏付けなども行われている。症例のほとんどに生検や剖検による確定診断がついており，所見の信頼性は非常に高い（わずかだが推定診断があるのは，獣医画像診断医にとって致し方ないところである）。これなら人に薦められると思っていたとき，監訳の話をいただくことになった。

監訳にあたっては，日本の読者に馴染みのよいように，表記に多少の工夫を加えている。例えば，「減衰」というのは聞き慣れない用語なので，soft-tissue attenuation（軟部組織減衰）を「軟部組織デンシティ」と訳すことにし，mass（腫瘤，より直訳的には「塊」）という語は腫瘤とよぶには形態が不整なものも含み，かつ今の獣医師には周知の単語であるため，無理に訳さずmassのままとしている。神経画像的にはring enhancement（リング状増強効果）という用語を使い慣れているが，そう訳すには不適な箇所もあるため「辺縁増強（peripheral enhancement）」に統一した。さらに，unenhanced CT/MRIを，それぞれ「単純CT」，「非造影MRI」としたり，T2 highという表記を，正しくはT2強調高信号だ，というこだわりからT2「W」高信号とするなど，好みを交えつつも工夫したつもりである。読者によっては逆に違和感を覚える場合もあるかもしれないが，そこは長谷川流監訳の癖だと思って，ご容赦いただきたい（各翻訳者の責任ではない）。

最後に，基本的に神経画像以外の知識のない私に代わって「胸部」，「腹部」，「筋骨格系」の章をそれぞれ翻訳いただいた同僚の藤原（五十嵐）亜紀先生，弥吉（越智）直子先生，神野信夫先生，ならびに私の同輩・後輩でありよき友人である和田昌絵先生（頭部および頚部），國谷貴司先生（脊柱および脊髄），そして私の一番弟子であり，共に神経画像研究を進めてきた桑原孝幸先生（脳）に深謝する。また本書の監訳を任せてくださり，私のこだわりに付き合ってくださった緑書房編集部の各位に感謝の意を表したい。

本書が現在，そしてこれからの獣医画像診断学の向上と，各読者のCT，MRI学習の一助となれば幸いである。

2016年10月
長谷川大輔

監訳者・翻訳者一覧

監訳者

長谷川大輔
日本獣医生命科学大学　獣医学部　獣医学科　獣医放射線学研究室，
同大学動物医療センター　脳神経外科
獣医師，博士（獣医学）

翻訳者

和田昌絵 ……………………………………………………………………………………………… Section 1
株式会社ORM　神経病・読影センター
獣医師，博士（獣医学）

桑原孝幸 ……………………………………………………………………………………………… Section 2
桑原動物病院
獣医師，博士（獣医学）

國谷貴司 ……………………………………………………………………………………………… Section 3
かば動物クリニック
獣医師

藤原亜紀 ……………………………………………………………………………………………… Section 4
日本獣医生命科学大学　獣医学部　獣医学科　獣医放射線学研究室，
同大学付属動物医療センター　腫瘍科／呼吸器科／放射線科
獣医師，博士（獣医学）

弥吉直子 ……………………………………………………………………………………………… Section 5
日本獣医生命科学大学付属動物医療センター　放射線科
獣医師

神野信夫 ……………………………………………………………………………………………… Section 6
日本獣医生命科学大学　獣医学部　獣医学科　獣医外科学研究室，
同大学付属動物医療センター　外科／麻酔科
獣医師，博士（獣医学）

画像の見方

本書に登場する画像には，下記のように，図番号，紹介する疾患，撮像に用いたモダリティを表記した見出しがついている。それぞれの画像の下には，撮像方法とどのような断面で撮像したかを記載してある。とりあげた症例についての詳細な解説は，下のキャプションにまとめられている。

画像表示の例

図 2.8.23 高グレード希突起膠細胞腫（犬）　　　　　　　　　　　　　　　　　　　　　　　　　　　　　　CT & MRI

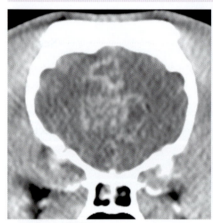 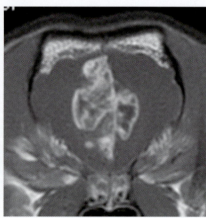 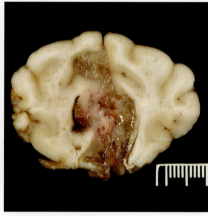

a 造影 CT，横断面　　　　**b** 造影 T1W，横断面　　　　**c** 肉眼所見，横断面

頭蓋内の疾患を示唆する進行性の神経徴候を呈する 5 歳，フレンチ・ブルドッグ。造影 CT（**a**）および造影 T1W（**b**）において，不整形で不均一に増強された，2 つの半球状の mass が描出されている。剖検により，グレード III の希突起膠細胞腫と診断された（**c**）。

目次

序文		iv
著者プロフィール		v
監訳をおえて		vi
監訳者・翻訳者一覧		vii
画像の見方		viii
略語表		x

Section 1　頭部および頚部　　1

- 1.1　鼻腔および副鼻腔　　3
- 1.2　耳　　27
- 1.3　顎関節　　40
- 1.4　頭蓋骨　　55
- 1.5　眼窩　　69
- 1.6　眼球　　86
- 1.7　唾液腺　　98
- 1.8　リンパ節　　107
- 1.9　口腔　　113
- 1.10　喉頭，咽頭および頚部　　132
- 1.11　甲状腺および上皮小体　　141

Section 2　脳　　153

- 2.1　脳室系および水頭症　　155
- 2.2　脳浮腫　　162
- 2.3　発生障害　　165
- 2.4　外傷，出血および血管障害　　173
- 2.5　代謝性，中毒性および変性性疾患　　184
- 2.6　非感染性炎症性疾患　　197
- 2.7　感染性炎症性疾患　　206
- 2.8　腫瘍　　221
- 2.9　トルコ鞍および傍鞍部　　244
- 2.10　脳神経　　264

Section 3　脊柱および脊髄　　279

- 3.1　発生障害　　281
- 3.2　外傷および血管障害　　295
- 3.3　炎症性疾患　　317
- 3.4　腫瘍　　329
- 3.5　椎間板疾患およびその他の変性性疾患　　355
- 3.6　腕神経叢および腰仙骨神経叢　　376

Section 4　胸部　　387

- 4.1　胸壁と横隔膜　　389
- 4.2　胸膜腔　　398
- 4.3　縦隔および食道　　408
- 4.4　心臓，肺血管および大血管　　423
- 4.5　気道　　442
- 4.6　小気道および肺実質　　458

Section 5　腹部　　489

- 5.1　腹壁，後腹膜腔および腹腔　　491
- 5.2　肝血管疾患　　504
- 5.3　肝胆道系疾患　　522
- 5.4　消化管　　538
- 5.5　膵臓　　551
- 5.6　副腎　　561
- 5.7　脾臓　　572
- 5.8　泌尿器系　　584
- 5.9　生殖器系　　604

Section 6　筋骨格系　　615

- 6.1　発育障害および代謝性疾患　　617
- 6.2　外傷　　636
- 6.3　炎症性疾患　　652
- 6.4　腫瘍　　662
- 6.5　変性性疾患　　675

索引　　680

略語表

3D	3次元再構成（three dimensional reformat）
ADC	みかけの拡散係数（apparent diffusion coefficient）
CT	コンピューター断層撮影法（computed tomography）
DV	背腹像（dorsoventral projection）
DWI	拡散強調画像（diffusion-weighted imaging）
FLAIR	フレアー画像（fluid-attenuated inversion recovery sequence）
LFB	ルクソール・ファストブルー染色（luxol fast blue〔stain〕）
MIP	最大値投影法（maximum-intensity projection）
MRI	磁気共鳴画像（magnetic resonance imaging）
PAS	PAS染色（periodic acid-Schiff〔stain〕）
PDW	プロトン密度強調（proton density-weighted sequence）
SPGR	スポイルドグラジエントリコールドエコー法（spoiled gradient recalled echo sequence）
SSTSE	シングルショットターボスピンエコー法（single-shot turbo spin-echo sequence）
STIR	ショートタウインバージョンリカバリー法（short TI inversion recovery sequence）
T1W	T1強調（T1-weighted sequense）
T2W	T2強調（T2-weighted sequence）
T2*W	T2*強調（T2 star weighted sequence）
VD	腹背像（ventrodosal projection）

Section 1
頭部および頸部

鼻腔および副鼻腔
耳
顎関節
頭蓋骨
眼窩
眼球
唾液腺
リンパ節
口腔
喉頭，咽頭および頸部
甲状腺および上皮小体

1.1
鼻腔および副鼻腔

正常な鼻腔と副鼻腔

　鼻腔の画像をスクロールしたときに見られる左右対称性の薄い鼻甲介構造は，鼻腔内の異常を検出するための重要な手がかりとなる。鼻甲介は吻側では密に形成されており，尾側にいくほど厚く，まばらになる。鼻甲介は粘膜に囲まれているが，それ自体は薄い骨である。薄いスライス厚のコンピュータ断層撮影（CT）画像は，それらの構造を評価するために必要である。副鼻腔は空気で充填されており，ときに検出できないほど薄い粘膜を伴う。正常な鼻腔と副鼻腔のCTおよび磁気共鳴画像法（MRI）所見と肉眼所見との比較が中頭種の犬で報告されており（**図1.1.1，1.1.2**）[1]，正常な鼻腔と鼻涙排液システムのCTが猫で報告されている[2, 3]。

正常な鼻周期

　鼻周期（交代性鼻閉）nasal cycleは2〜3時間の周期で起こる正常な生理的現象で，犬で報告されている[4, 5]。一定時間ごとに空気を通す鼻腔を切り替えることで，空気の吸入により起こる外傷から鼻粘膜の回復が可能になると考えられている。鼻腔が正常な犬であっても，CTやMRIで片側性の粘液の充満を反映した明らかな鼻粘膜の非対称性が見られることが多い（**図1.1.3**）。非対称性は片側性の血管収縮に起因し，反対側の粘膜血流の増加を引き起こし，結果的に粘膜肥厚と空気の流れに対する抵抗性の増加をもたらす。鼻周期による粘膜肥厚は均一であり，鼻甲介への影響はみられない。

発生障害

　鼻中隔と鼻甲介は，正常な犬と猫でも非対称になっていることがある。これらの異常はたいていの場合，臨床的に重要ではないが，ときに気流障害や閉塞につながる。短頭種の犬や猫は鼻甲介や副鼻腔の発達不全や奇形を伴っている場合があり，副鼻腔疾患に罹患しやすい。副鼻腔には部分的な発達不全，非対称や片側あるいは両側の欠損がみられることがある。猫では若齢時に罹患した深刻なウイルス性鼻炎に起因する鼻甲介の歪みを認めることがある。頭蓋骨の成長早期における外傷も鼻腔の解剖学的構造の変形を引き起こす可能性がある。そのような患者は成体になっても鼻炎を繰り返すことが多い。短頭種の猫では，鼻骨が背側へ曲がり，サイズの縮小がみられたり，鼻涙管走行が変更されることがある[6]。

　後鼻孔より尾側の狭窄である鼻咽頭狭窄 nasopharyngeal stenosisは，先天性疾患として最も一般的に発生する。また炎症や外傷あるいは腫瘍に続発して生じることもある[7]。狭窄領域は非常に狭く，それを検出するためには薄いスライス厚のCT画像が必要となる。矢状断の再構成画像は狭窄の識別と定量化に有用である（**図1.1.4**）。

炎症性疾患
異物性鼻炎

　異物性鼻炎 foreign body rhinitisの画像診断は，多くの場合，異物を直接可視化できるかどうかに依存する。植物の固い穂先（芒(のぎ)）や小さな木片のように異物が画像上見えない場合には，部分的な鼻甲介破壊，鼻粘膜の過形成や液体または粘液状滲出液の局所的な貯留を見つけることで診断する[8]。植物（芒）の吸入のように複数の

異物が存在する場合を除いて，異物性鼻炎は通常，片側性である。続発的な画像所見の重症度は，障害の慢性化ならびに異物の不活性化に関連する。ほとんどの患者では，画像上の異常は鼻腔あるいは鼻咽頭に限定され，通常は副鼻腔の異常を伴わない（図1.1.5～1.1.7）[9]。

非特異的鼻炎

非特異的鼻炎 nonspecific rhinitis は，ウイルス，細菌，寄生虫，またはアレルギーなどの原因による炎症性鼻疾患を含む一般的な用語である。鼻炎はまた，重度の歯周病の延長として発生することがある。生検の結果，診断されることが最も多いのは，好中球または好酸球成分を有するリンパ球形質細胞性鼻炎 lymphocytic plasmacytic rhinitis である（図1.1.8, 1.1.9）。鼻炎はまた重度の歯牙疾患に続発することがある。

X線画像は正常であることが多く，断層画像所見はほとんどないものから顕著なものまである。滲出液は左右の鼻腔と，一般的に前頭洞および上顎洞と蝶形骨洞内に存在する。鼻甲介パターンには影響のないことが多いが，慢性あるいは重症例では特に末梢の鼻甲介領域の微細な骨で萎縮が認められることがある。滲出液とその下の粘膜過形成は MRI や造影 CT によって区別することができる。粘膜は典型的に強く，均一に増強される。鼻中隔と鼻腔辺縁の緻密骨にはほとんど影響がないが，慢性疾患では上顎骨と前頭骨の反応性変化が認められることがある。

ごくまれに，一見腫瘍のような mass 病変や骨破壊を伴う侵襲性の強い画像所見が見られるが，生検診断は好酸球性鼻炎 eosinophilic rhinitis という犬が存在する。原因が炎症にもかかわらず，典型的な非特異的鼻炎の画像所見が見られないこのような症例はまれであるが，好酸球性肉芽腫症 eosinophilic granulomatous disease を念頭におく必要がある。鼻疾患を持つ猫の3分の1や犬の多くでは，耳管閉塞に伴う二次的な鼓室胞への滲出液貯留もまた認められる。

慢性炎症性疾患と関連して鼻ポリープ nasal polyp が発生することがある。ポリープは発生する場所によって断層画像上で識別される場合とされない場合がある。鼻咽頭内に延びるポリープ状のものは，周囲が空気のために識別できる可能性が高い（図1.1.10）。鼻ポリープは骨化すると，鼻腔内腫瘍 intranasal neoplasia や骨肉腫 osteosarcoma などと間違われることがある（図1.1.11）。

口腔鼻腔瘻

口腔鼻腔瘻 oronasal fistula は発生異常，外傷または重度の歯牙疾患や他の炎症性腫瘍性疾患に続発して発生することがある。分離した気孔を伴う大型の瘻孔は，断層画像上明らかである。小さい瘻孔は，粘膜縁が近くに近接している場合，診断が困難なことがある（図1.1.12, 1.1.13）。

真菌性鼻炎

真菌性鼻炎 mycotic rhinitis は犬で一般的な副鼻腔疾患であり，猫でもときおり発生する[10]。アスペルギルス症 aspergillosis は犬の真菌性鼻炎の最も一般的な原因であるが，他にも，クリプトコッカス *Cryptococcus*, *Rhinosporidium* と *Blastomyces* 属菌などが原因菌となる。猫では *Cryptococcus* が真菌性鼻炎の最も一般的な原因菌であるが，アスペルギルス症も報告されている。

アスペルギルス症に関連した X 線画像の異常所見は，鼻腔の透過性低下，鼻甲介構造の喪失と辺縁のリモデリング，前頭洞内の軟部組織様の透過性低下と前頭洞辺縁を形成する前頭骨の肥厚である。

犬のアスペルギルス症の病態初期における断層画像所見は，粘膜の炎症，過形成とそれらに関連する滲出液による片側性の鼻粘膜容積の増加である。進行性の場合には，罹患した鼻腔内における鼻甲介の破壊と萎縮により，空洞化する。これは鼻腔吻側から中間部にかけて最も明瞭である。鼻腔は肥厚した軟部組織縁をもち，辺縁は真菌プラークと粘膜の肥厚からなる。軟部組織 mass は，尾側の鼻腔あるいは前頭洞に存在することがある。これらの真菌塊は不均一なガスや液体のパターンを有している。前頭洞上皮の肥厚が常時存在し，罹患した前頭洞は液体を有することがある。ある研究では，犬46頭のうち約15％は主に前頭洞に病変が存在した[11]。罹患した上顎骨，前頭骨および鋤骨は，反応性に不規則な肥厚が生じることがある。骨融解も数例に発生している。篩骨（篩板）への明らかな浸潤と破壊は，頭蓋内との交通を生じる。篩骨破壊は治療選択肢に影響を与え，予後を悪化させるため，篩骨を画像で評価することが重要である。我々の経験では，これは CT または MRI のいずれでも評価することができる。しかし，CT を用い薄いスライスの横断面と再構成した背断面で評価することで，篩骨の局所に起きた破壊性の小さな造窓をより鋭敏に検出できると思われる。多くの患者の病変は片側性であるが，両側性の画像所見が見られることもある。一般的に

断層画像におけるこれらの所見は，特異的ではないものの犬のアスペルギルス症の診断に高い有効性を持っている（図 1.1.14～1.1.16）[11～15]。

猫のアスペルギルス症は多くはないが，それなりの頻度で発生するので，猫の鼻疾患の鑑別に含むべきである。我々の臨床経験では，画像上の異常は犬と比べて両側性に見られることが多く，中等度から重度の鼻甲介破壊と重度の液体貯留および粘膜過形成を起こす。上顎骨や前頭骨のリモデリングおよび骨破壊が認められる。造影T1強調（造影T1W）画像では，増強されない鼻腔滲出液と増強される鼻粘膜の違いが明らかとなる。前頭洞への波及もみられるが，洞内にある多くは液体であり，菌塊は一般的ではない。典型的な所見は，鼻咽頭におけるmass病変の存在であり，これは内視鏡検査で反応性肉芽組織であることが証明される[16]。

猫の鼻クリプトコッカス症 nasal cryptococcosis は，2つの形で発現する。1つは限局性鼻炎で，もう1つはより浸潤性の高い鼻の局所性拡張あるいは全身性真菌感染である。限局性クリプトコッカス性鼻炎の猫において，通常病変は両側性で，非破壊性である。鼻甲介の破壊も認められない。しかし，通常は空気で満たされる鼻甲介の間隙は液体が充満している。より浸潤性の高いタイプでは，真菌性肉芽腫が，周囲の骨を浸食するような占拠性のmassを形成し，篩板より尾側に拡張することがある（図 1.1.17）。

腫瘍

癌腫 carcinoma は犬において，リンパ腫 lymphoma は猫において最も一般的な鼻腔内腫瘍である。いくらかの例では多中心型リンパ腫のうちのひとつとして鼻症状がみられるが，大部分の鼻腔内リンパ腫の猫は，局所性のステージIである。癌腫には扁平上皮癌，移行上皮癌および腺癌がある。遭遇することのある他の腫瘍タイプには，血管肉腫 hemangiosarcoma などの軟部組織肉腫，軟骨肉腫 chondrosarcoma，線維肉腫 fibrosarcoma，骨肉腫 osteosarcoma および骨軟骨肉腫 osteochondrosarcoma などの原発性骨腫瘍，形質細胞腫瘍のような円形細胞腫瘍がある（図 1.1.18～1.1.26）。

鼻腔内腫瘍の患者は軟部組織massを持つが，周囲の鼻粘膜と鼻甲介構造の破壊が存在するために腫瘍辺縁は十分に描出されないことが多い。薄い断層画像が得られた場合でも，鼻鏡検査で見られるような個々のmassは断層画像上では明らかではないかもしれない。鼻甲介が残存している場合，あるいは新しい腫瘍関連性の骨形成を伴う骨形成腫瘍の場合は石灰化が明白になる。ほとんどの鼻腔内腫瘍は両側性であるが，片側性のこともある。癌腫は典型的には鼻腔の中間から尾側の側面に発生するが，リンパ腫はほとんどの場合，腹側鼻道および鼻咽頭を中心に発生する。鼻腔に発生する神経内分泌腫瘍は，典型的には篩骨（篩板）に隣接するか，篩板上から発生し，吻側鼻腔内および尾側の頭蓋内の両方に拡大する。

鼻腔内腫瘍の造影程度には多様性があり，周囲の鼻粘膜も同時に増強されるために，腫瘍辺縁の輪郭を描出できないことが多い。広範囲の鼻腔の骨破壊や前頭洞への腫瘍の拡張がみられる患者において，造影検査は鼻腔外の腫瘍辺縁を描出するには便利である。

鼻腔内腫瘍は，しばしば蝶形骨洞と前頭洞内に浸潤するが，鼻腔内massは前頭洞と鼻腔のあいだを閉塞するため，閉塞性前頭洞炎を起こすことが多い。造影検査により，液体または滲出性洞内貯留物と血管新生したmassとを区別することで，腫瘍の拡張と閉塞性前頭洞炎を鑑別することができる。

たいていの場合，腫瘍性massの置換による外胞および内胞の破壊が存在する。緻密前頭骨，上顎骨，鋤骨および口蓋骨の破壊は一般的に認められ，通常鼻腔内癌腫および軟部組織肉腫において顕著であるが，浸潤性の骨破壊はリンパ腫でも起こる。

篩板の破壊は浸潤性の鼻腔内腫瘍に共通する特徴である。治療の選択肢と予後に影響するため，慎重に評価すべきである。大きな破壊的病変は容易に確認できる。しかし小さい開窓病変は，薄いスライスのCT横断面と再構成した背断面および薄いスライスのMRI背断面の3D SPGR像の組み合わせにより最もよく評価できる。頭蓋内浸潤が疑われる患者において髄膜増強を検出するためには，いずれのモダリティを使用した場合でも造影画像が有用である[9, 17～20]。CTは骨融解を検出する点においてMRIよりわずかに感度が高いが，CTとMRIは鼻腫瘍の診断において同程度の有効性がある[21]。

Section 1　頭部および頚部

図 1.1.1　正常鼻腔（犬）　　　　　　　　　　　　　　　　　　　　　　　　　　　　CT

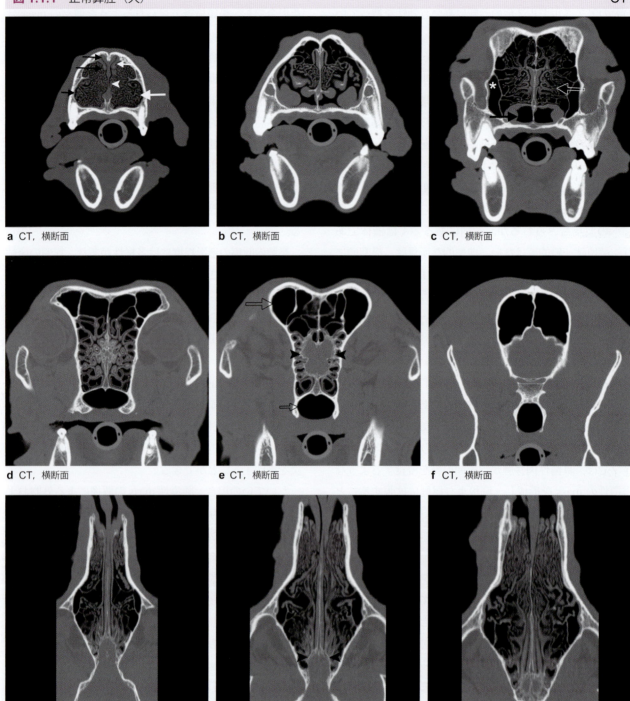

a CT，横断面　　　b CT，横断面　　　c CT，横断面
d CT，横断面　　　e CT，横断面　　　f CT，横断面
g CT，背断面　　　h CT，背断面　　　i CT，背断面

2歳，去勢雄のグレート・ピレニーズ系雑種。鼻腔と副鼻腔の代表的な横断面を吻側から尾側の順に（a～f），代表的な背断面を背側から腹側の順に（g～i）並べてある。背側（a：小白矢印）と腹側（a：大白矢印）鼻甲介は吻側では細かい渦巻き状で，尾側では篩骨甲介あるいは篩状甲介骨（c：中抜き矢印）となり大きくなる。鼻中隔（a：矢頭）が左右鼻腔を分離している。背側，中間と腹側鼻道（a：黒矢印）は，尾側鼻腔への空気の流れを可能にする。副鼻腔は上顎陥凹（c：★），前頭洞（e：大中抜き矢印）と鼻咽頭（e：小中抜き矢印）からなる。鼻咽頭道（c：黒矢印）は咽頭と鼻腔を連絡している。篩板（e，h：矢頭）は頭蓋と鼻腔を分離している。

1.1 鼻腔および副鼻腔

図 1.1.2　正常鼻腔（犬）　　　　　　　　　　　　　　　　　　　　　　　　　　　　　　　　　　　　　MR

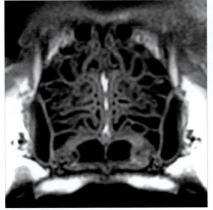

a　T1W，横断面　　　　　　　　　b　造影 T1W，横断面

鼻の MRI は，鼻甲介構造を詳細に描出する。正常な鼻甲介は渦巻き状で左右対称であり，それらは T1W（**a**）で等信号を，T2W（**c**），プロトン密度強調（PDW）（**d**），造影 T1W（**b**）で高信号を呈する。

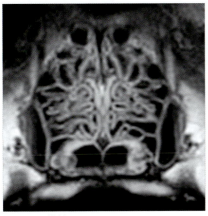
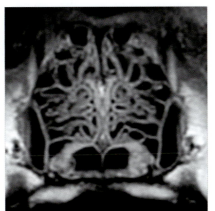

c　T2W，横断面　　　　　　　　　d　PDW，横断面

図 1.1.3　正常鼻腔（犬）　　　　　　　　　　　　　　　　　　　　　　　　　　　　　　　　　　　　　CT

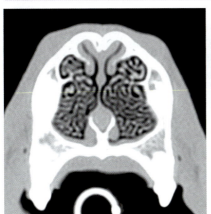
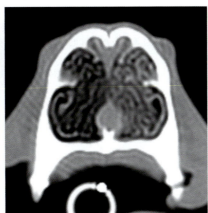

a　造影 CT，横断面　　　　　　　　b　造影 CT，横断面

正常な中鼻腔の外胞の典型像（**a**）。鼻周期が不均一な粘膜潅流を起こすために，結果として鼻甲介は左右非対称になる（**b**）。これは，気流により起こる小さな障害からの鼻粘膜治癒を促進すると考えられている正常な生理現象である。鼻周期は犬で周期的（2〜3時間ごと）に起こる。

図 1.1.4　鼻咽頭狭窄（犬）　　　　　　　　　　　　　　　　　　　　　　　　　　　　　　　　CT

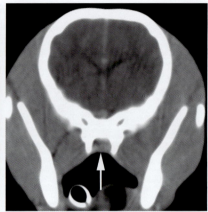

a 造影CT，横断面　　　b 造影CT，横断面

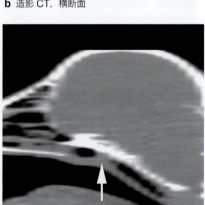

c 造影CT，横断面　　　d 造影CT，矢状断面

慢性鼻汁を呈する1歳，雌のイタリアン・グレーハウンド。翼状突起レベルの鼻咽頭腔内，硬口蓋の尾側縁から1cm尾側の位置に局所的な閉塞がある（b，d：矢印）。この局所病変の吻側および尾側の咽頭腔は，正常に認められる（a，c：矢印）。閉塞性病変と関連した軟部組織は，造影剤投与後わずかに造影される（b）。鼻咽頭狭窄は鼻鏡検査で確認され，生検により中程度の好中球，好酸球を伴う慢性活動性リンパ球形質細胞性咽頭炎および鼻炎が明らかとなった。

図 1.1.5　異物による鼻炎─植物（芒）（犬）　　　　　　　　　　　　　　　　　　　　　　　　　CT

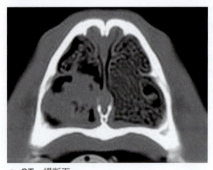

a CT，横断面

9歳，避妊雌のラブラドール・レトリーバー。横断面は片側性の局所的な鼻甲介破壊を示している。液体デンシティのmassは残存した鼻甲介，粘膜および貯留した滲出液の混合物である。内部にガス陰影が断片的に認められ，これは固形のmassではないことを示している。芒（エノコログサなどの穂先）が鼻鏡検査時に除去された。植物は通常CTやMRIでは検出されないが，異物周囲の局所的な炎症反応は特徴的である。

図 1.1.6 異物による鼻炎—歯の断片（猫）　CT

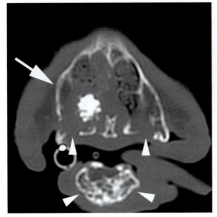
a CT, 横断面

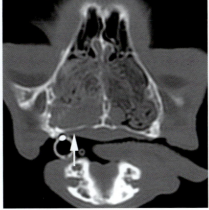
b CT, 横断面

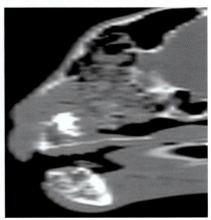
c CT, 矢状断面

右側からの慢性鼻汁，慢性腎不全と欠落歯を呈する 16 歳，去勢雄のドメスティック・ロングヘア（**a**, **c**）。辺縁不整な石灰化陰影を伴う mass が右鼻腔吻側に存在する。これは鼻甲介の破壊と粘膜増殖および滲出液である軟部組織陰影による透過性低下と関連している。おそらく慢性腎不全による代謝性骨疾患の結果として発生した右上顎骨の歪み（変形）が認められる（**a**：矢印）。右上顎骨の骨吸収（**a**：矢印）と硬口蓋尾側の mass も認められる（**b**：矢印）。不整な石灰化所見は，周囲のセメント質の増殖を伴う歯根の迷入だった。この患者はまた，多くの欠落歯，顕著な歯槽骨の骨吸収と慢性歯牙疾患にともなう増殖性骨リモデリングも認められる（**a**：矢頭）。

図 1.1.7 木製異物（犬）　CT

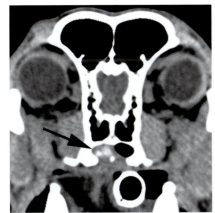
a CT, 横断面

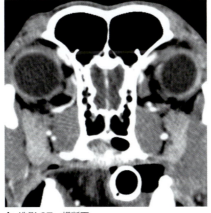
b 造影 CT, 横断面

逆くしゃみと呼吸困難を呈する 5 歳，避妊雌のオーストラリアン・シェパード。単純 CT では，右側咽頭鼻部に軟部組織によって囲まれた高吸収性物質が認められる（**a**：矢印）。造影 CT では，異物周囲の軟部組織は強く造影され（**b**），炎症や肉芽腫性病変が疑われる。高吸収性物質は，軟口蓋に達している（**c**）。内視鏡で咽頭鼻部に棒状の木製異物が発見され（**d**），除去された。

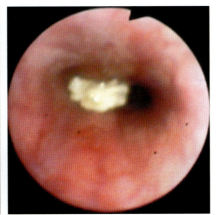
c CT, 矢状断面　　d 内視鏡

図 1.1.8　リンパ球形質細胞性鼻炎と副鼻腔炎（犬）

CT

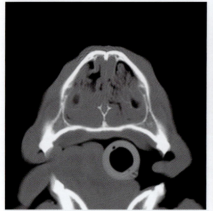
a　CT，横断面

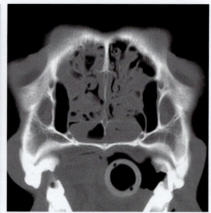
b　CT，横断面

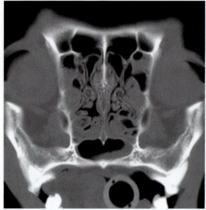
c　CT，横断面

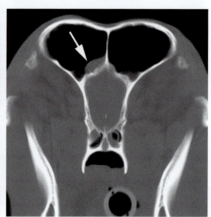
d　CT，横断面

両側性の慢性鼻汁を呈する9歳，去勢雄のオーストラリアン・シェパード。副鼻腔領域の横断面を吻側から尾側の順に並べてある。正常な鼻甲介パターンは，粘膜の増殖と滲出液の貯留によって部分的に不明瞭になっている。これらの所見は，吻側部と左腹鼻道で最も顕著である。鼻腔内に増加した液体デンシティの不透過性陰影によって一部不明瞭であるが，鼻鏡検査で不均一な鼻甲介萎縮が確認された。少量の滲出液所見も右前頭洞の腹側に認められる（d：矢印）。鼻の生検により慢性リンパ球形質細胞性好中球性鼻炎と診断した。

1.1 鼻腔および副鼻腔

図 1.1.9　好酸球性鼻炎と副鼻腔炎（犬）　　CT

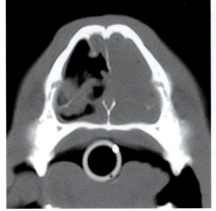
a　CT，横断面

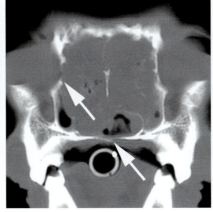
b　CT，横断面

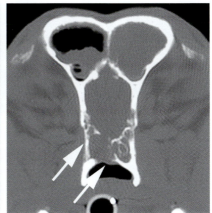
c　CT，横断面

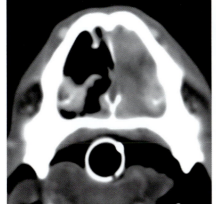
d　造影CT，横断面

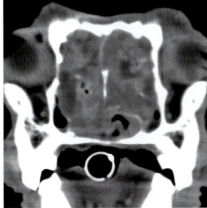
e　造影CT，横断面

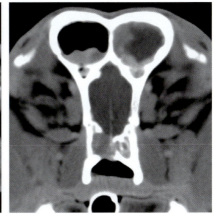
f　造影CT，横断面

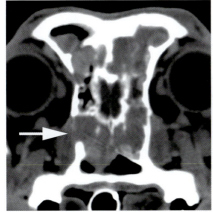
g　造影CT，横断面

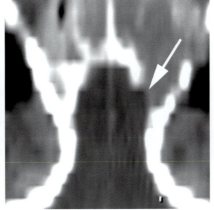
h　造影CT，背断面

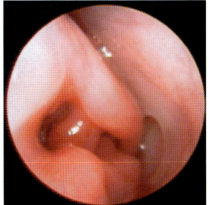
i　内視鏡

5年前からの咳と膿性鼻汁を呈する12歳，避妊雌のオーストラリアン・キャトル・ドッグ。a〜c は造影前，d〜f は a〜c に対応した造影後の画像である。g と h は，篩板と周囲の解剖学的構造を示す代表的な画像である。鼻腔と前頭洞に不均一に造影される軟部組織デンシティ領域が認められる。中鼻腔にライン状の骨性鼻甲介の残存を伴う片側性鼻甲介破壊の所見が，特に b で見られる。皮質骨に複数の限局した骨融解病変が（副鼻腔周囲の骨で明らかに）認められ（b，c：矢印），前頭骨にび漫性の骨膜反応が存在する。鼻鏡検査時に得られた生検で，アレルギー性鼻炎に一致する慢性好酸球性，肥満細胞性炎症が明らかとなった。これは非常に侵襲性の強い免疫介在性副鼻腔炎の像である。このような皮質骨の破壊と不明瞭な mass effect の存在を示す像は腫瘍の際の所見と一致するが，び漫性の軟部組織と骨の破壊病変の分布と鼻甲介構造の残存が炎症性病変を支持する。患者は内科治療で改善し，最初のCT検査を行った2年後には軽度の慢性鼻疾患の徴候が残っているのみであった。

図 1.1.10　化膿性鼻炎—炎症性鼻ポリープ（猫）　CT

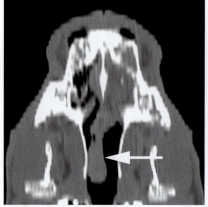
a CT，横断面

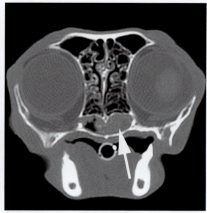
b CT，横断面

左側鼻腔から悪臭を放つ茶色の粘液様鼻汁がみられる13歳，去勢雄のドメスティック・ショートヘア。複数の抜歯が，CT撮影の1カ月前に行われていた。欠落歯が複数あり，残存した歯槽骨に骨融解がみられる。軟部組織デンシティの領域が左腹側鼻腔および左上顎犬歯歯槽骨周囲の空洞内に存在する（a：＊）。有茎性の鼻咽頭massが左鼻腔から発生している（b，c：矢印）。massの全範囲は鼻咽頭の背断面cで確認できる。ポリープは鼻鏡検査時に切除した（d：＊）。これらの画像からは確定できないが，口腔鼻腔瘻も犬歯抜歯部位に存在した。

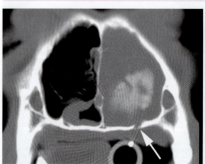
c CT，背断面

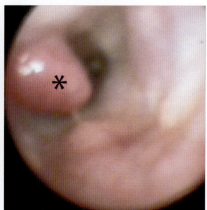
d 内視鏡

図 1.1.11　骨化した炎症性鼻ポリープ（犬）　CT

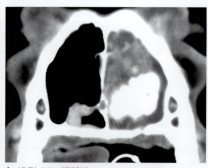
a CT，横断面

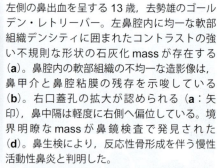
b 造影CT，横断面

左側の鼻出血を呈する13歳，去勢雄のゴールデン・レトリーバー。左鼻腔内に均一な軟部組織デンシティに囲まれたコントラストの強い不規則な形状の石灰化massが存在する（a）。鼻腔内の軟部組織の不均一な造影像は，鼻甲介と鼻腔粘膜の残存を示唆している（b）。右口蓋孔の拡大が認められる（a：矢印），鼻中隔は軽度に右側へ偏位している。境界明瞭なmassが鼻鏡検査で発見された（d）。鼻生検により，反応性骨形成を伴う慢性活動性鼻炎と判明した。

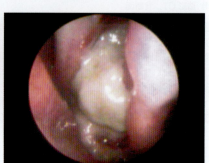
c 造影CT，背断面

d 内視鏡

図 1.1.12 口腔鼻腔瘻（犬） CT

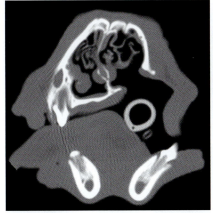
a CT，横断面

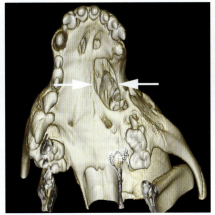
b 3D-CT，腹側観

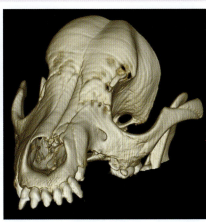
c 3D-CT，斜位観

生後1週間で咬まれた外傷から発生した口腔鼻腔瘻を有する6カ月齢，雄のオーストラリアン・シェパード。瘻孔を閉じるために，2回の処置が行われた。横断面と3D像で左口蓋骨と上顎骨に大きな欠損が認められる（**b**：矢印）。複数の上顎歯が欠落し，左鼻腔内に炎症に続発した軽度の鼻甲介欠損が認められる。

図 1.1.13 口腔咽頭／鼻咽頭瘻（犬） CT

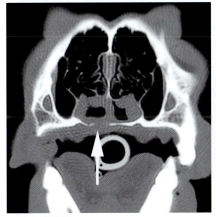
a CT，横断面

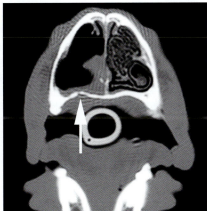
b CT，横断面

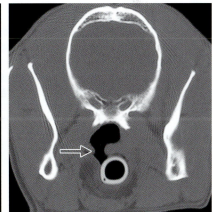
c CT，横断面

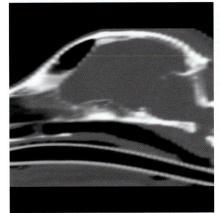
d CT，矢状断面

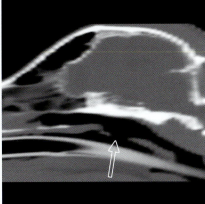
e CT，矢状断面

2年前から鼻汁の既往歴を持つ15歳，避妊雌のジャーマン・シェパード・ドッグ系雑種。右口蓋骨に局所的な欠損が見られる（**a**，**b**：矢印）。右吻側鼻腔における鼻甲介構造の完全な欠損が認められる（**b**）。正中の軟口蓋に異常はみられないが（**e**），正中右側に鼻腔，鼻咽頭，口腔および中咽頭の交通を可能にする軟口蓋の欠損がある（**c**，**e**：中抜き矢印）。

図 1.1.14　真菌性副鼻腔炎と骨髄炎—アスペルギルス症（犬）

CT

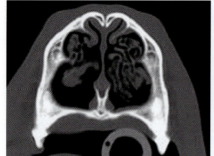
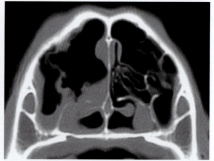

a　CT，横断面　　　　　b　CT，横断面　　　　　c　CT，横断面

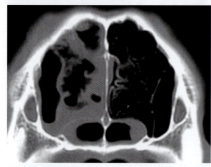
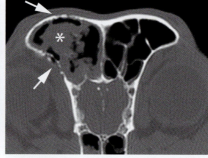
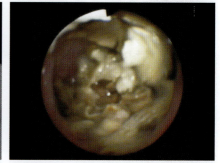

d　CT，横断面　　　　　e　CT，横断面　　　　　f　内視鏡

右鼻腔からの慢性鼻汁を呈する8歳，去勢雄のロットワイラー。**a〜e** は鼻腔を吻側から尾側の順に表示している。右側の鼻甲介構造はほぼ完全な破壊および萎縮がみられ，さらに左腹側鼻甲介構造の萎縮も認められる（**a〜c**）。不整な軟部組織デンシティが，右鼻腔内尾側と右前頭洞内に存在する（**c〜e**）。前頭洞における断片化されたガスと局所的な石灰化陰影を含む不均一な軟部組織 mass（**e**：＊）は，真菌塊に特有である。右前頭骨に見られる侵襲性骨破壊（**e**：矢印）は，慢性炎症の結果としても認められることがある。この一連の CT 画像所見は，アスペルギルス属に起因する慢性真菌性鼻炎と一致する。鼻鏡検査結果では，著しい鼻粘膜の充血と真菌プラークの存在が明らかとなった（**f**）。右鼻腔の生検により，真菌プラークを伴う重度の化膿性リンパ球性鼻炎と判明した。

図 1.1.15　真菌性副鼻腔炎と骨髄炎—アスペルギルス症（犬）　　CT

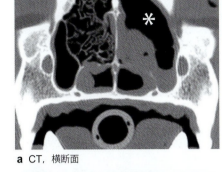
a　CT, 横断面

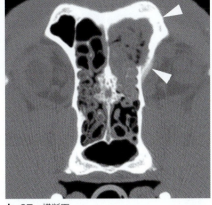
b　CT, 横断面

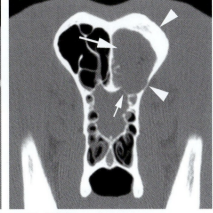
c　CT, 横断面

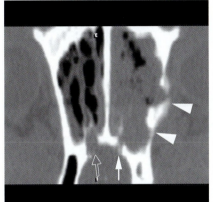
d　CT, 背断面

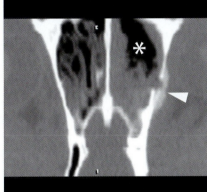
e　CT, 背断面

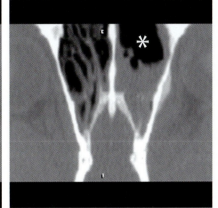
f　CT, 背断面

慢性の左側からの粘液膿性，出血性鼻汁を呈する 11 歳，去勢雄のロットワイラー。左鼻腔に残存する粘膜肥厚と鼻甲介萎縮がみられる（**a, e, f**：＊）。左前頭洞には断片化したガス陰影を伴う軟部組織 mass が占拠している（**c**：大矢印）。前頭骨の骨融解と骨増生の混合パターンも認められる（**b〜e**：矢頭）。左背側篩板の局所的な欠損は横断面と再構成した背断面の両方で認められ（**c, d**：小矢印），右側にももう 1 つの欠損が疑われる（**d**：中抜き矢印）。しかし，右側篩板周囲に明らかな鼻疾患は認められない。鼻生検により真菌性副鼻腔炎と診断された。

図 1.1.16　真菌性副鼻腔炎—アスペルギルス症（犬）　CT & MRI

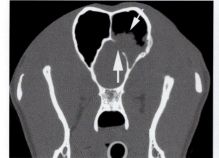
a CT，横断面

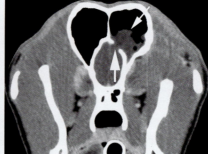
b 造影 CT，横断面

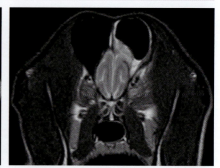
c T2W，横断面

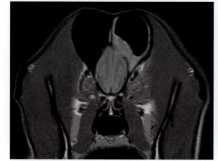
d PDW，横断面

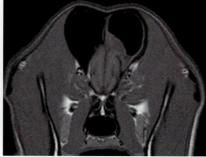
e T1W，横断面

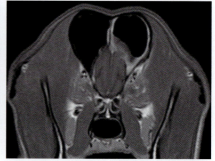
f 造影 T1W，横断面

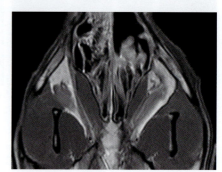
g 造影 T1W，背断面

左鼻腔から慢性鼻汁を呈している 14 歳，去勢雄のラブラドール・レトリーバー。CT 検査が最初に実施され，MRI 検査は約 2 カ月後に実施された。左前頭骨に大きな限局性の骨欠損が認められる（**a**, **b**: 大矢印）。辺縁不整な軟部組織 mass は真菌塊と一致している（**a**, **b**: 小矢印）。骨欠損は MRI 検査でも認められる（**c〜f**）。骨欠損内に不明瞭な造影増強所見が見られ，局所的な髄膜増強と併せて左嗅球への浸潤が疑われる。背断面 MR 画像は，鼻甲介萎縮による左鼻腔内の無信号を示す（**g**）。鼻腔尾側の造影剤で増強される軟部組織所見は，おそらく残存した鼻粘膜の肥厚が示唆される。鼻生検および真菌培養により，アスペルギルス属による真菌性副鼻腔炎と診断された。

図 1.1.17　クリプトコッカス症（猫）　　　　　　　　　　　　　　　　　　　　　　　　　　　　CT

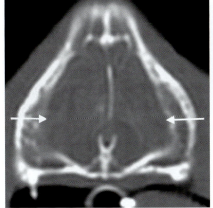
a CT，横断面

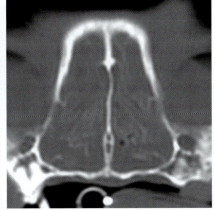
b CT，横断面

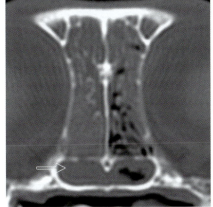
c CT，横断面

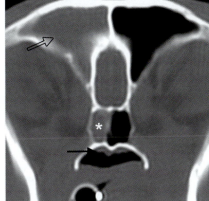
d CT，横断面

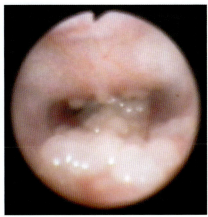
e 内視鏡

いびき，くしゃみと進行性の開口呼吸を呈する15歳，雄のドメスティック・ショートヘア。左右の鼻腔は完全に軟部組織に置きかわっているが，鼻甲介の大部分は維持されている（a：矢印）。左右上顎陥凹，鼻咽頭（c：中抜き矢印），左前頭洞（d：黒中抜き矢印）と蝶口蓋洞（d：★）も完全に軟部組織あるいは液体デンシティを示し，透過性が低下している。鼻咽頭の背壁は不規則で厚くなり（d：黒矢印），鼻咽頭内腔は狭くなっている。鼻鏡検査によりポリープ状の咽頭粘膜の炎症が判明（e），組織から *Cryptococcus neoformans* が培養された。

Section 1　頭部および頸部

図 1.1.18　鼻腔内リンパ腫（猫） CT & MRI

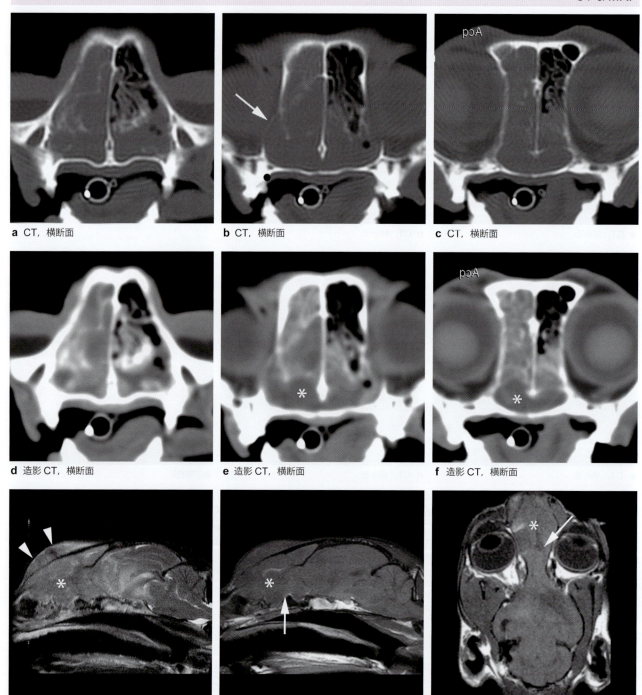

a CT，横断面　　b CT，横断面　　c CT，横断面
d 造影CT，横断面　　e 造影CT，横断面　　f 造影CT，横断面
g T2W，矢状断面　　h 造影T1W，矢状断面　　i 造影T1W，背断面

両側鼻腔より慢性の血様鼻汁を呈する12歳，去勢雄のドメスティック・ショートヘア。CT検査は最初の診断時に実施した。造影前（a〜c）と造影後（d〜e）の対の画像を吻側から尾側の順に並べてある。軟部組織デンシティが鼻腔を占拠し，主に右鼻甲介の破壊を示す。辺縁不整な造影されるmassが鼻腔腹側に存在し，鼻咽頭に達している（e, f：＊）。鼻腔内腫瘍の拡大により，右眼窩底部の前頭骨および口蓋骨の外側への偏位を認める（b：矢印）。患者は化学療法により，徴候は約1年間治まっていた。MRI検査（g〜i）は最初の頭蓋内徴候発症後（CT検査の約1年後）に実施された。軽度に増強される大きな軟部組織massは，前頭洞から鼻腔内尾側に拡大して認められる（g〜i：＊）。鼻骨と上顎骨の破壊は，顔面の変形をもたらし，腫瘍の背側への拡大を引き起こした（g：矢頭）。massはまた尾側の篩板を破壊し（h, i：矢印），頭蓋内吻側へ拡大し，脳浮腫を起こしている（g）。

図 1.1.19 鼻腔内リンパ腫（犬） CT

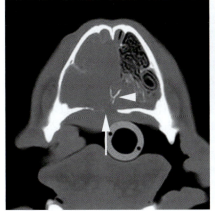
a CT，横断面

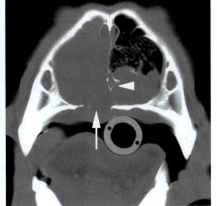
b CT，横断面

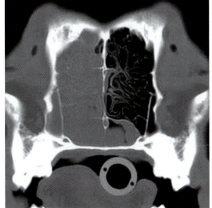
c CT，横断面

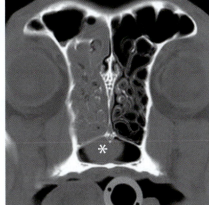
d CT，横断面

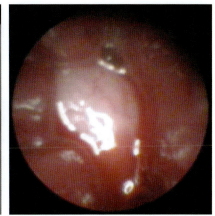
e 内視鏡

3カ月前から鼻汁やいびきを呈する3歳，去勢雄のローデシアン・リッジバック。主に右側鼻腔内にmassがあり，それは正中を超えて拡大し，左鼻腔吻側部腹側から上顎洞内を占拠している。massは鼻咽頭尾側にも拡大している（d：＊）。右側外胞のほぼ完全な骨融解が明らかであり（a，b），上顎口蓋部と口蓋骨の破壊が認められる（a，b：矢印）。massが正中を突破して拡大する部位には，鋤骨の骨破壊も存在している（a，b：矢頭）。逆行性鼻鏡検査により，鼻咽頭のmassと判明した（e）。

図 1.1.20　鼻腔の移行上皮癌（犬）

CT

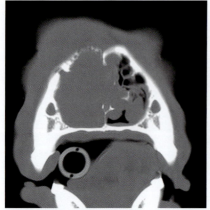
a　CT, 横断面

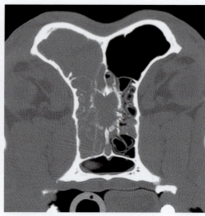
b　CT, 横断面

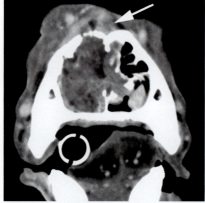
c　造影 CT, 横断面

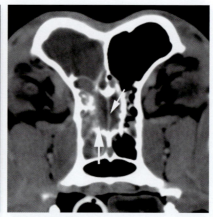
d　造影 CT, 横断面

2カ月前から右の鼻出血を呈する7歳，去勢雄のゴールデン・レトリーバー系雑種。大きな軟部組織 mass は，右鼻腔を占拠し，正中を破壊して左側へ拡大している（**a**）。mass により右側の鼻甲介構造は消失し，右上顎骨と鼻中隔の破壊が見られる（**a**）。右側篩板の破壊が認められ（**b**），右前頭洞は液体デンシティで占められる。鼻腔 mass は不均一に造影され，右上顎骨の開孔部を通して鼻梁部に拡大している（**c**：矢印）。右側篩骨の骨融解周囲に顕著な髄膜造影（**d**：大矢印）と，嗅球縦裂に軽度の正中偏位が認められる（**d**：小矢印）。右前頭洞内の病変は，造影剤で造影されないため，洞閉塞により閉じ込められた液体および炎症性産物と考えられる。鼻生検により，移行上皮癌と判明した。

図 1.1.21 鼻腔の癌腫（犬） MRI

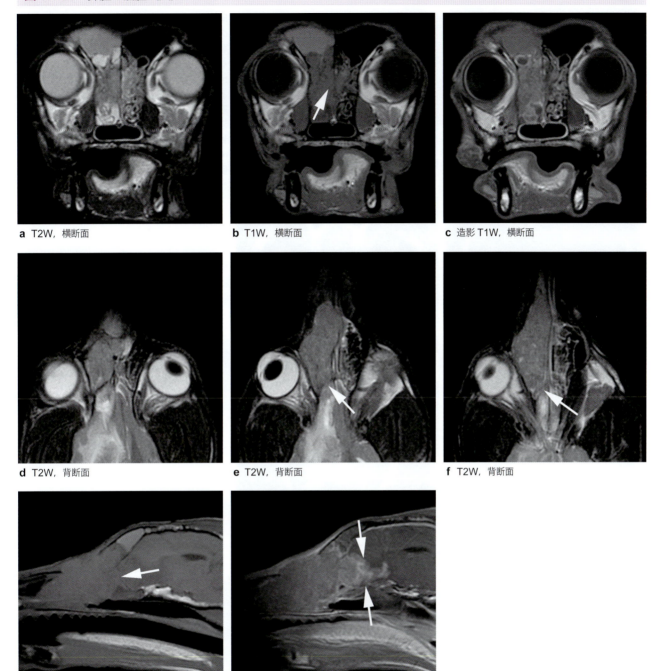

a T2W，横断面
b T1W，横断面
c 造影 T1W，横断面
d T2W，背断面
e T2W，背断面
f T2W，背断面
g T1W，矢状断面
h 造影 T1W，矢状断面

進行性のいびきを呈する 12 歳，避妊雌のオーストラリアン・シェパード。横断面（a～c）は，篩板吻側部の同一レベルである。背断面（d～e）は，背側から腹側の順に並べてある。混合信号強度を呈す大きな mass は右鼻腔内を占拠し，右側の外胞および内胞は消失している。篩骨は不明瞭あるいは欠損し，破壊が示唆される（b，e～g：矢印）。篩板の破壊と増強される mass の頭蓋内拡大に関連して右側嗅球と前頭葉に T2W 高信号所見が認められる（h：矢印）。右前頭洞の閉塞性副鼻腔炎も存在する（a～c，g）。

図 1.1.22　鼻腔未分化腺癌（犬）

CT

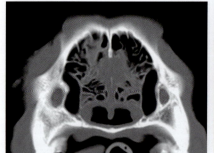

a　CT，横断面

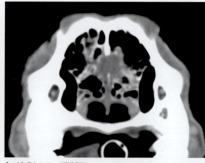

b　造影CT，横断面

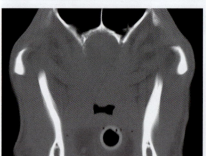

c　CT，横断面

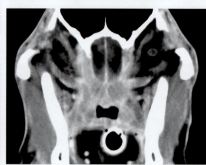

d　造影CT，横断面

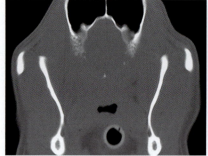

e　CT，横断面

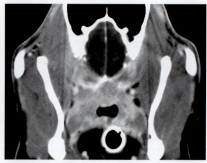

f　造影CT，横断面

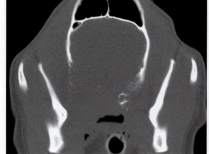

g　CT，横断面

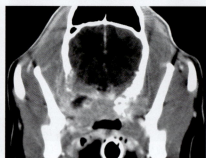

h　造影CT，横断面

開口障害と側頭筋萎縮を呈する13歳，去勢雄のシュナウザー。造影前（a，c，e，g）とそれに対応する造影後（b，d，f，h）の代表的な画像を並べてある。非常に侵襲性の高いmassが篩骨から咽頭尾側領域に拡大している。造影画像で不明瞭に造影されるmassが筋膜面に沿って延び，側頭筋と翼突筋組織に浸潤している。篩骨，前頭骨，口蓋骨，翼状骨および蝶形骨の著しい破壊が認められ，massは頭蓋内に拡大している。細胞学的評価は，浸潤性の未分化腺癌だった。

図 1.1.23 鼻腔軟骨肉腫（犬）　　CT

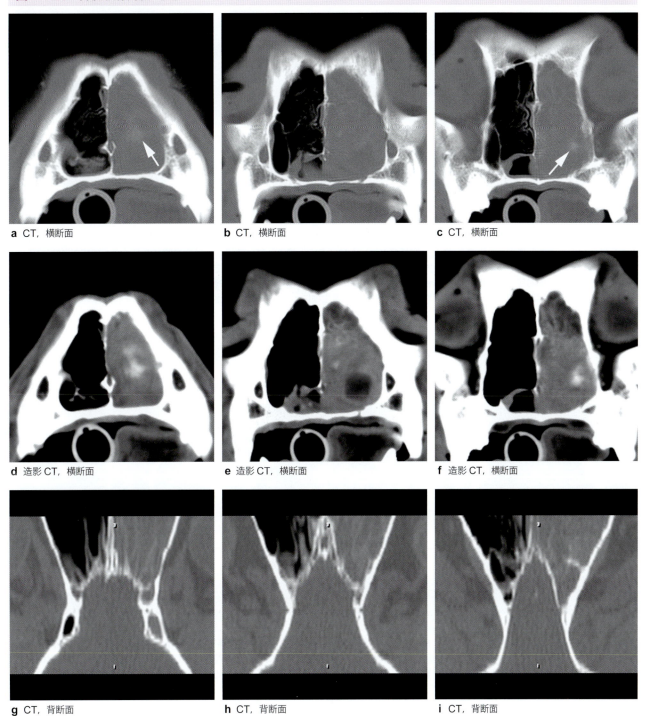

a CT, 横断面　　b CT, 横断面　　c CT, 横断面
d 造影CT, 横断面　　e 造影CT, 横断面　　f 造影CT, 横断面
g CT, 背断面　　h CT, 背断面　　i CT, 背断面

慢性の鼻出血を呈する6歳の避妊雌，ラブラドール・レトリーバー系雑種。造影前（a～c）とそれに対応する造影後（d～f）の横断面を，吻側から尾側の順に並べている。背断面は腹側から背側の順に並べてある。一部石灰化した軟部組織 mass が左鼻腔を占拠している（a～c）。広範囲の鼻甲介破壊が起きており，不定形の病巣内石灰化所見も明らかである（a, c：矢印）。mass は不均一に造影され（d～f），焦点性の石灰化は，ウィンドウ幅を狭く表示した造影画像でより強調される。篩板に異常は認められない（g～i）。鼻生検により軟骨肉腫と確定診断された。

Section 1　頭部および頚部

図 1.1.24　鼻腔骨肉腫（犬） CT

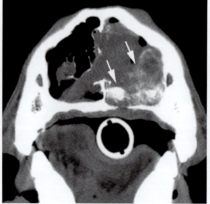
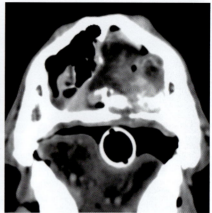

a　CT，横断面　　　　b　CT，横断面　　　　c　造影 CT，横断面

3 カ月前からくしゃみと鼻出血を呈する 11 歳，避妊雌のロットワイラー。提示している横断面は中鼻腔であり，すべて解剖学的に同一レベルである。a と b はそれぞれ広いウィンドウ幅と狭いウィンドウ幅で表示した同じ画像である。狭いウィンドウ画像で石灰化の程度が最もよく見られる。一部石灰化した軟部組織 mass が左鼻腔を占拠している（b：矢印）。硬口蓋の破壊（a：大矢印）および上顎骨の反応性増殖（a：小矢印）も認められる。mass は不均一に造影される。鼻生検により，非常に浸潤性の強い骨肉腫と判明した。

図 1.1.25　骨軟骨肉腫（犬） CT

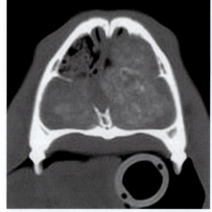
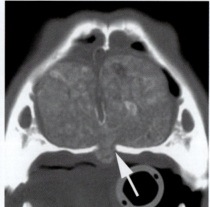
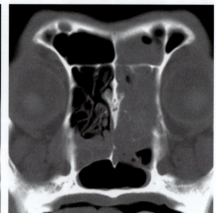

a　CT，横断面　　　　b　CT，横断面　　　　c　CT，横断面

鼻汁やいびきを呈する 5 歳，去勢雄のラブラドール・レトリーバー。中鼻腔を占拠する辺縁平滑な mass が認められる。この mass は鼻中隔を破壊し，口蓋骨の吻側で骨欠損部を通過して腹側に拡大している（b：矢印）。尾側鼻腔内および左前頭洞内には中等度の液体貯留も明らかである（c）。この mass は点状，粒状像を呈し，多小葉性軟骨肉腫の特徴を備えている。これらの腫瘍は，一般的には頭蓋冠を形成する扁平骨に由来するが，硬口蓋から発生することが報告されている。

図 1.1.26　鼻肥満細胞腫（犬）　　　　　　　　　　　　　　　　　　　　　　　　　　　　CT & MRI

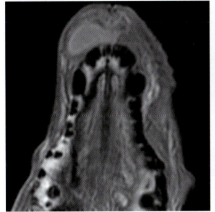

a　T1W，背断面

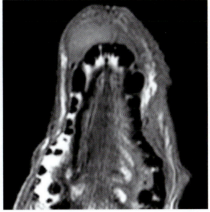

b　造影 T1W，背断面

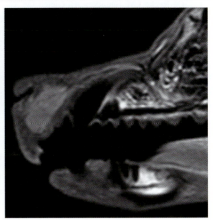

c　T1W，矢状断面

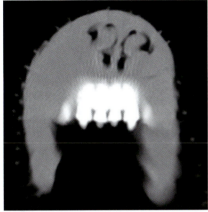

d　CT，横断面

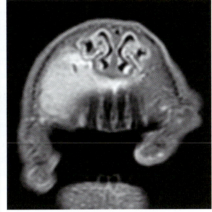

e　T2W，横断面

鼻吻側の mass を有する 8 歳，避妊雌のラブラドール・レトリーバー。境界明瞭な卵形の mass が右鼻孔に隣接して位置している（a～c）。mass は CT で軟部組織デンシティであり（d），MRI では T1W で中等度に高信号（a），T2W で顕著な高信号（e）を呈す。T2W 高信号は mass 縁を超えて拡大しており，病変周囲の浮腫の存在が示唆される。周囲の正常組織の増強により病変の輪郭が不明瞭になっているが，mass 自体も軽度に増強されていると考えられる（b）。生検により，グレードⅡ～Ⅲの肥満細胞腫と判明した。

文 献

1. De Rycke LM, Saunders JH, Gielen IM, van Bree HJ, Simoens PJ. Magnetic resonance imaging, computed tomography, and cross-sectional views of the anatomy of normal nasal cavities and paranasal sinuses in mesaticephalic dogs. Am J Vet Res. 2003; 64: 1093–1098.

2. Losonsky JM, Abbott LC, Kuriashkin IV. Computed tomography of the normal feline nasal cavity and paranasal sinuses. Vet Radiol Ultrasound. 1997;38:251–258.

3. Noller C, Henninger W, Gronemeyer DH, Hirschberg RM, Budras KD. Computed tomography-anatomy of the normal feline nasolacrimal drainage system. Vet Radiol Ultrasound. 2006;47: 53–60.

4. Hasegawa M, Kern EB. The human nasal cycle. Mayo Clin Proc. 1977;52:28–34.

5. Webber RL, Jeffcoat MK, Harman JT, Ruttimann UE. MR demonstration of the nasal cycle in the beagle dog. J Comput Assist Tomogr. 1987;11:869–871.

6. Schlueter C, Budras KD, Ludewig E, Mayrhofer E, Koenig HE, Walter A, et al. Brachycephalic feline noses: CT and anatomical study of the relationship between head conformation and the nasolacrimal drainage system. 2009;11:891–900.

7. Berent AC, Weisse C, Todd K, Rondeau MP, Reiter AM. Use of a balloon-expandable metallic stent for treatment of nasopharyngeal stenosis in dogs and cats: six cases (2005-2007). J Am Vet Med Assoc. 2008;233:1432–1440.

8. Saunders JH, van Bree H, Gielen I, de Rooster H. Diagnostic value of computed tomography in dogs with chronic nasal disease. Vet Radiol Ultrasound. 2003;44:409–413.

9. Lefebvre J, Kuehn NF, Wortinger A. Computed tomography as an aid in the diagnosis of chronic nasal disease in dogs. J Small Anim Pract. 2005;46:280–285.

10. Karnik K, Reichle JK, Fischetti AJ, Goggin JM. Computed tomographic findings of fungal rhinitis and sinusitis in cats. Vet Radiol Ultrasound. 2009;50:65–68.

11. Johnson LR, Drazenovich TL, Herrera MA, Wisner ER. Results of rhinoscopy alone or in conjunction with sinuscopy in dogs with aspergillosis: 46 cases (2001–2004). J Am Vet Med Assoc. 2006; 228:738–742.

12. Johnson EG, Wisner ER. Advances in respiratory imaging. Vet Clin North Am Small Anim Pract. 2007;37:879–900.

13. Saunders JH, Clercx C, Snaps FR, Sullivan M, Duchateau L, van Bree HJ, et al. Radiographic, magnetic resonance imaging, computed tomographic, and rhinoscopic features of nasal aspergillosis in dogs. J Am Vet Med Assoc. 2004;225:1703–1712.

14. Saunders JH, van Bree H. Comparison of radiography and computed tomography for the diagnosis of canine nasal aspergillosis. Vet Radiol Ultrasound. 2003;44:414–419.

15. Saunders JH, Zonderland JL, Clercx C, Gielen I, Snaps FR, Sullivan M, et al. Computed tomographic findings in 35 dogs with nasal aspergillosis. Vet Radiol Ultrasound. 2002;43:5–9.

16. Whitney BL, Broussard J, Stefanacci JD. Four cats with fungal rhinitis. J Feline Med Surg. 2005;7:53–58.

17. Petite AF, Dennis R. Comparison of radiography and magnetic resonance imaging for evaluating the extent of nasal neoplasia in dogs. J Small Anim Pract. 2006;47:529–536.

18. Sako T, Shimoyama Y, Akihara Y, Ohmachi T, Yamashita K, Kadosawa T, et al. Neuroendocrine carcinoma in the nasal cavity of ten dogs. J Comp Pathol. 2005;133:155–163.

19. Schoenborn WC, Wisner ER, Kass PP, Dale M. Retrospective assessment of computed tomographic imaging of feline sinonasal disease in 62 cats. Vet Radiol Ultrasound. 2003;44:185–195.

20. Tromblee TC, Jones JC, Etue AE, Forrester SD. Association between clinical characteristics, computed tomography characteristics, and histologic diagnosis for cats with sinonasal disease. Vet Radiol Ultrasound. 2006;47:241–248.

21. Drees R, Forrest LJ, Chappell R. Comparison of computed tomography and magnetic resonance imaging for the evaluation of canine intranasal neoplasia. J Small Anim Pract. 2009;50:334–340.

1.2
耳

正常な耳

耳は，外耳，中耳，内耳の構成要素に分けられる。外耳は，耳介と軟骨性外耳道，骨性外耳道からなる。中耳には鼓膜，鼓室胞，耳小骨が含まれる。内耳は，側頭骨内に位置し，半規管，前庭，蝸牛を含む。これらの構造はともに迷路を形成している。CTとMRIの正常像については，以前に報告されている（図1.2.1，1.2.2）[1,2]。

正常な鼓膜はCTおよびMRI上で確認できるが，外耳あるいは中耳疾患を持つ患者では，通常水平耳道や鼓室胞内の滲出物の存在によって不明瞭になる。正常な耳小骨と迷路もCTおよびMRIで同様に視覚化できるが[3,4]，中耳や内耳疾患が存在すると，正確に識別することは困難である。微細な疾患が疑われる場合には，薄いスライス厚のCT画像（1 mm以下）と薄いMRIから生成できる3Dシーケンスを使用して迷路を十分評価することが推奨される。

炎症性疾患

外耳炎

単純な外耳炎 otitis externa は，外耳道の炎症を特徴とする。慢性炎症により反応性に耳道壁の過形成性の肥厚が起こり，耳垢と水様性滲出液が管腔内に充満する。滲出液は通常CT画像上で，隣接した耳道上皮より低吸収に描出される。滲出液は細胞および高分子含有量に応じて，典型的にT2強調（T2W）画像で高信号，T1強調（T1W）画像で様々な信号強度を呈する。耳道壁の過形成は，炎症により血管密度が高くなるために造影CTおよび造影MRIで強く増強される（図1.2.3）。

炎症性ポリープ

炎症性ポリープ inflammatory polyp は，外耳道炎に関連して外耳道上皮から発生する可能性がある。ポリープは，典型的には血管が豊富であり造影CTあるいは造影MRIで中等度から顕著に増強される（図1.2.4）。

ポリープはまた，鼓膜上皮層あるいは外耳道内から発生し，鼻咽頭まで拡張することがあり，猫で最もよく発生する（図1.2.5）。非造影のCTおよびMRIにおいて，周囲にある液体とポリープを区別することはできないが，造影画像ではポリープを容易に検出できる。腫瘍性 mass も鼓室胞内あるいは鼓室胞周囲に発生する可能性があり，炎症性ポリープと鑑別するべきである。

蜂窩織炎，膿瘍および瘻孔

外耳炎により耳管壁が破壊されると，耳管周囲の蜂窩織炎 cellulitis，膿瘍 abscesses および瘻孔 fistulae が二次的に発生することがある。膿瘍は，滲出液の細胞および高分子物質含有量に応じて，CT上で低吸収，MRIではT2W画像で高信号，T1W画像で様々な信号強度で表示され，中心部に液体を充填した典型的な空洞性病変を呈する。膿瘍壁と周囲の蜂窩織炎を起こした組織は，高い血管密度と血管透過性増大のため，CTとMRIの両方において強い増強を呈す（図1.2.6）。重力による炎症の移動で瘻孔を生じることがある。それは通常のCTまたは瘻孔造影法 fistulography によって外耳道まで追跡することができる。

鼓室胞の滲出液

鼓室胞の滲出液は必ずしも炎症性ではないため，中耳炎と区別すべきである。片側あるいは両側の無菌性鼓室胞内滲出液は，耳道の閉塞により二次的に発生する可能性がある（図 1.2.5）。この存在は，特に咽頭 mass や咽頭炎，あるいは短頭種症候群に関連した鼻疾患に一般的な続発症といわれている[5〜7]。滲出液は進行性であるが，罹患犬は聴覚消失以外の臨床徴候を伴わない。鼓室胞滲出液は鼓室胞内に高分子の分泌物が蓄積するため，CT では液体デンシティを呈し，T2W 画像で高信号，T1W 画像で様々な信号強度を呈する。

中耳炎

鼓室胞の滲出液が初期の中耳炎 otitis media における唯一の異常所見であることもあるが，しばしば外耳炎を併発していることが多く，慢性化および重症度によっては側頭骨岩様部に及ぶことがある。滲出液は CT で軟部組織デンシティを呈し，T2W 画像で高信号，T1W 画像では等信号となる（図 1.2.7）。一般的に鼓室胞の内壁は肥厚し，不整になり，CT および MRI でともに著しい増強が認められる。より慢性化すると，鼓室胞壁は反応性骨炎により肥厚し，辺縁が不整になり，おそらく滲出液の静水圧の影響で鼓室胞腔の容積が増大することがある（図 1.2.8）。CT 上で，鼓室胞内の空気が液体に置換されることにより，肥厚しているように錯覚する可能性があるため，鼓室胞壁の厚さを評価する際には注意が必要である。鼓室胞壁の肥厚や鼓室胞の拡大は，過去に中耳炎が完治した患者においてもみられることがあるが，その場合には他の異常所見を伴わない。

内耳炎と頭蓋内拡大

側頭骨岩様部の骨炎は一般的に慢性中耳炎に関連しており，第Ⅶ脳神経と第Ⅷ脳神経障害の存在により内耳炎 otitis interna への進行が示唆される。感染は内耳道を介して，あるいは側頭骨岩様部の骨融解を介して直接拡大する。側頭骨岩様部の骨硬化および骨融解の混合パターンが見られることが多く，造影画像において髄膜と第Ⅶ・Ⅷ脳神経の増強が認められることがある（図 1.2.9〜1.2.11）[8]。

真珠腫

耳の真珠腫 cholesteatoma は，角質片や角化扁平上皮が膨張性の mass を形成する類表皮嚢腫 epidermoid cyst である。これは先天性でも後天性でも起こるが，犬における真珠腫は後天性が多く，おそらく根底に中耳炎が関連している。真珠腫は多くの場合片側性だが，両側性に発生することもある。画像所見は，鼓室胞の拡大，鼓室胞の反応性骨増殖と骨融解である（図 1.2.12）。軟部組織 mass は通常，鼓室胞の中央に存在し，造影剤で不均一な増強あるいは辺縁増強が認められる。患者によっては，側頭骨の岩様部と鱗部の一部に骨融解が生じ，頭蓋内拡張を起こすことがある（図 1.2.13）。この場合には，第Ⅶ脳神経と第Ⅷ脳神経に関連した神経学的徴候が明白であり，その領域の髄膜に造影増強が認められることがある[9]。顎関節および顆傍突起の骨硬化と骨増殖が見られる。

腫瘍

腫瘍性 mass は外耳道内に発生することがある。世界保健機関（WHO）は耳垢腺腫 ceruminous gland adenoma と耳垢腺癌 ceruminous gland adenocarcinoma の両方をこのカテゴリーに分類している。

耳垢腺腫は外耳道に拡大して閉塞を起こす可能性があり，二次性外耳炎につながる。しかし，典型的には外耳道壁の構造は維持される（図 1.2.14）。腺腫は，炎症性ポリープと類似している。ポリープと同様に，CT および MRI の両方において腺腫は顕著に増強される。

腺癌は画像評価時までに著しく進行していることが多く，発生部位の特定が難しい。これらの腫瘍はアグレッシブで，非常に侵襲性が高く，外耳道を破壊して中耳および内耳に及ぶ。腺癌は非常に破壊的で，鼓室胞の骨融解をもたらし，側頭骨岩様部と鱗部に浸潤することがある（図 1.2.15）。これらの腫瘍は，CT および MRI の両方において，不均一であるが強く増強される。mass のサイズに応じて，周囲組織（例えば，咽頭，喉頭，下顎唾液腺と側頭筋）も巻き込まれる可能性がある。より進行した病態では頭蓋内浸潤が発生する可能性もあり，頭蓋内の mass effect と髄膜増強が見られる。反応性のリンパ節腫脹や局所転移が一般的にみられるため，スキャン範囲は常に下顎リンパ節と内側咽頭後リンパ節を含むべきである。

WHO は，中耳や内耳から生じる腫瘍として鼓室胞の扁平上皮癌 squamous cell tumor of the tympanicbulla や鼓室腺癌 tympanic adenocarcinoma を分類している。外耳の耳垢腺癌と同様に，中耳の悪性腫瘍も画像検査に至るまでに進行することがあり，発生部位の特定が困難

あるいは不可能なことがある。鼓室胞の扁平上皮癌と腺癌は，画像上は外耳の耳垢腺癌と同様に見えるので，鑑別はほとんどできない。これらの腫瘍も侵襲性が高く，骨破壊性であり，通常内耳を巻き込み，しばしば頭蓋内へ浸潤する（図 1.2.16，1.2.17）。悪性腫瘍は CT と MRI の両方において，不均一であるが顕著に増強される。咽頭と頸部の付属器も影響を受けることが多く，領域リンパ節の腫脹が一般的に認められる。

変性性疾患
軟骨の石灰化
外耳道壁の支持軟骨の石灰化は偶発所見とみなされることもあるが，多くの場合慢性外耳炎と関連している。石灰化は，CT 上では直線あるいはプラーク様の石灰化陰影として（図 1.2.18），MRI 上では外耳領域の無信号所見として，主に水平耳道に認められる。

耳石症
中耳の耳石症 otolithiasis は，進行中の，あるいは過去に中耳炎を罹患した犬で報告されている。我々は，骨胞内における壊死片の石灰化による耳石を経験したことがあるが，耳石はときに鼓室胞の内張から直接発生しているようにみえ，増殖性の骨反応を示す。CT において，耳石は様々な形や大きさの単一あるいは複数の石灰化陰影として鼓室胞内に認められる（図 1.2.19）。中耳炎の併発もまた認められる。

図 1.2.1 正常耳（犬） CT

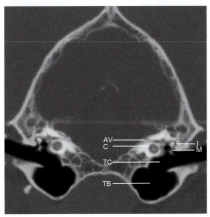

a CT，横断面

薄いスライス厚で撮影した CT 骨条件における正常犬の耳。前庭水管（AV）は膜迷路の拡張を含み，脳の髄膜に接続している。蝸牛は小さな円形の構造として認められる（C）。キヌタ骨（I）とツチ骨（M）は，耳の背側領域に示される。耳の空気の充満した空間は，鼓室隔壁（図示せず）によって鼓室（TC）と鼓室胞（TB）に分けられる。

Section 1　頭部および頚部

図 1.2.2　正常耳（犬）　　　MRI

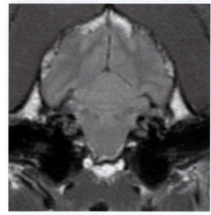
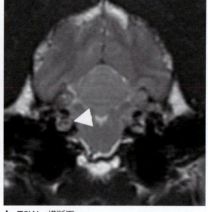

a　T1W，横断面　　　b　T2W，横断面

正常犬のMRI。横断面のT1Wを左側に，T2Wを右側に表示する。蝸牛はT2Wで高信号の構造として描出される（b：矢頭）。

図 1.2.3　外耳炎（犬）　　　CT

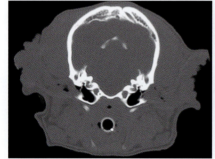
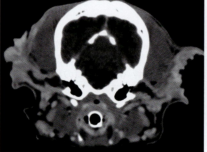
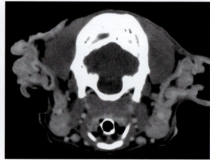

a　CT，横断面　　　b　造影CT，横断面　　　c　造影CT，横断面

慢性外耳炎の既往がある1歳，去勢雄のマルチーズ。外耳道は狭窄と滲出液により閉塞している（a）。造影画像は，外耳道壁の著しい増強と肥厚を示す（b，c）。管腔内のガスと液体は，増強される周囲上皮と区別することができる（b）。生検により，上皮過形成および耳垢腺と皮脂腺の過形成を伴う重度のび漫性慢性リンパ球形質細胞性外耳炎と判明した。

図 1.2.4　炎症性ポリープ─外耳（猫）　　　CT

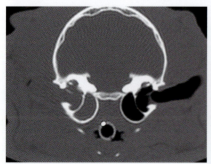
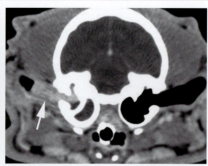

a　CT，横断面　　　b　造影CT，横断面

右耳感染症の既往がある1歳，去勢雄のドメスティック・ショートヘア。右側の外耳道や鼓室胞内の液体・軟部組織様の透過性低下所見は，外耳炎や中耳炎の指標である（a）。造影画像において，境界明瞭なmassが右水平耳道と鼓室内に認められる（b：矢印）。massは鼓室胞内の増強されない液体と区別することができる。切除生検により，炎症性ポリープと化膿性外耳炎と判明した。

図 1.2.5 閉塞性鼓室胞滲出―鼻咽頭ポリープ（猫） CT

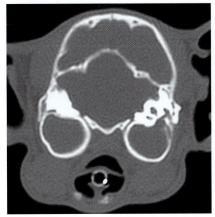
a CT，横断面

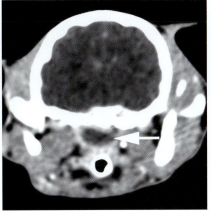
b 造影 CT，横断面

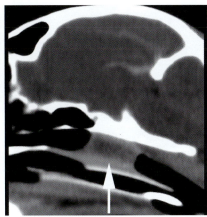
c 造影 CT，矢状断面

いびきと努力性呼吸を呈する 3 カ月齢，雌のドメスティック・ショートヘア。両側性の鼓室胞滲出液は，軽度の鼓室胞壁の肥厚と関連して認められる（a）。大きなポリープが鼻咽頭腔を完全に塞いでいる（b，c：矢印）。おそらく鼻咽頭 mass が耳管を閉塞したことにより閉塞性の鼓室胞内滲出液を発生させている。ポリープは内視鏡下で鉗子を用いて切除した。

図 1.2.6 膿瘍と蜂窩織炎を伴う外耳炎および中耳炎（犬） CT

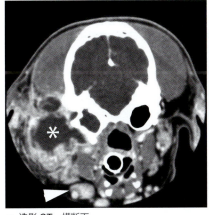
a 造影 CT，横断面

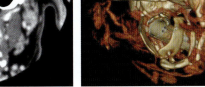
b 造影 3D-CT，斜位観

両側性慢性外耳炎の既往がある 3 歳，去勢雄のコッカー・スパニエル。右側外耳道切除術が，CT 検査の 2 年前に実施されている。辺縁不整な液体で満たされた mass が右中耳に隣接して存在する（a：＊）。mass は辺縁増強を示し，増強は皮下および筋膜面に沿って拡大している。右鼓室胞は液体に占拠されており，中耳炎が示唆される。同側の下顎リンパ節は腫大している（a：矢頭）。3D カラーレンダリング像は病変周縁の顕著な血管増殖を示している（b：矢印）。切除生検により，病変内の耳垢片と重度の慢性肉芽腫性炎症と判明した。

図 1.2.7　中耳炎（犬）　　MRI

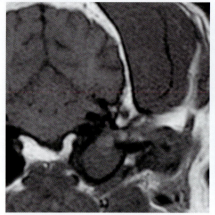
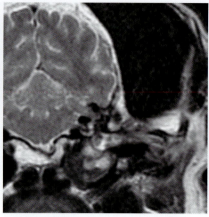
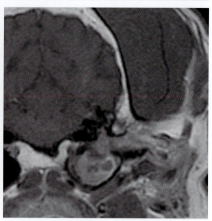

a　T1W，横断面　　　　　　　　　b　T2W，横断面　　　　　　　　　c　造影 T1W，横断面

単純な中耳炎を呈する 10 歳，雄のゴールデン・レトリーバー。鼓室胞は T1W と T2W の両方において混合強度を呈する物質を含む（**a**，**b**）。鼓室胞内の内容物は辺縁で増強が強く，鼓室胞内壁の顕著な肥厚を示す（**c**）。非増強領域は，内部の液体の存在を示唆している。鼓室胞壁は反応性骨炎のために厚さが不均一で，辺縁不整である（**c**）。外耳道狭窄，耳道壁の肥厚および顕著な増強は，外耳炎に一致する所見である。

図 1.2.8　鼓室胞壁の肥厚を伴う中耳炎（犬）　　CT

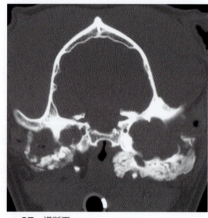

慢性両側性外耳炎の既往がある 5 歳，避妊雌のラブラドール・レトリーバー。両側の外耳道と鼓室胞内を，液体デンシティの物質が占拠している。左側鼓室胞腔は拡大している。両側の鼓室胞壁を含む不規則な増殖性骨反応がみられる。増殖性反応は，慢性中耳炎に関連した反応性骨炎と一致している。

a　CT，横断面

図 1.2.9　中耳炎および内耳炎―第Ⅷ脳神経の関与（犬）　　CT

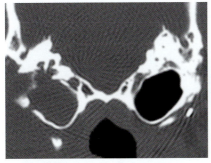
a　CT，横断面

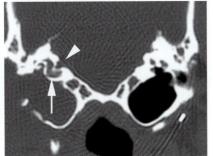
b　CT，横断面

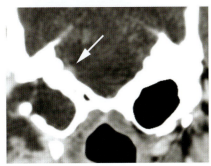
c　造影 CT，横断面

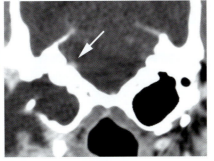
d　造影 CT，横断面

慢性の耳の感染症を呈する 6 歳，去勢雄のコッカー・スパニエル。両側外耳道切除は 2 年前に実施されたが，患者は最近になり右末梢性前庭徴候を発現した。単純 CT において，右鼓室胞は液体デンシティにより占拠され，鼓室胞壁に局所的な骨融解が認められる。右内耳道（b：矢頭）と蝸牛の一部（b：矢印）が見られる。造影画像において，臨床的に確認できる膿瘍と一致した鼓室胞周囲組織の増強がみられる。また，頭蓋内の内耳神経蝸牛枝の位置に局所性の増強がみられることから（c，d：矢印），内耳道を通って感染が頭蓋内に拡大したことが示唆される。

図 1.2.10　頭蓋内浸潤を伴う内耳炎および中耳炎（犬）

MRI

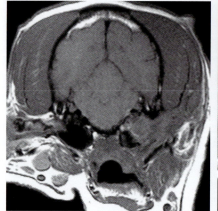

a　T1W，横断面

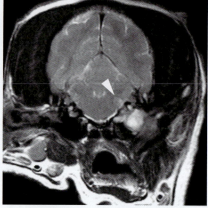

b　T2W，横断面

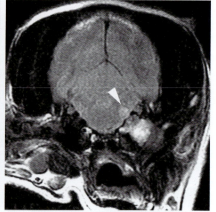

c　FLAIR，横断面

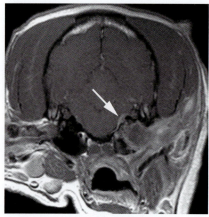

d　造影 T1W，横断面

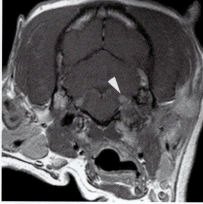

e　造影 T1W，横断面

慢性の外耳炎・中耳炎の既往がある 13 歳，ウエスト・ハイランド・ホワイト・テリア。18 カ月前に左側の外耳道切除術と鼓室胞の骨切術が実施されている。患者は現在，末梢性前庭徴候がある。a〜d はすべて同一レベルの画像で，e はやや尾側である。残存する鼓室胞腔には液体と軟部組織が占拠している。すべての画像シーケンスにおいて，左側頭骨岩様部に信号強度の増加がみられる。左内耳神経には，局所的な T2W 高信号がみられ（b：矢頭），FLAIR でも信号強度の増加が認められ（c：矢頭）第Ⅷ脳神経炎が示唆される。局所性の髄膜と側頭骨岩様部の増強が存在し（d：矢印），髄膜炎も示唆される。左内耳神経の腫大が T1W でも示されている（e：矢頭）。

図 1.2.11 内耳炎および中耳炎—髄膜増強（猫） MRI

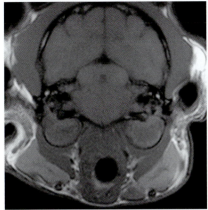

a T1W，横断面

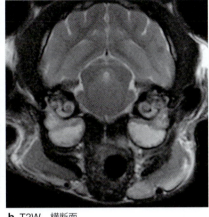

b T2W，横断面

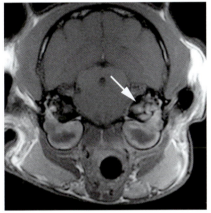

c 造影 T1W，横断面

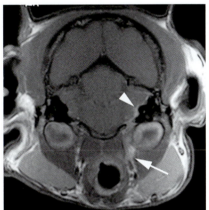

d 造影 T1W，横断面

1週間前から左末梢性前庭徴候を呈する11歳，避妊雌のドメスティック・ショートヘア。a～cは同一の解剖学的レベルであり，dはやや尾側である。鼓室胞はT1WとT2Wの信号特性に基づき，滲出液と矛盾しない物質が認められる。鼓室胞内壁上皮の肥厚は造影T1Wで明らかである（c, d）。さらに，左骨迷路内の軟部組織構造の増強もみられる（c：矢印）。局所的な髄膜増強も，また側頭骨岩様部の内側面で明らかに認められる（d：矢頭）。画像上のこれらの所見は，中耳炎，内耳炎や局所性の髄膜炎と一致する。また，左鼓室胞周囲の筋膜面の増強は，蜂窩織炎を示唆している（d：矢印）。鼓室胞骨切術時の生検により，リンパ球組織球性および好中球性中耳炎が明らかとなった。

図 1.2.12 真珠腫（犬） CT

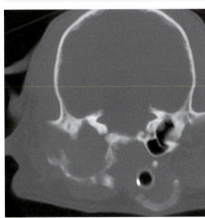

a CT，横断面

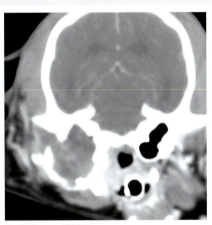

b 造影 CT，横断面

6カ月前から右側外耳炎の既往がある15歳，避妊雌のミニチュア・プードル。右鼓室胞の著しい拡大と骨のリモデリングが認められる。軟部組織デンシティの組織が，鼓室胞と水平耳道を占拠している。鼓室胞内容物や鼓室胞周囲の軟部組織は中等度に増強されている。生検検体の組織学的特徴は真珠腫と一致した。

図 1.2.13 内耳炎を伴う真珠腫（犬） MRI

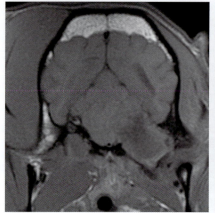
a T1W，横断面

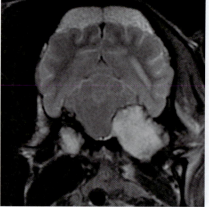
b T2W，横断面

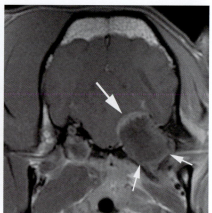
c 造影 T1W，横断面

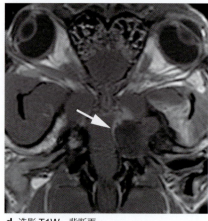
d 造影 T1W，背断面

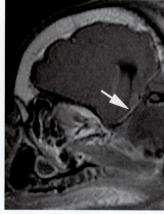
e 造影 T1W，矢状断面

捻転斜頸を呈する7歳，避妊雌のフレンチ・ブルドッグ。左鼓室胞から発生し，境界明瞭に拡大した mass が認められ，これは側頭骨岩様部と周囲の後頭骨を融解し，頭蓋内に浸潤して脳幹を変形させている。mass は不均一であるが，T1W で低信号，T2W で中等度の高信号を呈する。造影検査では，不整な辺縁増強（**c**：小矢印）と髄膜増強（**c**～**e**：大矢印）が認められる。右鼓室胞内にも同様の信号変化がみられるが，鼓室胞腔内に限局している。顕著な左側の側頭筋，咬筋，翼突筋の筋萎縮も明らかである。生検により，真珠腫と一致した多量の角質片を伴う好中球の炎症反応と判明した。

図 1.2.14 耳垢腺腫―外耳（猫） CT

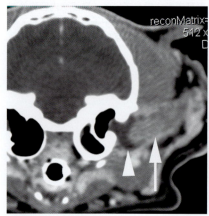
a 造影 CT，横断面

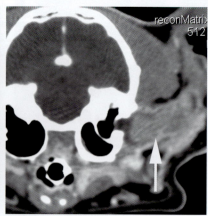
b 造影 CT，横断面

片側性の外耳炎を呈する8歳，去勢雄のドメスティック・ショートヘア。造影画像において，左側水平耳道に境界明瞭に増強される mass が認められる（**a**，**b**：矢印）。耳道近位部の mass と鼓膜のあいだに液体が認められる（**a**：矢頭）。同側の鼓室胞壁の肥厚および鼓室胞壁に付着した少量の滲出液は，過去の中耳炎を示唆する。切除生検により，外耳道の耳垢腺腫と慢性外耳炎が明らかとなった。

図 1.2.15　耳垢腺癌（犬） CT

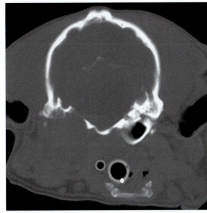
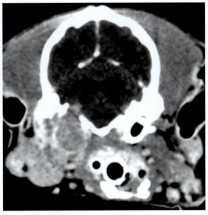

a　CT，横断面　　　　　　　　　　b　造影 CT，横断面

CT 検査の 1 年前に右外耳道部分切除を行い，右側の耳垢腺癌と診断された 11 歳，避妊雌のラサ・アプソ。単純 CT で，鼓室胞の完全な骨融解と側頭骨岩様部の部分的な骨融解が明らかである（a）。大きな軟部組織 mass は頭蓋底に隣接して存在し，喉頭を左側へ変位させている。mass の辺縁は不明瞭で，周囲の筋膜面も不鮮明である。mass は造影剤で増強されている（b）。側頭骨岩様部の骨欠損部を通して mass の頭蓋内浸潤が認められるが，脳との境界は比較的明瞭である。

図 1.2.16　扁平上皮癌（犬） CT

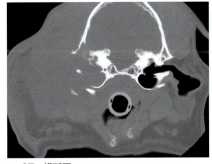
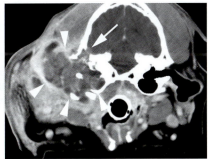

a　CT，横断面　　　　　　　　　　b　造影 CT，横断面

右耳に mass を有する 12 歳，避妊雌のゴールデン・レトリーバー。大きく辺縁不整な mass が右中耳から発生している（a）。外耳道は明らかではなく，鼓室胞，側頭骨岩様部と側頭骨鱗部の部分的な骨融解が見られる。mass は造影剤で不均一に増強され，mass の大部分は残存している鼓室胞内と拡大した外耳道内に存在するように認められる（b：矢頭）。側頭骨の骨欠損部を通して mass の頭蓋内浸潤も認められる（b：矢印）。不均一な増強は腫瘍の周囲組織にも存在する。mass の生検で扁平上皮癌と診断した。

図 1.2.17　扁平上皮癌（犬）　　MRI

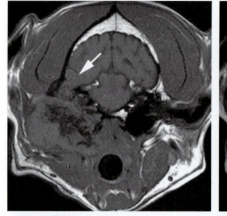
a　T1W, 横断面

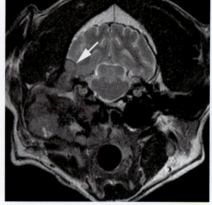
b　T2W, 横断面

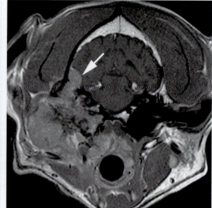
c　造影 T1W, 横断面

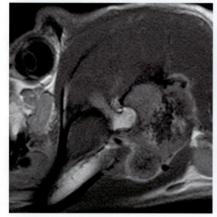
d　造影 T1W, 矢状断面

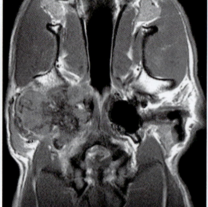
e　造影 T1W, 背断面

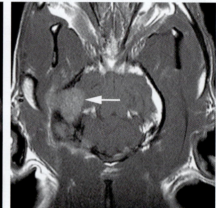
f　造影 T1W, 背断面

1カ月前から捻転斜頸を呈する7歳，去勢雄のラブラドール・レトリーバー。右中耳領域から発生した混合信号で辺縁不整な，侵襲性の高い大きな mass が認められる（**a**, **b**）。複数のシーケンスにおいて mass 中心部に見られる無信号領域は，部分的な石灰化を示唆する。右鼓室胞壁は認められず，右側頭骨岩様部と鱗部の不完全な破壊が認められる。mass は頭蓋内に浸潤し（**a**, **b**, **c**, **f**：矢印），右顎関節を巻き込んでいる（**d**, **e**）。生検により扁平上皮癌と判明した。

図 1.2.18　軟骨の石灰化（犬）　　CT

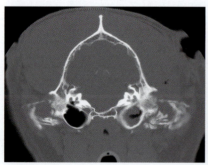
a　CT, 横断面

b　CT, 横断面

長期に渡る両側性外耳炎の既往がある6歳，雄のジャーマン・シェパード・ドッグ。水平および垂直外耳道壁に明らかな石灰化が認められる（**a**, **b**）。外耳道は，狭窄と滲出液により閉塞している（**a**, **b**）。液体デンシティの物質も左鼓室胞内に存在し，中耳炎の併発が示唆される（**a**）。耳道壁の生検により，骨化生を伴う慢性好中球性外耳炎と判明した。

図 1.2.19　耳石を伴う中耳炎（犬）　　CT

慢性鼻汁を呈する 9 歳，去勢雄のオーストラリアン・シェパード。左鼓室胞には液体が充満し，複数の小さな石灰化物質が含まれる。鼓室胞の骨切術時に行った生検で，肥厚し石灰化した堆積物を伴う慢性中耳炎の組織学的診断が得られた。

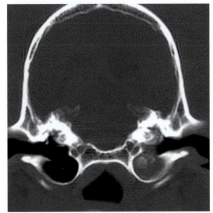

a　CT，横断面

文 献

1. Allgoewer I, Lucas S, Schmitz SA. Magnetic resonance imaging of the normal and diseased feline middle ear. Vet Radiol Ultrasound. 2000;41:413–418.
2. Russo M, Covelli EM, Meomartino L, Lamb CR, Brunetti A. Computed tomographic anatomy of the canine inner and middle ear. Vet Radiol Ultrasound. 2002;43:22–26.
3. Garosi LS, Dennis R, Schwarz T. Review of diagnostic imaging of ear diseases in the dog and cat. Vet Radiol Ultrasound. 2003;44:137–146.
4. Rohleder JJ, Jones JC, Duncan RB, Larson MM, Waldron DL, Tromblee T. Comparative performance of radiography and computed tomography in the diagnosis of middle ear disease in 31 dogs. Vet Radiol Ultrasound. 2006;47:45–52.
5. McGuinness SJ, Friend EJ, Knowler SP, Jeffery ND, Rusbridge C. Progression of otitis media with effusion in the Cavalier King Charles spaniel. Vet Rec. 2013;172:315.
6. Woodbridge NT, Baines EA, Baines SJ. Otitis media in five cats associated with soft palate abnormalities. Vet Rec. 2012;171:124.
7. Detweiler DA, Johnson LR, Kass PH, Wisner ER. Computed tomographic evidence of bulla effusion in cats with sinonasal disease: 2001 – 2004. J Vet Intern Med. 2006;20:1080–1084.
8. Sturges BK, Dickinson PJ, Kortz GD, Berry WL, Vernau KM, Wisner ER, et al. Clinical signs, magnetic resonance imaging features, and outcome after surgical and medical treatment of otogenic intracranial infection in 11 cats and 4 dogs. J Vet Intern Med. 2006;20:648–656.
9. Travetti O, Giudice C, Greci V, Lombardo R, Mortellaro CM, Di Giancamillo M. Computed tomography features of middle ear cholesteatoma in dogs. Vet Radiol Ultrasound. 2010;51:374–379.

1.3
顎関節

正常な顎関節

正常な顎関節 temporomandibular joint（TMJ）は，側頭骨下顎窩と下顎骨関節突起の関節面，そのあいだにある軟骨関節円板を含む。これらの構造は関節包に囲まれており，外側靱帯と隣接する咀嚼筋により支持される。高分解能の画像撮影が，これらの構造を可視化するために必要である[1, 2]。CT は骨の構造はよく可視化できるが，関節内の軟部組織を描出することができない（図1.3.1）。MRI において，関節突起と下顎窩の領域は，中心部が骨髄脂肪のために T1 強調（T1W）画像と T2 強調（T2W）画像の両方で高信号となり，辺縁は軟骨下骨のため不整な無信号となる。関節円板はときおり認められることがあり，筋肉に比べて T1W で等～高信号，T2W で多様な信号強度を呈する（図1.3.2）[3]。

発生障害
軟骨下囊胞

軟骨下囊胞 subchondral cysts は関節突起に認められることがあり，しばしば臨床徴候を伴わない。囊胞は関節尾側面で関節腔と連絡していたり，囊胞が閉じているように見えたりすることもある。CT において，囊胞ははっきりとした濃い骨縁を持つ円形の欠損部として認められる（図1.3.3）。MRI では，囊胞は一般的に濃い骨縁のために辺縁がはっきりとした無信号で，中心部は T2W 高信号，T1W 低信号を呈する（図1.3.4）。

顎異形成

顎異形成 temporomandibular dysplasia は，ダックスフンド，コッカー・スパニエル，キャバリア・キング・チャールズ・スパニエル，アイリッシュ・セッターなどいくつかの犬種で報告されている[4, 5]。臨床的な障害は顎関節弛緩による亜脱臼または脱臼，閉口障害によって特徴づけられる。CT 上の特徴は，関節突起と下顎窩の平坦化，関節後突起の形成不全である（図1.3.5）。明らかな脱臼はまれであるが，関節の不一致や亜脱臼がみられることがある（図1.3.6）。他の形成異常と同様に，この疾患の表現形は様々であり，画像所見は一部の患者で捉えにくいことがある。

頭蓋下顎骨症

頭蓋下顎骨症 craniomandibular osteopathy は，主に若いウエスト・ハイランド・ホワイト・テリアやテリア系に発生する常染色体劣性の発生障害であるが，他の犬種でも数例報告されている[6～8]。臨床徴候は下顎骨下顎体，下顎枝および関節部分に起こる左右対称性の新生骨形成に起因する顎の腫脹が挙げられる。重症例では，増殖した新生骨が顎関節を覆い，頭蓋骨側頭部に及ぶ。通常，診断は X 線検査で十分であるが，より正確な顎関節の評価には CT が有用である。CT 所見は，下顎や，ときに顎関節を巻き込むように対称性に一様な密度で広がる，増殖性の骨髄および網状骨形成である（図1.3.7）。

外傷

顎関節の損傷は，頭部外傷の併発症として一般的である。従来の X 線画像は顎損傷の診断に使用できるが，特に複雑骨折が存在する場合には，外傷の重症度を過小評価することが多い。特異的な外傷の画像所見とともに，脱臼と骨折は CT でよく描出される（図1.3.8～1.3.11）。

炎症性疾患

顎関節の敗血症性関節炎と骨髄炎は，中耳炎・外耳炎の拡大あるいは直接的な穿通性損傷の結果として発生し，関節軟骨と軟骨下骨の破壊，関節腫脹および周囲の蜂窩織炎を生じることがある（**図1.3.12**）[10]。敗血症性関節炎の一般的な特徴は6.3章で解説する。

腫瘍

まれではあるが，顎関節を巻き込む腫瘍は関節そのものから，あるいは隣接する腫瘍の浸潤により発生する。良性骨腫瘍（例えば下顎骨や側頭骨から生じる骨腫）は，顎関節を侵す可能性があり，典型的にはCTで高吸収の境界明瞭なmassとして，またすべてのMRシーケンスで低信号あるいは無信号のmassとして描出される。この領域の肉腫や癌腫のCT所見は，骨融解と不均一な造影増強を伴う軟部組織massを示す（**図1.3.13**）。MRIでは同様に，T1WとT2Wで高信号の脂肪髄が低信号の腫瘍によって置換される（**図1.3.14, 1.3.15**）。

変性疾患

変性性関節症

ヒトでは変性性顎関節疾患の発生率が高いために一般的に行われているが，獣医学領域において変性性関節症 osteoarthrosis の診断における高分解能CTおよびMRIの使用の報告は数例しかない。関節軟骨と関節円板は，適切なコイルとパルスシーケンスを用いてMRIで可視化することができるが，変性性顎関節疾患のMRI所見については犬や猫において完全には記述されていない。CT所見は，関節腔の狭窄（矢状断に再構成した像で最もよく見られる），関節突起のリモデリング，軟骨下の骨硬化および関節周囲の新生骨形成である（**図1.3.16**）。同様に，MRI所見は，関節腔の狭小化と軟骨下骨および関節周囲新生骨形成による無信号となるであろう。

関節硬直症

ときおり，関節周囲の増殖性リモデリングが，顎関節の可動域を制限するほどに活性化することがある。これは原発性変性性顎関節症あるいは慢性耳炎に関連した側頭骨の反応性骨増殖に起因することがある。真の強直症ankylosisとは，骨融合または骨癒合と定義される。可動域の狭い多くの患者は，実際には関節包外強直あるいは線維性強直である。CT所見は，関節周囲の顕著な新生骨形成に伴う変形性関節症の特徴を示す（**図1.3.17**）。MRIでは，すべてのシーケンスにおいて関節周囲の不整で不均一な無信号が予想される。

図1.3.1 正常顎関節（犬） CT

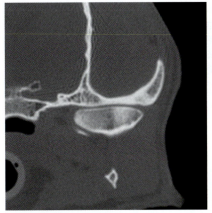
a CT，横断面

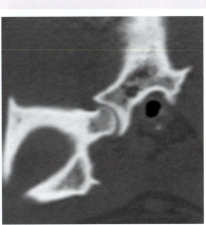
b CT，矢状断面

7歳，去勢雄のオーストラリアン・シェパード。関節固有の軟部組織構造を明確には描出できないが，骨構造はCTでよく可視化される。

図 1.3.2 正常顎関節（犬）

MRI

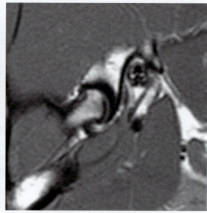

a T1W，横断面

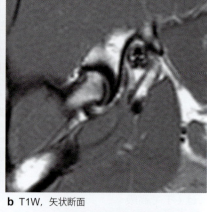

b T1W，矢状断面

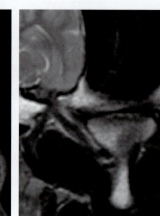

c 造影 T1W，横断面

d T2W，横断面

2歳，雄のピット・ブル・テリア。関節突起と下顎窩の領域は，骨髄脂肪のために中心部がT1W，T2W高信号を呈し，辺縁は軟骨下骨のために顕著から軽度の無信号を呈する。横断面における関節丘の軟骨下骨の凹凸は，パーシャル・ボリューム効果である。

図 1.3.3 関節突起の軟骨下嚢胞（犬）

CT

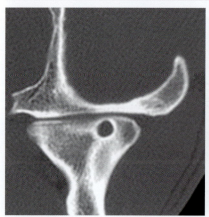

a CT，横断面

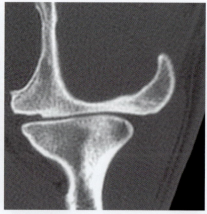

b CT，横断面

3歳，雄のロットワイラー。慢性中耳炎の評価のために，頭部CTを実施した。明瞭な円形の軟骨下嚢胞が左下顎骨関節突起に認められる（a）。内部は液体のデンシティで，辺縁は硬化した骨に囲まれている。正常な左顎関節（b）を比較対象として同方向で表示している。臨床徴候はなく，嚢胞は検査時の偶発所見であった。

図 1.3.4　関節突起の軟骨下嚢胞（犬） MRI

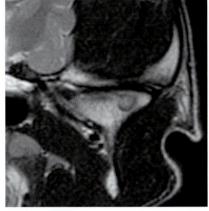
a　T2W，横断面

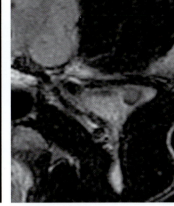
b　FLAIR，横断面

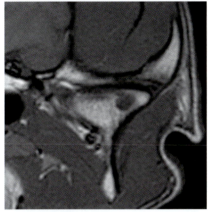
c　T1W，横断面

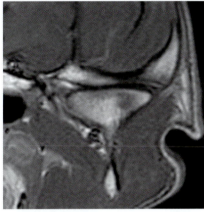
d　造影 T1W，横断面

成犬，去勢雄のワイマラナー。中枢神経徴候の診断評価のひとつとして MRI 検査を実施した。明瞭な円形の軟骨下嚢胞が，左の下顎骨関節突起に認められる。T2W で高信号，T1W で低信号の所見から示唆されるように，嚢胞の中心は水分含有量が高い。内部はわずかに増強されるが，FLAIR で認められる低信号は低細胞数や低分子濃度を示唆している。

図 1.3.5　下顎骨関節突起形成不全（犬） CT

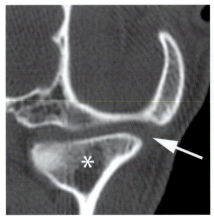
a　CT，横断面

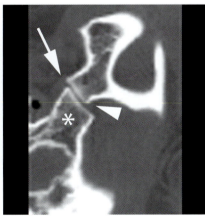
b　CT，矢状断面

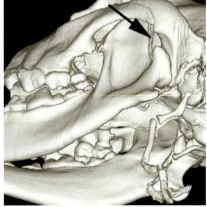
c　3D-CT，斜位観

開口時の疼痛と周期的な閉口障害の既往がある 10 カ月齢，去勢雄のバセット・ハウンド。再構成矢状断面は，吻側を左に，尾側を右に示している。左下顎骨の関節面は不整であり（a，b：＊），顎関節亜脱臼の所見が認められる（a～c：矢印）。腹側亜脱臼により矢状断面は関節面の異常な平坦化と関節後突起の著しい形成不全を示す（b：矢頭）。この患者の顎関節の所見は，左右対称性に認められた。

図 1.3.6 片側脱臼を伴う下顎骨関節突起形成不全（犬） CT

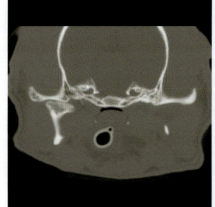
a CT, 横断面

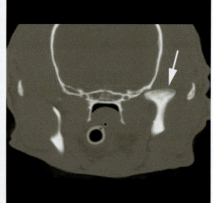
b CT, 横断面

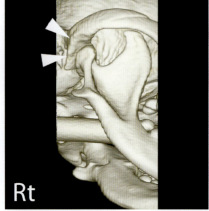
c 3D-CT, 右側観

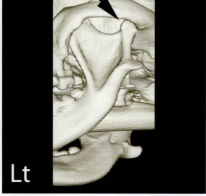
d 3D-CT, 左側観

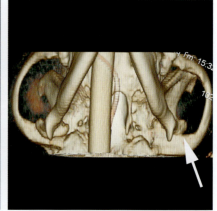
e 3D-CT, 腹側観

顎関節脱臼で救急に来院した3歳，去勢雄のラサ・アプソ。横断面は吻側から尾側の順に並べてある（a, b）。左関節突起は吻背側に外れており（b, d, e：矢印），右関節突起もわずかに脱臼している（a, c）。関節突起は不整で，下顎窩は関節後突起の形成不全を伴い，平坦化している（c：矢頭）。

図 1.3.7 頭蓋下顎骨症（犬）　　　CT

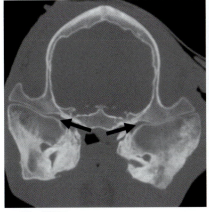
a CT，横断面

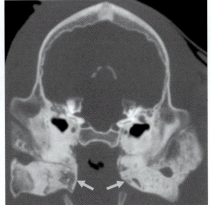
b CT，横断面

下顎の腫脹と疼痛を呈する1歳，去勢雄のゴールデン・レトリーバー。横断面（**a**〜**c**）は頭側から尾側の順に並べてある。左右対称性に下顎骨尾側と顎関節に著しく不規則な増殖性骨膜反応が認められる。この増殖性反応は顎関節に拡大しており（**a**：黒矢印），側頭骨にも及んでいる（**b**〜**d**：矢印）。

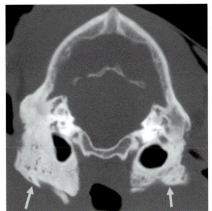
c CT，横断面

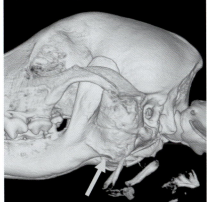
d 3D-CT，左側観

図 1.3.8 片側の顎関節脱臼（猫）　　　CT

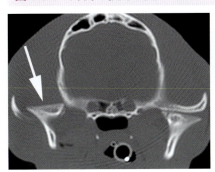
a CT，横断面

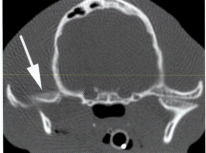
b CT，横断面

24時間以内に交通事故に遭った成猫，去勢雄のドメスティック・ショートヘア。患部の横断面を吻側から尾側の順に並べてある。画像より右下顎関節突起の吻背側への脱臼が明らかである（**a**，**b**：矢印）。

図 1.3.9 顎関節骨折―脱臼（犬）

CT

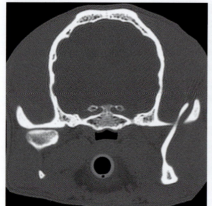
a CT，横断面

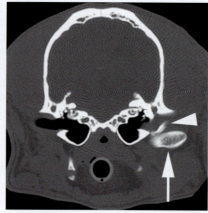
b CT，横断面

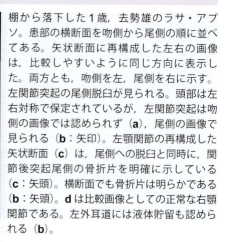

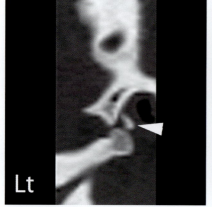
c CT，矢状断面

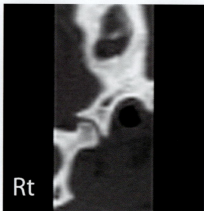
d CT，矢状断面

棚から落下した1歳，去勢雄のラサ・アプソ。患部の横断面を吻側から尾側の順に並べてある。矢状断面に再構成した左右の画像は，比較しやすいように同じ方向に表示した。両方とも，吻側を左，尾側を右に示す。左関節突起の尾側脱臼が見られる。頭部は左右対称で保定されているが，左関節突起は吻側の画像では認められず（**a**），尾側の画像で見られる（**b**：矢印）。左顎関節の再構成した矢状断面（**c**）は，尾側への脱臼と同時に，関節後突起尾側の骨折片を明確に示している（**c**：矢頭）。横断面でも骨折片は明らかである（**b**：矢頭）。**d** は比較画像としての正常な右顎関節である。左外耳道には液体貯留も認められる（**b**）。

図 1.3.10　顎関節の亜脱臼を伴う炎症性下顎 mass（猫）　　CT

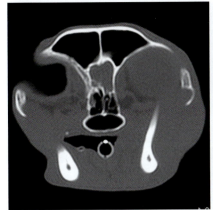
a　CT, 横断面

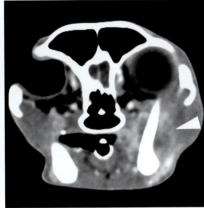
b　造影 CT, 横断面

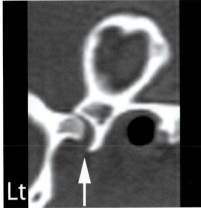
c　CT, 矢状断面

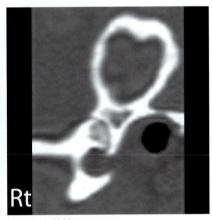
d　CT, 矢状断面

銃創のため口腔咽頭付近に外科的な開放創処置を行った 12 歳，避妊雌のドメスティック・ショートヘア。臨床徴候は，不正咬合，口の疼痛と閉口障害である。患者は現在の主訴とは無関係に過去に眼球摘出をしている。横断面は同部位の造影前と造影後である。再構成された左右の矢状断面は，比較しやすいように同じ方向に表示した。両方の画像とも吻側を左，尾側を右に示す。造影剤で不均一に増強される mass が，左の下顎骨を囲んでいるのが明白に認められる（b：矢頭）。Mass の関節外からの侵入により左顎関節は亜脱臼を起こしている（c：矢印）。d は比較画像としての正常な右顎関節である。口腔咽頭領域の生検により，化膿性膿瘍および蜂窩織炎の存在が確認された。

図 1.3.11 側頭骨の顆窩骨折（犬） CT

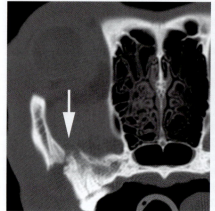
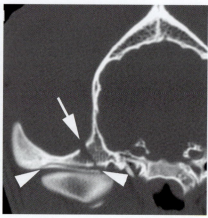
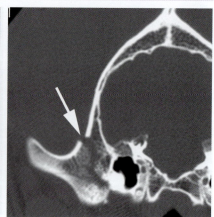

a CT，横断面　　b CT，横断面　　c CT，横断面

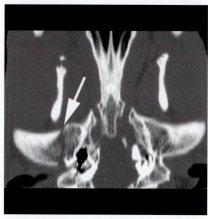

d CT，背断面

24時間前に交通事故に遭った1歳のジャーマン・シェパード・ドッグ。横断面は吻側から尾側の順に並べてある。上顎骨と関節する右頬骨吻側部に横骨折が認められる（**a**：矢印）。軽度に変位し，粉砕された関節骨折が，右側頭骨の頬骨突起の起始部に存在する（**b**〜**d**：矢印）。さらに，下顎窩の軟骨下骨に平行に骨折しているのが明らかである（**b**：矢頭）。

図 1.3.12　顎関節の敗血症性関節炎（犬） MRI

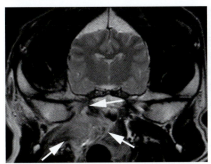

a　T2W，横断面

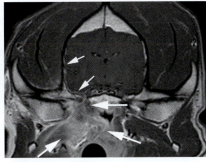

b　造影 T1W，横断面

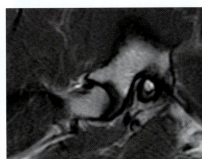

c　造影 T1W，矢状断面

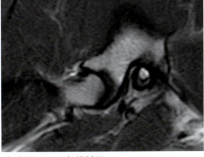

d　造影 T1W，矢状断面

中耳炎・内耳炎に関連する領域性蜂窩織炎を呈する 8 歳，避妊雌のローデシアン・リッジバック。右顎関節，右側の外側翼突筋と咽頭部背側の内側縁で T2W 高信号が認められる（**a**：矢印）。同じ領域の造影剤による増強（**b**：大矢印）と，髄膜の増強が明らかである（**b**：小矢印）。関節内の増強と関連する右顎関節周囲の増強と軟骨下骨の無信号所見の不鮮明化が認められる（**c**：矢印）。**d** は，比較画像としての正常な左顎関節である。

図 1.3.13　顎関節の線維肉腫（犬）

CT

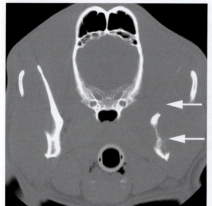

a　CT，横断面

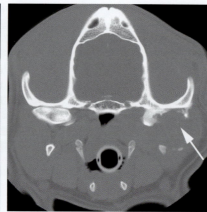

b　CT，横断面

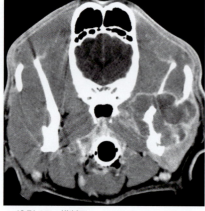

c　造影 CT，横断面

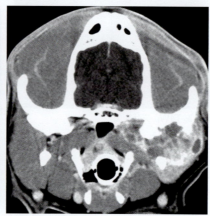

d　造影 CT，横断面

最近，口腔の疼痛を発症した6歳，雄のゴールデン・レトリーバー。侵襲性の骨破壊を伴う大きな mass が，左下顎尾側面を中心に認められる。左下顎枝（**a**：矢印）と関節突起（**b**：矢印）の骨融解が明らかである。骨破壊は関節突起の軟骨下骨まで拡大しており，mass が関節内構成成分を巻き込んでいることが示唆される。同部位の造影画像において，mass は複雑な小葉性外観を呈する（**c**, **d**）。吸引生検により，mass が線維肉腫であることが判明した。

図 **1.3.14** 側頭骨の軟骨肉腫（犬）　　　　　　　　　　　　　　　　　　　　　　　　　　　　　　MRI

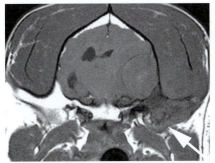

a T1W，横断面

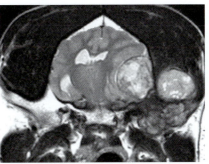

b T2W，横断面

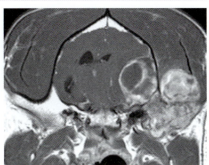

c 造影 T1W，横断面

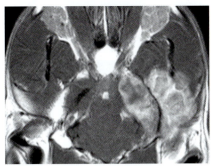

d 造影 T1W，背断面

左大脳と視床疾患に関連する神経学的徴候を呈する8歳，避妊雌のジャーマン・シェパード・ドッグ。大きな局所浸潤性の mass は側頭骨から発生し，頭蓋内と周囲の側頭筋組織に拡大している。Mass の骨髄置換のために左側頭骨骨髄の信号強度は，T1W で mass と同程度であり（a：矢印），皮質縁も同様に等信号化している。複数の焦点性の高信号所見は，mass が多房性，囊胞性であることを示唆している（b）。Mass は不均一に増強される（c，d）。生検により，非常に未分化な軟骨肉腫であることが判明した。

図 1.3.15　顎関節肉腫（犬）　MRI

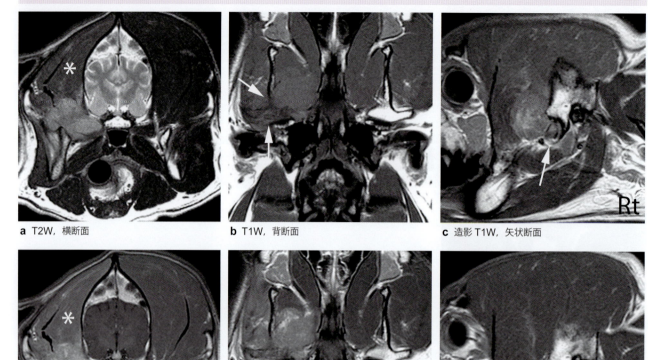

a T2W，横断面　　b T1W，背断面　　c 造影 T1W，矢状断面

d 造影 T1W，横断面　　e 造影 T1W，背断面　　f 造影 T1W，矢状断面

進行性の右側頭筋および咬筋萎縮と開口時の疼痛を呈する8歳，去勢雄のロットワイラー。T1Wで骨髄信号強度の低下を示す辺縁不整な小葉性のmassが，右下顎骨関節突起領域に発生し，下顎の皮質骨を破壊している（**b**：矢印）。Massは，中等度に均一な増強を示す（**c～e**）。右顎関節腔に拡張したmassが右関節突起に浸潤しているのが，右側の矢状断面でよく確認できる（**c**：矢印）。**f**は比較画像としての正常な左顎関節である。萎縮した右側頭筋と咬筋は造影T1WとT2Wで増加した信号強度を示し（**a**，**d**：＊），右三叉神経下顎枝の機能障害と一致する。吸引生検で異常な紡錘形細胞が認められ，肉腫と診断された。

図 1.3.16　顎関節の変性性関節症（犬）　CT

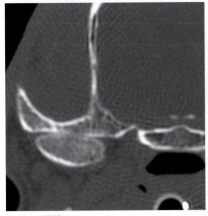

a　CT，横断面

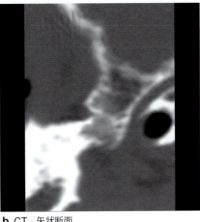

b　CT，矢状断面

開口障害の既往がある6歳，去勢雄のミニチュア・シュナウザー。免疫介在性関節疾患の検査は陰性だった。矢状断面は吻側が左，尾側が右である。関節軟骨の損失と関節円板の変性を意味する顎関節腔の著しい狭窄が，横断面および矢状断面で明らかである（**a**，**b**）。画像所見は変性性関節症と一致する。

図 1.3.17　顎関節の部分的な強直症（犬）　CT

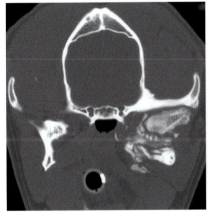

a　CT，横断面

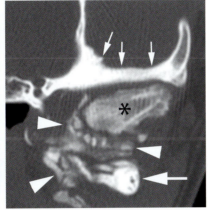

b　CT，横断面

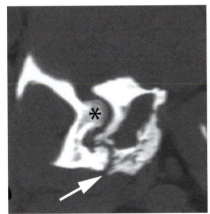

c　CT，矢状断面

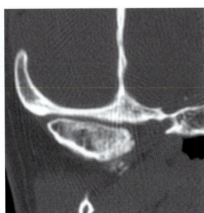

d　CT，横断面

慢性外耳炎の既往歴があり，1年前から開口時の疼痛，最近は開口障害を呈する5歳，避妊雌のラブラドール・レトリーバー。**b** は **a** の左顎関節の拡大図である。矢状断面は吻側が左，尾側が右である（**c**）。左関節突起軟骨下骨のリモデリング（**b**，**c**：＊）と顕著な関節周囲の骨増殖が，左顎関節を囲んでいる。反応性の骨が，関節突起（**b**：矢頭）と角突起（**b**，**c**：大矢印）の内側および腹側面を囲んでいる。左頬骨突起は厚く，硬化している（**b**：小矢印）。右顎関節にも軽度の変化が認められる（**d**）。

文 献

1. Gabler K, Bruhschwein A, Kiefer I, Loderstedt S, Oechtering G, Ludewig E. [Computed tomography imaging of the temporomandibular joint in dogs and cats. Effect of different scan parameters on image quality]. Tierarztl Prax K H. 2011;39:145–153.

2. Gabler K, Bruhschwein A, Loderstedt S, Oechtering G, Ludewig E. [Magnetic resonance imaging of the temporomandibular joint in dogs and cats. Effect of different coils on image quality]. Tierarztl Prax K H. 2011;39:79–88.

3. Macready DM, Hecht S, Craig LE, Conklin GA. Magnetic resonance imaging features of the temporomandibular joint in normal dogs. Vet Radiol Ultrasound. 2010;51:436–440.

4. Hoppe F, Svalastoga E. Temporomandibular dysplasia in American Cocker Spaniels. J Small Anim Pract. 1980;21:675–678.

5. Robins G, Grandage J. Temporomandibular joint dysplasia and open-mouth jaw locking in the dog. J Am Vet Med Assoc. 1977;171:1072–1076.

6. Franch J, Cesari JR, Font J. Craniomandibular osteopathy in two Pyrenean mountain dogs. Vet Rec. 1998;142:455–459.

7. Padgett GA, Mostosky UV. The mode of inheritance of craniomandibular osteopathy in West Highland White terrier dogs. Am J Med Genet. 1986;25:9–13.

8. Ratterree WO, Glassman MM, Driskell EA, Havig ME. Craniomandibular osteopathy with a unique neurological manifestation in a young Akita. J Am Anim Hosp Assoc. 2011;47:e7–12.

9. Fricke J, Linn K, Anthony JM. Treatment for traumatic craniofacial deformation with restriction of the temporomandibular joint in a dog. J Vet Dent. 2008;25:246–248.

10. Seiler G, Rossi F, Vignoli M, Cianciolo R, Scanlon T, Giger U. Computed tomographic features of skull osteomyelitis in four young dogs. Vet Radiol Ultrasound. 2007;48:544–549.

1.4
頭蓋骨

はじめに

頭蓋骨は，動物が骨格的に成熟するにつれて癒合する多くの骨から構成されている。CTは多断面2D画像だけでなく3Dレンダリングを使用することで，頭蓋骨の複雑な解剖を描写することができる優れたモダリティである。血管や脳神経が通る頭蓋骨の孔は，CTおよびMRIで描出される[1]。頭蓋骨のCT画像は，骨（特に側頭骨領域）が厚いためにビーム・ハードニング（線質硬化）アーチファクトを起こす傾向がある。特に猫と小型犬において，横断像はヘリカル画像よりアーチファクトが少ない傾向がある。

頭蓋骨は通常，矢状断面に沿って左右対称であり，読影時に反対側の構造と比較ができる。しかし，正常でも非対称性になっている場合もある。特に猫では無症候性であっても，前頭骨および蝶形骨洞の大きさの不均一性や鼻中隔のずれがみられることがある[2]。

発生障害

後頭環軸椎奇形

先天性の後頭環軸椎奇形 occipitoatlantoaxial malformation は犬ではまれであるが，不安定性による過度の可動性や狭窄は脊髄圧迫に続発する重度の神経損傷を引き起こす可能性がある。この領域は後頭骨，大後頭孔，環椎および靱帯構造により構成されている[3]。異常のスペクトラムとしては後頭顆の低形成，後頭骨と環椎の癒合，複数の骨化中心，および歯突起の奇形がある。頭側部の異常癒合は脊髄圧迫の原因となる環軸関節の不安定性や亜脱臼を引き起こすことがある。CTおよびMRIは，奇形そのもの，ならびに脊髄に対する影響を3Dで可視化できる（**図1.4.1**）。不安定性が疑われる場合には，犬は注意して保定するべきである。

環椎後頭オーバーラッピング

環椎後頭オーバーラッピング atlantooccipital overlapping は，小脳の圧迫と延髄の屈曲をもたらす環椎と軸椎の前方偏位である。他の先天異常（例えば，キアリ様奇形〔2.3章参照〕や環椎・軸椎不安定症をもたらす歯突起形成異常〔3.1章参照〕）に併発する場合には，その異常の結果である可能性もあるが，単独の異常のこともある[4]。

脊髄実質内に連続的あるいは断続的に見られるT2W高信号の液体貯留は脊髄空洞症であり，慢性圧迫に関連している。環軸関節あるいは環椎後頭接合部の背側にある線維性バンドの肥厚は，これらの障害で多く認められ，脊髄圧迫に関与することがある。

良性頭蓋過骨症

良性頭蓋過骨症 benign calvarial hyperostosis は，頭蓋下顎骨症 craniomandibular osteopathy といくつかの類似点をもつ頭蓋骨のび漫性肥厚として，若いブル・マスティフで報告されている。ある患者のMRIにおいて，正常な骨髄信号の喪失によるT1強調（T1W）およびT2強調（T2W）低信号を伴い，著しく肥厚した前頭骨と周囲組織のT2W高信号が認められた[5]。T2*強調（T2*W）画像は骨の信号を強調し，骨過形成を評価するための良質な画像を提供する。組織の増強が明瞭となるので，脂肪抑制の造影T1W画像も推奨される[5]。CTもまた，この症候群において骨デンシティの増加を示す（**図1.4.2**）。

外傷

頭蓋骨骨折

交通事故や高所からの落下などによる外傷に起因した頭蓋骨骨折 skull fracture は，CTで最も正確に評価できる。X線画像は複雑な解剖学的構造の重なりが生じるため，骨折や頭蓋骨の非対称性の解釈が困難である。猫と犬における顎顔面の損傷は，X線画像よりCT画像上で確認されることが多い[6]。頭蓋外傷の一般的な領域は，蝶形骨や翼状骨，前頭骨と側頭骨である（**図1.4.3，1.4.4**）。顎関節と上顎骨・下顎骨の骨折は，1.3章，1.9章に記載している。頭蓋骨の開放性外傷の結果として頭蓋内にガスが認められることがあり，MRIで無信号，CTで低吸収として識別できる。関連する出血が，硬膜組織や脳に見られることがある（2.4章参照）。頭蓋骨のCTにおける3D再構成画像は，遊離骨片の空間的位置を表すのに有効な場合がある。しかし，小さな骨片は二次元画像で最もよく観察できる。

炎症性疾患

咀嚼筋炎

咀嚼筋炎 masticatory myositis は，自己抗体がミオシン指向性の咬筋，側頭筋と翼突筋における自己免疫疾患である[7]。罹患犬は，開口時の疼痛と咀嚼筋萎縮を呈す。筋萎縮はCTとMRIの両方で確認できる。罹患した筋肉はCT画像において低吸収を呈し，造影画像で浸潤性あるいは辺縁増強が認められる（**図1.4.5**）[8]。MRIでは，筋炎の領域はT2W高信号を呈し，CTと同様に造影剤で増強される（**図1.4.6**）。増強されない領域は壊死が示唆される（**図1.4.7**）。

膿瘍

膿瘍 abscess は，皮膚，口腔および咽頭損傷から波及したり，中耳炎に続発したりして，頭部の筋肉組織から発生する可能性がある。膿瘍の領域は，CTで低吸収，T2Wで高信号を呈する。両方のモダリティで造影剤による増強はリング状になる傾向がある（**図1.4.8**）。増強される管状領域は，局所的な外的異物や損傷の存在を診断する助けとなる。

骨髄炎

頭部に受けた深い傷は，頭部の筋肉内膿瘍をもたらすことがある（**図1.4.9，2.7.6**）。咬傷と直接外傷は，頭蓋骨の細菌性骨髄炎 bacterial osteomyelitis へ発展する可能性がある。頭蓋骨骨髄炎のCT所見は，軟部組織の腫脹，不鮮明な皮質縁を伴う多数の骨融解像，骨硬化像および不規則な骨膜反応である[9]。感染した領域に独立した骨片として確認される腐骨は，慢性感染症で起こりうる（**図1.4.9**）。感染が頭蓋骨の厚さ全域に及ぶ場合には，髄膜炎や脳炎に発展する可能性があり，CTおよびMRIで造影増強像として描出される（**図2.7.6**）。

腫瘍

骨腫 osteoma は頭蓋骨に発生することのある病因不明の良性腫瘍であり，緻密骨あるいは海綿骨からなる。骨膜骨腫 periosteal osteoma は骨表面から発生するが，骨内膜骨腫 endosteal osteoma は骨中心部から発生する[10]。頭蓋領域に発生するこれらの腫瘍は，猫および犬で報告されている。これらはCT画像上では，主に小型の辺縁型（中心部の高吸収と辺縁平滑な均一のmass）あるいは中心海綿型（隣接骨への浸潤を伴う辺縁不規則な軽度低吸収のmass）に分けられる（**図1.4.10**）[10]。これらのmassは頭蓋骨，口腔，眼窩に発生する[11, 12]。

骨肉腫 osteosarcoma は，一般的には軸骨格のうち上顎骨と下顎骨に最も発生するが，頭蓋骨にも発生することがある（**図1.4.11**）[13]。軟骨肉腫 chondrosarcoma は頭蓋骨の扁平骨に発生するが，鼻腔内が最も一般的である。原発性骨腫瘍の画像所見は，不規則な骨新成，皮質骨の融解，不均一な造影増強を伴う軟部組織massなど，CTとMRIで類似している（**図1.4.12**）。その他に線維肉腫 fibrosarcoma，血管肉腫 hemangiosarcoma，転移性腫瘍といった原発性骨腫瘍もまれに発生する。

多小葉性骨軟骨肉腫 multilober osteochondrosarcoma は，犬の頭蓋骨の扁平骨に発生し，猫でも発生することがある[13]。線維性の隔壁によって分離された複数の骨や軟骨から構成され，これはCT画像上で特徴的な斑点状の所見として認められる（**図1.4.13**）。これらの腫瘍は円形で，境界明瞭であり，不規則な形状を示す傾向がある。これらはしばしば頭蓋内や眼窩内へと拡大し，顕著なmass effectを生じさせる。脳浮腫はT2Wで高信号を呈し，その結果，閉塞性水頭症 obstructive hydrocephalus を生じることもある（**図1.4.14**）。CTにおいて，massは造影剤で軽度に増強される[14]。これらのmassのMRI所見は，T1WおよびT2Wで低信号の領域を伴う高信号領域として認められ，造影剤で不均一または均一に増強される[15]。

まれに髄膜腫 meningioma のような頭蓋内腫瘍が頭蓋

外に拡大することがある[16]。猫では髄膜腫と接している頭蓋骨に過形成を引き起こすことが知られており[17]，犬でも骨融解と骨増殖が報告されている[18]。腺癌 adenocarcinoma や扁平上皮癌 squamous cell carcinoma といった頭蓋骨周囲の軟部組織腫瘍は，頭蓋浸潤する可能性がある（**図 1.4.15～1.4.17**）。脂肪腫 lipoma や脂肪肉腫 liposarcoma は，筋肉組織や軟部組織の中に脂肪デンシティ（−100 HU）を認める（**図 1.4.18**）。

下垂体腺腫 pituitary adenoma の猫は，成長ホルモンとインスリン様成長因子の分泌に続発する末端肥大症を発症する可能性がある。これらは，前頭骨の厚さを増し，鼻腔，副鼻腔，咽頭に過剰な軟部組織を生じる傾向があり，CT 画像で確認することができる[1, 19]。

図 1.4.1　後頭環軸奇形（犬）　CT

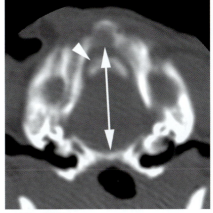 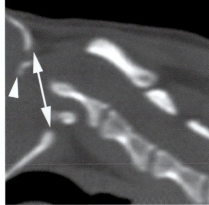 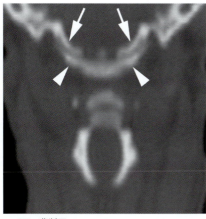

a　CT，横断面　　　　　　　　　b　CT，矢状断面　　　　　　　　　c　CT，背断面

環椎・軸椎不安定症の 8 カ月齢，去勢雄のヨークシャー・テリア。環軸後頭領域の複合奇形のひとつとして後頭骨形成不全が診断された。横断面は，大後頭孔レベルの後頭骨尾側面である。大後頭孔の背腹幅（**a, b**：両方向矢印）が正常よりも大きく，広い。環椎の椎弓吻側縁は大後頭孔の背側にまで陥入し，環椎後頭オーバーラップを起こしている（**a, b**：矢頭）。後頭顆は低形成であるが（**c**：矢印），環椎の関節窩と正確に関節できているようにみえる（**c**：矢頭）。環軸関節の顕著な回転性の亜脱臼が明白であり，軸椎歯突起は低形成である（**b**）。

図 1.4.2　良性頭蓋過骨症（犬）　CT

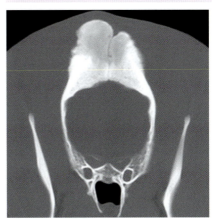

a　CT，横断面

頭蓋の正中に突出した mass を有する 1 歳，雄のバーニーズ・マウンテン・ドッグ。不規則であるが，はっきりした骨性の mass が頭蓋骨背側から発生している。増殖性の mass は，緻密で非常に骨化しており，明らかな軟部組織成分は含んでいない。骨生検により，層状骨を覆う緻密な線維組織に埋め込まれた著しい網状骨を伴った，本質的には正常な骨組織であることが明らかとなった。以前，若いブル・マスティフでもこれと同様の報告があった。

図 1.4.3　急性の頭蓋骨骨折（犬）　CT

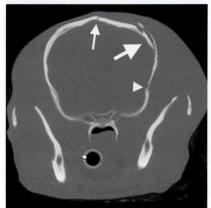

a　CT, 横断面

当日の朝に交通事故に遭った5歳, 去勢雄のポメラニアン。矢状縫合（小矢印）, 左頭頂骨（大矢印）と左頭頂側頭骨縫合（矢頭）を含む左側頭蓋骨の沈下骨折が見られる。この犬は下顎骨などにも複数の骨折があるため, この断面でも非対称性が認められる。頭部外傷の程度（範囲）を評価するため追加的なCTおよびMRI検査が指示された。

図 1.4.4　頭蓋骨骨折（猫）　CT

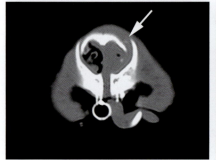 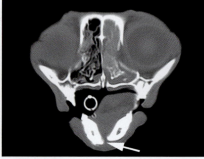 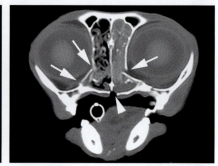

a　CT, 横断面　　　　　　　　b　CT, 横断面　　　　　　　　c　CT, 横断面

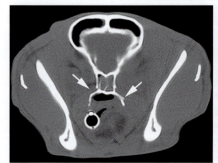 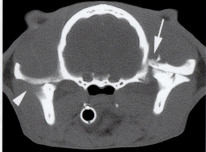

d　CT, 横断面　　　　　　　　e　CT, 横断面

直近48時間以内に原因不明の外傷を受けた5歳, 去勢雄のドメスティック・ショートヘア。この患者では大きな衝撃によるものと思われる外傷に関連した複数の頭蓋骨骨折が認められる。代表的な画像を吻側から尾側に並べてある。鼻骨と上顎骨の骨折や脱臼（a：矢印）, 下顎結合の分離（b：矢印）, 口蓋骨垂直板の骨折（c：矢印）, 口蓋縫合の分離（c：矢頭）, 翼状骨の骨折（d：矢印）, 右関節突起尾側（e：矢頭）の骨折と左側頭骨頬骨突起の横骨折（e：矢印）が認められる。

図1.4.5 咀嚼筋炎（犬） CT

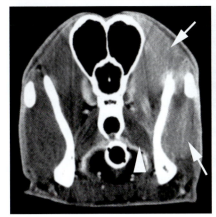
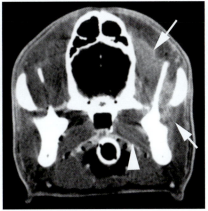

a 造影CT，横断面　　**b** 造影CT，横断面

急速に進行した閉口障害を呈する1.5歳，去勢雄のロットワイラー。表示しているCT画像は，造影剤投与直後に撮影したものである。左咬筋と側頭筋に軽度かつび漫性の増強が認められる（**a**，**b**：矢印）。翼突筋はそれほど影響を受けていないようにみえる（**a**，**b**：矢頭）。筋生検で筋萎縮と線維症を伴う慢性のリンパ球形質細胞性筋炎が確認された。

図1.4.6 咀嚼筋炎（犬） MRI

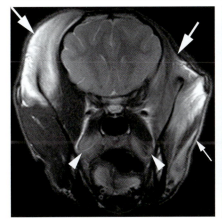
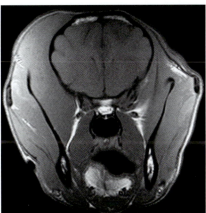
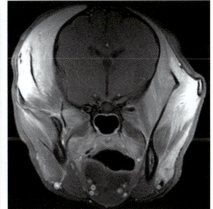

a T2W，横断面　　**b** T1W，横断面　　**c** 造影T1W，横断面

左側頭筋の萎縮が最近始まった9カ月齢のミニチュア・ピンシャー。造影前のT1WとT2Wは同一解剖学的レベルの画像であり，造影T1Wはこれよりやや尾側の画像である。左側頭筋の顕著な萎縮と左咬筋の中等度萎縮は，すべてのシーケンスで明らかである。側頭筋（**a**：大矢印），咬筋（**a**：小矢印）と翼突筋（**a**：矢頭）にT1Wで軽度に高信号，T2Wで顕著な高信号が認められる（**b**）。同じ領域は造影剤で強く増強される（**c**）。血清中CKの顕著な上昇と抗体検査により咀嚼筋炎と診断された。

図 1.4.7　咀嚼筋炎（犬）

MRI

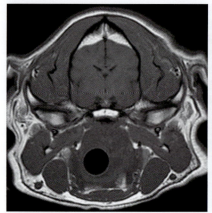
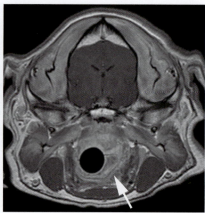

2週間前から，体重減少，喘鳴，脳神経障害と側頭筋萎縮を呈する8歳，避妊雌のゴールデン・レトリーバー。左右対称性の側頭筋萎縮がすべてのシーケンスで明らかである。側頭筋（**c**：大矢印），咬筋（**c**：小矢印）および翼突筋（**c**：矢頭）には左右対称性にT2WとSTIRで著しい高信号が認められ，造影T1Wで増強される（**b**）。喉頭組織にもT2Wで高信号の所見と，増強パターンが明らかに認められる（**b**：矢印）。剖検により，両側性の重度の慢性筋壊死と筋変性を伴ったリンパ球形質細胞性筋炎が明らかとなった。この犬は喉頭部の蜂窩織炎も伴っていた。

a T1W，横断面　　**b** 造影T1W，横断面

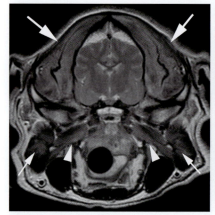
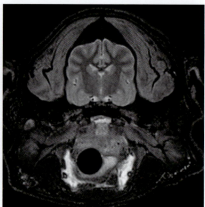

c T2W，横断面　　**d** STIR，横断面

図 1.4.8　側頭筋膿瘍（犬）

CT

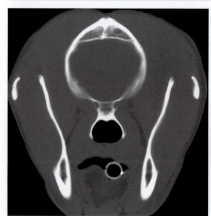
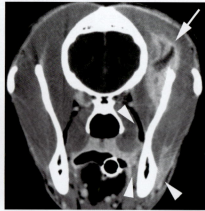

開口時の疼痛を主訴とする9歳，避妊雌のチャウ・チャウ。局所性の排液が口腔尾側で認められた。造影画像は，筋肉内膿瘍と合致する左側頭筋内の境界不鮮明な空洞性病変を示す（**b**：矢印）。周囲の増強は，左下顎骨筋突起内側面および左頭頂骨外側面に及ぶが，明らかな骨膜反応は認められない。筋膜および筋肉の増強は腹側でも明瞭であり（**b**：矢頭），広範囲の蜂窩織炎を示す。生検により，慢性化膿性蜂窩織炎が明らかとなった。

a CT，横断面　　**b** 造影CT，横断面

図 1.4.9 骨髄炎（犬）　　　　　　　　　　　　　　　　　　　　　　　　　　　　CT

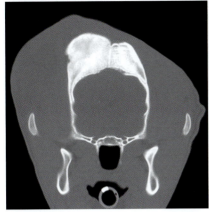

a　CT，横断面

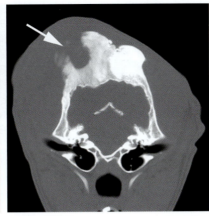

b　CT，横断面

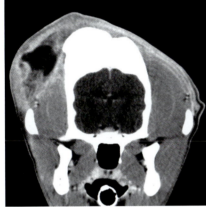

c　造影 CT，横断面

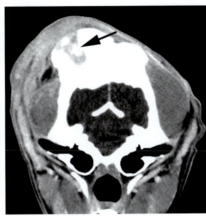

d　造影 CT，横断面

8 カ月前から進行性の右側頭部と顔面の腫脹を呈する 1 歳のピット・ブル・テリア。画像は，同一解剖学的レベルの造影前（**a，b**）と造影後（**c，d**）である。画像は吻側から尾側の順に並べてある。頭部の非対称性は明らかであり，原因である mass は軟部組織と骨の成分をもっている（**a，b**）。辺縁増強される空洞病変が右側頭筋内に認められ，これは膿瘍と周囲の蜂窩織炎と考えられる（**c**）。左右の頭頂骨にデンシティの高い骨増殖が認められる（**a，b**）。皮膜は増殖性骨 mass の尾側面に存在し（**b**：矢印），腐骨と一致した局所性の石灰化所見を含む（**d**：矢印）。骨および周囲軟部組織の生検により，重度の慢性化膿性反応性新生骨を伴う壊死性骨髄炎が明らかとなった。この病変の骨濃度に近い病変は，もともと存在した良性頭蓋過骨症に感染が成立したことを示している。

図 1.4.10　骨腫（犬）　　CT & MRI

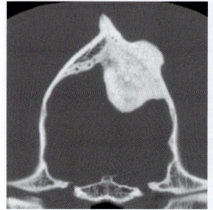

a　CT，横断面

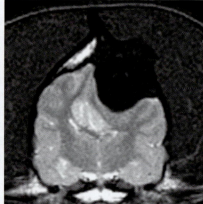

b　T2W，横断面

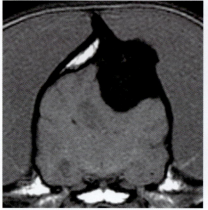

c　T1W，横断面

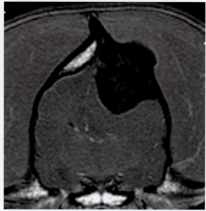

d　造影 T1W，横断面

頭蓋に mass を有する2歳，去勢雄のゴールデン・レトリーバー。頭頂骨を中心に辺縁平滑な高吸収の骨形成がみられ，頭蓋内および頭蓋外へ拡大している。CT上で，mass は高吸収かつ均一である（**a**）。MRI では，脳と側脳室を圧迫する mass effect を呈し（**b**，**c**），同様に大脳鎌の右方偏位が認められる（**d**）。Mass 周囲の白質に T2W 高信号が認められ（**b**），浮腫が示唆される。

図 1.4.11　骨肉腫（犬）　　CT

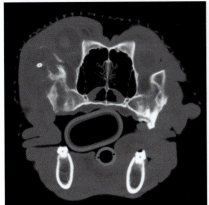
a CT，横断面

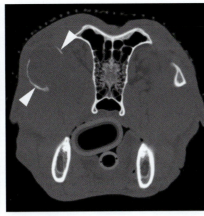
b CT，横断面

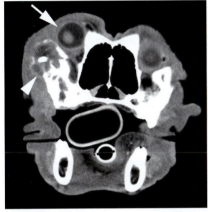
c 造影 CT，横断面

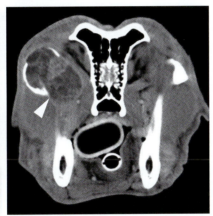
d 造影 CT，横断面

2 カ月前から右顔面に mass を有する 4 歳，雌のブル・マスティフ。画像は，同一解剖学的レベルの造影前（**a**，**b**）と造影後（**c**，**d**）である。画像は吻側から尾側の順に並べてある。多様な X 線吸収性を持つ膨張性の mass は，右頬骨から発生しているようであり（**a**，**b**），造影剤で不均一に増強されている（**c**，**d**：矢頭）。頬骨の皮質骨はまだ残存している（**b**：矢頭）。Mass は眼窩を占拠し，右眼球を背側へ偏位させている（**c**：矢印）。生検により，CT 上における mass の破壊的な外観を反映した，わずかな類骨を伴う骨肉腫が明らかとなった。

図 1.4.12 軟骨肉腫（犬）　CT

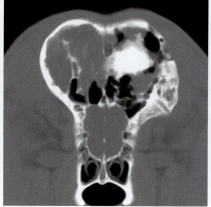

a CT，横断面

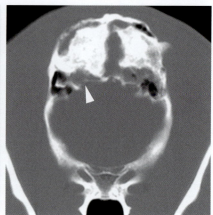

b CT，横断面

c CT，横断面

進行性に増大する頭蓋骨吻側の mass を有する 8 歳，去勢雄のゴールデン・レトリーバー。画像は吻側から尾側の順に並べてある。右上顎骨の尾側面（**a**：矢印）と両側の前頭骨（**b**, **c**）に骨融解および不整な骨増殖が認められる。造影検査では，右前頭洞に不均一に増強される軟部組織デンシティが認められる。右前頭骨の内側縁にも骨融解が認められる（**c**：矢頭）。この位置の造影画像でわずかな髄膜増強が認められたが，腫瘍浸潤の証拠は認められなかった。生検で軟骨肉腫が明らかになった。

図 1.4.13 多小葉性骨軟骨肉腫（犬）　CT

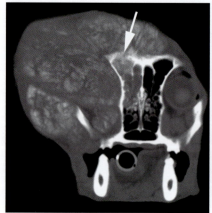

a CT，横断面

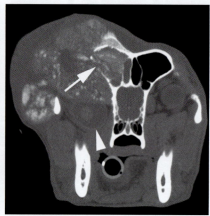

b CT，横断面

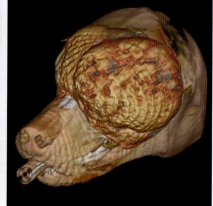

c 3D-CT

巨大な頭蓋顔面 mass を有する 12 歳，避妊雌のダックスフンドとテリアの雑種。前頭洞吻側レベル（**a**）と中間レベル（**b**）の 2 つの画像をここに示す。部分的に拡大し石灰化した mass は，右前頭骨から生じ，右頬骨弓周囲に及んでいる。Mass の石灰化成分は，多小葉性骨軟骨肉腫の粗い，粒状の特性を有している。Mass は骨破壊的（**a**, **b**：矢印）で，内部は軟部組織に置換されているが（**b**：矢頭，右眼球），実際は骨縁を超えた軟部組織要素は認められない。3D レンダリングは，mass の全貌を明らかにする（**c**）。切除生検は，多小葉性骨軟骨肉腫を確認した。

図 1.4.14 多小葉性骨軟骨肉腫（犬） CT & MRI

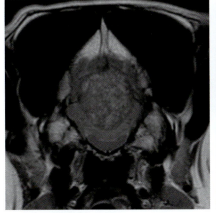

a T2W，横断面

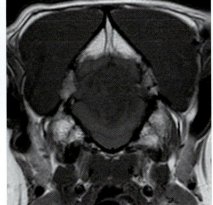

b T1W，横断面

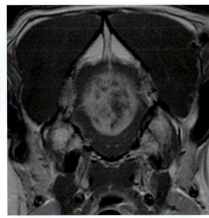

c 造影 T1W，横断面

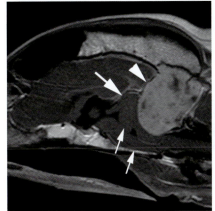

d 造影 T1W，矢状断面

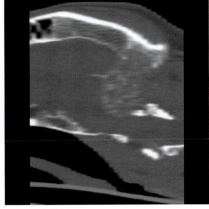

e CT，矢状断面

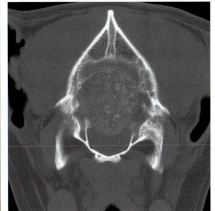

f CT，横断面

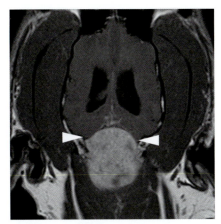

g 造影 T1W，背断面

進行性の協調運動障害を最近発症した7歳，避妊雌のゴールデン・レトリーバー。神経学的検査は脳幹の神経学的異常を示唆した。球状のmass が後頭骨から発生しており，広範囲の後頭骨骨融解を起こし，頭蓋内および頭蓋外へ拡大している。Mass は T1W で低信号（b），T2W で不均一な信号強度を呈し病変周囲の浮腫が認められ（a），造影剤により強く，不均一に増強される（c, d, g）。Mass の頭蓋内部分は主に後頭蓋窩内に存在し，小脳の吻側偏位（d：大矢印），小脳と脳幹の圧排（d：小矢印）および閉塞性水頭症を引き起こしている（d, g）。Mass の吻背側面は吻側窩の尾側に侵入し，後頭葉を圧迫している（d, g：矢頭）。後頭骨の骨融解が CT 上でも確認できる（e）。粗く，粒状の石灰化陰影（e, f）は，多小葉性骨軟骨肉腫の特徴である。切除生検で，多小葉性骨軟骨肉腫の診断が確認された。

Section 1　頭部および頸部

図 1.4.15　腺癌（猫） CT

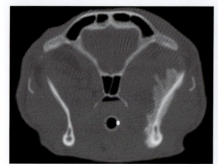
a　CT，横断面

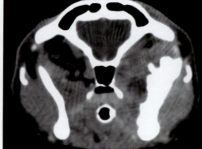
b　造影 CT，横断面

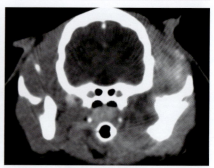
c　造影 CT，横断面

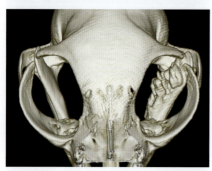
d　3D-CT

2 カ月間の開口時の疼痛を呈する 17 歳，避妊雌のドメスティック・ショートヘア。画像は，前頭骨頬骨突起レベルの造影前と造影後（**a**，**b**），および顎関節レベルの造影画像である（**c**）。顕著な増殖性骨膜反応が左下顎の内側と外側皮質骨面の両方に認められる。造影画像において境界不明瞭で不均一に増強される mass は，左下顎の長軸に沿って左眼窩に及んでいる。Mass の生検より，おそらく唾液腺由来の腺癌であると解釈された。

図 1.4.16　浸潤性の上皮系腫瘍（犬） CT

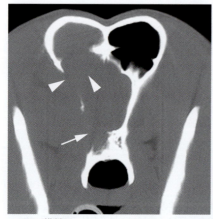
a　CT，横断面

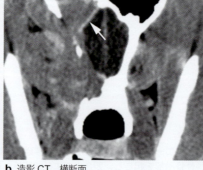
b　造影 CT，横断面

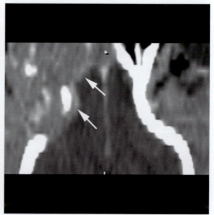
c　造影 CT，背断面

最近，右眼球突出を発症した 11 歳のダルメシアン。境界不明瞭な右眼窩の mass は右前頭骨（**a**：矢頭）と口蓋骨（**a**：矢印）における浸潤性の骨融解に関与している。Mass は右前頭洞と吻側頭蓋内に拡大し，右嗅球と前頭葉の増強された髄膜と接している（**b**，**c**：矢印）。針吸引生検により基底細胞由来が疑われる悪性上皮系腫瘍と診断された。

図 1.4.17 扁平上皮癌（犬） CT & MRI

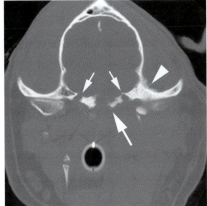
a CT, 横断面

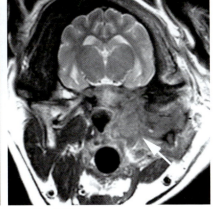
b T2W, 横断面

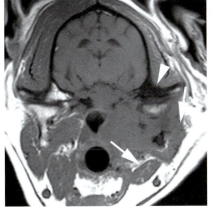
c T1W, 横断面

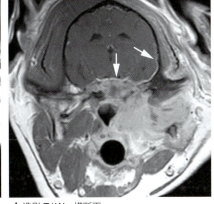
d 造影 T1W, 横断面

左側鼻出血を呈する11歳，去勢雄のシェットランド・シープドッグ。左側咽頭尾側の領域を中心に侵襲性が高く，境界不明瞭なmassが認められ，蝶形骨底部に強い骨融解を引き起こし（a：大矢印），左翼突筋は不明瞭である（b：矢印）。左側頭骨の頬骨突起に骨膜反応と骨硬化がみられ（a，c：矢頭），左顎二腹筋と咬筋は萎縮している（c：矢印）。Massは頭蓋内に拡大しており，顕著な髄膜増強が頭蓋腹側と左側頭葉で明らかである（d：矢印）。卵円孔に異常はみられないが（a：小矢印），左三叉神経下顎枝はmass内に巻き込まれ明確に描出することができない（d）。この病変の位置と浸潤性の画像所見は，扁平上皮癌に特徴的である。Massの生検では扁平上皮癌が確認された。

図 1.4.18 浸潤性脂肪腫（犬） CT

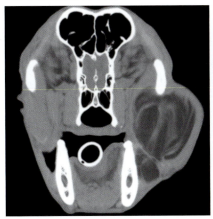
a CT, 横断面

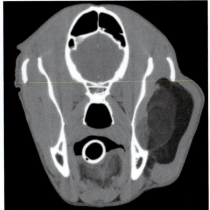
b CT, 横断面

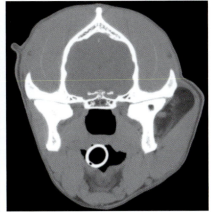
c CT, 横断面

左顔面にmassを有する8歳，避妊雌のドーベルマン。画像は，吻側から尾側の順に並べてある。境界明瞭な脂肪デンシティのmassが，左咬筋内に認められる。Mass内の細い隔壁は，筋間への脂肪浸潤を示唆する。軟骨下骨囊胞が左関節突起に偶発的に認められる。生検は浸潤性脂肪腫を確認した。

文献

1. Gomes E, Degueurce C, Ruel Y, Dennis R, Begon D. Anatomic study of cranial nerve emergence and associated skull foramina in cats using CT and MRI. Vet Radiol Ultrasound. 2009;50: 398–403.

2. Reetz JA, Maï W, Muravnick KB, Goldschmidt MH, Schwarz T. Computed tomographic evaluation of anatomic and pathologic variations in the feline nasal septum and paranasal sinuses. Vet Radiol Ultrasound. 2006;47:321–327.

3. Cerda-Gonzalez S, Dewey CW. Congenital diseases of the craniocervical junction in the dog. Vet Clin North Am Small Anim Pract. 2010;40:121–141.

4. Cerda-Gonzalez S, Dewey CW, Scrivani PV, Kline KL. Imaging features of atlanto-occipital overlapping in dogs. Vet Radiol Ultrasound. 2009;50:264–268.

5. McConnell JF, Hayes A, Platt SR, Smith KC. Calvarial hyperostosis syndrome in two bullmastiffs. Vet Radiol Ultrasound. 2006;47: 72–77.

6. Bar-Am Y, Pollard R, Kass P, Verstraete F. The diagnostic yield of conventional radiographs and computed tomography in dogs and cats with maxillofacial trauma. Vet Surg. 2008;37:294–299.

7. Neumann J, Bilzer T. Evidence for MHC I–restricted CD8+ T-cell-mediated immunopathology in canine masticatory muscle myositis and polymyositis. Muscle Nerve. 2006;33:215–224.

8. Reiter AM, Schwarz T. Computed tomographic appearance of masticatory myositis in dogs: 7 cases (1999–2006). J Am Vet Med Assoc. 2007;231:924–930.

9. Seiler G, Rossi F, Vignoli M, Cianciolo R, Scanlon T, Giger U. Computed tomographic features of skull osteomyelitis in four young dogs. Vet Radiol Ultrasound. 2007;48:544–549.

10. Fiani N, Arzi B, Johnson EG, Murphy B, Verstraete FJM. Osteoma of the oral and maxillofacial regions in cats: 7 cases (1999–2009). J Am Vet Med Assoc. 2011;238:1470–1475.

11. Grozdanic S, Riedesel EA, Ackermann MR. Successful medical treatment of an orbital osteoma in a dog. Vet Ophthalmol. 2013;16:135–139.

12. Fernandez M, Grau-Roma L, Roura X, Majó N. Lingual osteoma in a dog. J Small Anim Pract. 2012;53:480–482.

13. Ehrhart NP, Ryan SD, Fan TM. Tumors of the Skeletal System. In: Withrow SJ, MacEwen EG (eds): Withrow and MacEwen's Small Animal Clinical Oncology. 5th ed. Saunders Elsevier; 2013;463–503.

14. Hathcock JT, Newton JC. Computed tomographic characteristics of multilobular tumor of bone involving the cranium in 7 dogs and zygomatic arch in 2 dogs. Vet Radiol Ultrasound. 2000;41: 214–217.

15. Lipsitz D, Levitski RE, Berry WL. Magnetic resonance imaging features of multilobular osteochondrosarcoma in 3 dogs. Vet Radiol Ultrasound. 2001;42:14–19.

16. Karli P, Gorgas D, Oevermann A, Forterre F. Extracranial expansion of a feline meningioma. J Feline Med Surg. 2013;15: 749–753.

17. Troxel MT, Vite CH, Massicotte C, et al. Magnetic resonance imaging features of feline intracranial neoplasia: retrospective analysis of 46 cats. J Vet Intern Med. 2004;18:176–189.

18. Mercier M, Heller HLB, Bischoff MG, Looper J, Bacmeister CX. Imaging diagnosis – hyperostosis associated with meningioma in a dog. Vet Radiol Ultrasound. 2007;48:421–423.

19. Fischetti AJ, Gisselman K, Peterson ME. CT and MRI evaluation of skull bones and soft tissues in six cats with presumed acromegaly versus 12 unaffected cats. Vet Radiol Ultrasound. 2012;53:535–539.

1.5 眼窩

はじめに

眼窩は，内側を前頭骨，尾外側を頬骨弓，および背側を眼窩靭帯により囲まれ，眼球と眼球に関連する血管および腺構造を含む（図 1.5.1, 1.5.2）。頬骨弓は湾曲し，中心縫合で規則的に結合する。眼窩靭帯は頬骨の前頭突起と前頭骨の頬骨突起にまたがり，CT で高吸収構造，MRI で T1 強調（T1W），T2 強調（T2W）低信号構造として認められる。猫では，これらの突起は互いに近接しているために，眼窩背側は主に骨である。眼窩靭帯の石灰化は犬では一般的に認められる。付属的な眼筋，頬骨腺（犬），血管系，第三眼瞼の腺や涙腺，眼球と視神経が眼窩内を満たす。眼筋は正常犬の MRI において，周囲の筋肉組織より強く増強される[1]。鼻涙管は，涙骨と上顎骨を通過する涙管を通って，吻側および腹側鼻腔に入る[2, 3]。視神経は翼状骨によって形成される視神経管を通過し，頭蓋内に入る[4, 5]。MRI，視神経は神経に平行な背側斜断面でよく描出できる。いくつかのシーケンスが，視神経の可視化のために使用できるが[6, 7]，1～2 mm スライス厚の 3D-T1W 画像が最適である。

発生障害

特に短頭種の猫において，頭部の形態が正常な鼻涙管の走行を変えることがある。顔面骨と犬歯の背側へのローテーションにより鼻涙管は犬歯の下を通過することになり，結果的にいくらかの排液障害を起こす[8]。同様の解剖学的変化は，短頭種の犬でも報告されている。CT は涙管の開存性を評価し，閉塞の原因を特定する鼻涙管造影 dacryorhiocystography を行うための優れたアプローチ法である（図 1.5.3）。涙腺嚢腫 dacryops や涙器系の発生上発生する嚢胞は，涙管を妨害し，それらの拡大に伴って時間をかけて周囲の骨変形を起こすため，CT や MRI で見つけることができる。それらは沈降した残屑を含むことがあり，T2W 画像で最もよく見られる（図 1.5.4）。このような嚢胞壁は軽度に増強される。

外傷

頭蓋への外傷は，眼窩を形成している骨の骨折や眼窩内の軟部組織を損傷させることによって，しばしば眼窩に影響を与える。眼窩の骨折は横断面で最も発見しやすいが，3D 画像もまた骨の偏位や眼窩形状の変化の検出に役立つ（図 1.5.5）。急性外傷は，鼻腔と頭蓋骨に及ぶ鋭い骨折線を生じさせる可能性がある。慢性化した骨折は増殖性変化によって，あるいは頭蓋骨破壊の領域によって変形癒合したり，眼窩形状を変形させる可能性がある（図 1.5.6）。眼球は急性に眼窩から脱臼することがあり（図 1.5.7），また過去の外傷の結果，縮小（眼球萎縮）することがある。

炎症性疾患

炎症は，眼窩内の軟部組織に影響を与えることがあり，眼球突出や眼窩周囲の腫脹として現れることが多い。眼の深い外傷，異物および感染症が原因となることがある[9]。蜂窩織炎や筋炎は，CT で軟部組織成分の増加，T2W 画像で高信号所見がみられる。組織は腫大し，正常な脂肪と外眼筋の鮮鋭度の低下が認められる（図 1.5.8, 1.5.9）。瞼と周囲組織も影響を受ける可能性がある。造影画像において，眼球周囲の組織にび漫性の増強が認められる。膿瘍も眼窩内組織に形成されることがあり，CT で液体デンシティ，T2W で高信号，T1W

で低信号の物質の貯留がみられる。これらの病変では，辺縁増強が認められる（**図1.5.10**）。眼窩内の外眼筋と翼突筋は頬骨腺の内側に位置するので，炎症性疾患の場合には影響を受ける可能性がある（**図1.5.11**）。まれに眼窩内の炎症が頭蓋内に広がることがある。頭蓋内浸潤のMRI所見は，頭蓋骨孔と眼窩裂の組織のT2W，STIRならびにFLAIR高信号であり，脳や髄膜に達している[10]。

頬骨腺炎 zygomatic sialadenitis は，唾液腺腫瘤 sialocele 形成を伴うことが多く，眼窩の炎症や眼球突出の原因となることがある（1.7章参照，**図1.5.12**）。

腫瘍

腫瘍性疾患は，眼窩を囲んでいる軟部組織や骨から発生する可能性がある。CTにおいて，腫瘤形成は炎症性疾患と比較してたいてい明瞭な辺縁を有する。一般的な腫瘍は，癌腫（腺癌，扁平上皮癌），肉腫（線維肉腫，脂肪肉腫，横紋筋肉腫，骨肉腫），円形細胞腫瘍（リンパ腫，肥満細胞腫瘍）および髄膜腫である[11〜13]。これらの腫瘍は主に鼻腔と上顎から拡大して眼窩の組織を巻き込むか（1.1章，1.4章参照），あるいは転移性である[3, 4, 13]。画像所見として，局所的な骨破壊，不規則な骨増生と眼窩における軟部組織 mass の増大が挙げられる。腫瘍は造影剤で不均一から均一に強く増強される（**図1.5.13〜1.5.19**）。骨，鼻腔，視神経および頭蓋の関与を確認するために，周囲の構造を評価するべきである。

粘液肉腫 myxosarcoma は犬の眼窩に好発し，CTおよびMR画像の特徴は眼窩や周囲の筋膜面に広範囲な液体の充満した空洞性病変である。これらは，顎関節に拡大し，唾液腺嚢胞 salivary mucocell に類似している[14]。

骨腫や多小葉性腫瘍もまたこの部位に発生する[15]。骨腫はCT画像上で特徴的な平滑で均一なデンシティを有し，拡大することで周囲組織に mass effect を示す。

かつて特発性骨化眼窩偽腫瘍 idiopathic sclerosing orbital pseudotumor とよばれた猫の拘束型眼窩筋線維芽細胞肉腫 restrictive orbital myofibroblastic sarcoma は，眼窩組織に影響を与える侵襲性，低悪性度の腫瘍である。CTおよびMRIは，強い造影増強を伴う眼窩組織，強膜と瞼のび漫性肥厚を描出する[16, 17]。この疾患はしばしば，眼や口腔を巻き込む（**図1.5.20**）。

1.5 眼窩

図 1.5.1　正常眼窩（犬）　　CT

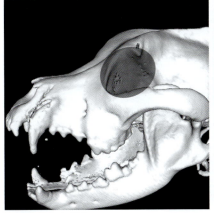
a　3D-CT，左側観

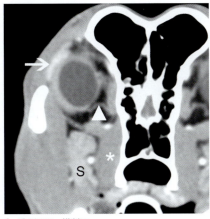
b　造影CT，横断面

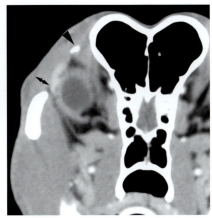
c　造影CT，横断面

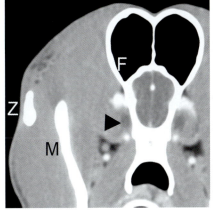
d　造影CT，横断面

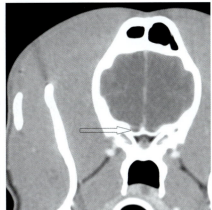
e　造影CT，横断面

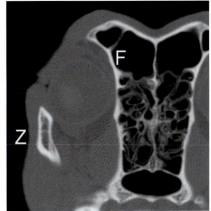
f　CT，横断面

b〜eは吻側から尾側の順に並べてある。眼窩はグレーの円部分であり（a），主に前頭骨と頬骨弓から構成されている。外眼筋（b：白矢頭）は脂肪に囲まれている。頬骨腺は眼窩腹外側に存在し，強く増強される。翼突筋（b：★）は腺の内側に位置している。眼窩靱帯（c：両方向矢印）は，前頭骨の頬骨突起（a：#）と頬骨弓を連結させる。局所的な石灰化はよく認められる（c：矢頭）。涙腺は眼窩靱帯（b：矢印）の腹側にあり増強される。下顎骨下顎枝は頬骨弓の内側に認められる。視神経は低吸収性で（d：矢頭），視神経管に向かって走行している。視交差は，頭蓋内に認められる（e：中抜き矢印）。F：前頭洞，M：下顎骨，S：頬骨腺，Z：頬骨弓。

図 1.5.2　正常眼窩（犬）　　MRI

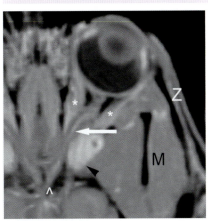
a　造影T1W，背断面

再構成された眼窩の背断面。頬骨弓と下顎骨は低信号の線形構造として描出される。外眼筋は，軽度の高信号を呈し（★），脂肪が割って入る。視神経（矢印）は，視神経管（∧）に向かって筋肉の中心を走行する。眼静脈叢は強く増強される（矢頭）。M：下顎骨，Z：頬骨弓。

図 1.5.3　正常鼻涙管系（犬）　CT

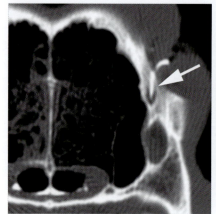
a 造影 CT，横断面

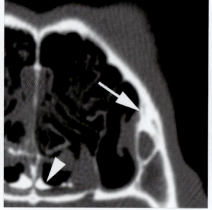
b 造影 CT，横断面

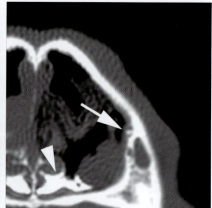
c 造影 CT，横断面

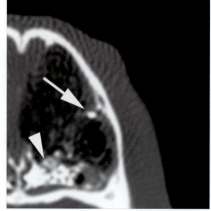
d 造影 CT，横断面

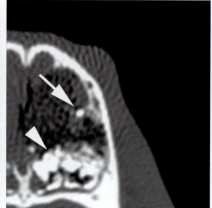
e 造影 CT，横断面

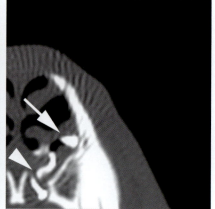
f 造影 CT，横断面

この CT 画像は，涙点にヨード系造影剤を滴下後に撮影した。画像は，造影剤が涙管を流れる走行順路を想定して尾側から吻側の順に並べてある。通常鼻涙管は，涙嚢からはじまり涙骨を介して涙道に入り（**a**：矢印），上顎骨内を吻側へ走行する（**b**，**c**：矢印）。涙管は上顎骨を出て吻側に延び（**d**，**e**：矢印），鼻腔で終わる（**f**：矢印）。鼻腔内腹側に見られる造影剤は，涙管を出て鼻甲介の隙間から出てきている（**b〜f**：矢頭）。

図 1.5.4　鼻涙嚢胞（犬）　　　　　　　　　　　　　　　　　　　　　　　　　　　　　　　　　　　　CT & MRI

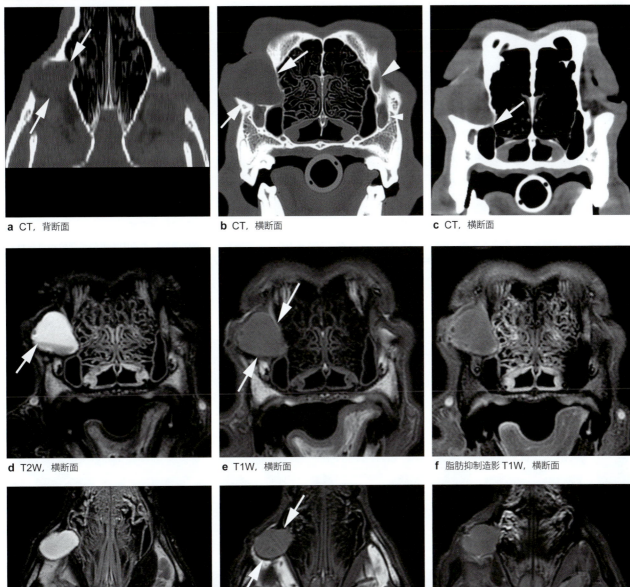

a　CT, 背断面　　　　　　　　b　CT, 横断面　　　　　　　　c　CT, 横断面

d　T2W, 横断面　　　　　　　e　T1W, 横断面　　　　　　　f　脂肪抑制造影 T1W, 横断面

g　T2W, 背断面　　　　　　　h　T1W, 背断面　　　　　　　i　脂肪抑制造影 T1W, 背断面

2カ月間右眼からの流涙がみられる3歳，去勢雄のゴールデン・レトリーバー。b〜fは，鼻涙管近位部のほぼ同じ解剖学的レベルを表示している。同様にaとg〜iは背断面のほぼ同じ解剖学的レベルである。大きく膨張したmassは涙骨領域から発生し，隣接する涙腺，上顎骨および前頭骨に吸収性の変形を引き起こしている（a，b，e，h：矢印）。Massはまた，鼻腔内に拡大し，上顎洞背側面の変形を引き起こしている（c：矢印）。Massの中心部は，CTで液体デンシティであり，MRIではT2W高信号，T1W低信号を呈す。T2W横断面で堆積層が認められ（d：矢印），これは嚢胞の特徴を示している。嚢胞壁は，CTとMRIの両方でわずかに造影増強される（c，f，i）。反対側（左側）の涙道（b：大矢頭）と眼窩下管（b：小矢頭）の尾側領域は正常な外観を示す。切除生検により，鼻涙管近位に発生した嚢胞であることを確認した。

Section 1　頭部および頚部

図 1.5.5　眼窩骨折（猫） CT

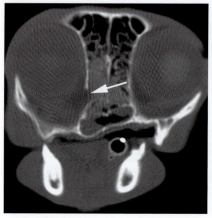
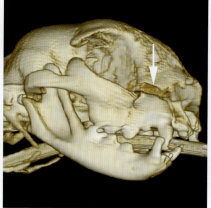
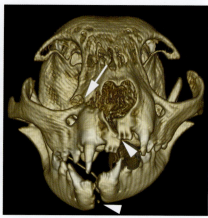

a CT，横断面　　**b** 3D-CT，右側観　　**c** 3D-CT，頭側観

原因不明の急性頭部外傷を有する2歳，去勢雄のドメスティック・ショートヘア。右眼窩腹内側に骨折による中等度の骨変位が見られる（**a**〜**c**：矢印）。骨折線は，上顎骨，涙骨，頬骨の集中する領域にある。患者はまた，硬口蓋と切歯の変位を伴う骨折と下顎結合の分離を呈していた（**c**：矢頭）。

図 1.5.6　眼窩の変形—慢性的な外傷（犬） CT

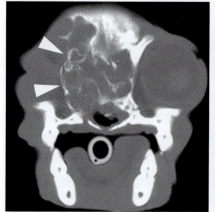
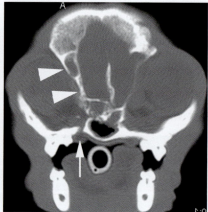
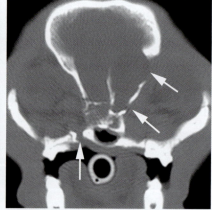

a CT，横断面　　**b** CT，横断面　　**c** CT，横断面

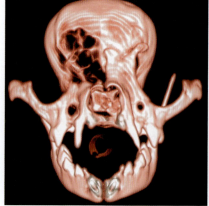
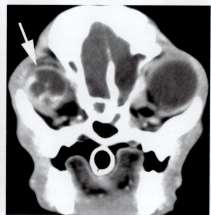
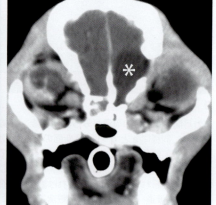

d 3D-CT，頭側観　　**e** 造影CT，横断面　　**f** 造影CT，横断面

1年前に顔を咬まれた16カ月齢，雄のチワワ。横断面 **a**〜**c** は，吻側から尾側の順に並べてある。**e** と **f** は，それぞれ **b** と **c** に対応する造影画像である。右上顎骨と前頭骨に著しい変形がみられ（**a**，**b**：矢頭），右上顎骨と左前頭骨に複数の小孔が存在し（**b**，**c**：矢印），両側の眼窩は不整に変形している。3Dレンダリング（**d**）は，外傷の程度と右眼窩背側縁のリモデリングを示す。以前の外傷に起因する右眼球萎縮（**e**：矢印）と頭蓋内嚢胞（**f**：＊）も明らかである。

図 1.5.7 眼球脱臼（犬） CT

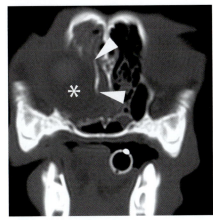
a CT，横断面

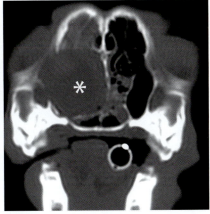
b CT，横断面

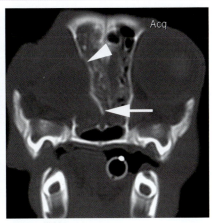
c CT，横断面

4時間前に他の犬に襲われた4カ月齢，雄のミニチュア・ダックスフンド。画像は吻側から尾側の順に並べてある。右上顎骨，前頭骨（**a**, **c**：矢頭）および口蓋骨の垂直板に変位を伴う骨折が認められる（**c**：矢印）。右鼻腔の閉塞と右鼻腔内への眼球脱臼が見られる（**a**, **b**：＊）。

図 1.5.8 眼球後部蜂窩織炎（犬） MRI

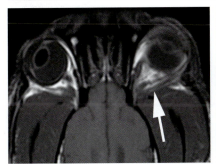
a T1W，背断面

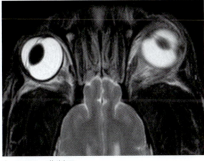
b T2W，背断面

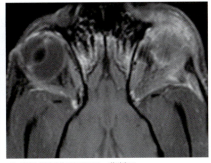
c 脂肪抑制造影 T1W，背断面

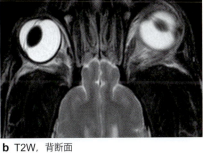
d 脂肪抑制造影 T1W，背断面

24時間前から左眼球突出を呈する11歳，避妊雌のポインター。**a**〜**c**は，同じ解剖学的レベルを示しており，**d**はそのやや腹側である。左眼球尾側の領域に外眼筋組織や脂肪組織の軽度のび漫性腫大が認められる（**a**：矢印）。すべてのシーケンスにおいて筋肉，強膜，結膜および眼球内縁の境界が不明瞭である。左側の眼球後部および結膜に，び漫性の造影増強が明らかである（**c**, **d**）。結膜生検は，好中球性および形質細胞性結膜炎を示した。臨床徴候は，全身性および局所性の抗生剤投与により急速に改善した。

Section 1　頭部および頚部

図 1.5.9　外眼筋炎（犬）　　　　　　　　　　　　　　　　　　　　　　　　　　MRI

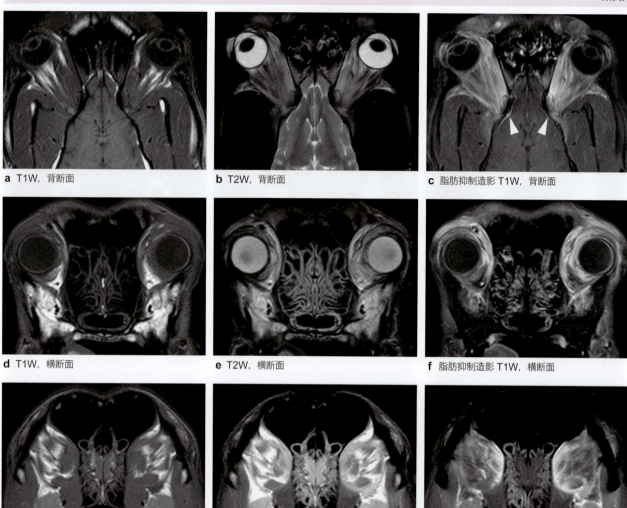

a T1W, 背断面　　　　　b T2W, 背断面　　　　　c 脂肪抑制造影 T1W, 背断面

d T1W, 横断面　　　　　e T2W, 横断面　　　　　f 脂肪抑制造影 T1W, 横断面

g T1W, 横断面　　　　　h PDW, 横断面　　　　　i 脂肪抑制造影 T1W, 横断面

両側性の眼瞼痙攣と眼球後引反応の低下を呈する1歳，去勢雄のラブラドール・レトリーバー。d〜eは眼球レベルで，g〜iはその尾側の眼球後部レベルである。外眼筋の腫大と境界の消失が認められる（a〜c, g〜i）。これは，T2Wでの外眼筋の信号強度増加に関連している（b, e）。左右の外眼筋（c, i）と眼付属器（f）にび漫性の増強が認められる。局所性の髄膜増強も両側前頭葉領域に存在し（c：矢頭），視神経管や眼窩孔を通じた炎症反応の拡大が示唆される。外眼筋の切除生検により，外眼筋炎の報告と一致する慢性リンパ組織球性筋炎と筋萎縮が明らかとなった。結膜生検では，著しい亜急性線維化膿性結膜炎を確認した。

1.5 眼窩

図 1.5.10 眼球後部膿瘍（犬）　MRI

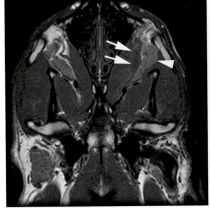
a T1W，背断面

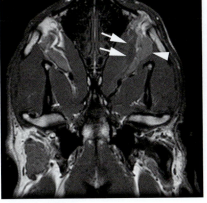
b T2W，背断面

急性発症の左結膜充血を呈する10歳，去勢雄のニューファンドランド。背断面はすべて眼球腹側の同じ解剖学的レベルである。中心部がT1W低信号，T2W高信号の（a～d：矢印）紡錘形の膿瘍が明瞭に認められる。中心部は増強されないが，辺縁部が強く増強されている（c，d）。増強は，脂肪抑制造影T1Wで最もよく認められる（d）。左側の頬骨腺も軽度に腫脹が見られ，二次性の唾液腺炎のため，反対側より増強されている（a，d：矢頭）。吸引生検により，混合細菌群による顕著な敗血症性化膿性炎症が明らかとなった。

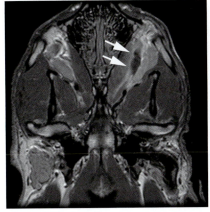
c 造影T1W，背断面

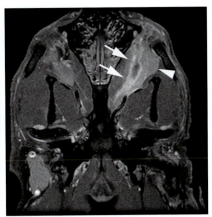
d 脂肪抑制造影T1W，背断面

図 1.5.11 翼状筋膿瘍（犬）　CT

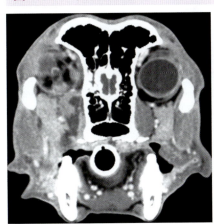
a 造影CT，横断面

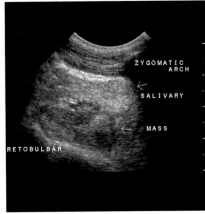
b 超音波，矢状断面

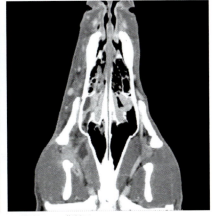
c 造影CT，背断面

右眼の牛眼（先天性緑内障）と開口時の疼痛を呈する3歳，雄のゴールデン・レトリーバー。右翼突筋の不規則な形状と低吸収域が認められる（a，c）。翼突筋は，CT横断面（a）と超音波画像（b）において，高吸収を呈する頬骨腺の内側に位置している。炎症領域は，超音波画像において不均質な低エコーを呈す（b）。左鼻腔にも鼻炎を示唆する軟部組織様の不透過性陰影が認められる。外因性の異物は観察されなかったが，膿瘍の原因としては最も疑わしい。

図 1.5.12　頬骨腺炎（犬）　　　　　　　　　　　　　　　　　　　　　　　　　　　　　　　　　　　　MRI

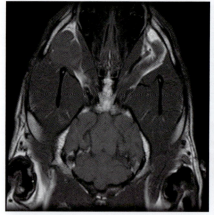
a T1W，背断面

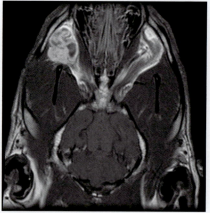
b 造影 T1W，背断面

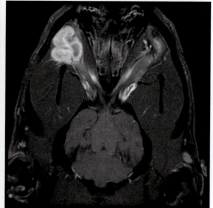
c 脂肪抑制造影 T1W，背断面

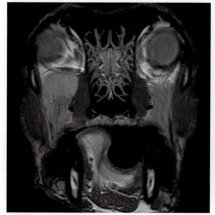
d T1W，横断面

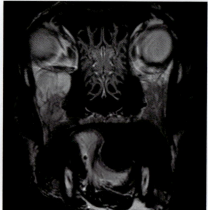
e T2W，横断面

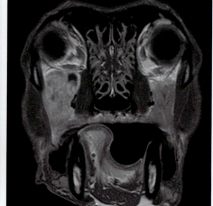
f 造影 T1W，横断面

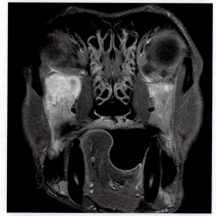
g 脂肪抑制造影 T1W，横断面

右眼の眼球後引に抵抗がある8歳，去勢雄のジャーマン・シェパード・ドッグ系雑種。a～c と d～g はそれぞれ，背断面と横断面の同じ解剖学的レベルである。境界明瞭な小葉性の mass が右眼球後部領域の腹側に認められる（a～g）。Mass は強く増強されており，唾液腺組織に一致する複雑な内部構造を有する（b，f，g）。c と g は，脂肪抑制によって眼球後部において増強される mass を明確に描出できることを示している。Mass の吸引生検により，唾液腺組織と慢性肉芽腫性炎症が明らかとなった。

図 1.5.13　眼球後部のリンパ腫（猫） CT

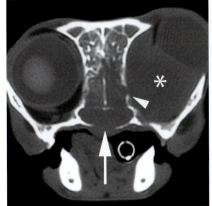
a　CT, 横断面

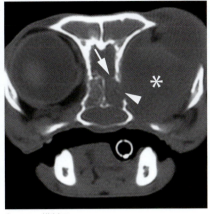
b　CT, 横断面

左眼の眼球突出を呈している年齢不詳の成猫。横断面を吻側から尾側の順に並べてある。左眼球後部の空間内に存在する大きな均一の不透過性 mass（a, b：＊）により眼球の顕著な偏位が起きている。Mass は口蓋骨の垂直（a, b：矢頭）および水平（a：大矢印）板を介して浸潤し，鼻咽頭と左蝶形骨洞を占拠している。Mass はまた，内胞と篩板の左腹側からも浸潤している（b：小矢印）。両側前頭洞は，鼻腔内 mass による閉塞性副鼻腔炎を起こし，液体（b）が占拠している（図示せず）。FNA により，リンパ腫を確認した。

図 1.5.14　眼球後部のリンパ腫（犬） CT & MRI

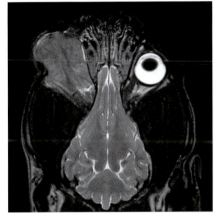
a　T2W, 背断面

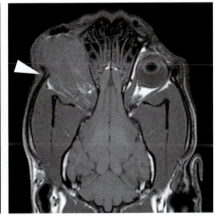
b　T1W, 背断面

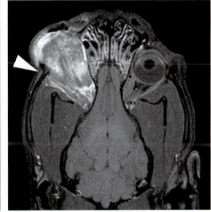
c　脂肪抑制造影 T1W, 背断面

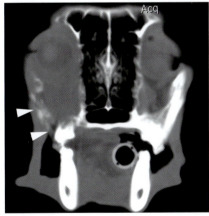
d　CT, 横断面

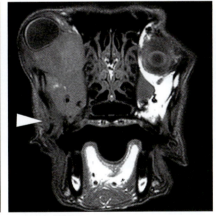
e　T1W, 横断面

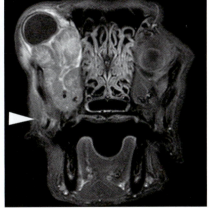
f　脂肪抑制造影 T1W, 横断面

進行性の右眼球突出を呈する 2 歳，避妊雌のゴールデン・レトリーバー。眼球の背断および横断 MRI と同部位の横断 CT 画像を示す。右眼窩内に眼球を背外側へ圧排する大きな小葉性の mass が認められる（a～f）。右頬骨と上顎骨の骨破壊は MRI でも明らかだが（b, c, e, f：矢頭），CT でより容易に認識できる（d：矢頭）。Mass は不均一に増強され（c, f），同様に結膜や眼球付属器の増強が認められる。組織コア生検で，non-B, non-T 細胞性リンパ腫が明らかになった。

Section 1　頭部および頸部

図 1.5.15　転移性眼窩癌（猫） CT

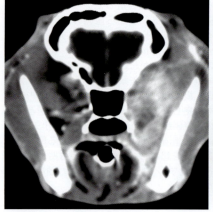 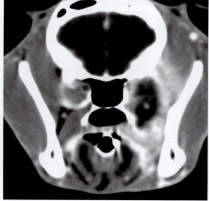 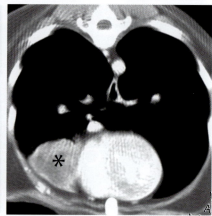

a 造影CT，横断面　　b 造影CT，横断面　　c 造影CT，横断面

左側頭部腫脹と左眼の眼球後引低下を呈する17歳，避妊雌のドメスティック・ショートヘア。胸部X腺画像で，右肺中葉にmassが認められた。横断CT画像は，眼球後部空間の尾側面を吻側から尾側の順に表示している。境界不明瞭なmassは，造影剤で辺縁増強され，左眼球後部を尾側へ拡大して存在している（**b**）。周囲の筋肉や筋膜面にも増強が及んでいる（**a**）。右肺中葉の腹側部にも大きく境界明瞭なmassが存在する（**c：＊**）。剖検による組織生検により，右肺中葉の原発性気管支腺癌と左眼球尾側のアグレッシブな侵襲性の高い転移性腫瘍が明らかとなった。

図 1.5.16　眼窩黒色腫（犬） CT

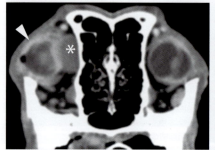 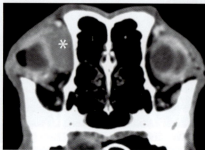 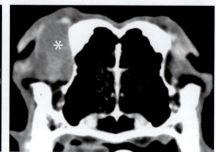

a 造影CT，横断面　　b 造影CT，横断面　　c 造影CT，横断面

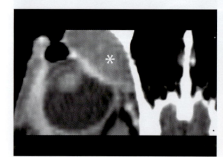 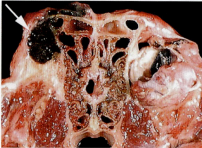

d 造影CT，背断面　　e 肉眼所見，横断面

右眼球突出を呈する13歳，避妊雌のゴールデン・レトリーバー。横断CT画像（**a〜c**）を，吻側から尾側の順に並べてある。肉眼所見**e**は，CT画像**a**に相当する。境界明瞭な固着性の軟部組織massが右眼窩内側に認められ（**a〜d：＊**），眼球の圧排および側方変位を引き起こしている（**a：矢頭**）。Massはわずかに増強される。組織生検により，メラニン黒色腫が明らかとなった。肉眼病理写真で色素沈着の強いmassが右眼窩の背内側面に認められる（**e：矢印**）。

図 1.5.17　眼窩線維肉腫（犬） CT

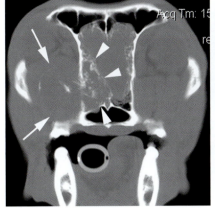
a CT, 横断面

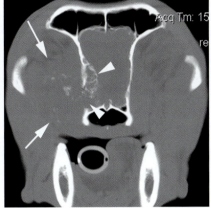
b CT, 横断面

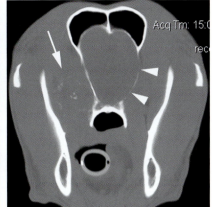
c CT, 横断面

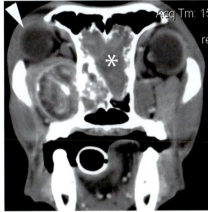
d 造影CT, 横断面

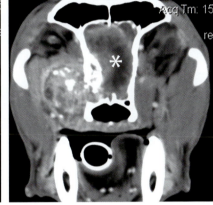
e 造影CT, 横断面

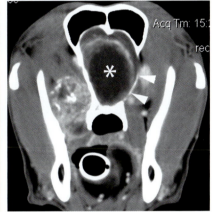
f 造影CT, 横断面

右眼球突出と頭蓋内神経徴候を呈する7歳，避妊雌のレトリーバー系雑種。造影前（a～c）と造影後（d～f）の同部位の横断面を吻側から尾側の順に並べてある。境界不明瞭で局所的な石灰化を示す軟部組織様のmassは，右眼球後部に存在し（a～c：矢印），右眼球の背吻側偏位を引き起こしている（d：矢頭）。右前頭骨，右口蓋骨垂直板および甲介骨の内側偏位と骨融解が認められる（a, b：矢頭）。Massは頭蓋内の嗅球や前頭領域に拡大している（d～f：＊）。Massの頭蓋内成分は低吸収で，左前頭骨と口蓋骨の外側変位を引き起こしている（c, f：矢頭）。Massは，眼球後部の不均一な増強パターン（d, e）と頭蓋内の辺縁増強パターンを呈する（f：＊）。剖検後の組織学的診断は，線維肉腫に合致する非常に未分化な肉腫だった。頭蓋内成分の中心部は壊死であり，CTで見られる増強パターンと一致した。

図 1.5.18 眼窩の横紋筋肉腫（犬）　　MRI

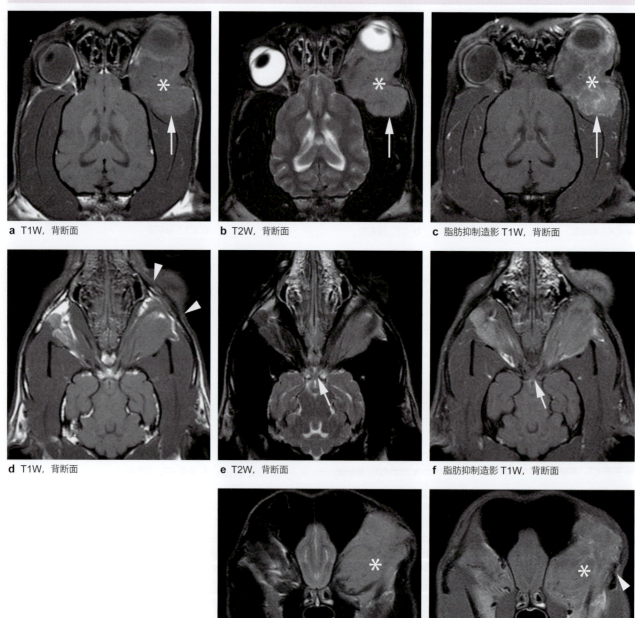

a T1W，背断面　　b T2W，背断面　　c 脂肪抑制造影 T1W，背断面

d T1W，背断面　　e T2W，背断面　　f 脂肪抑制造影 T1W，背断面

g T2W，横断面　　h 脂肪抑制造影 T1W，横断面

2週間前から左眼球突出を呈する3歳，去勢雄のチベタン・テリア。画像は眼球レベル（a～c）とその腹側（d～f）の背断面である。眼球後部領域に大きく辺縁不整な mass が認められ（a～c，g，h：＊），これは T1W および T2W の両方において灰白質と等信号である。Mass は左側頭筋に浸潤し（a～c：矢印），左頬骨の骨融解を起こしているようにみえる（d，h：矢頭）。Mass は不均一に増強されている。なお，視交差や視神経は本症例で特によく可視化でき（e，f：矢印），左視神経の起始部は巻き込まれていないようである。剖検後の組織学的診断は，横紋筋肉腫だった。

図 1.5.19　眼窩髄膜腫（犬）　　　　　　　　　　　　　　　　　　　　　　　　　　　　　　　　　MRI

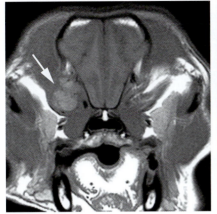
a　T1W，横断面

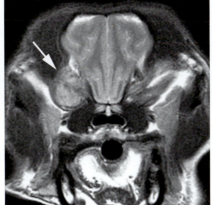
b　T2W，横断面

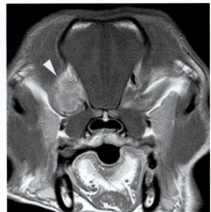
c　造影 T1W，横断面

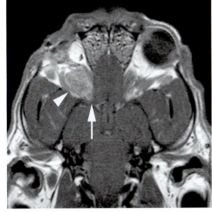
d　造影 T1W，背断面

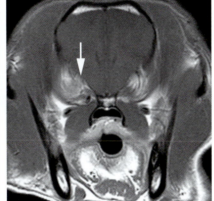
e　造影 T1W，横断面

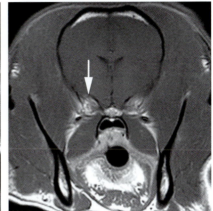
f　造影 T1W，横断面

4 カ月前から進行性の右眼球突出を呈する 7 歳，去勢雄のキャバリア・キング・チャールズ・スパニエル。**a〜c** は眼球後部尾側面の同じ解剖学的位置の横断面である。**e** はそのやや尾側，**f** はさらに尾側であり，吻側から尾側の順に並べてある。右眼球後部に T1W と T2W の両方で灰白質より高信号の境界明瞭な mass が認められる（**a，b**：矢印）。Mass は中等度に，かつ均一に増強されている（**c，d**：矢頭）。Mass の尾側部分は，眼窩裂や視神経管領域に近接している（**d〜f**：矢印）。これらの構造は画像上明らかではないが，矢印はそれらのおおよその位置を示している。外科的探査を行い，mass は眼窩裂から出る右三叉神経（第 V 脳神経）の眼枝から発生していることが判明した。切除生検により，髄膜腫が明らかとなった。MRI からは術前の特異的な診断はできなかったが，眼球後部領域の尾側正中に位置し，均一な増強パターンは，眼窩裂あるいは視神経管から派出する神経のひとつから生じる腫瘍性病変が示唆された。

図 1.5.20 猫の拘束型眼窩筋線維芽細胞肉腫（猫） MRI

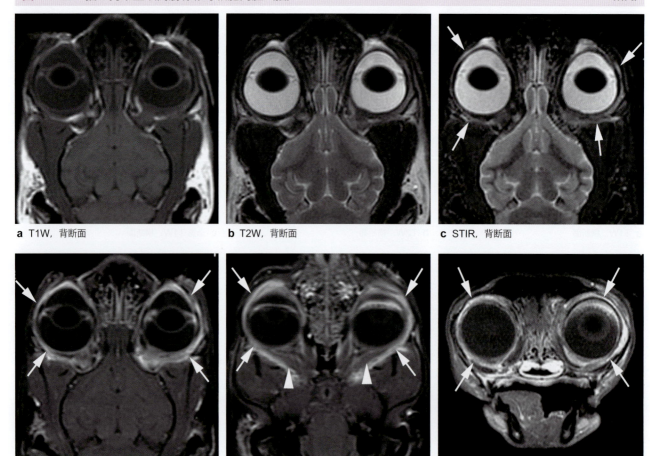

a T1W，背断面　　b T2W，背断面　　c STIR，背断面

d 脂肪抑制造影 T1W，背断面　　e 脂肪抑制造影 T1W，背断面　　f 脂肪抑制造影 T1W，横断面

両側性の結膜と強膜の充血，角膜潰瘍と外眼筋機能の低下を呈する 16 歳，避妊雌のシャム。a〜d は，同じ解剖学的レベルである。e はやや腹側で，眼窩の尾腹側陥凹を明示している。強膜と強膜上組織の顕著な肥厚が造影 T1W で最もよく認められる（d〜f：矢印）。眼窩周囲の浮腫が STIR からも明らかである（c：矢印）。明らかな外眼筋の肥厚はみられず，眼球後部の造影増強に関連した筋肉境界の消失が認められる（e：矢頭）。生検により両側の眼窩を巻き込む拘束型眼窩筋線維芽細胞肉腫の診断が下された。

Thomasy et al（2013）[16]。Wiley から許可を得て転載。

文 献

1. Joslyn S, Richards S, Boroffka S, Mitchell M, Hammond G, Sullivan M. Magnetic resonance imaging contrast enhancement of extraocular muscles in dogs with no clinical evidence of orbital disease. Vet Radiol Ultrasound. 2013;55:63–67.

2. Noller C, Henninger W, Gronemeyer DH, Hirschberg RM, Budras KD. Computed tomography-anatomy of the normal feline nasolacrimal drainage system. Vet Radiol Ultrasound. 2006;47:53–60.

3. Nykamp SG, Scrivani PV, Pease AP. Computed tomography dacryocystography evaluation of the nasolacrimal apparatus. Vet Radiol Ultrasound. 2004;45:23–28.

4. Couturier L, Degueurce C, Ruel Y, Dennis R, Begon D. Anatomical study of cranial nerve emergence and skull foramina in the dog using magnetic resonance imaging and computed tomography. Vet Radiol Ultrasound. 2005;46:375–383.

5. Murphy CJ, Samuelson DA, Pollock RV. The Eye. *Miller's Anatomy of the Dog*: W.B. Saunders Company, 2012;746–785.

6. Boroffka SAEB, Görig C, Auriemma E, Passon-Vastenburg MHAC, Voorhout G, Barthez PY. Magnetic resonance imaging of the canine optic nerve. Vet Radiol Ultrasound. 2008;49:540–544.

7. Morgan RV, Daniel GB, Donnell RL. Magnetic resonance imaging of the normal eye and orbit of the dog and cat. Vet Radiol Ultrasound. 1994;35:102–108.

8. Schlueter C, Budras KD, Ludewig E, Mayrhofer E, Koenig HE, Walter A, et al. Brachycephalic feline noses: CT and anatomical study of the relationship between head conformation and the nasolacrimal drainage system. J Feline Med Surg. 2009;11:891–900.

9. Hamilton HL, Whitley RD, McLaughlin SA. Exophthalmos secondary to aspergillosis in a cat. J Am Anim Hosp Assoc. 2000;36:343–347.

10. Kneissl S, Konar M, Fuchs-Baumgartinger A, Nell B. Magnetic resonance imaging features of orbital inflammation with intracranial extension in four dogs. Vet Radiol Ultrasound. 2007;48:403–408.

11. Boroffka SA, Verbruggen A-M, Grinwis GC, Voorhout G, Barthez PY. Assessment of ultrasonography and computed tomography for the evaluation of unilateral orbital disease in dogs. J Am Vet Med Assoc. 2007;230:671–680.

12. Headrick JF, Bentley E, Dubielzig RR. Canine lobular orbital adenoma: a report of 15 cases with distinctive features. Vet Ophthalmol. 2004;7:47–51.

13. Wiggans KT, Skorupski KA, Reilly CM. Presumed solitary intraocular or conjunctival lymphoma in dogs and cats: 9 cases (1985–2013). J Am Vet Med Assoc. 2014;244:460–470.

14. Dennis R. Imaging features of orbital myxosarcoma in dogs. Vet Radiol Ultrasound. 2008;49:256–263.

15. Fiani N, Arzi B, Johnson EG, Murphy B, Verstraete FJM. Osteoma of the oral and maxillofacial regions in cats: 7 cases (1999–2009). J Am Vet Med Assoc. 2011;238:1470–1475.

16. Bell CM, Schwarz T, Dubielzig RR. Diagnostic Features of Feline Restrictive Orbital Myofibroblastic Sarcoma. Vet Pathol. 2010;48:742–750.

17. Thomasy SM, Cissell DD, Arzi B, Vilches-Moure JG, Lo WY, Wisner ER, et al. Restrictive orbital myofibroblastic sarcoma in a cat – Cross-sectional imaging (MRI & CT) appearance, treatment, and outcome. Vet Ophthalmol. 2013;16:1–7.

1.6 眼球

はじめに

CT は，眼窩と周囲の頭蓋構造を画像化するためによく使用される（1.5 章参照）。また水晶体，前眼房と硝子体を含めた眼球の主要構造の画像化に使用されることもある（図 1.6.1）。MRI は眼球と視神経を画像化する優れたモダリティである。角膜，前眼房と後眼房，毛様体，水晶体，硝子体眼房と網膜は，標準的なシーケンスで確認することができる（図 1.6.2）[1]。視神経とそれに続く視交叉は背断面あるいは矢状断面シーケンスを神経の長軸に沿って表示したり，横断面を併用することで評価できる。視神経は，T2 強調（T2W）画像で高信号，T1 強調（T1W）画像で低信号を示す脳脊髄液（CSF）によって囲まれている。STIR 法のような脂肪抑制シーケンスや薄いスライス厚での撮像は，明るい脂肪信号を抑制するだけでなく，CSF と神経の可視化が可能となる[2]。視神経の障害は 2.10 章で解説する。

外傷

眼球の外傷は，眼球周囲の骨や眼窩の軟部組織の付加的な外傷を伴って，一般的に眼球突出を呈する（図 1.6.3）。通常，眼の貫通性損傷は CT や MRI では評価されないが，出血，炎症や解剖学的構造の偏位などの所見が検出される。強膜における異物と関連した炎症は，造影増強を伴った強膜を変形させる mass 病変として認められることがある[3]。水晶体と眼球の破裂は，CT よりも MRI で詳細に評価できることが報告されている[4]。

炎症性疾患

視神経炎 optic neuritis は，MRI の水高感受性シーケンスにより片側あるいは両側の高信号として確認できる。視神経は眼窩内あるいは視交差のレベルで高信号を示す[5]。

肉芽腫性髄膜脳脊髄炎 glanulomatous meningoencpehalitis は，視神経を巻き込むことが報告されている。MRI において，それは T1W および T2W 画像で等信号を示し，造影剤で強く増強される（2.10 章参照）[6]。

前部ブドウ膜炎 anterior uveitis は，前眼房の炎症として定義される。MRI において T1W 高信号を呈し，造影増強も観察される（図 1.6.4）。上強膜炎 episcleritis は強膜周囲組織の炎症を示す。眼周囲組織は肥厚し，T1W および T2W 高信号を呈し，造影剤で強く増強される（図 1.6.5）。

腫瘍

ブドウ膜から発生する黒色腫 melanoma が犬の MRI で報告されている。Mass は T1W 画像で高信号，T2W 画像で低信号であり，造影増強を伴う（図 1.6.6）[7]。T1W 画像における高信号は，体の他の部分でメラニンの特性として報告されている。脈絡膜から発生し，視神経を囲む黒色腫の症例では，T1W および T2W 画像で低信号を呈した[8]。CT では，黒色腫は硝子体に対し高吸収に表示される（図 1.6.7）。リンパ腫などの円形細胞性腫瘍も主に眼に発生することがあり（図 1.6.8），他の腫瘍による転移性疾患も発生することがある。MRI 上で，明確な液体−液体境界面が存在する眼出血を伴う患者では，腫瘍を考慮する必要がある（図 1.6.9）。

変性性疾患

網膜剥離

網膜剥離 retinal detachment は猫ではめずらしいが，水疱性あるいは滲出性機構や，網膜と脈絡叢間の空間を満たす硝子体の裂傷，あるいは硝子体における炎症後性線維束の収縮によって網膜が前方へ引っ張られることで引き起こされることがある[9]。網膜剥離のCT所見は，視神経乳頭を頂点とするV字型の線状構造（カモメの翼のような形）である（図1.6.10）。網膜と脈絡膜のあいだの高吸収性物質は，蛋白成分の多い液体あるいは出血を示唆する[10]。液体の蓄積による水疱性網膜剥離は，高血圧の猫で報告されている[9]。MRIでは，網膜外側の液体は，T1W，T2W高信号を呈する（図1.6.11）。

白内障／水晶体脱臼

白内障 cataract は，水晶体の密度増加と不透明化を示す変性性疾患である。CT画像で，白内障は水晶体内に高吸収性の線維として見られ，進行性に水晶体全体に拡がる（図1.6.12）。MRIでは，水晶体の信号強度が低下する（図1.6.13）。正常な水晶体は，硝子体に比べてCT画像では高吸収，MRIでは低信号である。白内障では水晶体の形状変化も起こることがある。緑内障 glaucome は，硝子体眼房への水晶体脱臼を引き起こすことがある（図1.6.13）。

義眼

一部の患者は，眼球摘出後に義眼 prosthese を装着している。CTやMRI検査時に特性アーチファクトが発生することがある。シリコンベースの義眼は茶色や黒色の目の色を模倣するために顔料を含有していることがある。ある研究では，茶色の着色義眼は磁化率アーチファクト susceptibility artifact を生じる酸化鉄または二酸化チタンを含有していた。黒色義眼は，カーボンブラックで着色され，どんなシーケンスでも無信号であり，磁性体アーティファクト ferromagnetic artifact は生じない（図1.6.14）[11]。CT画像では，義眼は高吸収に写る傾向がある（図1.6.15）。

図1.6.1　正常眼球（犬）　CT

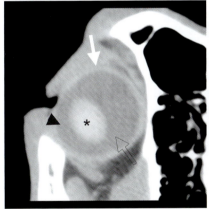
a　CT，横断面

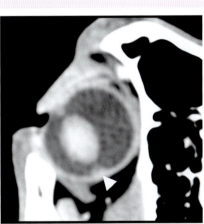
b　造影CT，横断面

水晶体は高吸収であり（**a**：★），周囲にある毛様体との接着によりその位置を維持している（**b**：白矢頭）。前眼房（**a**：黒矢頭）と硝子体眼房（**a**：中抜き矢印）は液性デンシティである。強膜は高吸収であり，眼の後方部分を囲んでいる（**a**：白矢印）。

図 1.6.2　正常眼球（猫）　MRI

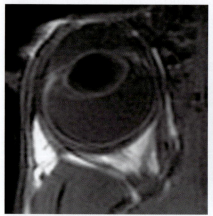
a T1W, 背断面

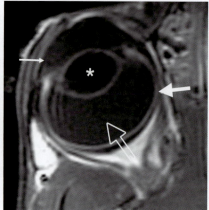
b 造影 T1W, 背断面

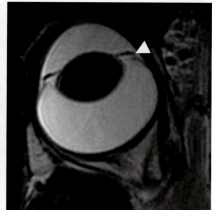
c T2W, 背断面

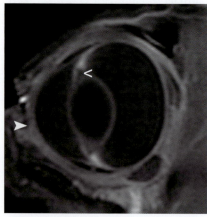
d 脂肪抑制造影 T1W, 矢状断面

水晶体は，高信号の被膜（水晶体包）を有する低信号構造として描出される（**b**：★）。毛様体は水晶体を支持し（**c**：矢頭），造影剤で増強される（**d**）。前眼房（**b**：小白矢印），後眼房（**d**：＜）と硝子体眼房（**b**：中抜き矢印）は，T1W で低信号，T2W で高信号である。角膜（**d**：矢頭）は前方に認められる。増強される網膜（**b**：大白矢印）は，硝子体の後方に位置する。

図 1.6.3 眼球突出を伴う外傷（犬） CT

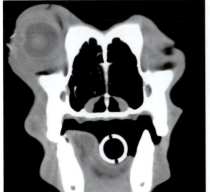
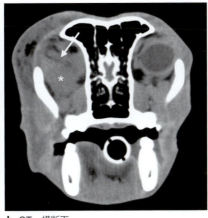

a CT，横断面　　b CT，横断面

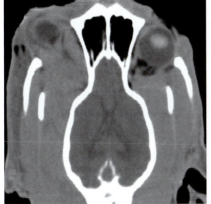
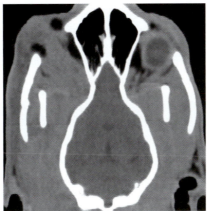

c CT，背断面　　d CT，背断面

原因不明の急性頭部外傷がある3歳，避妊雌のブリタニー・スパニエル。横断面は吻側から尾側の順に並べてある。眼球は眼窩の吻外側方に脱臼している（a）。眼窩内に軟部組織の腫脹がみられ（b：★），出血や浮腫が疑われる。視神経は腫大し，低吸収の組織によって囲まれ，この領域を横断している（b：矢印）。

図 1.6.4 前部ブドウ膜炎（犬） MRI

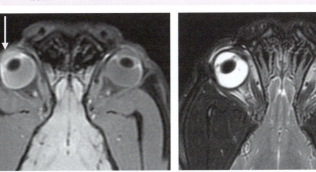
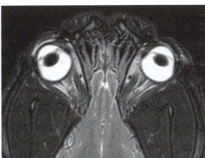
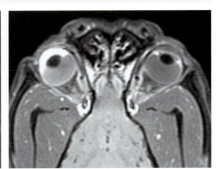

a T1W，背断面　　b T2W，背断面　　c 造影 T1W，背断面

右眼の進行性腫脹と白濁を呈する1歳，雄のラブラドール・レトリーバー。眼科検査により緑内障とブドウ膜炎が診断された。正常眼と比較して，T1W で右前眼房に信号強度の増加が認められる（a：矢印）。同眼硝子体の信号強度は正常側と似ているが，わずかに信号強度の増加が認められる。造影 T1W では，前眼房内にある液体の著しい増強が認められる（c）。眼球は角膜破裂後に摘出され，水晶体包内に異物（植物）が発見された。

Section 1　頭部および頸部

図 1.6.5　強膜炎／上強膜炎（犬）　　MRI

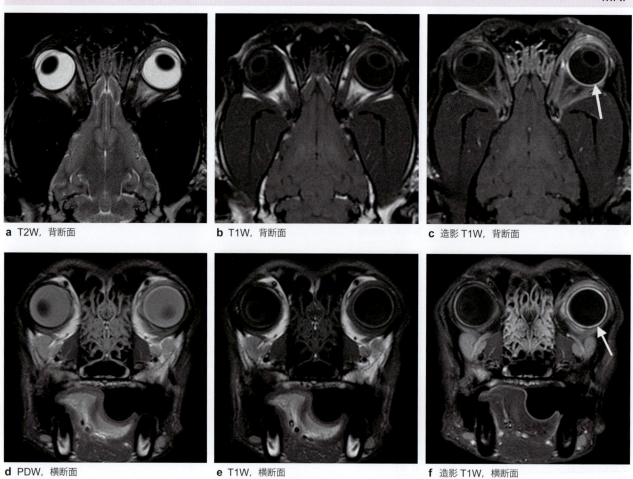

a T2W, 背断面　　b T1W, 背断面　　c 造影 T1W, 背断面

d PDW, 横断面　　e T1W, 横断面　　f 造影 T1W, 横断面

眼に感染症がみられる 9 歳，雌のボーダー・コリー雑種。眼の周囲組織だけでなく，強膜自体にも肥厚が見られ，それは造影 T1W で最もよく認められる（c，f：矢印）。強膜は正常眼と比べて強く増強され，肥厚している（b，c，f）。

図 1.6.6　眼内黒色腫（犬）　　MRI

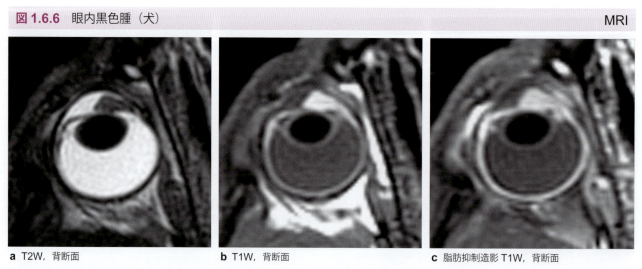

a T2W, 背断面　　b T1W, 背断面　　c 脂肪抑制造影 T1W, 背断面

3 週間前から眼の充血を呈する 11 歳，雄のゴールデン・レトリーバー。前部ブドウ膜のメラニン性黒色腫であり，T1W で顕著な高信号を呈した。診断は眼球摘出後に，病理組織学的に確定された。

図 1.6.7　眼内黒色腫（犬）　　　　　　　　　　　　　　　　　　　　　　　　　　　　　　　　　　CT

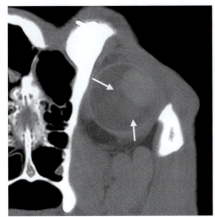
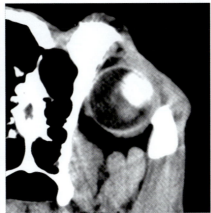
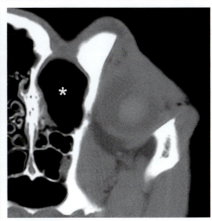

a　CT，横断面　　　　　　　　　　b　CT，横断面　　　　　　　　　　c　CT，横断面

アスペルギルス症を呈する11歳，去勢雄のジャーマン・シェパード・ドッグ。眼球内massが偶発的に発見された。Mass（a：矢印）は小葉性で軟部組織デンシティの構造として水晶体尾側に認められる。以前の副鼻腔炎に起因する前頭骨と鼻甲介構造の欠損がある（c：＊）。硝子体液の吸引によりメラニン黒色腫が明らかとなった。

図 1.6.8　眼内リンパ腫（猫）　MRI

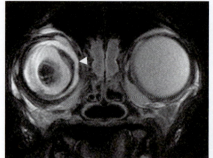

a　T2W，横断面

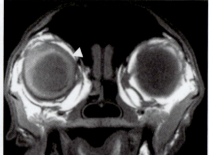

b　T1W，横断面

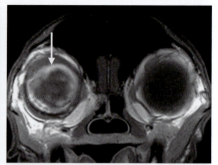

c　造影 T1W，横断面

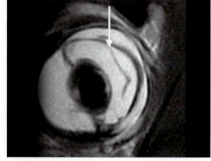

d　T2W，矢状断面

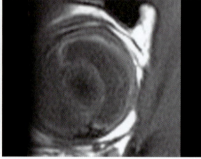

e　T1W，矢状断面

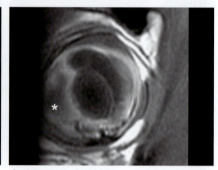

f　造影 T1W，矢状断面

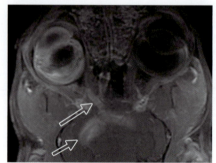

g　造影 T1W，背断面

盲目と意識レベル低下を呈す FIV 陽性の 12 歳，去勢雄のドメスティック・ロングヘア。右水晶体の核硬化症がある（**a**）。造影画像において網膜組織の肥厚を伴い（**c**：矢印），網膜剥離が存在している（**d**：矢印）。網膜後方には T2W で高信号，T1W で低信号を呈す物質が認められる（**a**，**b**：矢頭）。前眼房は造影剤で増強される物質で満たされている（**f**：★）。視神経は腫大し，眼窩裂を通り，高信号と造影増強を呈す脳内の mass へと延びる（**g**：中抜き矢印）。眼球摘出後にリンパ腫と診断された。

図 1.6.9　眼内出血，網膜剥離と汎ブドウ膜炎（犬） MRI

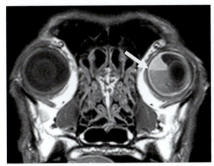
a T1W，横断面

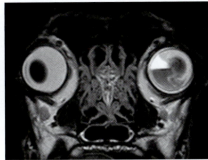
b T2W，横断面

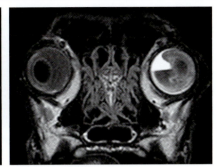
c FLAIR，横断面

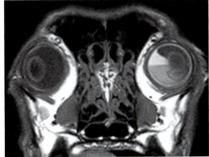
d 造影 T1W，横断面

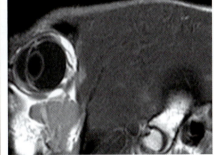
e 造影 T1W，矢状断面

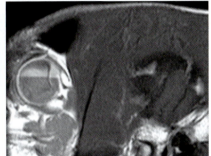
f 造影 T1W，矢状断面

眼球出血の既往を持つ 11 歳，去勢雄のボーダー・コリー。T1W（a）および T2W（b）において左眼球の硝子体内に信号強度の増加が認められる。網膜は不明瞭であり，剥離している。硝子体内に 2 つの異なる液体信号領域が明瞭な層構造を作っている（a：矢印）。FLAIRでは，いずれも抑制されず（c），病変は造影 T1W で増強されない（d）。e は矢状断面における正常な右眼球で，異常眼球（f）との比較のために示した。病理組織学的に血管肉腫の転移が虹彩で発見され，これが剖検で確認された眼内出血の原因であった。眼球内の 2 層構造は，出血による血清と細胞成分の分離に起因するものと考えられた。

図 1.6.10　水胞性網膜剥離（猫） CT

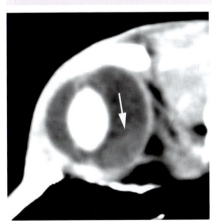
a CT，矢状断面

高血圧，急性発症の失明と意識レベルの低下を呈する 8 歳，去勢雄のドメスティック・ショートヘア。CT 検査は意識レベル低下の原因を検索するために緊急で実施された。眼球腹側に幅広い高吸収構造が認められる（矢印）。構造の最も尾側面は，視神経乳頭の領域である。高吸収所見からは，出血または高蛋白性の液体が示唆される。核硬化も存在した。画像所見は，眼科検査により確認された。

Section 1　頭部および頸部

図 1.6.11　網膜剥離（猫）　　　　　　　　　　　　　　　　　　　　　　　　　　　MRI

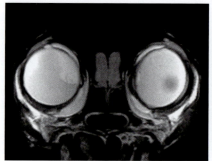
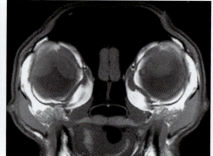
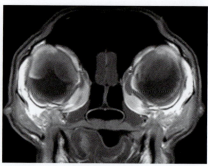

a　T2W，横断面　　　　　　　　b　T1W，横断面　　　　　　　　c　造影 T1W，横断面

進行性の中枢神経疾患，糖尿病および慢性腎不全を患う 18 歳，去勢雄のドメスティック・ショートヘア。視神経乳頭を中心とした典型的な「V」字形状を呈する両側性の網膜剥離が認められる。網膜後部の物質は，T2W で高信号（a），T1W でわずかに高信号（b）を呈し，滲出液が示唆される。眼科検査によって確認された水胞性漿液性網膜剥離は，全身性高血圧に二次的なものであると考えられた。

図 1.6.12　過熱白内障（犬）　　　　　　　　　　　　　　　　　　　　　　　　　　　CT

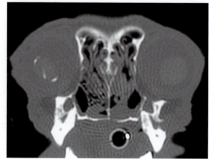
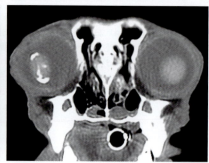

4 年前から右眼の白内障が進行してきている 11 歳，プードルとマルチーズの雑種。骨条件（a）と軟部組織条件（b）において，石灰化陰影が右側水晶体の中心部と辺縁部に認められる。白内障は褐色性であり，視力の喪失をもたらした。

a　CT，横断面　　　　　　　　b　CT，横断面

図 1.6.13 水晶体脱臼，過熱白内障，網膜剥離（犬） MRI

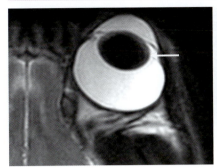

a T2W，背断面

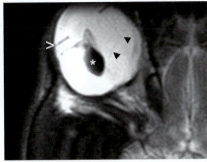

b T2W，背断面

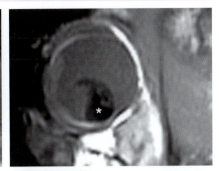

c 造影 T1W，横断面

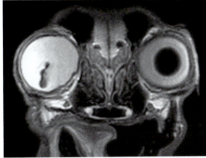

d T2W，横断面

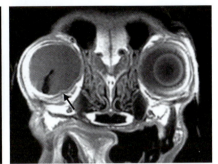

e 造影 T1W，横断面

左側水晶体は，虹彩尾側の正常な位置に認められる（**a**：白矢印）。右側水晶体は形が変形し，過熱白内障のためサイズが小さく（**b**，**c**：★），虹彩尾側（**b**：＞）の硝子体内に変位している（**b**〜**e**）。強膜は右眼でわずかに不規則であり（**e**：黒矢印），右眼球は左側よりも大きい（**d**，**e**）。脱臼した水晶体の内側に低信号の薄い線状構造（**b**：矢頭）が認められ，網膜剥離が示唆される。剖検で確認されたこれらの所見は，緑内障および全身性高血圧に起因するものであった。

図 1.6.14 義眼（犬）

MRI

左眼のブドウ膜炎と義眼インプラントの既往歴がある13歳，去勢雄のゴールデン・レトリーバー。義眼（**a**：矢印）はすべてのシーケンスにおいて正常な右眼に対して低信号である（**a**〜**d**）。

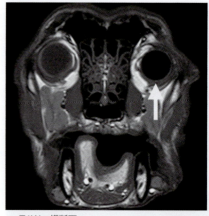

a T1W，横断面

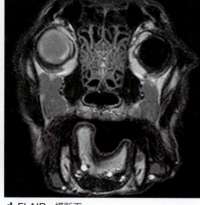

b T2W，横断面

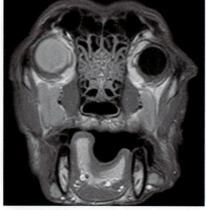

c PDW，横断面

d FLAIR，横断面

図 1.6.15 義眼（犬）

CT

脳幹 mass を評価するために撮影を行った11歳，避妊雌のゴールデン・レトリーバー。右眼球は均一な高吸収を呈し，義眼と判断できる。

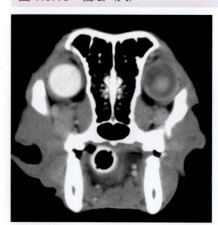

a CT，横断面

文 献

1. Morgan RV, Daniel GB, Donnell RL. Magnetic resonance imaging of the normal eye and orbit of the dog and cat. Vet Radiol Ultrasound. 1994;35:102–108.

2. Boroffka SAEB, Görig C, Auriemma E, Passon-Vastenburg MHAC, Voorhout G, Barthez PY. Magnetic resonance imaging of the canine optic nerve. Vet Radiol Ultrasound. 2008;49:540–544.

3. Welihozkiy A, Pirie CG, Pizzirani S. Scleral and suprachoroidal foreign body in a dog – a case report. Vet Ophthalmol. 2011;14:345–351.

4. Krosigk von F, Steinmetz A, Ellenberger C, Oechtering G. [Magnetic resonance imaging and ultrasonography in dogs and cats with ocular and orbital diseases. Part 1: Ocular diseases]. Tierarztl Prax K H. 2012;40:7–15.

5. Armour MD, Broome M, Dell'Anna G, Blades NJ, Esson DW. A review of orbital and intracranial magnetic resonance imaging in 79 canine and 13 feline patients (2004–2010). Vet Ophthalmol. 2011;14:215–226.

6. Kitagawa M, Okada M, Watari T, Sato T, Kanayama K, Sakai T. Ocular granulomatous meningoencephalomyelitis in a dog: magnetic resonance images and clinical findings. J Vet Med Sci. 2009;71:233–237.

7. Kato K, Nishimura R, Sasaki N, et al. Magnetic resonance imaging of a canine eye with melanoma. J Vet Med Sci. 2005;67:179–182.

8. Miwa Y, Matsunaga S, Kato K, et al. Choroidal melanoma in a dog. J Vet Med Sci. 2005;67:821–823.

9. Christmas R, Guthrie B. Bullous retinal detachment in a cat. Can Vet J. 1989;30:430–431.

10. LeBedis CA, Sakai O. Nontraumatic orbital conditions: diagnosis with CT and MR imaging in the emergent setting. Radiographics. 2008;28:1741–1753.

11. Dees DD, Knollinger AM, Simmons JP, Seshadri R, MacLaren NE. Magnetic resonance imaging susceptibility artifact due to pigmented intraorbital silicone prosthesis. Vet Ophthalmol. 2012;15:386–390.

1.7
唾液腺

はじめに

唾液腺には，下顎腺，頬骨腺，耳下腺および舌下腺がある。下顎腺は，大きく，卵形で，下顎骨尾側に位置する均一な構造物である。CT画像上では，均一な構造を示す（**図1.7.1**）。耳下腺は薄く，細長い形状で，きめの細かい小葉構造を示す。これは，垂直耳道の外側で下顎腺の頭背側に位置している。耳下腺および下顎腺はT1強調（T1W）画像で筋肉と比較して軽度に高信号を示すが，T2強調（T2W）画像では，下顎腺は耳下腺よりも高信号を示す（**図1.7.2**）。頬骨腺は大きさや形状が様々で，眼窩内で翼突筋の外側，眼球の腹側に位置する（**図1.7.3**）。CTにおける造影は，腺構造のためやや不均一である。大舌下腺は，下顎腺の頭側縁に融合されている。これは矢状断面において三角形にみえるが（**図1.7.1**），MRIでは可視化が難しいことがある。腺は，T1W画像で周囲筋肉組織に対して等〜高信号，T2W画像で高信号である（**図1.7.4**）[1]。唾液腺は，CTとMRIの両方において中等度〜強く造影増強される。

口腔の唾液腺管にカニューレを設置し，メチルセルロースを混合し希釈した非イオン性造影剤を使用した死体における唾液腺造影CTが，実施されている。耳下腺管は，腺の吻側および腹側，咬筋の外側から第4前臼歯のレベルへ走行する。下顎腺管は，下顎骨内側を平行に走行し，舌下小丘のレベルで口腔内に入る。頬骨腺管は，上顎第1後臼歯のレベルで耳下腺管の尾側で口腔に入り，しばしばいくつかの憩室が存在する[2]。

炎症性疾患

頬骨腺炎 zygomatic sialadenitis は頬骨腺の炎症状態である。炎症を起こすと眼窩の腹外側に位置する腺が腫大するため，二次的に眼球突出が生じることがある。CTとMRIで頬骨腺は腫大し，CTで低吸収，MRIでT1W低信号，T2WおよびFLAIR高信号を呈し，炎症のため周囲組織の詳細が不明瞭になる（**図1.7.5, 1.7.6**）[3]。この疾患は通常片側性であるが，両側性の場合もある。液体デンシティあるいはT2W画像で高信号を呈す唾液腺腫 sialocele が一般的である。下顎腺と耳下腺は，唾液腺炎 sialadenitis の影響を受けることがある。CT画像では，耳道の外腹側にある腺の拡大としても描出される（**図1.7.7**）。罹患した腺は強く増強されるが，炎症性変化にもかかわらず，しばしば腺管を含め，腺構造が維持されていることが多い。しかし，唾液腺腫や膿瘍形成を伴うと腺構造が崩壊することがある（**図1.7.8**）。

腫瘍

唾液腺の腫瘍はまれである。これらの病変は頭部の領域組織に mass effect を生じ，原因である腺の不規則な拡大をもたらす。液体の存在や壊死領域がある場合に，増強は強く不均一になることがある。腫瘍は正常な腺構造の破壊を起こすので，唾液腺炎と区別できる。例として，下顎腺（**図1.7.9**）と耳下腺（**図1.7.10**）の腺癌と頬骨腺の基底細胞腺癌を挙げる（**図1.7.11**）。

唾石症と唾液腺腫

唾液腺管が粘液凝固物や唾石 sialolith によってブロックされると，唾液生成により唾液腺内腔は通常の境界を越えた拡張を起こす。これらの波動性のある mass は，下顎腹側領域，舌下領域や眼窩（前述の頬骨腺炎参照）における液体を含む薄い壁をもった大きな房組織と

して認められる。唾液腺の交通をCTやMRIで断定するのは困難である。他の画像特性は，造影前のCTにおける低吸収（0 HU）（図 1.7.12），T2W 画像で高信号，T1W 画像で低信号の液体陰影である（図 1.7.13）。液体成分は，CTとMRIで辺縁増強されることがあり，液体の位置により起源となる唾液腺が示唆されるかもしれない。例えば，舌下腺領域の嚢胞は，おそらく舌下腺管の閉塞に関連している（図 1.7.13）。唾液腺腫は両側性に発生することがあり，下顎の両側にほぼ左右対称性に液体で満たされたmassとして現れる（図 1.7.14）。唾石症が管閉塞の原因となる場合には，それらはCT画像で液性mass内，同側あるいは両側の腺内，または管腔内部に認められることがある（図 1.7.15）。唾液腺腫は，画像検査では通常認められないようなマイナーな腺を含む他の唾液腺にも形成されることがある[4]。

図 1.7.1　正常な耳下腺と下顎腺（犬）　　　　　CT

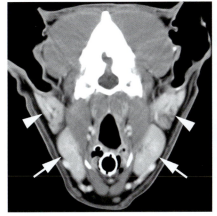

a 造影CT，横断面

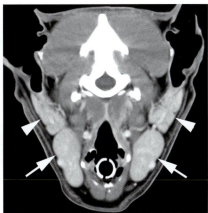

b 造影CT，横断面

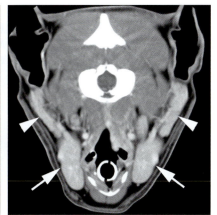

c 造影CT，横断面

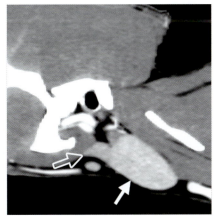

d 造影CT，矢状断面

6歳，去勢雄のボクサー。造影剤投与直後に撮影された画像を，吻側から尾側の順に並べてある。正常な下顎腺は楕円形で，辺縁が平滑である（a〜d：矢印）。正常な耳下腺はより細長く，辺縁が小葉性である（a〜c：矢頭）。両方の腺は，造影剤で強く，均一に増強される。大舌下腺は，下顎腺の頭側縁に融合した小さな三角形の構造である（d：中抜き矢印）。

図 1.7.2　正常な耳下腺と下顎腺（犬）　　　MRI

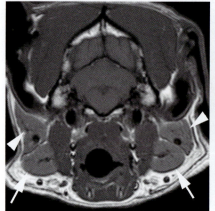 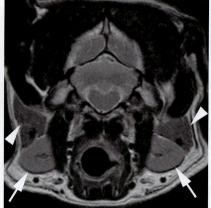 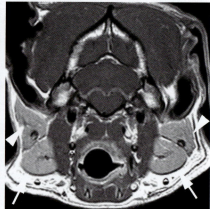

a　T1W，横断面　　　b　T2W，横断面　　　c　造影 T1W，横断面

4歳，去勢雄のテリア。正常な下顎腺は，形状が楕円形で，辺縁が平滑である（a～c：矢印）。正常な耳下腺は，より細長く，やや不整な外観をしている（a～c：矢頭）。造強前の T1W において両腺は，筋肉と比較して同程度の高信号を呈するが，T2W では下顎腺は耳下腺に比べて高信号である。両方の腺は，造影剤で強く，均一に増強される（c）。

図 1.7.3　正常な頬骨腺（犬）　　　CT

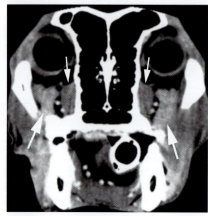

7歳，去勢雄のワイマラナー系雑種。頬骨腺は中等度に増強される（大矢印）。不均一な増強は，腺構造と一致している。内側翼突筋はこのレベルで頬骨腺の内側に位置している（小矢印）。

a　造影 CT，横断面

図 1.7.4　正常な頬骨腺（犬）　　MRI

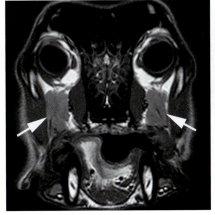

a T1W，横断面

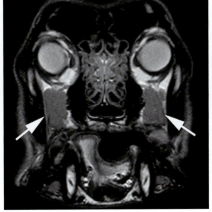

b T2W，横断面

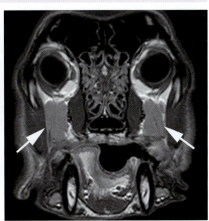

c 造影 T1W，横断面

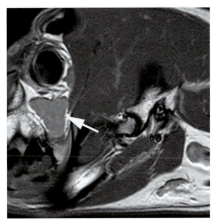

d 造影 T1W，矢状断面

5歳，去勢雄のゴールデン・レトリーバー。頬骨腺（a〜d：矢印）は，大きさと形状が非常に多様である。腺はT1WとT2Wで周囲の筋肉に対して高信号であり（a，b），造影T1Wで中等度かつ均一に増強される（c，d）。

図 1.7.5　頬骨腺炎（犬）　　CT

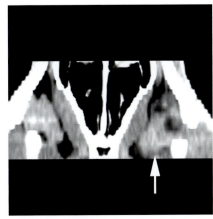

a 造影CT，背断面

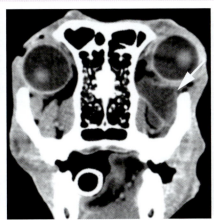

b 造影CT，横断面

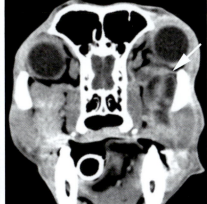

c 造影CT，横断面

左眼球突出を呈する2歳，去勢雄のオーストラリアン・シェパード。多嚢胞性のmassが左頬骨腺から発生し（a〜c：矢印），左眼球の背側偏位を引き起こしている。右頬骨腺の外観は正常である。Massの吸引細胞診により，頬骨腺炎に伴う好中球性炎症が明らかとなった。

図 1.7.6　頬骨腺炎（犬）　　MRI

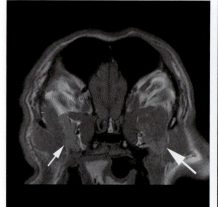
a T1W，横断面

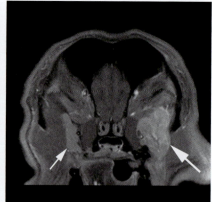
c 脂肪抑制造影 T1W，横断面

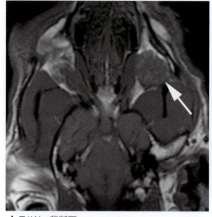
d T1W，背断面

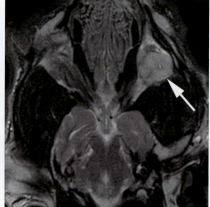
e T2W，背断面

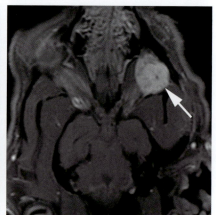
f 脂肪抑制造影 T1W，背断面

左眼球突出を呈する9歳，避妊雌のコッカー・スパニエル。左頬骨腺は著しく腫大し（a～f：大矢印），反対側の腺と比較してT1Wで低信号，T2Wで高信号である（a～c：小矢印）。造影画像は分枝状の管パターンを含み，腺構造は保持されている。これは腫瘍形成よりもむしろ，び漫性炎症を示唆している。臨床徴候は抗生剤と抗炎症療法で改善した。

図 1.7.7　耳下腺炎（犬）　　CT

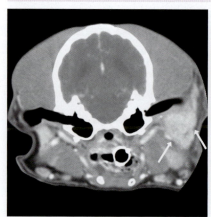
a 造影CT，横断面

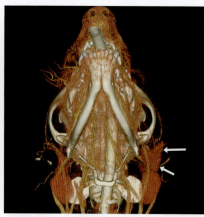
b 造影3D-CT，腹側観

触診で左耳に疼痛を呈する1歳，去勢雄のウェルシュ・コーギー・ペンブローク。耳道の外腹側方にある左耳下腺は，右側と比較して腫大し，厚くなっている。3D-CT像（b：矢印）および横断面（a：矢印）で著しい造影増強が認められる。

図 1.7.8　下顎腺膿瘍（犬）　CT

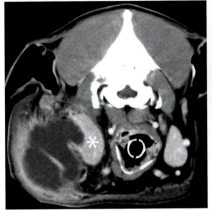

a 造影CT，横断面　　b 造影CT，横断面

頸部腹側massを有する12歳，去勢雄のロットワイラー。画像は吻側から順に並べてある。右下顎腺（a：＊）の外側縁に連続する主に液性デンシティの大きな空洞状のmassがある。腺の外側の輪郭は変形し，液体陰影が腺実質内に達している（a）。Massは壁が薄く，辺縁増強と辺縁不整が認められる。中心部は液体だけでなく，断片化した少量のガスを含んでいる（b）。吸引した液体の培養で混合細菌集団が得られた。

図 1.7.9　下顎腺癌（猫）　CT

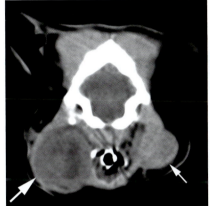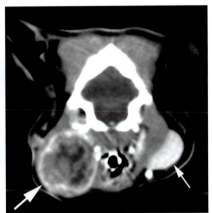

a CT，横断面　　b 造影CT，横断面

頸部腹側のmassを有する8歳，避妊雌のシャム。画像は下顎腺レベルである。右腹側頸部に大きな，球形の低吸収性massが認められ，下顎腺が疑われる（a，b：大矢印）。Massは造影剤で中心部が不均一に増強され，辺縁は薄いが強く増強されている（b）。左側の下顎腺は正常に認められる（a，b：小矢印）。生検で下顎腺腺癌を確認した。

図 1.7.10　耳下腺癌（犬）　CT

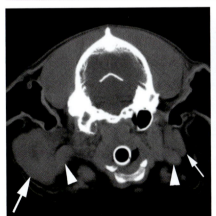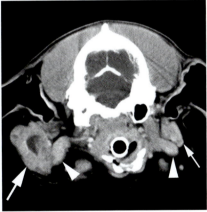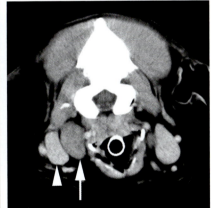

a CT，横断面　　b 造影CT，横断面　　c 造影CT，横断面

緩徐に拡大してきたmassを有する13歳，去勢雄のゴールデン・レトリーバー。右耳下腺から発生する大きく，辺縁不整なmassが認められる（a，b：大矢印）。左側の耳下腺は正常である（a，b：小矢印）。下顎腺の吻側部は，耳下腺の内側に認められる（a，b：矢頭）。右下顎リンパ節の腫大も認められる（a，b：左矢頭に隣接）。不均一に増強されるmassの中心部には空洞領域が明らかである（b）。さらに尾側では，著しく腫大した右内側咽頭後リンパ節（c：矢印）が下顎腺（c：矢頭）に隣接して認められる。Massおよびリンパ節の生検によって，領域リンパ節転移のある耳下腺癌を診断された。

図 1.7.11　頬骨腺の基底細胞腺癌（猫）　　CT

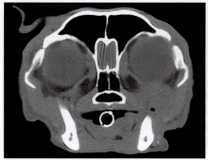
a CT，横断面

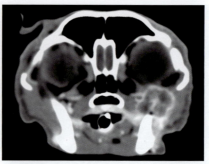
b 造影 CT，横断面

口腔内潰瘍病変を有する 14 歳，去勢雄のジャパニーズ・ボブテイル。ほぼ球形の mass が左眼球のすぐ腹側に認められる。Mass の中心部は不均一に増強され，辺縁は薄いが，顕著に増強されている。増強は下顎まで拡大しており，mass の辺縁は境界不明瞭である。Mass 腹側に認められる小さなガス陰影は，関連する口腔潰瘍に起因するものである。生検により，頬骨腺の基底細胞腺癌が明らかとなった。

図 1.7.12　下顎の唾液腺腫（犬）　　CT

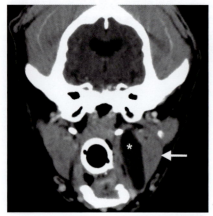
a 造影 CT，横断面

10 歳，去勢雄のアフガン・ハウンド。下垂体依存性クッシング症候群の診断評価の一環として，CT 検査が実施された。楕円形の液体デンシティの mass（a：★）が左顎二腹筋（a：矢印）の内側に位置している。液体デンシティは CT 値が 0 HU であり，造影前と造影後で変化がみられない。臨床診断は下顎腺から発生した唾液腺腫である（この画像では見られない）。

図 1.7.13 唾液腺腫（犬） MRI

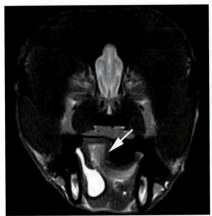
a T2W, 横断面

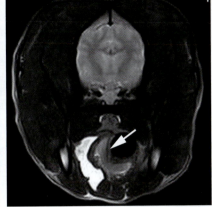
b T2W, 横断面

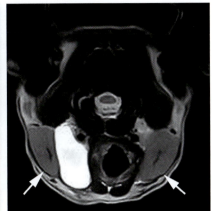
c T2W, 横断面

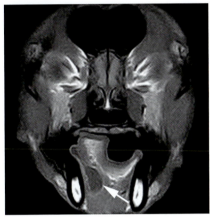
d 造影 T1W, 横断面

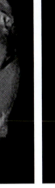
e T2W, 背断面

波動感のある舌下 mass を有する 5 歳, 去勢雄のサモエド。a〜c は吻側から尾側の順に並べてある。d は, a とおおよそ同じ解剖学的レベルである。被包された液体は口腔に沿って延び, 喉頭尾側まで認められる（a〜d）。Mass は均一な T2W 高信号と T1W 低信号（d：矢印）を呈し, 液体成分であることが示唆される。液体は正中右側に分布し, その多くは舌下に存在する。舌は液体成分に隣接し, 舌正中は圧排されている（a, b：矢印）。左右の下顎腺も確認できる（c：矢印）。特徴的な舌下に存在する液体貯留の位置と正常な下顎腺の存在から, 舌下腺管の単発性閉塞に起因する唾液腺腫が示唆される。

Dr S.Cizinauskas, Animal Hospital Aisti, Finland, 2014。S. Cizinauskas から許可を得て転載。

Section 1　頭部および頸部

図 1.7.14　耳下腺管閉塞（猫）　　　　　　　　　　　　　　　　　　CT

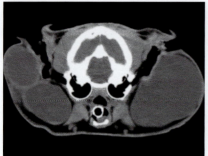
a　CT，横断面

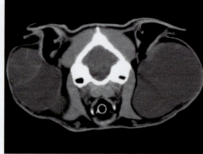
b　CT，横断面

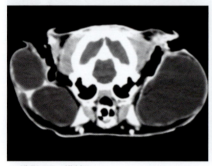
c　造影CT，横断面

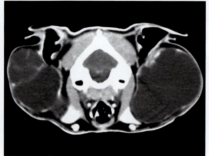
d　造影CT，横断面

両側性の顔面腫脹を呈する16歳のドメスティック・ロングヘア。造影前と造影後の画像を吻側から尾側の順に並べてある。境界明瞭で壁の薄い液体デンシティのmassが両側顔面外腹側に存在している。ここには示していないが，他の画像によりこれらのmassが管状であることが実証された。Massは辺縁増強されるが，中心部のデンシティは変化せず，分画化された液体であることが示唆される。吸引細胞診は，液体が唾液であることを確認した。耳下腺管にカテーテルを挿入しようと試みたが，口腔乳頭の狭窄のため，失敗に終わった。

図 1.7.15　唾石を伴う唾液腺腫（犬）　　　　　　　　　　　　　　　　CT

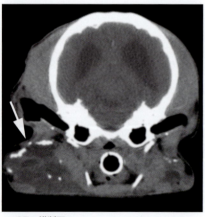
a　CT，横断面

頸部腹側に波動性のmassを有する10歳，去勢雄のマルチーズ。CT画像は，下顎腺のすぐ吻側のレベルである。境界不明瞭でび漫性に拡大した低吸収性のmass（矢印）が，右外耳および鼓室胞に隣接して存在する。複数の石灰化陰影がmass内に散見され，左側でも数は少ないが認められる。Massは複数の唾石を含む唾液腺腫と考えられた。

文　献

1. Weidner S, Probst A, Kneissl S. MR anatomy of salivary glands in the dog. Anatom Histol Embryol. 2012;41:149–153.

2. Kneissl S, Weidner S, Probst A. CT sialography in the dog – a cadaver study. Anatom Histol Embryol. 2011;40:397–401.

3. Cannon MS, Paglia D, Zwingenberger AL, Boroffka SA, Hollingsworth SR, Wisner ER. Clinical and diagnostic imaging findings in dogs with zygomatic sialadenitis: 11 cases (1990–2009). J Am Vet Med Assoc. 2011 ed. 2011;239:1211–1218.

4. Watanabe K, Miyawaki S, Kanayama M, et al. First case of salivary mucocele originating from the minor salivary gland of the soft palate in a dog. J Vet Med Sci. 2012;74:71–74.

1.8 リンパ節

はじめに

頭部のリンパ節には，顔面リンパ節，耳下腺リンパ節，下顎リンパ節と外側および内側咽頭後リンパ節がある。これらのリンパ節は頭部と口腔からの排泄を行い，下顎リンパ節や内側咽頭後リンパ節は，CT や MRI スキャンでルーチンに異常の徴候を評価できる。吻側リンパ節からのリンパ液は，リンパ節鎖を順次通過して混ざり，内側咽頭後リンパ節に到達する前に反対側に交差することがある[1]。

下顎リンパ節群は，頸部腹側の顔面静脈を囲むように 3〜4 つのリンパ節で構成され，全体で長さ 10〜25 mm である（**図 1.8.1，1.8.3**）。耳下腺リンパ節（1 つまたは 2 つのリンパ節）は，顎関節の外側，耳下腺の内側に位置し，CT や MRI でまれに検出される。内側咽頭後リンパ節は，下顎腺と総頸動脈の間に位置し，犬での長さは 30〜70 mm，猫では平均 20.7×4.2×13.1 mm である（**図 1.8.2，1.8.4**）[2, 3]。外側咽頭後リンパ節は，正常動物では認められないことが多い。

リンパ節は CT では筋肉と等吸収であり，強く増強される。これらは，T1 強調（T1W）画像で脂肪に対し低信号，筋肉と等信号であり，T2 強調（T2W）画像で脂肪に対し低信号，筋肉に対し高信号である。リンパ節は，造影 T1W 画像で脂肪とほぼ等信号になる[4]。頭部のリンパ節は通常幅が 5 mm 未満である。頸部尾側では，浅頸リンパ節が腹鋸筋と斜角筋の外側に位置している。

リンパ管造影 lymphography は，CT および MRI を用いて頭部領域からリンパ節に向かうリンパ液の流れを評価するために実験的に行われている[5, 6]。これは，頭部と頸部のがん転移のルートを探すのに有用な技術だろう。

炎症性疾患

膿瘍，筋炎，外耳炎やその他の炎症性疾患などの領域性疾患に罹患したリンパ節は，免疫応答の一貫として過形成となる。CT や MRI で，リンパ節は軽度〜中等度の腫大がみられる。CT では，反応性リンパ節は，通常造影前は等〜低吸収であり，造影後は均一あるいは中心パターンを伴う中等度〜強度の増強がみられる（**図 1.8.5**）[7, 8]。リンパ節は MRI 上でも同様に軽度〜中等度に腫大し，造影剤で不均一から均一に増強される[9]。耳下腺リンパ節と外側咽頭後リンパ節は，腫脹すると確認できることがある。重症例では，リンパ節は膿瘍化して中心部が低吸収となり，辺縁増強を呈するようになる（**図 1.8.6**）。反応性リンパ節はまた境界不明瞭になり，周囲脂肪と軟部組織との混合信号を呈すことがある。

腫瘍

頭部や口腔の腫瘍は，所属リンパ節に転移することがある。下顎リンパ節と内側咽頭後リンパ節は転移性疾患を検出するために，腫大，形状の変化や不均一性を評価する必要がある（**図 1.8.7〜1.8.9**）。転移病巣は罹患したリンパ節のリンパ洞に留まる傾向があり，マクロ転移が存在する場合には造影画像上で特徴的な充填欠損像を示す。CT 画像上でこれらは実質陰影の欠損像と類似しており，リンパ節門の脂肪と区別する必要がある。肥満細胞腫の犬の MRI では，罹患したリンパ節は腫大し，正常なリンパ節よりも T2W 画像および造影 T1W 画像で不均一な所見を示す[10]。扁平上皮癌の転移を示す猫のリンパ節は，正常なリンパ節と大きさが変わらないことがある[11]。したがって，罹患したリンパ節は CT と MRI で必ずしも発見できるわけではなく，診断には穿刺吸引

生検による細胞診が必要である。

リンパ腫もまた頭頸部のリンパ節に発生する可能性がある。び漫性大細胞性 B 細胞性リンパ腫は，咽頭後リンパ節および下顎リンパ節群の著しい腫大を生じる。これらのリンパ節は，軽度の泡沫状の外観を伴い均一に増強される。耳下腺リンパ節などの通常は識別できない小さなリンパ節は，腫大して初めて見えることがある（図 1.8.10）。T 細胞性リンパ腫は，類似した画像所見を有し，頭部の 1 つのリンパ節に限局する可能性がある。

図 1.8.1　正常な下顎リンパ節（犬）　　CT

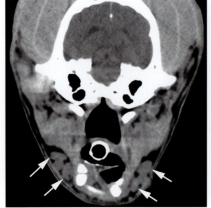

a CT, 横断面　　b 造影 CT, 横断面

5 歳，去勢雄のイングリッシュ・セッター。下顎リンパ節群が腹側に認められる（a：矢印）。正常な下顎リンパ節は，大きさと数が多様である。正常なリンパ節は，造影剤で強く，均一に増強される（b）。顔面静脈（b：矢印）はリンパ節に近接して走行しているが，連続画像を観察することで静脈とリンパ節を区別できる（図示せず）。

図 1.8.2　正常な下顎リンパ節（犬）　　MRI

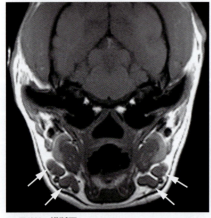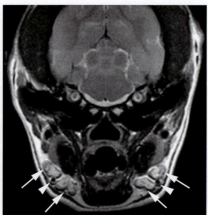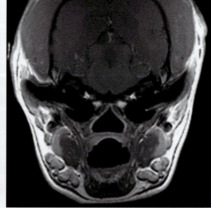

a T1W, 横断面　　b T2W, 横断面　　c 造影 T1W, 横断面

1 歳，雄のシェットランド・シープドッグ。下顎リンパ節群は腹側に認められ，筋肉に対し T1W で等信号（a：矢印），T2W で高信号（b：矢印）を呈す。正常な下顎リンパ節の大きさと数は様々である。正常なリンパ節は造影剤で強く，均一に増強される（c）。顔面静脈はリンパ節に近接しているが，MRI 上ではフローボイドによってリンパ節と区別することができる。

図 1.8.3　正常な内側咽頭後リンパ節（犬） CT

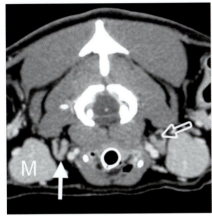
a 造影CT，横断面

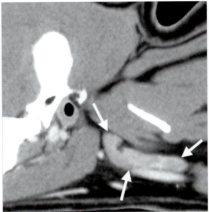
b 造影CT，矢状断面

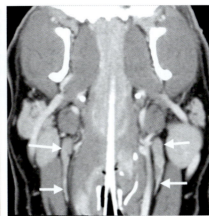
c 造影CT，背断面

鼻涙管閉塞を呈する8歳，去勢雄のビーグル。横断面において（a），内側咽頭後リンパ節（a：矢印）は楕円形の等吸収構造として下顎腺（a：M）の内側，頸動脈の外側に描出される。リンパ節門の脂肪を表す低吸収性の線状構造がリンパ節の吻側部に描出される（a：中抜き矢印）。矢状断面および背断面（b，c）は，細長い，楕円形のリンパ節を描出する（b，c：矢印）。すべての画像において，造影剤で強く，やや不均一に増強される。

図 1.8.4　正常な内側咽頭後リンパ節 MRI

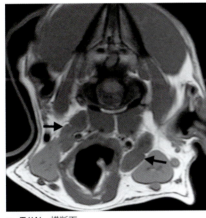
a T1W，横断面

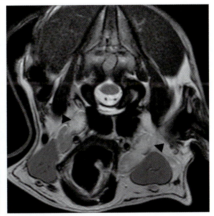
b T2W，横断面

てんかん発作を呈する1歳，避妊雌のボーダー・コリー。内側咽頭後リンパ節は，若い犬において成犬よりも大きく，不均一である。T1Wで等信号（a：矢印），T2Wで不均一な高信号を呈す（b：矢頭）。造影T1Wで不均一な高信号（c），FLAIRで均一な等信号を呈す（d）。

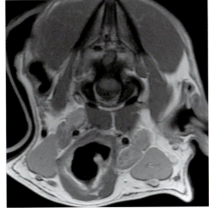
c 造影T1W，横断面

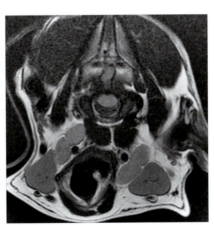
d FLAIR，横断面

図 1.8.5　反応性リンパ節腫大（犬）　　CT

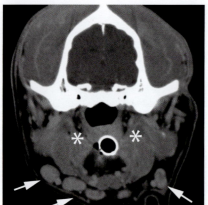

a　造影 CT，横断面

頚部の壊死性蜂窩織炎と敗血症を患う 12 歳，去勢雄のラブラドール・レトリーバー。蜂窩織炎のために咽頭の軟部組織は肥厚し，筋膜縁は不明瞭である（＊）。下顎リンパ節には様々な程度の腫大がみられ，正常よりもやや球形である（矢印）。増強は均一に認められる。いくつかのリンパ節における焦点性の低吸収所見は，リンパ節門の脂肪に起因している。安楽死後の下顎リンパ節の顕微鏡評価は，反応性リンパ節と一致し，顕著なび漫性の形質細胞増多とリンパ球増多がみられた。

図 1.8.6　化膿性肉芽腫性リンパ節腫大とリンパ節膿瘍（犬）　　CT

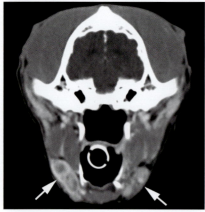 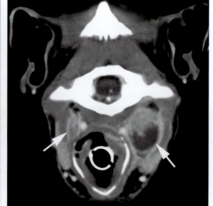

a　造影 CT，横断面　　　　　　　　　　b　造影 CT，横断面

最近発症した嚥下困難と頭頚部の触診時の疼痛を呈する 7 歳，去勢雄のワイマラナー。造影 CT 画像は，下顎リンパ節（a）と内側咽頭後リンパ節（b）のレベルである。下顎リンパ節の腫大が認められ，幅広いリンパ節とリンパ節周囲の不明瞭な増強が認められる（a：矢印）。同様の所見は，内側咽頭後リンパ節にも認められる（b：矢印）。さらに，左内側咽頭後リンパ節は大きく腫大し，腹側に膿瘍と一致する液体成分が認められる。内側咽頭後リンパ節の吸引細胞診により，化膿性炎症と壊死が明らかとなった。

図 1.8.7　所属リンパ節転移（犬）　　CT

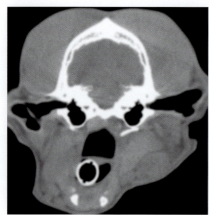 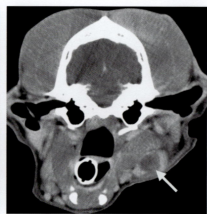

a　CT，横断面　　　　　　　　　　b　造影 CT，横断面

生後 8 週目より口腔に未分化肉腫を有する 10 カ月齢，雌のジャーマン・シェパード・ドッグ。左下顎リンパ節は，単純画像で著しく腫大している（a）。造影後，転移を示唆する中心部の非増強領域を伴う下顎リンパ節の辺縁増強が認められた（b：矢印）。穿刺吸引細胞診により，リンパ節転移が確認された。

図 1.8.8　所属リンパ節転移（犬）　　　　　　　　　　　　　　　　　　　　　　　　　　　　　　　　　CT

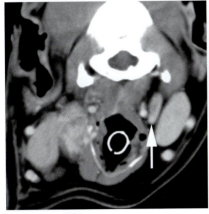
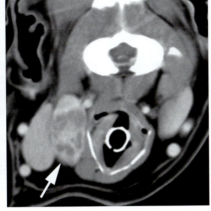

a　造影 CT，横断面　　　　　　　　　　　b　造影 CT，横断面

以前に右扁桃の扁平上皮癌を切除した 8 歳，去勢雄のラブラドール・レトリーバー。内側咽頭後リンパ節のレベルの CT 画像を，吻側から尾側の順に並べてある。左内側咽頭後リンパ節は，正常な大きさ，形状，増強を呈す。中央部の直線状の充填欠損像は，正常な脂肪で満たされたリンパ節門を示している。右内側咽頭後リンパ節は，著しく腫大し，辺縁不整が認められる（b：矢印）。実質内の複数の充填欠損像は，リンパ節転移病巣の特徴である。右内側咽頭後リンパ節の吸引細胞診により，転移性扁平上皮癌を確認した。

図 1.8.9　所属リンパ節転移（犬）　　　　　　　　　　　　　　　　　　　　　　　　　　　　　　　　　CT

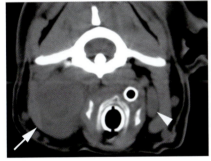
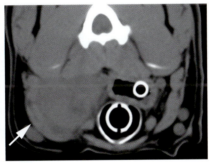

a　CT，横断面　　　　　　　　　　　　　b　CT，横断面

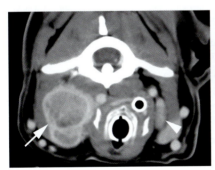
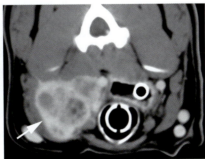

c　造影 CT，横断面　　　　　　　　　　　d　造影 CT，横断面

以前に右扁桃の扁平上皮癌を切除した 7 歳，去勢雄のスプリンガー・スパニエル系雑種。造影前（a，b）と造影後（c，d）の画像は，内側咽頭後リンパ節のレベルで吻側から尾側の順に並べてある。右内側咽頭後リンパ節は，著しく腫大し，不整な形状を呈しており，辺縁不整で，造影剤で不均一に増強される（a〜d：矢印）。d で最も明瞭に見られる充填欠損像は，リンパ節転移の指標である。比較として，左内側咽頭後リンパ節は，正常な大きさ，形状および増強を呈する（a，c：矢頭）。右内側咽頭後リンパ節の吸引細胞診によって，扁桃の扁平上皮癌の転移および中等度の反応性形質細胞とリンパ球を確認した。

図 1.8.10　リンパ腫（犬）

CT

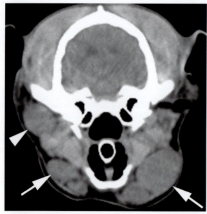
a　CT，横断面

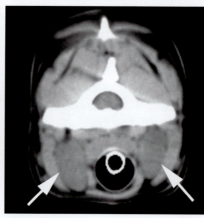
b　CT，横断面

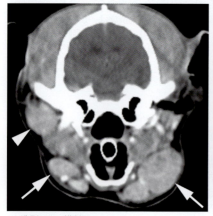
c　造影CT，横断面

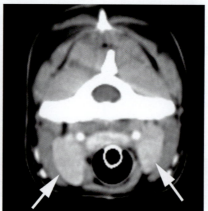
d　造影CT，横断面

9歳，去勢雄のフォックス・テリア。CT検査はリンパ腫のステージ分類のために実施された。画像は造影前（a, b）と造影後（c, d）の下顎リンパ節（a, c：矢印）および内側咽頭後リンパ節（b, d：矢印）レベルの横断面である。リンパ節は著しく腫大しているが，楕円形の形状と平滑な輪郭を維持している。造影画像では，特徴的な軽度な泡沫状の外観を伴う均一な増強がみられる。右耳下腺リンパ節は，正常な犬では容易にCTでは認められないことが多いが，本症例では顕著に認められる（a, c：矢頭）。下顎リンパ節の生検により，T細胞性リンパ腫を確認した。

文　献

1. Belz GT, Heath TJ. Lymph pathways of the medial retropharyngeal lymph node in dogs. J Anat. 1995;186:517–526.
2. Kneissl S, Probst A. Comparison of computed tomographic images of normal cranial and upper cervical lymph nodes with corresponding E12 plastinated-embedded sections in the dog. Vet J. 2007;174:435–438.
3. Nemanic S, Nelson NC. Ultrasonography and noncontrast computed tomography of medial retropharyngeal lymph nodes in healthy cats. Am J Vet Res. 2012;73:1377–1385.
4. Kneissl S, Probst A. Magnetic resonance imaging features of presumed normal head and neck lymph nodes in dogs. Vet Radiol Ultrasound. 2006;47:538–541.
5. Wisner ER, Katzberg RW, Griffey SM, Drake CM, Haley PJ, Vessey AR. Indirect computed tomography lymphography using iodinated nanoparticles: time and dose response in normal canine lymph nodes. Acad Radiol. 1995;2:985–993.
6. Mayer MN, Kraft SL, Bucy DS, Waldner CL, Elliot KM, Wiebe S. Indirect magnetic resonance lymphography of the head and neck of dogs using Gadofluorine M and a conventional gadolinium contrast agent: A pilot study. Can Vet J. 2012;53:1085.
7. Reiter AM, Schwarz T. Computed tomographic appearance of masticatory myositis in dogs: 7 cases (1999–2006). J Am Vet Med Assoc. 2007;231:924–930.
8. Hardie EM, Linder KE, Pease AP. Aural cholesteatoma in twenty dogs. Vet Surg. 2008;37:763–770.
9. Cannon MS, Paglia D, Zwingenberger AL, Boroffka SA, Hollingsworth SR, Wisner ER. Clinical and diagnostic imaging findings in dogs with zygomatic sialadenitis: 11 cases (1990–2009). J Am Vet Med Assoc. 2011;239:1211–1218.
10. Pokorny E, Hecht S, Sura PA, et al. Magnetic resonance imaging of canine mast cell tumors. Vet Radiol Ultrasound. 2012;53:167–173.
11. Gendler A, Lewis JR, Reetz JA, Schwarz T. Computed tomographic features of oral squamous cell carcinoma in cats: 18 cases (2002–2008). J Am Vet Med Assoc. 2010;236:319–325.

1.9 口腔

はじめに

口腔は不透過性の構造物が多く，そのためCTは口腔を検査する優れた画像診断法である。CTは口腔内の優れたコントラストおよび空間分解能を提供する。病変の浸潤程度の評価ついては，CTよりMRIが優れているという報告が少数みられる[1]。骨条件や軟部組織条件における薄いスライス厚のCT画像は，口腔の緻密な構造と軟部組織の評価に最適である。軟部組織の異常が疑われる場合には造影検査を利用し，また3D画像は手術計画のために有用である。歯の正常構造は，薄いスライス厚の画像において異なるデンシティを有する層構造として描出される（図 1.9.1）。

発生障害

歯の先天異常がCT画像上で認められることがある。過剰歯は，完全な歯の構造を呈しているが，正常歯に隣接し，異常な角度に偏位して存在する（図 1.9.2）。これらは，グレーハウンドにおいて上顎の第1前臼歯レベルに高頻度で発生することが報告されている[2]。猫において上顎第2前臼歯と上顎第1後臼歯はしばしば融合根を呈し，ときおり欠くこともある[3]。

短頭種症候群において，重症例の主な関連所見である軟口蓋の肥厚をCTで評価することが多い[4]。

外傷

他の動物からの咬傷や交通事故による損傷など，犬や猫で口腔は外傷による影響を受けやすい。下顎骨や上顎骨，歯のような構造は，外傷の衝撃によって骨折したり，偏位することがある。X線と比較して，CTはこのような損傷の診断率を向上させ，特に手術計画に使用されることが多い[5]。多断面再構成（MPR）画像と3D画像は，互いの関連した構造を表示できるため，2D横断像に情報を追加することができる。成長中の歯は，外傷により破損する可能性があり，それは歯の成長や隣接する構造を変化させることがある（図 1.9.3, 1.9.4）。

炎症性疾患

歯牙疾患は，罹患した歯根周囲に膿瘍を形成することがあり，CT画像において歯槽骨骨融解の領域を曲線的な，あるいは丸い輪郭として確認することができる（図 1.9.5）。歯槽の内壁は感染過程で浸食されることがあり，領域性の鼻炎を引き起こす（図 1.9.6）。歯牙疾患はまた明らかな骨髄炎に進行し，周囲骨の骨融解や不規則から平滑な骨膜反応を示すことがある（図 1.9.7）。

口腔の軟部組織（例えば舌）は，外傷や貫通性の異物のために炎症や膿瘍を起こすことがある。CTやMRIにおいて膿瘍は中心部の液体陰影（あるいは信号強度）と辺縁増強を伴う被嚢化された病変として描出される。口腔内の感染症は，咽頭や脳など頭部の隣接する組織に拡大することがある（図 1.9.8）。

歯原性腫瘍

歯原性腫瘍 odontogenic neoplasia の分類が試みられており，最近の論文はこれらの腫瘍を診断するためにさらなる研究が必要であることを示している[6]。WHO分類に基づき，歯原性腫瘍を分類するために使用できるいくつかのカテゴリーが存在する[7, 8]。

嚢胞（シスト）

含歯性嚢胞 dentigerous cyst は珍しく，残歯周囲の扁平上皮から形成されている（**図 1.9.2**）。歯根嚢胞 radicular cyst は扁平上皮で裏打ちされ，歯根に隣接して発生する（**図 1.9.9**）。これらの病変は，原因歯を取り囲む拡張性骨破壊とそれに関連する液性デンシティの mass を生じる。

歯根膜の腫瘍

線維性エプーリス fibromatous epulis は，口腔内における軟部組織増生の一般的な病変であり，そのうちのいくつかは石灰化を示す（**図 1.9.10**）。線維性エプーリスと骨形成性線維性エプーリス ossifying fibromatous epulis は，炎症性で良性の局所性線維性過形成と腫瘍性の挙動をもつ末梢性歯原性線維腫 peripheral odontogenic fibroma に組織学的に細分化されている[9]。これらの病変の CT 所見は記載されていない。

歯原性間葉組織を伴わない歯原性上皮性腫瘍

犬の棘細胞性エナメル上皮腫 acanthomatous ameloblastoma（棘細胞性エプーリス acanthomatous epulis）は，上顎あるいは下顎の基盤骨に影響を及ぼす侵襲性の腫瘍である。この病変は主に中齢の中型〜大型犬種に発生し，下顎骨吻側に好発する。多くの犬は，膨張性パターンを伴う歯槽骨尖端の骨融解を示す（**図 1.9.11**）。Mass の軟部組織成分は，強く，均一に増強される。アミロイド産生性歯原性腫瘍 amyloid-producing odontogenic tumor は被嚢化しない良性の石灰化 mass であり，比較的まれである（**図 1.9.12**）。

歯原性間葉組織を伴う歯原性上皮性腫瘍

エナメル上皮線維腫 ameloblastic fibroma はまれな腫瘍であり，良性の挙動を示し，切除後には再発しない[11]。単独症例の画像所見には周囲下顎骨への拡大を伴う膨張性軟部組織 mass が挙げられる（**図 1.9.13**）。エナメル上皮線維歯牙腫 ameloblastic fibro-odontoma は，エナメル質や象牙質を付属したエナメル上皮線維腫に似ている。猫の誘導性歯原性腫瘍 inductive odontogenic tumor は，まれであるが，猫でのみ認められる（画像所見の説明はない）。

複雑性歯牙腫 complex odontoma は，歯状構造体としての構造を示さない歯組織から構成されている（**図 1.9.14**）。これらの mass は秩序なく，周囲骨の拡大により高吸収を示す。集合性歯牙腫 compound odontoma は，正常な歯列に編成されていない歯の奇形である。

口腔腫瘍

口腔に発生する腫瘍の最も一般的なものは，扁平上皮癌，黒色腫と線維肉腫である。よりまれな腫瘍として，舌の脂肪組織中で造影剤で強く増強される軟部組織性の mass として脂肪肉腫が発生することもある（**図 1.9.15**）。扁平上皮癌は犬や猫が罹患する侵襲性の腫瘍である。猫において，軟口蓋，舌あるいは舌下領域，口唇，頬側粘膜，上顎または下顎骨に発生することがある[13]。骨周囲に存在する場合，扁平上皮癌は主に造影剤で不均一に増強される石灰化した組織の周囲への拡大を伴う骨融解を起こすことが多い（**図 1.9.16**）。猫において軟口蓋が肥厚すると，中耳炎や鼓室胞内滲出液貯留が同時に発生することがある（**図 1.9.17**）[14]。下顎リンパ節と内側咽頭後リンパ節への転移がよくみられ，造影剤で不均一に増強される，あるいは，境界明瞭な充填欠損像を示すリンパ節腫大をもたらす。

口腔黒色腫も口腔の軟部組織に発生し，周囲骨の骨融解を起こす可能性がある。Mass の軟部組織成分は拡張し，造影剤で不均一に増強される（**図 1.9.18，1.9.19**）。局所リンパ節への転移もみられることが多く，腫大および中心部の造影欠損と辺縁増強を示す（**図 1.9.20**）。

線維肉腫は犬で3番目に多い口腔腫瘍であり，一般的に骨融解性病変を伴う局所的な破壊を示す（**図 1.9.21**）。CT スキャンは，手術計画で腫瘍マージンを決定することができるので，手術結果を向上させることができる[15]。

骨肉腫を含む原発性骨腫瘍も，口腔内に発生することがある。これらは，原因骨を中心に骨破壊と骨増殖を生じ，周囲に拡大する（**図 1.9.22**）。

1.9 口腔

図1.9.1 正常な歯の解剖（犬）　CT

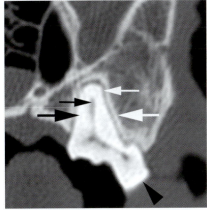

a CT，横断面

正常な左上顎第1後臼歯。中心部のX線透過性の歯髄腔（黒小矢印）は，高密度のセメント質により囲まれている（黒大矢印）。歯周靱帯の薄い透過性の層（白小矢印）は，歯槽骨の密な歯槽硬線によって囲まれている（白大矢印）。歯冠の外層は，高密度のエナメル質と象牙質から構成される。

図1.9.2 過剰歯と含歯性嚢胞（犬）　CT

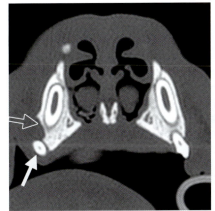

a CT，横断面

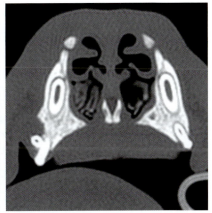

b CT，横断面

歯に異常のある9カ月齢，雌のボクサー。過剰な右上顎第1前臼歯が，正常な第1前臼歯に隣接して発生している（a：白矢印）。下顎表面の凹状の浸食は，歯根に関連した含歯性嚢胞の存在を示唆する（a：中抜き矢印）。

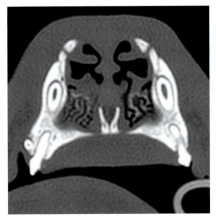

c CT，横断面

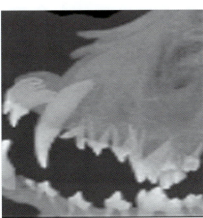

d CT，MIP，矢状断面

図 1.9.3　外傷（犬）　CT

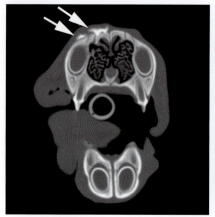
a CT，横断面

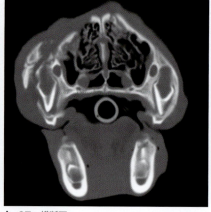
b CT，横断面

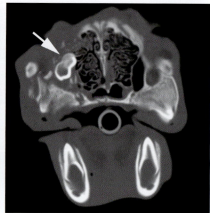
c CT，横断面

2週間前に他の犬に顔を咬まれた4カ月齢，雄のハスキー。画像は，未萌出犬歯の歯根（a），上顎第3前臼歯（b）と上顎陥凹（c）レベルの横断面である。右上顎には，歯折や歯片の迷走を伴う粉砕骨折が存在する。石灰化した歯片が皮下に見られ（a：矢印），未萌出の左第1後臼歯は，左上顎陥凹内に留まっている（c：矢印）。

図 1.9.4　外傷（犬）　CT

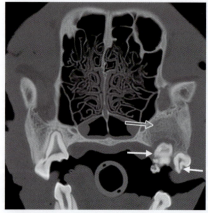
a CT，横断面

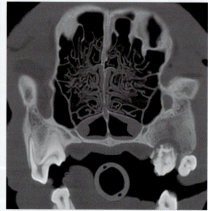
b CT，横断面

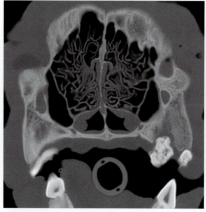
c CT，横断面

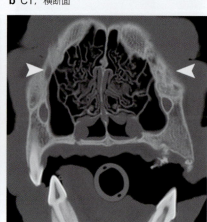
d CT，横断面

片側性の鼻涙管閉塞と子犬のときに顔を咬まれた既往歴を持つ1歳，去勢雄のグレート・デーン。左上顎第4前臼歯に構造変形を伴う歯折と2つの不均等なサイズの歯片が認められる（a：矢印）。歯根周囲の上顎骨は融解し，膨張している（a：中抜き矢印）。前頭洞は非対称であり，頬骨および上顎骨は変形している。右側の正常な鼻涙管と比較すると，この変形が左側の鼻涙管の形成に影響を及ぼしていることがわかる（d：矢頭）。

図 1.9.5 根尖膿瘍（犬） CT

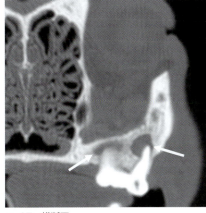
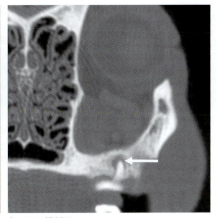

a CT，横断面　　b CT，横断面

11歳，避妊雌のオーストラリアン・キャトル・ドッグ。CTは，他の疾患のために実施された。上顎第4前臼歯レベルで取得された連続画像を，吻側から尾側の順に並べてある。左上顎第4前臼歯の吻側（a：矢印）および尾側（b：矢印）歯根の根尖周囲に歯槽骨の局所的な破壊がみられる。画像所見は，根尖膿瘍に特徴的なものである。

図 1.9.6 膿瘍と鼻炎（猫） CT

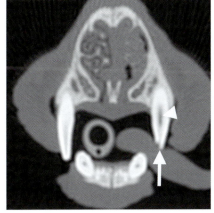
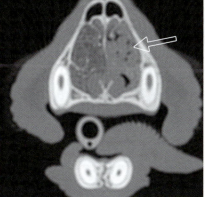
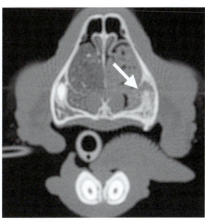

a CT，横断面　　b CT，横断面　　c CT，横断面

左上顎犬歯の歯尖が折れ（a：矢印），歯髄は右側に比べて拡大している（a：矢頭）。周囲鼻腔内は軟部組織陰影で占拠されている（b：中抜き矢印）。歯槽骨は融解し，隣接する鼻腔内に開存している（c：矢印）。

図 1.9.7　下顎の骨髄炎と骨壊死（犬）　　CT

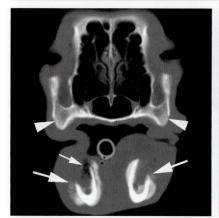

a　CT，横断面

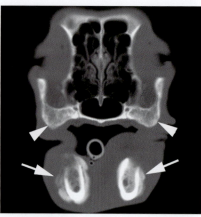

b　CT，横断面

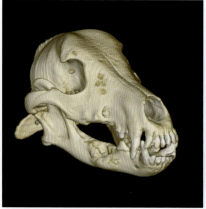

c　3D-CT，斜位観

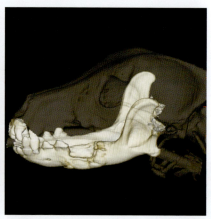

d　3D-CT，左側観

化膿性・潰瘍性口内炎を呈する4歳，雄のスコティッシュ・テリア。犬は過去に多数の抜歯を行っていた。後臼歯と尾側前臼歯は認められない。上顎第1後臼歯のレベルで取得された画像を，吻側から尾側の順に並べてある（a，b）。上顎の歯槽骨は平坦化し，歯槽骨の空洞部分は骨化している（a，b：矢頭）。抜歯後の大きな骨欠損が下顎骨に認められ，歯槽骨の骨破壊と骨膜反応も認められる（a，b：大矢印）。右下顎歯槽骨空洞内に明らかな局所的なガス陰影も認められる（a：小矢印）。3Dレンダリングによって，下顎周囲の骨融解と反応性骨膜反応の全貌が明らかになった。

図 1.9.8　咽頭および髄膜に拡張する舌下膿瘍（犬）　　MRI

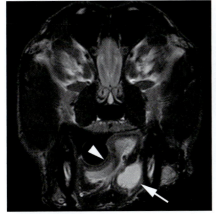
a　T2W，横断面

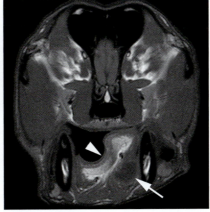
b　T1W，横断面

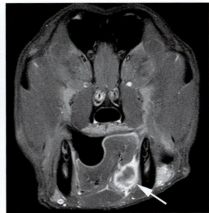
c　脂肪抑制造影 T1W，横断面

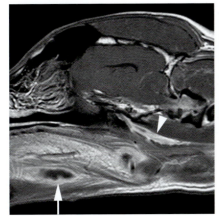
d　造影 T1W，矢状断面

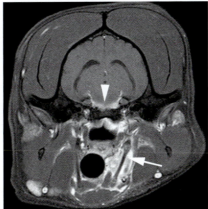
e　脂肪抑制造影 T1W，横断面

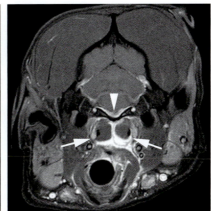
f　脂肪抑制造影 T1W，横断面

嗜眠と採食困難（食物を噛めない）を呈する 6 歳，去勢雄のラブラドール・レトリーバー。a〜c は，舌根付近の解剖学的に同一レベルの横断面である。e，f はそのさらに尾側で，吻側から尾側の順に並べてある。内部の空洞を液体が占拠している舌下の mass は，T1W 低信号，T2W 高信号を呈し，造影剤で辺縁増強される（a〜d：矢印）。舌の固有筋肉組織と脂肪組織は，中心部が T1W，T2W 高信号を呈し，周囲は低信号層に囲まれているが（a，b：矢頭），それ以外の外観は正常である。び漫性の造影増強が中咽頭，左舌骨（e：矢印）と頭長筋（f：矢印）の周囲に認められる。明らかな髄膜増強が脳幹の腹側に認められ（d〜f：矢頭），おそらく頭蓋底の孔を介した頭蓋内浸潤が示唆される。舌の生検は，膿瘍を伴う重度の好中球増加と壊死性舌炎を明らかにし，おそらく植物の固い芒（のぎ）が迷入したと考えられる。脳脊髄液（CSF）の細胞診により，著しい化膿性炎症が明らかとなった。

図 1.9.9　歯根嚢胞（犬）　　CT

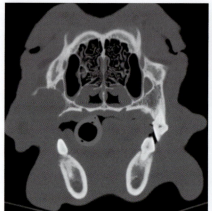
a CT, 横断面

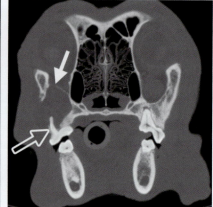
b CT, 横断面

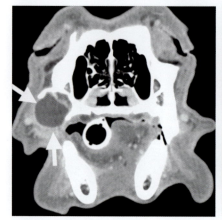
c 造影 CT, 横断面

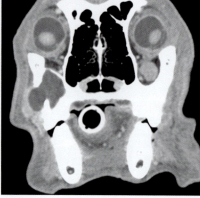
d 造影 CT, 横断面

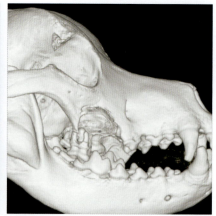
e 3D-CT, 右側観

顔面 mass を有する 10 歳，去勢雄のラブラドール・レトリーバー。右第 1 後臼歯は以前に歯根膿瘍疑いで抜歯された。造影前（a, b）と同レベルの造影後横断面（c, d）を，吻側から尾側の順に並べてある。骨条件画像において，嚢胞性病変が右上顎に存在し（b：矢印），右上顎第 3 前臼歯から第 1 後臼歯の歯根（b：中抜き矢印）と眼窩に拡大している。造影画像において病変の辺縁増強がみられ（c：矢印），中心部には液体デンシティが存在する。上顎骨の円形性骨融解が 3D 画像上で認められる（e）。上顎第 4 前臼歯は存在しない。切除生検により mass は歯根嚢胞であることを確認した。

図 1.9.10　骨形成性線維性エプーリス（犬）　CT

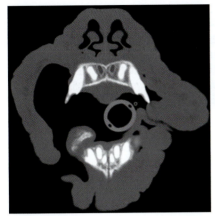
a CT，横断面

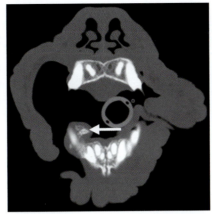
b CT，横断面

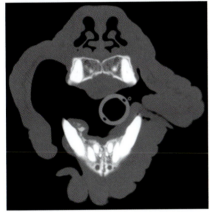
c CT，横断面

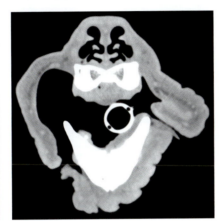
d 造影 CT，横断面

口腔 mass が急速に大きくなった 4 歳，去勢雄のグレート・デーン。右下顎犬歯の吻側面に固着し，石灰化した mass が認められる（b：矢印）。造影画像では，mass は均一に，強く増強されている（d）。切除生検により，骨形成性線維性エプーリスが確認された。

図 1.9.11 棘細胞性エナメル上皮腫（犬） CT

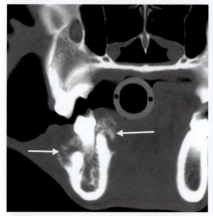

a CT, 横断面

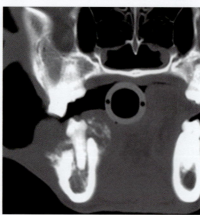

b CT, 横断面

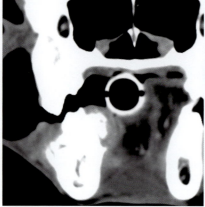

c 造影CT, 横断面

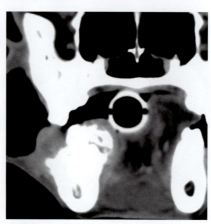

d 造影CT, 横断面

口腔内massを有する10歳，去勢雄のボーダー・コリー。右下顎体を含む第1および第2後臼歯周囲の骨融解と骨増殖が認められる（a：矢印）。massの骨成分腹側に強く増強される小葉性軟部組織もまた存在する（c, d）。切除生検により，massは棘細胞性エナメル上皮腫であることが明らかとなった。

図 1.9.12 アミロイド産生性歯原性腫瘍（犬） CT

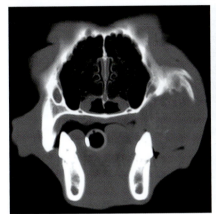
a CT，横断面

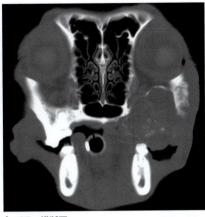
b CT，横断面

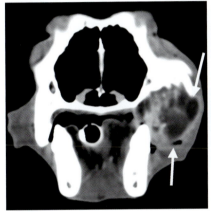
c 造影 CT，横断面

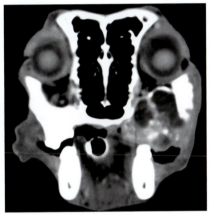
d 造影 CT，横断面

眼窩の腫脹を呈する8歳，雄のテリア系雑種。左頬骨弓吻側面と左上顎尾側に拡大する骨融解と骨増殖が認められる（**a**，**b**）。ヨード系造影剤の静脈内投与後，病変部の軟部組織成分は低吸収性の小房性領域とよく増強される散在性軟部組織と隔壁をともなう多房性の外観を有している（**c**：矢印）。造影画像は，第2前臼歯レベルから眼窩腹側まで mass が尾側に拡大していることを示す（**d**）。左上顎第4前臼歯と後臼歯は認められない。生検は，mass がアミロイド産生性歯原性腫瘍であることを確認した。

図 1.9.13　エナメル上皮線維腫（犬）

CT

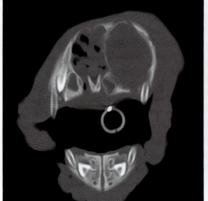
a　CT，横断面

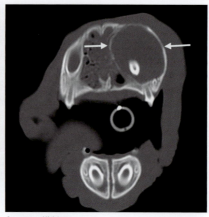
b　CT，横断面

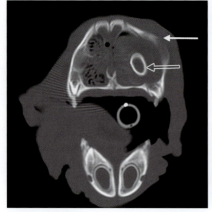
c　CT，横断面

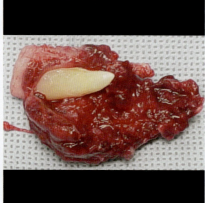
d　肉眼所見

顔面腫脹を呈する4カ月齢，避妊雌のラブラドール・レトリーバー。画像は吻側から尾側の順に並べてある（a〜c）。左上顎犬歯（c：中抜き矢印）は左鼻腔内に変位し，液体デンシティ物質によって囲まれている。歯根周囲の上顎骨は拡大し，鼻中隔の偏位を伴い鼻腔内に拡大している（b，c：矢印）。Mass は犬歯に沿って外科的に摘出され，エナメル上皮線維腫であることが確認された（d）。

図 1.9.14 集合性歯牙腫（犬）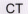

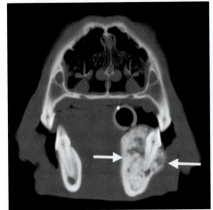

a CT，横断面

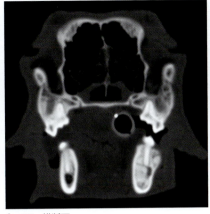

b CT，横断面

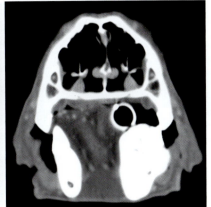

c 造影 CT，横断面

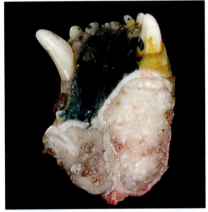

d 肉眼所見

口腔内 mass を有する3歳，去勢雄のゴールデン・レトリーバー。左下顎歯の頬側および舌側面に主に骨増殖を呈す拡張性の mass が認められる（a：矢印）。骨皮質の骨融解が認められるが，mass の辺縁は平滑で規則的である。造影画像では軟部組織成分は認められない（c）。切除生検により集合性歯牙腫と診断された（d）。

図 1.9.15 舌脂肪肉腫（犬）

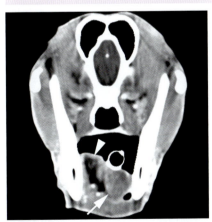

a 造影 CT，横断面

舌左側に mass を有する12歳，去勢雄のフォックス・テリア。境界明瞭で中等度に増強される mass（矢印）は，舌（矢頭）左側から発生し，気管チューブによって腹側に偏位している。舌は，軟部組織密度の高い層に辺縁を囲まれた筋肉組織と脂肪組織の比較的低吸収の中心部を持つが，他の点では外観は正常である。Mass の生検により，中等度に分化した脂肪肉腫であることが明らかとなった。

Section 1　頭部および頸部

図 1.9.16　扁平上皮癌（犬）　CT

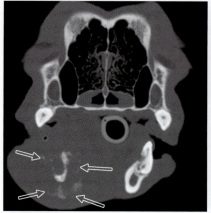

a　CT，横断面

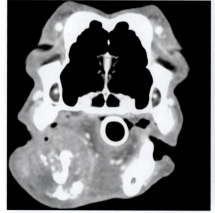

b　CT，横断面

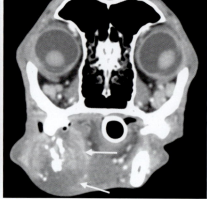

c　造影 CT，横断面

d　造影 CT，横断面

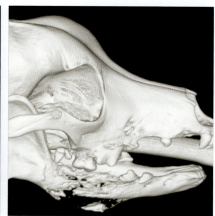

e　3D-CT，右側観

感染歯が疑われた 8 歳，避妊雌のボーダー・コリー。左下顎骨尾側部周囲の著しい骨融解と不規則な骨増殖が認められる（a，b：中抜き矢印）。複数の歯は認められない。骨病変に関連した著しく不均一に増強される大きな軟部組織 mass が認められる（d：矢印）。3D 画像は，下顎骨病変の範囲を示している（e）。生検により扁平上皮癌が確認された。

図 1.9.17　転移を伴う扁平上皮癌（猫）　CT

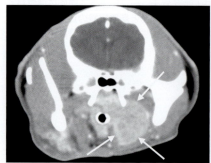

a　造影 CT，横断面

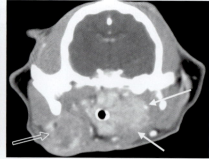

b　造影 CT，横断面

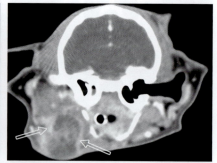

c　造影 CT，横断面

頸部 mass を有する 9 歳，避妊雌のドメスティック・ショートヘア。頭部の造影画像において，左軟口蓋と扁桃腺領域に強く増強される大きな mass が認められる（a，b：矢印）。反対側の下顎リンパ節は著しく腫大し，不均一に増強される（b，c：中抜き矢印）。軟口蓋の肥厚により鼓室胞内に二次性の液体貯留が認められる（c）。剖検により，所属リンパ節への転移を伴う原発性扁平上皮癌が確認された。

図 1.9.18　メラニン性黒色腫（犬）　　CT

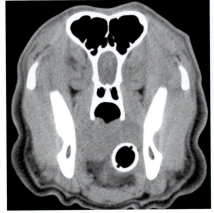
a CT，横断面

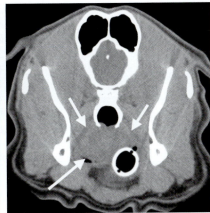
b CT，横断面

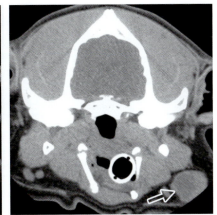
c CT，横断面

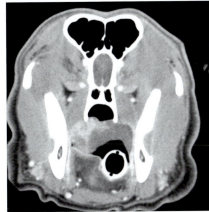
d 造影CT，横断面

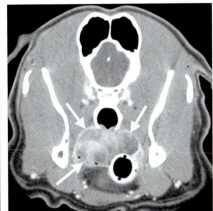
e 造影CT，横断面

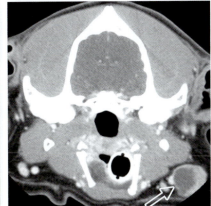
f 造影CT，横断面

採食困難を呈する10歳，去勢雄のラブラドール・レトリーバー。多小葉性の形状を示すmassが軟口蓋と扁桃腺の領域に認められる（b：矢印）。造影画像において，massには辺縁増強および内部の不均一な増強が認められる（e：矢印）。左下顎リンパ節は，中心部に増強されない低吸収の領域（c，f：中抜き矢印）を有し辺縁増強を呈し，腫大している。リンパ節転移を伴う原発性メラニン性黒色腫が切除生検により確認された。

図 1.9.19　メラニン欠乏性黒色腫（犬）　　　CT

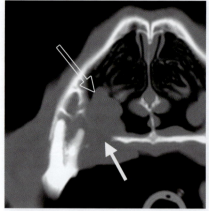
a　CT，横断面

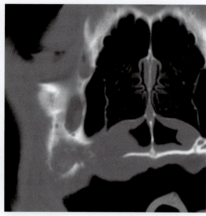
b　CT，横断面

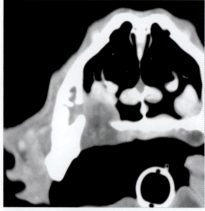
c　造影 CT，横断面

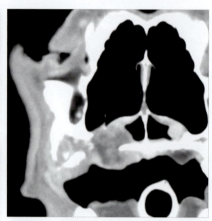
d　造影 CT，横断面

上顎の潰瘍性口腔内 mass の既往を持つ 10 歳，去勢雄のラブラドール・レトリーバー。硬口蓋（**a**：矢印）と右上顎第 4 前臼歯周囲の上顎内側面に骨融解が認められる。Mass は右鼻腔内（**a**：中抜き矢印）と口腔内に拡大している。造影画像では，mass の中心部はわずかに増強され，辺縁が強く増強される。切除生検によりメラニン欠乏性黒色腫が確認された。

図 1.9.20　所属リンパ節への転移を伴う舌黒色腫（犬）　　CT

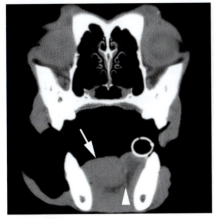
a　CT，横断面

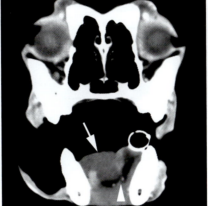
b　造影CT，横断面

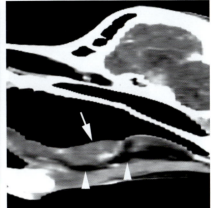
c　造影CT，矢状断面

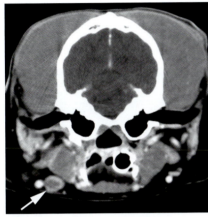
d　造影CT，横断面

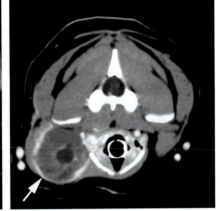
e　造影CT，横断面

舌massを有する9歳，避妊雌のテリア系雑種。aとbは同じ解剖学的レベルの横断面である。dとeはそのさらに尾側であり，吻側から尾側の順に並べてある。辺縁平滑な卵形の舌mass（a〜c：矢印）は，隣接する正常な舌実質を圧排し，偏位させている（a〜c：矢頭）。右下顎リンパ節（d：矢印）および内側咽頭後リンパ節（e：矢印）は著しく腫大しており，造影剤で中心部に低吸収域を伴う不均一な増強がみられ，所属リンパ節転移の特徴と一致した。舌の生検で黒色腫が明らかとなり，リンパ節の吸引細胞診により局所転移も確認された。

図 1.9.21　上顎線維肉腫（犬）　　　CT

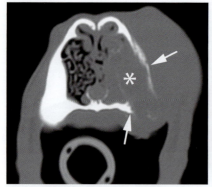
a　CT，横断面

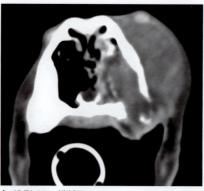
b　造影CT，横断面

左上顎 mass の拡大がみられる 11 歳のスタンダード・プードル。画像は上顎犬歯レベルの横断面である。左鼻腔内に拡大した軟部組織 mass があり，隣接した鼻甲介の破壊も認められる（**a**：＊）。左上顎犬歯は欠損し，歯槽骨と上顎骨外側皮質の骨融解が明らかである（**a**：矢印）。Mass は造影剤で不均一に増強される（**b**）。生検により線維肉腫が明らかとなった。

図 1.9.22　上顎骨肉腫（犬）　　　CT

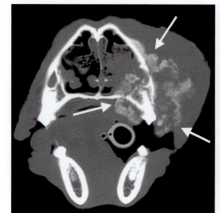
a　CT，横断面

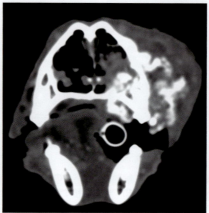
b　造影CT，横断面

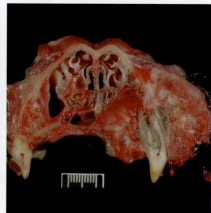
c　肉眼所見

左側顔面腫脹を呈し眼下に瘻孔を有する 12 歳，去勢雄のミニチュア・シュナウザー。左上顎に骨融解と骨増殖を伴う mass が認められる（**a**：矢印）。Mass は腹側鼻甲介を破壊し，鼻腔内に拡大している。Mass は造影剤で軽度に増強される。生検で骨肉腫と確認された。

文 献

1. Kafka UCM, Carstens A, Steenkamp G, Symington H. Diagnostic value of magnetic resonance imaging and computed tomography for oral masses in dogs. J S Afr Vet Assoc. 2004;75:163–168.

2. Dole RS, Spurgeon TL. Frequency of supernumerary teeth in a dolichocephalic canine breed, the greyhound. Am J Vet Res. 1998;59:16–17.

3. Verstraete FJ, Terpak CH. Anatomical variations in the dentition of the domestic cat. J Vet Dent. 1997;14:137–140.

4. Grand J-GR, Bureau S. Structural characteristics of the soft palate and meatus nasopharyngeus in brachycephalic and non-brachycephalic dogs analysed by CT. J Small Anim Pract. 2011;52:232–239.

5. Bar-Am Y, Pollard RE, Kass PH, Verstraete FJM. The diagnostic yield of conventional radiographs and computed tomography in dogs and cats with maxillofacial trauma. Vet Surg. 2008;37:294–299.

6. Boehm B, Breuer W, Hermanns W. [Odontogenic tumours in the dog and cat]. Tierarztl Prax K H. 2011;39:305–312.

7. Head KW, Cullen JM, Dubielzig RR, et al. Histological classification of tumors of the alimentary system of domestic animals [Internet]. Head KW, Cullen JM, Dubielzig RR (eds): Washington, D.C.: WHO, Armed Forces Institute of Pathology; 2007. Available from: http://www.ncbi.nlm.nih.gov/books/NBK9565/#ch8.r71

8. Baba AI, Câtoi C, editors. Tumors of the alimentary system. Comparative Oncology [Internet]. Bucharest: The Publishing House of the Romanian Academy; 2007. Available from: http://www.ncbi.nlm.nih.gov/books/NBK9565/

9. Fiani N, Verstraete FJM, Kass PH, Cox DP. Clinicopathologic characterization of odontogenic tumors and focal fibrous hyperplasia in dogs: 152 cases (1995–2005). J Am Vet Med Assoc. 2011;238:495–500.

10. Schmidt A, Kessler M, Tassani-Prell M. [Computed tomographic characteristics of canine acanthomatous ameloblastoma – a retrospective study in 52 dogs]. Tierarztl Prax K H. 2012;40:155–160.

11. Miles CR, Bell CM, Pinkerton ME, Soukup JW. Maxillary ameloblastic fibroma in a dog. Vet Pathol. 2011;48:823–826.

12. Gardner DG, Dubielzig RR. Feline inductive odontogenic tumor (inductive fibroameloblastoma) – a tumor unique to cats. J Oral Pathol Med. 1995;24:185–190.

13. Gendler A, Lewis JR, Reetz JA, Schwarz T. Computed tomographic features of oral squamous cell carcinoma in cats: 18 cases (2002–2008). J Am Vet Med Assoc. 2010;236:319–325.

14. Woodbridge NT, Baines EA, Baines SJ. Otitis media in five cats associated with soft palate abnormalities. Vet Rec. 2012;171:124.

15. Frazier SA, Johns SM, Ortega J, et al. Outcome in dogs with surgically resected oral fibrosarcoma (1997–2008). Vet Comp Oncol. 2012;10:33–43.

1.10
喉頭，咽頭および頚部

はじめに
　喉頭，咽頭と頚部の軟部組織はCTとMRIの両方を用いて評価される[1]。造影剤の使用により，両方のモダリティは炎症性および腫瘍性病変の評価のための優れた感度を発揮する。CTはMRIより軟部組織コントラストが低いが，動物を開口保定で撮影すると空気とのコントラストにより感度および診断精度が上がる[2]。

発生障害
　上部気道閉塞を引き起こす喉頭嚢胞 laryngeal cystが犬で報告されている。CT所見は，喉頭内腔と交通しない増強される薄い壁を持つ液体デンシティのmassである[3]。

外傷
　咬傷による外傷あるいは頚部や喉頭領域への直接的な外傷は，頭部またはそれ自身の関節に付着する舌骨装置の損傷を引き起こす可能性がある。横断面と3D画像の両方でみられる舌骨装置の左右対称性は，構造破壊が生じているかどうかの判断に有効である（図1.10.1，1.10.2）。外傷はまた，MRI上でmass effectを伴う血液または蛋白質様液の特徴をもつ血腫形成を生じることがある（図1.10.3）。

炎症性疾患
鼻咽頭ポリープ
　鼻咽頭ポリープ nasopharyngeal polypは，鼓室胞や耳管から発生する炎症性疾患で，猫で最も頻繁にみられる。単純CT画像で，それらは辺縁不整で，低吸収である。造影後，massは強い辺縁増強を伴う中心部低吸収を呈する（図1.10.4）。多くの猫において，ポリープと拡張した耳管を繋ぐ茎が認められる[4]。たいていの場合，同側または両側性の中耳炎が，鼓室胞内の軟部組織または液体デンシティとして認められ，鼓室胞壁は肥厚，拡大し，骨融解を起こしていることもある。中耳炎の画像所見は1.2章で説明されている。

異物
　咽頭部の炎症は，鼻咽頭あるいは頚部や咽頭後部の皮膚や咽頭から貫通した異物により二次性に発生することが多い。植物異物は，十分大きくない限り，CTやMRI上で直接可視化できないことが多い。串などの大きな異物は，明確な形状と内部構造も確認できることがある[5, 6]。MRI上，異物はT1強調（T1W）画像で等信号，T2強調（T2W）画像で低信号あるいは高信号所見を示し，CT画像では，高吸収所見を示す。強い辺縁増強を伴い，CT画像で低吸収，T2W画像で高信号を呈す周囲組織と浮腫が認められる（図1.10.6，1.10.7）[7]。瘻孔造影 fistulographyは，排泄経路および異物の外観を確認するために考慮される。

腫瘍
　異所性甲状腺腫瘍 ectopic thyroid neoplasiaは，喉頭領域で発生し，喉頭腔や腹側の筋肉組織への浸潤を伴うことがある[8]。Massは卵円形あるいは二裂形で底舌骨を中心とした骨融解を呈し（図1.10.7），正常な甲状腺は存在している。局所リンパ節や肺への転移が起こることがある。原発性甲状腺腫瘍に関しては1.11章で解説している。
　喉頭の筋肉組織にも横紋筋腫 rhabdomyoma，横紋筋

肉腫 rhabdomyosarcoma などの腫瘍形成を生じることがある（図1.10.8）[9]。また，頸動脈小体腫瘍 carotid body tumor などの神経内分泌腫瘍が喉頭の領域に発生し，甲状腺癌と間違われることがある（図1.10.9）[10]。

喉頭，扁桃と咽頭は，軟口蓋や舌の線維肉腫や扁平上皮癌のような口腔腫瘍を生じることがある（1.9章参照，図1.9.17，1.10.10）。円形細胞腫瘍もまたこれらの軟部組織に発生し，鼻咽頭閉塞や局所リンパ節腫脹を生じる可能性がある（図1.10.11，1.10.12）。

特発性疾患およびその他の疾患

喉頭麻痺や喉頭虚脱に続発して，上部気道閉塞が発生することがある。CT画像における喉頭麻痺の画像所見は，披裂軟骨の外転不全，ガスで満たされた外側喉頭室と細い声門裂である。外転する喉頭小嚢，楔状突起と小角突起の虚脱および狭窄した声門裂が鎮静下の喉頭虚脱の犬で確認されている[12]。これらの所見は，全身麻酔下において挿管している動物で評価することは難しいと思われる。

図 1.10.1　舌骨の外傷（犬）　　　　　　　　　　　　　　　　　　　　　　　　　　　CT

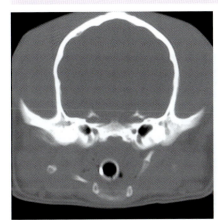
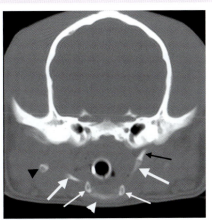

a　CT, 横断面　　　　b　CT, 横断面

3カ月前から咳，吐き気と鼻汁を呈する5歳，避妊雌のジャック・ラッセル・テリア。aとbは，同じ画像である（注釈があるものとないもの）。これらの画像は5 mm のスライス厚で撮影され，底舌骨（b：矢頭），角舌骨の尾側端（b：小矢印），上舌骨の部分（b：大矢印）と左茎状舌骨の末端（b：黒矢印）を描出している。右下顎骨の角突起尾側も認められる（b：黒矢頭）。右上舌骨は外方へ変位し，外傷が示唆される。

図 1.10.2　舌骨の外傷（猫）　　CT

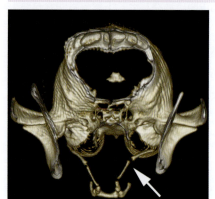

a 3D-CT, 尾側観

原因不明の急性の頭部および頚部外傷を有する9歳，去勢雄のドメスティック・ショートヘア。身体検査で嚥下障害がみられた。左上舌骨と茎状舌骨の内側変位を伴う舌骨装置の非対称性が認められる（矢印）。嚥下機能は支持療法の3日後に改善した。

図 1.10.3　血腫（犬）　　MRI

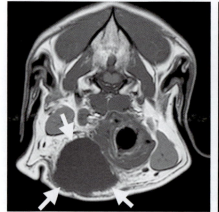

a T1W, 横断面

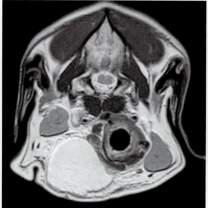

b T2W, 横断面

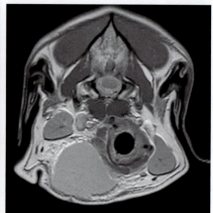

c PDW, 横断面

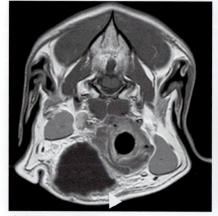

d 造影 T1W, 横断面

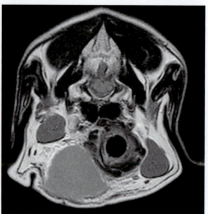

e FLAIR, 横断面

8歳，去勢雄のゴールデン・レトリーバー。1週間前に行った喉頭生検のための内視鏡で血腫が発生した。筋肉と比較してT1Wで低信号，T2W，PDWとFLAIRで高信号を呈す大きく境界明瞭なmassが，喉頭に隣接する右側頭蓋腹側の頚部領域に存在する（a：矢印）。造影T1Wにおいて薄い辺縁増強が認められる（d：矢頭）。MassはFLAIRで不十分に抑制される（e）。

図 1.10.4 鼻咽頭ポリープ（猫）

CT

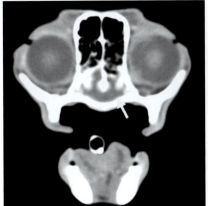

a 造影CT，横断面

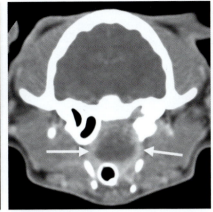

b 造影CT，横断面

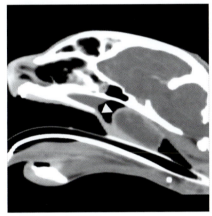

c 造影CT，矢状断面

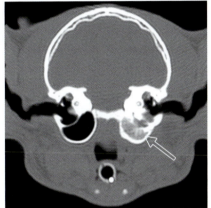

d CT，横断面

上部気道の雑音と開口呼吸を呈する4歳，避妊雌のドメスティック・ショートヘア。横断面で鼻咽頭と後鼻孔に軟部組織デンシティの占拠性病変が認められる（a，b：矢印）。Massは境界明瞭で，強い辺縁増強が認められる（c：矢頭）。左鼓室胞は，石灰化と軟部組織デンシティで占拠されている（d：中抜き矢印）。

Section 1 頭部および頚部

図 1.10.5　咽頭後蜂窩織炎（犬）　　CT

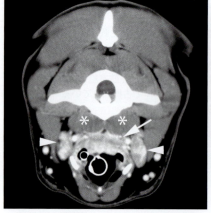
a 造影CT，横断面

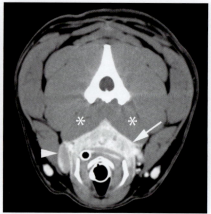
b 造影CT，横断面

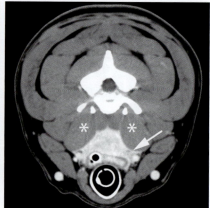
c 造影CT，横断面

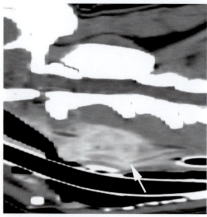
d 造影CT，矢状断面

進行性の呼吸困難を呈する4歳，避妊雌のピット・ブル・テリア。頭側頚部の造影画像を，頭側から尾側の順に並べてある。喉頭周囲と咽頭後部に造影剤で増強されるmass（a〜d：矢印）が明らかに認められ，背側の頚長筋（a〜c：＊）に囲まれている。内側咽頭後リンパ節は中等度に腫脹し（a，b：矢頭），不均一な増強パターンを呈している。咽頭後組織の生検により，広範な線維症を伴う慢性の好中球性，形質細胞性蜂窩織炎が確認された。

図 1.10.6　化膿性肉芽腫性炎症（犬）　　CT

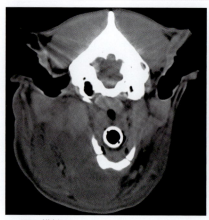
a CT，横断面

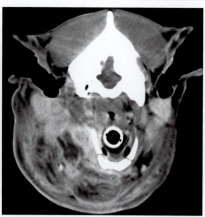
b 造影CT，横断面

頚部腹側の腫脹を呈する2歳，雌のジャーマン・シェパード・ドッグ。著しい頚部腹側の腫脹が認められ，それに伴う筋膜面の境界消失（a）と辺縁不整かつ不均一な増強を呈する（b）。生検で化膿性肉芽腫性蜂窩織炎と筋炎が確認され，植物（芒）が異物として迷入した可能性が考えられた。

図 1.10.7　舌骨腫瘍（犬）　　　　　　　　　　　　　　　　　　　　　　　　　　　　　　　　CT

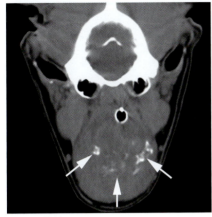
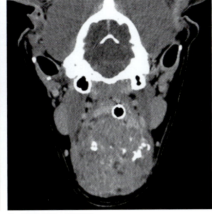
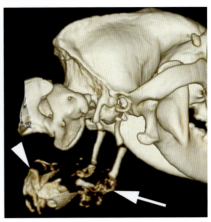

a　CT，横断面　　　　　　　　　b　造影CT，横断面　　　　　　　　c　3D-CT

甲状腺癌と診断された11歳，避妊雌のラブラドール・レトリーバー。大きな腹側のmassは舌骨装置を巻き込み，底舌骨，甲状舌骨および角舌骨は消失している（a，c）。これらの舌骨構成要素の痕跡が，massの中に存在する（a，c：矢印）。Massは中等度かつ不均一に増強される（b）。甲状腺および輪状軟骨は正常である（c：矢頭）。吸引細胞診により，異所性甲状腺癌が確認された。

図 1.10.8　喉頭横紋筋肉腫（犬）　　　　　　　　　　　　　　　　　　　　　　　　　　　　　　CT

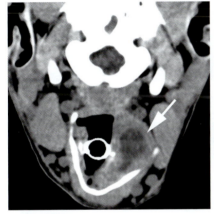
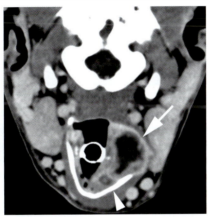

a　CT，横断面　　　　　　　　　b　造影CT，横断面

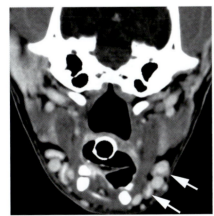
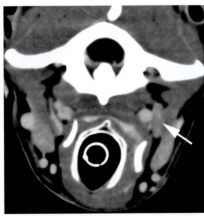

c　造影CT，横断面　　　　　　　d　造影CT，横断面

左側喉頭massを有する11歳，去勢雄のイングリッシュ・セッター。aとbは喉頭レベルである。cとdはそれぞれ，下顎リンパ節および内側咽頭後リンパ節のレベルである。辺縁増強され中心部が低吸収のmassが左喉頭に認められ（a，b：矢印），甲状軟骨頭側縁（b：矢頭）の回転性の偏位を引き起こしている。同側の下顎リンパ節（c：矢印）と内側咽頭後リンパ節（d：矢印）は正常である。生検により顆粒細胞横紋筋肉腫が明らかになった。Mass切除および永久気管切開を行い，4年間再発の兆候は認められずに犬は生存した。

図 1.10.9 神経内分泌腫瘍（犬） MRI

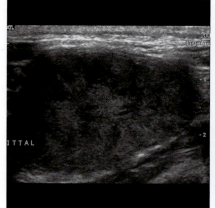

a 超音波，矢状断面

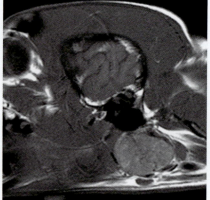

b T1W，矢状断面

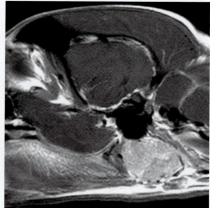

c 造影 T1W，矢状断面

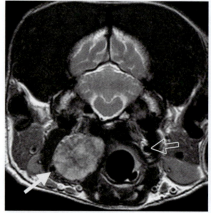

d T2W，横断面

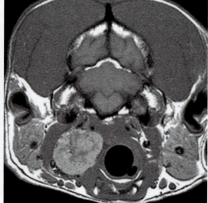

e T1W，横断面

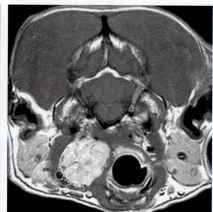

f 造影 T1W，横断面

右頸部腹側に mass を有する 14 歳，避妊雌のゴールデン・レトリーバー。d～f は喉頭のレベルの横断面である。不規則な辺縁を持つ卵形の mass が，右内側咽頭後リンパ節の領域で喉頭に隣接して認められる。Mass は充実性であるが，中心部は不均一で（a～f）著しく増強される（c～f）。右頸動脈は左側（d：中抜き矢印）と比較して外方へ偏位している（d：矢印）。両側の甲状腺は識別可能で，正常に認められた（図示せず）。生検により，mass は起源不明の神経内分泌腫瘍であることが明らかとなった。

図 1.10.10 神経内分泌腫瘍（猫） CT

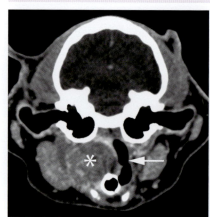

a 造影 CT，横断面

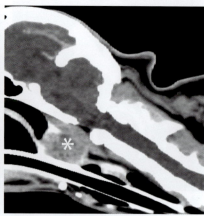

b 造影 CT，矢状断面

1 カ月前から断続的な呼吸困難を呈する 10 歳，避妊雌のシャム。右に偏って存在する増強される大きな mass（a，b：＊）は，右喉頭壁から発生し，喉頭と尾側咽頭の左方偏位と部分的な閉塞を起こしている（a：矢印）。吸引細胞診により，悪性神経内分泌腫瘍であることが明らかとなった。

図 1.10.11 鼻咽頭未分化円形細胞腫瘍（犬） CT

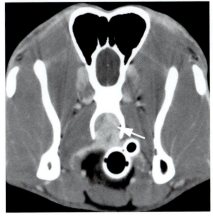
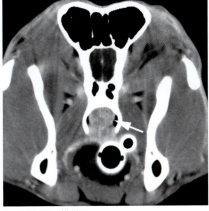
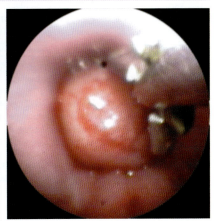

a 造影CT, 横断面　　b 造影CT, 横断面　　c 内視鏡

進行性の呼吸困難を呈する 2 歳, 去勢雄のラブラドール・レトリーバー。造影剤により境界明瞭で均一に増強される mass が鼻咽頭壁背側から発生し, ほぼ完全に鼻咽頭腔を塞いでいる (a, b：矢印)。内視鏡生検により, mass が原発性未分化円形細胞腫瘍であることが明らかとなった。

図 1.10.12 喉頭リンパ腫（猫） MRI

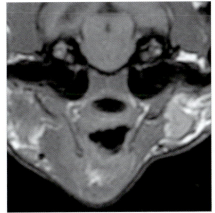
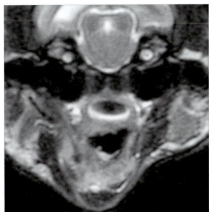
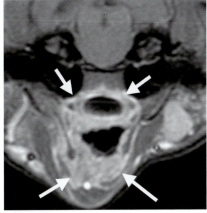

a T1W, 横断面　　b T2W, 横断面　　c 脂肪抑制造影 T1W, 横断面

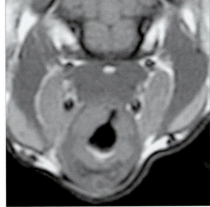
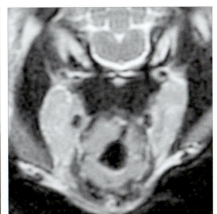
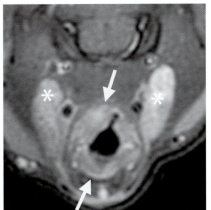

d T1W, 横断面　　e T2W, 横断面　　f 脂肪抑制造影 T1W, 横断面

変声のある 11 歳, 去勢雄のドメスティック・ショートヘア。喉頭と咽頭を囲む mass が認められる。Mass は T1W で等信号, T2W で不均一に高信号を呈し, 造影 T1W で強く増強される。(c, f：矢印)。内側咽頭後リンパ節は中等度に腫大している。(f：＊)。リンパ腫は, 大細胞性 T 細胞型だった。

Section 1 頭部および頸部

文 献

1. Vazquez JM, Arencibia A, Gil F, et al. Magnetic resonance imaging of the normal canine larynx. Anat Histol Embryol. 1998;27:263–270.
2. Laurenson MP, Zwingenberger AL, Cissell DD, et al. Computed tomography of the pharynx in a closed vs. open mouth position. Vet Radiol Ultrasound. 2011;52:357–361.
3. Cuddy LC, Bacon NJ, Coomer AR, Jeyapaul CJ, Sheppard BJ, Winter MD. Excision of a congenital laryngeal cyst in a five-month-old dog via a lateral extraluminal approach. J Am Vet Med Assoc. 2010;236:1328–1333.
4. Oliveira CR, O'Brien RT, Matheson JS, Carrera I. Computed tomographic features of feline nasopharyngeal polyps. Vet Radiol Ultrasound. 2012;53:406–411.
5. Jones JC, Ober CP. Computed tomographic diagnosis of nongastrointestinal foreign bodies in dogs. J Am Anim Hosp Assoc. 2007;43:99–111.
6. Potanas CP, Armbrust LJ, Klocke EE, Lister SA, Jiménez DA, Saltysiak KA. Ultrasonographic and magnetic resonance imaging diagnosis of an oropharyngeal wood penetrating injury in a dog. J Am Anim Hosp Assoc. 2011;47:e1–e6.
7. Young B, Klopp L, Albrecht M, Kraft S. Imaging diagnosis: magnetic resonance imaging of a cervical wooden foreign body in a dog. Vet Radiol Ultrasound. 2004;45:538–541.
8. Rossi F, Caleri E, Bacci B, et al. Computed tomographic features of basihyoid ectopic thyroid carcinoma in dogs. Vet Radiol Ultrasound. 2013;54:575–581.
9. Dunbar MD, Ginn P, Winter M, Miller KB, Craft W. Laryngeal rhabdomyoma in a dog. Vet Clin Pathol. 2012;41:590–593.
10. Taeymans O, Penninck DG, Peters RM. Comparison between clinical, ultrasound, CT, MRI, and pathology findings in dogs presented for suspected thyroid carcinoma. Vet Radiol Ultrasound. 2013;54:61–70.
11. Gendler A, Lewis JR, Reetz JA, Schwarz T. Computed tomographic features of oral squamous cell carcinoma in cats: 18 cases (2002–2008). J Am Vet Med Assoc. 2010;236:319–325.
12. Stadler K, Hartman S, Matheson J, O'Brien R. Computed tomographic imaging of dogs with primary laryngeal or tracheal airway obstruction. Vet Radiol Ultrasound. 2011;52:377–384.

1.11

甲状腺および上皮小体

正常な甲状腺と上皮小体

　正常な甲状腺は，頚部気管頭側の背外側に接しており，2つの扁平な楕円形の葉で構成されている。犬では，右葉は左葉のやや頭側に位置している。犬の甲状腺サイズは多様であり，峡部で結合する場合がある[1]。猫の甲状腺葉は，長さ約2 cm×最大幅は0.5 cmである[2]。甲状腺は，前および後甲状腺動脈から血液供給を受けている。個体差はあるが，上皮小体は平均4つあり，これらの腺は卵形で，最大直径5 mm未満である。上皮小体は，それぞれ，甲状腺葉の頭側極と尾側極近くに位置し，頭側腺は表面上に，尾側腺は甲状腺実質に埋没している傾向がある。

　CT横断像において，甲状腺は腺実質内にヨウ素が存在するために，気管支近傍に周囲組織より高吸収の小楕円形や三角形の構造として，通常容易に見つけることができる（図1.11.1a）。長径に沿って再構築した背断面では，甲状腺葉は特徴的な細長い卵形の形状をしている（図1.11.1b）。犬および猫の甲状腺組織は，単純画像でCT値がそれぞれ110 HUと125 HUであり，造影剤で顕著かつ均一に増強される[1, 3]。

　MRIでは，甲状腺は均一または不均一な外観を呈し，頚部筋肉と比べてT1強調（T1W）画像で等信号あるいは軽度高信号，T2強調（T2W）画像で高信号を呈する（図1.11.2）。正常な甲状腺は，造影剤で顕著に均一に増強される[4]。

　大きく腫大した上皮小体はT2W画像で局所性の高信号として描出されることもあるが，通常，正常な上皮小体はCTまたはMRIのいずれにおいても確認できない。

　高解像度の超音波およびシンチグラフィー検査が原発性甲状腺・上皮小体疾患の評価に非常に有効であるため，CTおよびMRIは侵襲性の甲状腺腫瘍の手術適応や異所性甲状腺，上皮小体massを検出するための補助的な画像技術として最も使用されている[5]。

甲状腺機能低下症

　機能性甲状腺機能低下症 functional hypothyroidismの犬の約半分は，リンパ球性甲状腺炎 lymphocytic thyroiditisを有しており，残りの大部分は特発性甲状腺萎縮 idiopathic thyroid atrophyを患っている。甲状腺機能低下症のCTおよびMRI所見に関する獣医学文献は存在しないが，甲状腺炎に罹患した患者は甲状腺肥大を生じることが予想され，特発性甲状腺萎縮では甲状腺サイズの縮小を来すと考えられる（図1.11.3）。甲状腺炎に罹患したヒトの場合，おそらく甲状腺濾胞細胞の破壊の結果，ヨウ素濃度が低下するため，CT画像上でデンシティの低下が認められる[6]。ヒトの甲状腺炎は，MRI上でT2W画像での信号強度の増加と関連している[6]。

甲状腺腫瘍

猫の機能性甲状腺結節性過形成と腺腫

　機能性良性腺腫 functional benign adenomatous neoplasmと過形成massは，高齢猫で一般的である。これらは通常，他の検査で十分診断できるので，CTやMRI所見の臨床的有用性は低いかもしれない。

　両方の画像診断法では，甲状腺は片側性あるいは両側性に腫大し，孤立性のmass病変あるいはび漫性の葉腫大として認められることがある。罹患した甲状腺は辺縁不整であり，それぞれ，CT上で低吸収，MRI上ではT1W画像で低信号，T2W画像で高信号の囊胞性病変として認められる（図1.11.4）。罹患した猫の甲状腺

は，中等度から著しく造影増強され，不整な外観を呈すことがある。

甲状腺癌

犬の甲状腺癌 thyroid adenocarcinoma は一般的に片側性であり，たいてい被囊化に乏しく，侵襲的に隣接する組織や血管へ浸潤する。多くの場合，CT あるいは MRI 撮影が行われる前に暫定的な診断が行われているので，これらの検査は甲状腺が起源であることや手術適応を確認したり，手術計画の特定のために利用される[5]。

CT と MRI の両方において，甲状腺癌はしばしば大きく，周囲の頸部筋組織，血管，気管，喉頭と食道を偏位，あるいは侵蝕している（**図 1.11.5～1.11.9**）。いくらかの腫瘍はよく被囊化されているようにみえるが，多くは広範性で，周囲組織への侵襲性が非常に高い。悪性腫瘍は典型的に血管に富み，実質は不均一なことが多く，囊胞や石灰化を有することがある。所属リンパ節転移は一般的に認められる。

CT 画像上では，甲状腺癌は一般的に単純画像で周囲の頸部筋肉と等吸収であり，空洞病変や石灰化が存在する場合には，実質内にそれぞれ低吸収域と高吸収域を伴う。悪性腫瘍は造影剤で著しく不均一に増強され，血管浸潤を伴う腫瘍において腫瘍塞栓が明らかになることがある[5]。

非造影 MRI において，腫瘍は一般的に，T1W 画像で高信号，T2W 画像で混合性高信号を呈する。MRI の造影増強は CT のそれと類似しており，腫瘍実質は著しく，不均一に増強される[5]。

異所性甲状腺腫瘍 ectopic thyroid tumor は，頸部腹側領域（**図 1.11.10**）あるいは前縦隔（**図 1.11.11**）に発生することがある。舌骨装置に発生した異所性甲状腺腫瘍は 1.10 章に記載している。異所性甲状腺癌の CT と MRI 所見は，本来の位置の甲状腺 mass と同様である。

甲状腺癌の画像所見と類似する頸部腹側に発生するほかの腫瘍には，頸動脈小体腫瘍 carotid body tumor（**図 1.11.12**），血管肉腫 hemangiosarcoma，未分化癌 undifferentiated carcinoma，肉芽腫性リンパ節炎 granulomatous lymphadenitis および傍食道膿瘍 paraesophageal abscess がある。

上皮小体結節

高カルシウム血症を引き起こす上皮小体疾患は，原発性あるいは二次性上皮小体機能亢進症に分類される。原発性上皮小体機能亢進症 primary hyperparathyroidism は通常孤発性，自律性，機能性の上皮小体腺腫あるいは癌腫であり，一方，二次性上皮小体機能亢進症 secondary hyperparathyroidism は複数の腺の上皮小体過形成を生じさせる低カルシウム血症に起因する。両者とも上皮小体の腫大を起こすが，腫瘍腺は孤発性の傾向がある。またかなりの重複はあるが，腫瘍腺は概して過形成腺よりもかなり大きい。

おそらくこれらは超音波検査で容易に検出され，十分に診断できるので，動物あるいはヒトにおける機能性上皮小体結節や mass の CT や MRI 所見はほとんど報告されていない[8]。上皮小体結節のサイズが小さく，甲状腺周囲のデンシティと似ているために，CT は上皮小体病変を検出するためには比較的感受性の低いモダリティーであると予測される。

MRI において，上皮小体結節は甲状腺実質内あるいは隣接する甲状腺実質と比較して T1W 画像で低信号，T2W 画像で高信号の境界明瞭な病変として描出される（**図 1.11.13**）[8]。

1.11 甲状腺および上皮小体

図 1.11.1　正常甲状腺（犬）　　CT

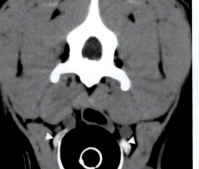
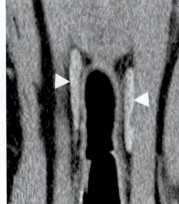

a CT, 横断面　　b CT, 背断面

正常な甲状腺葉はヨウ素含有量が多いため，単純CTにおいて通常高吸収である（a, b：矢頭）。

図 1.11.2　正常甲状腺（犬）　　MRI

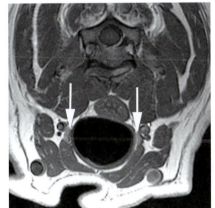

a T1W, 横断面　　b T2W, 横断面

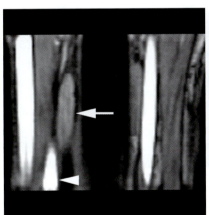
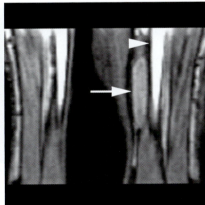

c T1W, SPGR, 背断面　　d T1W, SPGR, 背断面

左右甲状腺葉は，T1WとT2W横断面で，気管壁に隣接し，総頚動脈の腹内側に位置する小さく，おおよそ三角形の構造体として描出される（a, b：矢印）。右（c：矢印）および左（d：矢印）の甲状腺葉は，T1-3D-SPGR（背断面）で総頚動脈（c, d：矢頭）の内側に最もよく確認できる。

図 1.11.3 甲状腺機能低下症（犬）　CT

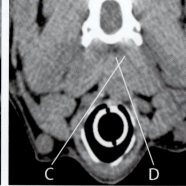

甲状腺機能低下症と診断された 12 歳，避妊雌のワイマラナー。**b** は **a** と同じ画像であり，**b** には **c** と **d** の長軸斜断面を示すラインが表示されている。甲状腺葉は予想されるよりも小さく，周囲の軟部組織よりわずかに高吸収である（**a**：矢印）。右（**c**：矢印）と左（**d**：矢印）の甲状腺葉は斜断面で容易に描出される。両葉は小さく，辺縁は不整である。長軸で見ると甲状腺葉は内側咽頭後リンパ節に似ているが，より頭側では，神経血管束の外側に位置しているため，区別できる。

a CT，横断面　　**b** CT，横断面

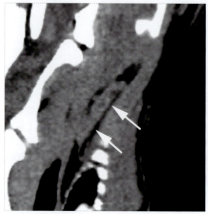 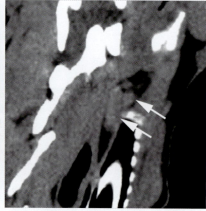

c CT，斜断面　　**d** CT，斜断面

図 1.11.4 甲状腺腫（猫）　CT

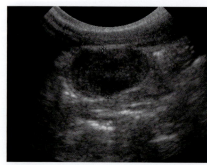 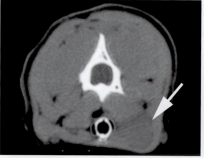 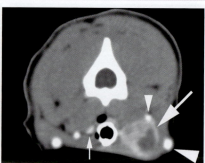

a 超音波，矢状断面　　**b** CT，横断面　　**c** 造影 CT，横断面

最近，嚥下障害と食欲不振を発症した 7 歳のヒマラヤン。超音波検査で卵形の低エコー性の mass が左腹側頚部領域に存在する（**a**）。CT 上で mass は周囲軟部組織よりも低吸収であるが，脂肪よりは十分高吸収である（**b**：矢印）。Mass は造影剤で不均一に増強され，辺縁は境界明瞭である（**c**：大矢印）。左総頚動脈は背側に偏位し（**c**：小矢頭），左頚静脈は外側へ偏位している（**c**：大矢頭）。右側甲状腺は正常に認められる（**c**：小矢印）。切除生検により甲状腺腫と診断された。

図 1.11.5　甲状腺癌（犬）　　　　　　　　　　　　　　　　　　　　　　　　　　　　　　　　CT

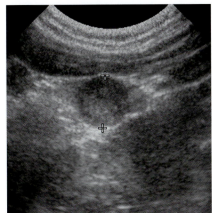
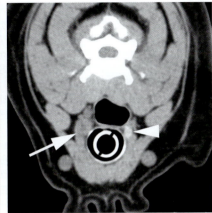
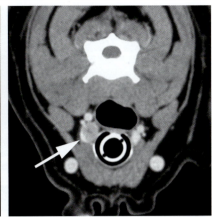

a 超音波，矢状断面　　　　b CT，横断面　　　　c 造影 CT，横断面

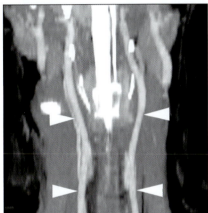
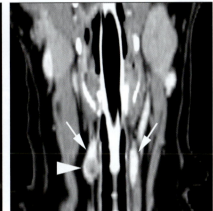

d 造影 CT，MIP，背断面　　　　e 造影 CT，MIP，背断面

以前に肺および頸部 mass が診断された 12 歳，避妊雌のラブラドール・レトリーバー。超音波検査で球形の低エコー性結節が右甲状腺葉に認められる（a）。Mass は単純 CT で軽度の低吸収である（b：矢印）。左甲状腺葉の大きさは正常であり，高吸収である（b：矢頭）。Mass は軽度に増強されるが，周縁の正常な甲状腺（c：矢印）や反対側の甲状腺よりは低吸収である。造影画像データの背断面最大値投影法（MIP）において，厚いスラブの MIP は甲状腺葉の背側に走行する左右の頸動脈を明瞭に描出する（d：矢頭）。頸動脈を除いた薄いスラブの MIP により，甲状腺葉と右葉 mass の位置が明らかとなった（e：矢頭）。切除生検によって，血管および被膜浸潤を伴う充実性の濾胞性甲状腺癌と診断された。

Section 1　頭部および頚部

図 1.11.6　甲状腺癌と甲状腺腫（犬）

CT

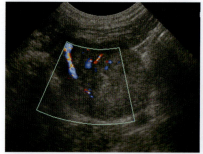
a 超音波，矢状断面

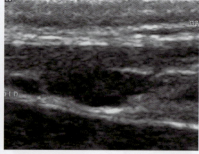
b 超音波，矢状断面

右側の頚部腹側に mass を有する 12 歳，避妊雌のオーストラリアン・シェパード。超音波検査により，右甲状腺葉の領域に大きな，充実性の血管性 mass が明らかとなった（**a**）。左甲状腺葉の実質内にも小さな低エコー性の mass が認められた（**b**）。造影前と造影後の CT 横断面は対になっており（**c〜f**），吻側から順に並べてある。右側に均一に増強される大きな mass が存在する（**c〜f**：大矢印）。Mass 腹側部分は辺縁不整であり，mass は外側へ拡大して，周囲組織にも増強が認められる（**e**，**f**：矢頭）。頭側の CT で，左甲状腺葉はほぼ正常であるが（**c**，**e**：小矢印），尾側の画像では，左甲状腺葉は大きく，予想されるより低吸収を呈し，第 2 の小さな mass の存在を示唆する（**d**，**f**：小矢印）。長軸を通る斜断面に再構成した CT 画像では，左甲状腺葉に 2 つの小さな結節病変が確認される（**h**：小矢印）。画像所見は，外科的切除のときに肉眼で確認された（**i**，**j**：矢印）。切除生検により，被膜外浸潤を伴う右側甲状腺癌と左側甲状腺腫が明らかとなった。

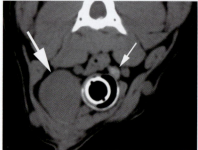
c CT，横断面

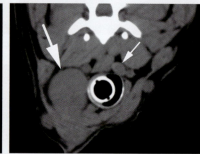
d CT，横断面

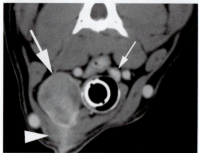
e 造影 CT，横断面

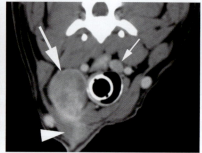
f 造影 CT，横断面

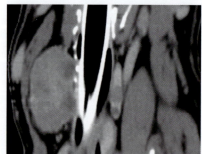
g 造影 CT，斜断面

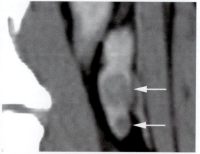
h 造影 CT，斜断面

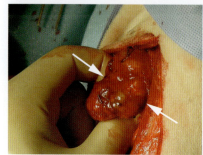
i 肉眼所見（右）

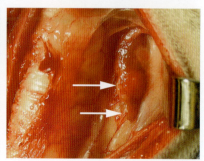
j 肉眼所見（左）

図 1.11.7 甲状腺癌（犬）

CT

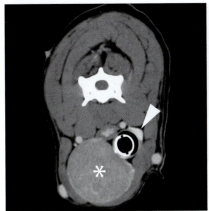

a 造影 CT，横断面

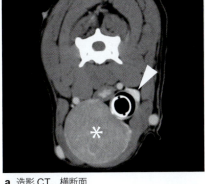

b 造影 3D-CT，斜位観

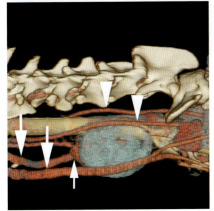

c 造影 3D-CT，右側観

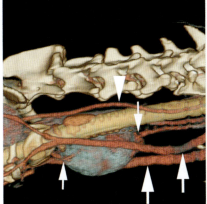

d 造影 3D-CT，左側観

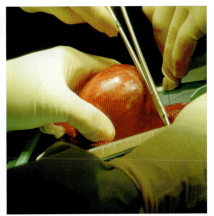

e 肉眼所見

4カ月前から頚部腹側に mass を有する 10 歳，去勢雄のロットワイラー。右頚部腹側に境界明瞭な卵形の大きな mass が認められる。Mass は造影剤で中等度に，かつ均一に増強される（**a**：＊）。左甲状腺葉はサイズ，位置およびデンシティは正常であるが（**a**：矢頭），この検査では正常な甲状腺葉とは判断できない。3D レンダリングにより，mass の位置と頚静脈（**b〜d**：大矢印），総頚静脈（**c, d**：矢頭）との関連が明らかとなった。前および後甲状腺動脈から mass への血管供給も認められる（**b〜d**：小矢印）。切除した mass は境界明瞭だった（**e**）。切除生検で甲状腺癌を確認した。

図 1.11.8　浸潤性甲状腺癌（犬）　　　CT

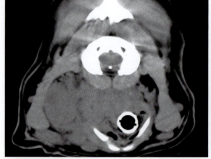
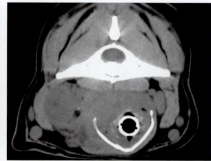
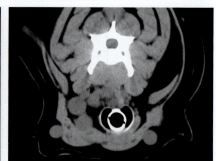

a CT，横断面　　**b** CT，横断面　　**c** CT，横断面

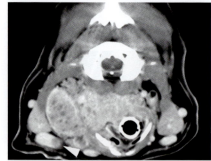
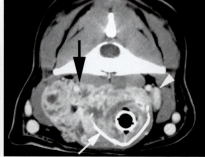
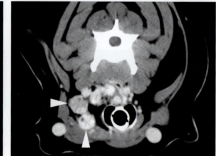

d 造影 CT，横断面　　**e** 造影 CT，横断面　　**f** 造影 CT，横断面

3カ月前から嚥下障害を呈し頸部腹側に mass を有する10歳，去勢雄のラブラドール系雑種。CT 画像は，造影前（**a〜c**）と造影後（**d〜f**）で対比しており，頭側から尾側の順に並べてある。右頸部に不均一な不透過性の軟部組織 mass が認められ，吻側は舌骨装置から尾側は中頸部領域まで広範囲に拡大している。Mass は喉頭を左側へ偏位させ，正中を超えて，喉頭および咽喉後領域の背側および左外側まで拡大している。Mass は造影剤で強く，不均一に増強される。Mass は喉頭を左側へ偏位させ，喉頭の軟部組織に浸潤し（**e**：小矢印），右の頸動脈と頸静脈を巻き込んでいる（**e**：黒矢印）。これらの血管の尾側方（**f**：矢頭）と右顔面静脈（**d**：矢頭）には充填欠損像と拡張が認められ，腫瘍浸潤および腫瘍栓の存在が示唆される。左咽頭後リンパ節には腫大と不均一な増強パターンが認められ，対側のリンパ節転移が示唆される（**e**：矢頭）。剖検により，周囲軟部組織への広範な浸潤と所属リンパ節や肺への転移を伴う両側の甲状腺癌を確認した。Mass は拡大浸潤し，咽頭と喉頭開口部を著しく圧迫しながら口腔咽頭壁を拡大させている。

図 1.11.9　浸潤性甲状腺癌（犬）　　CT

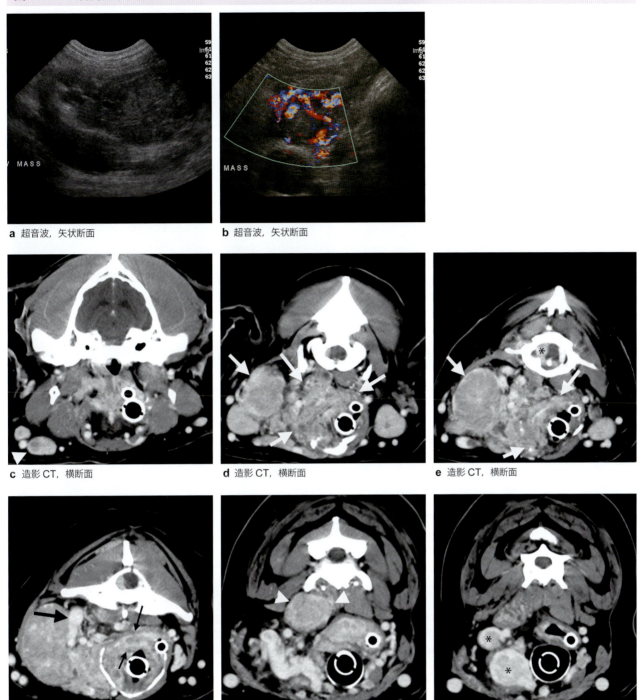

a 超音波，矢状断面
b 超音波，矢状断面
c 造影 CT, 横断面
d 造影 CT, 横断面
e 造影 CT, 横断面
f 造影 CT, 横断面
g 造影 CT, 横断面
h 造影 CT, 横断面

食欲不振と右側喉頭麻痺を呈する 6 歳，去勢雄のオールド・イングリッシュ・シープドッグ。超音波検査では，mass は低エコーで，血管が豊富である（a, b）。下顎リンパ節は，転移を示唆する中心部の充填欠損を伴い，腫大している（c：矢頭）。造影剤でび漫性に増強される腫瘍組織は，喉頭と頸部の筋肉に浸潤している（d, e：矢印）。脊柱管内に脊髄の偏位と圧迫を伴う mass effect が認められる（e：＊）。これは椎骨静脈叢への腫瘍の血管浸潤あるいは静脈塞栓のいずれかを示している。食道浸潤（f：小矢印）と mass を囲む蛇行した血管（f：大矢印）が見られる。尾側では脊椎腹側の筋肉に浸潤が認められる（g：矢頭）。未同定の腫瘍血管は拡大し，腫瘍栓で占拠されている（h：＊）。

図 1.11.10 異所性甲状腺癌（犬） MRI

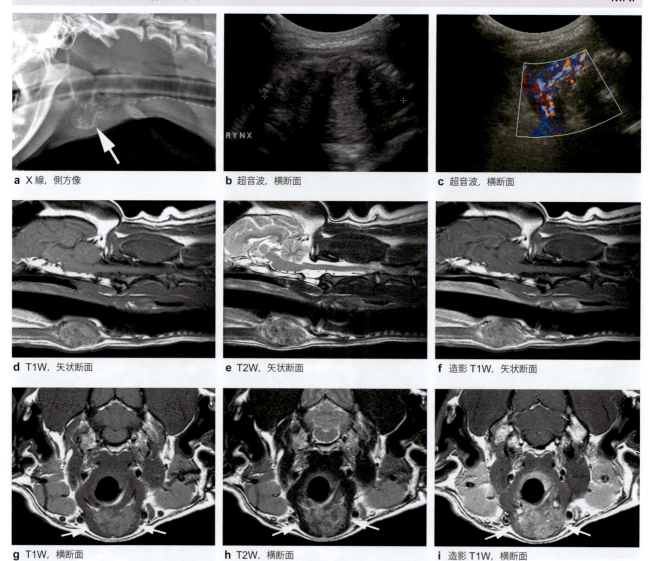

a X線, 側方像
b 超音波, 横断面
c 超音波, 横断面
d T1W, 矢状断面
e T2W, 矢状断面
f 造影 T1W, 矢状断面
g T1W, 横断面
h T2W, 横断面
i 造影 T1W, 横断面

最近の体重減少と血中 T4 濃度の上昇がみられる 8 歳, 去勢雄のラブラドール・レトリーバー。局所的に石灰化を示す mass が舌骨装置の腹側に認められ, 底舌骨を巻き込んでいるように見える（a：矢印）。超音波画像上で mass は充実性で血管に富み（b, c）, 局所的な石灰化がここでも明らかである（b：シャドーイング）。甲状腺シンチグラフィー検査では過テクネチウム酸塩（99mTc）の著しい取り込みがみられ（図示せず）, mass が甲状腺起源であることが判明した。Mass は T1W と T2W で混合強度を呈し（d, e, g, h）, 造影剤で中等度に増強される（f, i）。横断面で mass の辺縁は境界不明瞭であり, 隣接するオトガイ舌骨筋と顎舌骨筋への浸潤が示唆される（g～i：小矢印）。これらの画像には見られないが, mass は底舌骨を巻き込んでいた。喉頭へ浸潤していたため, 外科的切除は不十分だった。

1.11 甲状腺および上皮小体

図 1.11.11 異所性甲状腺癌（犬） CT

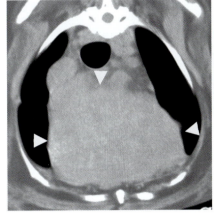
a CT，横断面

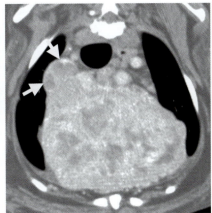
b 造影 CT，横断面

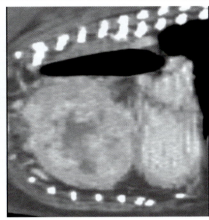
c 造影 CT，矢状断面

顔と頸部の腫脹を呈する 10 歳，雌のシェットランド・シープドッグ。前縦隔に不均質で巨大な mass が認められる（**a**：矢頭）。Mass は気管の背側偏位（**a**，**b**）と心臓の尾側偏位を起こしている（**c**）。造影画像では，不均一な増強と前大静脈内の腫瘍栓を示唆する充填欠損像が認められる（**b**：矢印）。組織学的診断と解剖学的分布が剖検で確認された。

図 1.11.12 悪性頸動脈小体腫瘍（犬） CT

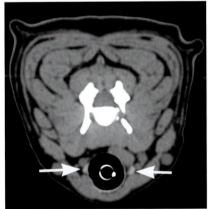
a CT，横断面

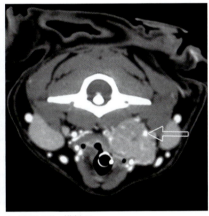
b 造影 CT，横断面

頸部 mass を有する 9 歳，避妊雌のボストン・テリア。頸動脈小体腫瘍（非クロム親和性傍神経節腫 chemodectoma）は，甲状腺腫瘍と同じ場所に位置する。しかし，正常な甲状腺実質は単純 CT で高吸収を呈するので，この患者でも気管支に隣接して容易に確認された（**a**：矢印）。頸動脈小体腫瘍は非常に血管に富み，造影剤で著しく増強される。甲状腺腫瘍と比較して，頸動脈は外側偏位を起こさずに，mass の中に巻き込まれる傾向がある（**b**：中抜き矢印）。所属リンパ節転移もまた切除生検で確認された（図示せず）。

図 1.11.13　上皮小体腺癌（犬）　　　　　　　　　　　　　　　　　　　　　　　　　　　　MRI

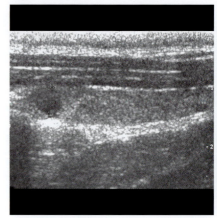
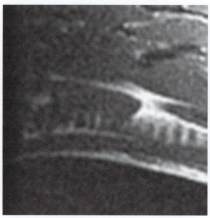
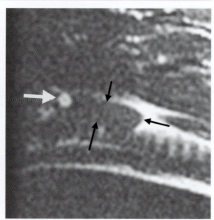

a 超音波，矢状断面　　　　b T1W，矢状断面　　　　c T2W，矢状断面

高カルシウム血症を呈する 12 歳，雄のゴールデン・レトリーバー。超音波検査で左甲状腺の頭側極に低エコー性の結節が認められる（**a**：測径マーク）。MRI において，mass は甲状腺実質内にあり（**c**：黒矢印），T1W で等信号，T2W で高信号（**c**：白矢印）を呈した。組織学的診断は，剖検で得られた。

文献

1. Taeymans O, Schwarz T, Duchateau L, Barberet V, Gielen I, Haskins M, et al. Computed tomographic features of the normal canine thyroid gland. Vet Radiol Ultrasound. 2008;49:13–19.
2. Drost WT, Mattoon JS, Weisbrode SE. Use of helical computed tomography for measurement of thyroid glands in clinically normal cats. Am J Vet Res. 2006;67:467–471.
3. Drost WT, Mattoon JS, Samii VF, Weisbrode SE, Hoshaw-Woodard SL. Computed tomographic densitometry of normal feline thyroid glands. Vet Radiol Ultrasound. 2004;45:112–116.
4. Taeymans O, Dennis R, Saunders JH. Magnetic resonance imaging of the normal canine thyroid gland. Vet Radiol Ultrasound. 2008;49:238–242.
5. Taeymans O, Penninck DG, Peters RM. Comparison between clinical, ultrasound, CT, MRI, and pathology findings in dogs presented for suspected thyroid carcinoma. Vet Radiol Ultrasound. 2012;54:61–70.
6. Jhaveri K, Shroff MM, Fatterpekar GM, Som PM. CT and MR imaging findings associated with subacute thyroiditis. AJNR Am J Neuroradiol. 2003;24:143–146.
7. Hofmeister E, Kippenes H, Mealey KL, Cantor GH, Lohr CV. Functional cystic thyroid adenoma in a cat. J Am Vet Med Assoc. 2001;219:190–193.
8. Cakal E, Cakir E, Dilli A, Colak N, Unsal I, Aslan MS, et al. Parathyroid adenoma screening efficacies of different imaging tools and factors affecting the success rates. Clin Imaging. 2012;36:688–694.

Section 2
脳

脳室系および水頭症
脳浮腫
発生障害
外傷，出血および血管障害
代謝性，中毒性および変性性疾患
非感染性炎症性疾患
感染性炎症性疾患
腫瘍
トルコ鞍および傍鞍部
脳神経

2.1 脳室系および水頭症

正常な脳室系

脳室系には，側脳室，第三脳室および第四脳室が存在する。側脳室は室間孔を介して第三脳室と連絡しており，第三脳室は中脳水道を介して第四脳室と連絡する（図 2.1.1，2.1.2）。第四脳室は，尾側部で中心管と通じる。脳脊髄液 cerebrospinal fluid（CSF）は，側脳室底面，第三脳室および第四脳室の背側縁に位置する脈絡叢で産生される。CSF は脳室系を循環しており，第四脳室外側口からくも膜下腔に流出する。CSF は主にくも膜絨毛を介して硬膜静脈洞で再吸収される。別の吸収経路として，神経根周囲の硬膜鞘からリンパ性排泄される[1]。脳室系は水頭症が認められる場合，より目立ったいくつもの解剖学的な陥凹構造が観察されることがある。

水頭症

水頭症 hydrocephalus は，CSF の貯留に伴う脳室系のすべてあるいは部分的な拡張として定義される。脳室拡張 ventricular distention は，一般に持続的あるいは断続的な静水圧の増加によって引き起こされる。水頭症という用語は，その根本原因を示す言葉というより脳室系の解剖学的な状態を表している。水頭症は先天性あるいは後天性に分けられ，CSF 循環路の障害，CSF の吸収障害あるいは CSF の産生過剰によって引き起こされる[2, 3]。後の 2 つのタイプは，交通性あるいは非閉塞性水頭症ともよばれている。脳実質容積の減少の結果として生じた受動的な脳室拡張は，脳室拡大 ventriculomegaly という用語の使用が適切であるかもしれない（代償性水頭症 hydrocephalus ex vacuo とよばれることもある）（図 2.1.3）。正常な CSF は水に近いデンシティであるため，単純 CT では，ほぼ 0（ゼロ）に近い HU 値と

なり，周囲の脳実質に対して低吸収となる。MRI において，正常 CSF は脳実質に対して T1 強調（T1W）画像で低信号，T2 強調（T2W）画像で高信号に描出され，FLAIR などの水抑制シーケンスにおいては無信号あるいは低信号となる。出血，炎症あるいは腫瘍による CSF 異常を有する患者では，その信号強度は細胞や高分子物質の含有量によって変化し，T1W や純水抑制シーケンスにおいて著しく増加する可能性がある（図 2.1.4）。

先天性水頭症

先天性水頭症 congenital hydrocephalus は，主に短頭種およびトイ犬種に好発する（図 2.1.5）。いくつかの症例においては，中脳水道の狭窄やキアリ様奇形のような機械的閉塞により，水頭症の存在を説明できるかもしれない。その他の症例では，根本的な病態の解明には至っていない[4~6]。

閉塞性水頭症

閉塞性水頭症 obstructive hydrocephalus は，脳室内腫瘍，脳室外腫瘍あるいは他の病変によって脳室系内の CSF 流路が障害されて生じる。脳室系の画像所見が示すように，閉塞性水頭症の基礎疾患は多様である。閉塞の原因あるいは場所に応じて，脳室系全域に及ぶことも局所にとどまることもある。第四脳室から尾側に起因する閉塞は，脳室系全域の拡張を引き起こす傾向があるのに対して，側脳室，室間孔，第三脳室における閉塞は，非対称性，領域性あるいは局所性の脳室拡張を起こす（図 2.1.6，2.1.7）[2, 6~10]。

交通性（非閉塞性）水頭症

CSF 吸収障害

CSF 吸収障害は，くも膜絨毛の再吸収能の低下により生じると考えられている。原因疾患には脳室内出血や脳室炎が含まれ，細胞あるいは組織片により絨毛の弁膜流機構の閉塞が引き起こされる。慢性的な水頭症もまた絨毛の再吸収能が低下しているようである[11]。

CSF の産生過剰による水頭症

機能的な脈絡叢腫瘍 choroid plexus tumor は，ときおり再吸収率を上回る異常な CSF の産生により，水頭症を引き起こすことがある（**図 2.1.8**）。

図 2.1.1　正常脳室（犬）　CT

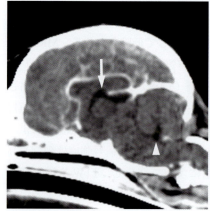
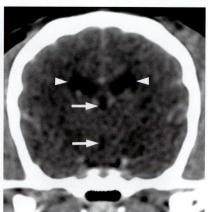

7歳，雌のトイ・プードル。造影剤投与後の脳矢状断面（**a**）および横断面（**b**）。視床間橋の周囲に第三脳室（**a**，**b**：矢印），側脳室（**b**：矢頭），第四脳室（**a**：矢頭）が見られる。中脳水道は第三脳室と第四脳室のあいだに位置する細い曲線状の低吸収域として見られる。

a 造影 CT，矢状断面　　**b** 造影 CT，横断面

図 2.1.2　正常脳室（犬）　　　MRI

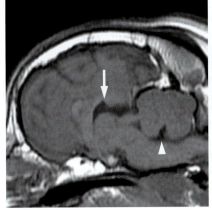
a　T1W，矢状断面

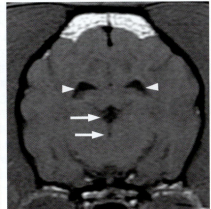
b　T1W，横断面

7歳，避妊雌のフレンチ・ブルドッグ。正常なT1Wでは，視床間橋の周囲に第三脳室（a，b：矢印），側脳室（b：矢頭），第四脳室（a：矢頭）がそれぞれ低信号域として見られる。中脳水道は第三脳室と第四脳室のあいだに位置する細い曲線上の低信号域として見られる（a）。正常なCSFはT2W（c）において高信号であり，FLAIR（d）では低信号である。

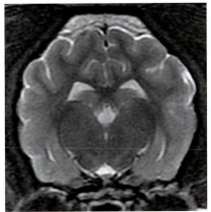
c　T2W，横断面

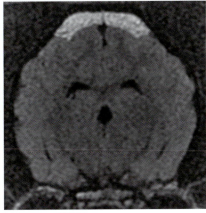
d　FLAIR，横断面

図 2.1.3　代償性水頭症（犬）　　　CT & MRI

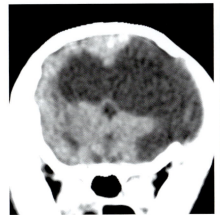
a　CT，横断面

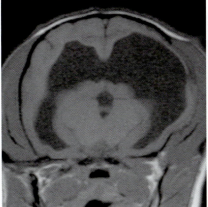
b　T1W，横断面

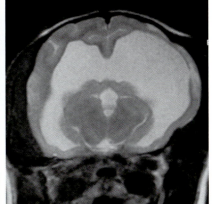
c　T2W，横断面

6カ月前の穿通性頭部外傷（犬の咬傷）から回復した4歳，去勢雄のマルチーズ。左大脳半球に外傷後の皮質萎縮が生じ，結果として外傷による空隙を補うため左側脳室が受動的に拡大している。この犬では全脳室系の拡大も認められた。CT，MRIの両者において，過去の骨折による頭頂骨の不連続性が明らかである。

図 2.1.4　CSF 異常を伴う水頭症（猫）　　　MRI

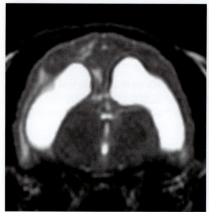

a　T2W，横断面

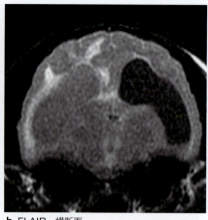

b　FLAIR，横断面

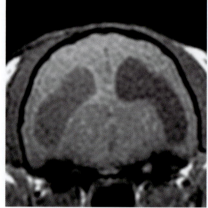

c　T1W，横断面

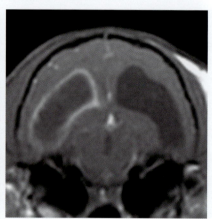

d　造影 T1W，横断面

C1-C5 の脊髄徴候を呈する，2 歳，去勢雄のドメスティック・ショートヘア。すべての MR シーケンスで両側の脳室拡大が認められる。CSF は T2W（a）で均一に高信号を呈していたが，FLAIR（b）や T1W（c）では右側脳室内における CSF が左の側脳室内の CSF と比較して高信号である。これは右側脳室内における CSF の細胞成分の増加あるいは高分子物質の存在を示唆する。造影 T1W において，脳室上衣層の肥厚および造影増強が認められる（d）。髄液細胞診およびコロナウイルスの抗体価に基づき猫伝染性腹膜炎と診断された。

図 2.1.5　先天性水頭症（犬） MRI

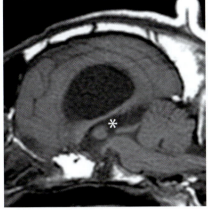
a　T1W, 矢状断面

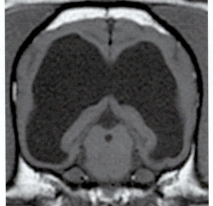
b　T1W, 横断面

間欠的なてんかん発作を呈する4歳，去勢雄のイングリッシュ・ブルドッグ。すべての画像シーケンスにおいて顕著な脳室拡大が認められる。側脳室の拡大が最も顕著であるが，第三脳室の拡大も認められる。この拡大はT1W矢状断面において最もわかりやすい（a：＊）。脳室拡大は品種に関連していると考えられた。

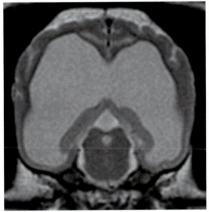
c　T2W, 横断面

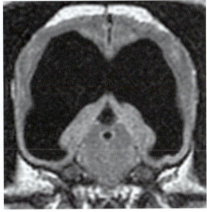
d　FLAIR, 横断面

図 2.1.6　閉塞性水頭症（猫） MRI

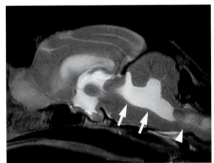
a　T2W, 矢状断面

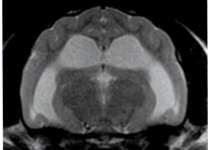
b　T2W, 横断面

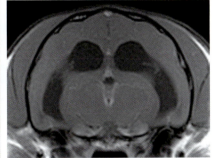
c　造影T1W, 横断面

多病巣性の中枢神経徴候を呈する7カ月，去勢雄のドメスティック・ショートヘア。尾側脳幹および環椎レベルの脊髄において閉塞性のmassが描出された（a：矢頭）。すべての画像において全脳室系の拡大が認められ，特に第四脳室および中脳水道の拡張が顕著である（a：矢印）。髄液細胞診およびコロナウイルスの抗体価に基づいて猫伝染性腹膜炎と診断された。

図 2.1.7 閉塞性水頭症（犬）

MRI

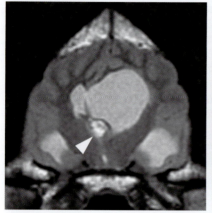

a T2W, 横断面

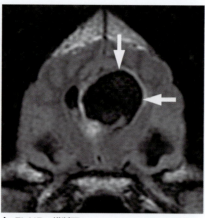

b FLAIR, 横断面

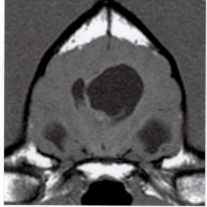

c T1W, 横断面

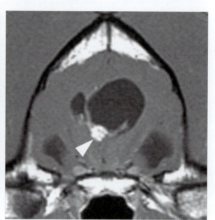

d 造影 T1W, 横断面

左側脳室に影響を及ぼす水頭症を有する5歳，去勢雄のラブラドール・レトリーバー。造影増強を呈する小さな mass が左側脳室の腹側縁に認められる（a，d：矢頭）。左側脳室は顕著に拡張し，FLAIR で薄い高信号の辺縁が明瞭に認められ（b：矢印），経脳室上衣の間質性浮腫を示していると考えられる。剖検において，左側脳室底面を巻き込み，部分的な室間孔閉塞を生じさせた脈絡叢癌が確認された。

図 2.1.8　おそらく髄液産生過剰を原因とする水頭症（犬）　　MRI

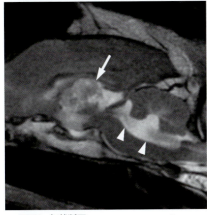
a T2W，矢状断面

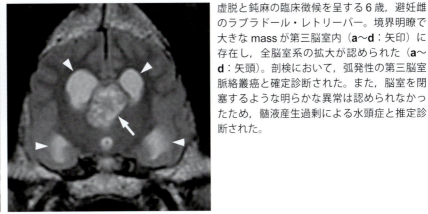
b T2W，横断面

虚脱と鈍麻の臨床徴候を呈する6歳，避妊雌のラブラドール・レトリーバー。境界明瞭で大きなmassが第三脳室内（**a**～**d**：矢印）に存在し，全脳室系の拡大が認められた（**a**～**d**：矢頭）。剖検において，弧発性の第三脳室脈絡叢癌と確定診断された。また，脳室を閉塞するような明らかな異常は認められなかったため，髄液産生過剰による水頭症と推定診断された。

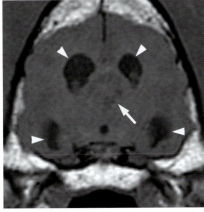
c T1W，横断面

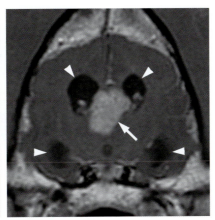
d 造影T1W，横断面

文献

1. Evans HE. Miller's Anatomy of the Dog. St. Louis: Elsevier Saunders, 2013.
2. de Stefani A, de Risio L, Platt SR, Matiasek L, Lujan-Feliu-Pascual A, Garosi LS. Surgical technique, postoperative complications and outcome in 14 dogs treated for hydrocephalus by ventriculoperitoneal shunting. Vet Surg. 2011;40:183–191.
3. Harrington ML, Bagley RS, Moore MP. Hydrocephalus. Vet Clin North Am Small Anim Pract. 1996;26:843–856.
4. Johnson RP, Neer TM, Partington BP, Cho DY, Partington CR. Familial cerebellar ataxia with hydrocephalus in bull mastiffs. Vet Radiol Ultrasound. 2001;42:246–249.
5. MacKillop E. Magnetic resonance imaging of intracranial malformations in dogs and cats. Vet Radiol Ultrasound. 2011;52: S42–51.
6. Thomas WB. Hydrocephalus in dogs and cats. Vet Clin North Am Small Anim Pract. 2010;40:143–159.
7. Lovett MC, Fenner WR, Watson AT, Hostutler RA. Imaging diagnosis – MRI characteristics of a fourth ventricular cholesterol granuloma in a dog. Vet Radiol Ultrasound. 2012;53:650–654.
8. Tani K, Taga A, Itamoto K, Iwanaga T, Une S, Nakaichi M, et al. Hydrocephalus and syringomyelia in a cat. J Vet Med Sci. 2001;63:1331–1334.
9. Targett MP, McInnes E, Dennis R. Magnetic resonance imaging of a medullary dermoid cyst with secondary hydrocephalus in a dog. Vet Radiol Ultrasound. 1999;40:23–26.
10. Vullo T, Manzo R, Gomez DG, Deck MD, Cahill PT. A canine model of acute hydrocephalus with MR correlation. AJNR Am J Neuroradiol. 1998;19:1123–1125.
11. Zhao K, Sun H, Shan Y, Mao BY, Zhang H. Cerebrospinal fluid absorption disorder of arachnoid villi in a canine model of hydrocephalus. Neurol India. 2010;58:371–376.
12. Fujimoto Y, Matsushita H, Plese JP, Marino R, Jr. Hydrocephalus due to diffuse villous hyperplasia of the choroid plexus. Case report and review of the literature. Pediatr Neurosurg. 2004;40:32–36.

2.2 脳浮腫

はじめに

脳浮腫 brain edema は，様々な病態で生じ，**表 2.2.1**に記載されている 4 つの主要なタイプに分類することができる[1〜3]。臨床的には複数のタイプが同時に発生することもあり，どのタイプが主体となるかはたいてい原因疾患や時間経過に依存する。タイプが細胞内か細胞外かにかかわらず，脳浮腫は CT において正常な脳実質より軽度から中等度の低吸収域として描出され，MRI では T1 強調（T1W）画像で低信号，T2 強調（T2W）画像で高信号に描出される。浮腫液は細胞の微小環境および高分子物質内に分布するため，FLAIR や他の純水抑制シーケンスでは高信号に描出される。

細胞障害性浮腫

細胞障害性浮腫 cytotoxic edema とは，虚血性変化の結果，細胞膜に存在する Na/K ポンプが障害され，細胞内液の増加および細胞腫大を生じるものである。基礎疾患および浮腫の細胞内性質により，白質と灰白質の両者が影響を受け，浮腫の範囲はおおよそ虚血領域に一致する（**図 2.2.1**）[3]。多くの場合，細胞障害性浮腫は血管障害性浮腫とともに起こる。拡散強調画像 diffusion-weighted imaging（DWI）は急性期の脳虚血後にこれら 2 つの浮腫を区別するために用いられ，主として細胞障害性浮腫ではみかけの拡散係数（ADC）が低下する[4]。

血管原性浮腫

血管原性浮腫 vasogenic edema は，血液脳関門のタイトジャンクションの破綻により，脳内へ高蛋白の液体が漏出することで生じる。血管原性浮腫は細胞外漏出であるため，細胞密度の高い灰白質と比較して，細胞の密度がまばらで，潜在的に液性成分が分布しやすい白質で多くみられる傾向がある[3]。原因や液量により，浮腫は広く拡散していく（**図 2.2.2，2.2.3**）。

間質性浮腫あるいは水頭症性浮腫

間質性浮腫 interstitial edema は，しばしば脳室内圧が増加した閉塞性水頭症に関連して生じることが多く，脳脊髄液（CSF）が脳室上衣を介して隣接した脳実質内へ漏出する。その結果，静水圧性脳浮腫 hydrostatic edema が脳室周囲の実質内，細胞外に好発する（**図 2.2.4**）。血管原性浮腫とは異なり，間質性浮腫液は細胞あるいは高分子物質をほとんど含まない漏出液（すなわち CSF）である[3]。

浸透圧性浮腫

浸透圧性浮腫 osmotic edema は，ほとんど起こらないが，水中毒，血液透析や血漿中のナトリウムあるいはグルコース濃度の低下を伴う代謝性疾患によって，血漿浸透圧が低下することで生じうる。脳における細胞外浸透圧や血漿浸透圧の不均衡は，細胞外浮腫の形成をもたらす脳への体液移動を引き起こす[3]。

表 2.2.1　脳浮腫の分布と原因

	細胞障害性	血管原性	間質性	浸透圧性
分布	灰白質および白質の細胞内	主に白質の細胞外	脳室周囲の細胞外	細胞外
原因	虚血による細胞の低酸素状態に起因した細胞膜 Na/K ポンプの障害	血液脳関門の破綻による高蛋白液の血管外漏出	脳室内圧の上昇。通常は閉塞性水頭症を伴う	全身性の血漿浸透圧の低下

図 2.2.1　細胞障害性浮腫（犬）　　MRI

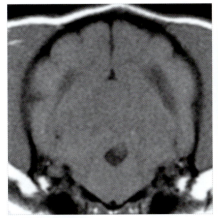
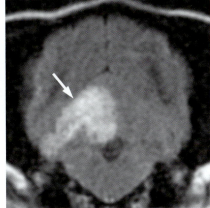
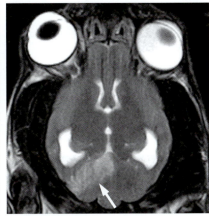

a　T1W，矢状断面　　b　FLAIR，横断面　　c　T2W，背断面

右側の小脳梗塞を有する 3 歳，避妊雌のダックスフンド。FLAIR および T2W で右小脳半球に境界明瞭な高信号域が認められる（b，c：矢印）。T2W 高信号の一部は，細胞の低酸素状態から生じた細胞障害性浮腫である。病変の分布は，正常では右前小脳動脈によって灌流される領域と一致している。

図 2.2.2　血管障害性浮腫（犬）　　CT

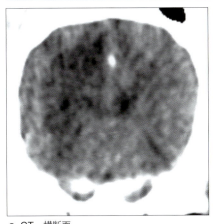

前頭洞と前脳を巻き込むアスペルギルス症を患う 3 歳，去勢雄のバセット・ハウンド。この単純 CT 画像は，原発病変から尾側部の断面である。右大脳半球の白質におけるび漫性の低吸収域は血管障害性浮腫の存在を疑わせる。浮腫は CT でも評価することができるが，MRI に比較して不明瞭である。

a　CT，横断面

図 2.2.3 血管障害性浮腫（犬）　　　　　　　　　　　　　　　　　　　　　　　　　　　　MRI

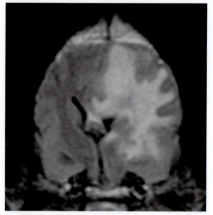

左前頭葉に大きな髄膜腫が認められた年齢および性別不明の成犬。この画像は，mass より尾側の断面である。左大脳半球の白質にび漫性の高信号域が認められ，血管障害性浮腫が示唆される。白質のび漫性の体液貯留により右側への顕著な正中偏位が生じている。

a FLAIR，横断面

図 2.2.4 間質性浮腫（犬）　　　　　　　　　　　　　　　　　　　　　　　　　　　　　MRI

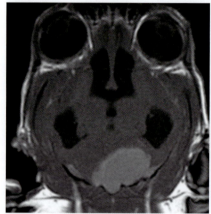 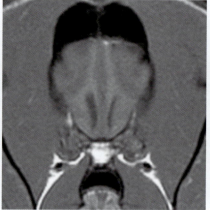 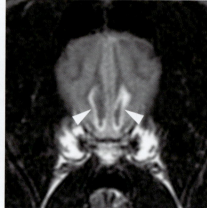

a 造影 T1W，背断面　　　　**b** T1W，横断面　　　　**c** FLAIR，横断面

脳室系の閉塞を引き起こす後頭蓋窩に発生した髄膜腫（**a**）を有する 6 歳，避妊雌のトイ・プードル。**b** と **c** は側脳室前角レベルの断面である。FLAIR において，側脳室前角を薄く縁取るような高信号（**c**：矢頭）が認められ，これは脳室内静水圧の増加により，CSF が脳室上衣を超えて脳室周囲の細胞外液腔に移動した結果である。

文 献

1. Betz AL, Iannotti F, Hoff JT. Brain edema: a classification based on blood–brain barrier integrity. Cerebrovasc Brain Metab Rev. 1989;1:133–154.
2. Iencean SM. Brain edema – a new classification. Med Hypotheses. 2003;61:106–109.
3. Nag S, Manias JL, Stewart DJ. Pathology and new players in the pathogenesis of brain edema. Acta Neuropathol. 2009;118: 197–217.
4. Loubinoux I, Volk A, Borredon J, Guirimand S, Tiffon B, Seylaz J, et al. Spreading of vasogenic edema and cytotoxic edema assessed by quantitative diffusion and T2 magnetic resonance imaging. Stroke. 1997;28:419–426; discussion 426–417.

2.3
発生障害

脳の発生異常

犬と猫の脳奇形は，外傷，中毒，炎症性疾患，偶発的な子宮内異常および遺伝子異常によって引き起こされる。脳の発達は，背側誘導 dorsal induction，腹側誘導 ventral induction，神経細胞増殖 neuronal proliferation，分化 differentiation および組織形成 histogenesis，神経細胞遊走 neuronal migration および髄鞘形成 myelination の5つの発生ステージに大きく分類される[1]。奇形はこれらのステージのいずれかの過程で生じ，奇形の種類はその時点での主たる発生活動を反映する。

最も重大な奇形では，多くの患者は死亡あるいは生後まもなく安楽死されてしまうため，CTあるいはMRIを実施することはまれである。脳の発生障害の分類法は様々であるが，このセクションでは，後脳ヘルニアと奇形，憩室形成および分割障害，皮質発生の奇形，および非腫瘍性嚢胞に分けて記載する[2]。

後脳ヘルニアおよび奇形
キアリ様奇形

キアリ様奇形 Chiari-like malformation は，尾側後頭蓋窩の容積減少のため，尾側後頭蓋窩と小脳の容量に不整合が生じることで発生する[3~7]。この疾患は特にキャバリア・キング・チャールズ・スパニエルで発症することが多いが，他の小型およびトイ犬種においても報告されている[3, 4, 8]。後頭蓋窩の容積減少は小脳圧迫や変形を引き起こし，ときに大後頭孔を侵蝕し，小脳のヘルニアを招く。小脳領域の過密は第四脳室および脊髄中心管の閉塞原因となり，閉塞性水頭症および水脊髄空洞症（脊髄空洞症）syringohydromyelia を招く[3, 9]。臨床徴候には，疼痛，姿勢性疼痛，知覚過敏および神経学的欠損が含まれるが，臨床徴候の重篤度と画像所見との間の相関性はほとんど認められていない[10]。

CT画像において後頭蓋窩は正常よりも小さく描出される。これは矢状断面に再構築された画像上で最もよく評価できる。閉塞性水頭症や水脊髄空洞症も確認できるかもしれない[3, 6]。同様の所見をMRIでもみることができる。矢状断T2強調（T2W）シーケンスは，脳室および脊髄中心管の描出に最も優れ，小脳偏位および大後頭孔ヘルニアの有無の評価に有用である（図2.3.1, 2.3.2）[9-11]。

小脳低形成

小脳低形成 cerebellar hypoplasia は，猫において子宮内パルボウイルス感染症の続発症として報告されている[12~14]。この疾患は犬においても報告されているが，小脳低形成と変性性疾患による小脳萎縮との区別は，生前では困難であるかもしれない[15~18]。ヒトのMRIでは，小脳は小さく，拡大したくも膜下腔に浮いているようにみえる。小脳回の数は減少していることがある[19]。同様の肉眼的特徴が飼育動物においても報告されている（図2.3.3）。

小脳虫部形成不全

小脳虫部形成不全 cerebellar vermian hypoplasia は，小脳虫部が低形成あるいは欠損するまれな疾患である。一部の患者では小脳半球および小脳片葉も障害されており，後頭蓋窩が拡大していることがある[20]。この異常は，ヒトにおけるダンディー・ウォーカー症候群 Dandy-Walker syndrome と類似している。

単純CTにおいて，小脳虫部は低形成あるいは欠損しており，その空隙は拡張した第四脳室によって満たされ，隣接した脳実質より低吸収に描出される[21]。非造影MRIでの所見はCT所見と類似しており，第四脳室の拡大がT1強調（T1W）画像で低信号に，T2W画像で高信号に描出される（図2.3.4）。水頭症の併発が1頭の犬において報告されている[22]。

憩室形成および分割障害

憩室形成diverticulationおよび分割障害cleavage disorderには，全前脳胞症holoprosencephalyや中隔-視覚異形成症septo-optic dysplasiaなどが含まれる。発生の初期段階で生じ，脳だけでなく顔面，脳神経，下垂体も障害されることがある。このような奇形では，多くの罹患動物が生後まもなく死亡してしまうため，飼育動物における報告は少ない。CTおよびMRI上でのこれらの疾患の特徴は奇形の性質や重篤度によって異なる[2]。

大脳皮質形成異常

大脳皮質形成異常は多様な発生異常の総称で，小頭症microencephaly，厚脳回症-多小脳回症pachygria-polymicrogyria，滑脳症lissencephalyおよび裂脳症schizencephalyなどが含まれる。これらの奇形は，脳容積の減少，皮質脳回奇形や皮質裂開などの様々な特徴を持つ。CTおよびMRIにおけるこれらの疾患の特徴は性質や障害の重篤度によって異なるが，正常な皮質構造の破綻が共通の異常となる（図2.3.5，2.3.6）[2]。

非腫瘍性嚢胞

くも膜嚢胞

頭蓋内くも膜嚢胞intracranial arachnoid cystは，脳を覆うくも膜から生じ，脳室系とは連絡せず，原発性の発生障害と考えられている（しかしながら，後天性の嚢胞も生じることが疑われている）。若齢，小型の短頭種が最も多く罹患するが，他の犬種や猫においても報告されている[23～26]。四丘体槽から発生することが最も多いが，ときおり他の部位でも認められる[24～26]。単純なくも膜嚢胞は脳脊髄液（CSF）を含有する薄い単房性膜であり，隣接組織の辺縁と一線を画す[23, 24, 26]。多くの四丘体槽くも膜嚢胞quadrigeminal arachnoid cystは無症候性であるが，大型の嚢胞は小脳および後頭葉を圧迫し，神経徴候を生じさせる[24, 27～29]。ヒトと同様に，嚢胞内出血の存在が報告されており，これは一部のくも膜嚢胞の原因が外傷であることを示唆するかもしれない[30]。

単純CT画像において，合併症のない頭蓋内くも膜嚢胞は境界明瞭で，CSFと等吸収の液体を含み，増強されない（図2.3.7）。MRIにおいて，嚢胞は明らかに脳実質外にあり，CSFと等信号の液体を含み，増強されない（図2.3.8，2.3.9）[24, 26]。血液あるいは血腫を含むくも膜嚢胞はCT上で様々な不透過性を呈し，MRIにおいても様々な信号強度を呈する[30]。

類表皮嚢胞および類皮嚢腫

類表皮嚢胞epidermoid cystおよび類皮嚢腫dermoid cystは，異常な外胚葉細胞遊走および神経管閉鎖期の組織陥入により生じるまれな疾患である。最も一般的な発生部位は，第四脳室および小脳橋角部である。臨床徴候は閉塞性水頭症に起因したものである。

類表皮嚢胞は主として落屑した皮膚細胞からなる。単純CTにおいて，これらのmassは隣接した脳組織よりも低吸収であり，非造影MRIではT1W画像で低信号，T2W画像で高信号である[31, 32]。類表皮嚢胞は破裂して周辺組織に炎症反応を引き起こしていなければ，増強されないことが予想される（図2.3.10）。

類皮嚢腫はより複雑で，毛包や脂肪性物質を含有しており，単純CTでは低吸収，非造影MRIでは，脂質を含有しているためT1WおよびT2W画像で高信号に描出される。脂肪抑制T1Wシーケンスは，病変をより特徴付けるため脂肪信号をゼロにする撮像方法である[33, 34]。類表皮嚢胞と同様に，類皮嚢腫も破裂し周辺組織に炎症反応を引き起こさなければ増強されない[33]。

図 2.3.1 キアリ様奇形（犬） MRI

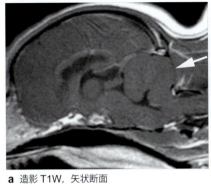
a 造影 T1W，矢状断面

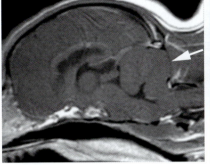
b T2W，矢状断面

間欠的な頚部痛および C1–C5 の脊髄徴候を呈する 5 歳，雌のキャバリア・キング・チャールズ・スパニエル。c は，b の拡大図である。後頭骨の奇形は後頭蓋窩の容積減少をもたらす（a，b：矢印）。第三脳室および第四脳室の軽度拡大（a），と頚部で嚢状化した水脊髄空洞症 syringohydromyelia が認められる（d）。矢状断 T2W で大後頭孔を介した小脳のヘルニアが明瞭に描出される（b，c：矢頭）。

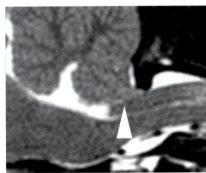
c T2W，矢状断面

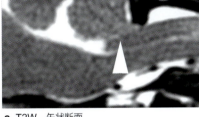
d T2W，矢状断面

図 2.3.2 キアリ様奇形（犬） MRI

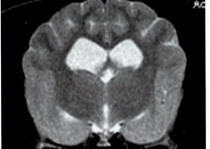
a T2W，横断面

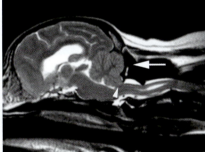
b T2W，矢状断面

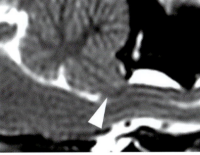
c T2W，矢状断面

間欠的な頚部痛を呈する 6 歳，去勢雄のキャバリア・キング・チャールズ・スパニエル。c は b の拡大図である。後頭骨の奇形（b：矢印）は後頭蓋窩の容積減少をもたらす。脳室拡大および水脊髄空洞症が認められる（a，b）。矢状断 T2W で大後頭孔を介した小脳のヘルニアが明瞭に描出される（b，c：矢頭）。

図 2.3.3 小さな小脳 - おそらく小脳低形成（犬） MRI

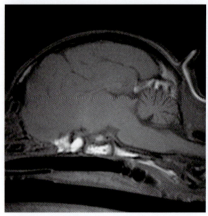
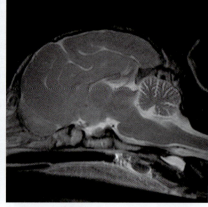

小脳に起因した神経学的徴候を呈する3.5カ月齢，雄のコッカー・スパニエル。小脳は小さく，小脳回周囲のCSFの増加により表面輪郭が著明に描出される。第四脳室および小脳延髄槽が有意に拡大している。この診断は生検あるいは剖検によって確定されていない。

a T1W，矢状断面　　b T2W，矢状断面

図 2.3.4 小脳虫部形成不全の疑い（犬） MRI

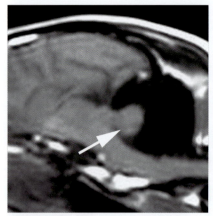
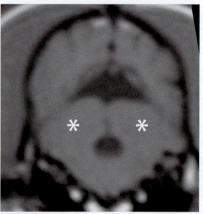
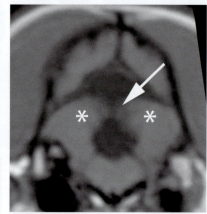

a T1W，矢状断面　　b T1W，横断面　　c T1W，横断面

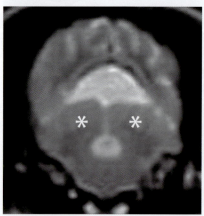
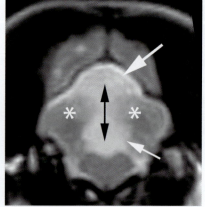

d T2W，横断面　　e T2W，横断面

年齢および臨床徴候が不明な成犬。小脳の吻側（b，d）および尾側（c，e）レベルで典型的な横断面が見られる。後頭蓋窩の容積が予想以上に大きく，小脳サイズが顕著に減少している（a：矢印）。後頭蓋窩内の小脳を取り囲む液体は，著しく膨張した小脳橋脳槽内でおそらく区画化されたCSFである。両側の小脳半球は低形成で（b〜e：＊），正中裂開（c：矢印）は小脳虫部尾側面の無形成を示している。著しく拡大した小脳延髄槽（e：大矢印）は第四脳室（小矢印）と交通している（e：黒両方向矢印）。剖検によって確定診断されてはいないが，これらの画像所見はヒトの小脳虫部形成不全／無形成を伴うダンディー・ウォーカー症候群の特徴と類似している。

図 2.3.5 滑脳症（犬）　　　　　　　　　　　　　　　　　　　　　　　　　　　　　　　MRI

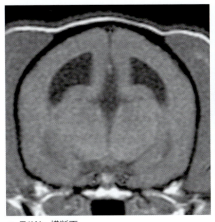

a T1W，横断面

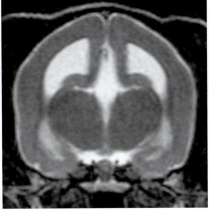

b T2W，横断面

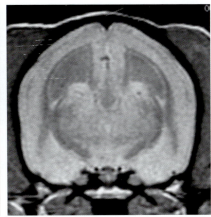

c PDW，横断面

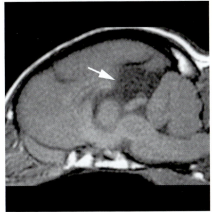

d T1W，矢状断面

年齢不詳のラサ・アプソ。正常な脳回および脳溝の形成が認められず，軽度な全般性の水頭症が認められる（**a〜d**）。加えて，詳細な白質構造が著しく欠如している（**c**）。この犬は四丘体槽くも膜嚢胞も認められる（**d**：矢印）。

図 2.3.6 複雑な大脳皮質形成異常（猫）　　　　　　　　　　　　　　　　　　　　　　　　MRI

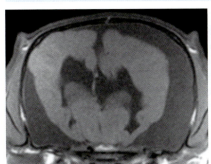

a T1W，横断面

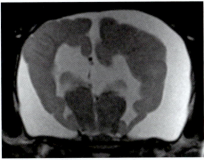

b T2W，横断面

鈍麻および回転性眼振を呈する4カ月齢，雌のドメスティック・ショートヘア。典型的な横断面および傍矢状断面では，重度の水頭症，皮質および脳梁の発達異常を含む複雑な脳奇形が見られる（**a〜c**）。剖検では水頭症，脳梁の低形成，皮質脳回奇形および厚脳症が確認された（**d**）。

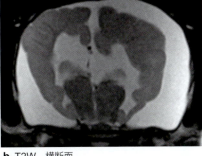

c T1W，矢状断面

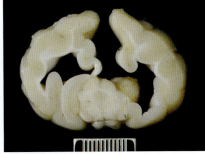

d 肉眼所見，横断面

図 2.3.7　くも膜嚢胞（犬）　　CT

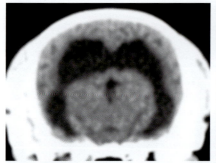
a CT，横断面

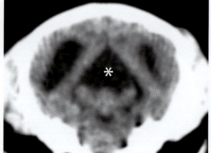
b CT，横断面

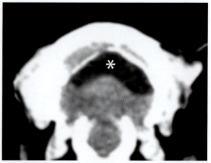
c CT，横断面

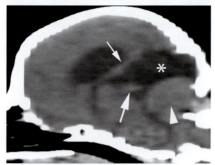
d CT，矢状断面

神経学的異常がなく，局在不明の疼痛を呈する2歳，避妊雌のマルチーズ。a～cは頭頂葉（a），後頭葉（b）および小脳（c）レベルにおける代表的な脳の横断面である。中等度の，両側対称性の側脳室拡大が認められる（a）。四丘体槽から発生した大きな液体を貯留する低吸収のくも膜嚢胞（b～d：＊）は，腹側を中脳蓋（d：大矢印）と小脳（d：矢頭），吻側を脳梁（d：小矢印），背側を小脳テント（この画像では確認できない）によって境界される。嚢胞は主にテント下にあり，小脳を腹側に偏位させ，圧迫している。

図 2.3.8　くも膜嚢胞（犬）　　MRI

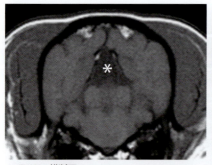
a T1W，横断面

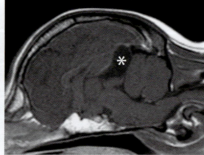
b T1W，矢状断面

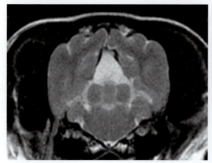
c T2W，横断面

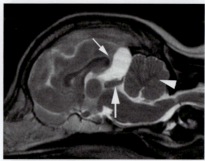
d T2W，矢状断面

四肢不全麻痺を呈する3歳，去勢雄のシー・ズー。後頭環軸奇形を詳細に評価するためにMRI検査が実施された。横断面（a，c）は後頭葉レベルである。四丘体槽から発生した，水と同じ信号強度の境界明瞭な嚢胞は（a，b：＊），腹側を中脳蓋（d：大矢印）と小脳（d：矢頭），吻側を脳梁（d：小矢印）で境界される。dにおいて，後頭環軸奇形に関連した局所的な脊髄狭窄および脊髄実質のT2W高信号が明らかである。

図 2.3.9 くも膜嚢胞（犬）　MRI

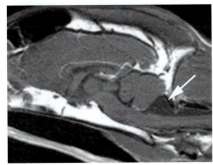
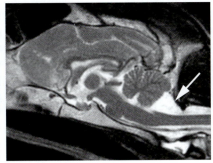
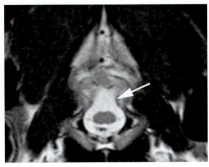

a 造影 T1W，矢状断面　　b T2W，矢状断面　　c T2W，横断面

最近発症した分類不能な発作様活動を呈する4歳，雄のベルジアン・タービュレン。c は大後頭孔より頭側の断面である。くも膜嚢胞と合致する限局的に膨張した液体貯留が小脳延髄槽（大槽）から発生し，小脳の腹側および尾側に位置する（a〜c：矢印）。その嚢胞が小脳を押し上げることで，第三脳室，中脳水道，第四脳室が明瞭となり，脳室系の部分閉塞が示唆される。

図 2.3.10　類表皮嚢胞（犬）　MRI

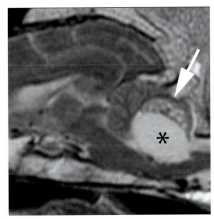
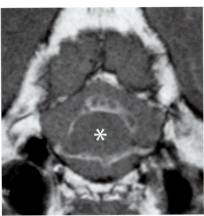

a T2W，矢状断面　　b T2W，横断面

c T1W，横断面　　d 造影 T1W，横断面

1年前から進行性の神経学的欠損を呈する11歳，雄のニューファンドランド。大きな，卵形の，T2W 高信号，T1W 等信号の mass が後頭蓋窩に認められ，小脳を圧迫し，吻背側へ偏位させ，脳幹の背側圧迫を引き起こしている（a〜d：＊）。Mass の背側縁には，複雑な無茎性の混合性信号強度を呈する蓋が認められ，それらは T2W において最もよく描出されている（a，b：矢印）。Mass の辺縁は不均一に増強される（d）。剖検において，mass は類表皮嚢胞と診断された。MRI における mass 周辺の増強効果は，mass が破裂したことにより嚢胞周囲に脂肪肉芽腫性脳炎が生じた結果であると推測された。

文献

1. Grossman RI, D.M. Y. Neuroradiology: The Requisites. Philadelphia, PA: Elsevier Inc., 2003.
2. Osborn AG. Diagnostic Imaging: Brain. Salt Lake City, UT: Amirsys Inc., 2005.
3. Cerda-Gonzalez S, Olby NJ, McCullough S, Pease AP, Broadstone R, Osborne JA. Morphology of the caudal fossa in Cavalier King Charles Spaniels. Vet Radiol Ultrasound. 2009;50:37–46.
4. Cross HR, Cappello R, Rusbridge C. Comparison of cerebral cranium volumes between cavalier King Charles spaniels with Chiari-like malformation, small breed dogs and Labradors. J Small Anim Pract. 2009;50:399–405.
5. Schmidt MJ, Kramer M, Ondreka N. Comparison of the relative occipital bone volume between Cavalier King Charles spaniels with and without syringohydromyelia and French bulldogs. Vet Radiol Ultrasound. 2012;53:540–544.
6. Schmidt MJ, Neumann AC, Amort KH, Failing K, Kramer M. Cephalometric measurements and determination of general skull type of Cavalier King Charles Spaniels. Vet Radiol Ultrasound. 2011;52:436–440.
7. Shaw TA, McGonnell IM, Driver CJ, Rusbridge C, Volk HA. Increase in cerebellar volume in Cavalier King Charles Spaniels with Chiari-like malformation and its role in the development of syringomyelia. PLoS One. 2012;7:e33660.
8. Rusbridge C, Knowler SP, Pieterse L, McFadyen AK. Chiari-like malformation in the Griffon Bruxellois. J Small Anim Pract. 2009;50:386–393.
9. Driver CJ, Rusbridge C, Cross HR, McGonnell I, Volk HA. Relationship of brain parenchyma within the caudal cranial fossa and ventricle size to syringomyelia in cavalier King Charles spaniels. J Small Anim Pract. 2010;51:382–386.
10. Lu D, Lamb CR, Pfeiffer DU, Targett MP. Neurological signs and results of magnetic resonance imaging in 40 cavalier King Charles spaniels with Chiari type 1-like malformations. Vet Rec. 2003;153:260–263.
11. Couturier J, Rault D, Cauzinille L. Chiari-like malformation and syringomyelia in normal cavalier King Charles spaniels: a multiple diagnostic imaging approach. J Small Anim Pract. 2008;49:438–443.
12. Aeffner F, Ulrich R, Schulze-Ruckamp L, Beineke A. Cerebellar hypoplasia in three sibling cats after intrauterine or early postnatal parvovirus infection. Dtsch Tierarztl Wochenschr. 2006;113:403–406.
13. Kilham L, Margolis G, Colby ED. Congenital infections of cats and ferrets by feline panleukopenia virus manifested by cerebellar hypoplasia. Lab Invest. 1967;17:465–480.
14. Sharp NJ, Davis BJ, Guy JS, Cullen JM, Steingold SF, Kornegay JN. Hydranencephaly and cerebellar hypoplasia in two kittens attributed to intrauterine parvovirus infection. J Comp Pathol. 1999;121:39–53.
15. Flegel T, Matiasek K, Henke D, Grevel V. Cerebellar cortical degeneration with selective granule cell loss in Bavarian mountain dogs. J Small Anim Pract. 2007;48:462–465.
16. Gandini G, Botteron C, Brini E, Fatzer R, Diana A, Jaggy A. Cerebellar cortical degeneration in three English bulldogs: clinical and neuropathological findings. J Small Anim Pract. 2005;46:291–294.
17. Speciale J, de Lahunta A. Cerebellar degeneration in a mature Staffordshire terrier. J Am Anim Hosp Assoc. 2003;39:459–462.
18. van der Merwe LL, Lane E. Diagnosis of cerebellar cortical degeneration in a Scottish terrier using magnetic resonance imaging. J Small Anim Pract. 2001;42:409–412.
19. Uhl M, Pawlik H, Laubenberger J, Darge K, Baborie A, Korinthenberg R, et al. MR findings in pontocerebellar hypoplasia. Pediatr Radiol. 1998;28:547–551.
20. Kornegay JN. Cerebellar vermian hypoplasia in dogs. Vet Pathol. 1986;23:374–379.
21. Lim JH, Kim DY, Yoon JH, Kim WH, Kweon OK. Cerebellar vermian hypoplasia in a Cocker Spaniel. J Vet Sci. 2008;9:215–217.
22. Schmidt MJ, Jawinski S, Wigger A, Kramer M. Imaging diagnosis – Dandy Walker malformation. Vet Radiol Ultrasound. 2008;49:264–266.
23. Kitagawa M, Kanayama K, Sakai T. Quadrigeminal cisterna arachnoid cyst diagnosed by MRI in five dogs. Aust Vet J. 2003;81:340–343.
24. Matiasek LA, Platt SR, Shaw S, Dennis R. Clinical and magnetic resonance imaging characteristics of quadrigeminal cysts in dogs. J Vet Intern Med. 2007;21:1021–1026.
25. Reed S, Cho DY, Paulsen D. Quadrigeminal arachnoid cysts in a kitten and a dog. J Vet Diagn Invest. 2009;21:707–710.
26. Vernau KM, Kortz GD, Koblik PD, LeCouteur RA, Bailey CS, Pedroia V. Magnetic resonance imaging and computed tomography characteristics of intracranial intra-arachnoid cysts in 6 dogs. Vet Radiol Ultrasound. 1997;38:171–176.
27. Dewey CW, Krotscheck U, Bailey KS, Marino DJ. Craniotomy with cystoperitoneal shunting for treatment of intracranial arachnoid cysts in dogs. Vet Surg. 2007;36:416–422.
28. Gallicchio B, Notari L. Animal behavior case of the month. Aggression in a dog caused by an arachnoid cyst. J Am Vet Med Assoc. 2010;236:1073–1075.
29. Kim JW, Jung DI, Kang BT, Kang MH, Park HM. Unilateral facial paresis secondary to a suspected brainstem arachnoid cyst in a Maltese dog. J Vet Med Sci. 2011;73:459–462.
30. Vernau KM, LeCouteur RA, Sturges BK, Samii V, Higgins RJ, Koblik PD, et al. Intracranial intra-arachnoid cyst with intracystic hemorrhage in two dogs. Vet Radiol Ultrasound. 2002;43:449–454.
31. De Decker S, Davies E, Benigni L, Wilson H, Pelligand L, Rayner EL, et al. Surgical treatment of an intracranial epidermoid cyst in a dog. Vet Surg. 2012;41:766–771.
32. Steinberg T, Matiasek K, Bruhschwein A, Fischer A. Imaging diagnosis – intracranial epidermoid cyst in a Doberman Pinscher. Vet Radiol Ultrasound. 2007;48:250–253.
33. Beard PM, Munro E, Gow AG. A quadrigeminal dermoid cyst with concurrent necrotizing granulomatous leukoencephalomyelitis in a Yorkshire Terrier dog. J Vet Diagn Invest. 2011;23:1075–1078.
34. Targett MP, McInnes E, Dennis R. Magnetic resonance imaging of a medullary dermoid cyst with secondary hydrocephalus in a dog. Vet Radiol Ultrasound. 1999;40:23–26.

2.4
外傷，出血および血管障害

頭部外傷

急性の頭部外傷 head trauma の一般的な原因は，交通事故による強い衝撃，激しい鈍傷，銃弾による貫通性損傷（銃創），咬傷，転落および衝突による弱い衝撃などが挙げられる。

頭蓋骨骨折は，骨の変位を伴わない場合と伴う場合があり，後者の場合，陥没骨折ではより重度な脳障害を引き起こすことがある（図 2.4.1）。骨折の外観は様々であり，外傷の原因および衝撃の程度の両者によって変化する。脳頭蓋は「固い箱」を形成しているため，とりわけ頭蓋縫合が癒合した成熟動物においては，粉砕骨折が一般的である。

CT は，迅速に実施でき，さらに頭蓋骨骨折および頭蓋内出血を正確に検出できることから，ヒトでは頭部外傷の初期評価のために選択される一般的な画像診断法となっている。MRI は，臨床徴候が CT 所見によって説明できない場合，あるいは亜急性〜慢性の頭部外傷患者において実施される[1]。経験的に，獣医学領域でもヒトと同様のアプローチを用いるべきである（図 2.4.2）。

出血のステージング

医学領域では，MRI を用いた軸内（実質内）頭蓋内出血のステージング（病期分類）が重要視されている。我々の経験からいえば，それは興味深い知的訓練となるかもしれないが，獣医学領域の患者における頭蓋内出血のステージングはそれほど価値のあるものではなく，それによって画像診断や患者の管理が変わることはほとんどない。また，ヒトの頭蓋内出血ステージングのガイドラインは，単一の出血事象の急性発症を対象とした正確な回顧的研究に基づいているが，動物ではしばしば原発病変から多発性の連続的な出血があるため，出血の正確なステージングが困難となる。表 2.4.1 に掲示した表は，ヒトの MRI の文献から引用したものであるが，動物における非造影スピン・エコー T1 強調（T1W）および T2 強調（T2W）での出血ステージングのパターンはおおよそ類似している（図 2.4.3，2.4.4，2.4.5）[2〜5]。加えて，T2*グラジエントエコー法は，ほとんどのステージで血液の分解産物による磁化率の変化から生じるシグナルボイド（無信号）を検出するために用いられるが，磁化率による「開花 bloom」のため，ときおり実際の出血量よりも誇張してみえることがある。血腫のデンシティは正常な脳実質のそれよりも大きいため，急性から亜急性の出血は，単純 CT 画像において脳実質と比較して高吸収に描出される。そのデンシティは徐々に減少し，十数日から数週間で脳実質と同等に変化する[2〜5]。

軸外出血

軸外（実質外）出血は硬膜外，硬膜下あるいはくも膜下に分類されているが，我々の経験ではくも膜下出血はそれほど多くは認められない。

硬膜外血腫

硬膜外血腫 epidural hematoma はしばしば頭部外傷に起因し，頭蓋と硬膜のあいだの残余腔に発生し，典型的には髄膜動脈からの出血によって生じる。硬膜外血腫は横断像において，両凸型あるいはレンズ型を呈すると記載される（図 2.4.6）。急性の硬膜外血腫は，単純 CT において脳実質より高吸収に描出され，MRI においては血腫形成からの経過時間に依存して，非造影 T1W および T2W で様々な信号強度を呈す[6, 7]。

硬膜下血腫

硬膜下血腫 subdural hematoma の原因はほとんどが頭部外傷に起因したものである。通常は静脈洞出血の結果として，硬膜とくも膜との隙間に生じる。三日月型を呈し，脳表面を覆うように広がる（**図 2.4.7**）。急性の硬膜下血腫は，単純 CT において経時的なデンシティの低下を伴う高吸収域として描出される。MRI では血腫形成からの経過時間により，非造影 T1W および T2W で様々な信号強度を呈する[6〜8]。

くも膜下出血

頭部外傷はくも膜下腔への出血の原因となる。急性のくも膜下出血 subarachnoid hemorrhage は，単純 CT において大脳皮質の脳回や脳槽に沿った高吸収域として描出される。MRI では CT のそれと同様の領域に，T1W で等信号，T2W および FLAIR で高信号に描出される。信号強度のパターンは経過に伴って変化する（**図 2.4.8**）。

脳挫傷および出血

脳挫傷 brain contusion の画像所見は，損傷を受けた脳実質の浮腫や出血の程度に依存する。単純 CT において，浮腫領域は低吸収域として描出され（**図 2.4.1**），局所的な出血領域は高吸収域として描出される（**図 2.4.7**）。MRI において浮腫は T1W 低信号および T2W 高信号，出血を伴う領域は T2* 無信号として描出され，その他は外傷からの経過時間により信号強度が変化する[9, 10]。浮腫および出血は脳実質内容積を増加させ，正中偏位 midline shift，脳室圧迫，脳溝や脳回の消失および脳ヘルニアを引き起こすことがある。MR 血管造影法（MRA），拡散強調画像（DWI），灌流強調画像（PWI）および拡散テンソル画像（DTI）は，より詳細に損傷の程度を検出するために用いられる[1, 11, 12]。

血管障害

ヒトの脳卒中疾患と比較して，犬や猫での原発性脳血管疾患はまれである。脳卒中 stroke は脳の血流が遮断されたときに生じ，脳虚血 ischemia を来し，最終的に神経細胞死を招く。脳卒中は自然発生的な血管破裂による血腫形成によっても，出血性梗塞 hemorrhagic infarction あるいは非出血性梗塞 nonhemorrhagic infarction を引き起こす血管閉塞によっても生じる。血管閉塞（虚血性梗塞 ischemic infarction）は，その場所に起因した血栓形成，あるいは他の場所に由来する塞栓による閉塞のいずれかが原因となる。出血性梗塞 hemorrhagic infarction は，閉塞した血管壁が破綻することで生じ，血管外漏出が続発する。出血性梗塞と血管破裂から生じた血腫との鑑別は困難であることが多く，その両者の画像特徴もまた類似している。ほとんどの梗塞は動脈がその発症原因となるが，ヒトでは静脈血栓症からも脳卒中が引き起こされたと報告されている。しかしながら，獣医学領域において，それと類似した症例は報告されていない。最もよく原因となるのは前大脳動脈，中大脳動脈，線条体動脈や前小脳動脈で，大脳，視床／中脳および小脳の梗塞が報告されている[13〜17]。梗塞は主要な頭蓋内血管に起因する領域性梗塞 territorial infarction と，小さな穿通枝血管の閉塞に起因するラクナ梗塞 lacunar infarction とに分類される。ヒトにおける脳卒中の基礎疾患としては，アテローム性動脈硬化，高血圧および糖尿病が挙げられるが，動物での発症要因は明確に示されていない[18]。

血管破裂による血腫形成

血管破裂による血腫形成は，血管外傷あるいは自然発生性出血の結果として生じる。頭蓋内の血管奇形の破裂によっても引き起こされる。画像所見は，血腫のサイズ，位置および経過によって異なる。血腫は一般的に単純 CT において高吸収性の mass として認められ，活動性の出血（急性）あるいは血管新生（慢性）が存在する場合には，増強効果が認められることがある。MRI 所見は，一般的に **表 2.4.1** に示されるとおりであるが，多発性出血が長い経過を経て生じている場合，その時期的評価は不正確なものとなる。CT，MRI とも，mass effect に続発する所見には，周囲性の浮腫，正中偏位，脳室の偏位や圧迫，脳溝および脳回の消失が挙げられる（**図 2.4.9**）。

出血性梗塞

出血性梗塞は血管破裂に起因する血腫と区別できない場合がある（**図 2.4.10**）。前述したように，血腫の画像所見は，出血性梗塞にも適用することができる。

非出血性梗塞

非出血性梗塞の CT 所見は微妙であり，浮腫や多様な変化から生じる局所的あるいは領域性の低吸収域として描出され，しばしばわずかな mass effect を認める[19]。

非出血性梗塞は非造影 MRI において，軽度の T1W 低信号域および T2W 高信号域として描出され，灰白質と白質の両者にまたがった様々な mass effect を伴う（図 2.4.11）。DWI では，水の拡散性が制限されることにより，脳の虚血領域が高信号となり，みかけの拡散係数（ADC）マップでは低信号となる[14]。PWI は特異的な灌流欠損領域を検出し，MRA では罹患血管の閉塞が部分的であるのか完全であるのかを確認することができる[14, 17, 20]。グラジエントエコー T2*はごくわずかな変化しか示さないか，磁化率効果を認めない。

表 2.4.1 頭蓋内出血の病期

病期	時間	局在	ヘモグロビン産生	T1W	T2W
超急性期	<24 時間	細胞内	オキシヘモグロビン	等信号	高信号
急性期	1〜3 日	細胞内	デオキシヘモグロビン	等〜低信号	低信号
亜急性早期	>3 日	細胞内	メトヘモグロビン	高信号	低信号
亜急性後期	>7 日	細胞外	メトヘモグロビン	高信号	高信号
慢性期	>14 日	細胞外	ヘモジデリン	低信号	低信号

図 2.4.1 頭蓋骨の陥没骨折（犬） CT

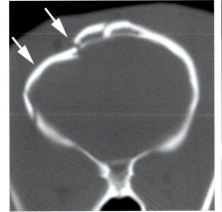

a CT，横断面

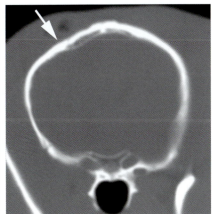

b CT，横断面

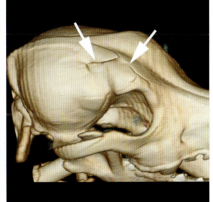

c CT，3D，斜位観

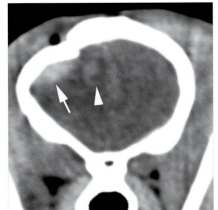

d CT，横断面

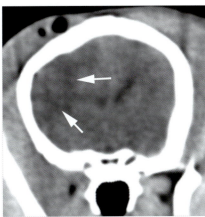

e CT，横断面

馬に頭部を蹴られ急性の頭部外傷を負った 12 歳，去勢雄のジャック・ラッセル・テリア。CT は受傷から 8 時間後に撮影された。非造影の骨条件（wide window）画像では，右前頭骨に開放性の粉砕陥没骨折が認められる（a〜c：矢印）。同じ部位での非造影脳条件（narrow window）画像において，局所的な高吸収性の硬膜外出血が大きな骨片の内側面に隣接して認められる（d：矢印）。また，右前頭葉内に認められる小さな高吸収の病変は，急性の実質内出血である（d：矢頭）。右前頭葉における領域性の低吸収域は脳浮腫を示している（e：矢印）。本症例は，減圧開頭術により硬膜外血腫が明らかとなった。

図 2.4.2　急性頭蓋内出血（犬）　　CT

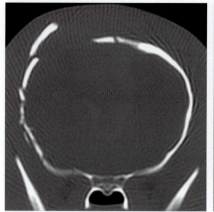
a CT，横断面

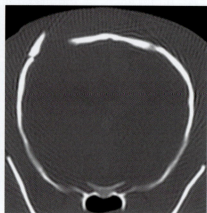
b CT，横断面

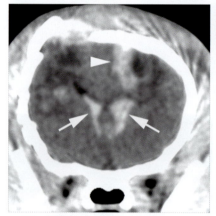
c CT，横断面

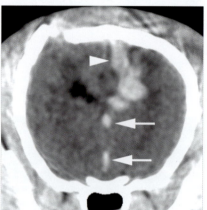
d CT，横断面

原因不明の急性の頭部外傷を負った3歳，去勢雄，チワワ。CTは受傷からおよそ36時間後に撮影された。非造影骨条件（Wide-windowed）画像では，右頭頂および側頭骨の変位性粉砕骨折が認められる（**a**，**b**）。軟部組織ウィンドウ（narrow window）での同断面では，側脳室（**c**：矢印）および第三脳室（**d**：矢印）に高吸収の出血（65 HU）が認められた。右および左頭頂葉に高吸収の実質性出血とそれに関連した低吸収の浮腫が認められる（**c**，**d**：矢頭）。

図 2.4.3 亜急性頭蓋内出血（犬）　　MRI

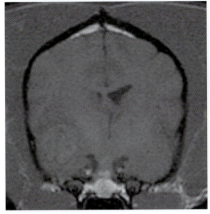
a T1W, 横断面

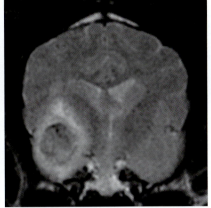
b T2W, 横断面

2年前から全身性高血圧を呈し，前日から強直・間代性発作を認める13歳，避妊雌のウェルシュ・コーギー。右梨状葉にT1W等信号（**a**），T2W低信号（**b**）の境界明瞭な脳実質内mass病変が認められる。mass周囲には中等度の浮腫が認められ，造影T1Wにおいて薄い辺縁増強を呈する（**c**）。T2*Wにおいて，病変内は磁化率効果により均一な低信号に描出される（**d**）。

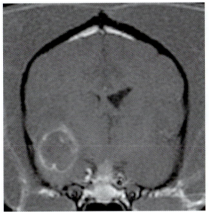
c 造影T1W, 横断面

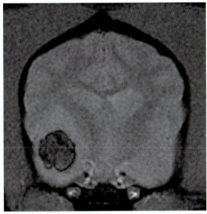
d T2*W, 横断面

図 2.4.4 急性頭蓋内出血（犬）　　MRI

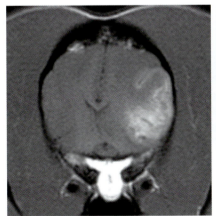
a T1W, 横断面

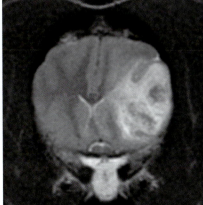
b T2W, 横断面

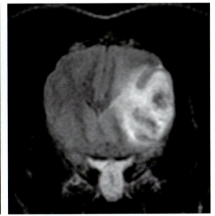
c FLAIR, 横断面

5日前に一般的な歯科処置を実施し，その麻酔覚醒後に中枢神経系の機能障害を呈した7歳，去勢雄のグレーハウンド。左大脳半球にT1Wで顕著な高信号（**a**），T2Wで混合信号（**b**）を呈する病変が見られる。その病変はT1Wにおいて主に大脳皮質領域に分布しているが，T2WおよびFLAIRでは灰白質および白質にまたがる広範な浮腫が認められ（**b**, **c**），結果として正中偏位を生じている。5日前からの頭蓋内徴候と画像所見から亜急性出血が示唆された。

図 2.4.5 慢性頭蓋内出血（犬）

MRI

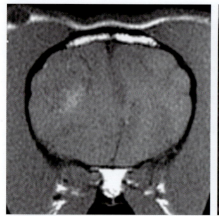

a T1W，横断面

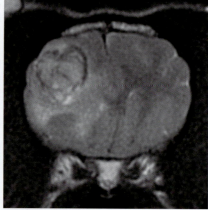

b T2W，横断面

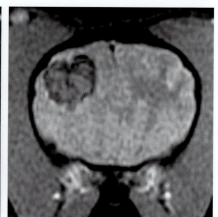

c T2*W，横断面

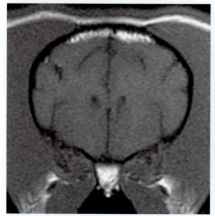

d T1W，横断面，6 週間後

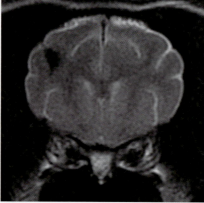

e T2W，横断面，6 週間後

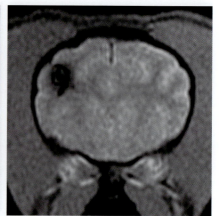

f T2*W，横断面，6 週間後

5 日前から右前脳徴候を呈する 12 歳，避妊雌のプードル。初めの MRI 検査は臨床徴候の発現後の 5 日目に行われた（a〜c）。フォローアップ MRI 検査は，およそ 6 週間後に行われ，その時点で犬は臨床的に改善していた。初めの MRI 検査において，右前頭葉内に T1W で等から高信号（a），T2W で不均一な信号強度を呈する大きな mass 病変が認められた（b）。T2*W では顕著な磁化率効果を呈している（c）。これらの画像所見は急性期から亜急性期の頭蓋内出血のものに一致し，5 日間の臨床徴候とも一致する。6 週間後に撮影された 2 回目の検査のすべてのシーケンスにおいて，病変の著しい退縮と一様な低信号が認められ，慢性血腫が消退しつつあることが示唆された（d〜f）。1 年後，症例は他の原因によって死亡し，剖検が実施された。その結果，右前頭葉に治癒した梗塞巣を示唆する広範囲な神経網の消失および慢性の変性性変化が確認された。

図 2.4.6 急性硬膜外出血（犬）

CT

リンパ球形質細胞性脳炎を患う 10 歳，避妊雌のラブラドール・レトリーバー。CT 画像は CT ガイド下脳生検の直後に撮影された。左頭頂領域に硬膜外出血がみられる。両凸型の形状は硬膜外出血と一致する。単純 CT 画像において，急性出血は高吸収に描出されるが，この患者におけるデンシティ増加は，部分的にではあるが，造影剤投与による増強効果を含んでいる。

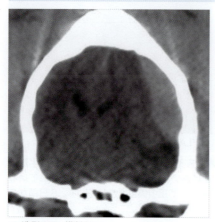

a 造影 CT，横断面

図 2.4.7　亜急性硬膜下血腫（犬）　　　MRI

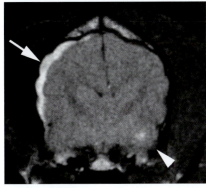
a T1W，横断面

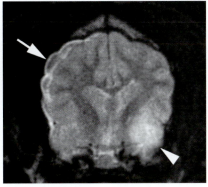
b T2W，横断面

4日前に頭部外傷を受けた5歳，去勢雄の雑種犬。右側に三日月型でT1W高信号の硬膜下血腫が認められる（a：矢印）。T2Wにおいてその出血は内部が低信号で辺縁は高信号を呈しており（b：矢印），4日前の頭部外傷の既往歴からも亜急性出血が示唆される。また，左梨状葉に限局性でT1W高信号の増強されない病変が認められ（a，b：矢頭），亜急性の実質性出血とそれに関連した限局性の浮腫が疑われた。硬膜下血腫とこの左側梨状葉の病変の関連は，反衝損傷であると考えられた。剖検では，硬膜下血腫および脳出血の両方が診断された。

図 2.4.8　多区画で生じた頭蓋内出血（犬）　　　MRI

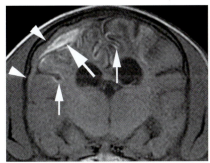
a T1W，横断面

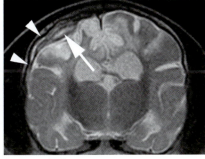
b T2W，横断面

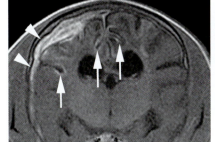
c 造影T1W，横断面

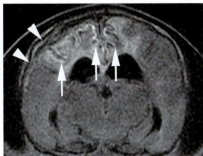
d FLAIR，横断面

MRI検査の11日前に頭部に外傷を負い，その後に急性の失明および発作を呈した3カ月，避妊雌のゴールデン・レトリーバー。硬膜外，硬膜下およびくも膜下出血が認められる。硬膜外出血が右大脳半球の硬膜および頭頂骨のあいだにT1W等信号，T2W高信号の増強される三日月型の病変として認められる（a～d：矢頭）限局的な硬膜下血腫が右背側頭頂領域に認められ，T1W高信号，T2W混合信号を呈する（a，b：大矢印）。脳溝辺縁領域にT1W高信号が認められ，くも膜下出血が示唆された（a，c，d：小矢印）。

図 2.4.9　血管破裂あるいは出血性梗塞による頭蓋内出血（犬）　CT & MRI

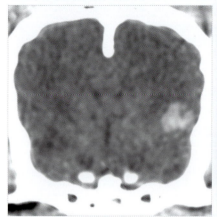
a CT，横断面

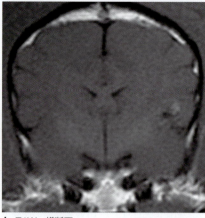
b T1W，横断面

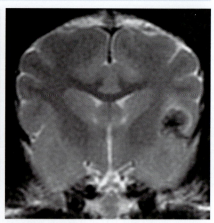
c T2W，横断面

同日に行われた CT（a）および MRI 検査（b, c）の 2.5 週前に発作を起こした 12 歳のスコティッシュ・テリア。単純 CT において，左側頭領域に認められる高吸収性の限局性の皮質下病変（65 HU）は中心部に小さな低吸収域を伴っており，急性から亜急性後期の出血の特徴と一致する（a）。MRI においてこの病変は，T1W で混合信号，T2W では低信号を呈しており，亜急性後期から早期の慢性出血の特徴と一致した。臨床徴候の発現から 2.5 週間経過していることとも矛盾がない。CT 上での血液の不透過性は時間経過とともに減少するが，本症例で認められる所見は出血から 2.5 週間の病期であることと符号する。この病変は出血性梗塞あるいは自然発生性の頭蓋内出血であると考えられた。

図 2.4.10　高血圧性梗塞　　　　　　　　　　　　　　　　　　　　　　　　　　　　　　　　　　MRI

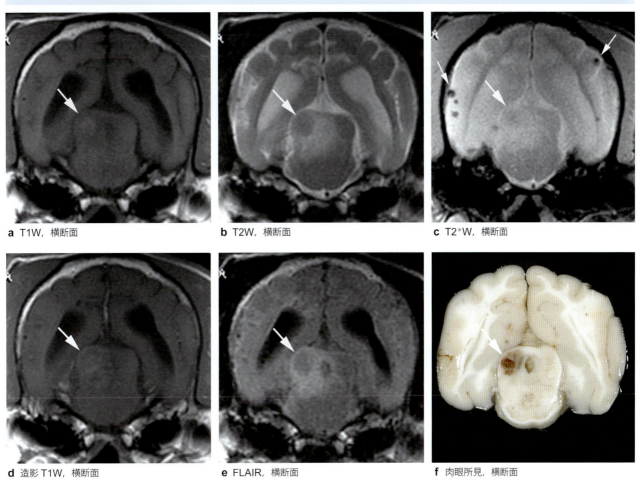

a　T1W，横断面　　　　　　　　b　T2W，横断面　　　　　　　　c　T2*W，横断面

d　造影 T1W，横断面　　　　　　e　FLAIR，横断面　　　　　　　f　肉眼所見，横断面

以前から高血圧および二次性の肥大型心筋症と診断されていた 13 歳，避妊雌のシルキー・テリア。捻転斜頚および後肢の筋緊張亢進により，3 日間歩行不能が続いている。右の後丘の病変は T1W 高信号，T2W 等信号で，わずかに増強され，その周囲には中程度の浮腫を伴う（a〜f：大矢印）。その病変は T2*W においてわずかな磁化率効果を生じている（c）。また，T1W，T2W および T2*W で低信号の点状病変が大脳皮質に複数認められる（c：小矢印）。後丘病変は急性から亜急性早期の出血性梗塞の特徴と一致し，3〜4 日間の病歴も梗塞を裏付ける。大脳皮質の低信号病変は消退した慢性の梗塞巣である。それぞれの血管病変は剖検によって確認された。急性動脈血栓が後丘の病変部で確認され，動脈壁の肥厚は，複数の頭蓋内梗塞の原因が全身性高血圧症であったことを裏付けた。

図 2.4.11　非出血性小脳梗塞（犬）　MRI

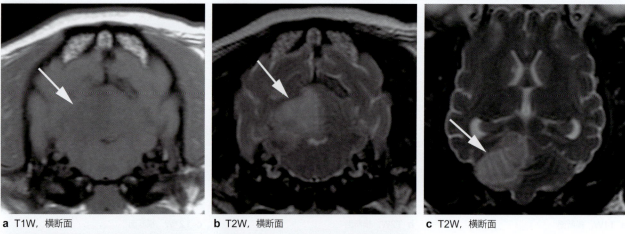

a T1W, 横断面　　b T2W, 横断面　　c T2W, 横断面

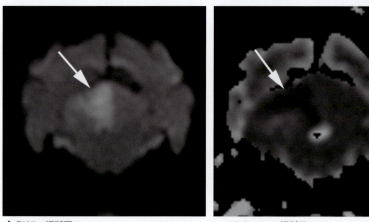

d DWI, 横断面　　e ADC map, 横断面

2日間の中枢性前庭徴候を呈する13歳，避妊雌のパグ。右小脳領域にT1W低信号（a：矢印），T2W高信号（b，c：矢印）の境界明瞭な病変が認められる。この病変はわずかなmass effectを伴っているが，他の頭蓋内病変に関連したものではない。DWI（b値＝1,000）では限局性の高信号域として描出され（d：矢印），同領域のADC mapでは低信号を呈す（e：矢印）。これは虚血性組織における拡散能の抑制に起因する。MRI所見および臨床徴候より，右前小脳動脈血栓症に起因した非出血性小脳梗塞と診断された。

文 献

1. Le TH, Gean AD. Neuroimaging of traumatic brain injury. Mt Sinai J Med. 2009;76:145–162.
2. Anzalone N, Scotti R, Riva R. Neuroradiologic differential diagnosis of cerebral intraparenchymal hemorrhage. Neurol Sci. 2004;25 Suppl 1:S3–5.
3. Bradley WG, Jr. MR appearance of hemorrhage in the brain. Radiology. 1993;189:15–26.
4. Caceres JA, Goldstein JN. Intracranial hemorrhage. Emerg Med Clin North Am. 2012;30:771–794.
5. Freeman WD, Aguilar MI. Intracranial hemorrhage: diagnosis and management. Neurol Clin. 2012;30:211–240.
6. Provenzale J. CT and MR imaging of acute cranial trauma. Emerg Radiol. 2007;14:1–12.
7. Zee CS, Go JL. CT of head trauma. Neuroimaging Clin N Am. 1998;8:525–539.
8. Grundy SA, Liu SM, Davidson AP. Intracranial trauma in a dog due to being "swung" at birth. Top Companion Anim Med. 2009;24:100–103.
9. Kitagawa M, Okada M, Kanayama K, Sakai T. Traumatic intracerebral hematoma in a dog: MR images and clinical findings. J Vet Med Sci. 2005;67:843–846.
10. Tamura S, Tamura Y, Tsuka T, Uchida K. Sequential magnetic resonance imaging of an intracranial hematoma in a dog. Vet Radiol Ultrasound. 2006;47:142–144.
11. Duckworth JL, Stevens RD. Imaging brain trauma. Curr Opin Crit Care. 2010;16:92–97.
12. Kubal WS. Updated imaging of traumatic brain injury. Radiol Clin North Am. 2012;50:15–41.
13. Berg JM, Joseph RJ. Cerebellar infarcts in two dogs diagnosed with magnetic resonance imaging. J Am Anim Hosp Assoc. 2003;39:203–207.
14. Garosi L, McConnell JF, Platt SR, Barone G, Baron JC, de Lahunta A, et al. Clinical and topographic magnetic resonance characteristics of suspected brain infarction in 40 dogs. J Vet Intern Med. 2006;20:311–321.
15. Goncalves R, Carrera I, Garosi L, Smith PM, Fraser McConnell J, Penderis J. Clinical and topographic magnetic resonance imaging characteristics of suspected thalamic infarcts in 16 dogs. Vet J. 2011;188:39–43.
16. Major AC, Caine A, Rodriguez SB, Cherubini GB. Imaging diagnosis – magnetic resonance imaging findings in a dog with sequential brain infarction. Vet Radiol Ultrasound. 2012;53:576–580.
17. McConnell JF, Garosi L, Platt SR. Magnetic resonance imaging findings of presumed cerebellar cerebrovascular accident in twelve dogs. Vet Radiol Ultrasound. 2005;46:1–10.
18. Garosi L, McConnell JE, Platt SR, Barone G, Baron JC, de Lahunta A, et al. Results of diagnostic investigations and long-term outcome of 33 dogs with brain infarction (2000–2004). J Vet Intern Med. 2005;19:725–731.
19. Paul AE, Lenard Z, Mansfield CS. Computed tomography diagnosis of eight dogs with brain infarction. Aust Vet J. 2010;88:374–380.
20. Tidwell AS, Robertson ID. Magnetic resonance imaging of normal and abnormal brain perfusion. Vet Radiol Ultrasound. 2011;52:S62–71.

2.5
代謝性，中毒性および変性性疾患

遺伝性代謝性疾患
ライソゾーム病
　ライソゾーム病 lysosomal storage disorders は，脂質あるいは糖タンパク質を代謝するライソゾームの機能不全によって特徴づけられる，50種類を超えるまれな遺伝性疾患群である。大半は，単一の酵素欠損を引き起こす常染色体劣性疾患である。この疾患群に関連した臨床所見は，欠損する酵素によっても異なるが，多くは中枢神経系における病理学的変化と，その結果として生じる神経学的臨床徴候を有する。これらの疾患について包括的に網羅するのは本稿の守備範囲外であるが，以下に代表例を2つ紹介する。

神経セロイド・リポフスチン症
　神経セロイド・リポフスチン症 neuronal ceroid lipofuscinosis は，コッカー・スパニエル，ボーダー・コリー，アメリカン・ブルドッグ，チワワ，シュナウザー，イングリッシュ・セッター，チベタン・テリア，ポリッシュ・ローランド・シープドッグなど多数の犬種で報告されている[1〜9]。基盤となる病理学的変化は，び漫性のアストログリオーシスを伴う全般的な神経細胞脱落である。残存するニューロンには黄色脂肪色素の細胞質内蓄積が認められる[7, 8, 10]。網膜細胞にも同様の変化が認められ，他の臓器にも影響を及ぼすことがある。ボーダー・コリーの神経セロイド・リポフスチン症の症例報告におけるCT所見は，全般的な皮質萎縮と脳室拡大であった[11]。MRIでも皮質萎縮と脳室拡大が認められる[6, 7, 12]。ある報告では罹患したチワワのグループにおいて増強効果を伴う著しい髄膜の肥厚が記載されているが，他の文献ではそのような報告は認められていない[7]。我々は，プロトン密度強調（PDW）画像上で灰白質‒白質境界の不明瞭化および潜在的な小脳萎縮を経験している（図2.5.1）。

ガラクトシアリドーシス
　ガラクトシアリドーシス galactosialidosis は，β-ガラクトシダーゼとノイラミニダーゼ欠損を生じるカテプシンAの変異により引き起こされる。この疾患は3つの臨床的なバリアントが存在し，複数の臓器に影響を及ぼすが，共通して中枢神経系が巻き込まれる。ヒトにおける神経病理学的所見は，視神経，視床，淡蒼球，外側膝状体，脳幹および小脳の萎縮である[13]。顕微鏡所見では神経細胞脱落，グリオーシス，残存ニューロンにおける異常なライソゾームの蓄積が認められる。ガラクトシアリドーシスに類似したライソゾーム病が，進行性の小脳および中枢性前庭徴候のある5歳のスキッパーキで報告されている[14]。糖脂質を含む細胞質内ライソゾームに起因する腫大および空胞化した神経細胞が剖検で認められている。

　ヒトにおける画像報告はないが，ガラクトシアリドーシスと推定診断された犬のMRIでは小脳萎縮と脳室拡大が認められる（図2.5.2）。死後鏡検において，小脳プルキンエ細胞と顆粒細胞のび漫性損失と，小脳および海馬における神経細胞質内のライソゾームの大量蓄積が認められている。

後天性代謝性疾患
チアミン欠乏症
　チアミン欠乏症 thiamine deficienty はまれな疾患であり，通常はチアミンの欠如した市販あるいは非市販食品

2.5 代謝性，中毒性および変性性疾患

を与えられた動物で観察される[15]。この疾患はまた，防腐剤として二酸化硫黄が配合された市販のペットフードを与えられた犬および猫でも報告されている[16, 17]。一部の魚種には高濃度のチアミナーゼが含まれ，また一部の薬剤もチアミン欠乏症を誘発する。臨床的には神経，眼，胃腸および心臓に障害が認められる[15]。他の中枢神経系の代謝性／中毒性疾患と同様に，脳の特定領域が影響を受けやすく，画像検査において対称性の多巣性病変が認められる。外側膝状体，背側蝸牛神経核，動眼神経核，乳頭体，赤核，後丘がしばしば影響を受ける。大脳皮質，小脳虫部，大脳基底核および海馬にも影響を及ぼす場合がある[18, 19]。顕微鏡的病理像には，神経変性，壊死，ミエリン変性および二次的な血管性変化が含まれる[20]。

病変部は通常容易に特定することが可能である。両側対称性で，わずかなmass effectを伴い，T2強調（T2W）およびFLAIR画像で高信号，T1強調（T1W）画像で不均一な低信号を呈し，通常造影増強は認められない（図2.5.3）[15, 21, 22]。各々の患者において，必ずしも影響を受けやすい領域がすべて侵されるわけではない。

肝性脳症

門脈体循環シャントportosystemic shuntsの犬と猫に特徴的な脳のMRI所見は，レンズ核のT1W高信号である。これらの病変部はT2Wで等信号を呈し，造影増強は認められず，門脈体循環シャントの治療後はその特徴的所見が消失する（図2.5.4）[23]。ヒトの慢性肝性脳症chronic hepatic encephalopathyでも同様の病変が認められ，マンガンの限局的な蓄積に起因するものではないかと考えられている。これは同様の病態を有する犬でも記述されている[24]。

急性肝性脳症acute hepatic encephalopathyでは，劇症型の臨床徴候およびMRI所見がみられる。ヒトのMRI所見では拡散性の制限，皮質のび漫性のT2WおよびFLAIR高信号，視床核の造影増強を伴わない限局性のT2WおよびFLAIR高信号が認められる[25～27]。信号変化は主に細胞障害性浮腫に起因するが，皮質層状壊死cortical laminar necrosisも確認されている[26, 28]。劇症型肝性脳症fluminant hepatic encephalopathyを発症した犬でも同様のMRI所見が報告されている[29]。

浸透圧性脱髄症候群

高ナトリウム血症および，積極的な低ナトリウム血症の補正によるミエリン溶解myelinolysisがヒトにおいて報告されている[30～39]。細胞内外の浸透圧に高勾配が生じると水の異常な膜通過移行によって細胞が損傷し，ミエリン溶解が発生する。浸透圧性脱髄症候群osmotic demyelination syndromeという総称は，その両方の臨床状態を指したものである。ヒトにおける低ナトリウム血症の急速な補正による浸透圧性脱髄は，主に橋中心領域で発症するが，他の部位でも報告が認められる[30, 34, 36, 38]。しかしながら，高ナトリウム血症による浸透圧性脱髄は，橋と橋以外の部位（白質，脳梁，大脳基底核，海馬，小脳，皮質）の両方で発生する[33]。臨床徴候は影響を受けた組織によっても異なるが，認知障害および運動機能障害が含まれる。急性疾患のMRI所見は限局性あるいは多病巣性であり，前述した解剖学的部位にT1W画像で低信号，T2WおよびFLAIR画像で高信号の病変，拡散増強画像（DWI）での拡散制限が認められる。通常，病変は増強されない[28]。ヒトと同様の脱髄が犬および猫で報告されている（図2.5.5）[40, 41]。

てんかん性脳症

ヒトにおいて，てんかん発作後の数日内に実施されたMRI検査では，一過性の拡散制限，腫脹，皮質灰白質，皮質下白質および海馬のT2W高信号が認められる。これらの変化は，発作により誘発された一過性の血管原性および細胞障害性浮腫に起因する[42]。犬でも，てんかん性脳症のMRI所見が報告されている[43]。発作後14日以内のMRI所見では，梨状葉と側頭葉に様々なT1W低信号およびT2W高信号が認められた（図2.5.6）。病変部の増強は1例の犬でのみ認められ，病変は最初のMRI検査から10～16週間以内に回復した。顕微鏡的所見では，ヒトと同様に浮腫，血管新生，反応性アストロサイトーシスおよび急性の神経細胞壊死が認められた。我々は，病変分布が梨状葉と側頭葉を超える症例を経験している。

中毒性疾患

放射線誘発性脳損傷

脳への放射線照射による神経毒性作用は，可逆性の血管原性浮腫で特徴づけられる急性反応，浮腫と脱髄を引き起こす早期遅延反応（照射の1～4カ月後），不可逆性の血管変化と壊死性白質脳症を引き起こす晩期遅延反応に分類される[44～46]。撮影時期，照射標的，放射線誘発性損傷の重症度に応じて，血管原性浮腫あるいは壊死性

白質脳症に関連した限局性，多巣性，び漫性のT1W低信号およびT2W高信号が観察される。壊死領域の造影増強は不均一である（**図2.5.7**）[28]。晩期反応ではラクナ梗塞による多巣性のT2*W磁化率効果が認められる可能性もある（**図2.5.8**）[46]。

外因性毒素

神経毒性は，既存の毒物の摂取や医薬品の副作用によって発生する場合がある。脳に影響を及ぼす神経毒は広範囲にわたり，その多くは神経画像技術で検出できるような病変を生じない。臨床的には神経毒への暴露を特定できない可能性があるため，診断は推測の域を出ないことが多く，確定診断に至ることはまれである。神経毒性について包括的に網羅するのは本稿の範疇を超えるが，以下に代表例を1つ紹介する。

メトロニダゾール中毒

メトロニダゾールは犬と猫で神経毒性を誘発することが報告されている[47〜49]。犬の臨床徴候は主に小脳に認められるが，猫の神経学的徴候はやや特異性を欠く[47〜49]。ヒトにおけるメトロニダゾール中毒のMRIでは，主に歯状核および他の小脳核にT2WおよびFLAIRで限局性の高信号が認められるが，脳の他の部位でも同様の病変が確認されている。病変部に造影増強は認められず，薬剤中止後は病変が回復する[50, 51]。犬と猫におけるメトロニダゾール中毒の画像所見についてはまだ十分な報告がないが，我々の限られた経験では，ヒトのMRI所見と同様であることが示唆される（**図2.5.9**）。

変性疾患

加齢に伴う変性

加齢に関連した変性による脳の肉眼的変化として，皮質および海馬の萎縮と脳室拡大が挙げられる[52〜55]。前頭葉は特に影響を受けやすく，大脳の他の部位に比べ，不釣り合いなほど容積が減少する[54, 55]。基礎となる病態として，毒性タンパク質の蓄積，酸化的損傷，脳血管病態による神経細胞脱落が挙げられる[53]。CTおよびMRIでは，T1WおよびT2W画像上で，脳室系の拡大およびくも膜下腔容積の拡大による脳皮質辺縁および脳溝の明瞭化が認められる（**図2.5.10**）[56]。

他の変性疾患

脳の神経変性疾患は通常，先天性代謝異常（ライソゾーム病）や後天性代謝異常，炎症性疾患，中毒など既知の病因を有し，変性病理は疾患の末期像を表すものである。それぞれの神経変性疾患は特異的な病理学的特徴を有するが，共通所見として容積減少に関連する神経細胞脱落，脱髄および組織壊死による空洞化が認められる。犬と猫で報告された神経変性疾患の例として，神経軸索ジストロフィー[57〜59]，白質脳脊髄症[60〜65]，アラスカンハスキー脳症が挙げられる[66〜68]（**図2.5.11**）。

2.5 代謝性，中毒性および変性性疾患

図 2.5.1　神経セロイド・リポフスチン症（犬）　MRI

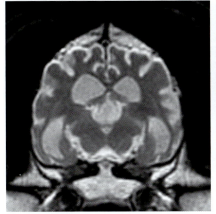
a T1W, 横断面

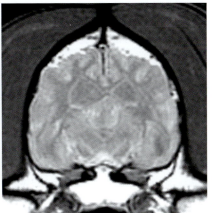
b PDW, 横断面

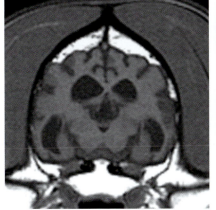
c T1W, 横断面

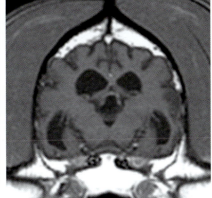
d 造影 T1W, 横断面

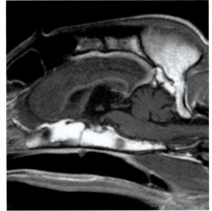
e 造影 T1W, 矢状断面

4 カ月前から進行性の行動変化，運動失調および協調不能を呈する 2 歳，去勢雄のボーダー・コリー系雑種。大脳および小脳容積の全体的な減少が認められ，それに付随した全般性の脳室拡大および脳回萎縮と，脳溝拡大に起因したくも膜下腔の明瞭化が認められる（**a**，**c**〜**e**）。PDW では，灰白質 - 白質境界の消失が認められる（**b**）。死後の剖検では，顆粒状の好酸性物質が細胞質内に蓄積していた。蓄積物質は自家蛍光性を有し，PAS，LFB およびズダンブラック B 染色において陽性であり，すべては神経セロイド・リポフスチン症の診断を支持した。

図 2.5.2　ガラクトシアリドーシスの推定診断（犬）　MRI

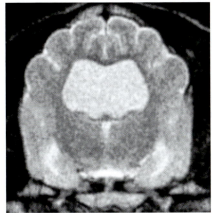
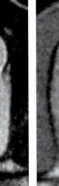
a T2W, 横断面

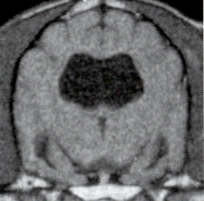
b T1W, 横断面

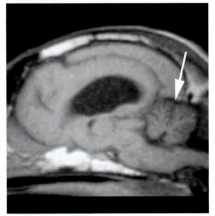
c T1W, 矢状断面

2 年前から進行性の運動失調と間欠的な発作を呈する 3 歳，去勢雄のスキッパーキ。両側対称性の脳室拡大が認められる（**a**〜**c**）。小脳は著しく縮小し，小脳回の明瞭化と周囲 CSF 量の増大が認められる（**c**：矢印）。死後の剖検ではプルキンエ細胞および顆粒細胞の顕著な損失に関連した小脳萎縮が確認された。小脳および大脳の両者に広範囲におよぶ神経細胞内ライソゾーム蓄積が認められた。確定診断には至らなかったが，本症例の病理組織学的所見は過去に報告された別のスキッパーキのガラクトシアリドーシスのそれと類似していた[14]。

図 2.5.3　チアミン欠乏症の推定診断（猫）　　　　　　　　　　　　　　　　　　　　　　　　　　　　MRI

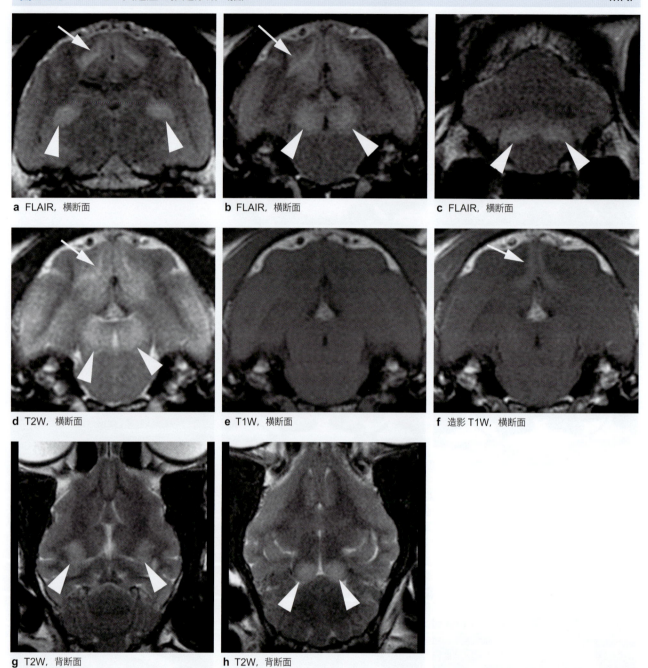

2日前から食欲不振，嘔吐および運動失調を呈する14歳，去勢雄のドメスティック・ショートヘア。神経学的検査では小脳，脳幹および大脳を含む，多病巣性の神経学的欠損を示していた。外側膝状体（**a**, **g**：矢頭），後丘（**b**, **d**, **h**：矢頭）および前庭神経核（**c**：矢頭）にT2WおよびFLAIRにおいて限局性の高信号病変が認められる。他の視床核にも同様の変化が観察された（画像は載せていない）。横断面T2WおよびFLAIRで頭頂葉と後頭葉皮質に境界不明瞭な高信号病変が認められ（**a**, **b**, **d**：矢印），造影剤投与後に増強された（**f**：矢印）。これらのMRI所見はチアミン欠乏に起因した多病巣性灰白脳症の特徴である。さらなる飼い主への問診から，猫には肉類しか与えていなかったことが明らかになった。食事内容の変更とチアミン製剤の投与によって臨床徴候は改善した。

図 2.5.4　門脈体循環シャントによる慢性肝不全（犬）　　　MRI

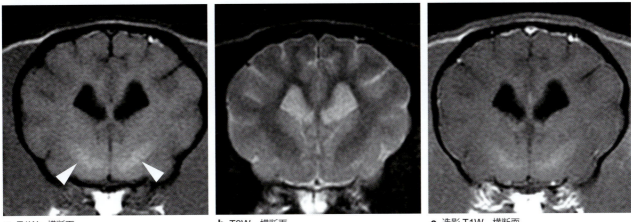

a　T1W，横断面　　　b　T2W，横断面　　　c　造影 T1W，横断面

単一の肝外性門脈体循環シャントを有する 6 カ月齢，避妊雌のシー・ズー。まれに発作が認められるが，それ以外は神経学的に正常である。T1W においてレンズ核に両側対称性の不明瞭な高信号が認められる（**a**：矢頭）。また，同領域は T2W で変化は認められず（**b**），造影剤投与後も増強されない（**c**）。これらの病変は門脈体循環シャントによる肝不全の犬の報告と一致している。この T1W 高信号の原因物質はマンガンの蓄積である。

図 2.5.5　浸透圧性脱髄症候群の推定診断（犬）　　　MRI

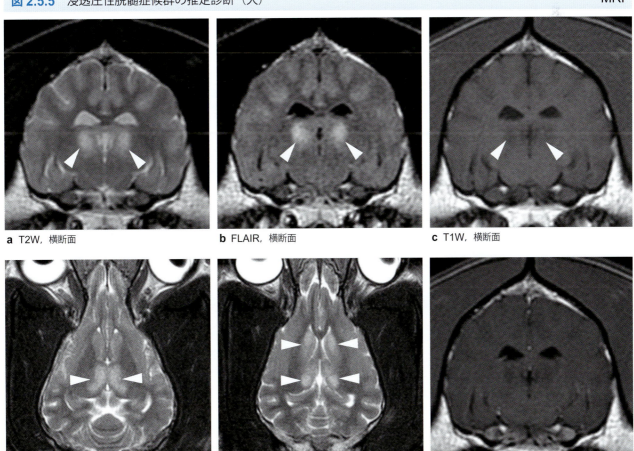

a　T2W，横断面　　　b　FLAIR，横断面　　　c　T1W，横断面

d　T2W，背断面　　　e　T2W，背断面　　　f　造影 T1W，横断面

大量の海水を誤飲した後，進行的な嗜眠，運動失調および発作を呈した 6 歳，去勢雄のゴールデン・レトリーバー。入院時の血清ナトリウム濃度は 191 mmol/L であった（正常範囲は 145～154 mmol/L）。大脳基底核および視床に両側対称性，限局性の境界明瞭な T2W および FLAIR 高信号，T1W 低信号の病変が認められる（**a**～**e**：矢頭）。大脳皮質にはび漫性で不均一に分布する両側性の T2W および FLAIR 高信号，T1W 低信号が認められる（**a**～**c**）。病変部の造影増強は認められない。本症例は治療に反応し徐々に回復した。MRI 病変のみでは確定できないが，ヒトの浸透圧性脱髄症候群で述べられる MRI 所見と一致している。

図 2.5.6　てんかん性脳症（犬）

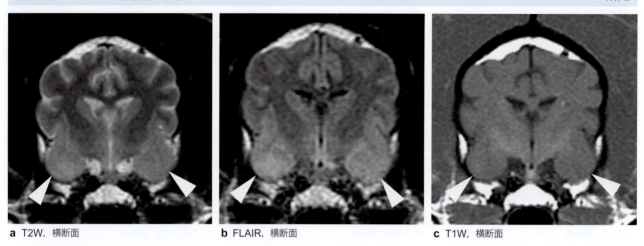

a T2W，横断面　　b FLAIR，横断面　　c T1W，横断面

48時間の間に頻繁な全般発作を呈した7歳，去勢雄の雑種犬。両側の梨状葉に中等度の境界不明瞭なT2WおよびFLAIR高信号およびT1W低信号がみられる（a〜c：矢頭）。その他には明らかな異常は認められなかった。本症例は発作に対する内科治療に反応した。

図 2.5.7 早期および晩期の放射線障害（犬） MRI

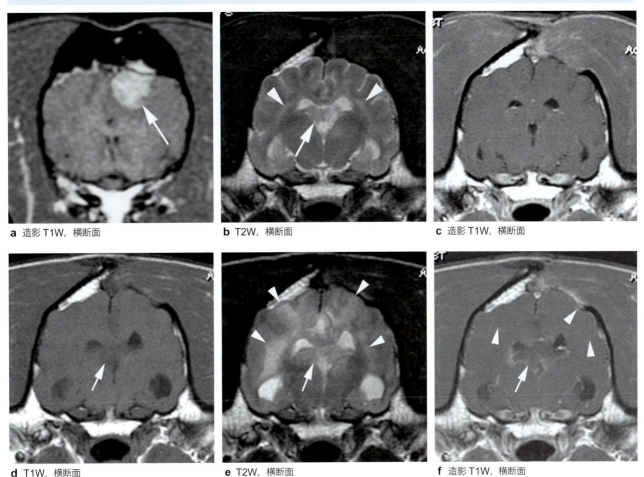

a 造影 T1W，横断面　　b T2W，横断面　　c 造影 T1W，横断面

d T1W，横断面　　e T2W，横断面　　f 造影 T1W，横断面

前頭葉髄膜腫の外科的切除が不完全であった 10 歳，避妊雌のボーダー・コリー。術前の MRI 検査では右前頭葉領域に境界明瞭な，均一に増強される軸外性 mass 病変が認められる（a：矢印）。術後放射線治療終了から 14 週間後に撮像された MRI では，脳梁（b：矢印）および両側大脳半球の白質浮腫（b：矢頭）に起因した T2W 高信号がみられ，造影増強は認められない（c）。放射線治療終了から 21 週間後に行われた術後 2 回目の MRI 検査では，大脳の白質および灰白質の両者に T2W 高信号病変が拡大していた（e：矢頭）。脳梁もまた T2W 高信号および T1W 低信号病変が増大していた（d, e：矢印）。造影剤投与後は同領域が不均一に増強され（f：矢印），髄膜も一部増強されている（f：矢頭）。死後の剖検所見では，主に白質の脳軟化症が重度であったが，それに隣接した灰白質内や血管周囲のリンパ球浸潤を伴う脳炎が大脳の脳室周囲に認められ，これらは晩発性放射線障害と一致する。白質は好中球性の炎症反応を伴う壊死であった。病変部の血管には，いくらかの血管炎と大量のフィブリン血栓を伴う血管壁のフィブリノイド壊死が認められた。

図 2.5.8　晩発性の放射線障害（犬）　　　　　　　　　　　　　　　　　　　　　　　　　　　MRI

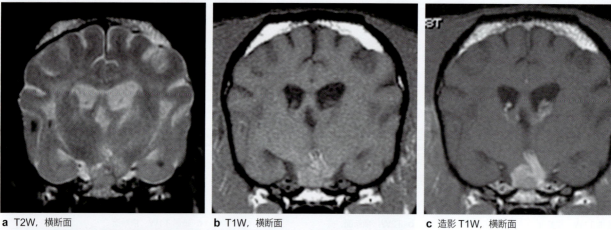

a　T2W，横断面　　　　　b　T1W，横断面　　　　　c　造影 T1W，横断面

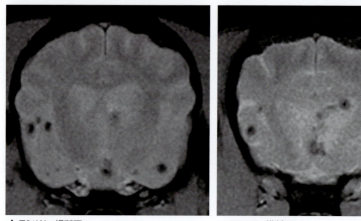

d　T2*W，横断面　　　　　e　T2*W，横断面

18 カ月前に下垂体腫瘍のため放射線治療を受けた 10 歳，去勢雄のボストン・テリア。両側大脳半球内の白質領域に境界不明瞭な T2W 高信号および T1W 低信号の病変が認められる（a，b）。T2*W において深部灰白質および大脳灰白質 - 白質の境界面に多数の限局性の無信号（signal void）が認められる（d，e）。残存した下垂体腫瘍は造影 T1W で最もよく描出される（c）。無信号（signal void）領域は，放射線照射による血管障害に起因した複数のラクナ梗塞による磁化率効果である。T2W における白質の高信号病変は，壊死性白質脳症と一致する。

2.5 代謝性，中毒性および変性性疾患

図 2.5.9　メトロニダゾール中毒の推定診断（犬）　　MRI

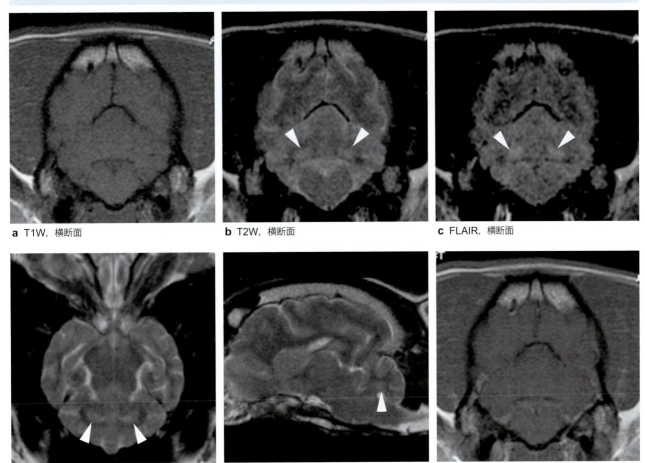

a　T1W，横断面　　b　T2W，横断面　　c　FLAIR，横断面

d　T2W，背断面　　e　T2W，矢状断面　　f　造影 T1W，横断面

炎症性腸疾患の治療のためメトロニダゾールを長期投与された11歳，避妊雌のプードル。神経学的徴候は眼振および旋回である。歯状核に両側性の T2W および FLAIR 高信号が認められる（b〜e：矢頭）。T1W では視覚的に明らかな異常は認められず（a），増強されることもなかった（f）。MRI 所見はメトロニダゾール中毒と合致し，血清および CSF の両者における液体クロマトグラフィー／質量分析により，メトロニダゾールの陽性反応が検出された。

図 2.5.10　加齢に伴う変性（犬）　　MRI

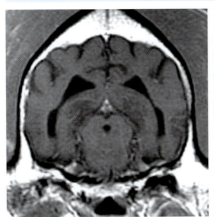 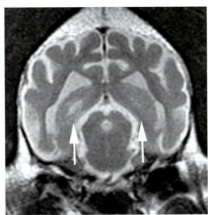

a　造影 T1W，横断面　　b　T2W，横断面

左側の前庭徴候を呈する12歳，去勢雄の柴犬。皮質萎縮によるくも膜下腔の拡大および側脳室拡大が顕著である（a，b）。皮質外套は菲薄化し，脳回は正常よりも縮小している。海馬の縮小も認められ，中心部に限局性の T2W 高信号がみられる（b：矢印）。MRI 検査においてその他の異常は認められず，臨床徴候は約2週間後に改善した。

図 2.5.11　アラスカン・ハスキー脳症（犬）　　MRI

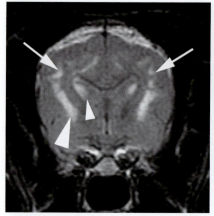
a FLAIR，横断面

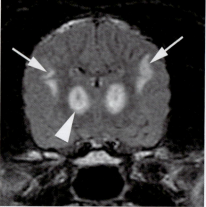
b FLAIR，横断面

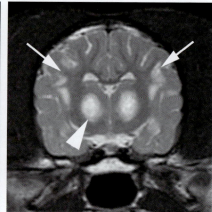
c T2W，横断面

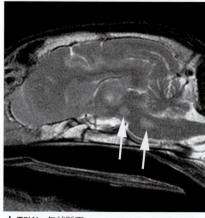
d T2W，矢状断面

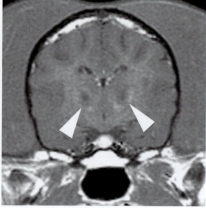
e 造影 T1W，横断面

運動失調，四肢不全麻痺および姿勢反応の欠如を呈する9カ月齢，去勢雄のアラスカン・ハスキー。尾状核（a：小矢頭），被殻（a：大矢頭），視床（b，c：矢頭），赤核および延髄（d：矢印）における多焦点性の T2W および FLAIR 高信号病変が認められる。大脳の灰白質－白質境界面における境界不明瞭な T2W および FLAIR 高信号病変も認められる（a〜c：矢印）。造影 T1W では視床病変の辺縁がわずかに増強される（e：矢頭）。死後の剖検では，基底核，視床，中脳，橋，大脳皮質および小脳虫部灰白質に両側対称性に重度の脳軟化症が確認され，アラスカン・ハスキー脳症と確定診断された。

文献

1. Evans J, Katz ML, Levesque D, Shelton GD, de Lahunta A, O'Brien D. A variant form of neuronal ceroid lipofuscinosis in American bulldogs. J Vet Intern Med. 2005;19:44–51.
2. Jolly RD, Hartley WJ, Jones BR, Johnstone AC, Palmer AC, Blakemore WF. Generalised ceroid-lipofuscinosis and brown bowel syndrome in Cocker spaniel dogs. N Z Vet J. 1994;42:236–239.
3. Jolly RD, Sutton RH, Smith RI, Palmer DN. Ceroid-lipofuscinosis in miniature Schnauzer dogs. Aust Vet J. 1997;75:67.
4. Katz ML, Khan S, Awano T, Shahid SA, Siakotos AN, Johnson GS. A mutation in the CLN8 gene in English Setter dogs with neuronal ceroid-lipofuscinosis. Biochem Biophys Res Commun. 2005;327:541–547.
5. Katz ML, Narfstrom K, Johnson GS, O'Brien DP. Assessment of retinal function and characterization of lysosomal storage body accumulation in the retinas and brains of Tibetan Terriers with ceroid-lipofuscinosis. Am J Vet Res. 2005;66:67–76.
6. Koie H, Shibuya H, Sato T, Sato A, Nawa K, Nawa Y, et al. Magnetic resonance imaging of neuronal ceroid lipofuscinosis in a border collie. J Vet Med Sci. 2004;66:1453–1456.
7. Nakamoto Y, Yamato O, Uchida K, Nibe K, Tamura S, Ozawa T, et al. Neuronal ceroid-lipofuscinosis in longhaired Chihuahuas: clinical, pathologic, and MRI findings. J Am Anim Hosp Assoc. 2011;47:e64–70.
8. Narfstrom K, Wrigstad A, Ekesten B, Berg AL. Neuronal ceroid lipofuscinosis: clinical and morphologic findings in nine affected Polish Owczarek Nizinny (PON) dogs. Vet Ophthalmol. 2007;10:111–120.
9. O'Brien DP, Katz ML. Neuronal ceroid lipofuscinosis in 3 Australian shepherd littermates. J Vet Intern Med. 2008;22:472–475.
10. Kuwamura M, Hattori R, Yamate J, Kotani T, Sasai K. Neuronal ceroid-lipofuscinosis and hydrocephalus in a chihuahua. J Small

Anim Pract. 2003;44:227–230.

11. Franks JN, Dewey CW, Walker MA, Storts RW. Computed tomographic findings of ceroid lipofuscinosis in a dog. J Am Anim Hosp Assoc. 1999;35:430–435.

12. Asakawa MG, MacKillop E, Olby NJ, Robertson ID, Cullen JM. Imaging diagnosis – neuronal ceroid lipofuscinosis with a chronic subdural hematoma. Vet Radiol Ultrasound. 2010;51:155–158.

13. Suzuki K, Suzuki K. Lysosomal Diseases. In: Love S, Louis DN (eds): Greenfield's Neuropathology. London: Hodder Arnold, 2008;561.

14. Knowles K, Alroy J, Castagnaro M, Raghavan SS, Jakowski RM, Freden GO. Adult-onset lysosomal storage disease in a Schipperke dog: clinical, morphological and biochemical studies. Acta Neuropathol. 1993;86:306–312.

15. Markovich JE, Heinze CR, Freeman LM. Thiamine deficiency in dogs and cats. J Am Vet Med Assoc. 2013;243:649–656.

16. Malik R, Sibraa D. Thiamine deficiency due to sulphur dioxide preservative in 'pet meat' – a case of deja vu. Aust Vet J. 2005;83:408–411.

17. Studdert VP, Labuc RH. Thiamin deficiency in cats and dogs associated with feeding meat preserved with sulphur dioxide. Aust Vet J. 1991;68:54–57.

18. Read DH, Harrington DD. Experimentally induced thiamine deficiency in beagle dogs: pathologic changes of the central nervous system. Am J Vet Res. 1986;47:2281–2289.

19. Read DH, Jolly RD, Alley MR. Polioencephalomalacia of dogs with thiamine deficiency. Vet Pathol. 1977;14:103–112.

20. Zachary JF. Nervous System. In: McGavin MD, Zachary JF (eds): Pathologic Basis of Veterinary Disease. St. Louis: Mosby Elsevier, 2007;912–913.

21. Garosi LS, Dennis R, Platt SR, Corletto F, de Lahunta A, Jakobs C. Thiamine deficiency in a dog: clinical, clinicopathologic, and magnetic resonance imaging findings. J Vet Intern Med. 2003;17:719–723.

22. Penderis J, McConnell JF, Calvin J. Magnetic resonance imaging features of thiamine deficiency in a cat. Vet Rec. 2007;160:270–272.

23. Torisu S, Washizu M, Hasegawa D, Orima H. Brain magnetic resonance imaging characteristics in dogs and cats with congenital portosystemic shunts. Vet Radiol Ultrasound. 2005;46:447–451.

24. Torisu S, Washizu M, Hasegawa D, Orima H. Measurement of brain trace elements in a dog with a portosystemic shunt: relation between hyperintensity on T1-weighted magnetic resonance images in lentiform nuclei and brain trace elements. J Vet Med Sci. 2008;70:1391–1393.

25. Bindu PS, Sinha S, Taly AB, Christopher R, Kovoor JM. Cranial MRI in acute hyperammonemic encephalopathy. Pediatr Neurol. 2009;41:139–142.

26. Choi JM, Kim YH, Roh SY. Acute hepatic encephalopathy presenting as cortical laminar necrosis: case report. Korean J Radiol. 2013;14:324–328.

27. Rosario M, McMahon K, Finelli PF. Diffusion-weighted imaging in acute hyperammonemic encephalopathy. Neurohospitalist. 2013;3:125–130.

28. Oborn AG. Diagnostic Imaging: Brain. Salt Lake City: Amirsis Inc., 2005.

29. Moon SJ, Kim JW, Kang BT, Lim CY, Park HM. Magnetic resonance imaging findings of hepatic encephalopathy in a dog with a portosystemic shunt. J Vet Med Sci. 2012;74:361–366.

30. Brown WD. Osmotic demyelination disorders: central pontine and extrapontine myelinolysis. Curr Opin Neurol. 2000;13:691–697.

31. Garcia-Monco JC, Cortina IE, Ferreira E, Martinez A, Ruiz L, Cabrera A, et al. Reversible splenial lesion syndrome (RESLES): what's in a name? J Neuroimaging. 2011;21:e1–14.

32. Go M, Amino A, Shindo K, Tsunoda S, Shiozawa Z. [A case of central pontine myelinolysis and extrapontine myelinolysis during rapid correction of hypernatremia]. Rinsho Shinkeigaku. 1994;34:1130–1135.

33. Ismail FY, Szollics A, Szolics M, Nagelkerke N, Ljubisavljevic M. Clinical semiology and neuroradiologic correlates of acute hypernatremic osmotic challenge in adults: a literature review. AJNR Am J Neuroradiol. 2013;34:225–2232.

34. King JD, Rosner MH. Osmotic demyelination syndrome. Am J Med Sci. 2010;339:561–567.

35. Kleinschmidt-Demasters BK, Rojiani AM, Filley CM. Central and extrapontine myelinolysis: then…and now. J Neuropathol Exp Neurol. 2006;65:1–11.

36. Lampl C, Yazdi K. Central pontine myelinolysis. Eur Neurol. 2002;47:3–10.

37. Lin SH, Hsu YJ, Chiu JS, Chu SJ, Davids MR, Halperin ML. Osmotic demyelination syndrome: a potentially avoidable disaster. QJM. 2003;96:935–947.

38. Martin RJ. Central pontine and extrapontine myelinolysis: the osmotic demyelination syndromes. J Neurol Neurosurg Psychiatry. 2004;75 Suppl 3:22–28.

39. Vaidya C, Ho W, Freda BJ. Management of hyponatremia: providing treatment and avoiding harm. Cleve Clin J Med. 2010;77:715–726.

40. O'Brien DP, Kroll RA, Johnson GC, Covert SJ, Nelson MJ. Myelinolysis after correction of hyponatremia in two dogs. J Vet Intern Med. 1994;8:40–48.

41. Poncelet L, Salmon I, Jolly S, Summers BA. Primary bilateral pontine demyelination in a cat with similarity to central pontine myelinolysis. Vet Pathol. 2011;48:751–753.

42. Kim JA, Chung JI, Yoon PH, Kim DI, Chung TS, Kim EJ, et al. Transient MR signal changes in patients with generalized tonicoclonic seizure or status epilepticus: periictal diffusion-weighted imaging. AJNR Am J Neuroradiol. 2001;22:1149–1160.

43. Mellema LM, Koblik PD, Kortz GD, LeCouteur RA, Chechowitz MA, Dickinson PJ. Reversible magnetic resonance imaging abnormalities in dogs following seizures. Vet Radiol Ultrasound. 1999;40:588–595.

44. Kim JH, Brown SL, Jenrow KA, Ryu S. Mechanisms of radiation-induced brain toxicity and implications for future clinical trials. J Neurooncol. 2008;87:279–286.

45. Siu A, Wind JJ, Iorgulescu JB, Chan TA, Yamada Y, Sherman JH. Radiation necrosis following treatment of high grade glioma – a review of the literature and current understanding. Acta Neurochir (Wien). 2012;154:191–201.

46. Tanino T, Kanasaki Y, Tahara T, Michimoto K, Kodani K, Kakite S, et al. Radiation-induced microbleeds after cranial irradiation: evaluation by phase-sensitive magnetic resonance imaging with 3.0 tesla. Yonago Acta Med. 2013;56:7–12.

47. Caylor KB, Cassimatis MK. Metronidazole neurotoxicosis in two cats. J Am Anim Hosp Assoc. 2001;37:258–262.

48. Dow SW, LeCouteur RA, Poss ML, Beadleston D. Central nervous system toxicosis associated with metronidazole treatment of dogs: five cases (1984–1987). J Am Vet Med Assoc. 1989;195:365–368.

49. Olson EJ, Morales SC, McVey AS, Hayden DW. Putative metronidazole neurotoxicosis in a cat. Vet Pathol. 2005;42:665–669.

50. Kuriyama A, Jackson JL, Doi A, Kamiya T. Metronidazole-induced central nervous system toxicity: a systematic review. Clin Neuropharmacol. 2011;34:241–247.

51. Patel K, Green-Hopkins I, Lu S, Tunkel AR. Cerebellar ataxia following prolonged use of metronidazole: case report and literature review. Int J Infect Dis. 2008;12:e111–114.

52. Dimakopoulos AC, Mayer RJ. Aspects of neurodegeneration in the canine brain. J Nutr. 2002;132:1579S–1582S.

53. Head E. Neurobiology of the aging dog. Age (Dordr). 2011;33:485–496.

54. Su MY, Tapp PD, Vu L, Chen YF, Chu Y, Muggenburg B, et al. A longitudinal study of brain morphometrics using serial magnetic resonance imaging analysis in a canine model of aging. Prog Neuropsychopharmacol Biol Psychiatry. 2005;29:389–397.

55. Tapp PD, Siwak CT, Gao FQ, Chiou JY, Black SE, Head E, et al. Frontal lobe volume, function, and beta-amyloid pathology in a canine model of aging. J Neurosci. 2004;24:8205–8213.

56. Pugliese M, Carrasco JL, Gomez-Anson B, Andrade C, Zamora A, Rodriguez MJ, et al. Magnetic resonance imaging of cerebral involutional changes in dogs as markers of aging: an innovative tool adapted from a human visual rating scale. Vet J. 2010;186:166–171.

57. Diaz JV, Duque C, Geisel R. Neuroaxonal dystrophy in dogs: case report in 2 litters of Papillon puppies. J Vet Intern Med. 2007;21:531–534.

58. Fyfe JC, Al-Tamimi RA, Castellani RJ, Rosenstein D, Goldowitz D, Henthorn PS. Inherited neuroaxonal dystrophy in dogs causing lethal, fetal-onset motor system dysfunction and cerebellar hypoplasia. J Comp Neurol. 2010;518:3771–3784.

59. Tamura S, Tamura Y, Uchida K. Magnetic resonance imaging findings of neuroaxonal dystrophy in a papillon puppy. J Small Anim Pract. 2007;48:458–461.

60. Eagleson JS, Kent M, Platt SR, Rech RR, Howerth EW. MRI findings in a rottweiler with leukoencephalomyelopathy. J Am Anim Hosp Assoc. 2013;49:255–261.

61. Gamble DA, Chrisman CL. A leukoencephalomyelopathy of rottweiler dogs. Vet Pathol. 1984;21:274–280.

62. Hirschvogel K, Matiasek K, Flatz K, Drogemuller M, Drogemuller C, Reiner B, et al. Magnetic resonance imaging and genetic investigation of a case of Rottweiler leukoencephalomyelopathy. BMC Vet Res. 2013;9:57.

63. Li FY, Cuddon PA, Song J, Wood SL, Patterson JS, Shelton GD, et al. Canine spongiform leukoencephalomyelopathy is associated with a missense mutation in cytochrome b. Neurobiol Dis. 2006;21:35–42.

64. Martin-Vaquero P, da Costa RC, Simmons JK, Beamer GL, Jaderlund KH, Oglesbee MJ. A novel spongiform leukoencephalomyelopathy in Border Terrier puppies. J Vet Intern Med. 2012;26:402–406.

65. Oevermann A, Bley T, Konar M, Lang J, Vandevelde M. A novel leukoencephalomyelopathy of Leonberger dogs. J Vet Intern Med. 2008;22:467–471.

66. Brenner O, Wakshlag JJ, Summers BA, de Lahunta A. Alaskan Husky encephalopathy–a canine neurodegenerative disorder resembling subacute necrotizing encephalomyelopathy (Leigh syndrome). Acta Neuropathol. 2000;100:50–62.

67. Vernau KM, Runstadler JA, Brown EA, Cameron JM, Huson HJ, Higgins RJ, et al. Genome-wide association analysis identifies a mutation in the thiamine transporter 2 (SLC19A3) gene associated with Alaskan Husky encephalopathy. PLoS One. 2013;8:e57195.

68. Wakshlag JJ, de Lahunta A, Robinson T, Cooper BJ, Brenner O, O'Toole TD, et al. Subacute necrotising encephalopathy in an Alaskan husky. J Small Anim Pract. 1999;40:585–589.

2.6
非感染性炎症性疾患

犬と猫の脳の非感染性炎症性疾患は多数報告されているが，特に肉芽腫性髄膜脳脊髄炎 granulomatous meningoencephalilit および壊死性脳炎 necrotizing encephalitis の2つが最も一般的であり，これまでに多くの情報が記述されている[1]。壊死性脳炎は壊死性髄膜脳炎 necrotizing meningoencephalitis および壊死性白質脳炎 necrotizing leukoencephalitis に細分化され，これらは同一疾患の異なる表現型を表しているのかもしれない。これら3つのすべての疾患は，自己免疫性疾患であると考えられている。

肉芽腫性髄膜脳脊髄炎

肉芽腫性髄膜脳脊髄炎（GME）は，血管周囲の単核球性細胞浸潤によって特徴付けられる中枢神経系の特発性炎症性疾患である[2]。若齢から中齢（4～5歳），雌，小型およびトイ犬種に好発し，大型犬種および猫ではまれである。病変分布は，巣状型 focal form，播種型 disseminated form（多病巣型 multifocal form）あるいは眼型 ocular form に分類され，特に巣状型および播種型が多い。病変は白質に好発しやすいが，灰白質および髄膜にも認められる。この疾患が最もよく傷害するのは前脳，脳幹あるいは脊髄だが，頻度は低いものの小脳および視神経にも病変が現れる[1~7]。

病変部は単純CT画像上で，浮腫の程度によって境界不明瞭な低吸収域として描出され，様々な増強パターンをとる。不均一，不明瞭あるいは増強されないこともあるが，ときおり，境界明瞭な mass として描出される場合もある。病変は典型的に T1 強調（T1W）画像で等～低信号，T2 強調（T2W）画像で高信号を呈し，造影 T1W 画像では前述したCT所見と同様の特徴が見られる（図 2.6.1，2.6.2）[1, 3, 5]。

多くの GME 患者では髄膜にも病変が認められ，異常所見として，顕著な髄膜増強のみが検出されることもある（図 2.6.1）。異常な画像所見が得られず，造影増強も呈さない患者も少数みられる[1, 5]。

壊死性脳炎

壊死性髄膜脳炎

壊死性髄膜脳炎は，パグ脳炎 pug dog encephalitis ともよばれる，非化膿性，壊死性の炎症性脳疾患である[8]。小型およびトイ犬種で好発し，特にパグ，マルチーズおよびチワワでの発病率が高い。発症年齢の中央値は 1.5～3 歳で，雄よりも雌が罹患しやすい傾向にある。病変は限局性あるいは非対称性の多病巣性であり，大脳半球の灰白質と白質，およびそれを覆う髄膜を巻き込む[1, 8~10]。小脳および脳幹病変は，まれではあるが報告されている[11]。肉眼病理では，空洞病変と炎症や浮腫に関連した重度の脳腫脹がしばしば認められる[8]。

空洞性病変の存在あるいは脳浮腫が顕著であった場合に，その病変は単純CT画像上で低吸収域として描出される。浮腫は正中偏位，脳ヘルニアやその他の mass effect を生じさせることがある。CT画像での増強程度は様々で，増強されない場合や中程度の増強所見が得られる場合もある。増強される場合，そのパターンは不均一で，辺縁がわずかに増強される。MRI 上で病変は，大脳灰白質および白質を巻き込む T1W 等信号から低信号，T2W 高信号の領域として描出され，一般的に境界は不明瞭である。造影 T1W 画像において，約 2/3 から半数の病変は増強されるが，その場合，軽度から中程度の不均一な増強パターンが見られる。髄膜の増強は，約

50％の患者において認められる（図 2.6.3, 2.6.4, 2.6.5）[11]。

壊死性白質脳炎

壊死性白質脳炎もまた，灰白質と白質の両方を侵す，非化膿性，壊死性の炎症性脳疾患である[12〜15]。肉眼的に皮質下の液化および空洞化が認められる。顕微鏡学的には，単核球性の細胞浸潤，格子細胞および明らかな壊死が認められる[15]。この疾患の解剖学的な病変局在には多様性があり，限局性，非対称性の多病巣性，あるいはび漫性病変が大脳半球に形成されるが，脳幹病変も報告されている[15, 16]。

単純CT画像上において病変は等吸収から低吸収で，脳室と連続するように描出されることがある。増強は認められないか，あるいは中程度に増強され，不均一で境界不明瞭に描出される[16]。MRIにおいて病変はT1W低信号およびT2W高信号を呈し，極軽度から中程度の造影増強が認められる。増強された場合には，通常，不均一性で，ときおり辺縁が増強される（図 2.6.6, 2.6.7）[15]。

図 2.6.1 肉芽腫性髄膜脳脊髄炎（犬） MRI

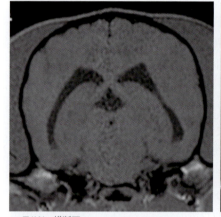

a T1W，横断面

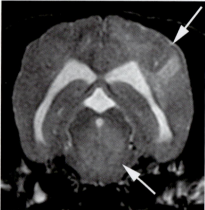

b T2W，横断面

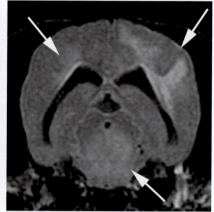

c FLAIR，横断面

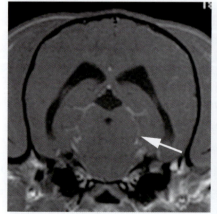

d 造影T1W，横断面

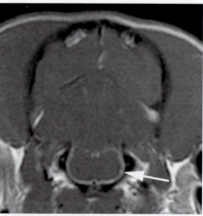

e 造影T1W，横断面

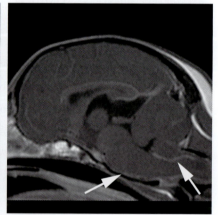

f 造影T1W，矢状断面

2週間前から運動失調および嗜眠を呈する4歳，去勢雄のマルチーズ。中脳レベルの横断面（a〜c）では，主に左側の大脳白質にT2WおよびFLAIR高信号が認められ，中脳領域にも同様の信号強度が認められる（b, c：矢印）。造影剤投与後，左大脳，中脳（d：矢印），さらには尾側の小脳や脳幹における髄膜が顕著に増強された（e, f：矢印）。剖検により肉芽腫性髄膜脳脊髄炎と確定診断された。

図 2.6.2　肉芽腫性髄膜脳脊髄炎（犬）　　　MRI

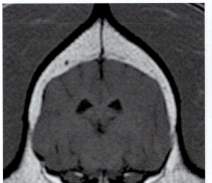
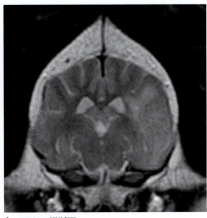

a　T1W，横断面　　　　b　T2W，横断面

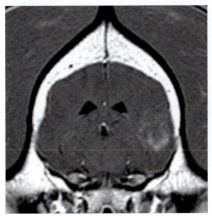
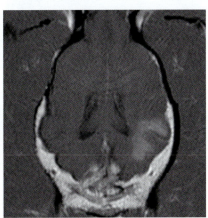

c　造影 T1W，横断面　　d　造影 T1W，背断面

最近，発作および見当識障害を発症した5歳，去勢雄のロットワイラー。左側頭葉から後頭葉領域に境界不明瞭な mass effect を伴う病変が認められ，その影響により右側への軽度な正中偏位が生じている。この領域は顕著な浮腫を伴って，T1W 低信号（a）および T2W 高信号（b）を呈する。造影画像上では，白質に主座し，中程度の不均一性および不定形なコントラスト増強を示す病変が認められる（c，d）。剖検では血管周囲の組織球性およびリンパ球形質細胞性の囲管性細胞浸潤が検出され，肉芽腫性髄膜脳脊髄炎と確定診断された。

図 2.6.3　壊死性髄膜脳炎（犬）　　MRI

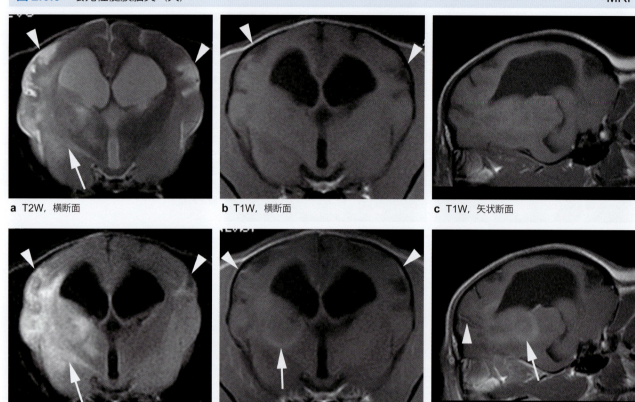

a　T2W，横断面
b　T1W，横断面
c　T1W，矢状断面
d　FLAIR，横断面
e　造影 T1W，横断面
f　造影 T1W，矢状断面

現病歴として発作と左旋回を呈する3歳，雄のポメラニアン。大脳皮質に多病巣性の顕著な T2W および FLAIR 高信号（a，d：矢頭），T1W 低信号（b：矢頭）の病変が見られ，右側の白質や尾状核にも領域性の T2W 高信号が認められる（a，d：矢印）。右側の尾状核に中程度の不定形な造影増強がみられ（e，f：矢印），大脳皮質を覆う髄膜にも増強が認められる（e，f：矢頭）。剖検では広範囲に及ぶ皮質壊死および脳軟化症が認められ，壊死性髄膜脳炎と確定診断された。

図 2.6.4　壊死性髄膜脳炎（犬）　　MRI

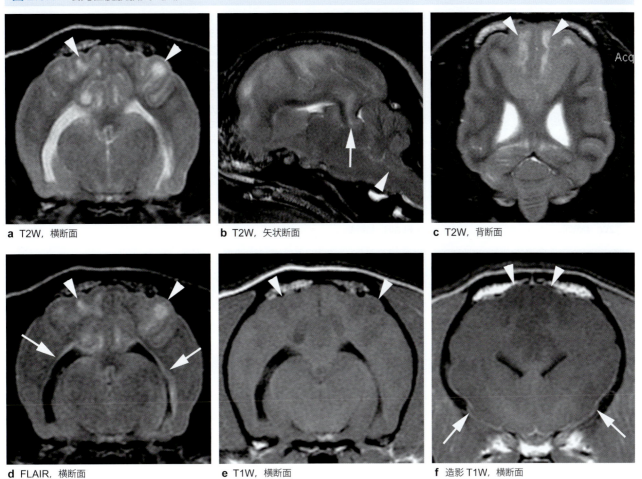

a T2W, 横断面　　b T2W, 矢状断面　　c T2W, 背断面
d FLAIR, 横断面　　e T1W, 横断面　　f 造影 T1W, 横断面

最近嗜眠となった2歳, 避妊雌のパグ。前頭頭頂領域の大脳皮質に領域性の顕著な T2W および FLAIR 高信号（a, c, d：矢頭）, T1W 低信号が認められる（e, f：矢頭）。テント切痕（鉤回）ヘルニア（b：矢印）, 小脳ヘルニア（b：矢頭）および間質性浮腫（d：矢印）も認められる。造影剤投与後, 広範囲の髄膜増強が認められた（f：矢印）。剖検では髄膜炎および主に大脳半球の灰白質および白質に壊死性脳炎が認められ, 壊死性髄膜脳炎と確定診断された。

図 2.6.5　壊死性髄膜脳炎（犬） MRI

10日前から運動失調を呈する1歳，避妊雌のチワワ系雑種。T2WおよびFLAIRで顕著かつび漫性の高信号（a，b），T1Wで不均一（c）な信号強度が大脳，特に左側優位に認められる。大脳における灰白質－白質境界が不鮮明である。造影剤投与後，顕著な髄膜増強が広範囲に認められ，脳実質も不均一に増強される（d）。剖検では非対称性，多病巣性の脳軟化症を伴う非化膿性髄膜脳炎が認められ，壊死性髄膜脳炎と確定診断された。

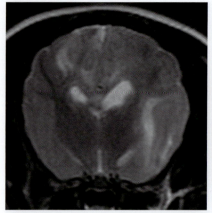
a T2W，横断面

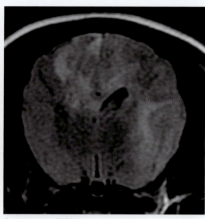
b FLAIR，横断面

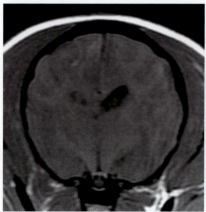
c T1W，横断面

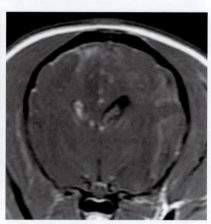
d 造影 T1W，横断面

図 2.6.6 壊死性白質脳炎（犬）　　　　　　　　　　　　　　　　　　　　　　　　　　　　　MRI

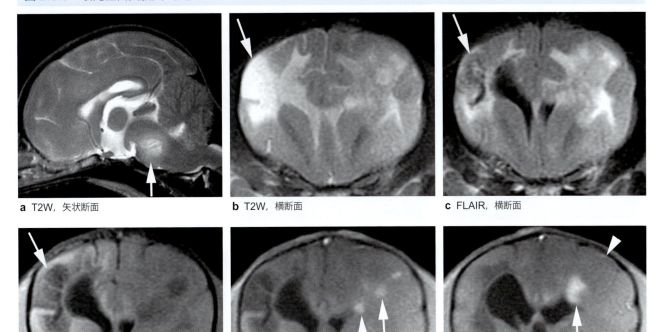

a T2W，矢状断面　　　　b T2W，横断面　　　　c FLAIR，横断面

d T1W，横断面　　　　e 造影 T1W，横断面　　　　f 造影 T1W，横断面

運動失調，測定過大および鈍麻を急性発症した2歳，去勢雄のヨークシャー・テリア。T2WおよびFLAIRで両側大脳半球白質にび漫性の高信号病変が認められ，それらは血管原性浮腫と一致する（b, c）。右大脳半球の皮質下にある限局性のT2W高信号，FLAR混合信号，T1W低信号病変は，限局性の液体貯留と一致する（b〜d：矢印）。また，橋にはT2W高信号のmass病変が認められる（a：矢印）。造影剤投与後，多数の増強病巣が大脳実質および視床に認められる（e, f：矢印）。び漫性の髄膜増強も明らかである（e, f：矢頭）。剖検では囊胞性軟化や壊死巣を伴う広範囲な多病巣性のリンパ組織球性白質脳炎が示され，壊死性白質脳炎と確定診断された。

図 2.6.7 壊死性白質脳炎（犬） MRI

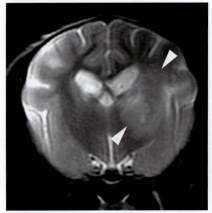

a T2W, 横断面

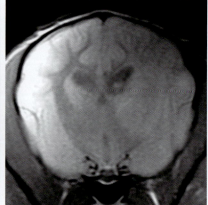

b PDW, 横断面

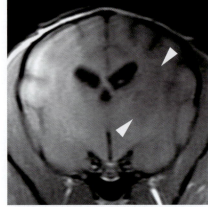

c T1W, 横断面

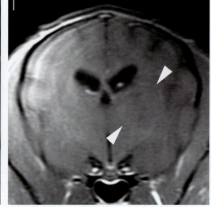

d 造影 T1W, 横断面

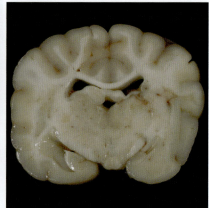

e 肉眼所見, 横断面

意識レベルの低下がみられた2歳，避妊雌のヨークシャー・テリア。すべてのMRIの横断面の輝度勾配は，撮像の際に表面コイル（surface coils）を使用したことによるアーチファクトである。左大脳白質および視床を巻き込む境界不明瞭な限局性のT2W高信号（a：矢頭），軽度T1W低信号（c：矢頭）病変が認められ，灰白質と白質の境界が失われている（b）。造影剤投与後，病変部の辺縁がわずかに増強される（d：矢頭）。同様の病変が他の断面においても認められた（図示せず）。剖検では炎症および軟化病巣が示され，壊死性白質脳炎と確定診断された。

文 献

1. Granger N, Smith PM, Jeffery ND. Clinical findings and treatment of non-infectious meningoencephalomyelitis in dogs: a systematic review of 457 published cases from 1962 to 2008. Vet J. 2010;184:290–297.

2. Cordy DR. Canine granulomatous meningoencephalomyelitis. Vet Pathol. 1979;16:325–333.

3. Adamo PF, Adams WM, Steinberg H. Granulomatous meningoencephalomyelitis in dogs. Compend Contin Educ Vet. 2007;29:678–690.

4. Braund KG. Granulomatous meningoencephalomyelitis. J Am Vet Med Assoc. 1985;186:138–141.

5. Cherubini GB, Platt SR, Anderson TJ, Rusbridge C, Lorenzo V, Mantis P, et al. Characteristics of magnetic resonance images of granulomatous meningoencephalomyelitis in 11 dogs. Vet Rec. 2006;159:110–115.

6. Kitagawa M, Kanayama K, Satoh T, Sakai T. Cerebellar focal granulomatous meningoencephalitis in a dog: clinical findings and MR imaging. J Vet Med A Physiol Pathol Clin Med. 2004;51:277–279.

7. Kitagawa M, Okada M, Watari T, Sato T, Kanayama K, Sakai T. Ocular granulomatous meningoencephalomyelitis in a dog: magnetic resonance images and clinical findings. J Vet Med Sci. 2009;71:233–237.

8. Cordy DR, Holliday TA. A necrotizing meningoencephalitis of pug dogs. Vet Pathol. 1989;26:191–194.

9. Higgins RJ, Dickinson PJ, Kube SA, Moore PF, Couto SS, Vernau KM, et al. Necrotizing meningoencephalitis in five Chihuahua dogs. Vet Pathol. 2008;45:336–346.

10. Levine JM, Fosgate GT, Porter B, Schatzberg SJ, Greer K. Epidemiology of necrotizing meningoencephalitis in Pug dogs. J Vet Intern Med. 2008;22:961–968.

11. Young BD, Levine JM, Fosgate GT, de Lahunta A, Flegel T, Matiasek K, et al. Magnetic resonance imaging characteristics of necrotizing meningoencephalitis in Pug dogs. J Vet Intern Med. 2009;23:527–535.

12. Berrocal A, Montgomery DL, Pumarola M. Leukoencephalitis and vasculitis with perivascular demyelination in a Weimaraner dog. Vet Pathol. 2000;37:470–472.

13. Schatzberg SJ. Idiopathic granulomatous and necrotizing inflammatory disorders of the canine central nervous system. Vet Clin North Am Small Anim Pract. 2010;40:101–120.

14. Spitzbarth I, Schenk HC, Tipold A, Beineke A. Immunohistochemical characterization of inflammatory and glial responses in a case of necrotizing leucoencephalitis in a French bulldog. J Comp Pathol. 2010;142:235–241.

15. von Praun F, Matiasek K, Grevel V, Alef M, Flegel T. Magnetic resonance imaging and pathologic findings associated with necrotizing encephalitis in two Yorkshire terriers. Vet Radiol Ultrasound. 2006;47:260–264.

16. Ducote JM, Johnson KE, Dewey CW, Walker MA, Coates JR, Berridge BR. Computed tomography of necrotizing meningoencephalitis in 3 Yorkshire Terriers. Vet Radiol Ultrasound. 1999;40:617–621.

2.7
感染性炎症性疾患

　感染性疾患による脳炎および髄膜脳炎の原因としては，ウイルス，細菌，真菌，原虫および寄生虫が挙げられる。これらの疾患における詳細な画像所見は散発的な報告しかないが，その中でより代表的な例を以下に紹介する。

ウイルス性脳炎
犬ジステンパー脳炎
　犬ジステンパーウイルスは犬および他の動物種に全身性疾患を引き起こし，その急性期および慢性期に中枢神経系を侵すことが多い。急性期のジステンパー脳脊髄炎 distemper encephalomyelitis は，軽度の単核球性細胞浸潤および脱髄性病変によって特徴付けられ，広範囲に播種する。慢性期の脳炎（老齢犬脳炎 old dog encephalitis）はウイルスの長期的な持続感染が原因となり，主に脳幹や大脳半球における非化膿性炎症および脱髄を特徴とする[1]。

　急性期のジステンパー脳炎のMRI所見は，T1強調（T1W）低信号およびT2強調（T2W）高信号の限局性あるいは領域性の前脳病変であり，mass effect をほとんど伴わない。側頭葉は影響を受けやすく，病変は皮質灰白質および灰白質－白質境界部を中心に認められる。脳幹および小脳においても同様の病変が報告されている。造影増強が認められる場合，不均一でわずかである（図2.7.1）[2]。

　慢性期のジステンパー脳炎のMR所見が1つの症例報告で記述されている。それは，大脳および小脳の皮質灰白質－白質境界の不明瞭化とT2W高信号，橋におけるわずかなT2W高信号であった。造影T1W画像上での前頭葉および後頭葉の硬膜の増強効果も報告されている[3]。灰白質－白質境界の不明瞭化は脱髄に起因し，その画像所見はプロトン密度強調（PDW）画像で顕著に描出される。

猫伝染性腹膜炎ウイルス性髄膜脳炎
　猫伝染性腹膜炎（FIP）は猫の全身性疾患であり，特にドライタイプ（化膿性肉芽腫タイプ）では中枢神経障害を来す。FIPは中枢神経系（CNS）に免疫複合体型の化膿性肉芽腫性血管炎を引き起こし，病変は軟膜，脈絡叢，上衣細胞，脳実質および眼に認められる。

　上衣炎および脈絡叢炎により，全脳室系に及ぶあるいは領域性の閉塞性水頭症を生じることがある。脳脊髄液（CSF）は細胞成分および高蛋白物質の含有量によって，T1WおよびFLAIR画像で様々な信号強度を呈する。非造影T1W画像上で脳実質に特徴的な異常は捉えられないが，閉塞性水頭症を伴う猫では小脳ヘルニアが認められることがある。T2W画像において脳実質に限局性あるいは多病巣性の高信号病変が見られる。髄膜は肥厚し，T2W高信号を呈する。造影T1W画像では，脈絡叢，上衣および髄膜の増強が顕著に認められる（図2.7.2）[4〜7]。

細菌性髄膜脳炎
頭蓋内膿瘍
　頭蓋内膿瘍 intracranial abscess は異物の迷入や咬傷などによる穿通性外傷，耳道や鼻腔内感染の波及，菌血症性あるいは敗血症性塞栓により引き起こされる[8〜10]。それらの病変が脳に隣接するのか，あるいは脳内に局在するのかは原因疾患に依存し，脳幹病変は中耳炎／内耳炎の波及によるものが多い。疾患の炎症特性および著し

いmass effectにより，通常，病変の周囲は血管原性浮腫が顕著である。硬膜外あるいは硬膜下の液体貯留は，特に穿通性外傷によって膿瘍が生じた場合に認められる。膿瘍の局在によっては閉塞性水頭症が合併することもある。

通常，頭蓋内膿瘍は，単純CT画像上で，低吸収性の中心部を持つ様々な大きさの孤立性の占拠性mass病変として描出される。膿瘍被膜の厚さに応じて，病変部は比較的低吸収の実質性浮腫に囲まれた，等吸収あるいは軽度高吸収の辺縁として描出される。通常，膿瘍は顕著な辺縁増強を呈し，いくらかの患者においては領域性の髄膜増強が認められる（**図2.7.3**）。

MRIにおいて，膿瘍は，中心部が膿瘍内の液体貯留によりT1W低信号（しかし正常のCSFより高信号），T2W高信号であり，辺縁が血管原性浮腫によりT1W低信号，T2W高信号となる。膿瘍内容物はFLAIR画像上で高信号である。膿瘍壁はT1W画像で等信号から高信号である。膿瘍辺縁は強く増強され，領域性の髄膜増強も認められる（**図2.7.4**，**2.7.5**）[8, 9, 11～14]。拡散強調画像（DWI）は，DWI mapで高信号，みかけの拡散係数（ADC）mapで低信号を呈し，拡散低下が示唆される（**図2.7.5**）。DWIは希突起膠細胞腫のような粘液性の脳実質内腫瘍や壊死性脳病変と膿瘍の鑑別に有用な撮像方法となる。

細菌性髄膜脳炎

頭蓋内細菌感染症はび漫性あるいは領域性の髄膜脳炎として描出される[13, 15]。

単純CT画像では，異常は認められないか，認められてもごくわずかである。しかしながら，浮腫による領域性あるいはび漫性の実質の低吸収病変や，著しく肥厚した髄膜が描出されることもある。硬膜下あるいはくも膜下膿瘍は，脳の罹患部位に隣接して三日月状の低吸収病変を形成する。髄膜増強によるパターンは隣接する頭蓋骨のデンシティにより，不明瞭となることがある（**図2.7.6**）。

MRI上，罹患した脳実質は血管原性浮腫によりT1W低信号，T2W高信号に描出される。罹患した硬膜は肥厚し，T2W高信号となる。硬膜下あるいはくも膜下膿瘍が存在する場合，脳の罹患部位に隣接してT1W低信号，T2W高信号の三日月状病変を形成する。一般的に髄膜病変は顕著に増強されるが，罹患した脳実質の増強の程度は様々であり，わずかな変化しか認められない（**図2.7.6**，**2.7.7**，**2.7.8**）。

真菌性髄膜脳炎

様々な真菌が中枢神経疾患の原因となる。報告数は少ないが，*Aspergillus*，*Cryptococcus*，*Cladophialophora*や*Coccidioides*属では画像所見がいくつか記述されている[6, 16～20]。感染性髄膜脳炎の原因として*Prototheca*属や藍藻類も報告されている[21, 22]。多くの患者において，脳，脊髄および髄膜への感染が多臓器感染症の一部として記録されている。若齢雌のジャーマン・シェパード・ドッグには，特に*Aspergillus*感染が好発する[19]。多くの真菌性CNS感染症は血行性に広がるため，病変はび漫性あるいは多病巣性，非対称性に分布する。感染症は脳実質や髄膜の両方に影響を及ぼし，実質病変としては膿瘍，充実性の肉芽腫あるいはび漫性浸潤性病変を形成する。

真菌性髄膜脳炎におけるCTおよびMRI所見は，細菌性膿瘍や細菌性髄膜脳炎で記載したそれと類似している。しかしながら，充実性および複合的な肉芽腫を形成した場合にはより不均一な造影増強が認められる。浸潤性病変の造影増強は，び漫性で不明瞭である（**図2.7.9～2.7.13**）[6, 16～20]。

原虫性髄膜脳炎

原虫感染症は脳脊髄炎の原因としてはまれであるが，猫の*Toxoplasma*，犬の*Neospora*，*Leishmania*および*Acanthamoeba*属によるCNS病変の画像所見が報告されている[23～27]。

獣医学領域におけるこれらの画像所見は，単一症例や小規模なケースシリーズの報告に限られており，原虫性CNS感染症の特徴的所見は十分に記述されていない。しかしながら，一般的な画像所見は他の炎症性脳疾患で得られるものと類似しており，限局性，領域性，多病巣性あるいはび漫性，非対称性病変が白質および灰白質に分布し，浮腫に関連したもの，様々な程度の髄膜病変，および不均一から均一な造影増強などが認められる。これらの一般的な特徴に加え，*Neospora caninum*感染症では小脳炎を伴う小脳萎縮が認められ（**図2.7.14**），CNSリーシュマニア症 leishmaniasisの2頭の犬の報告では，多病巣性の非出血性梗塞を示すMRI所見が述べられている[24, 25]。

蠕虫誘発性髄膜脳炎
住血線虫属

犬において出血性の炎症性脳疾患を誘発する血管炎や血液凝固障害を来す住血線虫 *Angiostrongylus vasorum*（French heartworm）の報告がいくつかなされている。病変は多病巣性の脳内出血を呈し，大きな占拠性の血腫を形成することもある。病変のT1WおよびT2W信号強度は出血の時期に応じて変化し，T2*グラジエントエコー（T2*W）画像では磁化率効果による低信号が認められる[28〜31]。髄膜炎を示唆するMRI所見は，この疾患においても報告されている[30]。

神経嚢虫症

神経嚢虫症 neurocysticercosis は *Taenia crassiceps* の幼虫迷入および成長によって引き起こされるまれなタイプの炎症性脳疾患である。犬におけるある神経嚢虫症のMRIの報告には，後頭葉の1葉および脳幹の硬膜下領域における嚢腫様病変が記載されていた。造影T1W画像では嚢胞辺縁が増強されていた[32]。

図 2.7.1　犬ジステンパー脳炎（犬）　MRI

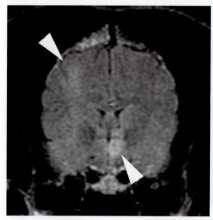
a FLAIR，横断面

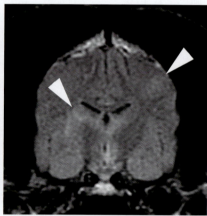
b FLAIR，横断面

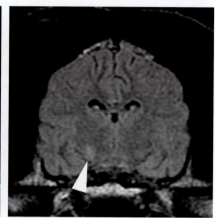
c FLAIR，横断面

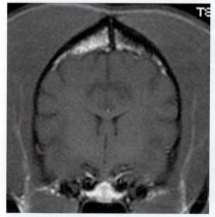
d 造影T1W，横断面

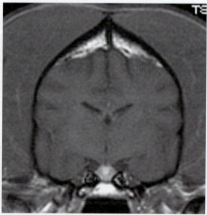
e 造影T1W，横断面

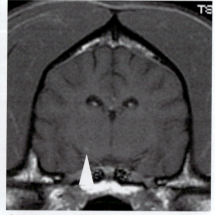
f 造影T1W，横断面

発作および脳障害の臨床徴候を呈する2歳，避妊雌のゴールデン・レトリーバー。提示したFLAIRでは主に大脳および視床領域における境界不明瞭な軽度の信号強度の増加が認められる（**a〜c**：矢頭）。頭頂葉および側頭葉にも非対称性の軽度な高信号領域が見られる。造影T1Wでは右視床の限局性病変（**f**：矢頭）以外は増強されなかった。剖検では広範囲な重度の神経細胞脱落，軸索壊死および脱髄病変が確認された。免疫組織化学染色により病巣内に多量の犬ジステンパーウイルス抗原が存在することが明らかにされた。頭頂葉および側頭葉の病変は，最近の発作に関連した変化であると考えられた。

2.7 感染性炎症性疾患

図 2.7.2 猫伝染病性腹膜炎関連性脳炎および脳室炎（猫） MRI

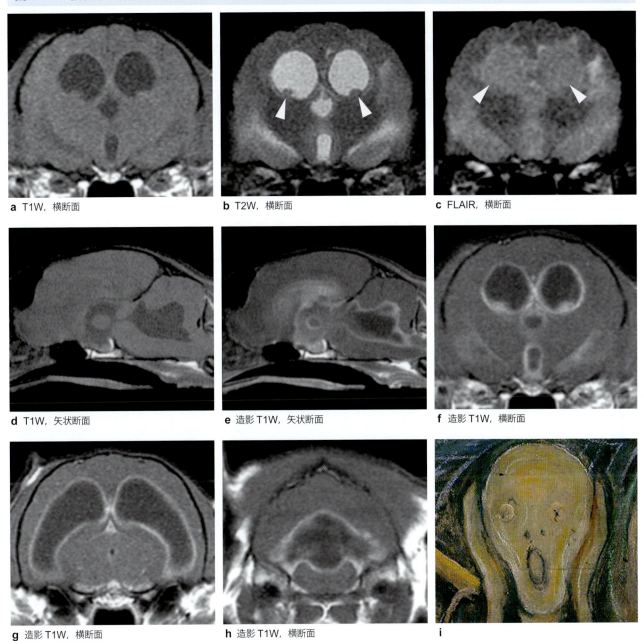

a T1W，横断面
b T2W，横断面
c FLAIR，横断面
d T1W，矢状断面
e 造影 T1W，矢状断面
f 造影 T1W，横断面
g 造影 T1W，横断面
h 造影 T1W，横断面
i

2週間前から嗜眠，食欲不振および両後肢の運動機能低下を呈する9カ月齢，去勢雄のドメスティック・ショートヘア。脳室系は均一に著しく拡大しており，閉塞性水頭症が示された（a〜d）。側脳室底面の脈絡叢が腫大している（b：矢頭）。CSF は FLAIR 上で異常な高信号を呈し，細胞数増多あるいは蛋白濃度の増加が示唆された（c：矢頭）。T2W および FLAIR において，血管原性浮腫に合致した両側大脳半球白質の不均一な高信号域が認められる。造影 T1W において，脳実質の増強は認められないが，脳室壁を裏打ちする上衣層が肥厚し均一に強く増強される（e〜h）。この疾患の MRI 所見は非常に特異的で，衝撃的である（f, i）。本症例は，臨床徴候，MRI 所見および CSF 解析結果に基づき，FIP に関連した脳炎・脳室炎と臨床診断された。

Section 2 脳

図 2.7.3 頭蓋内膿瘍（猫） CT

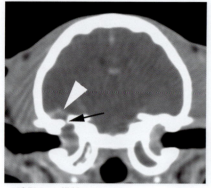 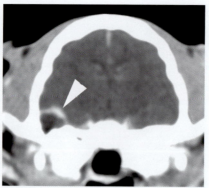

a 造影CT，横断面　　b 造影CT，横断面

両側性の耳道腺嚢胞腺腫および中耳炎を患う16歳，避妊雌のアビシニアン。最近，頭蓋内神経徴候が発現した。不均一に造影される軟部組織デンシティーが両側の鼓室胞内に認められる（a）。膿瘍の所見に一致する辺縁増強を伴う頭蓋内 mass 病変（a, b：矢頭）が右側頭骨錐体部の内側面に隣接して認められた。内耳道が観察される（a：黒矢印）。

図 2.7.4 頭蓋内膿瘍（猫） MRI

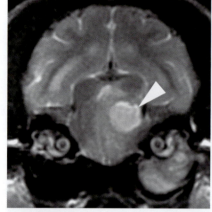 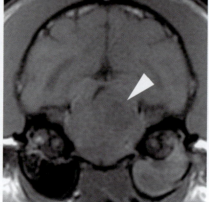 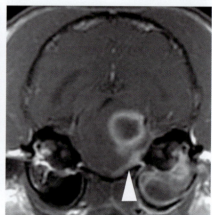

a T2W，横断面　　b T1W，横断面　　c 造影T1W，横断面

急性の運動失調および鈍麻を呈する2.5歳，避妊雌のドメスティック・ショートヘア。左鼓室胞内のT2WおよびT1Wにおける信号強度は滲出液を示す（a, b）。左側の脳幹内あるいは脳幹に隣接した領域にT2W高信号，T1W低信号の mass が認められ（a, b：矢頭），T2W高信号の浮腫によって取り囲まれている（a）。造影剤投与後，mass は強い辺縁増強を呈し，膿瘍が示唆される（c）。隣接した髄膜の増強や肥厚も認められ，領域性の髄膜炎が示唆される（c：矢頭）。左鼓室胞内の内膜の顕著な増強は中耳炎と一致する（c）。左中耳内膜の生検および培養結果より，化膿性中耳炎と診断された。頭蓋内膿瘍と髄膜炎は内耳道を介した上行性感染に起因するものと考えられた。

図 2.7.5　頭蓋内膿瘍（犬）　　　　　　　　　　　　　　　　　　　　　　　　　　　　　　　MRI

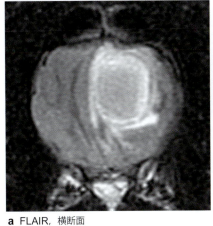

a　FLAIR，横断面

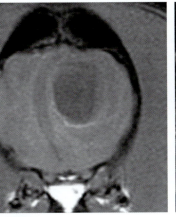

b　T1W，横断面

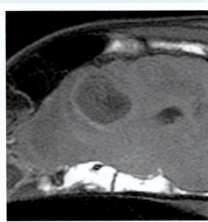

c　T1W，矢状断面

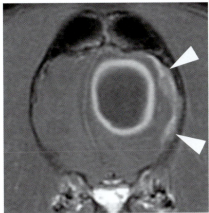

d　造影 T1W，横断面

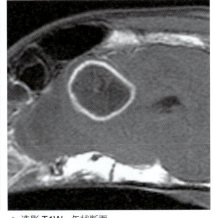

e　造影 T1W，矢状断面

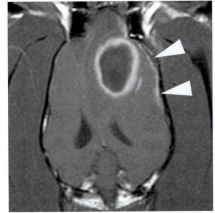

f　造影 T1W，背断面

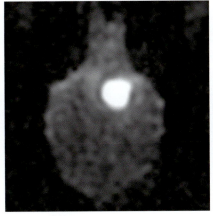

g　DWI，横断面

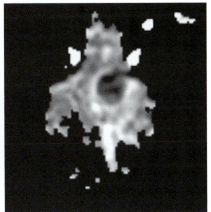

h　ADP map，背断面

2 日間続く進行性の右半身の虚弱と意識障害がみられた 1 歳，雌のダルメシアン。左前頭葉内に FLAIR 高信号，T1W 低信号の境界明瞭で大きな mass が認められ，正中偏位を起こしていた（a～c）。mass 辺縁は細く縁取るように T1W 高信号（b，c），その周囲は FLAIR 高信号を呈し，血管原性浮腫が示唆される（a）。造影剤投与後，mass は顕著に辺縁増強され（d～f）。隣接する髄膜の増強も明らかである（d，f：矢頭）。DWI（B 値＝1,000）（g）と ADC map（h）は，それぞれ限局性の高信号（g）および低信号（h）として病変を描出し，拡散制限および脳膿瘍の特性を示した。脳膿瘍の診断は外科的露出およびドレナージにより確認された。治療から 3 カ月後の追跡 MRI で病変はほぼ消失していた。

図 2.7.6 細菌性髄膜炎（犬）　　　　　　　　　　　　　　　　　　　　　　　　　　　　　　CT & MRI

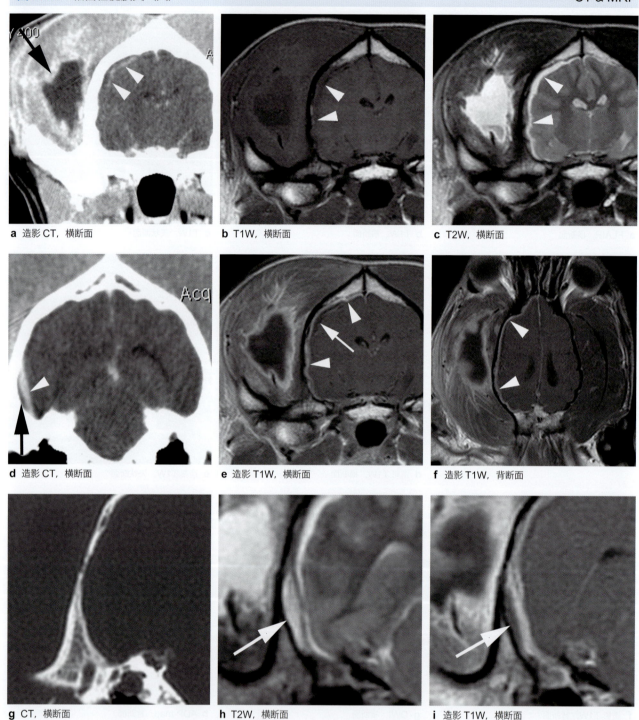

a 造影 CT, 横断面　　b T1W, 横断面　　c T2W, 横断面
d 造影 CT, 横断面　　e 造影 T1W, 横断面　　f 造影 T1W, 背断面
g CT, 横断面　　h T2W, 横断面　　i 造影 T1W, 横断面

最近，発熱，行動の変化および右頭蓋の軟部組織の腫張がみられるようになった3歳，雌のラブラドール・レトリーバー。造影CTでは右側頭筋内に大きな膿瘍が認められる（a：黒矢印）。右大脳半球髄膜の内側偏位および頭蓋内の正中偏位も明らかである（a，d：矢頭）。同部位の側頭骨の破壊もみられる（g）。MRIにおいて，膿瘍はT1W低信号（b），T2W高信号（c）に描出される。肥厚した髄膜を示唆する類似した信号強度の曲線パターンが右大脳半球に接して認められる（b，c：矢頭）。造影剤投与後，側頭部の膿瘍辺縁が不規則に増強され，隣接した側頭筋にも広範囲な増強が認められる（e，f）。右大脳半球の髄膜も顕著に増強される（e，f：矢頭）。硬膜外（h，i：白矢印）および硬膜下（e：白矢印）の液体貯留はT2Wで高信号，造影T1Wにおいて相対的な低信号として描出される。硬膜外液体貯留は造影CTでも明らかである（d：黒矢印）。硬膜切開術により得られた硬膜外貯留液の細胞学的評価では，細胞内および細胞外に多数の球菌を伴う感染性の化膿性炎症が証明された。

図 2.7.7　細菌性髄膜炎（犬）　　MRI

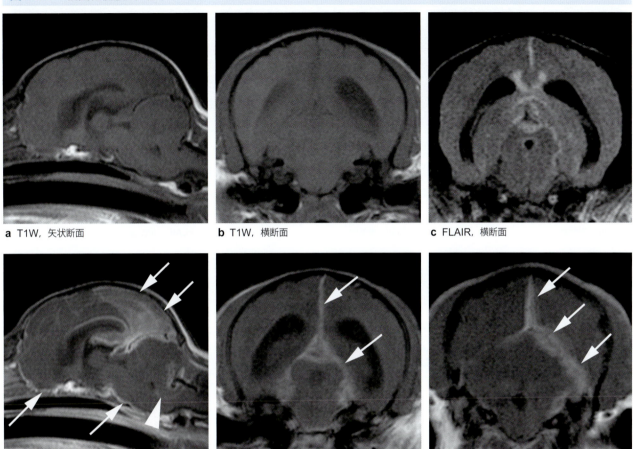

a　T1W，矢状断面
b　T1W，横断面
c　FLAIR，横断面
d　造影 T1W，矢状断面
e　造影 T1W，横断面
f　造影 T1W，横断面

2週間前から進行性虚弱と嗜眠を呈する9カ月齢，雌のダックスフンド。CSF検査では著しい化膿性炎症が認められ，細胞内桿菌が検出された。FLAIR上で髄膜および脳室周囲に高信号病変が認められる（c）。小脳は小脳回の消失を伴って腫大し（a），腹側への大孔ヘルニアを認めた（d：矢頭）。頭蓋円蓋部の尾側面に髄膜の顕著な肥厚と領域性の増強効果が認められる（d～f：矢印）。CSF検査では多数の好中球も検出された。頭蓋内圧を低下させる目的で開頭術が実施された。髄膜生検では重度の化膿性髄膜炎が確認された。

図 2.7.8　細菌性髄膜脳炎（猫）　　MRI

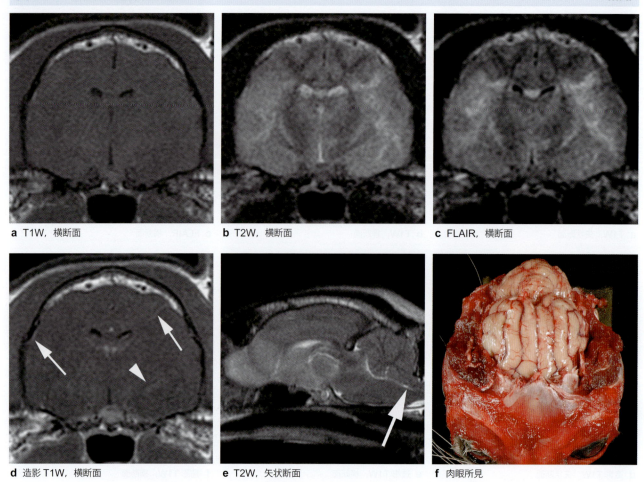

a T1W，横断面　　b T2W，横断面　　c FLAIR，横断面
d 造影 T1W，横断面　　e T2W，矢状断面　　f 肉眼所見

5日前から発作および頭蓋内神経徴候を呈する14歳，避妊雌のドメスティック・ショートヘア。T2WおよびFLAIRは白質と灰白質の両方に影響を及ぼす広範囲な脳浮腫を示す（**b**, **c**）。小脳の尾側部では大後頭孔ヘルニアが生じている（**e**：矢印）。造影剤投与後には多病巣性で境界不明瞭な限局性の実質増強所見（**d**：矢頭）と髄膜増強（**d**：矢印）が認められ，それらは他の断面においても観察された（図示せず）。剖検では血行性線維化膿性髄膜脳炎と確定診断された。心臓血液の培養にて *Klebsiella pneumonia* が検出された。

図 2.7.9　真菌性肉芽腫性脳炎（犬）　　MRI

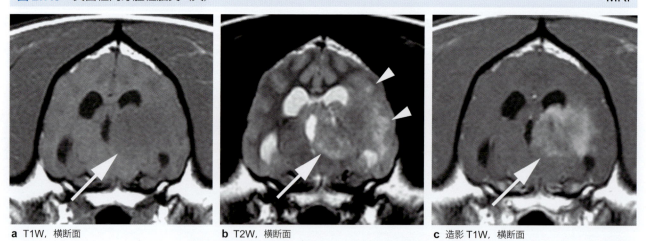

a T1W，横断面　　b T2W，横断面　　c 造影 T1W，横断面

進行性の嗜眠と頚部痛を呈する6歳，避妊雌のラブラドール・レトリーバー。左背側視床領域に mass が認められ，側脳室および第三脳室が圧排され，正中偏位を生じている。mass は T1W で低信号（**a**：矢印），T2W で不均一な信号強度を呈しており（**b**：矢印），mass 周囲には広範な浮腫が認められる（**b**：矢頭）。類似した病変が左後頭葉にも認められた（図示せず）。造影剤投与後，mass は強く，不均一に増強された。辺縁は不規則かつ不明瞭である（**c**：矢印）。剖検により全身性アスペルギルス症から生じた真菌性肉芽腫性脳炎と確定診断された。本疾患は複数の臓器に及ぶ広範囲な傷害を伴っていた。

図 2.7.10　真菌性肉芽腫性髄膜脳炎（犬）　　　MRI

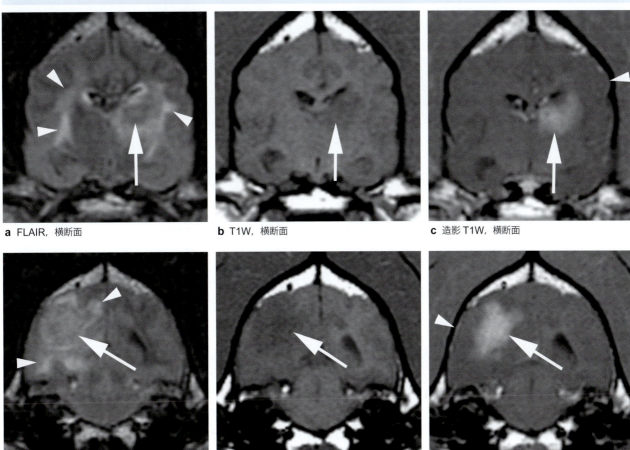

a FLAIR, 横断面　　b T1W, 横断面　　c 造影 T1W, 横断面

d FLAIR, 横断面　　e T1W, 横断面　　f 造影 T1W, 横断面

発作を急性発症した 3 歳，避妊雌のジャーマン・シェパード・ドッグ。左視床領域に，T1W で不均一な低信号（b：矢印），FLAIR で不均一な高信号（a：矢印）の境界不明瞭な卵形の mass が認められる（a〜c：矢印）。より大きな同様の mass が右後頭葉にも認められる（d〜f：矢印）。両側の白質領域には両者の mass に関連した白質浮腫が認められる（a, d：矢頭）。mass は顕著に増強され，境界不明瞭で，辺縁は不整である（c, f：矢印）。mass に隣接した髄膜の増強も認められる（c, f：矢頭）。剖検により広範囲に播種した全身性アスペルギルス症による肉芽腫性脳炎と確定診断された。

図 2.7.11 真菌性肉芽腫性髄膜脳炎（犬） MRI

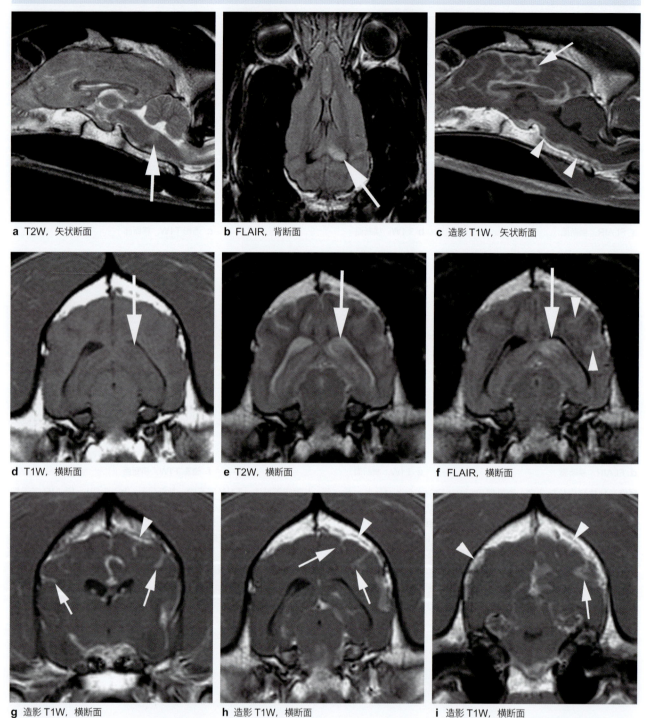

a T2W，矢状断面　　b FLAIR，背断面　　c 造影T1W，矢状断面

d T1W，横断面　　e T2W，横断面　　f FLAIR，横断面

g 造影T1W，横断面　　h 造影T1W，横断面　　i 造影T1W，横断面

虚弱，運動失調および前庭徴候を突然発症した3歳，避妊雌のジャーマン・シェパード・ドッグ。限局性のT1W低信号，T2WおよびFLAIR高信号病変が脳幹（a：矢印）および左海馬（b，d〜f：矢印）に認められる。FLAIR横断面で異常な脳溝の高信号が認められる（f：矢頭）。造影剤投与後には顕著な髄膜増強が認められる（c，g〜i）。硬膜の肥厚と増強（c，g〜i：矢頭）および脳溝に沿った軟膜増強（c，g〜i：矢頭）によって，硬膜と軟膜の両者が巻き込まれているのがわかる。多発性の限局性実質病変もまた増強された（図示していない）。剖検により広範に播種した全身性アスペルギルス症（*Aspergillus terreus*）から生じた肉芽腫性髄膜脳炎と確定診断された。

図 2.7.12 真菌性肉芽腫性髄膜脳炎（犬） MRI

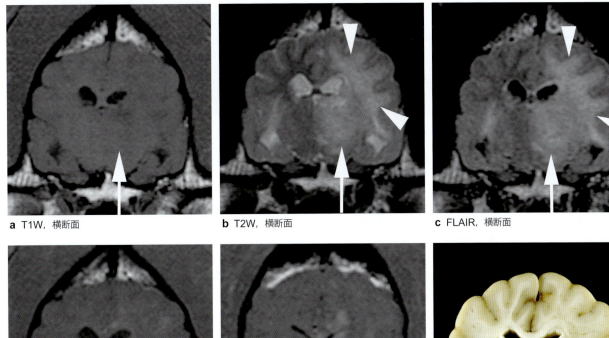

a T1W, 横断面　　b T2W, 横断面　　c FLAIR, 横断面

d 造影T1W, 横断面　　e 造影T1W, 横断面　　f 肉眼所見, 横断面

異常歩行および意識レベルの低下を呈する2歳，避妊雌のジャーマン・シェパード・ドッグ。左視床にT1W低信号，T2WおよびFLAIR高信号のmassが認められ，右側への中等度の正中偏位を生じさせている（a～c：矢印）。左大脳半球の放線冠領域を巻き込む顕著な高信号領域がT2WおよびFLAIRで認められ，それらは広範囲な浮腫と一致する（b，c：矢頭）。また，T2W高信号の微細な焦点性病変が大脳実質全域に不規則に分布していた（図示せず）。造影剤投与後，複数の境界不明瞭な増強病変が脳実質全域に認められ，特に両側の視床および左側脳室周囲で顕著だった（d，e）。剖検により*Paecilomyces*属に起因する多臓器性肉芽腫性炎症性疾患と確定診断された。MRIにおいて検出された視床のmassは肉眼検査における空洞形成を伴う肉芽腫に一致した（f：矢印）。

Section 2 脳

図 2.7.13　真菌性髄膜脳炎（猫）　　　　　　　　　　　　　　　　　　　　　　　　　　　　　　　MRI

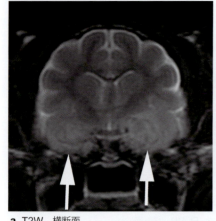
a　T2W，横断面

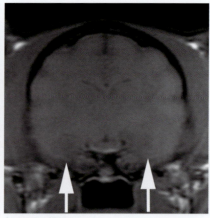
b　T1W，横断面

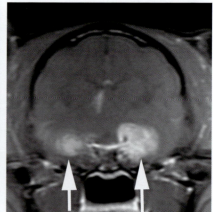
c　造影 T1W，横断面

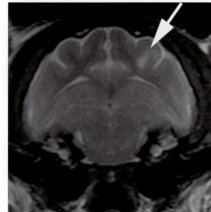
d　T2W，横断面

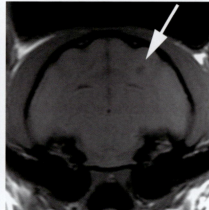
e　T1W，横断面

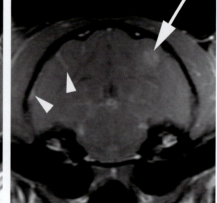
f　造影 T1W，横断面

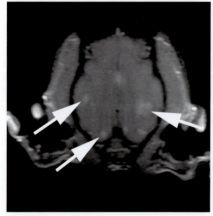
g　造影 T1W，背断面

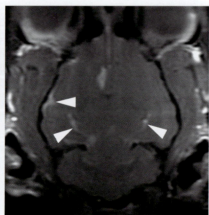
h　造影 T1W，背断面

後肢の虚弱を呈する4歳，避妊雌のベンガル系雑種。梨状葉および頭頂葉皮質に，境界不明瞭で様々なサイズのT1W低信号，T2W高信号の焦点性病変が複数認められる（a，b，d，e：矢印。追加病変は図示していない）。造影剤投与後，それらの焦点性病変は不均一に増強された。境界は不明瞭であった（c，f，g：矢印）。広範囲な髄膜増強も顕著であった（f，h：矢頭）。剖検によりCryptococcus gattii に起因した多臓器性炎症性疾患と確定診断された。髄膜や脳における慢性の炎症反応は，病変内の真菌に伴う組織球性およびリンパ球形質細胞性のものであった。

図 2.7.14　原虫性肉芽腫性小脳炎（犬）　　MRI

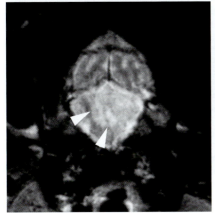
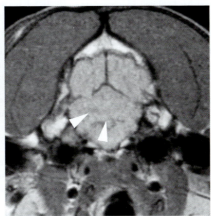
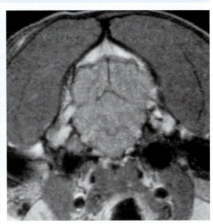

a　T2W, 横断面　　　　　　　　　　b　T1W, 横断面　　　　　　　　　　c　造影 T1W, 横断面

4日前から小脳徴候を呈する6歳, 雄のローデシアン・リッジバック。小脳虫部および左小脳半球内に T1W 等信号, T2W 高信号の辺縁不整な領域が認められるが（a, b：矢頭），関連する明らかな mass effect は認められない。造影剤投与後，その病変は増強されなかった。蛍光抗体法の結果，活動性の *Neospora* 感染が示唆された。初期診断の約3カ月後に実施された剖検では，病変内に *Neospora* を伴った，壊死性肉芽腫性小脳炎と診断された。

文 献

1. Sellon RK. Canine Viral Diseases. In: Ettinger SJ, Feldman EC (eds): Textbook of Veterinary Internal Medicine. Philadelphia: Elsevier Saunders, 2005;646–652.

2. Bathen-Noethen A, Stein VM, Puff C, Baumgaertner W, Tipold A. Magnetic resonance imaging findings in acute canine distemper virus infection. J Small Anim Pract. 2008;49:460–467.

3. Griffin JFt, Young BD, Levine JM. Imaging diagnosis – chronic canine distemper meningoencephalitis. Vet Radiol Ultrasound. 2009;50:182–184.

4. Foley JE, Lapointe JM, Koblik P, Poland A, Pedersen NC. Diagnostic features of clinical neurologic feline infectious peritonitis. J Vet Intern Med. 1998;12:415–423.

5. Kitagawa M, Okada M, Sato T, Kanayama K, Sakai T. A feline case of isolated fourth ventricle with syringomyelia suspected to be related with feline infectious peritonitis. J Vet Med Sci. 2007; 69:759–762.

6. Mellema LM, Samii VF, Vernau KM, LeCouteur RA. Meningeal enhancement on magnetic resonance imaging in 15 dogs and 3 cats. Vet Radiol Ultrasound. 2002;43:10–15.

7. Negrin A, Cherubini GB, Lamb C, Benigni L, Adams V, Platt S. Clinical signs, magnetic resonance imaging findings and outcome in 77 cats with vestibular disease: a retrospective study. J Feline Med Surg. 2010;12:291–299.

8. Costanzo C, Garosi LS, Glass EN, Rusbridge C, Stalin CE, Volk HA. Brain abscess in seven cats due to a bite wound: MRI findings, surgical management and outcome. J Feline Med Surg. 2011;13:672–680.

9. Mateo I, Lorenzo V, Munoz A, Pumarola M. Brainstem abscess due to plant foreign body in a dog. J Vet Intern Med. 2007;21: 535–538.

10. Sturges BK, Dickinson PJ, Kortz GD, Berry WL, Vernau KM, Wisner ER, et al. Clinical signs, magnetic resonance imaging features, and outcome after surgical and medical treatment of otogenic intracranial infection in 11 cats and 4 dogs. J Vet Intern Med. 2006;20:648–656.

11. Klopp LS, Hathcock JT, Sorjonen DC. Magnetic resonance imaging features of brain stem abscessation in two cats. Vet Radiol Ultrasound. 2000;41:300–307.

12. Negrin A, Lamb CR, Cappello R, Cherubini GB. Results of magnetic resonance imaging in 14 cats with meningoencephalitis. J Feline Med Surg. 2007;9:109–116.

13. Seiler G, Cizinauskas S, Scheidegger J, Lang J. Low-field magnetic resonance imaging of a pyocephalus and a suspected brain abscess in a German Shepherd dog. Vet Radiol Ultrasound. 2001;42: 417–422.

14. Wouters EG, Beukers M, Theyse LF. Surgical treatment of a cerebral brain abscess in a cat. Vet Comp Orthop Traumatol. 2011;24:72–75.

15. Radaelli ST, Platt SR. Bacterial meningoencephalomyelitis in dogs: a retrospective study of 23 cases (1990–1999). J Vet Intern Med. 2002;16:159–163.

16. Anor S, Sturges BK, Lafranco L, Jang SS, Higgins RJ, Koblik PD, et al. Systemic phaeohyphomycosis (*Cladophialophora bantiana*) in a dog – clinical diagnosis with stereotactic computed tomographic-guided brain biopsy. J Vet Intern Med. 2001;15: 257–261.

17. Bentley RT, Faissler D, Sutherland-Smith J. Successful management of an intracranial phaeohyphomycotic fungal granuloma in a dog. J Am Vet Med Assoc. 2011;239:480–485.

18. Foster SF, Charles JA, Parker G, Krockenberger M, Churcher RM, Malik R. Cerebral cryptococcal granuloma in a cat. J Feline Med Surg. 2001;3:39–44.

19. Schultz RM, Johnson EG, Wisner ER, Brown NA, Byrne BA, Sykes JE. Clinicopathologic and diagnostic imaging characteristics of systemic aspergillosis in 30 dogs. J Vet Intern Med. 2008;22:851–859.

20. Sykes JE, Sturges BK, Cannon MS, Gericota B, Higgins RJ, Trivedi SR, et al. Clinical signs, imaging features, neuropathology, and outcome in cats and dogs with central nervous system cryptococcosis from California. J Vet Intern Med. 2010;24:1427–1438.

21. Marquez M, Rodenas S, Molin J, Rabanal RM, Fondevila D, Anor S, et al. Protothecal pyogranulomatous meningoencephalitis in a dog without evidence of disseminated infection. Vet Rec. 2012; 171:100.

22. Salvadori C, Gandini G, Ballarini A, Cantile C. Protothecal granulomatous meningoencephalitis in a dog. J Small Anim Pract. 2008;49:531–535.

23. Falzone C, Baroni M, De Lorenzi D, Mandara MT. Toxoplasma gondii brain granuloma in a cat: diagnosis using cytology from an intraoperative sample and sequential magnetic resonance imaging. J Small Anim Pract. 2008;49:95–99.

24. Garosi L, Dawson A, Couturier J, Matiasek L, de Stefani A, Davies E, et al. Necrotizing cerebellitis and cerebellar atrophy caused by Neospora caninum infection: magnetic resonance imaging and clinicopathologic findings in seven dogs. J Vet Intern Med. 2010; 24:571–578.

25. Jose-Lopez R, la Fuente CD, Anor S. Presumed brain infarctions in two dogs with systemic leishmaniasis. J Small Anim Pract. 2012;53:554–557.

26. Pfohl JC, Dewey CW. Intracranial *Toxoplasma gondii* granuloma in a cat. J Feline Med Surg. 2005;7:369–374.

27. Reed LT, Miller MA, Visvesvara GS, Gardiner CH, Logan MA, Packer RA. Diagnostic exercise. Cerebral mass in a puppy with respiratory distress and progressive neurologic signs. Vet Pathol. 2010;47:1116–1119.

28. Garosi LS, Platt SR, McConnell JF, Wrayt JD, Smith KC. Intracranial haemorrhage associated with *Angiostrongylus vasorum* infection in three dogs. J Small Anim Pract. 2005;46: 93–99.

29. Gredal H, Willesen JL, Jensen HE, Nielsen OL, Kristensen AT, Koch J, et al. Acute neurological signs as the predominant clinical manifestation in four dogs with *Angiostrongylus vasorum* infections in Denmark. Acta Vet Scand. 2011;53:43.

30. Negrin A, Cherubini GB, Steeves E. Angiostrongylus vasorum causing meningitis and detection of parasite larvae in the cerebrospinal fluid of a pug dog. J Small Anim Pract. 2008;49: 468–471.

31. Wessmann A, Lu D, Lamb CR, Smyth B, Mantis P, Chandler K, et al. Brain and spinal cord haemorrhages associated with *Angiostrongylus vasorum* infection in four dogs. Vet Rec. 2006;158:858–863.

32. Buback JL, Schulz KS, Walker MA, Snowden KF. Magnetic resonance imaging of the brain for diagnosis of neurocysticercosis in a dog. J Am Vet Med Assoc. 1996;208:1846–1848.

2.8 腫瘍

頭蓋内腫瘍は，解剖学的位置，局在（脳実質内，脳室内，脳実質外），CT画像上のデンシティあるいはMR画像上の信号特性，造影増強の強度とパターン，腫瘍境界，二次的なmass effectおよび関連する脳浮腫の程度によって特徴付けられる。確定診断には生検が必要であるが，これらの画像的特徴が臨床的特異診断あるいは鑑別診断につながる場合も多い[1]。本章で使用する腫瘍の分類法は，ヒトにおける中枢神経系腫瘍の現行のWHO分類に基づくものである[2, 3]。

髄膜の腫瘍
髄膜腫

髄膜腫meningiomaは，犬および猫における原発性頭蓋内，軸外（実質外）腫瘍の中で最も頻度の高い腫瘍である。ジャーマン・シェパード・ドッグ，コリー，ゴールデン・レトリーバーおよびボクサーで非常に多くみられる[4, 5]。髄膜腫は髄膜上皮細胞から発生し，WHOグレードⅠ（良性），中等度の組織学的特徴を有するWHOグレードⅡ（非定型），および悪性であるWHOグレードⅢの3段階に分類される。犬の髄膜腫112例の報告では，56％がグレードⅠ，43％がグレードⅡであり，グレードⅢは1％未満であった[6]。

犬における髄膜腫は，嗅球と前頭葉に高頻度で発生し，しばしば囊胞性の組織学的亜型を呈する。他の一般的な発生部位には，大脳円蓋部，小脳円蓋部，小脳橋角部，脳底部，テント部，鎌部，大孔部あるいは脳室内が挙げられる[6]。特に老齢猫では，多発性髄膜腫が発生することもあるが，これが多中心型の疾病であるのか，単一原発部位からの転移であるのかについては不明である[7~9]。髄膜腫は，石灰化，囊胞，あるいは出血性の成分を含有する場合もある。

髄膜腫は，一般的に単純CTで皮質灰白質に対して等吸収から軽度高吸収で，mass effectを伴う。囊胞成分は，腫瘍周囲浮腫と同様に低吸収を示し，広範囲に及ぶこともある（**図2.8.1**）。一部の患者では，髄膜腫に隣接する頭蓋骨に肥厚および高吸収を呈す骨増生が認められる。

充実性の髄膜腫は，通常，非造影MRIにおいてT1強調（T1W）で均一な等信号を呈すが，ときおり低信号あるいは高信号に描出されることもある。髄膜腫の約70％はT2強調（T2W）で高信号を呈し，残りは等信号である。髄膜腫の大半は生物学的挙動が比較的良性であるにもかかわらず，約95％は腫瘍周囲（40％）あるいはび漫性（50％）の浮腫を併発している[6]。T2WあるいはFLAIR画像における浮腫は，髄膜腫の境界をくっきりと縁取るように明確に描出されることが多く，腫瘍が軸外発生であることを裏付けている（**図2.8.2~2.8.7**）。隣接する頭蓋骨に反応性骨増殖による無信号域signal voidが認められる場合もある（**図2.8.4**）[10]。

CTおよびMRIの両者において，髄膜腫の約60~70％は，強く均一な造影増強を呈する。残りは不均一で，しばしば囊胞，出血あるいは石灰化成分と関連した増強を呈する（**図2.8.5**）。造影増強は，通常，明確な腫瘍境界（球形，プラーク様あるいは不整形）の存在を明らかにし，髄膜面を表す幅広い縁取りを描出する[6, 9, 11~17]。造影MRIでは，腫瘍に隣接した髄膜の増強と肥厚化（dural tail signとよばれることが多い）が，髄膜腫に一般的に認められる画像所見であるが，この疾患に特異的なものではない（**図2.8.2**）[15, 18]。隣接する骨が高吸収であるため，この所見は造影CT画像では

確認が難しい場合がある。

顆粒細胞腫

　顆粒細胞腫 granular cell tumor（GCT）は，由来不明のまれな中枢神経系腫瘍である。星状膠細胞，下垂体（後葉）細胞（星状膠細胞の一種），髄膜細胞，グリア細胞およびグリア前駆細胞はすべて原因となる細胞株と示唆されており，GCTは様々な腫瘍のひとつの共通した表現型であるというエビデンスもある。この章でGCTを扱うのは，その画像的特徴の多くが髄膜腫と共通しているからである。GCTは通常，境界明瞭であり，脳実質外で髄膜を巻き込みプラーク様に無茎性に分布する。GCTは多くの場合，大脳円蓋部，大脳鎌あるいは頭蓋底に沿って位置し，大脳に関連するものは非常に広範囲にわたる場合がある[19]。

　この腫瘍に関連した腫瘍周囲の浮腫や mass effect は，CTおよびMRIの両画像で確認できる。GCTは，単純CT画像上で軽度に高吸収性であり，MRIではT1Wで軽度高信号，T2Wで等信号から高信号である。GCTは造影剤投与後のCTおよびMRIの両者において強く均一に増強され，腫瘍境界は通常明瞭に描出される（図2.8.8）[19, 20]。

神経上皮由来の腫瘍

星状膠細胞腫

　星状膠細胞腫 astrocytoma は，中枢神経系（CNS）に発生する軸内（脳実質内）腫瘍の中で最も頻度の高いもののひとつである[21]。ボクサーや一部の他の短頭種で発症することが多い。老齢犬での罹患頻度が非常に高いが，若い動物でも発症する[22]。星状膠細胞腫は白質あるいは灰白質のいずれかから発生する可能性があるが，大脳内に発生するものは主に白質から発生する[4, 5]。前頭葉，梨状葉および側頭葉は，最も頻度の高い発生部位である。

　現行のヒトWHO分類では，星状膠細胞腫は細胞学的特徴に基づき類別されている。グレードIおよびグレードIIの星状膠細胞腫（び漫性星状膠細胞腫 diffuse astrocytoma）は，生物学的に最も悪性度が低い形態とみなされており，有糸分裂活性のない一定の高分化型の浸潤性細胞集団からなっている。グレードIII（退形成星状膠細胞腫 anaplastic astrocytoma）は多くの核異型を有し，細胞密度および有糸分裂活性が非常に高い。グレードIVの星状膠細胞腫（多形性膠芽腫 glioblastoma multiforme）は，最も悪性度が高く浸潤性で，しばしば壊死，微小血管増生，そしてときには腫瘍内出血を有し，ヒトおよび動物におけるMRI所見の不均一性の一因となっている[23]。星状膠細胞腫は，球状あるいは不整形であり，腫瘍周囲の浮腫は様々であるが，通常は軽度から中等度である。高グレードの腫瘍では腫瘍内出血も起こる可能性がある。神経膠腫（グリオーマ glioma）と脳血管障害の疑いがある場合のMRI所見は類似していることがあるが，神経膠腫は主として大脳に分布する傾向があり，血管病変は小脳，視床，中脳および脳幹に位置する傾向が強い。拡散強調画像（DWI）では，血管病変は拡散能が制限される傾向が強く，2つの疾患が識別される[24]。

　星状膠細胞腫は，一般に単純CT画像では低吸収で，特に腫瘍周囲が浮腫で囲まれている場合や生物学的グレードが低い場合には，massの境界が不明瞭となる（図2.8.9）。

　星状膠細胞腫は典型的に，T1W画像で軽度から中等度の低信号，T2W画像で中等度の不均一な高信号を呈する。T1WおよびT2Wの両画像において，周囲の浮腫が腫瘍境界を覆い隠すことがある。

　CT，MRIともに，造影剤投与後の造影増強の強度は微小血管増生と血液脳関門の破壊を反映し，星状膠細胞腫のグレードが上がるにつれ強まる傾向がある。低グレードの星状膠細胞腫は，一般的に増強されない，あるいはされても軽度であるが，高グレードの場合，中等度から顕著に，不均一あるいは辺縁増強を示す傾向がある。しかしながら，造影増強の程度は信頼性のある腫瘍グレードの指標ではない（図2.8.9，2.8.10）[21, 22, 25-28]。

希突起膠細胞腫

　希突起膠細胞腫 oligodendroglioma は，星状膠細胞腫と同頻度で発生し，老齢犬，特にボクサーなどの短頭種に発症する[21]。希突起膠細胞腫は，テント上の大脳前頭葉，梨状葉および側頭葉に高頻度で発生し，まれにより尾側部でも発生する。

　希突起膠細胞腫は球形あるいは不整形を呈し，典型的には中心部が粘液性で，脳室の上衣層を障害あるいは破壊することが多い[28]。犬の希突起膠細胞腫は，低グレード（グレードIまたはII）あるいは高グレード（グレードIII）のいずれかに分類され，グレードIIIの腫瘍が最も多い。低グレードの希突起膠細胞腫は，辺縁部に高分化型の細胞集団を有し，隣接する脳実質との間に明確な境界があるが，高グレードの希突起膠細胞腫は，壊死や微

小血管増生を伴うより未分化な細胞からなっている。腫瘍内出血を併発している可能性もある。星状膠細胞腫と同様に，微小血管の増生を反映した辺縁増強効果あるいは不均一な増強パターンが見られる[23]。血管内皮成長因子（VEGF）などの腫瘍に関連した血管透過性因子の産生も，高グレードの神経膠腫における造影増強に寄与している可能性がある[6]。

単純CT画像での希突起膠細胞腫の外観は星状膠細胞腫のものと同様で，一般的に低吸収であり，massの境界は特に腫瘍周囲浮腫がある場合，不明瞭あるいは認められないことがある。一部の希突起膠細胞腫に中心部の顕著な低吸収域が見られるのは，中心部の粘液含有量が多いことによるものであり，この腫瘍を疑う指標になりうる。

希突起膠細胞腫は，特に中心部の粘液含有が顕著である場合，T1W画像で中等度な低信号，T2W画像で顕著な高信号を呈する。腫瘍周囲の浮腫は軽度から中等度であるが，大きな希突起膠細胞腫であっても小さな浮腫しか認めないこともある。

CTおよびMRIにおける希突起膠細胞腫の造影増強の程度は非常に様々であり，増強されない場合から顕著な場合まである。増強される場合には辺縁性あるいは不均一であることが多い。大きな腫瘍内では，限局的あるいは領域的な増強が，中心性あるいは偏心性に分布していることが多く，蛇行状を呈することもある[21, 27〜29]。星状膠細胞腫と同様に，高グレードの希突起膠細胞腫は，低グレードのものよりも増強効果が強い傾向にあるが，この画像所見は生物学的グレードの信頼できる指標ではない（図 **2.8.11**，**2.8.12**）。

混合膠細胞腫

犬の混合膠細胞腫 mixed glial tumor は通常，星状膠細胞的特徴と希突起膠細胞的特徴の両方を有する腫瘍細胞から構成されているか，あるいは星状膠細胞と希突起膠細胞の亜集団の組み合わせで構成されている。これらの腫瘍のMRI所見は，星状膠細胞腫や希突起膠腫のものと同様である。

上衣腫

上衣腫 ependymoma は，脳室系の上衣細胞由来のまれな腫瘍で，脳や脊髄の脳室系内に発生する。上衣腫は，品種に関係なく通常は老齢犬および老齢猫で発症する。この腫瘍は一部では隣接する脳実質に浸潤するが，主に脳室内に発生し，脳室腔を満たすまで拡大する場合がある。そのサイズと位置によっては脳室の歪みや閉塞性水頭症を引き起こす。上衣腫は，高分化型（WHOグレードⅡ）あるいは，退形成および侵襲性（WHOグレードⅢ）である。肉眼的には，軟性，小葉性（乳頭型），あるいは固形（細胞亜型）であり，嚢胞や出血が認められることがある[4, 5]。上衣腫は緩徐な脳室拡大によって代償されることがあり，それゆえ腫瘍が脳室周囲の脳実質に浸潤，あるいは水頭症が脳室周囲の間質性浮腫を引き起こさない限り，浮腫は認められないか，認められても軽度である。

単純CT画像で一般的に等吸収であるが，不均一な外観を呈することがある。

非造影MRIにおいてT1W画像で軽度低信号から軽度高信号を呈し，T2W画像で中程度から顕著な高信号を呈す。

CTおよびMRIの両者において，造影増強はたいてい顕著に，不均一に認められる。これは，腫瘍実質部の粗雑な組織構造を反映したものである[27, 30, 31]。不均一性は，嚢胞あるいは出血が存在する場合により顕著となる。massの大部分が脳室内腔に突出するため，腫瘍境界は通常明瞭である（図 **2.8.13**）。

脈絡叢腫瘍

脈絡叢腫瘍 choroid plexus tumor（CPT）は，側脳室，第三脳室，第四脳室および外側陥凹内で，脈絡叢上皮から発生する比較的頻度の高い腫瘍である。約50％は第四脳室あるいは外側陥凹で発生する。診断時における犬の平均年齢は，他のほとんどの頭蓋内腫瘍発生よりも早い6歳である。ゴールデン・レトリーバーがかなりの比率を占めていると報告されている[32]。犬のCPT分類では，WHOグレードⅠに相当し形態学的に良性である脈絡叢乳頭腫 choroid plexus papilloma（CPP）とWHOグレードⅢに相当し組織学的に異型性が高く，脳に浸潤あるいは脳室内や髄腔内播種を引き起こしやすい脈絡叢癌 choroid plexus carcinoma（CPC）を区別している[32]。CPPの約45％，CPCの約70％において，軽度から中等度の浮腫が認められる[32]。

脈絡叢腫瘍は，上衣腫のCTおよびMRI所見と共通点が多い。はじめのうち，この腫瘍は脳室の大きさに合わせて成長するが，大きくなると，脳室閉塞ないし，おそらくは脳脊髄液（CSF）の産生過剰により，水頭症を引き起こす。腫瘍は単純CT画像で様々な吸収性を呈

し，MRIではT1Wで低信号から等信号あるいは高信号，T2Wで高信号を呈する．特に腫瘍内出血がある場合，不均一に描出されることが多い．

通常，CPTは，CTおよびMRIの両者において，造影剤投与後に強く均一に増強されるが，これは腫瘍の下部にある乳頭状の血管構造を反映したものである（図2.8.14）．脳室内および髄腔内の「滴下転移 drop metastasis」は，脳室内あるいはくも膜下腔内において顕著に造影増強された病巣として出現することがある（図2.8.15）．CTあるいはMRIでCPPとCPCを確実に識別することは困難であるが，滴下転移の存在はCPCを示唆している[21, 27, 32~36]．

リンパ腫および造血器系腫瘍

リンパ腫

リンパ腫 lymphoma は，比較的珍しい頭蓋内腫瘍である．一般的に他の頭蓋内腫瘍に比べて若齢（3～7歳）で発症し，品種による明らかな発症頻度の差は認められない[21]．頭蓋内リンパ腫は，中枢神経系内が原発の場合も転移性に発生する場合もある．またB細胞型の場合もT細胞型の場合もある．犬における中枢神経系リンパ腫の大半は，広範囲に播種した疾患の転移によるものである．ヒトにおいて原発性CNSリンパ腫は，免疫不全状態の患者において高頻度で発生し，B細胞型が圧倒的に多く，孤発性浸潤型の脳室周囲 mass として発現する．犬および猫における頭蓋内リンパ腫のMRI所見に関する記述はほとんどないが，脳実質内あるいは脳実質外のいずれかに発生し，画像所見は極めて多様である[37]．犬の原発性頭蓋内リンパ腫は，視床部／視床下部／トルコ鞍部に発生することが多いが，転移性病変は，髄膜，脈絡叢，複数の脳神経，下垂体に播種する[37]．他の部位における原発性あるいは転移性リンパ腫の多様性と同じく，頭蓋内リンパ腫もまた，mass様，び漫性あるいは多中心性である．頭蓋内リンパ腫の診断は，脳生検を必要としないCSFの細胞診により可能な場合もある．

多くの原発性病変には軽度から中程度のmass effectが認められる．単純CT画像では等吸収から低吸収を呈し，MRIではT1W画像で等信号あるいは低信号，T2W画像で様々な程度の高信号を呈する傾向がある[37]．腫瘍周囲性浮腫は軽度から中等度である．

犬における中枢神経系リンパ腫は，CTおよびMRIの両者において造影剤投与後に均一に造影増強されるが，増強効果，腫瘍の境界および造影分布の程度は様々である（図2.8.16）[38~43]．髄膜病変がある場合，髄膜に顕著な増強が認められることが多い（図2.8.17）．これは造影MRIで容易に認められ，CT画像では特に明らかな軟膜造影が存在する場合に認められることがある．

組織球性腫瘍

中枢神経系の組織球性肉腫 histiocytic sarcoma は，髄膜および脳実質内に浸潤する珍しい造血系の腫瘍であり，悪性の細胞特性を有し，生物学的に進行が速い[44-46]．少数の経験例において，組織球性肉腫は，硬膜外 mass あるいは硬膜内／軸外 mass として発生する傾向にあるが，び漫性の髄膜型および軸内型も発生しうる．

組織球性肉腫の特徴的なCT画像所見は報告されていないが，非造影MRI上でこれらの腫瘍はT1Wで等信号から低信号およびT2Wで等信号から高信号を呈し，領域性あるいはび漫性の腫瘍周囲性浮腫を伴う mass effect を生じさせる．

CTおよびMRIの両者において，造影増強は中程度から強度であり，均一なことも不均一なこともある．髄膜腫で観察されたように，T2W画像および造影T1W画像における軸外型組織球性肉腫の境界は明瞭であるが，増強程度は髄膜腫ほどではなく，細粒様として描出されることもある（図2.8.18）．一貫性はないが dural tail sign も報告されている[44]．

転移性腫瘍

犬の続発性頭蓋内腫瘍177例の回顧的研究では，29％が血管肉腫，12％が転移性癌であった[40]．この研究にはリンパ腫と下垂体腫瘍が含まれたが，もしこれらの腫瘍を除外した場合，血管肉腫と癌腫は続発性（転移性）頭蓋内腫瘍のそれぞれ50％および20％を占める[40]．転移性腫瘍は，選択的に灰白質と白質の境界領域に分布するとみられ，最も血管が細くなる脳皮質細動脈に詰まる腫瘍塞栓の可能性を示している[4, 5]．（図2.8.19, 2.8.20, 2.8.21）

MRIにおいて，転移性血管肉腫は多発性のmass病変として描出されることが多いが，孤立性病巣が認められた場合でも転移について考慮する必要がある．血管肉腫は，T1WおよびT2W画像において，混合性の信号強度を呈し，一般的に顕著な mass effect を伴い，T2*W画像では腫瘍内出血により不均一な磁化率効果を示す．腫瘍周囲の浮腫は顕著である．造影増強の程度は様々であり，しばしば辺縁増強が認められる（図

2.8.19）。転移性癌も同様に，様々な腫瘍周囲性浮腫を伴うが，一般的に血管肉腫に特徴的な腫瘍内出血を伴わず，様々な造影増強を呈し，境界不明瞭な多発性 mass 病変として認められる（図 2.8.20）。

図 2.8.1　髄膜腫（犬） CT

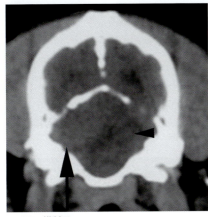
a CT，横断面

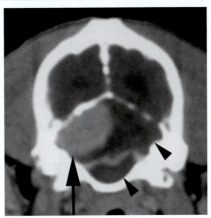
b 造影 CT，横断面

中枢性前庭徴候を呈する 13 歳，去勢雄のウエスト・ハイランド・ホワイト・テリア。右後頭蓋窩領域における骨性小脳テントの腹側縁に右後頭葉と比較してわずかに高吸収の軟部組織 mass が認められる（**a**：矢印）。小脳の左側部は低吸収であり，腫瘍周囲性浮腫が示唆される（**a**：矢頭）。造影剤投与後，mass は強く均一に増強され，軸外病変であることを示す境界明瞭で基部の広い像として描出される（**b**：矢印）。隣接する小脳や脳幹には偏位および圧排が認められる（**b**：矢頭）。剖検で髄膜腫と確定診断された。

図 2.8.2　髄膜腫（犬） MRI

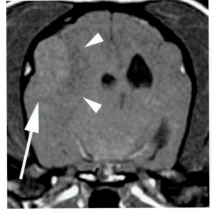
a T1W，横断面

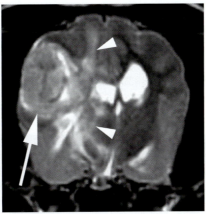
b T2W，横断面

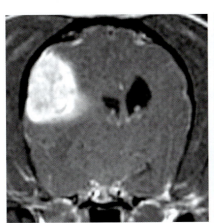
c 造影 T1W，横断面

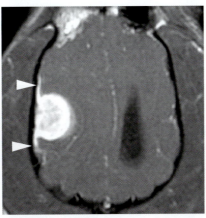
d 造影 T1W，背断面

性別，年齢，犬種が不明な成犬。右の側頭・頭頂領域に軽度の T1W 高信号，T2W 高信号を呈する基部の広い mass が認められ，正中偏位および右側脳室の偏位を伴っている（**a**，**b**：矢印）。頭蓋冠に隣接する T2W 高信号の薄い縁取りに囲まれた所見は，mass が軸外起源であることを示唆している。Mass 周囲の脳実質における T1W 低信号および T2W 高信号のび漫性病変は血管原性浮腫である（**a**，**b**：矢頭）。造影剤投与後，mass は強く均一に，境界明瞭に増強される（**c**，**d**）。背断面において dural tail sign が明瞭に認められ，mass が軸外性であることを裏付ける（**d**：矢頭）。

Wisner et al 2011[47] より，Wiley の許可を得て転載。

図 2.8.3　嚢胞性髄膜腫（犬）　MRI

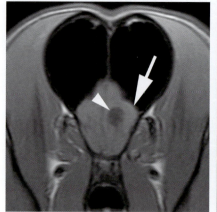
a T1W, 横断面

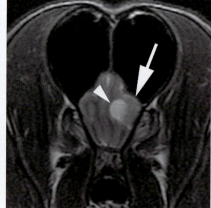
b T2W, 横断面

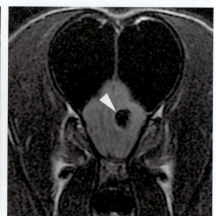
c FLAIR, 横断面

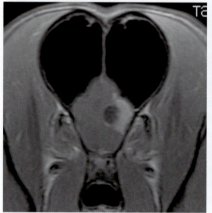
d 造影T1W, 横断面

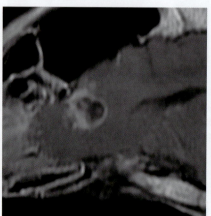
e 造影T1W, 矢状断面

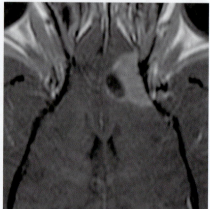
f 造影T1W, 背断面

発作を急性発症した8歳，去勢雄のゴールデン・レトリーバー。左嗅球／前頭葉領域にT1W，T2W高信号の固着性のmassが認められ（**a**，**b**：矢印），隣接してT1W低信号，T2W高信号およびFLAIR低信号の囊胞構造が存在している（**a～c**：矢頭）。造影剤投与後，massの実質成分は強く均一に増強される（**d～f**）。囊胞の辺縁部は被膜様に増強されるが，それ以外は増強されない。

図 2.8.4　骨増生を伴う猫の髄膜腫　MRI

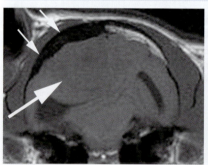
a T1W, 横断面

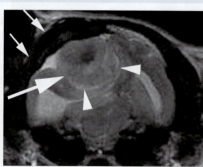
b T2W, 横断面

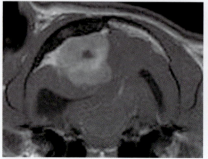
c 造影T1W, 横断面

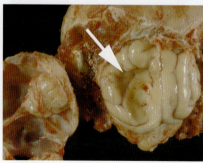
d 肉眼所見

発作を急性発症した15歳，避妊雌のドメスティック・ショートヘア。右前頭・頭頂領域にT1Wで低信号，T2Wで混合性の信号強度を呈し，大脳の顕著な偏位を伴う巨大なmassが認められる（**a**，**b**：大矢印）。T2W高信号の薄い縁取り所見は，軸外massのさらなる証拠となる（**b**：矢頭）。Massを覆う側頭骨は，骨性反応および骨増殖の結果，厚い低信号域として描出される（**a**，**b**：小矢印）。造影剤投与後，massは著しく不均一に増強される。剖検時，massにより脳は顕著に圧排されていた（**d**：矢印）。Massは病理組織学的に髄膜腫と確定診断された。

図 2.8.5　髄膜腫（犬）　　　　　　　　　　　　　　　　　　　　　　　　　　　　　　MRI

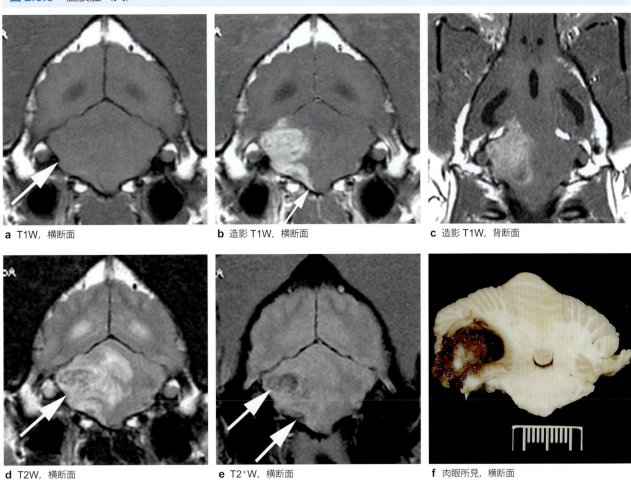

a　T1W，横断面
b　造影 T1W，横断面
c　造影 T1W，背断面
d　T2W，横断面
e　T2*W，横断面
f　肉眼所見，横断面

最近，中枢性前庭および脳幹徴候を発症した 13 歳，避妊雌のゴールデン・レトリーバー。小脳の右側を巻き込む T1W 等信号，T2W 混合信号の mass が認められる（a，d：矢印）。T2*W 上に存在する多焦点性の磁化率効果（e：矢印）および T2W での混合性信号強度は，病変内出血を示している。造影剤投与後，mass は強く不均一に増強され（b，c），軸外由来を示す固着性の dural tail sign（b：矢印）が認められる。剖検時における肉眼所見では，後頭蓋窩に出血を伴う軸外性 mass を認め，病理組織学的に髄膜腫と確定診断された。

図 2.8.6　脳室内髄膜腫　　CT & MRI

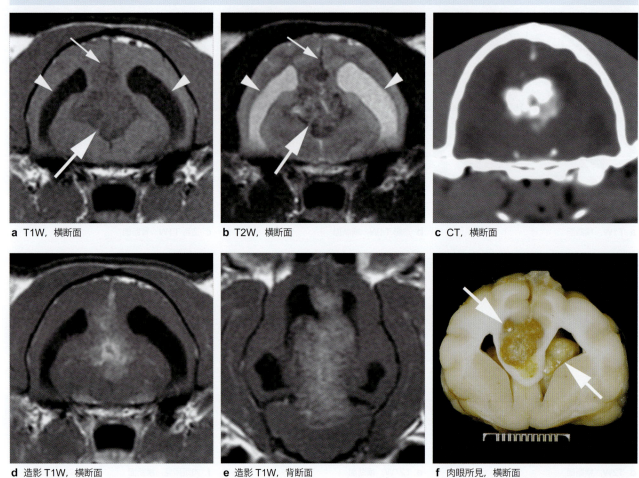

a　T1W，横断面　　b　T2W，横断面　　c　CT，横断面

d　造影 T1W，横断面　　e　造影 T1W，背断面　　f　肉眼所見，横断面

頭蓋内神経徴候を呈する 13 歳，去勢雄のドメスティック・ショートヘア。T1W で不均一な低信号，T2W で混合性の信号強度を呈す mass 病変（**a**，**b**：大矢印）が第三脳室を膨張させ，その結果として側脳室が拡大している（**a**，**b**：矢頭）。mass は大脳鎌を含む脳室外成分を有しているようにも見える（**a**，**b**：小矢印）。単純 CT（**c**）では，mass の石灰化が認められる。MRI における不均一な T1W および T2W 低信号はその石灰化によるものである。造影剤投与後，mass は中程度から顕著に不均一に増強される（**d**，**e**）。剖検では，主に脳室内に位置する砂粒腫型髄膜腫の存在が確認された（**f**：矢印）。

図 2.8.7 多発性髄膜腫（犬） MRI

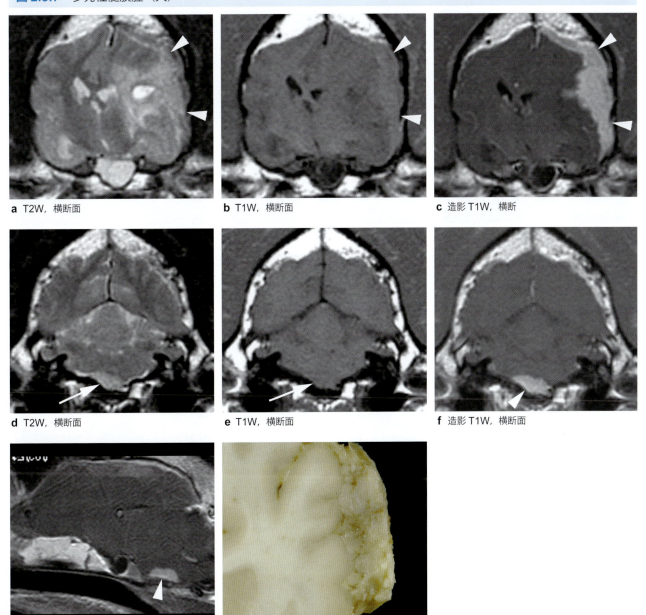

a T2W，横断面
b T1W，横断面
c 造影 T1W，横断
d T2W，横断面
e T1W，横断面
f 造影 T1W，横断面
g 造影 T1W，矢状断面
h 肉眼所見，横断面

最近，見当識障害を呈し，進行性の鈍麻が認められた10歳，避妊雌のラブラドール・レトリーバー系雑種。左大脳表面の広範な領域にT1WおよびT2W高信号を呈するプラーク状のmass病変が認められ，著しい正中偏位を生じている（**a，b**：矢頭）。また，左大脳半球の放線冠にT2W高信号の血管原性浮腫が描出されている（**a**）。さらに，橋に隣接した領域に，同様の，しかしながら小さな固着性のmassが認められる（**d，e**：矢印）。造影剤投与後，両者は強く均一に増強される（**c，f，g**：矢頭）。剖検において，多発性髄膜腫と確定診断された。肉眼標本は巨大な髄膜腫が軸外発生であることを示している（**h**）。本症例は図2.9.4における下垂体嚢胞を呈した動物と同一である。

図 2.8.8 顆粒細胞腫（犬） MRI

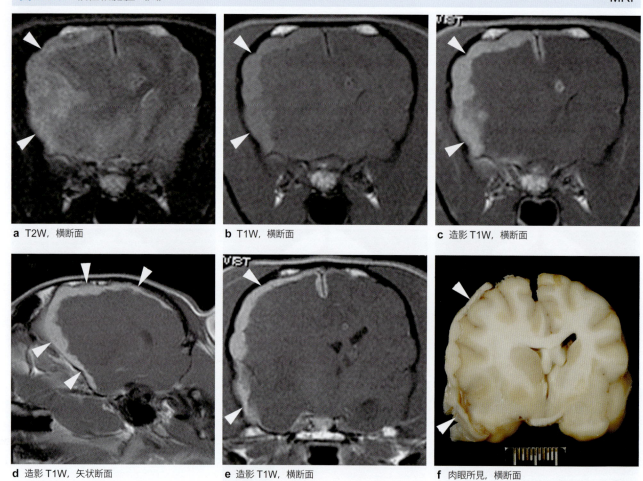

a T2W，横断面　　b T1W，横断面　　c 造影 T1W，横断面
d 造影 T1W，矢状断面　　e 造影 T1W，横断面　　f 肉眼所見，横断面

前庭徴候を呈する 12 歳，避妊雌のミニチュア・プードル。T1W および T2W で右大脳全域を含む脳表面に高信号の薄いプラーク状の mass 病変が認められ，顕著な正中偏位を引き起こしている（a，b：矢頭）。造影剤投与後，mass は強く均一に増強される（c〜e：矢頭）。e に相当する横断面の肉眼所見では，mass が軸外起源であることがわかる（e，f：矢頭）。Mass は病理組織学的に顆粒細胞腫と確定診断された。

Anwer et al 2013[19] より，Wiley の許可を得て転載。

図 2.8.9 低グレード星状膠細胞腫（犬） CT & MRI

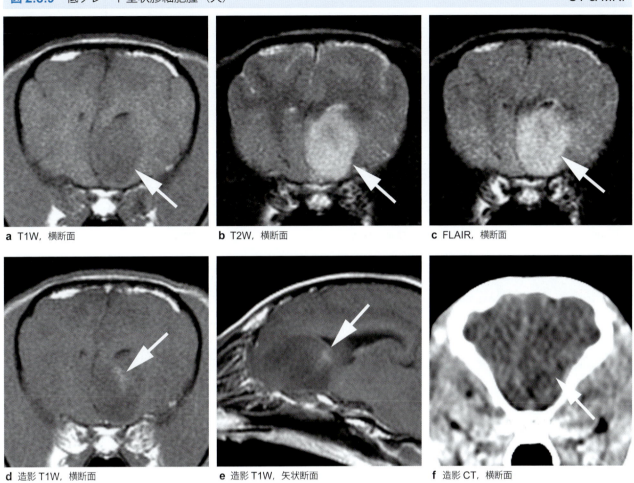

a T1W，横断面　　b T2W，横断面　　c FLAIR，横断面
d 造影T1W，横断面　　e 造影T1W，矢状断面　　f 造影CT，横断面

3カ月間の発作歴を有する9歳，去勢雄のトイ・プードル。左前頭葉の腹側領域にT1W低信号，T2WおよびFLAIR高信号の大きな，卵形のmassが認められる（a〜c：矢印）。造影剤投与後，massの一部が軽度に増強される（d，e：矢印）。より吻側領域の造影CTでは，左前頭葉に正中偏位を含む低吸収性のmass effectが見られる（f：矢印）。生検によりmassはグレードIIの星状膠細胞腫と診断された。

図 2.8.10　多形性膠芽腫（犬）　　MRI

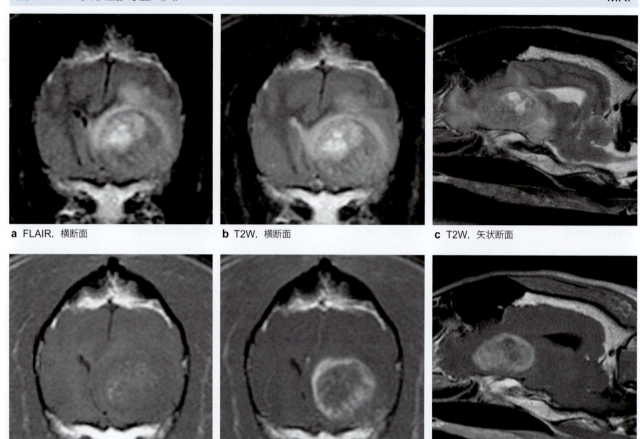

a　FLAIR，横断面　　b　T2W，横断面　　c　T2W，矢状断面
d　T1W，横断面　　e　造影 T1W，横断面　　f　造影 T1W，矢状断面

最近，発作を発症した 10 歳，去勢雄のオーストラリアン・シェパード。左大脳に T1W，T2W および FLAIR で混合性の信号強度を呈する大きな卵形の mass が認められる。T2W および FLAIR 上で mass の辺縁は境界明瞭であり，これらのシーケンスにおける mass 周囲の高信号性のハローは，血管原性浮腫を示している。造影剤投与後，mass は不均一な増強効果を呈し，辺縁でより強く増強される（リング状増強効果）。剖検により多形性膠芽腫と確定診断された。非造影 MRI において認められた複雑な混合性信号強度は，広範囲な腫瘍内出血と一致していた。

図 2.8.11　高グレード希突起膠細胞腫　　CT

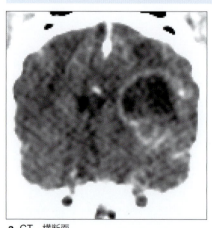

a　CT，横断面

最近，発作および旋回を発症した 8 歳，去勢雄のラブラドール・レトリーバー。左大脳の側頭頭頂領域に，大きな不整形の，辺縁増強される mass が認められる。mass の中心部は低吸収である。死後の検査でグレードIII の希突起膠細胞腫と確定診断された。

図 2.8.12　高グレード希突起膠細胞腫　　MRI

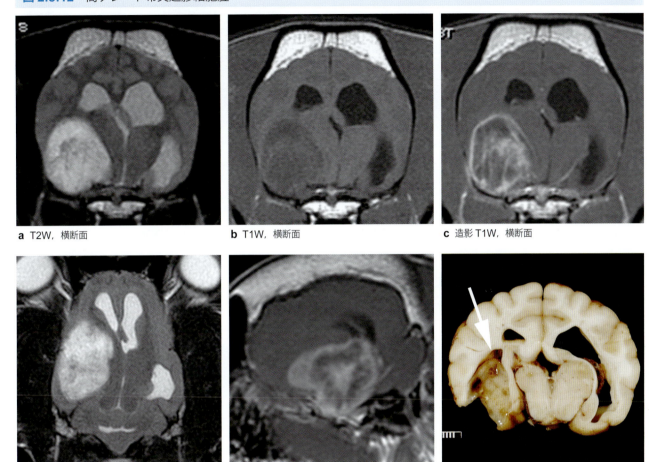

a　T2W, 横断面　　b　T1W, 横断面　　c　造影 T1W, 横断面

d　T2W, 背断面　　e　造影 T1W, 矢状断面　　f　肉眼所見, 横断面

食欲低下，嗜眠および捻転斜頸を呈する5歳，避妊雌のフレンチ・ブルドッグ。右側頭葉から梨状葉に，大きく，不整形のT1W低信号，T2W高信号のmassが認められ，正中偏位と右側脳室腹側領域の不鮮明化を引き起こしている（a, b, d）。病変部周囲に目立った浮腫は認められない。造影剤投与後，massは境界を縁取るような薄い辺縁増強を伴い，不均一に増強される（c, e）。剖検で右側脳室内に進展したグレードⅢの希突起膠細胞腫が確定診断された（f：矢印）。腫瘍のT2W高信号は，中心部における粘液成分の水分含有量が高いことを示唆している。

図 2.8.13　上衣腫（犬）　　MRI

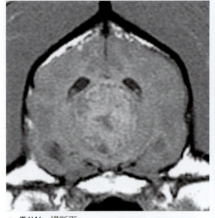
a　T1W, 横断面

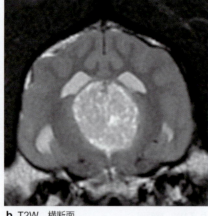
b　T2W, 横断面

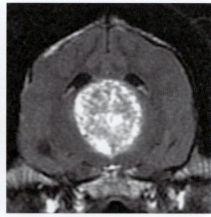
c　FLAIR, 横断面

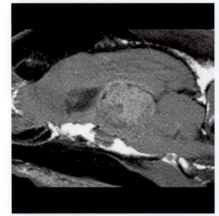
d　T1W, 矢状断面

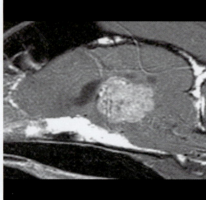
e　造影 T1W, 矢状断面

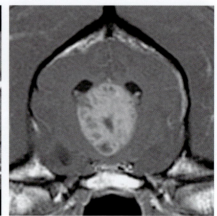
f　造影 T1W, 横断面

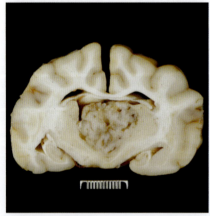
g　肉眼所見, 横断面

2週間前から行動の変化および神経学的欠損を呈する7歳，去勢雄のジャーマン・ショートヘアード・ポインター。第三脳室内に境界明瞭な卵形のmassを認め，T1W，T2WおよびFLAIR高信号を呈す（a～d）。massは側脳室の偏位を伴うが，水頭症はごく軽度であり，腫瘍周囲性浮腫は認められない。造影剤投与後，massは強く不均一に増強される（e，f）。剖検では第三脳室内の上衣腫が確定診断された（g）。MRIにおける腫瘍内の不整な敷石状所見は，病理切断面における粟粒状所見と一致する。fにおいて認められる髄膜の増強は，上衣腫とは関連のないリンパ形質細胞性髄膜炎と診断された。

図 2.8.14 脈絡叢癌（犬）　　　　　　　　　　　　　　　　　　　　　　　　　　　　　　　MRI

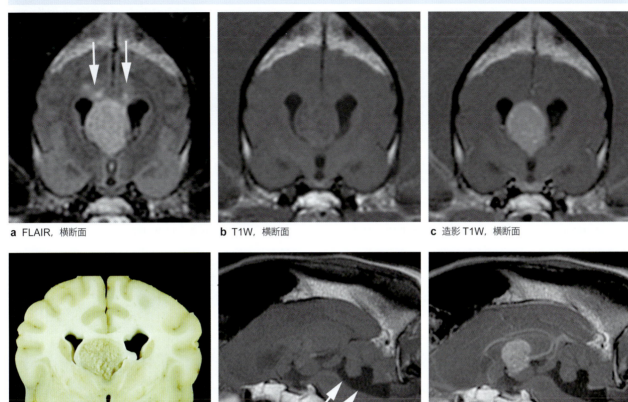

a FLAIR，横断面　　　b T1W，横断面　　　c 造影 T1W，横断面

d 肉眼所見，横断面　　e T1W，矢状断面　　f 造影 T1W，矢状断面

最近，沈うつを呈し鈍麻へと進行した 8 歳，犬種不明の去勢雄。第三脳室内に T1W 低信号，FLAIR 高信号の球形の mass が認められ，側脳室の背側縁が偏位している（a，b）。mass の背側に限局性の側脳室周囲浮腫（a：矢印）が認められ，中脳水道および第四脳室の不規則な脳室拡大を伴う（e：矢印）。造影剤投与後，mass は強く均一に増強される（c，f）。剖検では第三脳室の脈絡叢癌が確定診断された（d）。腫瘍の粗雑な切断面は，MRI 上の造影パターンと一致している。不均一な水頭症は，腫瘍による脳室系の部分的閉塞あるいは CSF の過剰産生の結果によるものかもしれない。

Westworth et al（2008）[32] より，Wiley の許可を得て転載。

図 2.8.15 局所転移を伴う脈絡叢癌（犬） MRI

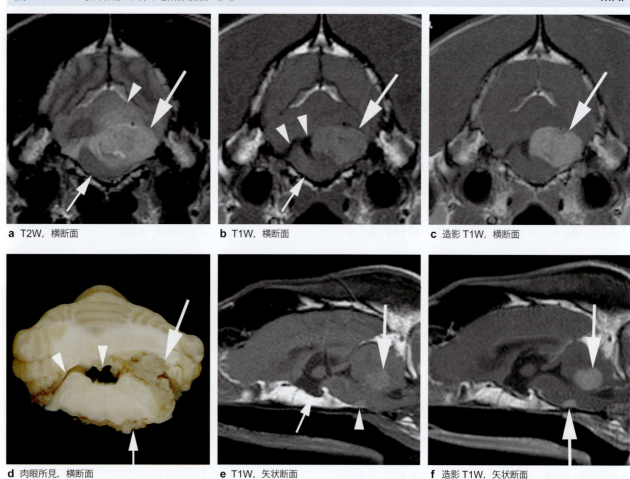

a T2W, 横断面　　b T1W, 横断面　　c 造影 T1W, 横断面
d 肉眼所見, 横断面　　e T1W, 矢状断面　　f 造影 T1W, 矢状断面

四肢不全麻痺の 7 歳，去勢雄のチャウ・チャウ。T1W および T2W で左外側陥凹に高信号の大きな卵形の mass が認められ（a，b，e：大矢印），第四脳室の部分閉塞により，反対側の外側陥凹の拡大（b：矢頭），脳幹（a，b：小矢印）および小脳（a：矢頭）の圧排と偏位がみられる。脳幹の腹側領域に別の小さな mass が認められる（e：矢頭）。造影剤投与後，両方の mass は強く均一に増強される（c，f：矢印）。第三脳室や漏斗陥凹の拡大（e：小矢印）は，閉塞性水頭症を示唆する。左外側陥凹内の大きな mass は，脈絡叢癌と確定診断された（d：大矢印）。小さな mass は局所転移病変であった（d：小矢印）。第四脳室および右外側陥凹はやや拡大している（d：矢頭）。

2.8 腫瘍

図 2.8.16　リンパ腫（猫）　　　　　　　　　　　　　　　　　　　　　　　　　　　　　MRI

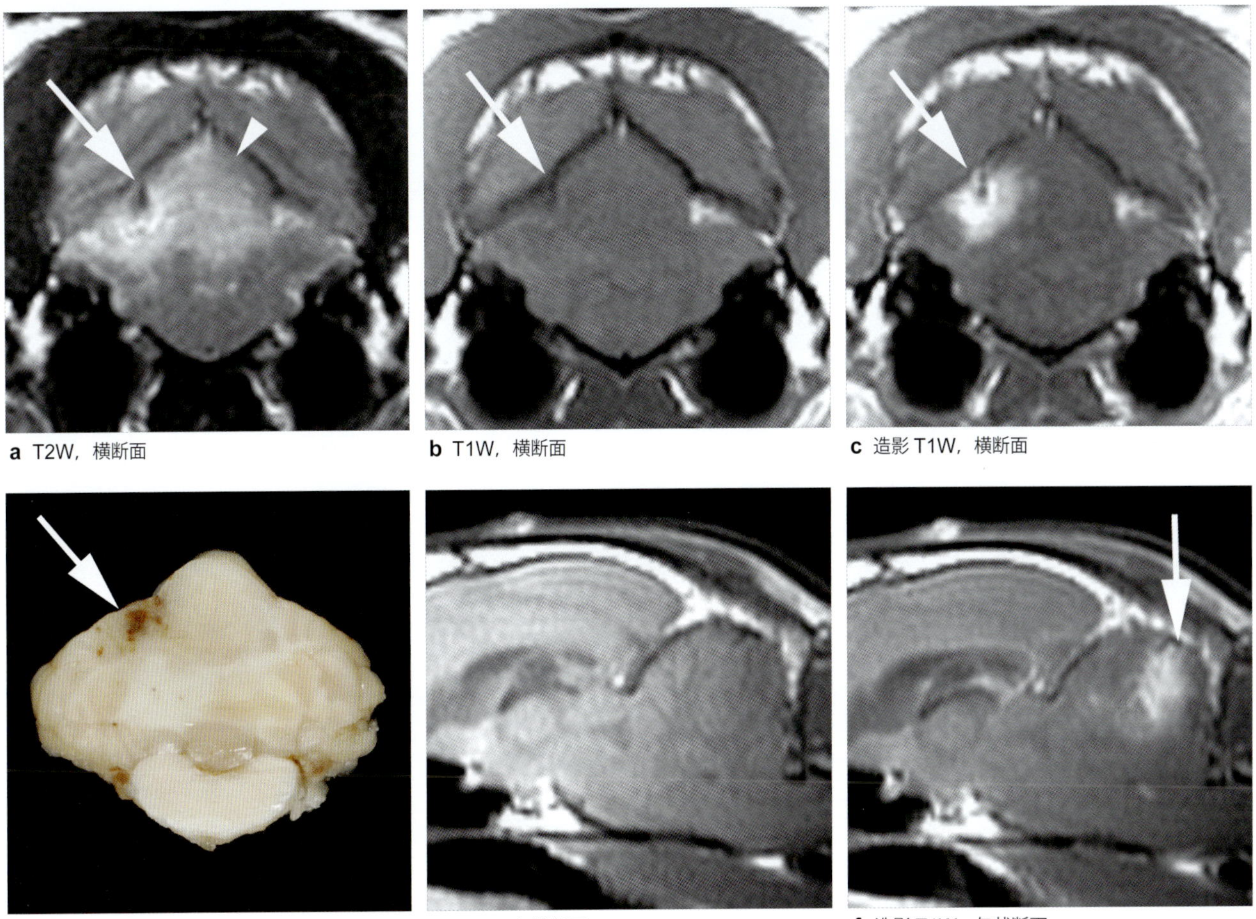

a　T2W，横断面　　　　　　　　　b　T1W，横断面　　　　　　　　　c　造影 T1W，横断面

d　肉眼所見，横断面　　　　　　　e　T1W，矢状断面　　　　　　　　f　造影 T1W，矢状断面

進行性の鈍麻と頭蓋内疾患の徴候を呈する 6 歳，避妊雌のドメスティック・ショートヘア。T1W および T2W で右小脳半球内（a，b：矢印）に境界不明瞭な混合性の信号強度を呈する mass が認められ，隣接した小脳虫部は T2W 高信号を呈し，病変部周囲の浮腫が示唆される（a：矢頭）。造影剤投与後，mass は不均一に増強され，mass の境界は不明瞭だった（c，f：矢印）。その猫は，局所リンパ節，肝臓および小脳に転移を伴う消化管型の T 細胞性リンパ腫であった。小脳 mass（d：矢印）の切出断面に見られる出血は，画像上で認められた混合性の信号強度と一致する。

図 2.8.17　リンパ腫（犬）　　MRI

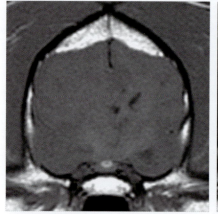

a　T1W，横断面

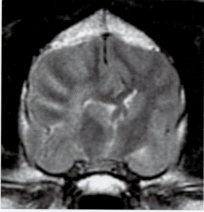

b　T2W，横断面

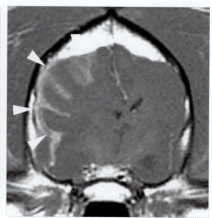

c　造影 T1W，横断面

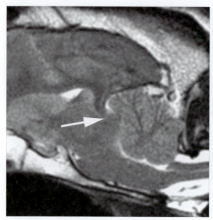

d　T2W，矢状断面

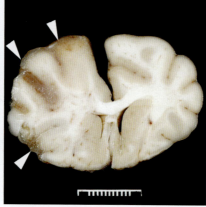

e　肉眼所見，横断面

3 日間の進行性の鈍麻を呈する 10 歳，避妊雌のラブラドール・レトリーバー。右大脳半球に mass effect が認められ，正中偏位および脳室系の圧排と偏位を引き起こしている。右大脳の灰白質 - 白質境界は不明瞭である（b）。右側白質の T2W 高信号は血管原性浮腫を示し，脳溝と脳回は両側性に障害されている。テント切痕ヘルニアも認められる（d：矢印）。造影剤投与後，右大脳の髄膜は中程度に増強され，著しく肥厚している（c：矢頭）。軟膜病変の関与は，脳の表面を沿うような増強パターンによって見分けられる。剖検により，多中心性大細胞型 B 細胞性リンパ腫と確定診断された。髄膜病変（e：矢頭）に加え，腫瘍細胞は軟膜や血管から両側大脳半球，海馬および視床へと深部へ浸潤していた。

図 2.8.18　組織球性肉腫（犬）　　MRI

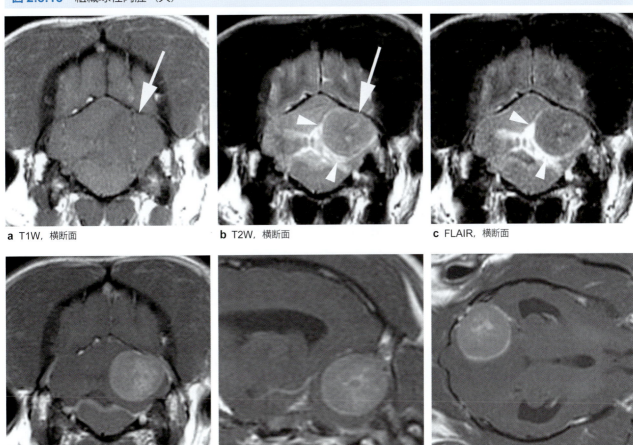

a　T1W，横断面
b　T2W，横断面
c　FLAIR，横断面
d　造影 T1W，横断面
e　造影 T1W，矢状断面
f　造影 T1W，背断面

最近，前庭徴候を発症した 11 歳，去勢雄のシェットランド・シープドッグ。後頭蓋窩の左側領域に T1W 低信号，T2W 等信号の大きな球形の mass が認められ（a，b：矢印），小脳および脳幹の偏位と圧排がみられる。Mass を取り囲む T2W および FLAIR 高信号の縁取りは，mass が軸外病変であることを示唆する（b，c：矢頭）。造影剤投与後，mass は増強され，わずかに不均一な "すりガラス状 ground glass" 増強パターンを呈する（d〜f）。剖検において，mass は組織球性肉腫と確定診断された。顕微鏡学的に，mass は境界明瞭であったが，被嚢化されておらず，広範な髄膜基部から隣接する脳実質への浸潤がみられた。

図 2.8.19　転移性血管肉腫（犬）　MRI

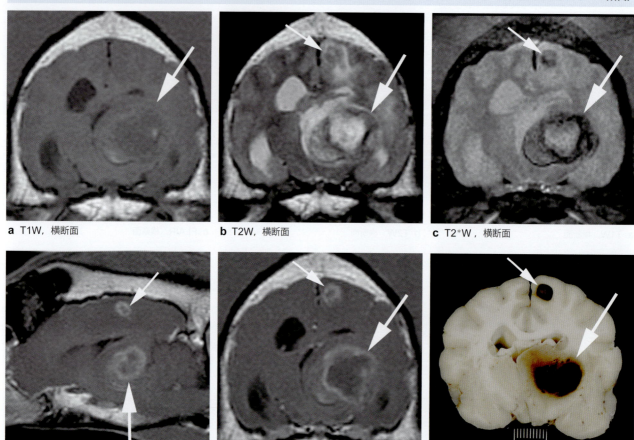

a　T1W，横断面　　b　T2W，横断面　　c　T2*W，横断面

d　造影 T1W，矢状断面　　e　造影 T1W，横断面　　f　肉眼所見，横断面

急性の鈍麻および四肢不全麻痺を呈する 11 歳，去勢雄のピット・ブル・テリア。左視床に T1W および T2W で混合性の信号強度を呈す大きな mass が認められ，脳室系の圧排や偏位を伴う（a，b：大矢印）。さらに，左縁外回にも T2W で混合信号を呈す，小さな mass が認められる（b：小矢印）。T2*W では双方の mass 内に出血を示唆する顕著な磁化率効果が描出される（c：矢印）。造影剤投与後，両者ともに不均一な辺縁増強がみられる（d，e：矢印）。剖検によって，広範囲な血管肉腫の転移病巣と確定診断された。脳の切出断面では，MRI で認められた混合信号に一致した広範囲な腫瘍内出血が明らかとなった（f：矢印）。

Anwer et al（2013）[19] より，Wiley の許可を得て転載。

図 2.8.20　転移性乳腺癌（犬）　　MRI

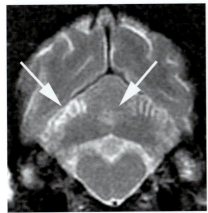

a　T2W，横断面

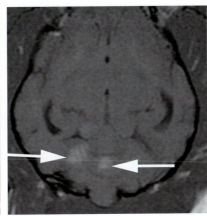

b　FLAIR，横断面

c　造影 T1W，横断面

d　造影 T1W，背断面

捻転斜頸および発作を呈する 12 歳，避妊雌のダックスフンド。T2W および FLAIR で小脳内に複数の限局性高信号病変が認められる（a，b：矢印）。造影剤投与後，これらの病変には均一な中等度の増強が認められたが（c，d：矢印），境界は不明瞭である。剖検で転移性の乳腺癌と確定診断された。

図 2.8.21　転移性黒色腫（犬）　　MRI

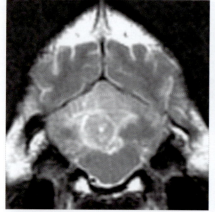
a　T2W, 横断面

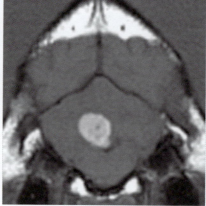
b　T1W, 横断面

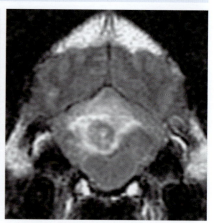
c　FLAIR, 横断面

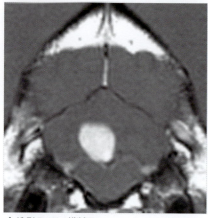
d　造影 T1W, 横断面

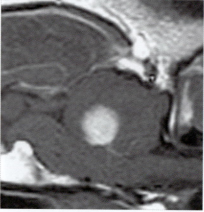
e　造影 T1W, 矢状断面

測定過大，捻転斜頚および運動失調を呈する7歳，去勢雄のロットワイラー。舌腫瘍も併発していた。小脳虫部に T1W, T2W および FLAIR で高信号を呈し，周囲性浮腫を伴う mass 病変が認められる（a～c）。造影剤投与後，mass は増強されるが，非造影 T1W においてもその mass は高信号として描出されているため，増強の程度や均一性に関しては不確定である（d, e）。舌の腫瘍はメラノーマと診断され，肺転移も認められた。非造影 T1W において，高信号は mass のメラノーマの特徴的な所見として報告されている。

文献

1. Rodenas S, Pumarola M, Gaitero L, Zamora A, Anor S. Magnetic resonance imaging findings in 40 dogs with histologically confirmed intracranial tumours. Vet J. 2011;187:85–91.
2. Koestner A, Bilzer T, Fatzer R, Schulman FY, Summers BA, Van Winkle TJ. WHO International Histological Classification of Tumors of the Nervous System of Domestic Animals: Armed Forces Institute of Pathology and American Registry of Pathology, 1999.
3. Louis DN, Ohgaki H, Wiestler OD, Cavenee WK, Burger PC, Jouvet A, et al. The 2007 WHO classification of tumours of the central nervous system. Acta Neuropathol. 2007;114:97–109.
4. McGavin MD, Zachary, James F. (eds) Pathologic basis of veterinary disease. Elsevier Mosby, 2007.
5. Meuten DJ. (ed) Tumors in domestic animals. Iowa State Press, 2002.
6. Dickinson PJ, Sturges BK, Higgins RJ, Roberts BN, Leutenegger CM, Bollen AW, et al. Vascular endothelial growth factor mRNA expression and peritumoral edema in canine primary central nervous system tumors. Vet Pathol. 2008;45:131–139.
7. Forterre F, Tomek A, Konar M, Vandevelde M, Howard J, Jaggy A. Multiple meningiomas: clinical, radiological, surgical, and pathological findings with outcome in four cats. J Feline Med Surg. 2007;9:36–43.
8. McDonnell JJ, Kalbko K, Keating JH, Sato AF, Faissler D. Multiple meningiomas in three dogs. J Am Anim Hosp Assoc. 2007;43:201–208.
9. Tomek A, Forterre E, Konar M, Vandevelde M, Jaggy A. Intracranial meningiomas associated with cervical syringohydromyelia in a cat. Schweiz Arch Tierheilkd. 2008;150:123–128.
10. Mercier M, Heller HL, Bischoff MG, Looper J, Bacmeister CX. Imaging diagnosis – hyperostosis associated with meningioma in a dog. Vet Radiol Ultrasound. 2007;48:421–423.
11. Hasegawa D, Kobayashi M, Fujita M, Uchida K, Orima H. A meningioma with hyperintensity on T1-weighted images in a dog. J Vet Med Sci. 2008;70:615–617.
12. Kitagawa M, Kanayama K, Sakai T. Cystic meningioma in a dog. J Small Anim Pract. 2002;43:272–274.

13. Kitagawa M, Kanayama K, Sakai T. Cerebellopontine angle meningioma expanding into the sella turcica in a dog. J Vet Med Sci. 2004;66:91–93.

14. Bagley RS, Silver GM, Gavin PR. Cerebellar cystic meningioma in a dog. J Am Anim Hosp Assoc. 2000;36:413–415.

15. Graham JP, Newell SM, Voges AK, Roberts GD, Harrison JM. The dural tail sign in the diagnosis of meningiomas. Vet Radiol Ultrasound. 1998;39:297–302.

16. Bagley RS, Kornegay JN, Lane SB, Thrall DL, Page RL. Cystic meningiomas in 2 dogs. J Vet Intern Med. 1996;10:72–75.

17. Zee CS, Chin T, Segall HD, Destian S, Ahmadi J. Magnetic resonance imaging of meningiomas. Semin Ultrasound CT MR. 1992;13:154–169.

18. Cherubini GB, Mantis P, Martinez TA, Lamb CR, Cappello R. Utility of magnetic resonance imaging for distinguishing neoplastic from non-neoplastic brain lesions in dogs and cats. Vet Radiol Ultrasound. 2005;46:384–387.

19. Anwer CC, Vernau KM, Higgins RJ, Dickinson PJ, Sturges BK, LeCouteur RA, et al. Magnetic resonance imaging features of intracranial granular cell tumors in six dogs. Vet Radiol Ultrasound. 2013;54:271–277.

20. Pizzoni C, Sarandria C, Pierangeli E. Clear-cell meningioma of the anterior cranial fossa. Case report and review of the literature. J Neurosurg Sci. 2009;53:113–117.

21. Snyder JM, Shofer FS, Van Winkle TJ, Massicotte C. Canine intracranial primary neoplasia: 173 cases (1986–2003). J Vet Intern Med. 2006;20:669–675.

22. Kube SA, Bruyette DS, Hanson SM. Astrocytomas in young dogs. J Am Anim Hosp Assoc. 2003;39:288–293.

23. Margain D, Peretti-Viton P, Arnaud O, Martini P, Salamon G. Astrocytic tumours. J Neuroradiol. 1991;18:141–152.

24. Cervera V, Mai W, Vite CH, Johnson V, Dayrell-Hart B, Seiler GS. Comparative magnetic resonance imaging findings between gliomas and presumed cerebrovascular accidents in dogs. Vet Radiol Ultrasound. 2011;52:33–40.

25. Lipsitz D, Higgins RJ, Kortz GD, Dickinson PJ, Bollen AW, Naydan DK, et al. Glioblastoma multiforme: clinical findings, magnetic resonance imaging, and pathology in five dogs. Vet Pathol. 2003;40:659–669.

26. Polizopoulou ZS, Koutinas AF, Souftas VD, Kaldrymidou E, Kazakos G, Papadopoulos G. Diagnostic correlation of CT-MRI and histopathology in 10 dogs with brain neoplasms. J Vet Med A Physiol Pathol Clin Med. 2004;51:226–231.

27. Kraft SL, Gavin PR, DeHaan C, Moore M, Wendling LR, Leathers CW. Retrospective review of 50 canine intracranial tumors evaluated by magnetic resonance imaging. J Vet Intern Med. 1997;11:218–225.

28. Young BD, Levine JM, Porter BF, Chen-Allen AV, Rossmeisl JH, Platt SR, et al. Magnetic resonance imaging features of intracranial astrocytomas and oligodendrogliomas in dogs. Vet Radiol Ultrasound. 2011;52:132–141.

29. Margain D, Peretti-Viton P, Perez-Castillo AM, Martini P, Salamon G. Oligodendrogliomas. J Neuroradiol. 1991;18:153–160.

30. Vural SA, Besalti O, Ilhan F, Ozak A, Haligur M. Ventricular ependymoma in a German Shepherd dog. Vet J. 2006;172:185–187.

31. Yuh EL, Barkovich AJ, Gupta N. Imaging of ependymomas: MRI and CT. Childs Nerv Syst. 2009;25:1203–1213.

32. Westworth DR, Dickinson PJ, Vernau W, Johnson EG, Bollen AW, Kass PH, et al. Choroid plexus tumors in 56 dogs (1985–2007). J Vet Intern Med. 2008;22:1157–1165.

33. Lipsitz D, Levitski RE, Chauvet AE. Magnetic resonance imaging of a choroid plexus carcinoma and meningeal carcinomatosis in a dog. Vet Radiol Ultrasound. 1999;40:246–250.

34. Ohashi F, Kotani T, Onishi T, Katamoto H, Nakata E, Fritz-Zieroth B. Magnetic resonance imaging in a dog with choroid plexus carcinoma. J Vet Med Sci. 1993;55:875–876.

35. Wilson RB, Holscher MA, West WR. Choroid plexus carcinoma in a dog. J Comp Pathol. 1989;100:323–326.

36. Guermazi A, De Kerviler E, Zagdanski AM, Frija J. Diagnostic imaging of choroid plexus disease. Clin Radiol. 2000;55:503–516.

37. Palus V, Volk HA, Lamb CR, Targett MP, Cherubini GB. MRI features of CNS lymphoma in dogs and cats. Vet Radiol Ultrasound. 2012;53:44–49.

38. Kent M, Delahunta A, Tidwell AS. MR imaging findings in a dog with intravascular lymphoma in the brain. Vet Radiol Ultrasound. 2001;42:504–510.

39. Long SN, Johnston PE, Anderson TJ. Primary T-cell lymphoma of the central nervous system in a dog. J Am Vet Med Assoc. 2001;218:719–722.

40. Snyder JM, Lipitz L, Skorupski KA, Shofer FS, Van Winkle TJ. Secondary intracranial neoplasia in the dog: 177 cases (1986–2003). J Vet Intern Med. 2008;22:172–177.

41. Huang BY, Castillo M. Nonadenomatous tumors of the pituitary and sella turcica. Top Magn Reson Imaging. 2005;16:289–299.

42. Buhring U, Herrlinger U, Krings T, Thiex R, Weller M, Kuker W. MRI features of primary central nervous system lymphomas at presentation. Neurology. 2001;57:393–396.

43. Kuker W, Nagele T, Korfel A, Heckl S, Thiel E, Bamberg M, et al. Primary central nervous system lymphomas (PCNSL): MRI features at presentation in 100 patients. J Neurooncol. 2005;72:169–177.

44. Tamura S, Tamura Y, Nakamoto Y, Ozawa T, Uchida K. MR imaging of histiocytic sarcoma of the canine brain. Vet Radiol Ultrasound. 2009;50:178–181.

45. Thio T, Hilbe M, Grest P, Pospischil A. Malignant histiocytosis of the brain in three dogs. J Comp Pathol. 2006;134:241–244.

46. Chandra AM, Ginn PE. Primary malignant histiocytosis of the brain in a dog. J Comp Pathol. 1999;121:77–82.

47. Wisner ER, Dickinson PJ, Higgins RJ. Magnetic resonance imaging features of canine intracranial neoplasia. Vet Radiol Ultrasound. 2011; 52(1Suppl 1):S52–61.

2.9 トルコ鞍および傍鞍部

正常下垂体

トルコ鞍は下垂体の骨性境界で，腹側の下垂体窩と背側の前床突起および後床突起からなる。下垂体は底蝶形骨の下垂体窩に位置し，脈管系を含む腺性下垂体（下垂体前葉）および神経性下垂体（下垂体後葉）の2つで構成されている。それらは下垂体窩の背側面を覆う不完全な硬膜隔膜（鞍隔膜）を通る漏斗によって，視床下部にぶら下がるように繋がっている。第三脳室の腹側面は，漏斗を通じて正中を神経性下垂体近位まで伸びる[1]。

下垂体への血流は内頚動脈の分岐およびウィリス輪の交通動脈により入り，海綿静脈洞および海綿間静脈洞に出ていく。視交叉は漏斗基部のすぐ吻側に位置し，第Ⅲ脳神経（動眼神経）は下垂体窩の尾側から派出し，下垂体窩の外側を走行する[1]。

単純CT画像において，下垂体は深部灰白質および隣接する視床下部と等吸収であり，その腹側縁は底蝶形骨によって明瞭に描出される。第三脳室が突出している場合，比較的低吸収の漏斗陥凹が近位の神経性下垂体まで伸びているように描出されることがある。下垂体は血管供給が豊富なため，造影CTおよび造影MRIにおいて，脳実質と比較して顕著に増強される（図2.9.1）。正常下垂体におけるダイナミック造影検査では，まず神経性下垂体の増強により中心部が描出され，その増強が減衰していくとともに，わずかに遅れて周縁の腺性下垂体が増強される。

MRIにおいて，正常な下垂体には限局的なT1強調（T1W）高信号領域が認められ，これは神経性下垂体におけるバソプレッシン含有の神経分泌顆粒あるいはグリア細胞の脂肪滴のいずれかを捉えているものと考えられている[2]。T2強調（T2W）の信号強度は皮質灰白質のそれと類似している。底蝶形骨の骨髄は脂質に富むためT1W画像およびT2W画像の両者において高信号域として描出される（図2.9.2）。

CTにおける正常犬の下垂体サイズは，おおよそ高さ4.5 mm，幅6 mmである。MRIでは高さが$5.1±0.9$ mm，幅が6.4 mm$±1.0$ mmであり，脳実質や体重との相関はほとんど認められていない[3, 4]。CTおよびMRIの両者において，正常猫の下垂体サイズは，おおよそ高さ5 mm，幅3.5 mmであると推定されている[5, 6]。これらの寸法は一般的なガイドラインとしては有用であるかもしれないが，微小腺腫の診断には特に有用ではない。CT，MRIともに矢状断面における下垂体背側縁の目立った凸部の存在やトルコ鞍を越える背側縁の隆起は，下垂体疾患を示唆する付加的な定性的画像所見である。

ダイナミックCTおよびMRIプロトコル

ダイナミック造影CTプロトコルは，小さな（微小な）下垂体massの検出に有用である。しかしながら，最近の医学および獣医学領域では，MRIのほうが下垂体疾患の診断および特性評価のため多く利用されてきている。獣医学文献において述べられているダイナミックCTおよびMRIの方法は，下垂体前葉の腫瘍による下垂体後葉（神経性下垂体）偏位を検出するために，造影剤の急速静脈内投与後，2～5分の間，数秒ごとに下垂体を通る薄いスライスの断面画像を得るというものである[5, 7~10]。

トルコ鞍空洞（エンプティ・セラ）症候群

トルコ鞍空洞症候群 empty sella syndrome は，下垂

体の背側部分を覆う硬膜中隔（鞍隔膜）の穿孔部を介して脳脊髄液（CSF）が逸脱して下垂体を圧排するか，あるいは原発性疾患による下垂体容積が減少した結果として発生する。トルコ鞍空洞症候群は特異的な下垂体疾患というよりも1つの画像所見である。下垂体が何らかの原因により縮小あるいは背側へ圧排されることでトルコ鞍空洞が出現し，それらは通常矢状断のMRIで最もよく描出され，下垂体窩における局所的なT1W低信号，T2W高信号として認められる（図2.9.3）。CT画像では限局性の液体デンシティとして描出される。この変化は臨床兆候を伴わず偶発所見として見つかることが多い[11]。

下垂体囊胞

下垂体囊胞 pituitary cyst は先天性あるいは後天性疾患であり，しばしば臨床的に無徴候である。後述する下垂体腫瘍に関連した変性性囊胞は一般的である。ラトケ囊胞 Rathke's cleft cyst は液体で満たされ，上皮で裏打ちされた囊胞であり，発生段階において頭蓋咽頭管の遺残として生ずる。ラトケ囊胞はまれな疾患であり，獣医学領域においてもほとんど報告されていない。薄い壁の囊胞内の液体はT2W画像で高信号，T1W画像では様々な信号強度を呈し，それらは囊胞内液の高分子物質の存在や細胞成分によって変化する[12]。トルコ鞍および傍鞍部の他の囊胞性病変には，頭蓋咽頭腫 craniopharyngioma，鞍上部くも膜囊胞 suprasellar arachnoid cyst および鞍上部類表皮囊胞 suprasellar epidermoid cyst が挙げられる（図2.9.4）。

下垂体出血／下垂体卒中

非常にまれではあるが，自然発生性あるいは下垂体腫瘍による梗塞や他の基礎疾患に続発して急性の下垂体出血 pituitary hemorrhage が発症することがある。出血が鈍麻，悪心，嘔吐といった急性の臨床徴候を伴う場合，あるいは傍鞍部や頭蓋内圧の増加に起因した視覚および脳神経障害と関連している場合，その疾患は下垂体卒中 pituitary apoplexy と呼ばれる。CTおよびMRIの画像所見は，鞍上部の mass あるいは mass effect，および下垂体や鞍上部腫瘍内で認められる急性の出血所見である。これらの所見は特に，下垂体腫瘍や大きな血腫が存在している場合に認められる。単純CT画像では不定形の高吸収域として認められ，MRIでは出血の経過時間に応じて，T1WおよびT2W画像で様々な信号強度に描出される（図2.9.5）。両モダリティにおいて，機能的な下垂体の残存，原因となる下垂体腫瘍の存在，あるいは出血の継続がある場合には造影増強が認められる[13]。

下垂体炎

自己免疫性下垂体炎

リンパ球性下垂体炎 lymphocytic hypophysitis は，多様な内分泌障害を伴うヒトでのまれな疾患であり，犬においても散発的に報告されている[14, 15]。画像所見は獣医学文献では報告されていないが，ヒトのMRI所見では，対称性の下垂体腫大，下垂体後葉のT1W高信号の消失，均一な造影増強および遅発的なトルコ鞍空洞を呈することが報告されている[16]。

感染性下垂体炎

下垂体炎 hypophysitis は，細菌，真菌や他の感染性髄膜脳炎の波及によって生じることがある。画像所見は，根本的な感染の分布や特性に依存している。著しい髄膜病変を有する患者のMRIでは下垂体窩内の硬膜層の膨隆や強い髄膜増強が認められる（図2.9.6）。

腫瘍

腺性下垂体（下垂体前葉）の腫瘍

下垂体後葉から発生する腫瘍は非常にまれではあるが，一方，下垂体前葉から発生する原発性腫瘍は一般的であり，猫の先端巨大症 acromegaly（1.4章参照）などの内分泌疾患と関連することが多い。腺性下垂体腫瘍 adenohypophyseal neoplasm は組織学的に腺腫あるいは腺癌に分類される。全体的な下垂体容積を著しく変化させない小さな腫瘍は，一般的に下垂体の高さが計10 mm未満であり，微小腫瘍に分類される。一方，10 mm以上のものは，巨大腫瘍に分類される。巨大腺腫 macroadenoma は非侵襲的なタイプか，生物学的により活動的で隣接する骨へ侵襲するタイプかのどちらかに区別される[17, 18]。

下垂体微小腫瘍を画像所見のみで診断することは非常に難しい（図2.9.7）。MRIにおいて，下垂体後葉の限局性のT1W高信号は下垂体前葉の拡大により尾側，背側および側方に偏位する（図2.9.8, 2.9.9）。下垂体背側縁の顕著な凸部およびトルコ鞍の背面を超えた下垂体背側縁の隆起は，微小腫瘍診断の手助けとなる付加的な所見となり得る。ダイナミック造影CTおよびMRIは，下垂体後葉と下垂体前葉 mass の増強される瞬間的

な時間差によって下垂体微小腫瘍をより明確に同定するために使用される[9, 19, 20]。

腺腫，浸潤性腺腫および腺癌の画像所見は，それらの腫瘍を十分に鑑別できるものではない（図 2.9.10～2.9.17）[17, 21, 22]。下垂体巨大腺腫および腺癌は高さが 10 mm 以上であり，トルコ鞍領域から発生する。浸潤性腺腫は非浸潤性腺腫よりも平均して大きいが（ある報告では平均の高さが 1.9 cm vs. 1.2 cm であった），これら 2 つを鑑別する信頼性の高い基準にはならない。巨大腺腫および腺癌は両者とも，平滑あるいは不整形な辺縁を有し，出血や囊胞を含んだり，まれに石灰化を示すことがある。

CT 画像において，巨大腫瘍は隣接する脳実質に対して等吸収か，わずかに低ないし高吸収に描出される。腫瘍内囊胞は限局性の低吸収域，石灰化は高吸収域として認められる。腫瘍周辺に浮腫が認められる場合には，正常な脳実質と比較して低吸収に描出される。MRI において，下垂体巨大腫瘍は典型的に T1W で等信号，T2W では様々な信号強度を呈し，周辺の視床下部や視床に T2W 高信号の浮腫を伴うことがある。巨大腫瘍は腺組織の血管分布が豊富なため，一般的に CT および MRI で強く均一に増強される[10, 22]。

他のトルコ鞍領域の腫瘍

画像評価を行う上で必ず考慮しなければならない他のトルコ鞍および傍鞍部腫瘍には，髄膜腫，原発性あるいは続発性リンパ腫，上衣腫，顆粒細胞腫，胚細胞腫 germ cell tumor が挙げられる（図 2.9.18，2.9.19）。下垂体後葉から発生する腫瘍や頭蓋咽頭腫などの他のトルコ鞍部腫瘍はまれである。

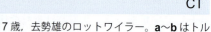

図 2.9.1　正常な下垂体（犬） CT

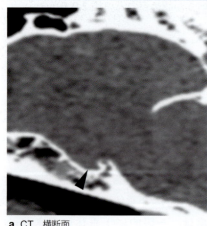

a CT，横断面

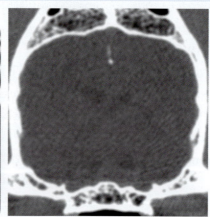

b CT，横断面

7 歳，去勢雄のロットワイラー。a～b はトルコ鞍および傍鞍部を含む代表的な脳の矢状断面および横断面である。下垂体窩は矢状断面において最もよく描出され（a：矢頭），下垂体の吸収域は隣接する視床下部と同様である。c～d はヨード系造影剤の静脈内投与後に得られた画像である。下垂体は強く均一に増強される（c，d：矢印）。下垂体は下垂体窩内に納まり，トルコ鞍の背側縁の上方に広がることはない。

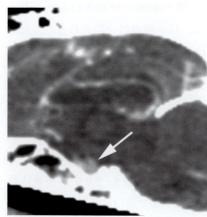

c 造影 CT，矢状断面

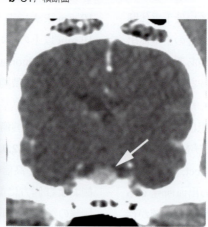

d 造影 CT，横断面

図 2.9.2 正常な下垂体（犬）　　　MRI

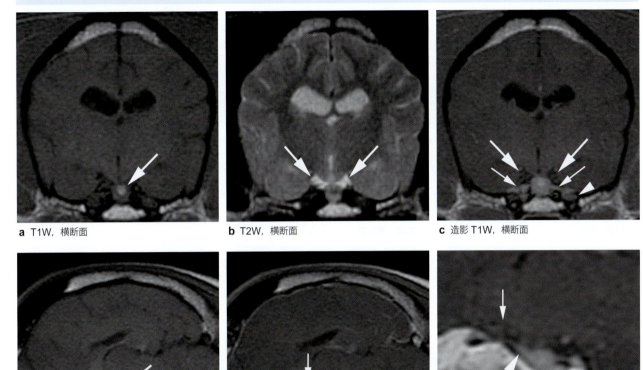

a T1W，横断面　　b T2W，横断面　　c 造影 T1W，横断面

d T1W，矢状断面　　e 造影 T1W，矢状断面　　f 造影 T1W，矢状断面

10歳，避妊雌のビーグル。**a〜c** は下垂体窩レベルの代表的な横断面である。**d〜e** は矢状断面であり，**f** は **e** を拡大表示したものである。下垂体は下垂体窩内に位置し（高さ4mm，幅6mm），その背側縁は比較的平坦であり，トルコ鞍の背側端を超えて拡大することはない（**d〜f**）。下垂体は，下垂体後葉内に分泌顆粒が存在するためT1値が短縮し，T1Wで部分的な高信号を呈する（**a，b**：矢印）。正常な下垂体は腺組織内の血管分布が豊富であるため顕著に増強され（**e，f**），下垂体柄も明らかに認められる（**e，f**：大矢印）。交叉槽におけるCSFは下垂体の背外側に認められ，T1Wで低信号，T2Wで高信号に描出される（**b，c**：大矢印）。海綿静脈洞は造影T1Wで増強され（**c**：小矢印），静脈洞内には内頚動脈や交通動脈のflow voidを示す円形の低信号のsignal void（無信号）も認められる。視交叉は下垂体の吻側領域に位置し（**e，f**：小矢印），下垂体腫瘍の拡大により障害される可能性がある。左三叉神経下顎枝の一部も認められる（**c**：矢頭）。

図 2.9.3　トルコ鞍空洞（エンプティ・セラ）症候群（犬）　　MRI

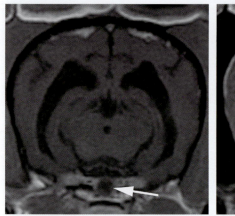

a　T1W, 横断面

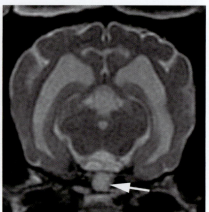

b　T2W, 横断面

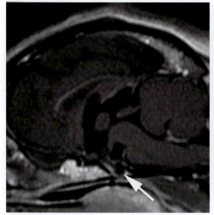

c　造影 T1W, 矢状断面

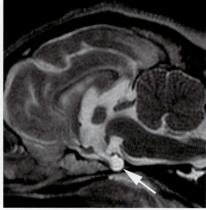

d　T2W, 矢状断面

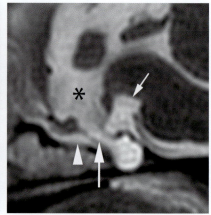

e　T2W, 矢状断面

大脳視床病変を反映した神経学的異常を伴い急性の歩行障害を呈する10歳，避妊雌のペキニーズ。犬に中枢性内分泌障害の臨床徴候あるいは臨床生化学的な証拠は認められなかった。a および b は下垂体窩レベルの典型的な横断面である。c～e は相応する矢状断面であり，e は d を拡大表示したものである。び漫性の脳萎縮による脳室系およびくも膜下腔の拡大が見られる（a～e）。下垂体窩は液体で満たされ，T1W 低信号，T2W 高信号として描出される（a～d：矢印）。この液体貯留は漏斗陥凹（e：大矢印）を介して第三脳室（e：＊）と連絡しているように見える。脚間槽（e：小矢印）および視交叉槽（e：矢頭）も明瞭に認められる。

図 2.9.4　下垂体嚢胞　犬　　MRI

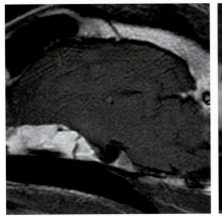
a　T1W，矢状断面

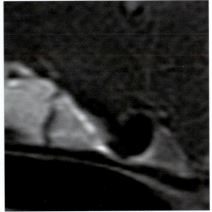
b　T1W，矢状断面

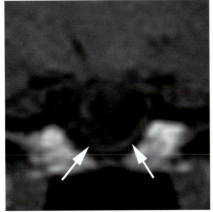
c　T1W，横断面

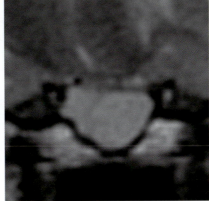
d　T2W，横断面

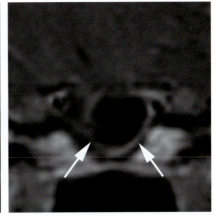
e　造影 T1W，横断面

急性の鈍麻および見当識障害を呈する 10 歳，避妊雌のラブラドール・レトリーバー。右大脳および橋に多発性の髄膜腫を有しており，それらが本症例における臨床徴候の原因であり，下垂体嚢胞は偶発的所見である。b は a を拡大表示したものである。c〜e は横断面における下垂体窩領域を拡大表示した画像である。下垂体窩には主に T1W 低信号および T2W 高信号の嚢胞（a〜d）を含み，隣接する深部灰白質に対して等信号の薄い嚢胞壁を呈する（c：矢印）。嚢胞の辺縁部（壁）は増強される（e：矢印）。髄膜腫の影響により，視床下部に T2W で境界不明瞭な高信号の浮腫が認められた（d）。

図 2.9.5 下垂体出血（卒中）犬　　MRI

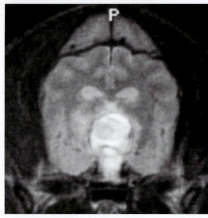
a T2W，横断面

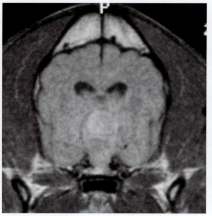
b T1W，横断面

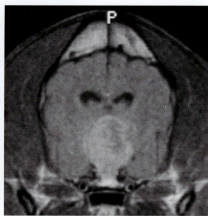
c 造影 T1W，横断面

頭蓋内圧亢進を疑う神経学的徴候を呈する 10 歳，去勢雄のチャウ・チャウ系雑種。血小板減少症も併発していた。T1W および T2W で下垂体，視床下部および視床領域を巻き込む高信号の大きく不均一な mass が認められる（a, b）。混合信号パターンは実質内出血と一致する。mass には中程度かつ不均一な造影増強が認められる（c）。剖検では下垂体の拡大が明らかとなり，そのいくつかの領域において閉塞があり，自由赤血球の貯留および赤血球，フィブリンおよび変性細胞から構成される mass が認められた（血腫）。

図 2.9.6 下垂体炎（犬）　　MRI

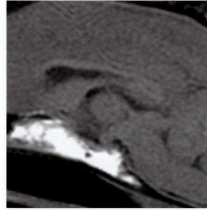
a T1W，矢状断面

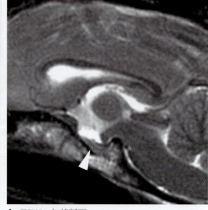
b T2W，矢状断面

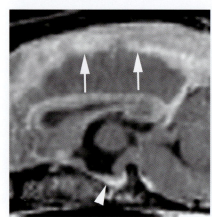
c 造影 T1W，矢状断面

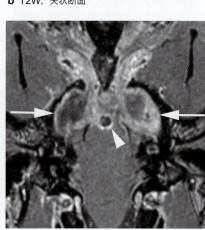
d 造影 T1W，背断面

進行性の鈍麻を呈する 6 歳，避妊雌のグレーハウンド。下垂体窩の髄膜は T2W 高信号（b：矢頭）を呈し，窩内の髄膜や硬膜中隔（鞍隔膜）が強く増強される（c, d：矢頭）。大脳鎌の髄膜や梨状葉の脳底領域に広範囲な髄膜増強が認められる（c, d：矢印）。剖検では，顕著な慢性の肉芽腫およびリンパ球性下垂体炎を伴う広範囲な髄膜脳炎が明らかとなった。

図 2.9.7　下垂体微小腺腫（犬）　　　　　　　　　　　　　　　　　　　　　　　　　　　　　　　　CT

下垂体依存性副腎皮質機能亢進症が診断されている 12 歳，避妊雌のボーダー・コリー。**a** および **b** は下垂体窩のレベルでの横断面である。**d** は **c** を拡大表示したものである。均一に増強された，対称性の下垂体が認められる（**b**〜**d**：矢印）。下垂体のサイズは正常上限ではあるが（高さ 4 mm，幅 6 mm），背側縁は隆起し，トルコ鞍の背側縁を超えて拡大している。

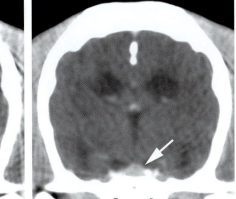

a CT，横断面

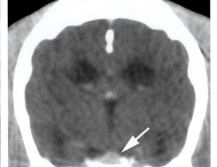

b 造影 CT，横断面

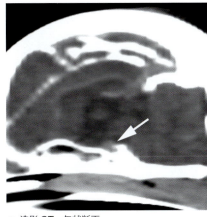

c 造影 CT，矢状断面

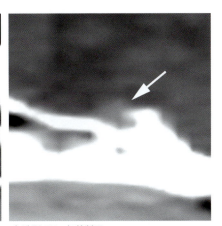

d 造影 CT，矢状断面

図2.9.8 下垂体微小腺腫（犬）　　MRI

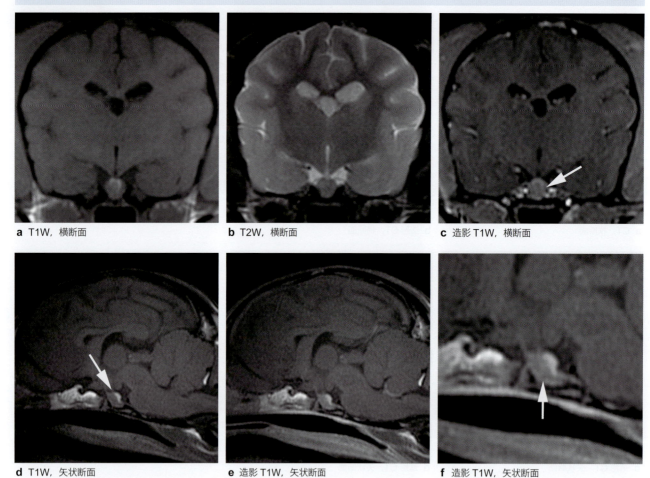

a T1W, 横断面
b T2W, 横断面
c 造影T1W, 横断面
d T1W, 矢状断面
e 造影T1W, 矢状断面
f 造影T1W, 矢状断面

下垂体依存性副腎皮質機能亢進症が診断されている3歳，去勢雄のウェルシュ・コーギー。a～cは下垂体窩のレベルの横断面である。fはeを拡大表示したものである。下垂体はT1Wで不均一な混合信号，T2Wでは深部灰白質と等信号を呈している。下垂体のサイズは正常上限ではあるが（高さ5mm，幅5mm），下垂体前葉は突出し，後葉の高信号は背側に偏位して，トルコ鞍の背側を越え拡大している（d：矢印）。下垂体前葉は均一に増強される（c, f：矢印）。病歴，臨床徴候および低用量デキサメサゾン抑制試験の結果より，下垂体性依存副腎皮質機能亢進症が示唆された。

図 2.9.9　下垂体微小腺腫（犬）　　　　　　　　　　　　　　　　　　　　　　　　　　　　　　　　MRI

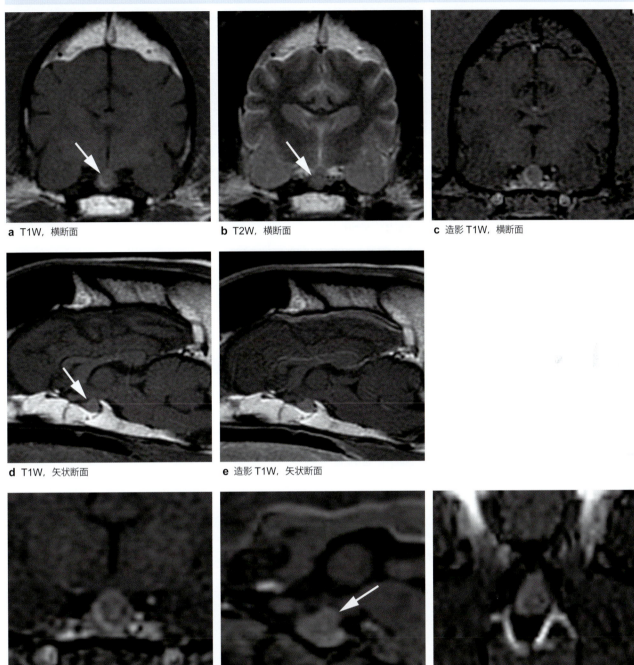

a T1W，横断面　　　　b T2W，横断面　　　　c 造影 T1W，横断面

d T1W，矢状断面　　　e 造影 T1W，矢状断面

f 造影 T1W，SPGR，横断面　　g 造影 T1W，SPGR，矢状断面　　h 造影 T1W，SPGR，背断面

下垂体依存性副腎皮質機能亢進症の8歳，去勢雄のオーストラリアン・シェパード。a〜cは下垂体窩のレベルの代表的な横断面である。f〜hは造影後の下垂体の3つの主要な断面である。下垂体はT1W（a, d：矢印）で不均一な混合性の信号強度を有し，T2W（b：矢印）では深部灰白質と等信号を呈している。下垂体後葉内の高信号性の分泌顆粒はaにおいて右側へと偏位している。下垂体は造影剤投与後に不均一に増強される（c, e, f〜h）。下垂体サイズは正常範囲の上限であるが（高さ7mm，深さ8mm），下垂体背側辺縁は不整かつ凸状であり，トルコ鞍の背側を越え拡大している（g：矢印）。病歴，臨床徴候および低用量デキサメサゾン抑制試験の結果より，下垂体依存性副腎皮質機能亢進症と診断された。

図 2.9.10　先端巨大症を伴う下垂体腫瘍（猫）

CT

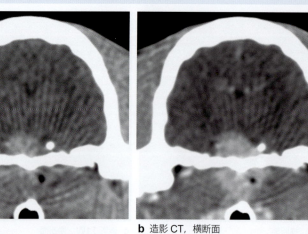

a　CT, 横断面　　b　造影 CT, 横断面

先端巨大症と糖尿病を患う 8 歳，避妊雌のシャム猫。a および b は下垂体のレベルでの代表的な横断面である。c および d は下垂体窩の拡大矢状断である。単純 CT において，高吸収で軽度に非対称性の下垂体 mass が認められる（a，c）。mass は中等度かつ不均一に増強され，吻側領域での増強が顕著である（d：矢印）。mass は高さ 6 mm，深さ 6 mm であり，トルコ鞍の背側面を越え拡大している。剖検では下垂体中間部の腺腫と確定診断された。

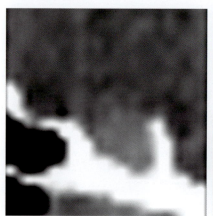
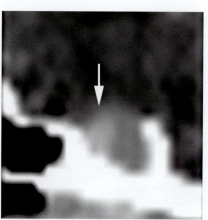

c　CT, 矢状断面　　d　造影 CT, 矢状断面

図 2.9.11　石灰化を伴う機能性下垂体巨大腫瘍（犬）

CT

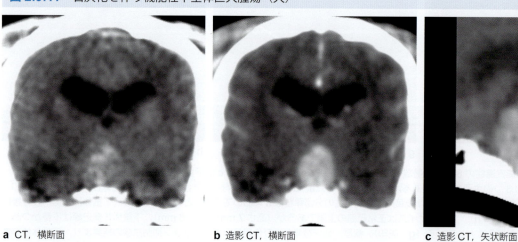

a　CT, 横断面　　b　造影 CT, 横断面　　c　造影 CT, 矢状断面

下垂体依存性副腎皮質機能亢進症が診断された 8 歳，避妊雌のダックスフンド。a および b は下垂体レベルの代表的な横断面である。c は下垂体窩の矢状断拡大画像である。単純 CT 上で，境界不明瞭な，部分的に石灰化を伴う下垂体／視床下部 mass が認められる（a）。mass は均一に増強され，サイズは高さ 11 mm，幅 10 mm であった。病歴，臨床徴候および低用量デキサメサゾン抑制試験の結果より，下垂体性依存性副腎皮質機能亢進症と診断された。

図 2.9.12　下垂体腺腫（犬）　　MRI

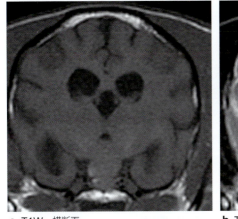
a　T1W，横断面

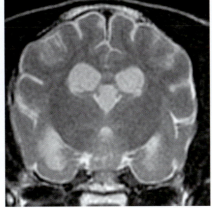
b　T2W，横断面

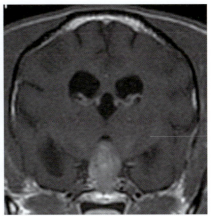
c　造影 T1W，横断面

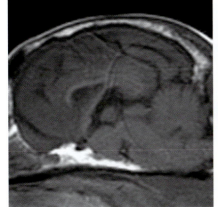
d　T1W，矢状断面

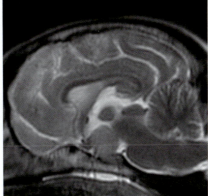
e　T2W，背断面

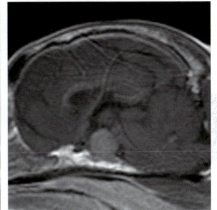
f　造影 T1W，矢状断面

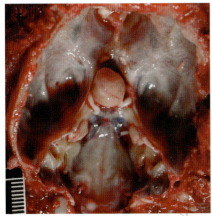
g　肉眼所見，腹側観

捻転斜頸と最近になって右旋回を呈した 14 歳，避妊雌のスピッツ。a〜c は下垂体レベルでの代表的な横断面である。d〜f は相応する矢状断面である。下垂体は顕著に拡大しており（高さ 10 mm，幅 10 mm），深部灰白質と比較して T1W で等信号（a，d），T2W（b，e）で軽度高信号を呈している。部分閉塞に起因した脳室拡大も認められる。下垂体は均一に増強され（c，f），剖検において境界明瞭な球状の mass として認められた（g）。mass は下垂体巨大腺腫と確定診断された。

図 2.9.13　下垂体腺腫（犬）　　MRI

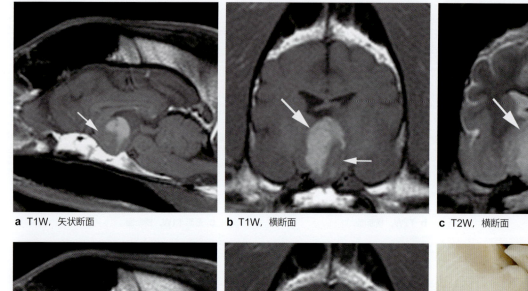

a T1W，矢状断面　　b T1W，横断面　　c T2W，横断面

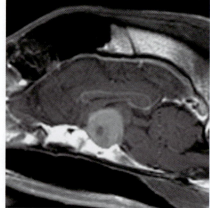 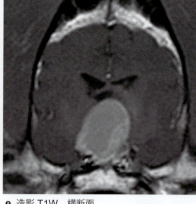 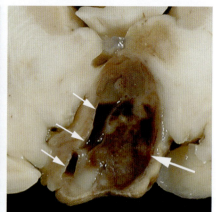

d 造影 T1W，矢状断面　　e 造影 T1W，横断面　　f 肉眼所見，横断面

6日間の進行性の鈍麻を呈する10歳，去勢雄のゴールデン・レトリーバー。b，c および e は下垂体窩のレベルでの横断面である。a および d は相応する矢状断面である。下垂体は顕著に拡大し（高さ20 mm，幅19 mm），T1W および T2W の両者において高信号を呈する囊胞成分を有していた（b，c：大矢印）。mass 周辺の実質領域は深部灰白質と比較して T1W で等信号であり（a，b：小矢印），T2W では混合性であるが，一部低信号として描出されている（c：小矢印）。軽度な周縁性の浮腫も認められる（c：矢頭）。病理組織における肉眼標本では，残存する下垂体実質内に退縮した囊胞腔（f：小矢印）と出血（f：大矢印）が認められた。それらは実質内に出血を伴う大きな囊胞性下垂体 mass と一致した画像所見であった。囊胞液は T1W および T2W の両者で高信号を示しており，高脂質成分の含有あるいは T1 を短縮させる溶質物質によるものと思われた。mass は下垂体中間部から発生した非機能性の巨大腺腫と確定診断された。

図 2.9.14　下垂体腺腫（犬）　　MRI

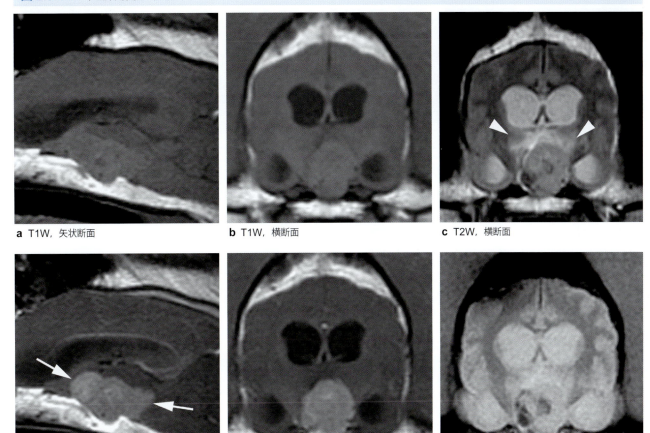

a　T1W，矢状断面
b　T1W，横断面
c　T2W，横断面
d　造影 T1W，矢状断面
e　造影 T1W，横断面
f　T2＊W，横断面

最近，異常行動と歩行困難を発症した 11 歳，避妊雌のグレート・デーン。b，c，e および f は下垂体窩のレベルでの代表的な横断面である。a および d は相応する矢状断面である。下垂体は顕著に拡大し（高さ 17 mm，幅 30 mm），視床下部および視床領域へと背側に拡大し，T1W および T2W で深部灰白質と比較して軽度高信号として描出される（a〜c）。mass は均一に増強され，辺縁は不整であり，下垂体窩の吻側および尾側領域をはるかに越えて拡大している（d：矢印）。T2W における中心部の混合信号（c）および T2＊W（f）での複数の signal void（無信号）は腫瘍内出血を示唆している。T2W では腫瘍周辺部の中等度の浮腫も散見される（c：矢頭）。剖検において mass は下垂体腺腫と確定診断された。

図 2.9.15　下垂体腺癌（犬）　　　　　　　　　　　　　　　　　　　　　　　　　　　　MRI

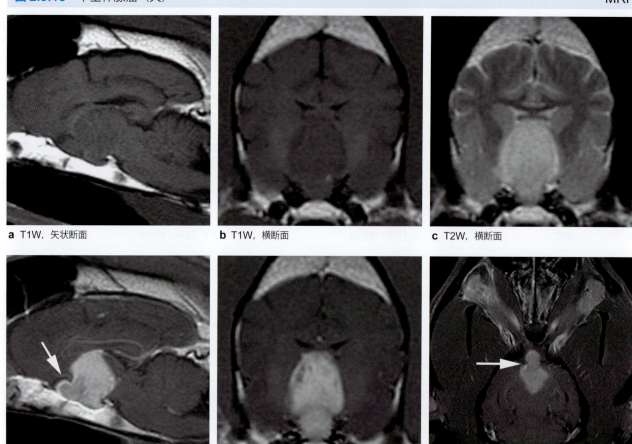

a　T1W, 矢状断面　　　　　　　　b　T1W, 横断面　　　　　　　　c　T2W, 横断面

d　造影 T1W, 矢状断面　　　　　　e　造影 T1W, 横断面　　　　　　f　造影 T1W, 背断面

進行性の沈うつ，運動失調および失明を呈する 10 歳，去勢雄のポインター系雑種。b，c，および e は下垂体窩のレベルの横断面である。a および d は相応する矢状断面である。f は視交叉を含む代表的な冠状断面である。下垂体は顕著に拡大し（高さ 22 mm，深さ 22 mm），視床下部および視床領域へと背側に拡大し，深部灰白質と比較して T1W で軽度低信号，T2W で高信号に認められる（a〜c）。mass は均一に増強され，辺縁は不整で下垂体窩の吻側を越えて拡大し（d，矢印），一部視交叉を巻き込んでいるのがわかる（d，f：矢印）。剖検において mass は下垂体腺癌と確定診断された。

図 2.9.16　下垂体腺癌（猫）　　MRI

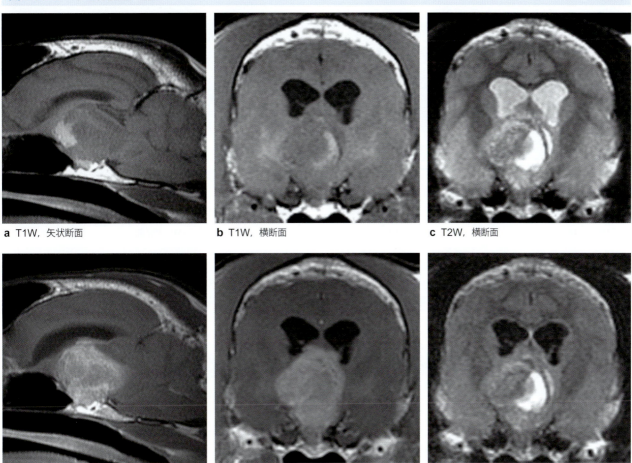

a　T1W，矢状断面　　b　T1W，横断面　　c　T2W，横断面

d　造影 T1W，矢状断面　　e　造影 T1W，横断面　　f　FLAIR，横断面

右側の大脳視床病変に起因する神経徴候を呈する 14 歳，去勢雄のドメスティック・ロングヘア。b，c，e および f は下垂体窩のレベルの横断面である。a および d は相応する矢状断面である。下垂体は顕著に拡大し（高さ 17 mm，深さ 18 mm），視床下部および視床領域へと背側に拡大している。mass は深部灰白質と比較して T1W および T2W で混合性の信号強度を呈し（a～c，f），病変内出血が示唆される。mass は不均一に増強され，下垂体窩の吻側および尾側部をはるかに越え拡大している。剖検において mass は下垂体腺癌と確定診断された。

図 2.9.17 下垂体腺癌（犬） MRI

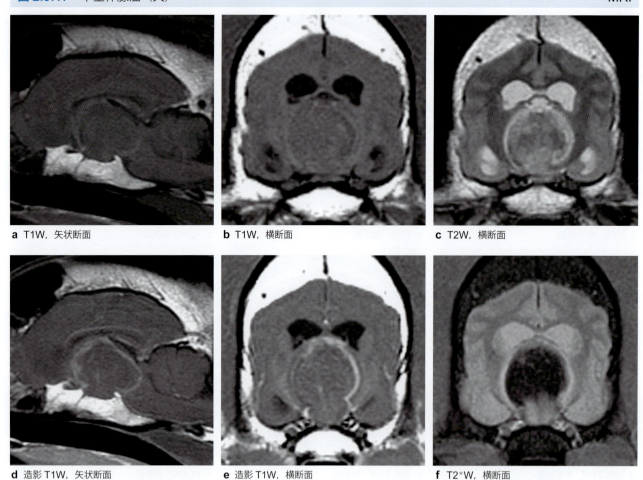

a T1W，矢状断面　　b T1W，横断面　　c T2W，横断面

d 造影 T1W，矢状断面　　e 造影 T1W，横断面　　f T2*W，横断面

進行性の見当識障害を呈する 6 歳，去勢雄のピット・ブル・テリア。b，c，e および f は下垂体窩のレベルの横断面である。a および d は相応する矢状断面である。下垂体は顕著に拡大し（高さ 23 mm，深さ 29 mm），視床下部および視床領域へと背側に拡大している。mass は深部灰白質と比較して T1W および T2W で混合性の信号強度を呈し（a〜c），T2*W（f）での signal void（無信号）はび漫性の病変内出血を示唆している。mass は辺縁部が増強され，中心部の灌流は乏しい。剖検において mass は中心部に出血および壊死を伴う下垂体腺癌と確定診断された。

図 2.9.18　髄膜腫（犬） MRI

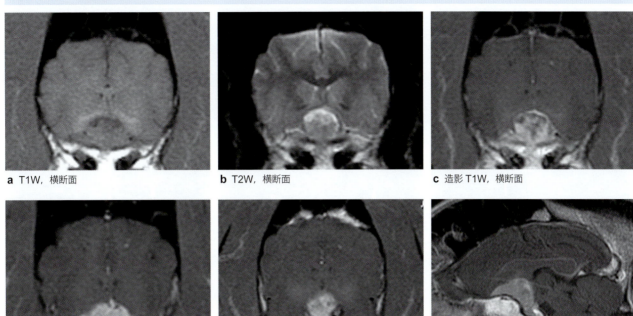

a T1W, 横断面　　b T2W, 横断面　　c 造影 T1W, 横断面

d 造影 T1W, 横断面　　e 造影 T1W, 横断面　　f 造影 T1W, 矢状断面

最近，失明した 7 歳，去勢雄のゴールデン・レトリーバー。a～c は下垂体窩のちょうど吻側領域における代表的な横断面である。d および e は c に対して吻側および尾側領域の造影 T1W 画像である。f は相応する矢状断面である。視交叉領域の中心部に大きな固着性の mass が認められる。mass は T1W および T2W で混合性の信号強度を示し（a, b），不均一ではあるが強く増強される（c～f）。mass は下垂体窩を埋め尽くすように見られ（e, f），下垂体を mass から区別することはできない。この病変は原発性下垂体腫瘍のいくつかの画像的特徴に類似しているが，固着性で，下垂体窩や視床下部をはるかに越え拡大し，強く増強されることから，髄膜腫のような軸外腫瘍が示唆される。CT ガイド下生検により髄膜腫と推定診断された。

図 2.9.19　顆粒細胞腫（犬） MRI

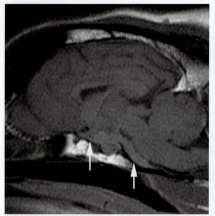
a T1W, 矢状断面

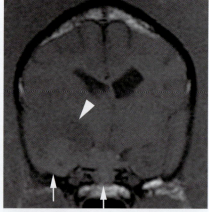
b T1W, 横断面

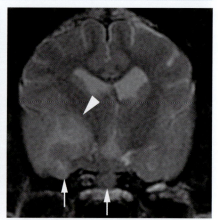
c T2W, 横断面

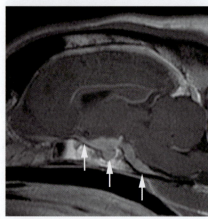
d 造影 T1W, 矢状断面

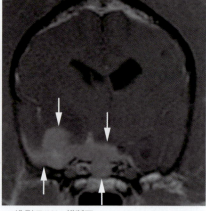
e 造影 T1W, 横断面

2週間前からの発作歴を有する1歳，雄のフォックス・テリア。b，cおよびeは下垂体窩のレベルの横断面である。aおよびdは相応する矢状断面である。大きなプラーク様の固着性のmassが頭蓋底に沿って認められ，下垂体窩，視床下部および右梨状葉へと拡大している（d，e：矢印）。massは深部灰白質と比較してT1W軽度高信号，T2W等信号を呈し（a〜c：矢印），均一に強く増強される（d，e）。病変周囲性の浮腫も認められる（b，c：矢頭）。massは下垂体窩を巻き込み，下垂体は明らかではないが，この病変の分布や画像所見は，非下垂体性の軸外腫瘍をより強く疑わせる。剖検において，この病変は顆粒細胞腫と確定診断された。

文献

1. Hullinger RL. The Endocrine System. In: Evans HE (ed): Miller's Anatomy of the Dog. Philadelphia: W. B. Saunders Company, 1993.
2. Kucharczyk J, Kucharczyk W, Berry I, de Groot J, Kelly W, Norman D, et al. Histochemical characterization and functional significance of the hyperintense signal on MR images of the posterior pituitary. AJR Am J Roentgenol. 1989;152:153–157.
3. van der Vlugt-Meijer RH, Meij BP, Voorhout G. Intraobserver and interobserver agreement, reproducibility, and accuracy of computed tomographic measurements of pituitary gland dimensions in healthy dogs. Am J Vet Res. 2006;67:1750–1755.
4. Kippenes H, Gavin PR, Kraft SL, Sande RD, Tucker RL. Mensuration of the normal pituitary gland from magnetic resonance images in 96 dogs. Vet Radiol Ultrasound. 2001;42:130–133.
5. Tyson R, Graham JP, Bermingham E, Randall S, Berry CR. Dynamic computed tomography of the normal feline hypophysis cerebri (Glandula pituitaria). Vet Radiol Ultrasound. 2005;46:33–38.
6. Wallack ST, Wisner ER, Feldman EC. Mensuration of the pituitary gland from magnetic resonance images in 17 cats. Vet Radiol Ultrasound. 2003;44:278–282.
7. Graham JP, Roberts GD, Newell SM. Dynamic magnetic resonance imaging of the normal canine pituitary gland. Vet Radiol Ultrasound. 2000;41:35–40.
8. Love NE, Fisher P, Hudson L. The computed tomographic enhancement pattern of the normal canine pituitary gland. Vet Radiol Ultrasound. 2000;41:507–510.
9. Van der Vlugt-Meijer RH, Meij BP, Voorhout G. Dynamic helical computed tomography of the pituitary gland in healthy dogs. Vet Radiol Ultrasound. 2007;48:118–124.
10. van der Vlugt-Meijer RH, Voorhout G, Meij BP. Imaging of the pituitary gland in dogs with pituitary-dependent hyperadrenocorticism. Mol Cell Endocrinol. 2002;197:81–87.
11. Konar M, Burgener IA, Lang J. Magnetic resonance imaging features of empty sella in dogs. Vet Radiol Ultrasound. 2008;49:339–342.
12. Hasegawa D, Uchida K, Kobayashi M, Kuwabara T, Ide T, Ogawa F, et al. Imaging diagnosis – Rathke's cleft cyst. Vet Radiol Ultrasound. 2009;50:298–300.
13. Bertolini G, Rossetti E, Caldin M. Pituitary apoplexy-like disease in 4 dogs. J Vet Intern Med. 2007;21:1251–1257.
14. Meij BP, Voorhout G, Gerritsen RJ, Grinwis GC, Ijzer J. Lymphocytic hypophysitis in a dog with diabetes insipidus. J Comp Pathol. 2012;147(4):503–507.
15. Wolfesberger B, Fuchs-Baumgartinger A, Schwendenwein I, Zeugswetter F, Shibly S. Sudden death in a dog with lymphoplasmacytic hypophysitis. J Comp Pathol. 2011;145:231–234.
16. Glezer A, Bronstein MD. Pituitary autoimmune disease: nuances in clinical presentation. Endocrine. 2012;42:74–79.
17. Pollard RE, Reilly CM, Uerling MR, Wood FD, Feldman EC. Cross-sectional imaging characteristics of pituitary adenomas, invasive adenomas and adenocarcinomas in dogs: 33 cases (1988–2006). J Vet Intern Med. 2010;24:160–165.
18. Posch B, Dobson J, Herrtage M. Magnetic resonance imaging findings in 15 acromegalic cats. Vet Radiol Ultrasound. 2011;52:422–427.
19. Taoda T, Hara Y, Masuda H, Teshima T, Nezu Y, Teramoto A, et al. Magnetic resonance imaging assessment of pituitary posterior lobe displacement in dogs with pituitary-dependent hyperadrenocorticism. J Vet Med Sci. 2011;73:725–731.
20. van der Vlugt-Meijer RH, Meij BP, van den Ingh TS, Rijnberk A, Voorhout G. Dynamic computed tomography of the pituitary gland in dogs with pituitary-dependent hyperadrenocorticism. J Vet Intern Med. 2003;17:773–780.
21. Auriemma E, Barthez PY, van der Vlugt-Meijer RH, Voorhout G, Meij BP. Computed tomography and low-field magnetic resonance imaging of the pituitary gland in dogs with pituitary-dependent hyperadrenocorticism: 11 cases (2001–2003). J Am Vet Med Assoc. 2009;235:409–414.
22. Duesberg CA, Feldman EC, Nelson RW, Bertoy EH, Dublin AB, Reid MH. Magnetic resonance imaging for diagnosis of pituitary macrotumors in dogs. J Am Vet Med Assoc. 1995;206:657–662.

2.10

脳神経

頭蓋骨と脳神経の画像解剖のより詳細な記述に関しては，CT および MRI 上の正常な脳神経とそれらが派出する頭蓋孔の見え方に関する多くの研究論文を参照されたい[1〜4]。本章では脳神経における最も一般的な臨床的疾患に関する記述に限定する。

脳神経

第Ⅱ脳神経

視神経すなわち第Ⅱ脳神経は，脳の延長であり，髄膜に覆われ，くも膜下腔を有する，脳神経の中でもユニークな存在である。網膜視神経節細胞から生じる軸索は，視神経円板に集合して網膜を離れた後，視神経を構成する。視神経は眼球後方から尾側へと向かい，視神経管を通じて頭蓋内に入る。1 対の視神経は視交叉で部分的に交差し，外側膝状体や視覚機能を有する他の神経核へ至る。正常な犬の視神経の大きさは，直径 1.2 mm から 2.4 mm であると報告されている[5]。

正常な視神経は，単純 CT 画像上で脳実質と等吸収であり，MRI では正常な白質に対して T1 強調（T1W）および T2 強調（T2W）画像で等信号に描出される。視神経周囲には脳脊髄液（CSF）が存在し，また眼球後部には眼窩脂肪体があるため，通常 MRI においてその輪郭はよく描出される。正常な視神経は，視交叉から視神経管を通じて眼球後部へと続いている。薄いスライス厚の CT および MRI のボリューム撮像は，視神経の走行軸に平行な断層像に再構成することができる（**図 2.10.1**）。

両方の画像モダリティにおいて，造影剤投与後，神経そのものと比べ周囲の硬膜鞘が相対的に強く造影増強されるため，正常な視神経は直線的な「路面電車の線路」のように描出される。造影 MRI における脂肪抑制法は，視神経をより顕在化させるために特に有用である。

第Ⅴ脳神経

三叉神経は橋の両側から起こり，側頭骨の三叉神経管を通じて頭蓋を出る。側頭骨内において三叉神経の感覚成分が大きな三叉神経節を形成する。三叉神経は眼枝，上顎枝および下顎枝の主要 3 分枝を形成し，それぞれ眼窩裂，正円孔，卵円孔を通って頭蓋を出る。

三叉神経障害に関連した臨床徴候のない 42 頭の犬の第Ⅴ脳神経の MRI 増強パターンに関する総説論文において，90％以上の犬で三叉神経の全体的な増強が認められ，残りの犬は三叉神経節の領域に増強が限定されていた。増強の程度は主観的に下垂体ほど強くはない[6]。

第Ⅶおよび Ⅷ脳神経

第Ⅶ脳神経すなわち顔面神経は，延髄に起始し台形体から現れる。顔面神経は内耳道を経由し側頭骨内の顔面神経管を走行し，茎乳突孔から頭蓋を出る。

第Ⅷ脳神経すなわち内耳神経（前庭蝸牛神経）の起始および頭蓋内経路は，顔面神経と類似しており，顔面神経が派出する背側に隣接した台形体から出現する。内耳神経も内耳道を通じて頭蓋腔を出る。これらの脳神経の頭蓋内経路は各々が非常に隣接しているため，一方の神経が障害されると，しばしばもう一方の神経も影響を受ける。

炎症性および特発性疾患

非感染性疾患

特発性脳神経障害

特発性三叉神経障害 idiopathic cranial neuropathy は末梢性の，しばしば両側性のニューロパチーであり，犬における咀嚼筋麻痺 masticatory muscle paralysis の最も一般的な原因である。この疾患は咀嚼筋の運動支配を担う下顎枝の機能障害による下顎下垂 dropped jaw を生じる。また様々な顔面感覚障害も認められることがある[7]。

特発性顔面神経麻痺 idiopathic facial paralysis は犬の急性顔面神経障害の最も一般的な原因であり，猫においても認められる。この疾患は末梢神経疾患であり，多くは片側性であるが両側性のこともある。臨床徴候には，耳介，口唇および顔面表情筋の麻痺，眼瞼閉鎖の消失，流涎症などが挙げられる[8]。

特発性三叉神経麻痺の MRI 所見は，T1W 画像で等信号，T2W 画像で等から高信号のび漫性の神経腫大である。障害された神経は造影剤投与後一貫して増強される（図 2.10.2）[9]。

特発性顔面神経麻痺の画像診断は非常に難しい場合がある。顔面神経は非造影画像で可視化することができるが，特異所見に乏しい。障害された神経は造影剤投与後，様々な増強パターンを示す[8]。造影超高速グラジエントエコー法は顔面神経麻痺の犬において神経増強の検出感度を増加させると報告されている[10]。

眼型の肉芽腫性髄膜脳脊髄炎

眼型の肉芽腫性髄膜脳脊髄炎 granulomatous meningoencephalomyelitis（GME）は，播種型および巣状型と比較して一般的ではない。GME の特徴は 2.6 章でより詳しく説明されているが，眼型の臨床徴候は臨床的な失明および視神経炎によって特徴付けられ，より広範囲に及ぶ病変の一部として生じることがある。多くの場合，眼および視神経の障害は両側性である。MRI 所見としては，T1W および T2W 画像で等信号を呈し，造影剤投与後に増強されると報告されている（図 2.10.3）[11]。我々の経験では，眼型の GME はしばしばわずかな MRI 所見しか見られないことがある。

感染性炎症性疾患

感染性脳神経炎 infectious cranial neuritis は，ウイルス，細菌，真菌あるいは原虫感染により引き起こされる。感染性脳神経炎の画像所見に関する記述は少ないが，非造影 MRI で神経腫大，T1W および T2W 画像での様々な信号強度を呈し，造影剤投与後にある程度増強されることが予想される。化膿性あるいは肉芽腫性の炎症反応が存在する場合には，mass 病変として描出されることもある（図 2.10.4）。

第Ⅶ脳神経および第Ⅷ脳神経障害はしばしば細菌性中耳炎／内耳炎からの頭蓋内波及によって生じ，神経炎は局所性の髄膜炎や膿瘍形成を伴う（1.2 章，図 1.2.10 を参照）[12]。

腫瘍

視神経髄膜腫

視神経は髄膜で被覆されているため，眼球後部の髄膜腫が，原発的にあるいは頭蓋内髄膜腫が視神経管を介して進展して発生する。髄膜腫の画像所見は 2.8 章で詳細に記述した。視神経髄膜腫は頭蓋外，頭蓋内のどちらでも発生することがあり，眼球突出を引き起こすこともある。発生部位によっては，dural tail sign は頭蓋外髄膜腫の特徴的な所見にはならない（図 2.10.5，2.10.6）。

末梢神経鞘腫瘍

末梢神経鞘腫瘍 peripheral nerve sheath tumor は三叉神経枝に最もよく発生する。末梢神経鞘腫瘍は良性あるいは悪性の腫瘍である。三叉神経（第Ⅴ脳神経）鞘腫瘍に関連する臨床徴候は片側性であり，側頭筋および咬筋の萎縮が含まれる。

三叉神経鞘腫瘍は等吸収の軸外腫瘍として描出され，通常は橋外側の神経起始部に発生する。眼枝，上顎枝および下顎枝のすべての神経に影響を及ぼすことがある。三叉神経鞘腫瘍は，MRI 上 T1W で等信号，T2W で等から高信号として描出される（図 2.10.7，図 2.10.8）。これらの腫瘍は一般に，CT および MRI の両者で強く均一に造影増強される。罹患した第Ⅴ脳神経枝は腫大し，中枢神経腫瘍と同様の増強パターンを示す。三叉神経管，眼窩裂，正円孔および卵円孔は，しばしば神経枝の腫大に起因した骨吸収の結果として拡大する（図 2.10.9）。片側性の側頭筋および咬筋の顕著な萎縮は，最も一般的に認められる所見でもある。MRI において，影響を受けた筋肉は脱神経による脂肪浸潤により，T1W および T2W 高信号であり，軽度から中等度の造影増強がみられる。

リンパ腫

リンパ腫 lymphoma は，局所的に，あるいはより広範囲な中枢神経系や全身分布の一部として，まれに脳神経を巻き込むことがある．1 つあるいは複数の脳神経が障害され，しばしば両側性である．通常，罹患した脳神経は腫大し，T1W 画像で等から低信号，T2W 画像で等から高信号として描出される．造影剤投与後，中等度から高度の均一な増強が認められる（**図 2.10.10，2.10.11**）．

海綿静脈洞症候群

海綿静脈洞はトルコ鞍の両側に位置し，内頚動脈，交感神経叢，第Ⅲ，Ⅳ，Ⅵ脳神経および第Ⅴ脳神経の分枝が含まれる．それゆえ海綿静脈洞を障害あるいは浸潤する mass 病変は，これらの脳神経機能に関連した臨床徴候を伴う，多発性脳神経障害を引き起こす．海綿静脈洞症候群 cavernous sinus syndrome は腫瘍および炎症性疾患のどちらにおいても報告されている．画像所見は原因疾患に依存するが，静脈洞への圧迫や浸潤を示す下垂体窩内あるいは下垂体窩付近の占拠性 mass 病変が存在することが多い（**図 2.10.12**）[13-15]．

図 2.10.1　正常な第Ⅱ脳神経（犬）　　CT & MRI

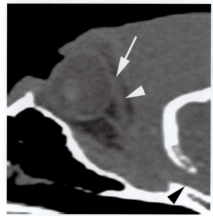 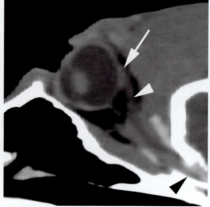 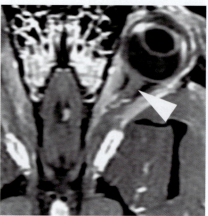

a CT，斜断面　　**b** 造影 CT，斜断面　　**c** 脂肪抑制造影 T1W，背断面

正常な視神経（**a**，**b**：白矢頭）は，視神経管（**a**，**b**：黒矢頭）から視神経乳頭（**a**，**b**：矢印）まで CT で描出することができる．正常な視神経は MRI でも描出することが可能である（**c**：矢頭）．視神経は眼球後部のスペースを介して蛇行しながら走行しているため，一般的に単一の断面上で頭蓋外における視神経の全長を描出することはできない．

図 2.10.2 特発性三叉神経障害（犬）

MRI

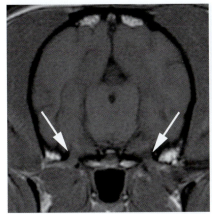

a T1W，横断面

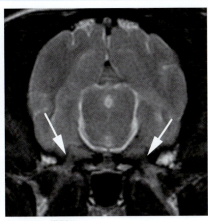

b T2W，横断面

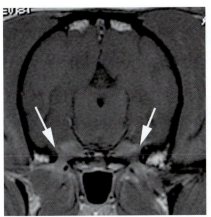

c 造影 T1W，横断面

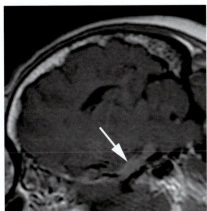

d CT，矢状断面

6日前から下顎下垂を呈する3歳，雌のパグ。神経学的異常は両側性の第Ⅴ脳神経運動機能障害のみである。第Ⅴ脳神経の下顎枝は非造影 MRI において両側性に腫大し，T1W および T2W で等信号に描出される（**a**，**b**：矢印）。両側の三叉神経は均一に強く増強され，頭蓋内および卵円孔を通じて頭蓋底から派出する遠位部までの神経腫大がみられる（**c**，**d**：矢印）。**d** は片側の下顎神経の傍矢状断面である。本症例は，脳神経障害の特定可能な原因が存在せず，対症療法により徐々に症状が改善したことから，特発性三叉神経麻痺と診断された。

図 2.10.3 第Ⅱ脳神経 肉芽腫性髄膜脳脊髄炎（犬） MRI

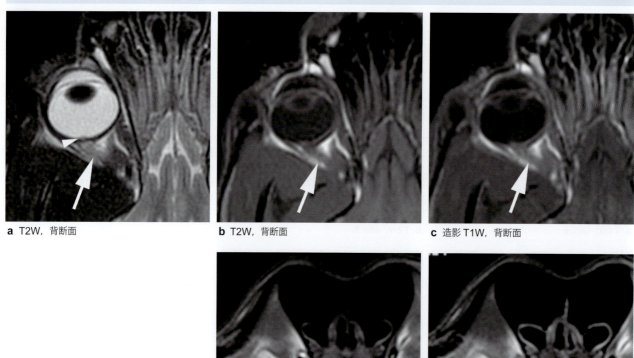

a T2W，背断面　　b T2W，背断面　　c 造影 T1W，背断面

d T1W，横断面　　e 造影 T1W，横断面

運動失調および虚弱を呈する 4 歳，去勢雄のゴールデン・レトリーバー。右視神経は中程度に腫大し，T1W 等信号，T2W 高信号を呈している（a，b，d：矢印）。背断面の T2W で視神経乳頭のわずかな隆起も認められる（a：矢頭）。造影剤投与後，視神経は中程度に増強される（c，e：矢印）。剖検により脳および視神経を含む肉芽腫性髄膜脳脊髄炎と確定診断された。本症例における視神経病変の MRI 所見は軽微である。

図 2.10.4 第Ⅱ脳神経の慢性化膿性神経炎（猫） MRI

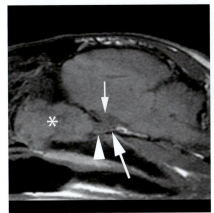

a T1W，矢状断面

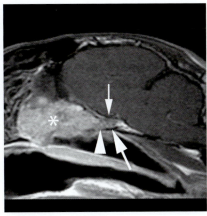

b 造影 T1W，矢状断面

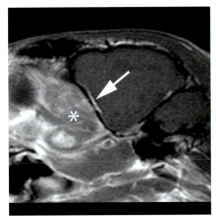

c 造影 T1W，矢状断面

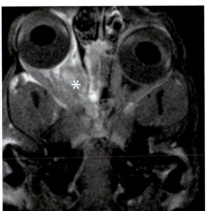

d 脂肪抑制造影 T1W，背断面

進行性の左眼球突出を呈する12歳，去勢雄のドメスティック・ショートヘア。a および b は視神経管レベルでの正中から左側よりの傍矢状断面である。c はさらに外側の矢状断面である。巨大な左側の眼球後部 mass により，眼球が吻側方向に偏位している（a～d：＊）。mass は左視神経管を介して尾側領域に進展し（a，b：大矢印），視交叉にまで浸潤している（a，b：小矢印）。限局性の髄膜増強も認められる（c：矢印）。左視神経の構造は不明瞭であるが，傍矢状断面から腫大しているのが見てとれる（a，b：矢頭）。剖検では重度の慢性化膿性視神経炎および髄膜炎と診断された。

図 2.10.5　第 II 脳神経髄膜腫（犬）　　　　　　　　　　　　　　　　　　　　　　　　　　　　CT & MRI

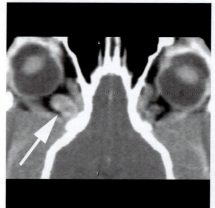
a 造影 CT，背断面

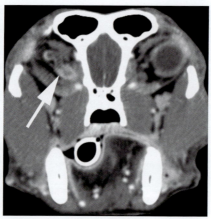
b 造影 CT，横断面

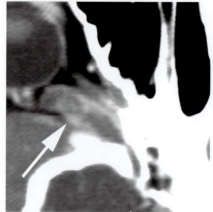
c 造影 CT，斜断面

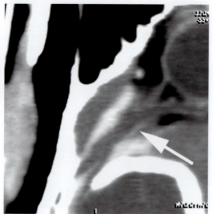
d 造影 CT，斜断面

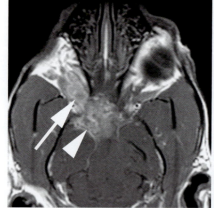
e 造影 T1W，背断面

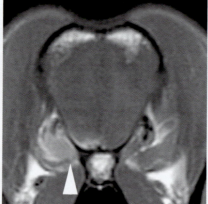
f 造影 T1W，横断面

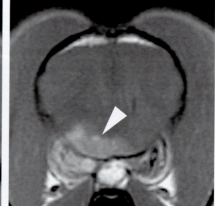
g 造影 T1W，横断面

3週間前から右眼の眼球突出および威嚇瞬き反応の欠如を呈する10歳，避妊雌のオーストラリアン・ケルピー。右視神経は腫大し，直径が不均一である（a〜c：矢印）。髄膜鞘は強く増強される。斜断面ではそれぞれの視神経管を通じた右視神経（c）および左視神経（d）のおおよその経路を描出している（c, d：矢印）。右眼の眼窩内摘出術が実施され，病理組織学的に右視神経の髄膜腫と診断された。
犬は2年後に頭蓋内神経疾患を疑わせる臨床徴候を示して再来院した。右視神経の近位の残存組織が腫大し，辺縁が不規則で不均一に増強される（e：矢印）。mass は眼球後部および頭蓋内組織の両方を巻き込んでいる（e〜g：矢頭）。

図 2.10.6　第Ⅱ脳神経髄膜腫（猫） MRI

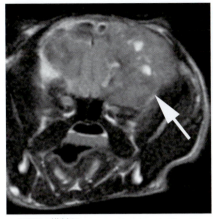

a　T2W，横断面

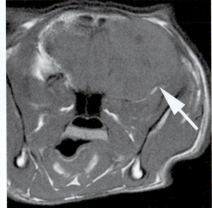

b　T1W，横断面

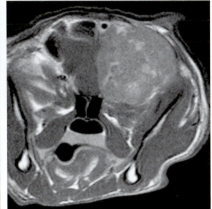

c　造影T1W，横断面

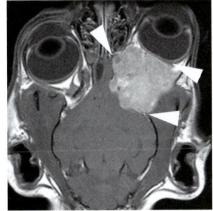

d　造影T1W，背断面

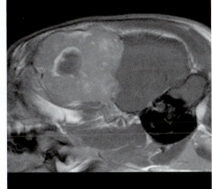

e　造影T1W，矢状断面

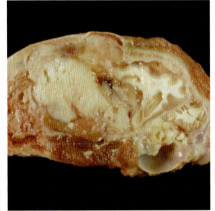

f　肉眼所見，矢状断面

左眼球突出を呈する8歳，避妊雌のドメスティック・ショートヘア。左眼球後部にT1W等信号，T2W混合信号を呈する大きなmassが認められる（a，b：矢印）。massは左眼を吻側へと偏位させ，前頭骨，篩骨，涙骨に浸潤しており，軸方向に左前頭葉を圧排している（d：矢頭）。massは強く増強され（c〜e），中心部に空洞を形成している（e）。剖検では，左視神経から発生した髄膜腫と確定診断された。

図 2.10.7　第Ⅴ脳神経良性末梢神経鞘腫瘍（犬） CT & MRI

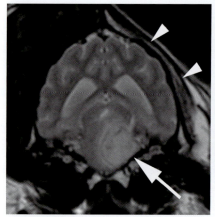

a　T2W，横断面

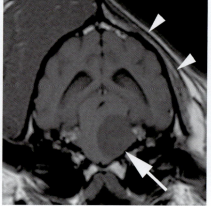

b　T1W，横断面

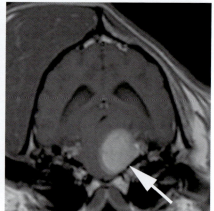

c　造影 T1W，横断面

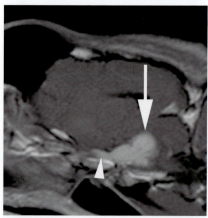

d　造影 T1W，矢状断面

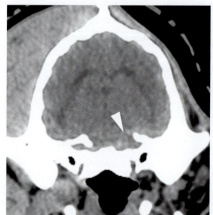

e　CT，横断面

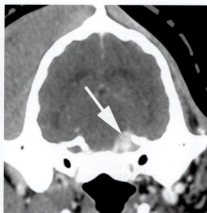

f　造影 CT，横断面

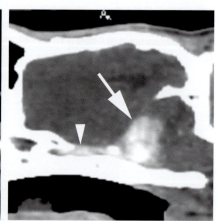

g　造影 CT，矢状断面

左側咀嚼筋萎縮および左側三叉神経機能異常徴候を呈する 7 歳，去勢雄のシェットランド・シープドッグ。MRI では T1W 低信号，T2W 高信号の大きく境界明瞭な実質外 mass が脳幹および小脳を圧排している（a〜d：矢印）。mass は強く均一に増強され，三叉神経管を介して吻側領域に進展している（d：矢頭）。左咀嚼筋萎縮も顕著であり，T1W および T2W での高信号は，慢性的な脱神経による脂肪浸潤の特徴と一致する（a，b：矢頭）。CT 検査は放射線治療計画のために実施された。e と f は，三叉神経管レベルでの単純 CT および造影 CT である。h および i は（次ページ），より尾側の mass の中央レベルでの断面である。三叉神経管を形成する側頭骨錐体の破壊が認められる（e：矢頭）。ここで留意するべきことは，単純 CT 上では mass が描出されないことである（h）。MRI において mass は均一に増強されたが，CT 上では不均一に増強される（f，g，i：矢印）。mass の球形部分は後頭蓋窩に位置するが（g，i：矢印），三叉神経管を通じて吻側にも拡大している（g：矢頭）。剖検では実質外 mass が確認された（j：矢頭）。顕微鏡診断は左側三叉神経線維腫であった。

図 2.10.7 （つづき） CT & MRI

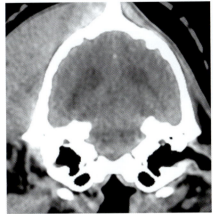
h CT, 横断面

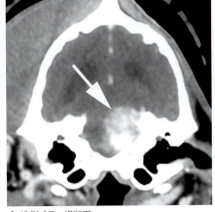
i 造影CT, 横断面

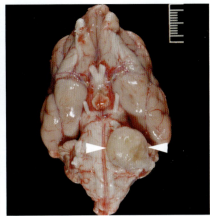
j 肉眼所見, 腹側観

図 2.10.8　第Ⅴ脳神経悪性末梢神経鞘腫瘍（犬） MRI

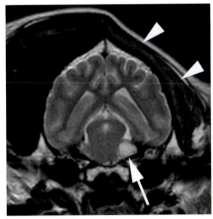
a T2W, 横断面

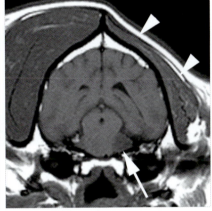
b T1W, 横断面

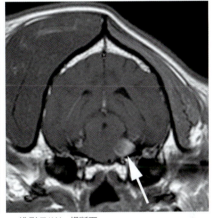
c 造影T1W, 横断面

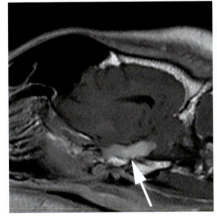
d 造影T1W, 矢状断面

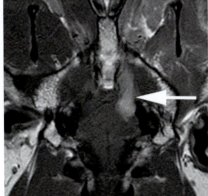
e 造影T1W, 背断面

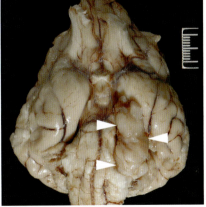
f 肉眼所見, 腹側観

左三叉神経の下顎枝に限局した神経学的異常を呈する7歳, 避妊雌のラブラドール・レトリーバー。左三叉神経の起始部にT1W低信号, T2W高信号の大きな管状のmassが認められ, 側頭骨の三叉神経管を介して吻側へと拡大している（a〜e：矢印）。左側の顕著な側頭筋萎縮は下顎神経の運動機能障害と一致しており, その筋肉は対側の側頭筋と比較して, T1WおよびT2Wで軽度に高信号であり, それらは慢性的な脱神経による脂肪浸潤の結果である（a, b：矢頭）。造影剤投与後, massは強く均一に増強される（c〜e：矢印）。剖検により左三叉神経の基部および下顎枝の末梢神経鞘腫瘍と確定診断された（f：矢頭）。

図 2.10.9　卵円孔拡大を伴う神経鞘腫瘍の疑い（犬） CT & MRI

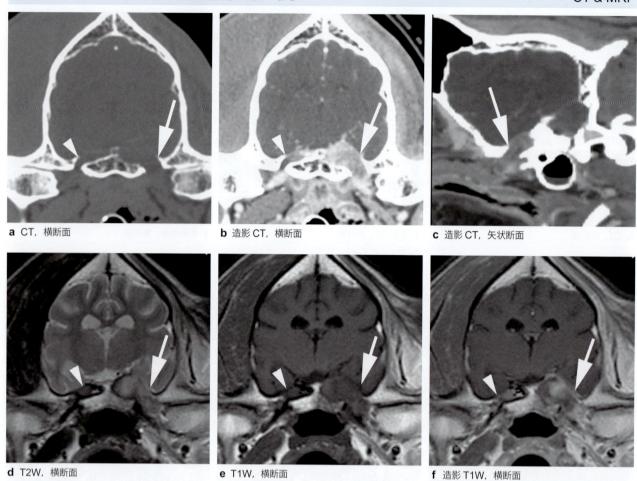

a　CT，横断面
b　造影 CT，横断面
c　造影 CT，矢状断面
d　T2W，横断面
e　T1W，横断面
f　造影 T1W，横断面

左側の側頭筋萎縮および眼球陥没を呈する7歳，避妊雌のゴールデン・レトリーバー。左三叉神経の下顎枝を含む末梢神経鞘腫瘍の存在により，左側の卵円孔が拡大している（a～f：矢印）。比較するため正常な右側の卵円孔も図示した（a，b，d～f：矢頭）。造影剤投与後，CT および MRI の両者において mass は均一に強く増強される。左側の側頭筋萎縮および鼓室胞内に液体貯留も認められる。罹患した筋肉は T1W および T2W で高信号を呈し，造影増強を呈する。

図 2.10.10　第Ⅴ脳神経リンパ腫（犬）　　　MRI

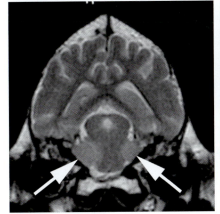
a　T2W，横断面

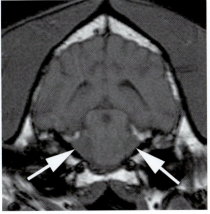
b　T1W，横断面

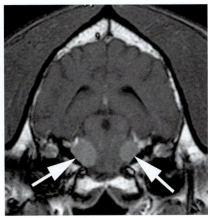
c　造影 T1W，横断面

両側の三叉神経を含む多発性脳神経障害を呈する7歳，去勢雄のジャーマン・シェパード・ドッグ。脳幹の両外側に，T1W 低信号，T2W 高信号を呈す隆起した，境界明瞭な実質外 mass が認められ，両外側からの脳幹圧排が生じている（a，b：矢印）。mass は中等度で均一な増強を呈す（c：矢印）。CSF 検査では異常リンパ球が検出された。MRI 検査から6カ月後の剖検によってリンパ腫が確定診断された。

図 2.10.11　多発性脳神経リンパ腫（犬）　　　MRI

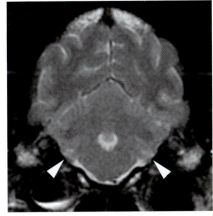
a　T2W，横断面

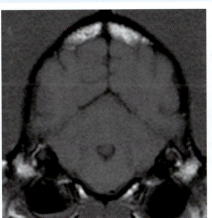
b　T1W，横断面

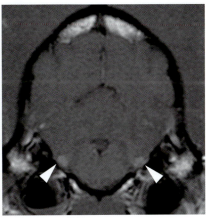
c　造影 T1W，横断面

進行性の運動失調，捻転斜頸および下顎下垂を呈する5歳，避妊雌のボーダー・コリー。T2W で両側の第Ⅶおよび第Ⅷ脳神経起始部に不明瞭な高信号の病変が認められる（a：矢頭）。造影剤投与後，同部位に中等度の限局性増強が認められる（c：矢頭）。右側の鼓室胞内に液体貯留も認められる。CSF 検査によりリンパ腫と診断された。

図 2.10.12 海綿静脈洞症候群 （犬）　　　　　　　　　　　　　　　　　　　　　　　　　　　　MRI

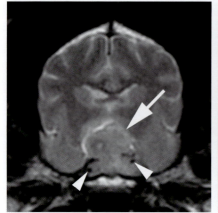
a T2W，横断面

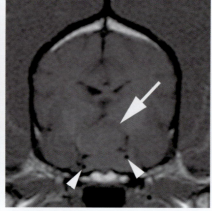
b T1W，横断面

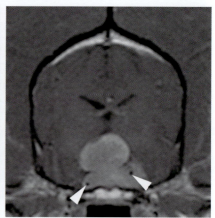
c 造影 T1W，横断面

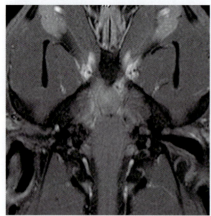
d 造影 T1W，脂肪抑制，背断面

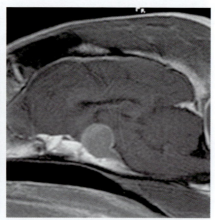
e 造影 T1W，矢状断面

海綿静脈洞症候群に一致した第Ⅲ，Ⅳ，Ⅴ，Ⅵ脳神経および眼球交感神経支配の異常を呈する8歳，避妊雌のシェパード系雑種。下垂体窩から発生した境界明瞭な T1W 等信号，T2W 高信号を呈する巨大な卵円形の mass が認められる（a，b：矢印）。内頚動脈は横断面上で，腫瘍に取り囲まれているように描出されている（a，b：矢頭）。造影剤投与後，mass は均一に強く増強され，mass の底部が左右の海綿静脈洞に浸潤しているのがわかる。内頚動脈は mass 内に取り込まれているように描出される（c：矢頭）。海綿静脈洞には内頚動脈，交感神経叢，第Ⅲ，Ⅳ，Ⅵおよび第Ⅴ脳神経の分枝が含まれる。mass の静脈洞内への浸潤が臨床徴候を裏付ける。

文献

1. Probst A, Kneissl S. Computed tomographic anatomy of the canine temporal bone. Anat Histol Embryol. 2006;35:19–22.

2. Parry AT, Volk HA. Imaging the cranial nerves. Vet Radiol Ultrasound. 2011;52:S32–41.

3. Gomes E, Degueurce C, Ruel Y, Dennis R, Begon D. Anatomic study of cranial nerve emergence and associated skull foramina in cats using CT and MRI. Vet Radiol Ultrasound. 2009;50:398–403.

4. Couturier L, Degueurce C, Ruel Y, Dennis R, Begon D. Anatomical study of cranial nerve emergence and skull foramina in the dog using magnetic resonance imaging and computed tomography. Vet Radiol Ultrasound. 2005;46:375–383.

5. Boroffka SA, Gorig C, Auriemma E, Passon-Vastenburg MH, Voorhout G, Barthez PY. Magnetic resonance imaging of the canine optic nerve. Vet Radiol Ultrasound. 2008;49:540–544.

6. Pettigrew R, Rylander H, Schwarz T. Magnetic resonance imaging contrast enhancement of the trigeminal nerve in dogs without evidence of trigeminal neuropathy. Vet Radiol Ultrasound. 2009;50:276–278.

7. Mayhew PD, Bush WW, Glass EN. Trigeminal neuropathy in dogs: a retrospective study of 29 cases (1991–2000). J Am Anim Hosp Assoc. 2002;38:262–270.

8. Varejao AS, Munoz A, Lorenzo V. Magnetic resonance imaging of the intratemporal facial nerve in idiopathic facial paralysis in the dog. Vet Radiol Ultrasound. 2006;47:328–333.

9. Schultz RM, Tucker RL, Gavin PR, Bagley R, Saveraid TC, Berry CR. Magnetic resonance imaging of acquired trigeminal nerve disorders in six dogs. Vet Radiol Ultrasound. 2007;48:101–104.

10. Smith PM, Goncalves R, McConnell JF. Sensitivity and specificity of MRI for detecting facial nerve abnormalities in dogs with facial neuropathy. Vet Rec. 2012;171:349.

11. Kitagawa M, Okada M, Watari T, Sato T, Kanayama K, Sakai T. Ocular granulomatous meningoencephalomyelitis in a dog: magnetic resonance images and clinical findings. J Vet Med Sci. 2009;71:233–237.

12. Sturges BK, Dickinson PJ, Kortz GD, Berry WL, Vernau KM, Wisner ER, et al. Clinical signs, magnetic resonance imaging features, and outcome after surgical and medical treatment of otogenic intracranial infection in 11 cats and 4 dogs. J Vet Intern Med. 2006;20:648–656.

13. Theisen SK, Podell M, Schneider T, Wilkie DA, Fenner WR. A retrospective study of cavernous sinus syndrome in 4 dogs and 8 cats. J Vet Intern Med. 1996;10:65–71.

14. Hernandez-Guerra AM, Del Mar Lopez-Murcia M, Planells A, Corpa JM, Liste F. Computed tomographic diagnosis of unilateral cavernous sinus syndrome caused by a chondrosarcoma in a dog: a case report. Vet J. 2007;174:206–208.

15. Fransson B, Kippenes H, Silver GE, Gavin PR. Magnetic resonance diagnosis: cavernous sinus syndrome in a dog. Vet Radiol Ultrasound. 2000;41:536–538.

Section 3
脊柱および脊髄

発生障害
外傷および血管障害
炎症性疾患
腫瘍
椎間板疾患およびその他の変性性疾患
腕神経叢および腰仙骨神経叢

3.1
発生障害

脊柱の奇形
脊椎の奇形

　脊椎の奇形は頻繁に遭遇するが，このうち臨床的に意義のあるものは少数で，たいていは画像診断時に偶発所見として発見される。脊椎の奇形は，単一奇形，あるいは複合奇形に分類され，最近の総説では，ヒトで用いられているものに類似したスキームに基づいた特別な分類を提唱している[1, 2]。胎生初期に生じる奇形には，椎心裂 centrum median cleft（蝶形椎骨 butterfly vertebrae），真性の半側椎骨 hemivertebrae，内外方向の楔状椎骨 wedged vertebrae，や移行椎骨 transitional vertebrae が含まれる。胎児期後期の段階で生じる奇形として，塊状椎骨 block vertebrae，関節突起の低形成，椎体の低形成あるいは無形成（背腹方向の楔状椎）が挙げられる[1~3]。脊椎の奇形はさらに，形成の異常（例えば楔状椎骨，半側椎骨，蝶形椎骨）と分節化の不全あるいは欠如（例えば塊状椎骨）などに分類することができる。

　腰仙部の移行椎骨はジャーマン・シェパード・ドッグで特に多い[4]。ブルドッグ，フレンチ・ブルドッグ，パグ，ボストン・テリアなどのスクリューテイルを持つ特定の犬種では，特に胸椎の中央領域で，複雑な脊椎奇形が好発する[5]。脊椎奇形は，側弯症，背弯症，腹弯症，あるいは回転性の脊椎奇形を合併し，さらに脊柱管の狭窄を生じ得る。また，臨床的には取るに足らないちょっとした外傷でも脊髄損傷を生じる素因となるかもしれない。脊柱管狭窄症 vertebral canal stenosis の動物では，たとえ神経学的異常を認めない患者であっても，慢性的な圧迫による萎縮の結果，しばしば局所的に脊髄の直径が細くなっている。まれな奇形として，胸腰部の脊柱における尾側の椎間関節の低形成あるいは無形成が報告されている。この奇形では対側の椎間関節と黄色靱帯の肥厚により脊髄圧迫が生じる[6]。

　脊椎奇形のCT所見は奇形の種類により様々であるが，一般的な所見には，脊椎の形態変化や，不完全な石灰化による不透過性の減少，脊柱の湾曲が含まれる。脊柱管狭窄症は脊髄衝突あるいは脊髄圧迫を示唆し，これは脊髄造影CT（Myelo-CT）を用いることで描出できる（図 3.1.1，3.1.2）。腰仙部の移行椎骨は馬尾症候群 cauda equina syndrome の素因となりうる（3.5章参照）。また，このレベルでの非対称性の移行椎骨は，骨盤を回転させ，寛骨大腿の関節奇形を引き起こす（図 3.1.3）。

　MRI所見はCTでみられる変化に類似しており，脊髄の病理学的変化がより明確に検出される（図 3.1.2）。

頭部頸椎接合部奇形

　頭部頸椎接合部奇形 craniocervical junction malformation には後頭骨と頸椎の最初の2椎体の奇形が含まれる[7]。最もよくみられるのはキアリ様奇形 Chiari-like malformation であり，2.3章で論じている。後頭骨に生じる他の奇形と，環椎‐後頭骨オーバーラップ atlanto-occipital overlap については1.4章に記述した。キアリ様奇形は別として，頭部頸椎接合部奇形は，主に小型およびトイ犬種に生じ，臨床徴候はしばしば幼齢期に現れる[7, 8]。

環椎軸椎不安定症

　環椎軸椎不安定症 atlantoaxial instability は，頸椎の最初の2椎体のどちらか，あるいは両方の奇形に起因し，環椎から背側方向へ亜脱臼した軸椎により脊髄圧迫を引き起こす[8]。奇形には，隣接する脊椎の癒合，著し

く異常な形態をした脊椎，歯突起の低形成や無形成，あるいは変形が含まれる。後者の特徴は，歯突起の靭帯異常に関連しており，この靭帯の異常は，頚椎の不安定性を次第に悪化させる[8~12]。頭部頚椎接合部奇形はしばしば頚椎に不安定を生じさせることから，これらの疾患を疑う患者の画像診断の際には，注意を払わなければならない。

環椎軸椎奇形のCT所見として，前述した脊椎の異常に加え，頚部が軽度に屈曲し，軸椎棘突起の頭側部分が環椎背弓から離れるといった変化が認められる。歯突起の異常は画像再構成による矢状断面や背断面でより明確に観察可能な場合もある。軸椎の背側方向への亜脱臼は，脊柱管径を減少させる（図3.1.4）。

環椎軸椎奇形のMRI所見には，CT所見で記述した内容が含まれる。脊髄圧迫は，T2強調（T2W）高信号を呈するくも膜下腔の狭小化や，背腹方向への脊髄圧迫による脊髄の細径化として認められる（図3.1.5）。死体研究に基づく，正常犬の後頭骨−環椎−軸椎領域における靭帯構造のMRIが報告されているが，小さな動物で正確に特定するためには課題があるようだ[10]。

キアリ様奇形

キアリ様奇形 Chiari-like malformation の画像所見については2.3章で詳しく述べた。この章で言及する価値のある際立った画像所見は，脳脊髄液（CSF）の動態の変化により生じる囊状の脊髄水空洞症 syringohydromyelia である。T2W画像において，高信号を呈する拡張した中心管が認められる（図3.1.6）[13]。

頚部脊椎脊髄症

犬の頚部脊椎脊髄症 cervical spondylomyelopathy（CSM）は，その病因が明らかでなく，背景にある病態も多様で，患者の犬種や年齢により臨床像が異なるため，簡潔に概要を述べることは困難である。これまでに，遺伝的，先天的，体型的，栄養学的な因子の関与が推測されており，本疾患はこれらの因子の組み合わせにより生じるのかもしれない。CSMは，通常，大型および超大型犬種の，2〜8歳で発症し，特にドーベルマンに好発する。雄に多く発症するようにみえるが，性差は確認されていない。臨床徴候は，頚部痛と，圧迫性の脊髄障害である。脊髄圧迫は神経解剖学的には頚部領域に局在し，3つの別々のメカニズムがいくつか組み合わさって生じる。脊髄圧迫は椎間板突出により生じることがあり，C5からC7までの範囲で最も多く生じる傾向

がある。この所見は高齢の大型犬種で生じ，ドーベルマンで多くみられる。骨組織による狭窄性の脊髄圧迫は，先天的な脊柱管狭窄によるものと，罹患した脊椎の椎間孔，椎弓根や椎間関節縁に形成された増殖性の骨新生によるものとがある。この所見は，若齢の大型および超大型犬種に生じ，複数の頚椎に見られることも多い。首を動かした際に（たいていは伸展した際に），間欠的あるいは動的な脊髄圧迫が生じることもある[14, 15]。

CT所見には椎体終板の軟骨下骨縁における角形成が含まれ，この変化は，矢状断面で観察した際に見られる，矩形というよりむしろ偏菱形をした椎体と関連している。椎間板疾患の素因を有する犬では，椎間板突出に関連した画像所見を認めることもある（3.5章参照）。骨性狭窄を生じる犬では，椎間孔，椎弓根，椎間関節に生じた骨増殖像が観察され，これにより脊柱管径が減少する。この変化は外側から内側方向で診断されることが多い。骨性増殖により脊柱管横断面は本来の円形から矩形や三角形に変化し，主に外側方向あるいは背外側からの脊髄圧迫および萎縮を生じる。これらの変化はMyelo-CTで描出することができる（図3.1.7, 3.1.8, 3.1.9）。動的な脊髄圧迫を生じる犬では，牽引撮影によって圧迫程度が減少するのを明らかにすることができる[14, 16, 17]。

MRIでのCSMの解剖学的な特徴はCT所見と同様である。緻密な新生骨はT1強調（T1W）およびT2W低信号を呈する。脊髄圧迫は，くも膜下腔の狭小化や，脊髄の扁平化により，はっきりと観察可能であり，観察にはT2W画像が最も適している。脊髄の罹患領域では，萎縮により脊髄が細径化し，ときに中心管の拡張，浮腫やグリオーシスの結果，信号強度が変化することがある（図3.1.9, 3.1.10）[14, 18~22]。

骨軟骨症

腰仙椎接合部に生じる骨軟骨症 osteochondrosis が犬で報告されており，椎間関節の軟骨下骨の断片が，単独で認められたり，あるいは頚部脊椎脊髄症のような他の疾患に続発して認められる[23~25]。腰仙椎における骨軟骨症は，雄犬，犬種ではボクサー，ロットワイラー，ジャーマン・シェパード・ドッグに好発する。臨床徴候は馬尾神経障害のとおりであり，発症の平均年齢は6.3歳である。病変のおよそ90％は仙椎椎体の頭背側縁で，残りは最後腰椎椎体の尾背側縁にみられる[23]。

CT画像では，腰仙部骨軟骨症の病変は，1つ，ある

いはそれ以上に分離した，骨デンシティのかけらとして描出され，これは元の椎体の軟骨下骨に潜在する異常に関連している。骨軟骨症の病変は単独かもしれないし，あるいは腰仙椎接合部における他の発生性あるいは変性性疾患に関連しているかもしれない（図 3.1.11）[24]。

腰仙部骨軟骨症の犬7例における MRI 所見をまとめた報告では，罹患した椎体終板は，主にスピンエコー T1W 画像で低信号，グラジエントエコー T1W 画像で高信号，T2W 画像で様々な程度の高信号を呈し，造影剤により増強された。7例中5例では，椎間板疾患を併発していた[26]。

硬膜内くも膜憩室

硬膜内くも膜憩室 intradural arachnoid diverticula は，硬膜下の局所的に生じた内腔に CSF を含む膨らみで，ときにくも膜嚢胞 arachnoid cyst，あるいはくも膜下嚢胞 subarachnoid cyst ともよばれる。通常は背側領域に位置し，多くの場合はくも膜下腔と連続している。硬膜内くも膜憩室の病因は明らかにされていないが，若齢の動物でみられる場合は発生学的な問題と考えられる[27]。くも膜憩室の様々な型に関する幅広い議論については 3.5 章に記した。若齢犬において，発生学的な原因によるくも膜憩室を疑う病変は，大型犬の C2-C4 領域と，あらゆる犬種の胸腰部で一般的に生じる[28～31]。雄犬，犬種ではパグ，フレンチ・ブルドッグ，ロットワイラーに好発する[27]。硬膜内くも膜憩室の画像所見は 3.5 章に記した（図 3.1.12）。

脊柱神経管閉鎖不全

神経管閉鎖不全 spinal neural tube defects（脊椎癒合不全 spinal dysraphism）は，発生段階における神経管の異常な閉鎖，あるいは閉鎖不全の結果として生じたものである。吻側領域の閉鎖不全は頭蓋の欠陥を引き起こし，尾側領域の閉鎖不全は脊柱と脊髄に異常をきたす。ヒトでは葉酸欠乏が原因の1つと確かめられており，犬ではワイマラナーにおいて，遺伝的な関与を明らかにした報告がなされている[32～35]。

脊柱神経管閉鎖不全についての用語と分類は統一されておらず，混乱している状況である。本稿では，簡易的な分類を用いる。主に不完全な背側遊走と閉鎖に関連した，外胚葉，中胚葉，神経外胚葉の発生と分化の異常は，包括的に二分脊椎 spina bifida とよばれる関連疾患を生じ，これらは尾側腰椎や仙椎領域にしばしばみられる。

二分脊椎はさらに，潜在性二分脊椎 spina bifida occulta と囊胞性二分脊椎 spina bifida cystica に細分類することができる。潜在性二分脊椎は閉鎖異常が脊椎のみに限られ，画像診断時の偶発所見として一定の割合で観察される。囊胞性二分脊椎では，背側の髄膜が欠損し髄膜瘤 meningocele を単独で生じたり，臨床的に最も顕著な例では，髄膜の欠損と脊髄の発生異常による脊髄髄膜瘤 myelomeningocele を生じたりする。二分脊椎はまた，外界との連続性により，開放性あるいは閉鎖性に分類することができる。

マンクスにみられる仙尾椎異形成 sacrocaudal dysgenesis は，仙椎や尾椎および関連する脊髄分節の発生異常を生じる，神経管閉鎖不全に関連した疾患である。本疾患では，髄膜脊髄瘤 meningomyelocele を，開放性あるいは閉鎖性に生じることもある[36]。重複脊髄 spinal duplication のような他の神経管の発生異常はまれである[37]。

潜在性二分脊椎

CT あるいは MRI での潜在性二分脊椎の特徴的な所見として，背弓と棘突起の不完全な閉鎖が1ないし2椎体で認められる（図 3.1.13）。髄膜と脊髄には，通常異常は認められない。

囊胞性二分脊椎

髄膜瘤の MRI 所見は，腰仙椎接合部の背側領域に存在するくも膜下腔の拡張で，T1W 画像で低信号，STIR，T2W 画像で高信号を呈する。脊髄末端と，関連する脊髄神経は脊柱管内に留まる。髄膜瘤は脊髄髄膜瘤の患者にも認められるが，脊髄髄膜瘤の場合には脊髄末端あるいは関連する脊髄神経が背側の髄膜瘤内部へ偏位する。開放性の場合，髄膜瘤に連続する管状構造が，STIR あるいは T2W 画像の矢状断面あるいは横断面で線上の高信号として認められる（図 3.1.14，3.1.15）。

脊髄類皮洞

脊髄類皮洞 spinal dermoid sinus もまた神経管の閉鎖異常に由来するまれな疾患である。正常な細胞の分離と，発生段階での脊椎と皮膚への分化の異常の結果，組織学的に毛包や皮脂腺といった皮膚構造を含んだ背側洞が形成される。洞は内部に広がる盲嚢を形成するか，閉塞した，あるいは開口した路を通じて髄膜や脊髄に連続することもある。内部への広がりの程度と洞の特徴に応じたⅠ～Ⅳのグレード分類が提案されており，内部の侵

襲の深さに応じてグレードが上がる[38]。数少ない症例報告では，ほとんどが頚椎あるいは頭側胸椎レベルで発生している。類皮洞は犬と猫で報告されており，ローデシアン・リッジバックで好発する[39〜43]。

CT画像では，皮膚表面に異常が検出されることがある以外ははっきりしない。X線検査に洞造影 sinusography を組み合わせることで，洞の内部のマージンを把握したり，その奥にある脊柱，髄膜，脊髄との関連について評価が行われており，CTにもおそらく同様の価値があるだろう。報告されているMRI所見としては，T1W混合信号，T2W高信号，STIR高信号を呈する表在性のmass病変が挙げられる。いくつかの例では，洞の管状構造は観察されず，また病変の深さは過小評価されていた。他の1例では，表面のmass病変から硬膜へ向かうT2W高信号を呈する管状構造が明瞭に確認された[2, 44, 45]。

血管奇形 vascular anomalies

犬や猫において脊髄に生じる血管奇形はまれではあるが，これまでに1例報告あるいは少数例での症例研究で様々な病態が散発的に報告されている。血管奇形には，動脈奇形 arterial malformation，動静脈奇形 arteriovenous malformation，血管腫 hemangioma，髄内の海綿状血管奇形 intramedullary cavernous malformation，過誤腫 hamartoma が含まれる。内在性の血管奇形は脊髄実質を偏位させ，また内在，外在する血管奇形はいずれも脊髄圧迫を引き起こす[46〜51]。

CT，MRI所見は，血管奇形のタイプ，および解剖学的な局在に依存する。大きな血管異常は，造影検査で明瞭に観察可能である（図3.1.16）。内在性血管奇形の画像所見は髄内病変として観察され，血栓性疾患の診断にはT2*強調（T2*W）画像が有用かもしれない。

図3.1.1 複合した脊椎奇形（犬） CT

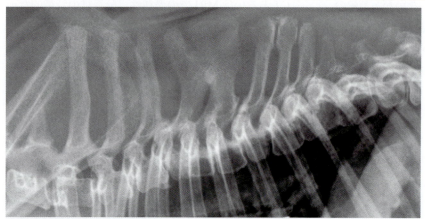

a X線，側方像

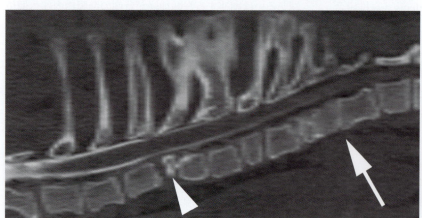

b Myelo-CT，矢状断面

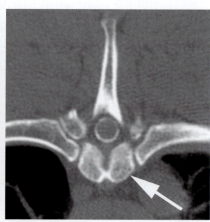

c Myelo-CT，横断面

T3-L3の脊髄徴候を呈する6歳，去勢雄のフレンチ・ブルドッグ。探査的X線画像で胸部脊柱管のほとんどの領域におよぶ複数の脊椎奇形がみられる（**a**）。Myelo-CTは，複数の不完全で異常な脊椎と，隣接する複数の棘突起の融合をより明確に描出する。楔状椎骨（**b**：矢頭），塊状椎骨（**b**：矢印），および蝶形椎骨（**c**：矢印）がはっきりと確認される。

図 3.1.2 複合した脊椎奇形（犬） CT & MRI

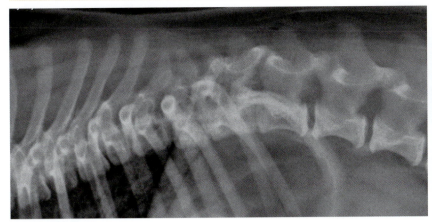
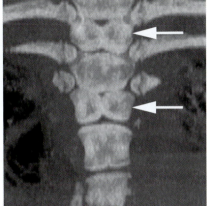

a X線，側方像

b CT，MIP，背断面

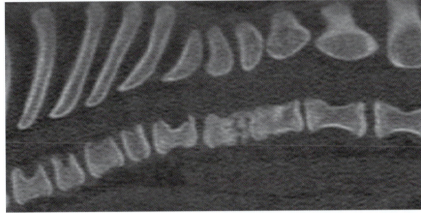
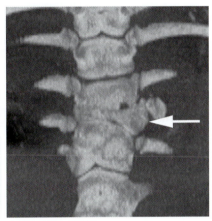

c CT，矢状断面

d CT，MIP，背断面

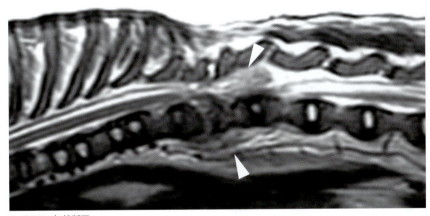

e T2W，矢状断面

硬膜外腔の蓄膿を有する1歳，雄のブルドッグ。探査的X線画像およびCTで中央から尾側の胸部脊柱に複数の脊椎奇形がみられる（a〜d）。奇形による蝶形椎骨（b：矢印）と半側椎骨（d：矢印）がはっきりと確認される。同様の所見がT2Wでも見られる（e）。軟部組織の複雑な信号パターン（e：矢頭）は，おそらく蓄膿に関連したものである。

Section 3　脊柱および脊髄

図 3.1.3　非対称性の移行椎骨（犬） CT

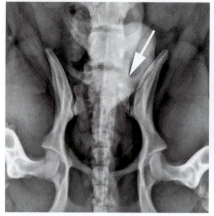
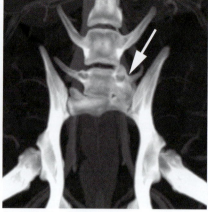
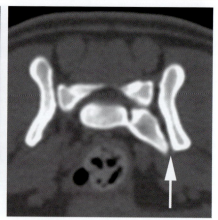

a　X線，VD像　　b　CT，MIP，背断面　　c　CT，横断面

1歳，雄のペキニーズ。以前より診断されていた門脈体循環シャントの解剖学的な分類を行う目的でCT検査が実施された。探査的X線画像において，左側の腰仙椎接合部に仙椎化した非対称性の移行椎骨が明らかである（a：矢印）。CTでは，非対称の程度と，左側の仙椎関節がはっきりと確認される（b，c：矢印）。

図 3.1.4　環椎軸椎不安定症（犬） CT

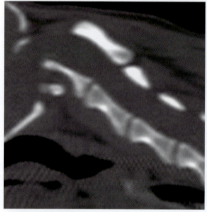
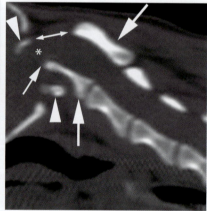

a　CT，矢状断面　　b　CT，矢状断面

頚部痛が急性発症し，1週間続いた5カ月齢，去勢雄のヨークシャー・テリア。aはbと同じで注釈を除いたものである。環椎（b：矢頭）に対して軸椎が背側方向へ亜脱臼（b：大矢印）しており，脊柱管が背腹方向に著しく狭窄している（b：＊）。環椎軸椎関節における"くの字"に曲がった脊柱，環椎背弓の尾側縁と軸椎棘突起の頭側縁との間隙（両方向矢印）は，環椎軸椎不安定症のさらなる証拠である。歯突起は欠損している（b：小矢印）。環椎と軸椎の異常な関連性は，3D再構成画像においてもはっきりと観察できる（c，d）。歯突起の無形成は背側観で最もよく観察できる（d：矢印）。

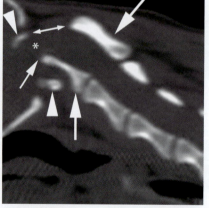
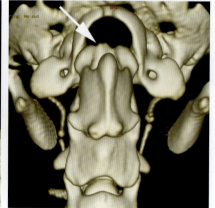

c　3D-CT，左側観　　d　3D-CT，背側観

図 3.1.5 環軸椎不安定症（犬）　　　MRI

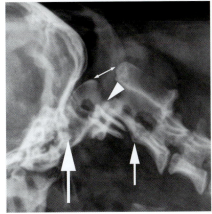
a X線，側方像

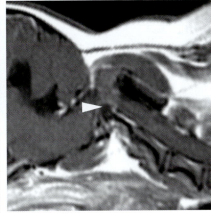
b T1W，矢状断面

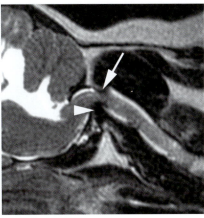
c T2W，矢状断面

4日前から嗜眠傾向および四肢不全麻痺を呈する7歳，避妊雌のマルチーズ。探査的X線画像において，後頭骨の奇形および環椎後頭関節の異常（a：大矢印），歯突起の低形成（a：矢頭），尾側がC3と癒合する軸椎の奇形（a：小矢印），環軸椎関節の背側での亜脱臼からなる複雑な頭頸接合部奇形がみられる。環椎背弓の尾側縁と軸椎棘突起の頭側縁とのスペースの拡大（a：両方向矢印）がみられる。環軸椎亜脱臼および歯突起低形成（b，c：矢頭）はMRIでも確認され，環軸椎亜脱臼の領域では脊髄圧迫も観察される。

図 3.1.6 水脊髄空洞症を併発したキアリ様奇形（犬）　　　MRI

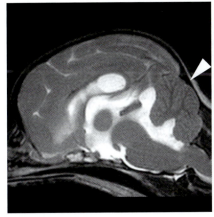
a T2W，矢状断面

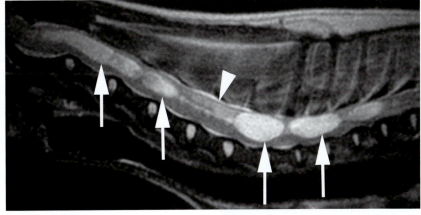
b T2W，矢状断面

最近，突発性の徴候を呈するようになった1.5歳，雌のチワワ。後頭骨の低形成により尾側頭蓋冠が小さく（a：矢頭），中等度の全般的な水頭症が存在する（a）。頸髄から胸髄の至る所で明瞭な囊状の水脊髄空洞症を認める（b：矢印）。脊髄実質にもT2W高信号域が見られ，おそらく浮腫によるものである（b：矢頭）。臨床徴候と画像所見に基づき，水脊髄空洞症を伴うキアリ様奇形と診断した。

Section 3　脊柱および脊髄

図 3.1.7　頚部脊椎脊髄症（犬） CT

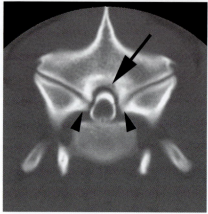
a Myelo-CT, 横断面

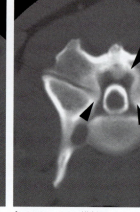
b Myelo-CT, 横断面

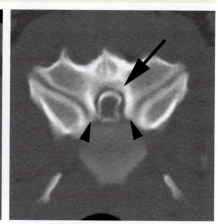
c Myelo-CT, 横断面

四肢すべてに測定過大がみられる3歳, 去勢雄のマスティフ。a, b, c の各断面は, おおよそ C2-C3, C3-C4, C4-C5 の各椎間板腔のレベルの Myelo-CT である。すべてのスライスの椎弓（a～c：矢印）および椎間関節（a～c：矢頭）に生じた高吸収の骨新生は脊柱管横断面積の縮小と変形を招き, 最大の狭小化は水平方向に生じている。変形した関節辺縁による脊髄への侵害は C4-C5 レベルで最も顕著であるが, くも膜下腔の造影剤ラインは細く維持されている（c）。これより尾側の領域にも同様の病変が認められた（図示はしていない）。

図 3.1.8　頚部脊椎脊髄症（犬） CT

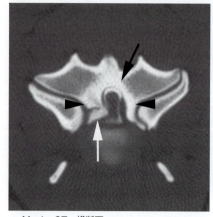
a Myelo-CT, 横断面

神経解剖学的に C1-C5 領域に局在する脊髄徴候を呈する3歳, 去勢雄のラブラドール・レトリーバー。C4-C5 レベルの Myelo-CT。椎弓（黒矢印）, および椎間関節（矢頭）における高吸収性の骨新生により脊柱管横断面積の減少, および断面の変形を認め, 最大の狭小化は水平方向で生じている。肥厚した椎間関節による両外側からの圧迫のため, 脊髄は著しく歪められている。C4-C5 間関節の尾側面の遠位縁には, 骨軟骨症の所見である独立した骨片も確認される（白矢印）。

図 3.1.9 頚部脊椎脊髄症（犬）　　　　　　　　　　　　　　　　　　　　　　CT & MRI

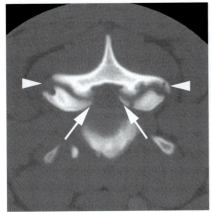

a CT，横断面

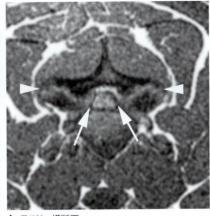

b T1W，横断面

神経解剖学的に C1-C5 領域に局在する脊髄徴候を呈する 10 カ月齢の去勢雄，ローデシアン・リッジバッグ。横断面は C2-C3 レベル。CT で確認される C2-C3 椎間関節面の顕著な肥厚と変形は，軟骨下骨の欠損（a：矢頭）と新生骨の脊柱管内への侵入（a：矢印）に関連している。同じレベルの MRI でも同様に，関節面の肥厚（b, c：矢頭）と，脊柱管内への侵入による主に外側からの脊髄圧迫（b, c：矢印）が明らかである。矢状断面では背側および腹側のくも膜下腔の狭小を認めるが，この断面では脊髄径に明らかな変化はみられない（d：矢印）。圧迫の解除を目的に片側椎弓切除術が行われた。

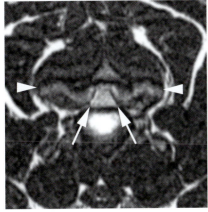

c T2W，横断面

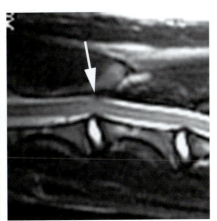

d T2W，矢状断面

Section 3　脊柱および脊髄

図 3.1.10　頸部脊椎脊髄症（犬）　　　MRI

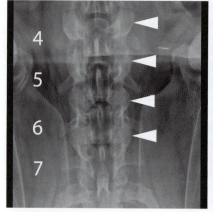
a　X線，VD像

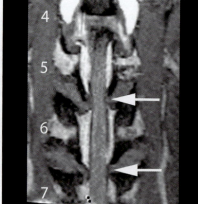
b　T1W，SPGR，背断面

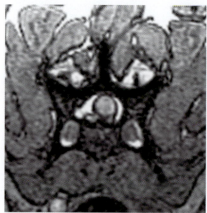
c　T1W，SPGR，横断面

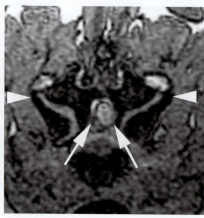
d　T1W，SPGR，横断面

最近，運動失調を発症した2歳，去勢雄のセント・バーナード。c，dはそれぞれ，C5椎体中央部レベル，C5-C6椎間板腔レベルの横断面である。探査的X線画像ではすべての椎間関節に顕著な腫大を認める（a：矢頭）。C5椎体中央部レベルでは脊髄は正常に認められ，高信号を呈する硬膜外脂肪によるハロ（輪）で囲まれている（c）。C5-C6椎間レベルでは変形した関節突起（d：矢頭）により脊柱管の外側面へ骨組織が侵入し，複数のレベルにおいて水平方向での脊髄径の狭小化を生じる（b，d：矢印）。

図 3.1.11　仙椎の骨軟骨症（犬）　　　CT

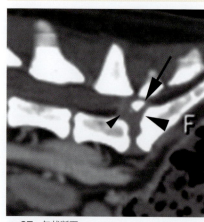
a　CT，矢状断面

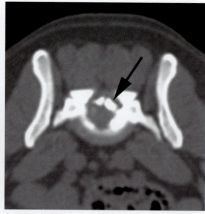
b　CT，横断面

門脈体循環シャントと診断され，神経学的な異常を認めない4歳，避妊雌のミニチュア・シュナウザー。手術計画の目的でCT検査が行われた。腰仙椎接合部レベルの脊柱管内において，高吸収性の小さな骨片が複数認められる（a，b：矢印）。S1椎体の頭背側縁に根本的な異常があり，骨の角度の平坦化として示されている（a：大矢頭）。腰仙椎間の椎間板腔の拡張，および内部に骨片を含む軟部組織massの脊柱管内へ突出は椎間板ヘルニア（a：小矢頭）を示唆しており，さらには背側縦靱帯の肥厚も疑われる。

図 3.1.12　硬膜内くも膜憩室（犬）　　CT

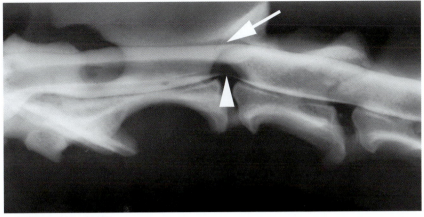

a 脊髄造影 X 線，側方像

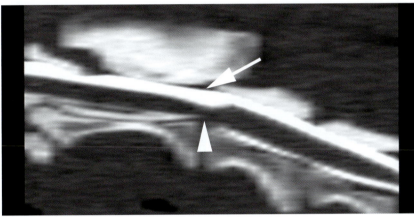

b Myelo-CT，矢状断面

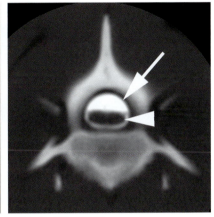

c Myelo-CT，横断面

神経解剖学的に C1–C5 領域に局在する脊髄徴候を呈する 10 カ月齢，避妊雌のボクサー。脊髄造影 X 線および Myelo-CT では，軸椎レベルの背側くも膜下腔に細長い涙滴型の拡張を認め（**a～c**：矢印），明らかな脊髄圧迫を生じている（**a～c**：矢頭）。この局所的な拡張部位における増強効果は，他の部位のくも膜下腔との連続性を示している。硬膜切開後，嚢胞様の大きな構造を外科的に切除し，組織学的にくも膜憩室と確定診断した。

図 3.1.13　潜在性二分脊椎（犬）　　CT

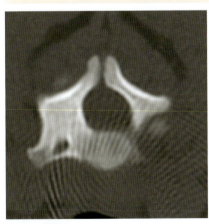

a CT，横断面

頸部痛の 4 カ月齢，雄のイングリッシュ・ブルドッグ。C4 の背側部が癒合していない。渦巻き状の模様は気管内カテーテル内部の金属マーカー（FOV の外に存在）によるアーチファクトである。CSF の細胞診では炎症性の変化がみられ，*Bordetella* 属菌が培養同定された。この犬は抗生剤による治療に反応し，潜在性二分脊椎は偶発所見とみなされた。

Section 3　脊柱および脊髄

図 3.1.14　脊髄髄膜瘤（犬）　　MRI

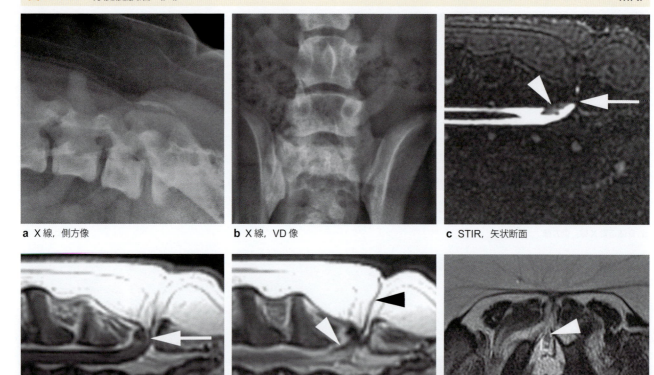

a　X線，側方像
b　X線，VD像
c　STIR，矢状断面
d　T1W，矢状断面
e　T2W，矢状断面
f　T2W，横断面

生後より尿失禁および便失禁を呈する6カ月齢，雄のイングリッシュ・ブルドッグ。最後腰椎の棘突起および椎弓根縁が消失しており，二分脊椎に合致する所見である（a，b）。神経組織（c，e，f：白矢頭）を含む硬膜嚢が背側へ逸脱（c，d：矢印）しており，脊髄髄膜瘤と定義される。脊髄髄膜瘤の背側から皮膚表面に向けて細い柄（e：黒矢頭）が伸び，体表に凹みを形成している。cの高信号域が脊髄髄膜瘤の背側方向に柄の内部まで伸びていない所見と，臨床徴候から，この犬は閉鎖性脊髄髄膜瘤と診断された。

図 3.1.15　脊髄髄膜瘤（犬）　　MRI

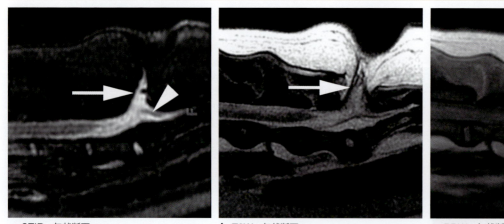

a　STIR，矢状断面
b　T2W，矢状断面
c　PDW，矢状断面

尿失禁，便失禁を呈し尾の緊張がみられない雑種の成犬。腰仙椎接合部レベルにおいて，皮膚表面までには達しないが，近くまで伸びる硬膜嚢の明らかな背側への逸脱および拡張がみられる（a〜c：矢印）。神経組織は背側方向の髄膜瘤基部の内部へ持ち上がり（a：矢頭），閉鎖性の脊髄髄膜瘤と定義される。

Russell H Morgan Department of Radiology and Radiological Science, Johns Hopkins University, Baltimore, MD, 2014。Johns Hopkins Uinversityの許可を得て転載。

図 3.1.16 血管奇形（犬） CT

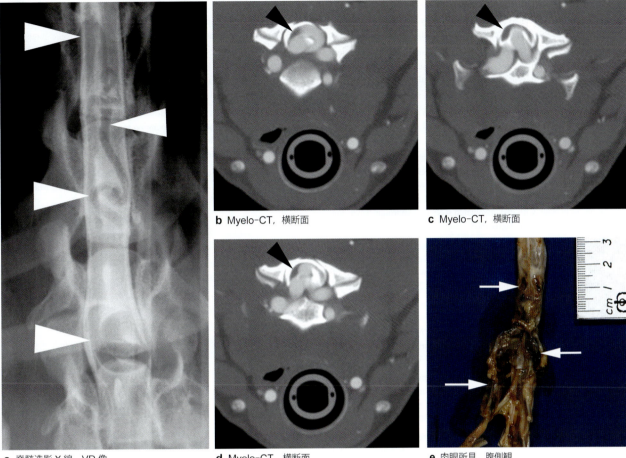

a 脊髄造影X線，VD像　　b Myelo-CT，横断面　　c Myelo-CT，横断面
d Myelo-CT，横断面　　e 肉眼所見，腹側観

1カ月間にわたり運動失調と虚脱を呈する3歳，避妊雌のジャーマン・ショートヘアード・ポインター。通常の脊髄造影X線画像において，頸部のくも膜下腔に複雑な管状の造影剤充填欠損像を認める（a：矢頭）。造影剤の静脈内投与後に実施したMyelo-CTでは，頸部領域において複雑に拡張し，コイル状に巻き付いた血管が観察される。脊柱管内外の血管により脊髄は偏位し，圧迫を受けている（b〜d：矢頭）。選択的血管造影（ここには示していない）により右鎖骨下動脈の欠損が明らかとなり，これにより動脈流の方向が変化し，左椎骨動脈から脊柱管を通じ右側へ向かっていた。剖検では血管拡張の範囲と，頸髄への衝突が実証された（e：矢印）。

Westworth et al 2006.[51] Wiley の許可を得て転載。

文献

1. Tsou PM, Yau A, Hodgson AR. Embryogenesis and prenatal development of congenital vertebral anomalies and their classification. Clin Orthop Relat Res. 1980:211–231.
2. Westworth DR, Sturges BK. Congenital spinal malformations in small animals. Vet Clin North Am Small Anim Pract. 2010;40:951–981.
3. Grimme JD, Castillo M. Congenital anomalies of the spine. Neuroimaging Clin N Am. 2007;17:1–16.
4. Lappalainen AK, Salomaa R, Junnila J, Snellman M, Laitinen-Vapaavuori O. Alternative classification and screening protocol for transitional lumbosacral vertebra in German shepherd dogs. Acta Vet Scand. 2012;54:27.
5. Done SH, Drew RA, Robins GM, Lane JG. Hemivertebra in the dog: clinical and pathological observations. Vet Rec. 1975;96:313–317.
6. Penderis J, Schwarz T, McConnell JF, Garosi LS, Thomson CE, Dennis R. Dysplasia of the caudal vertebral articular facets in four dogs: results of radiographic, myelographic and magnetic resonance imaging investigations. Vet Rec. 2005;156:601–605.
7. Dewey CW, Marino DJ, Loughin CA. Craniocervical junction abnormalities in dogs. N Z Vet J. 2013;61:202–211.
8. Cerda-Gonzalez S, Dewey CW. Congenital diseases of the craniocervical junction in the dog. Vet Clin North Am Small Anim Pract. 2010;40:121–141.
9. Cerda-Gonzalez S, Dewey CW, Scrivani PV, Kline KL. Imaging features of atlanto-occipital overlapping in dogs. Vet Radiol Ultrasound. 2009;50:264–268.
10. Middleton G, Hillmann DJ, Trichel J, Bragulla HH, Gaschen L. Magnetic resonance imaging of the ligamentous structures of the occipitoatlantoaxial region in the dog. Vet Radiol Ultrasound. 2012;53:545–551.
11. Parry AT, Upjohn MM, Schlegl K, Kneissl S, Lamb CR. Computed tomography variations in morphology of the canine atlas in dogs with and without atlantoaxial subluxation. Vet Radiol Ultrasound. 2010;51:596–600.
12. Thomas WB, Sorjonen DC, Simpson ST. Surgical management of atlantoaxial subluxation in 23 dogs. Vet Surg. 1991;20:409–412.

13. Driver CJ, Volk HA, Rusbridge C, Van Ham LM. An update on the pathogenesis of syringomyelia secondary to Chiari-like malformations in dogs. Vet J. 2013;198:551–559.
14. da Costa RC. Cervical spondylomyelopathy (wobbler syndrome) in dogs. Vet Clin North Am Small Anim Pract. 2010;40:881–913.
15. De Decker S, da Costa RC, Volk HA, Van Ham LM. Current insights and controversies in the pathogenesis and diagnosis of disc-associated cervical spondylomyelopathy in dogs. Vet Rec. 2012;171:531–537.
16. da Costa RC, Echandi RL, Beauchamp D. Computed tomography myelographic findings in dogs with cervical spondylomyelopathy. Vet Radiol Ultrasound. 2012;53:64–70.
17. De Decker S, Gielen IM, Duchateau L, Corzo-Menendez N, van Bree HJ, Kromhout K, et al. Intraobserver, interobserver, and intermethod agreement for results of myelography, computed tomography-myelography, and low-field magnetic resonance imaging in dogs with disk-associated wobbler syndrome. J Am Vet Med Assoc. 2011;238:1601–1608.
18. da Costa RC, Parent JM, Partlow G, Dobson H, Holmberg DL, Lamarre J. Morphologic and morphometric magnetic resonance imaging features of Doberman Pinschers with and without clinical signs of cervical spondylomyelopathy. Am J Vet Res. 2006;67:1601–1612.
19. De Decker S, Gielen IM, Duchateau L, Saunders JH, van Bree HJ, Polis I, et al. Magnetic resonance imaging vertebral canal and body ratios in Doberman Pinschers with and without disk-associated cervical spondylomyelopathy and clinically normal English Foxhounds. Am J Vet Res. 2011;72:1496–1504.
20. Eagleson JS, Diaz J, Platt SR, Kent M, Levine JM, Sharp NJ, et al. Cervical vertebral malformation–malarticulation syndrome in the Bernese mountain dog: clinical and magnetic resonance imaging features. J Small Anim Pract. 2009;50:186–193.
21. Gutierrez-Quintana R, Penderis J. MRI features of cervical articular process degenerative joint disease in Great Dane dogs with cervical spondylomyelopathy. Vet Radiol Ultrasound. 2012;53:304–311.
22. Penderis J, Dennis R. Use of traction during magnetic resonance imaging of caudal cervical spondylomyelopathy ("wobbler syndrome") in the dog. Vet Radiol Ultrasound. 2004;45:216–219.
23. Hanna FY. Lumbosacral osteochondrosis: radiological features and surgical management in 34 dogs. J Small Anim Pract. 2001;42:272–278.
24. Mathis KR, Havlicek M, Beck JB, Eaton-Wells RD, Park FM. Sacral osteochondrosis in two German Shepherd Dogs. Aust Vet J. 2009;87:249–252.
25. Snaps FR, Heimann M, Saunders J, Beths T, Balligand M, Breton L. Osteochondrosis of the sacral bone in a mastiff dog. Vet Rec. 1998;143:476–477.
26. Gendron K, Doherr MG, Gavin P, Lang J. Magnetic resonance imaging characterization of vertebral endplate changes in the dog. Vet Radiol Ultrasound. 2012;53:50–56.
27. Mauler DA, De Decker S, De Risio L, Volk HA, Dennis R, Gielen I, et al. Signalment, clinical presentation, and diagnostic findings in 122 dogs with spinal arachnoid diverticula. J Vet Intern Med. 2014;28:175–181.
28. Gnirs K, Ruel Y, Blot S, Begon D, Rault D, Delisle F, et al. Spinal subarachnoid cysts in 13 dogs. Vet Radiol Ultrasound. 2003;44:402–408.
29. Jurina K, Grevel V. Spinal arachnoid pseudocysts in 10 rottweilers. J Small Anim Pract. 2004;45:9–15.
30. Rylander H, Lipsitz D, Berry WL, Sturges BK, Vernau KM, Dickinson PJ, et al. Retrospective analysis of spinal arachnoid cysts in 14 dogs. J Vet Intern Med. 2002;16:690–696.
31. Skeen TM, Olby NJ, Munana KR, Sharp NJ. Spinal arachnoid cysts in 17 dogs. J Am Anim Hosp Assoc. 2003;39:271–282.
32. Confer AW, Ward BC. Spinal dysraphism: a congenital myelodysplasia in the Weimaraner. J Am Vet Med Assoc. 1972;160:1423–1426.
33. Engel HN, Draper DD. Comparative prenatal development of the spinal cord in normal and dysraphic dogs: embryonic stage. Am J Vet Res. 1982;43:1729–1734.
34. Osterhues A, Ali NS, Michels KB. The role of folic acid fortification in neural tube defects: a review. Crit Rev Food Sci Nutr. 2013;53:1180–1190.
35. Safra N, Bassuk AG, Ferguson PJ, Aguilar M, Coulson RL, Thomas N, et al. Genome-wide association mapping in dogs enables identification of the homeobox gene, NKX2-8, as a genetic component of neural tube defects in humans. PLoS Genet. 2013;9:e1003646.
36. Leipold HW, Huston K, Blauch B, Guffy MM. Congenital defects on the caudal vertebral column and spinal cord in Manx cats. J Am Vet Med Assoc. 1974;164:520–523.
37. Allett B, Broome MR, Hager D. MRI of a split cord malformation in a German shepherd dog. J Am Anim Hosp Assoc. 2012;48:344–351.
38. Mann GE, Stratton J. Dermoid sinus in the Rhodesian Ridgeback. J Small Anim Pract. 1966;7:631–642.
39. Colon JA, Maritato KC, Mauterer JV. Dermoid sinus and bone defects of the fifth thoracic vertebrae in a shih-tzu. J Small Anim Pract. 2007;48:180.
40. Cornegliani L, Jommi E, Vercelli A. Dermoid sinus in a golden retriever. J Small Anim Pract. 2001;42:514–516.
41. Kiviranta AM, Lappalainen AK, Hagner K, Jokinen T. Dermoid sinus and spina bifida in three dogs and a cat. J Small Anim Pract. 2011;52:319–324.
42. Lambrechts N. Dermoid sinus in a crossbred Rhodesian ridgeback dog involving the second cervical vertebra. J S Afr Vet Assoc. 1996;67:155–157.
43. Motta L, Skerritt G, Denk D, Leeming G, Saulnier F. Dermoid sinus type IV associated with spina bifida in a young Victorian bulldog. Vet Rec. 2012;170:127.
44. Davies ES, Fransson BA, Gavin PR. A confusing magnetic resonance imaging observation complicating surgery for a dermoid cyst in a Rhodesian Ridgeback. Vet Radiol Ultrasound. 2004;45:307–309.
45. Rahal S, Mortari AC, Yamashita S, Filho MM, Hatschbac E, Sequeira JL. Magnetic resonance imaging in the diagnosis of type 1 dermoid sinus in two Rhodesian ridgeback dogs. Can Vet J. 2008;49:871–876.
46. Alexander K, Huneault L, Foster R, d'Anjou MA. Magnetic resonance imaging and marsupialization of a hemorrhagic intramedullary vascular anomaly in the cervical portion of the spinal cord of a dog. J Am Vet Med Assoc. 2008;232:399–404.
47. Cordy DR. Vascular malformations and hemangiomas of the canine spinal cord. Vet Pathol. 1979;16:275–282.
48. Hayashida E, Ochiai K, Kadosawa T, Kimura T, Umemura T. Arteriovenous malformation of the cervical spinal cord in a dog. J Comp Pathol. 1999;121:71–76.
49. MacKillop E, Olby NJ, Linder KE, Brown TT. Intramedullary cavernous malformation of the spinal cord in two dogs. Vet Pathol. 2007;44:528–532.
50. Sanders SG, Bagley RS, Gavin PR, Konzik RL, Cantor GH. Surgical treatment of an intramedullary spinal cord hamartoma in a dog. J Am Vet Med Assoc. 2002;221:659–661, 643–654.
51. Westworth DR, Vernau KM, Cullen SP, Long CD, Van Halbach V, LeCouteur RA. Vascular anomaly causing subclavian steal and cervical myelopathy in a dog: diagnosis and endovascular management. Vet Radiol Ultrasound. 2006;47:265–269.

3.2
外傷および血管障害

脊柱管の外傷
骨折／脱臼 Fracture / Luxation

　骨折と脱臼の発生部位とその外観は様々であるが，通常は鈍的外傷や，穿通性外傷により，圧迫，回転，牽引，過屈曲，過伸展といった外力が加わった結果生じる[1]。脊椎損傷では多くの場合，脊椎が不安定になっているため，たとえ画像のクオリティが損なわれようとも，患者の移動を最小限に留めた撮影を行うべきである。脊椎損傷の患者で臨床的に最も重要なことは，脊髄圧迫の有無，および不安定性の有無である[2,3]。X 線検査は優れたスクリーニング検査ではあるが，CT 検査と比較した場合，病変を検出する感度は，骨折で 72％，亜脱臼で 77.5％でしかない[4]。ごく少数の脊椎の骨折／脱臼患者は，複数の領域で外傷を負っており，画像診断は注意深く，かつ徹底的に行うべきである。

　骨折病変と脱臼病変はともに，CT 画像で明瞭に描出され，多断面再構成や 3D 再構成は複雑な損傷をよりよく診断するのに有用である。脊髄造影 CT（Myelo-CT）は，骨折による変位や出血で生じた脊髄圧迫の有無とその範囲を明らかにするために用いられる。MRI は脊髄および軟部組織の損傷の検出において CT よりも優れるが，脊椎の骨折，亜脱臼の検出やその詳細を明らかにする点で CT より検出感度が高く，特異的というわけではない。周囲の軟部組織から骨組織（無信号）を描出するにはグラジエント・エコー法のボリューム撮像が有用で，薄いスライス厚と再構成画像が骨折の診断の助けとなるだろう[5]。

　ヒトで用いられる three-column model の変法は胸腰椎骨折の特徴づけに有用である[6]。このスキームでは，脊椎を，椎弓，椎弓根と椎間関節を含む背側カラム，椎体の背側半分と椎間板を含む中央カラム，椎体の腹側半分を含む腹側カラムに分割してとらえる（図 3.2.1）。ヒトでは，中央カラムの損傷が不安定性と神経学的異常を伴いやすいとされている[6]。

頸椎の骨折／脱臼

　犬や猫では，他の領域と比較して，頸部領域の骨折の発生頻度は高くない。頸部の中では，環椎（25％）と軸椎（52％）に発生することが多く，しばしば多発することもある[7〜10]。頸椎骨折のほとんどが，交通事故か咬傷によるもので，このうち約半数が臨床的に重大な外傷を有している[9]。

後頭顆の骨折と脱臼

　後頭顆の骨折，あるいは環椎後頭関節の脱臼は，強い衝撃による外傷で生じ，重度の神経学的異常に関連している（図 3.2.2）[11]。

環椎（C1）の骨折

　圧迫性の外力により生じた環椎の骨折では，通常，椎体や椎弓を含む多発性の骨折を生じ，複数の骨折片が周囲に変位することから，破裂骨折 burst fracture ともよばれる（図 3.2.3）。環椎翼の骨折では，筋付着部からの牽引により，軽度の変位がみられる（図 3.2.4）。

軸椎（C2）の骨折

　通常，歯突起の骨折は，頸部の過屈曲／過伸展と，損傷の素因となる不安定性をもった環椎軸椎の奇形に起因する。歯突起の骨折では，多くの場合に頭側骨折片が変位しているため，CT と MRI の両方で容易に検出でき

る（図3.2.5，3.2.6）。正常犬の後頭骨-環椎-軸椎領域の靭帯のMRI所見が報告されており，靭帯はすべての撮像法で低信号を呈する[12]。靭帯の完全性を精査することは，この領域における外傷性疾患での安定性を判断する上で有用かもしれない。

環椎軸椎の安定性が正常であっても，特定の原因により軸椎の椎体，椎弓，棘突起にも骨折が生じる（図3.2.7）。圧迫性の外力により軸椎に骨折が生じ，粉砕している際には，破裂骨折とよばれる。

尾側頸椎（C3-C7）の骨折と脱臼

C3からC7までの範囲の頸椎の骨折や脱臼は，環椎，軸椎の損傷ほど多くはなく，また交通事故による外傷よりも咬傷に起因することが多い（図3.2.8）[9]。

胸腰椎の骨折／脱臼

犬と猫では，脊椎の骨折／脱臼の49〜58％がT3-L3領域に生じる。この領域に生じた骨折のほとんどのケースでは，臨床的に重大な神経学的異常を伴う[8,13]。胸腰椎の骨折／脱臼の原因として，犬では交通事故が最も多いのに対し，猫では落下事故が多いようである[13]。犬と猫の間でいくつかの違いはあるものの，いずれの動物種でも，脱臼，あるいは骨折と脱臼の併発が最も多くみられ，次いで楔状の圧迫骨折，横骨折，亜脱臼，過伸展損傷の発生が報告されている。複数のコンパートメントに損傷を生じる場合が大多数であり，約1/3の症例で椎体終板の損傷が，半数以上の症例で回転性変位と椎間板腔の障害がみられる[13]。骨折／脱臼は，脊柱の高可動域と低可動域との接合部においてより高頻度に発生する[14]（図3.2.9〜3.2.14）。

仙椎の損傷

仙椎骨折に関しては，翼骨折，神経孔骨折，横骨折，剥離骨折，粉砕骨折に分類する分類システムが提唱されており，犬と猫の仙椎骨折の約半数は横骨折が占めている[15]。仙椎神経孔の外側に生じた軸外骨折 abaxial fractureと，内側に生じた軸骨折 axial fractureとの2つに分類するより単純なスキームもある[16]。仙椎神経孔と脊柱管に生じた骨折は，臨床的に重大な神経学的異常を生じやすい。仙椎骨折の患者の大多数が，仙腸関節脱臼，骨盤骨折を含む複雑な整形外科的損傷を併発している[15,16]（図3.2.15，3.2.16）。

外傷性椎間板逸脱

外傷が直接的に椎間板の逸脱を生じさせることがあり，逸脱した椎間板が脊髄圧迫を生じることも，あるいは脊髄圧迫を生じないこともある。正常な椎間板組織と変性した椎間板組織のどちらにも脊髄圧迫を生じるリスクが存在するが，変性した椎間板組織の方がより脊髄圧迫を生じやすい。正常な髄核は主に水分からなり，線維輪を突き破ってヘルニアを生じても，線維症が硬膜外脂肪の中で消散したり，硬膜を通過し脊髄中で消散する。この機序により，明らかな圧迫病変がないにも関わらず，髄内病変 intrinsic spinal cord lesionを生じうる。一方で，変性した髄核はより固形化した組織塊を含み，外傷性の逸脱により脊髄圧迫を生じやすい[17-19]。外傷性椎間板逸脱のCT所見には，狭窄した椎間板腔が挙げられ，脊髄圧迫を伴うことも，伴わないこともある。脊髄圧迫の有無については，Myelo-CTを用いることで明瞭に観察が可能である。犬におけるMRI所見としては，罹患した椎間板の容積の減少とT2強調（T2W）信号強度の低下，逸脱した椎間板レベルにおける脊髄のT2W信号強度の上昇があげられる。変性した椎間板組織の逸脱は，脊髄を圧迫する硬膜外のmass病変となる（図3.2.17）[17-19]。

脊髄の外傷
挫傷／出血

必ずではないが，脊髄の外傷は明確な脊椎の外傷を伴うことが多い。神経学的異常は，臨床的に無徴候なものから完全な脊髄断裂に至るものまで幅広い。外傷による直接的な一次性脊髄損傷に加えて，外傷に対する局所的な細胞傷害性の化学的反応，炎症反応，血管損傷，およびそれらの組み合わせによって二次性損傷が生じ，進行性の病態を引き起こす[20]。外傷による脊髄損傷を受けた犬と猫の剖検では，脊柱の損傷により生じた静的な圧迫の程度に相関した胸腰髄の壊死が確認されている[21]。頸髄の損傷では，静的な脊髄圧迫よりもむしろ瞬間的な衝撃による障害を示唆する中心性の出血性壊死がしばしば認められる。

脊髄挫傷のMRI所見は，局所性から領域性にT2W高信号を呈し，造影剤による増強はないかあっても軽度である（図3.2.18）。出血巣が存在する場合には，T2*強調（T2*W）画像で実質に磁化率効果がみられる。水脊髄空洞症は，脊髄外傷の後期続発症としてしばしば生じ，局所性から領域性に中心性から偏心性のT2W高信

号を呈する。

血管障害
脊髄出血 Hematomyelia

外傷や原発性の血管障害，背景的な出血性素因の続発症として，明らかな脊髄出血をみることがある。MRI所見は脊髄挫傷と同様であるが，磁化率効果が重要な所見である（図 3.2.19）。

線維軟骨塞栓症

古い報告では，線維軟骨塞栓症 fibrocartilaginous embolism（FCE）は，中齢から高齢の，大型犬種および超大型犬種での発生が示唆されていた。しかし，近年報告された臨床徴候とMRI所見に基づいて診断された動物での再調査によれば，小型犬種，中型犬種でも一般的に発生することが示されている[22~24]。また，本疾患は猫でも報告されている[25]。運動やちょっとした外傷の直後，甚急性の対称性あるいは非対称性の運動機能障害を発症することが多く，中には下位運動ニューロン徴候を呈する患者もいる。初期の臨床徴候ははじめの2時間は進行性のことがあるが，その後は非進行性であることが多い。一過性の疼痛を呈す場合もある。頸胸部（C5-T2）および腰仙部（L3-S3）領域が罹患しやすいようである。組織学的に確定診断された症例では，髄膜や脊髄の血管における軟骨塞栓を伴った脊髄梗塞 spinal cord infarctionや出血が認められている。広範囲に及ぶ脊髄軟化症 myelomalaciaを生じることもあるが，安楽死されFCEと確定診断されるような症例では，より重篤な病理所見を呈するようである[22~24]。膨大部に発生した症例，左右対称性の神経徴候を呈する症例，および深部痛覚の低下した症例ではより予後が悪いようである[23]。虚血性ミエロパチー ischemic myelopathyの犬に関する最近のレビューでは，病変の範囲が椎体長の2倍よりも長く，かつ，脊髄横断面の67％以上を占める場合，予後が悪い傾向がみられたと報告されている[26]。実際に回復できた動物では確定診断が行われないため，FCEの回復率は不明である。しかしながら，同様の病態であろう患者の大多数は，部分的あるいは完全な神経学的機能の回復を示すようである[22]。

CT画像で得られるのは，病変が潜在することを示唆する圧迫を伴わない局所的な脊髄腫大の所見のみに限られる（図3.2.20）。MRIでは，発症した脊髄分節の範囲にT1強調（T1W）画像で低～等信号，T2W画像で高信号を呈する局所性の信号異常を認める。病変は灰白質に選択的に，対称性あるいは非対称性に生じる。脊髄の直径が局所的に大きくなることもあるが，脊髄圧迫はみられない。脊髄病変レベルの椎間板は隣接する椎間板と比較した際，T2W画像での信号強度が低下することが多い[24]（図3.2.21，3.2.22）。

図 3.2.1　胸腰椎外傷のための three column 分類モデル（犬）

胸椎の頭側観。背側カラム（D）には椎弓，椎弓根，椎間関節が含まれる。中央カラム（M）には，椎体の背側半分と椎間板が含まれる。腹側カラム（V）には椎体の腹側半分が含まれる。

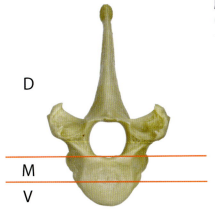

a　肉眼解剖，頭側観

図 3.2.2 環椎後頭関節脱臼（犬）

CT

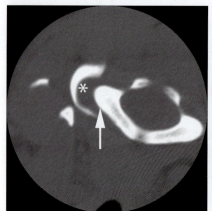

a CT, 横断面

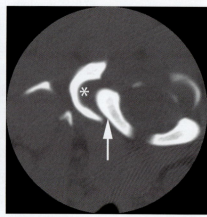

b CT, 横断面

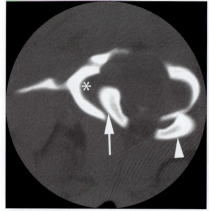

c CT, 横断面

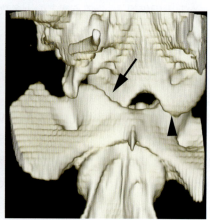

d 3D-CT, 腹側観

早朝の自動車事故による急性頚椎損傷の1歳，避妊雌のキースホンド系雑種。CT検査はバックボードに載せ横臥位の状態で行った。環椎後頭関節レベルの横断面を頭側から順に並べてある（a〜c）。環椎の前関節顆（a〜c：＊）と見比べると，右側の後頭顆（a〜d：矢印）が，軸方向に亜脱臼しているのがわかる。左側の後頭顆は腹側に脱臼している（c, d：矢頭）。透視下での閉鎖的な脱臼整復が成功した。

図 3.2.3　慢性化した環椎の破裂骨折（犬）　　CT & MRI

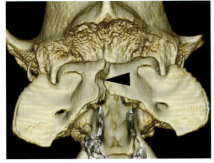

a 3D-CT，背側観

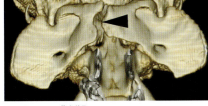

b 3D-CT，腹側観

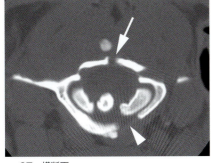

c CT，横断面

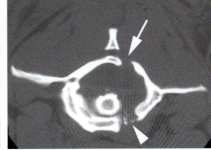

d CT，横断面

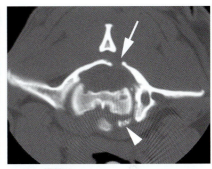

e CT，横断面

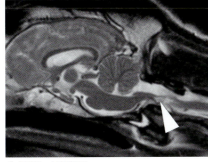

f T2W，矢状断面

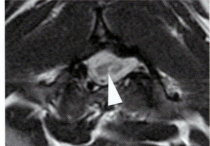

g T2W，横断面

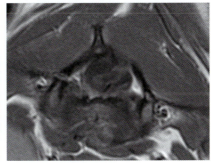

h 造影 T1W，横断面

1年に及ぶ進行性の神経学的異常と行動異常を呈する8歳，去勢雄のチャウ・チャウ系雑種。子犬のときに自動車事故に遭い回復したものの，そのときから原因不明の脊椎疾患を呈していた。3Dレンダリング画像の背側観（a）および腹側観（b）では，辺縁が平滑な背弓（a：矢頭）および椎体（b：矢印）の骨片が，複数，変位しているのが明らかである。頭側から順に並べた環椎の横断面においても，背弓（c〜e：矢頭），および椎体（c〜e：矢印）の骨折を認める。MRIでは矢状断面（f）と，（d）とほぼ同じレベルで撮像した横断面（g, h）において，脊柱管の著しい形態異常，および環椎レベルの脊髄の萎縮（f, g：矢頭）が明らかで，おそらく7年前に生じた環椎の骨折に続発したものと考えられた。

Section 3 脊柱および脊髄

図 3.2.4 環椎翼の骨折（猫）　CT

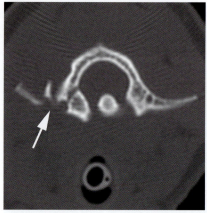
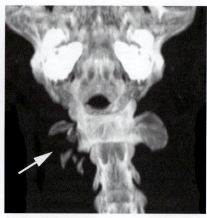

a CT, 横断面　　**b** CT, MIP, DV 像

5日前に犬に襲われた15歳のノルウェージャン・フォレストキャット。受診時は歩行不能であり、頭部外傷および下顎骨折の徴候も呈していた。右側環椎翼に粉砕骨折があり、骨折片は中等度に変位している（**a**, **b**：矢印）。環椎の骨折は保存的に管理され、この猫は受傷から3カ月後に、神経学的に正常な状態に回復した。

図 3.2.5 歯突起の骨折（犬）　CT

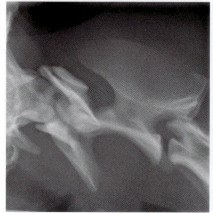
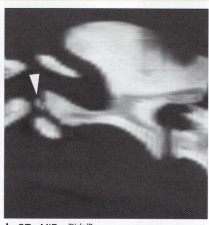

a X 線, 側方像　　**b** CT, MIP, 側方像

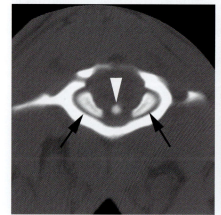
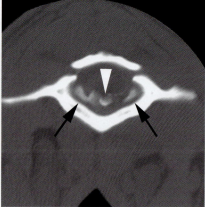
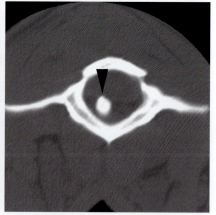

c CT, 横断面　　**d** CT, 横断面　　**e** CT, 横断面

図3.2.2と同一の犬。環椎後頭関節脱臼の整復後に2回目のCT検査を行った。歯突起尖端の骨折は、探査的X線画像では検出されないが（**a**）、CTにより容易に検出される（**b**：矢頭）。頭側から順に並べた環椎の横断面では、尖端の骨折片（**c**, **d**：白矢頭）は正中に位置しているのに対し、歯突起の基部は正中線の左に偏位していることから（**e**：黒矢頭）、骨折による変位と環椎-軸椎の不安定性が示唆される。環椎後頭関節の脱臼は整復されている（**c**, **d**：矢印）。歯突起の骨折については保存的に管理された。

図 3.2.6 歯突起の骨折（猫） MRI

原因不明の外傷後に全身性の運動失調を呈した4歳、避妊雌のベンガル。探査的X線画像において、歯突起の骨折片の変位（**a**：矢印）と、軽度に変位した左側の環椎翼の骨折片（**a**：矢頭）が確認される。歯突起の骨折はMRI（**b**～**d**：矢印）でも認められる。環椎軸椎関節の不安定性により頭側頸髄における脊髄圧迫を引き起こし、矢状断面でよく観察することができる（**b, d**）。骨折した歯突起のすぐ背側の脊髄腹側領域には、T2W高信号を呈する局所病変が存在する（**b**：矢頭）。

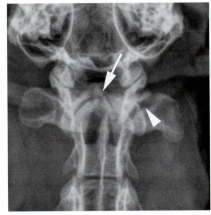

a X線, VD像

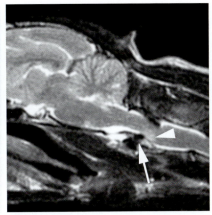

b T2W, 矢状断面

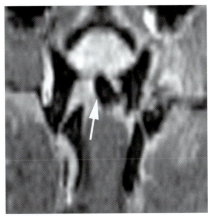

c 造影 SPGR, 背断面

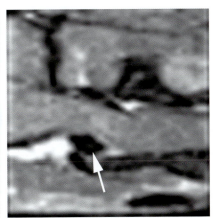

d 造影 SPGR, 矢状断面

図 3.2.7 軸椎椎体の骨折（犬） CT

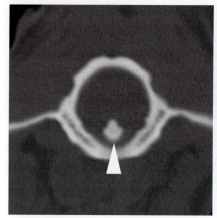
a CT，横断面

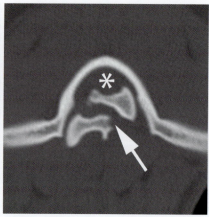
b CT，横断面

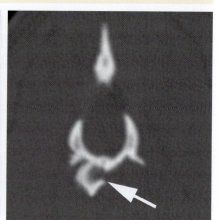
c CT，横断面

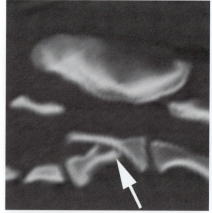
d CT，矢状断面

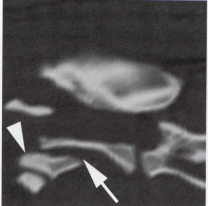
e CT，矢状断面

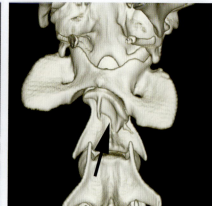
f 3D-CT，腹側観

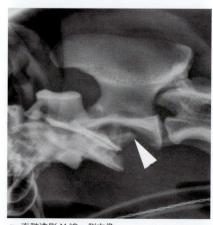
g 脊髄造影X線，側方像

9日前にフェンスに衝突した後から神経学的異常を伴わない頸部痛を呈する2歳，避妊雌のオーストラリアン・シェパード。a〜cは頭側から順に，歯突起レベル（a：矢頭），軸椎頭側レベル，軸椎中央部レベルの横断面。dは再構成した正中矢状断面，eは歯突起を含む傍正中矢状断面（e：矢頭）。変位し，斜骨折した軸椎の椎体が明らかである（b〜f：矢印）。環椎に対して骨折片が変位した結果，脊柱管径が著しく減少している（b：＊）。骨折はX線画像でも検出可能であるが（g：矢頭），脊柱管の障害程度はCTのように正確には評価できない。受傷から時間が経過していたことと神経徴候を認めなかったことから，この患者は保存的に管理された。フォローアップは行われていない。

図 3.2.8 椎間関節の骨折を伴う頚椎の亜脱臼（犬） CT & MRI

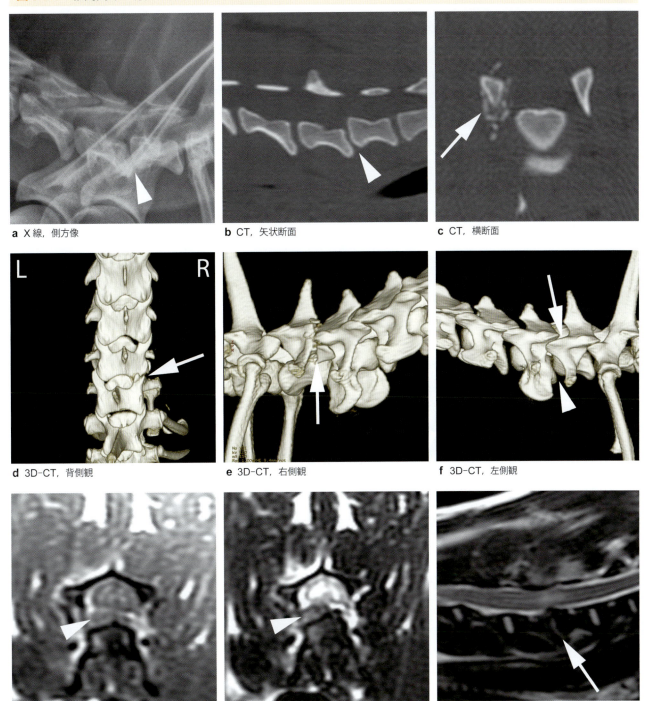

a X線，側方像
b CT，矢状断面
c CT，横断面
d 3D-CT，背側観
e 3D-CT，右側観
f 3D-CT，左側観
g 造影T1W，横断面
h T2W，横断面
i T2W，矢状断面

その日の早朝に体格の大きな犬に頚部を咬まれた5歳，雌のフォックス・テリア系雑種。神経解剖学的にC6-T2領域に局在する神経学的異常を有している。探査的X線画像では，C6に対するC7の背側への亜脱臼と，C6-C7椎間板腔の狭小化を認めた（a：矢頭）。同様の所見はCT再構成による矢状断面および3D画像でも観察される（b，f：矢頭）。加えて，C7の右側の前関節突起が，細かく粉砕され，骨折片が変位しているのが確認される（c〜e：矢印）。比較して左側の関節突起は正常である（f：矢印）。MRIでは，C6-C7椎間板腔が狭窄，および信号強度が低下し（i：矢印），突出した椎間板物質が右側の脊柱管腹側領域に認められる（g，h：矢頭）。脊髄圧迫病変の存在（g〜i）と，C6-C7レベルにおける髄内のコンポーネントの損傷を示唆する脊髄実質のT2W高信号（h，i）が認められる。外科的に脊柱管内より椎間板物質を除去し，亜脱臼を整復，安定化を行った。

図 3.2.9　T5に生じたSalter-Harris型の骨折（犬） CT

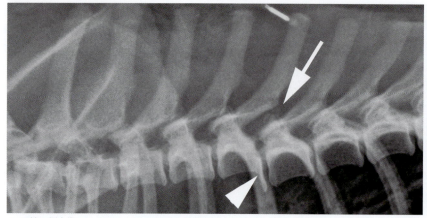
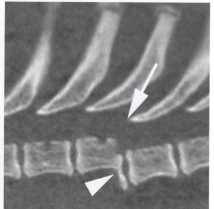

a　X線，側方像　　　　　　　　　　　　　　　　　　b　CT，矢状断面

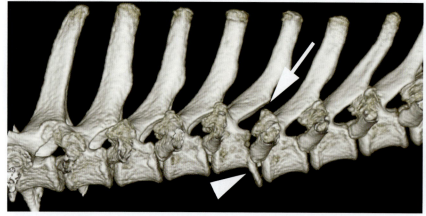
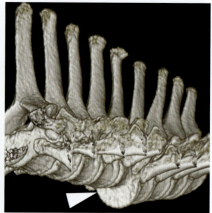

c　3D-CT，左側観　　　　　　　　　　　　　　　　　d　3D-CT，斜位観

つるはしで打たれた直後より疼痛とT3-L3領域の神経学的異常を呈する7カ月齢，避妊雌のプードル系雑種。胸部X線の側方像で，T5椎体尾側の骨端軟骨にSalter-Harris 1型の骨折がみられ，同時にT5と比較してT6が腹側に変位している（a：矢頭）。これらの所見は，CTを再構成した3D画像でも観察される（b〜d：矢頭）。T5-T6椎間関節は亜脱臼し（a，c：矢印），脊柱管径が減少しており，これらの所見は間接的に脊髄圧迫を示唆している（b：矢印）。外科的に損傷を整復し，安定化を行った。

図 3.2.10　T12の骨折とT11-T12の亜脱臼（犬） CT

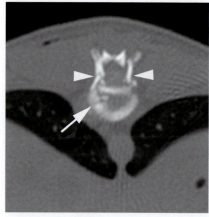
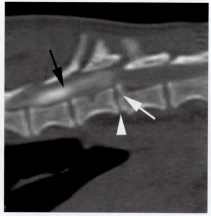
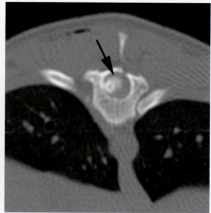

a　Myelo-CT，横断面　　　　b　Myelo-CT，矢状断面　　　c　Myelo-CT，横断面

6日前に他の犬に咬まれた1歳，雄のチワワ。神経解剖学的にT3-L3領域に局在する神経学的異常を呈する。Myelo-CTが行われた。T11の椎弓根（a：矢頭），椎体頭側部（a，b：矢印）の粉砕骨折を認める。T11-T12椎間板腔の狭窄と亜脱臼も認められる（b：矢頭）。くも膜下腔に投与された造影剤が脊髄実質に吸収されており，脊髄軟化症が示唆される（b，c：黒矢印）。脊髄圧迫も認められる（a，b）。

図 3.2.11　L3の圧迫骨折（犬）　　　　　　　　　　　　　　　　　　　　　　　　　　　　　　CT

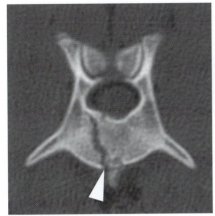
a CT，横断面

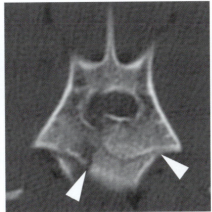
b CT，矢状断面

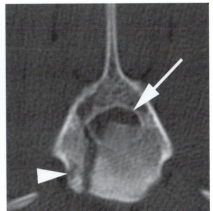
c CT，横断面

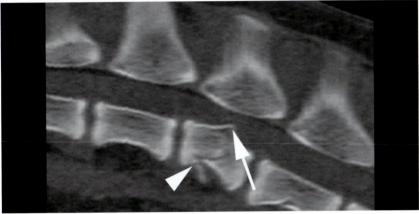
d CT，矢状断面

早朝に自動車事故に遭った1歳，去勢雄のラブラドール・レトリーバー。神経解剖学的にT3-L3に局在するほぼ完全な横断性脊髄障害を呈している。a～cはL3レベルを頭側から順に並べた横断面。L3の粉砕圧迫骨折がみられ（a～d：矢頭），その結果脊柱管径が顕著に狭窄している（c：矢印）。大きな骨折片の尖った辺縁が脊柱管内に向け背側に変位し，脊髄の腹側面に接触している（d：矢印）。これにより，おそらく機能的な脊髄離断が生じている。この損傷を整復し，外科的に安定化を行ったものの，6カ月以上リハビリテーションを行っても神経学的な機能回復はわずかであった。

図 3.2.12　L3 椎弓の陥没骨折（猫）　　CT & MRI

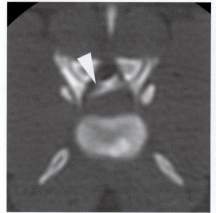
a　CT, 横断面

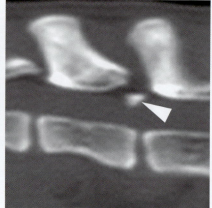
b　CT, 矢状断面

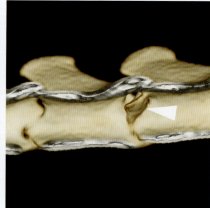
c　3D-CT, 斜位観

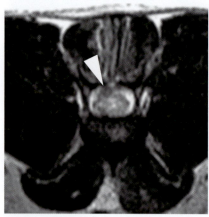
d　T2W, 横断面

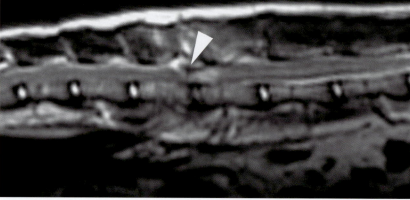
e　T2W, 矢状断面

2日前に犬に咬まれた8歳，避妊雌のドメスティック・ショートヘア。歩行不能で，T3-L3の脊髄障害を呈している。CTではL3の椎弓の頭側縁に生じた陥没骨折（a，b：矢頭）が，脊髄の背側面に接触しているのが確認できる。再構成した3D画像において，椎体を除いた腹側斜位観では，骨折片の脊柱管内への変位が描出されている（c：矢頭）。MRIで骨折片はT2W低信号を呈し（d，e：矢頭），脊髄に接触しており，脊髄の歪みと圧迫を生じている。このレベルでは，髄内の浮腫や出血により脊髄の信号強度もT2Wでの高信号化が顕著である。また同じくT2Wにおいて，L3-L4椎間板の信号強度は弱まっており，外傷性の椎間板突出の可能性が示唆される。片側椎弓切除術により脊髄圧迫を解除し，L3-L4脊柱の安定化を行い，神経機能は徐々に回復した。

図 3.2.13　L6-L7 の脱臼（犬）　　　　　　　　　　　　　　　　　　　　　　　　　　　　　　　CT

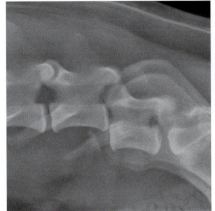

a　X線，側方像

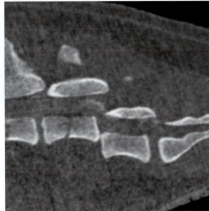

b　Myelo-CT，矢状断面

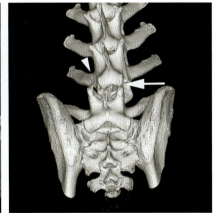

c　CT，3D，背側観

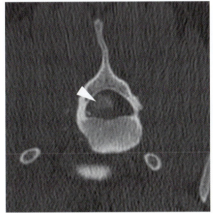

d　Myelo-CT，横断面

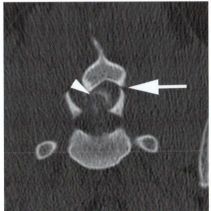

e　Myelo-CT，横断面

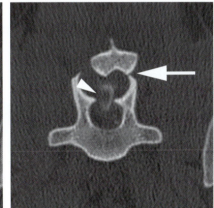

f　Myelo-CT，横断面

早朝に自動車事故に遭った後にL6より尾側の脊髄障害を呈した4歳，避妊雌のスプリンガー・スパニエル。脊椎の側方像では，L6-L7の腹側への脱臼がみられる（a）。Myelo-CTでも腹側への脱臼がみられ，脊髄圧迫も明らかである（b）。bにおいてL6の椎体に垂直に走る高透過性の線は，正常な血管腔を示している。3Dレンダリング画像においてもL6に対してL7が右側方向への亜脱臼（c：矢印）と，ごくわずかな変位を伴うL6の右側横突起の骨折がみられる（c：矢頭）。d～fは頭側から尾側に並べた横断面で，dはL6の尾側レベル，eとfはL7の頭側レベルである。L6の尾側の関節面に対してL7の頭側の関節面が腹側および右側方向へ脱臼する像が観察される（e，f：矢印）。L7頭側関節面間にある馬尾の背側偏位（d～f：矢頭）がL7関節面の腹側関節縁による馬尾外側縁の圧迫で制限されている。脱臼を整復し，外科的な安定化を行うことで，神経学的な状態は周術期中に徐々に回復した。

Section 3　脊柱および脊髄

図 3.2.14　高速穿通性外傷（犬）　　　　　　　　　　　　　　　　　　　　　　　　　　　　　　　　CT

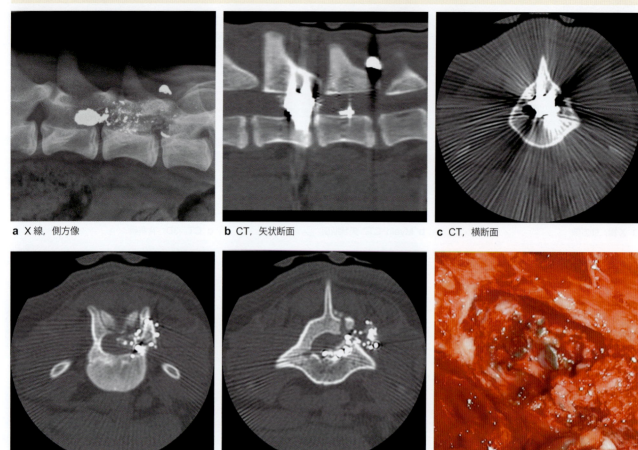

a　X線, 側方像　　　　　　　　b　CT, 矢状断面　　　　　　　　c　CT, 横断面

d　CT, 横断面　　　　　　　　e　CT, 横断面　　　　　　　　f　肉眼所見

弾丸により腰部脊柱に損傷を負った2歳, 去勢雄のビーグル。神経徴候は, L4より尾側における機能的な脊髄離断に一致していた。探査的X線では, 主にL4, L5の周囲に, 無数に断片化した鉛弾が分散しているのが認められる（a）。CTを再構成した同じ領域の矢状断面でも, この所見は再現されている（b）。L4椎体中央部レベルの横断面では, 大きな金属塊が脊柱管の中央に位置するのが確認される（c）。L5頭側レベル（d）, L5中央部レベル（e）では, 脊柱管内, および骨折した左側の椎弓根の周囲組織に無数の金属片が分散する像が見られる。片側椎弓切除術を行った後, 術野には複数の金属片が認められた。脊髄に突き刺さった大きな鉛片を外科的に摘出したものの, このレベルにおける機能的な脊髄離断の状態が遺残した。

3.2 外傷および血管障害

図 3.2.15 仙椎の骨折と仙腸関節脱臼（犬） CT

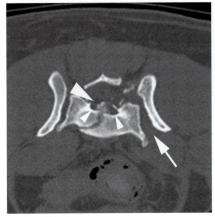
a CT, 横断面

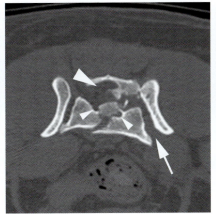
b CT, 横断面

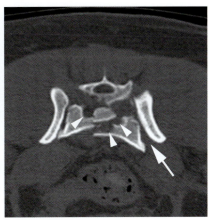
c CT, 横断面

1日前に自動車事故に遭った4歳，避妊雌のテリア。左後肢の麻痺と深部痛覚消失を認め，左側の坐骨神経障害が示唆された。画像は，仙椎，仙腸関節を頭側から尾側の順に並べてある。仙椎は粉砕骨折し，大きな骨折片の変位を認めた（a～c）。骨折により脊柱管の腹側縁を破壊し（a，b：大矢頭），骨折の亀裂は背側および骨盤仙椎孔に及んでいる（a～c：小矢頭）。左側の仙腸関節脱臼による軽度の変位もみられる（a～c：矢印）。さらに坐骨および恥骨にも骨折を認めたが，ここでは示していない。仙椎の骨折の粉砕の程度が重度であったため，内科的に管理された。本症例の左側の仙骨神経の機能は部分的な回復を認めた。

図 3.2.16 仙腸関節脱臼（猫） CT

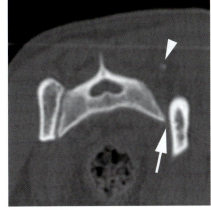
a CT, 横断面

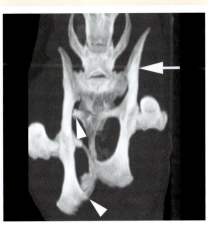
b CT, MIP, 腹側観

48時間前に犬に咬まれた8歳，避妊雌のドメスティック・ショートヘア。神経学的異常は解剖学的にT3–L3領域に局在し，ここでは示していないが，L1の骨折もみられた。小さな骨折片（a：矢頭）を伴った左側の仙腸関節の腹側方向への脱臼（a，b：矢印）がみられる。最大値投影（MIP）画像では左腸骨の頭側変位と右恥骨および坐骨の骨折が明らかである（b：矢頭）。

Section 3　脊柱および脊髄

図 3.2.17　おそらく外傷による椎間板逸脱（犬）

CT & MRI

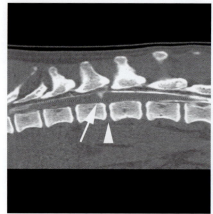
a　Myelo-CT，矢状断面

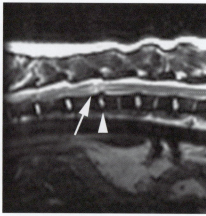
b　T2W，矢状断面

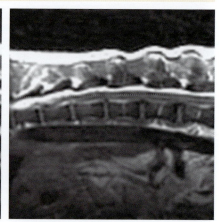
c　造影 T1W，矢状断面

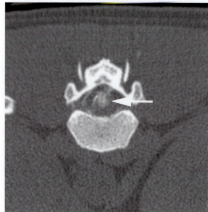
d　Myelo-CT，横断面

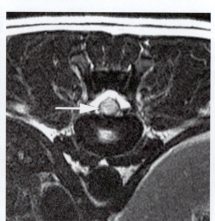
e　T2W，横断面

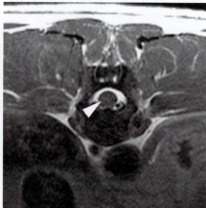
f　造影 T1W，横断面

運動中に対麻痺を急性発症した 3 歳，避妊雌のラブラドール・レトリーバー。Myelo-CT では，圧迫病変を伴わずに脊髄径が増加している所見と（a，d：矢印），くも膜下腔に投与した造影剤が T13-L1 レベルで脊髄実質に取り込まれている像が見られ（a：矢頭），髄内病変が示唆される。MRI でも同レベルは T2W 高信号を呈するが（b，e：矢印），造影増強はほとんどみられず（f：矢頭），そして圧迫所見も認められない。T13-L1 椎間板の信号強度は，周囲の椎間板と比較してやや減少している（b：矢頭）。いずれの画像でも，脊柱管内に固形性の椎間板物質の存在は確認されない。この犬は，内科治療により部分的な神経機能の回復を認めた。

図 3.2.18 脊髄挫傷（犬）　　　MRI

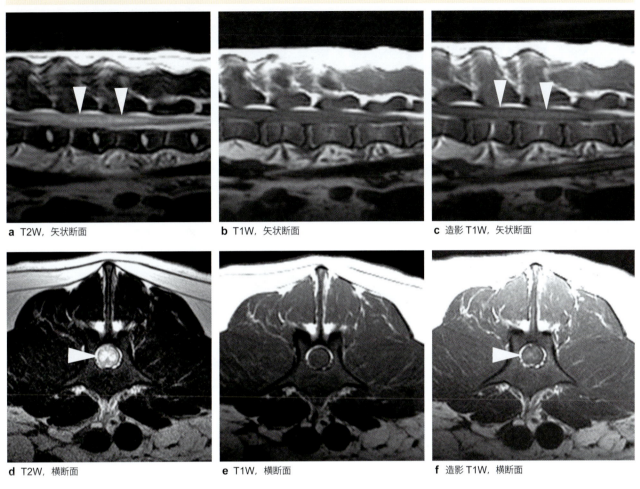

a T2W，矢状断面　　b T1W，矢状断面　　c 造影 T1W，矢状断面

d T2W，横断面　　e T1W，横断面　　f 造影 T1W，横断面

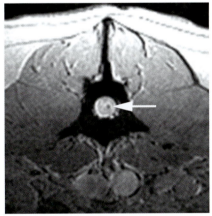

g T2*W，横断面

1日前に牛に踏まれ，腰椎と腹部を損傷した4歳，去勢雄のボーダー・コリー。現在の神経徴候はL3-L5の脊髄障害である。脊椎のX線検査では，所見は見られなかった。脊髄はL3，L4レベルを中心としたび漫性のT2W高信号を呈し（a, d：矢頭），髄内病変が示唆された。造影剤の投与により脊髄には，軽度なび漫性の造影増強がみられた（c, f：矢頭）。T2*Wでは，脊髄内におけるピンポイントの磁化率アーチファクトが明らかで，多病巣性の出血が示唆される（g：矢印）。

図 3.2.19 脊髄出血（犬） MRI

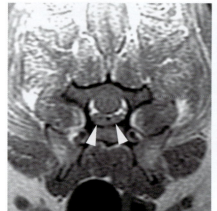
a T1W, 横断面

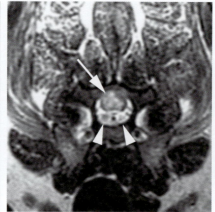
b T2W, 横断面

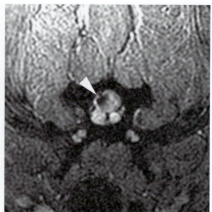
c T2*W, 横断面

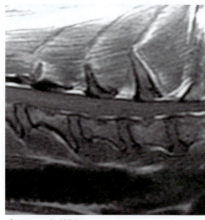
d T1W, 矢状断面

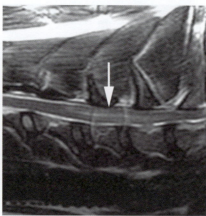
e T2W, 矢状断面

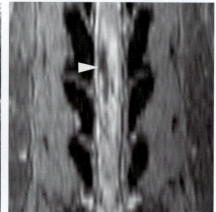
f T2*W, 背断面

四肢不全麻痺を急性発症した12歳, 避妊雌のピット・ブル・テリア。慢性の変形性関節症の治療のため, 飼い主によりアスピリンを1日2回投与されていた。脊髄実質はT2W高信号を呈し, C5レベルを中心として局所的な脊髄中心管の拡張を認める（b, e：矢印）。このレベルでは脊髄径が膨大化し, 髄内病変が示唆されるものの, 圧迫病変は認められない。内側の椎骨静脈叢も拡張しているように見える（a, b：矢頭）。T2*Wでは磁化率効果が顕著であり（c, f：矢頭）, 罹患した脊髄分節における出血が明らかとなった。剖検において, 脊髄出血, 脊髄軟化症, 硬膜下出血が確認された。根本にある原因は明らかにすることはできなかったが, 長期的なアスピリンの投与が自発的な出血を引き起こしたと考えられた。eにおいて, 脊髄に重なって垂直方向に走る2本の曲線は, 撮像範囲外にあるマイクロチップによるアーチファクトである。

図 3.2.20　線維軟骨塞栓症（犬）　　CT

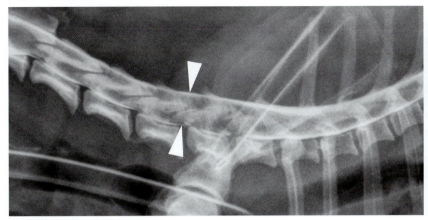

a 脊髄造影 X 線，側方像

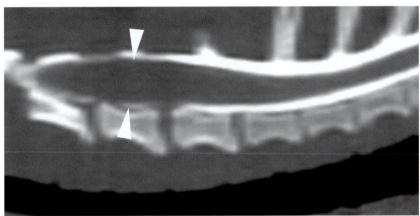

c Myelo-CT，矢状断面

b Myelo-CT，背断面

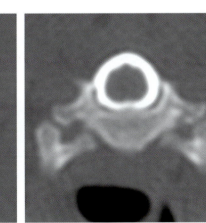

d Myelo-CT，横断面　　e Myelo-CT，横断面

飼い主との散歩から帰宅した直後に甚急性の四肢不全麻痺を呈した 4 歳，避妊雌のヨークシャー・テリア。脊髄造影 X 線において C6 を中心とした，明らかに増大した脊髄径が確認される（a：矢頭）。Myelo-CT ではさらに，尾側頸部の髄内病変が明らかである。（b～d：矢頭）。頸膨大部では脊髄径が大きいのは正常であるが，この犬の直径変化の程度は明らかに異常であり，くも膜下腔の造影輪が殆ど認められなくなっている（d：矢頭）。脊髄病変より尾側の頭側胸部における横断面では，正常な脊髄径と，はっきりとしたくも膜下腔の造影輪が認められる（e）。剖検では，複数の線維軟骨塞栓に起因した領域性の脊髄軟化症が確認された。本症例でみられた脊髄径の膨化の程度は珍しく，回復可能な病態の患者ではあまり生じることはない。

図 3.2.21　線維軟骨塞栓症（犬）　　MRI

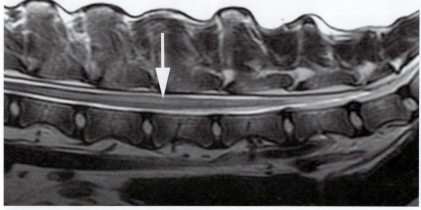

a　T2W，矢状断面

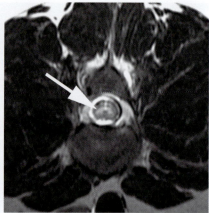

b　T2W，横断面

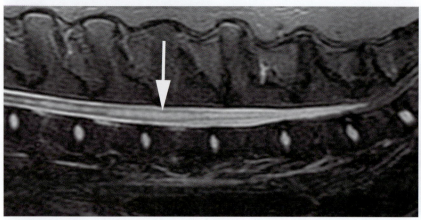

c　STIR，矢状断面

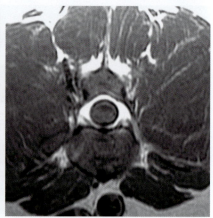

d　T1W，横断面

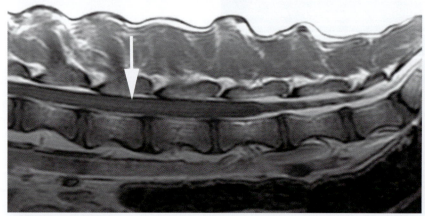

e　造影 T1W，矢状断面

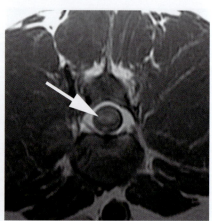

f　造影 T1W，横断面

きっかけとなる原因のわからない後肢麻痺を急性発症した4歳，避妊雌のアイリッシュ・ウルフハウンド。尾側脊髄に髄内病変に一致するび漫性の T2W 高信号が認められる（a～c：矢印）。造影剤の投与により，脊髄には軽度の，び漫性の造影増強がみられる（e, f：矢印）。中心性にみられる T2W 高信号および造影増強は，主に灰白質の障害を示唆している（b, f：矢印）。神経学的異常は改善の徴候なく14日間にわたって持続した。剖検では L6 分節より尾側から出血を伴った重度の両側性の脊髄軟化症が確認された。髄膜と脊髄の両方の血管内に複数の線維軟骨塞栓を認めた。

図 3.2.22　線維軟骨塞栓症（犬）　　　MRI

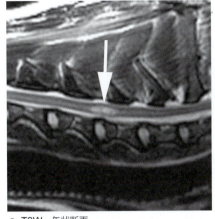
a T2W，矢状断面

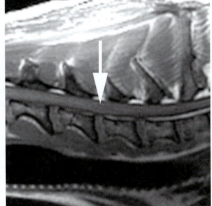
b T1W，矢状断面

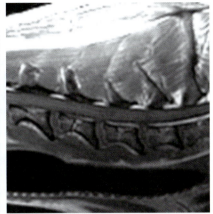
c 造影 T1W，矢状断面

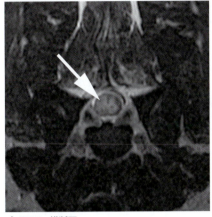
d T2W，横断面

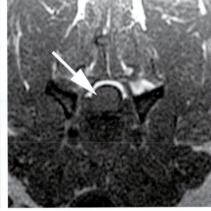
e T1W，横断面

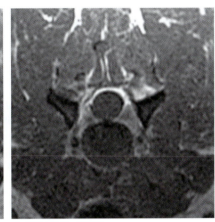
f 造影 T1W，横断面

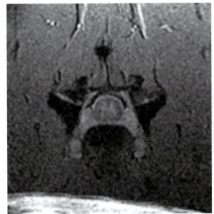
g T2*W，横断面

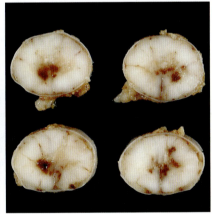
h 肉眼所見，横断面

解剖学的に C6-T2 に局在する神経学的異常を急性発症した 8 歳，去勢雄のゴールデン・レトリーバー。C5-C6 レベルの脊髄において，局所的な T2W 高信号，T1W 低信号が認められ（a，b，d，e：矢印），造影剤投与による造影増強はみられない（c，f）。信号強度の変化は中心部に分布し，脊髄径は局所的に増大しており，髄内病変が示唆される。T2*W において，脊髄実質の出血病変は検出されなかった（g）。飼い主は安楽死を選択し，剖検では C5-C7 分節における局所的な腫大，主に灰白質における脊髄軟化症，出血，および神経細胞壊死を認めた（h）。複数の線維軟骨塞栓が髄膜および脊髄血管内に認められた。T2*W がなぜ実質内の出血病変を検出できなかったのかは不明である。1 つの可能性として，本症が甚急性の疾患という性質から，ヘモグロビンの変性物質が磁化率効果を示すのに十分な濃度に達する前に MRI が撮像されたことが考えられる。

文献

1. Ross JS. Spine Fracture Classification Models. In: Ross JS, Brant-Zawadzki M, Morre KR, Crim J, Chen MZ, Katzman GL (eds): Diagnostic Imaging: Spine. Salt Lake City: Amirsys, Inc., 2005;II–I–6–9.
2. Kube SA, Olby NJ. Managing acute spinal cord injuries. Compend Contin Educ Vet. 2008;30:496–504; quiz 504, 506.
3. Shores A. Spinal trauma. Pathophysiology and management of traumatic spinal injuries. Vet Clin North Am Small Anim Pract. 1992;22:859–888.
4. Kinns J, Mai W, Seiler G, Zwingenberger A, Johnson V, Caceres A, et al. Radiographic sensitivity and negative predictive value for acute canine spinal trauma. Vet Radiol Ultrasound. 2006;47:563–570.
5. Johnson P, Beltran E, Dennis R, Taeymans O. Magnetic resonance imaging characteristics of suspected vertebral instability associated with fracture or subluxation in eleven dogs. Vet Radiol Ultrasound. 2012;53:552–559.
6. Denis F. The three column spine and its significance in the classification of acute thoracolumbar spinal injuries. Spine. 1983;8:817–831.
7. Besalti O, Ozak A, Tong S. Management of spinal trauma in 69 cats. Dtsch Tierarztl Wochenschr. 2002;109:315–320.
8. Bruce CW, Brisson BA, Gyselinck K. Spinal fracture and luxation in dogs and cats: a retrospective evaluation of 95 cases. Vet Comp Orthop Traumatol. 2008;21:280–284.
9. Hawthorne JC, Blevins WE, Wallace LJ, Glickman N, Waters DJ. Cervical vertebral fractures in 56 dogs: a retrospective study. J Am Anim Hosp Assoc. 1999;35:135–146.
10. McKee WM. Spinal trauma in dogs and cats: a review of 51 cases. Vet Rec. 1990;126:285–289.
11. Steffen F, Flueckiger M, Montavon PM. Traumatic atlanto-occipital luxation in a dog: associated hypoglossal nerve deficits and use of 3-dimensional computed tomography. Vet Surg. 2003;32:411–415.
12. Middleton G, Hillmann DJ, Trichel J, Bragulla HH, Gaschen L. Magnetic resonance imaging of the ligamentous structures of the occipitoatlantoaxial region in the dog. Vet Radiol Ultrasound. 2012;53:545–551.
13. Bali MS, Lang J, Jaggy A, Spreng D, Doherr MG, Forterre F. Comparative study of vertebral fractures and luxations in dogs and cats. Vet Comp Orthop Traumatol. 2009;22:47–53.
14. Jeffery ND. Vertebral fracture and luxation in small animals. Vet Clin North Am Small Anim Pract. 2010;40:809–828.
15. Anderson A, Coughlan AR. Sacral fractures in dogs and cats: a classification scheme and review of 51 cases. J Small Anim Pract. 1997;38:404–409.
16. Kuntz CA, Waldron D, Martin RA, Shires PK, Moon M, Shell L. Sacral fractures in dogs: a review of 32 cases. J Am Anim Hosp Assoc. 1995;31:142–150.
17. Chang Y, Dennis R, Platt SR, Penderis J. Magnetic resonance imaging of traumatic intervertebral disc extrusion in dogs. Vet Rec. 2007;160:795–799.
18. De Risio L, Adams V, Dennis R, McConnell FJ. Association of clinical and magnetic resonance imaging findings with outcome in dogs with presumptive acute noncompressive nucleus pulposus extrusion: 42 cases (2000–2007). J Am Vet Med Assoc. 2009;234:495–504.
19. Henke D, Gorgas D, Flegel T, Vandevelde M, Lang J, Doherr MG, et al. Magnetic resonance imaging findings in dogs with traumatic intervertebral disk extrusion with or without spinal cord compression: 31 cases (2006–2010). J Am Vet Med Assoc. 2013;242:217–222.
20. Park EH, White GA, Tieber LM. Mechanisms of injury and emergency care of acute spinal cord injury in dogs and cats. J Vet Emerg Crit Care (San Antonio). 2012;22:160–178.
21. Griffiths IR. Spinal cord injuries: a pathological study of naturally occurring lesions in the dog and cat. J Comp Pathol. 1978;88:303–315.
22. Cauzinille L, Kornegay JN. Fibrocartilaginous embolism of the spinal cord in dogs: review of 36 histologically confirmed cases and retrospective study of 26 suspected cases. J Vet Intern Med. 1996;10:241–245.
23. Gandini G, Cizinauskas S, Lang J, Fatzer R, Jaggy A. Fibrocartilaginous embolism in 75 dogs: clinical findings and factors influencing the recovery rate. J Small Anim Pract. 2003;44:76–80.
24. Nakamoto Y, Ozawa T, Katakabe K, Nishiya K, Yasuda N, Mashita T, et al. Fibrocartilaginous embolism of the spinal cord diagnosed by characteristic clinical findings and magnetic resonance imaging in 26 dogs. J Vet Med Sci. 2009;71:171–176.
25. Marioni-Henry K. Feline spinal cord diseases. Vet Clin North Am Small Anim Pract. 2010;40:1011–1028.
26. De Risio L, Adams V, Dennis R, McConnell FJ, Platt SR. Association of clinical and magnetic resonance imaging findings with outcome in dogs suspected to have ischemic myelopathy: 50 cases (2000–2006). J Am Vet Med Assoc. 2008;233:129–135.

3.3 炎症性疾患

非感染性炎症性疾患

CTあるいはMRIで明らかな異常所見を呈する非感染性の炎症性脊髄疾患は比較的まれである。これらの疾患の診断は，シグナルメントや臨床徴候，脳脊髄液（CSF）検査，そして治療への反応に基づいて行われることが多い。最も多くみられる2つの病態の概要を以下に記す。

肉芽腫性髄膜脳脊髄炎

肉芽腫性髄膜脳脊髄炎 granulomatous meningoencephalomyelitis（GME）の概要と，頭蓋内病変の画像所見については2.6章に記した。本疾患は，主に脳の白質，視神経，脊髄に生じ，巣状型 focal あるいは播種型 disseminated として出現する。

脊髄に発生したGMEのCT所見に関する記述はこれまでにないが，おそらくCTでは病変を捉えにくいか，検出できないと予想される。造影増強される，あるいはされない脊髄径の増大を伴う髄内病変として，巣状型の mass 病変が検出されることもある。MRI所見には，局所性，多発性，あるいはび漫性の，様々な造影増強を呈す実質 T1 強調（T1W）低信号，T2 強調（T2W）高信号病変が挙げられる（**図 3.3.1**，**3.3.2**）。

ステロイド反応性髄膜炎－動脈炎

ステロイド反応性髄膜炎－動脈炎 steroid responsive meningitis-arteritis（SRMA）は，軟膜と，これに関連する血管に対する炎症反応を生じる全身性の免疫介在性疾患で，若齢のバーニーズ・マウンテン・ドッグ，ビーグル，ノヴァスコシア・ダック・トーリング・レトリーバー，ウェルシュ・コーギー，ボクサーや他の犬種での発生が報告されている[1~7]。本疾患では，主に脊髄と，それほどではないにせよ脳にも病変が生じる。MRI所見として，髄膜の肥厚と造影剤による造影増強が報告されているが，我々の経験上，犬のSRMAの画像診断では所見を伴わないことが多い[6]。

感染性炎症性疾患

脊柱管

椎間板脊椎炎

椎間板脊椎炎 discospondylitis は，一般に犬でみられ，猫での発症はまれである。感染は多種多様の細菌および真菌に起因する。椎間板脊椎炎における脊椎の画像所見は細菌性，真菌性とも同様であるが，その背景に存在する臨床徴候の発現はまったく異なるものである。

細菌性（化膿性）椎間板脊椎炎

椎間板脊椎炎と診断された犬500例以上の大規模な回顧的調査では，2/3が雄で，高齢なほど発症しやすく，グレート・デーンに好発することが報告されている[8]。多くの菌が報告されているが，最も多く分離されるのは，*Staphylococcus*，*Brucella*，*Streptococcus*，*Escherichia* 属菌である[8~11]。細菌性椎間板脊椎炎の犬では，尿路，皮膚，他の器官に細菌の潜伏感染を有しており，これが菌血症と，脆弱な椎間板組織への塞栓性播種を引き起こす。

X線検査は，椎間板脊椎炎の診断とモニタリングにおいて優れた手段である。神経学的異常が存在する場合，あるいはX線所見や他の診断検査結果からは説明のつかない何らかの臨床徴候を有する場合に，CTやMRIが用いられることが多い。

画像所見は病期により様々である。疾患早期の活動期におけるCT所見では，椎体終板の骨融解像と椎間板腔の拡大がみられる。活動期の後期には，骨硬化，反応性の骨新生，椎間板腔の虚脱に関連した，椎体終板のよりはっきりした破壊像が見られる。炎症反応による顕著な軟部組織の増殖や，椎間関節の亜脱臼が存在する場合には，神経徴候の原因となる脊髄圧迫を生じることもある。回復期や修復期には，反応性の新生骨の架橋により椎間板腔が完全に虚脱することもある。活動期の椎間板腔内の軟部組織や，骨髄，周囲の軟部組織には，中等度から強い造影増強が認められ，これは椎間板炎，骨髄炎，蜂窩織炎の存在を反映している（**図3.3.3**，**3.3.4**）。

細菌性椎間板脊椎炎のMRI所見では，活動期の初期に，椎間板腔でT2W画像において不均一な信号強度異常がみられ，罹患した椎体や隣接する軟部組織にはT1W低信号，T2W，STIR高信号が認められる。活動期には，椎間板，骨髄，周囲の軟部組織に強い造影増強を呈す（**図3.3.5**）[7, 12]。活動期や修復期における，骨破壊，骨新生のモニタリングでは，MRIはCTよりも感度が劣るかもしれない。

真菌性（肉芽腫性）椎間板脊椎炎

多くの菌種による椎間板脊椎炎の発生が報告されているが，真菌性椎間板脊椎炎のほとんどは*Aspergillus*属菌か*Paecilomyces*属菌による全身感染症の一部として生じたものである[13〜17]。発症年齢は2〜8歳，ジャーマン・シェパード・ドッグ，雌に好発し，これまでに報告されているうちの2/3以上を占めている[15, 16]。罹患犬は免疫抑制状態であると考えられ，多臓器において発症する。

真菌性椎間板脊椎炎の画像所見は，細菌性のものと同様であり，複数の椎間板に生じることも多い（**図3.3.6**，**3.3.7**）。

脊椎炎

いくつかの地域では，吸入した植物の芒（のぎ）による脊椎炎がみられることがある。芒は気道，肺の実質に移動した後，尾側に出て，頭側腰下部に侵入，横隔膜腰部の付着部を通過して，L3，L4の腹側縁に到達し，脊椎周囲の化膿性肉芽腫性筋炎と明瞭な膿瘍が脊椎炎を引き起こす[18]。

脊椎炎の画像所見として，罹患した椎体の腹側あるいは背側縁の骨膜における骨新生が認められる。感染の持続期間や重症度によっては，骨硬化が潜在することもあり，CTでは高吸収，MRIではT1WおよびT2W低信号を呈する。活動期には蜂窩織炎もしくは膿瘍が存在し，CTでは低吸収性の，MRIではT1W低信号，T2W高信号を呈する腰椎下mass病変として見られる。どちらのモダリティでも，軟部組織は強く不均一に造影増強される（**図3.3.8**）。

脊髄，髄膜，硬膜外
脊髄硬膜外蓄膿

硬膜外腔での感染はまれであるが，椎間板脊椎炎から直接拡がったり，局所感染や，血行性播種により生じることがある。臨床徴候として発熱や進行性の脊髄障害を認める。脊髄障害を呈する場合には，圧迫病変を有するかもしれない[19, 20]。

CT所見については不確かだが，前述した椎間板脊椎炎の所見が含まれる。脊髄造影CT（Myelo-CT）でのくも膜下腔および硬膜外腔の造影増強は不完全，不均一である。また，局所性，多病巣性，び漫性の脊髄圧迫病変が存在することもある[20]。

MRIでは，感染した領域の脊髄がT2W高信号を呈するのみならず，硬膜外腔におけるT2W混合信号あるいは高信号が認められる。いずれのモダリティにおいても造影剤の投与後には，周囲組織にび漫性から辺縁性の中等度の造影増強が認められる（**図3.3.9**）[19]。

髄膜脊髄炎

犬と猫どちらにおいても感染性の髄膜脊髄炎はまれであるが，ウイルス，細菌，真菌，寄生虫により生じることがある[7, 15, 21, 22]。感染性因子のスペクトラムにより臨床所見は多様であり，髄膜脊髄炎が全身性疾患あるいは多臓器疾患の一部であることもある。小動物における髄膜脊髄炎の画像診断に関する報告はわずかであるが，われわれの経験上でもMRI所見は多様である。化膿性髄膜脊髄炎や肉芽腫性髄膜脊髄炎の患者のくも膜下腔に存在する液体と固形物の集積は，多様なT1W信号強度，不均一なT2W信号強度，FLAIR高信号を呈する。造影剤の投与により髄膜は強く増強される。くも膜下腔に存在する炎症産物の量や性状により，脊髄や馬尾が偏位したり，圧迫を受けることもある。脊髄実質はT1W低信号，T2W高信号を呈し，脊髄の直径は浮腫により増加する（**図3.3.10**，**3.3.11**）。

図 3.3.1　脊髄の肉芽腫性髄膜脳脊髄炎の疑い（犬）　　MRI

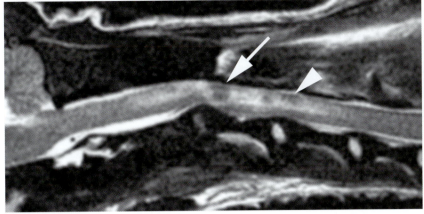
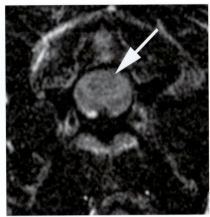

a　T2W, 矢状断面　　　　　　　　　　　　　　　　　　　　b　T2W, 横断面

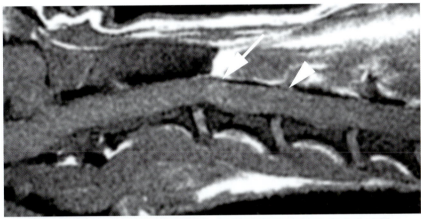
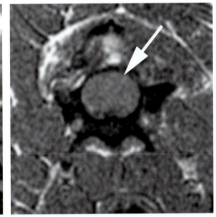

c　T1W, 矢状断面　　　　　　　　　　　　　　　　　　　　d　T1W, 横断面

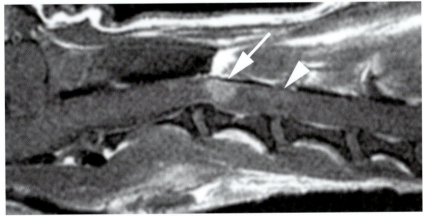
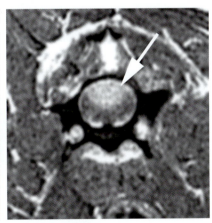

e　造影 T1W, 矢状断面　　　　　　　　　　　　　　　　　　f　造影 T1W, 横断面

3日前から，特に前肢に顕著な歩行困難を呈し，神経解剖学的に C1-T2 の病変局在が疑われた4歳，避妊雌のチャイニーズ・クレステッド・ドッグ。軸椎尾側レベルの脊髄背側領域が T2W 低信号，T1W 等信号を呈する（a～d：矢印）。C2-C3 椎間板腔レベルの髄内にも，同様の信号強度を呈する2つの小病変が確認される（a，c：矢頭）。頭側頚髄では病変を囲む浮腫により，び漫性に T2W 高信号を呈する（a）。造影剤の投与により均一な造影増強を示す孤立性の mass 病変が認められ（e，f：矢印），2つの小病変にもぼんやりとした増強がみられる（e：矢頭）。診断は，肉芽腫性髄膜脳脊髄炎に一致した CSF 検査結果，感染性因子が存在しないこと，そして免疫抑制量のステロイド投与に対する反応に基づいて行われた。

Section 3　脊柱および脊髄

図 3.3.2　脊髄の肉芽腫性髄膜脳脊髄炎（犬）　　MRI

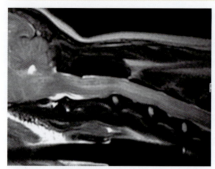
a　T2W, 矢状断面

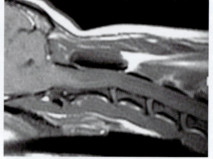
b　T1W, 矢状断面

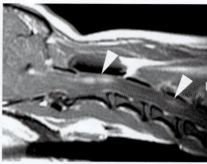
c　造影 T1W, 矢状断面

最近，眼振と旋回を発症した 4 歳，避妊雌のジャック・ラッセル・テリア。実質の脳幹と頭側頸髄で，実質の腫大に関連したび漫性の中等度 T2W 高信号が認められる（**a**）。造影剤の投与により，脳幹は軽度に不均一に増強され，また，頸髄背側において，境界不明瞭に増強される 3 つの病変が確認される（**c**：矢頭）。剖検により，肉芽腫性髄膜脳脊髄炎に一致する血管周囲性の炎症病変が明らかとなった。また，壊死を伴った多発性の化膿性炎症もみられた。

図 3.3.3　化膿性椎間板脊椎炎（犬）　　CT

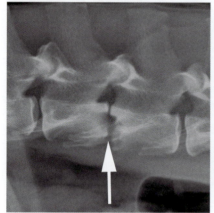
a　X 線, 側方像

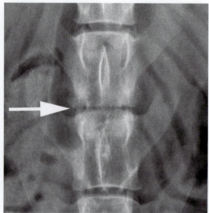
b　X 線, VD 像

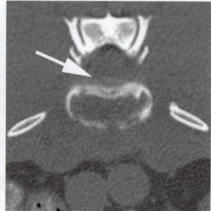
c　CT, 横断面

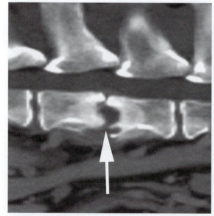
d　CT, 矢状断面

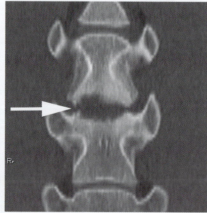
e　CT, 背断面

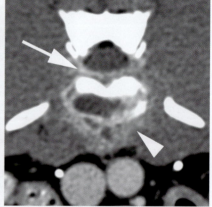
f　Myelo-CT, 横断面

炎症性の呼吸器疾患の治療後，数週間にわたって背部痛が悪化した 5 歳，避妊雌のグレーハウンド。脊椎の X 線画像では，L3-L4 の椎体終板の骨融解，その周囲の骨硬化，椎間板腔の狭窄がみられた（**a, b**：矢印）。これらの所見は CT 画像でも確認され，CT ではさらに椎体終板の破壊の程度がよりはっきりと確認される（**d, e**：矢印）。腹側の硬膜外腔では正常な脂肪デンシティが消失し（**c**：矢印），造影剤投与後には脊柱の周囲組織（**f**：矢頭）および腹側の硬膜外腔（**f**：矢印）が領域的に増強され，炎症反応の局所波及が示唆される。FNA による細胞診では化膿性炎症が明らかとなった。細菌培養において原因菌の同定には至らなかったが，犬には採材前から抗生剤の投与が行われていた。

図 3.3.4　非活動期，多中心性の椎間板脊椎炎（犬）

CT

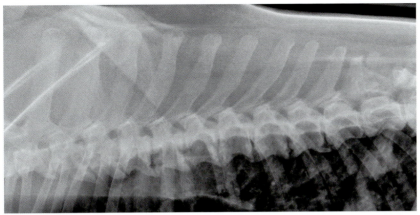

a　X線，側方像

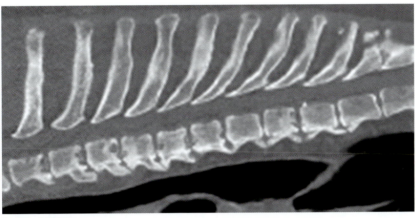

b　CT，矢状断面

鼻腔腺癌の14歳，去勢雄のゴールデン・レトリーバー。脊椎の疼痛や神経学的異常に関連する臨床徴候はみられない。腫瘍のステージングを目的に胸部X線検査および胸部CT検査が実施された。複数箇所で，椎体終板の骨融解，その周囲の骨硬化，椎間板腔の狭窄化，胸部脊柱でのブリッジ形成が認められる。これらの所見は，X線画像でも確認されるが，CTの方がよりはっきりと見える。この犬は，過去に多中心性の椎間板脊椎炎を罹患し，その後，回復したものと考えられた。

図 3.3.5　化膿性椎間板脊椎炎（犬）　　MRI

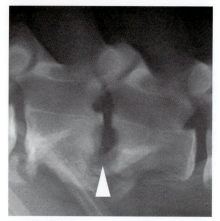

a　X線，側方像

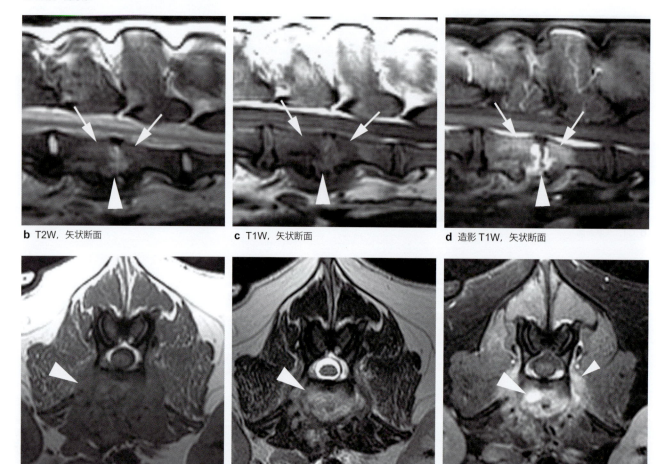

b　T2W，矢状断面　　c　T1W，矢状断面　　d　造影 T1W，矢状断面

e　T2W，横断面　　f　T1W，横断面　　g　造影 T1W，横断面

神経学的な異常は認めないが，背彎姿勢と前肢のぎこちない歩様を呈した 1.5 歳，去勢雄のボクサー。X 線画像では，L2–L3 における椎体終板の骨融解，その周囲の骨硬化，椎間板腔の軽度狭小化を認める（a：矢頭）。MRI では，L2–L3 椎間板腔は不明瞭で，T2W，T1W とも不均一な高信号を呈する（b，c，e，f：矢頭）。周囲の椎体の骨組織は，軽度 T2W 高信号，T1W 低信号を呈する（b，c：矢印）。罹患した椎間板（d，g：大矢頭），および周囲の骨組織（d：矢印），周囲の軟部組織（g：小矢頭）は，強く増強される。FNA による細胞診にて化膿性炎症像を認め，Staphylococcus intermedius が培養・同定された。

図 3.3.6 化膿性肉芽腫性（真菌性）椎間板脊椎炎（犬） CT

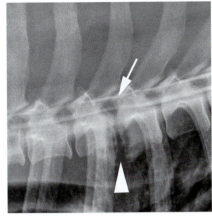

a 脊髄造影 X 線，側方像

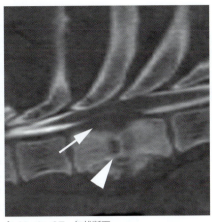

b Myelo-CT，矢状断面

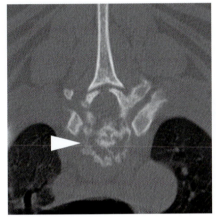

c Myelo-CT，横断面

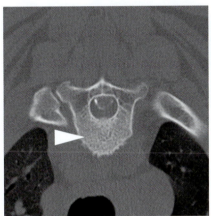

d Myelo-CT，横断面

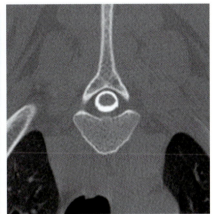

e Myelo-CT，横断面

2週間続く後肢の運動失調と背部痛を呈した2歳，雌のジャーマン・シェパード・ドッグ。脊髄造影検査では，T5-T6における椎体終板の骨融解，その周囲の骨硬化，椎間板腔の狭小化および，ブリッジ形成（a：矢頭），造影柱の局所的な減衰と挙上が認められる（a：矢印）。Myelo-CT では，骨融解（c：矢頭）とその周囲の骨硬化（d：矢頭）がより鮮明に観察でき，また，椎間板腔にかかる骨性のブリッジ（b：矢頭），脊髄を圧迫する境界明瞭な腹側の硬膜外 mass（b：矢印）も認められる。T4 レベルの画像（e）は，正常な脊髄とその周囲のくも膜下腔を示す。この犬は臨床徴候悪化のため，安楽死された。剖検により化膿性肉芽腫性椎間板脊椎炎と診断され，*Aspergillus terreus* が培養・同定された。

図 3.3.7　化膿性肉芽腫性（真菌性）椎間板脊椎炎（犬）

MRI

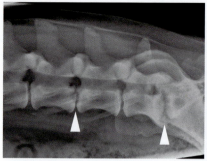

a　X線，側方像

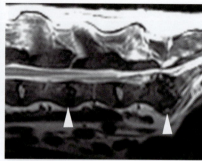

b　T2W，矢状断面

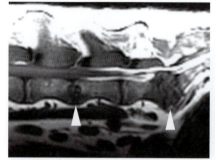

c　T1W，矢状断面

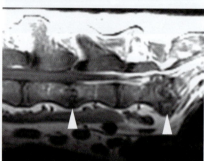

d　造影T1W，矢状断面

3カ月間にわたる進行性の後肢麻痺を呈した5歳，去勢雄のジャーマン・シェパード・ドッグ。L5–L6およびL7–S1椎間板は境界不明瞭で不均一なT2W低信号，T1W混合信号を呈し（b，c：矢頭），これらは探査的X線画像上での明らかな終板の破壊と周囲の骨硬化を反映している（a：矢頭）。罹患した椎間板，特にL7–S1における顕著な不均一な造影増強は，活動性の炎症反応を反映している（d：矢頭）。他の多くの椎間板にも，同様の所見が見られた（ここには示していない）。腰仙椎間の椎間板腔よりFNAで採取したサンプルからはSagnomella属菌（詳しい同定まではしていない）が分離された。

図 3.3.8　化膿性脊椎炎（犬）

CT

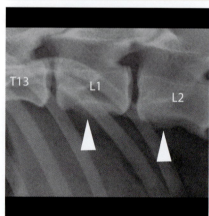

a　X線，側方像

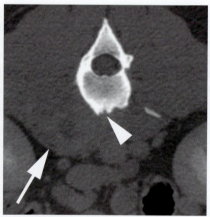

b　CT，横断面

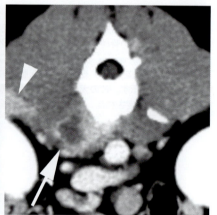

c　CT，横断面

2週間前からけん怠感，体重減少，腰痛を呈する3歳，雌のラブラドール・レトリーバー。探査的X線画像において，L1，L2の椎体腹側面に境界明瞭な骨形成がみられる（a：矢頭）。L1レベルにおいて，右側の腰下部の筋組織（腰方形筋，小腰筋）が，局所的に腫大しており（b：矢印），造影剤の投与により辺縁増強される腰下部の膿瘍であることが示された（c：矢印）。L1の椎体腹側には針骨状の骨膜反応が認められる（b：矢頭）。さらに右外側傍脊柱領域に伸びる索状陰影も観察される（c：矢頭）。外科的な探査により同領域に迷入したフォックステイル・グラスの芒を除去した。膿瘍からはActinomyces属菌，Pasteurella属菌，および複数の嫌気性菌が培養・同定された。

図 3.3.9　脊髄硬膜外蓄膿（犬）　　MRI

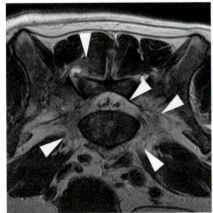
a T2W，横断面

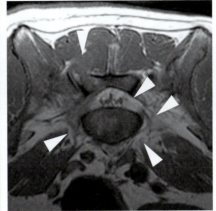
b T1W，横断面

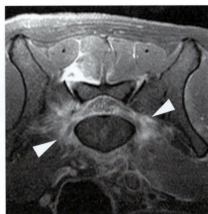
c 脂肪抑制造影 T1W，横断面

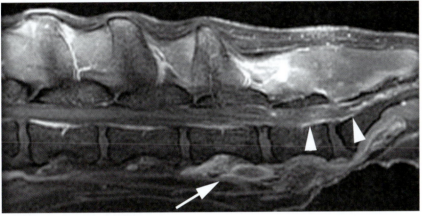
d 脂肪抑制造影 T1W，矢状断面

2週間前から起立を嫌がる徴候が進行し，腰部もしくは骨盤の疼痛による徴候を呈した8歳，避妊雌のアイリッシュ・ウルフハウンド。a〜cはL7の尾側端を撮像した横断面。脊柱管内，椎間孔，脊椎周囲領域の脂肪組織の信号強度がT1W，T2Wとも混合パターンを呈する（a，b：矢頭）。造影剤の投与後，これらの領域は顕著に不均一に増強された（c，d：矢頭）。増強の範囲は硬膜外蓄膿および周囲の蜂窩織炎の分布に一致している。硬膜外腔における造影増強はL7から仙椎までの範囲の脊柱管で最も顕著であり，これはdで最もはっきり観察可能である。内側腸骨リンパ節の周囲組織にも造影増強がみられ，領域性のリンパ節腫大を示している（d：矢印）。L6-S1の背側椎弓切除により，壊死した脂肪，および膿状物質の集積が認められた。硬膜外脂肪の生検により，グラム陽性球菌を伴う線維素化膿性脂肪織炎が明らかとなった。培養では菌は発育しなかったものの，この犬は抗生剤による治療を受けた。

図 3.3.10 化膿性肉芽腫性（真菌性）髄膜脊髄炎（犬） MRI

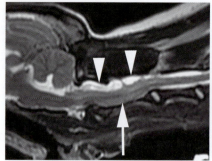

a T2W, 矢状断面

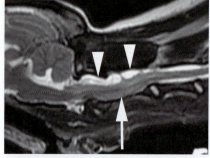

b T1W, 矢状断面

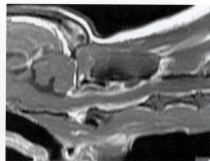

c 造影 T1W, 矢状断面

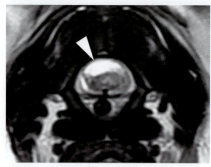

d T2W, 横断面

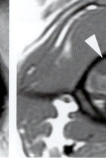

e T1W, 横断面

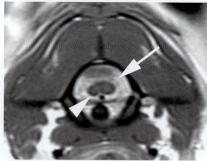

f 造影 T1W, 横断面

軽度の運動失調と頚部痛による徴候を呈する9歳，去勢雄のマンチェスター・テリア。d～fは，C1-C2レベルを撮像したものである。脊髄周囲に液体貯留を示唆する T2W 高信号，T1W 低信号の領域を認め，これにより脊髄は変形し，圧迫されている（a, b, d, e：矢頭）。T2W 横断面で同心円状の像を認めること（d）と，造影 T1W で硬膜外（f：矢印）および硬膜内髄外に見られる信号から，硬膜外と硬膜内に環状構造を有しているように見える。C2 レベルでは脊髄腫大に関連して脊髄実質のび漫性 T2W 高信号が認められ，髄内病変が示唆される（a：矢印）。脳脊髄液（CSF）検査では，リンパ球／好中球による混合性の顕著な炎症像が見られた。減圧の目的で背側椎弓切除術を行い，生検によって髄膜と硬膜外組織における重度の化膿性肉芽腫性炎症が明らかとなった。生検組織の真菌培養では，*Coccidioides immitis* の発育を認めた。

図 3.3.11　化膿性肉芽腫性（アメーバ性）髄膜脊髄炎（犬）　　MRI

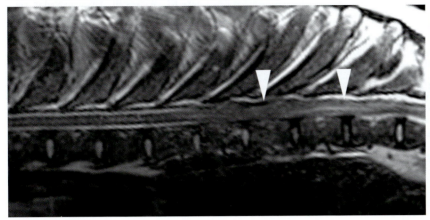

a T2W, 矢状断面

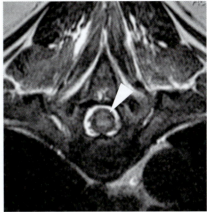

b T1W, 横断面

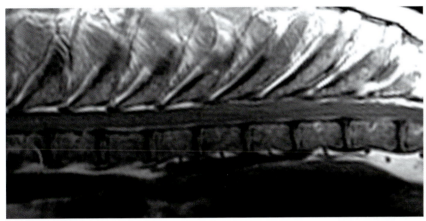

c T1W, 矢状断面

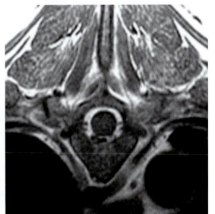

d T1W, 横断面

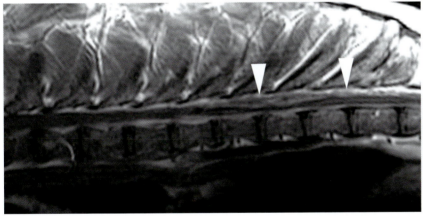

e 造影 T1W, 矢状断面

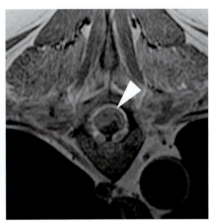

f 造影 T1W, 横断面

最近，神経解剖学的に T3-L3 に局在する神経学的異常を発症した 11 歳，去勢雄のゴールデン・レトリーバー。胸部中央において，明確なくも膜下腔の消失とその信号強度の低下があり（a，b：矢頭），髄内には不均一な T2W 高信号がみられる。造影剤の投与後，同領域には不均一な造影増強が明らかにみられた（e：矢頭）。また，くも膜下腔を占める増強された構造物が顕著な脊髄圧迫を起こしていた（f：矢頭）。剖検では，Acanthamoeba のシストと栄養型による重度の，慢性壊死性化膿性肉芽腫性の髄膜脊髄炎がび漫性に生じていたのが確認された。神経徴候は，広く多臓器に感染した徴候の一部である。

文献

1. Behr S, Cauzinille L. Aseptic suppurative meningitis in juvenile boxer dogs: retrospective study of 12 cases. J Am Anim Hosp Assoc. 2006;42:277–282.

2. Cherubini GB. Steroid-responsive meningitis–arteritis in the Pembroke Welsh corgi. Vet Rec. 2008;162:424.

3. Hansson-Hamlin H, Lilliehook I. Steroid-responsive meningitis–arteritis in Nova Scotia duck tolling retrievers. Vet Rec. 2013;173:527.

4. Redman J. Steroid-responsive meningitis-arteritis in the Nova Scotia duck tolling retriever. Vet Rec. 2002;151:712.

5. Rose JH, Harcourt-Brown TR. Screening diagnostics to identify triggers in 21 cases of steroid-responsive meningitis–arteritis. J Small Anim Pract. 2013;54:575–578.

6. Tipold A, Schatzberg SJ. An update on steroid responsive meningitis–arteritis. J Small Anim Pract. 2010;51:150–154.

7. Tipold A, Stein VM. Inflammatory diseases of the spine in small animals. Vet Clin North Am Small Anim Pract. 2010;40:871–879.

8. Burkert BA, Kerwin SC, Hosgood GL, Pechman RD, Fontenelle JP. Signalment and clinical features of diskospondylitis in dogs: 513 cases (1980–2001). J Am Vet Med Assoc. 2005;227:268–275.

9. Hurov L, Troy G, Turnwald G. Diskospondylitis in the dog: 27 cases. J Am Vet Med Assoc. 1978;173:275–281.

10. Kerwin SC, Lewis DD, Hribernik TN, Partington B, Hosgood G, Eilts BE. Diskospondylitis associated with *Brucella canis* infection in dogs: 14 cases (1980–1991). J Am Vet Med Assoc. 1992;201:1253–1257.

11. Thomas WB. Diskospondylitis and other vertebral infections. Vet Clin North Am Small Anim Pract. 2000;30:169–182, vii.

12. Harris JM, Chen AV, Tucker RL, Mattoon JS. Clinical features and magnetic resonance imaging characteristics of diskospondylitis in dogs: 23 cases (1997–2010). J Am Vet Med Assoc. 2013;242:359–365.

13. Armentano RA, Cooke KL, Wickes BL. Disseminated mycotic infection caused by *Westerdykella* species in a German Shepherd dog. J Am Vet Med Assoc. 2013;242:381–387.

14. Foley JE, Norris CR, Jang SS. Paecilomycosis in dogs and horses and a review of the literature. J Vet Intern Med. 2002;16:238–243.

15. Schultz RM, Johnson EG, Wisner ER, Brown NA, Byrne BA, Sykes JE. Clinicopathologic and diagnostic imaging characteristics of systemic aspergillosis in 30 dogs. J Vet Intern Med. 2008;22:851–859.

16. Watt PR, Robins GM, Galloway AM, O'Boyle DA. Disseminated opportunistic fungal disease in dogs: 10 cases (1982–1990). J Am Vet Med Assoc. 1995;207:67–70.

17. Zhang S, Corapi W, Quist E, Griffin S, Zhang M. *Aspergillus versicolor*, a new causative agent of canine disseminated aspergillosis. J Clin Microbiol. 2012;50:187–191.

18. Brennan KE, Ihrke PJ. Grass awn migration in dogs and cats: a retrospective study of 182 cases. J Am Vet Med Assoc. 1983;182:1201–1204.

19. De Stefani A, Garosi LS, McConnell FJ, Diaz FJ, Dennis R, Platt SR. Magnetic resonance imaging features of spinal epidural empyema in five dogs. Vet Radiol Ultrasound. 2008;49:135–140.

20. Lavely JA, Vernau KM, Vernau W, Herrgesell EJ, LeCouteur RA. Spinal epidural empyema in seven dogs. Vet Surg. 2006;35:176–185.

21. Griffin JF, Levine JM, Levine GJ, Fosgate GT. Meningomyelitis in dogs: a retrospective review of 28 cases (1999–2007). J Small Anim Pract. 2008;49:509–517.

22. Tipold A. Diagnosis of inflammatory and infectious diseases of the central nervous system in dogs: a retrospective study. J Vet Intern Med. 1995;9:304–314.

3.4 腫瘍

硬膜外腫瘍
傍脊椎腫瘍

脊柱に隣接する領域に発生した悪性の軟部組織腫瘍が，脊椎および脊柱管に浸潤することがある。これらの腫瘍の多くは間葉系由来で，血管肉腫，線維肉腫，粘液肉腫，脂肪肉腫，滑膜腫瘍を含む（**図 3.4.1〜3.4.3**）。

骨組織由来の腫瘍
良性の原発性骨腫瘍

椎骨の骨腫 osteoma や骨軟骨腫 osteochondroma などの脊椎に生じる良性の骨腫瘍が臨床的にどの程度問題となるかは，脊髄への障害の有無や，脊柱の構造的完全性の破綻の有無に依存している。良性骨腫瘍は，石灰化が強く，辺縁はスムースであることが多く，CTにおけるデンシティ，およびMRIでの信号強度は正常な緻密骨と同様である（**図 3.4.4**）[1]。

悪性の原発性骨腫瘍

脊柱に生じる原発性骨腫瘍には骨肉腫 osteosarcoma，軟骨肉腫 chondrosarcoma，線維肉腫 fibrosarcoma が含まれ，概して悪性の画像所見を呈する。顕著な類骨産生を呈するこれらの腫瘍は，主に骨形成性に見えるか，あるいは骨形成性／融解性の両方の要素を持っており，融解性の所見が優勢に見られる場合もある。腫瘍病変は1つの椎骨から生じるが，周囲組織の反応や，周囲組織への浸潤が起こり得る。脊柱管内への進展は脊髄圧迫を生じ，椎体の構造的完全性を損なうことで病的骨折を起こす可能性がある。

原発性骨腫瘍のCT所見としては，罹患した骨組織における不均一な骨融解像と，骨膜および骨内膜反応性の骨形成が挙げられる。骨芽細胞性腫瘍 osteoblastic tumor では無定型の腫瘍性骨新生がみられることもある（**図 3.4.5〜3.4.7**）[2, 3]。

MRI所見としては，骨辺縁の解剖学的な変化と，反応性の骨形成および腫瘍性の骨形成領域におけるT1強調（T1W），T2強調（T2W）低信号が挙げられる。腫瘍病変に血管や軟部組織を多く含む場合には，T1W画像，T2W画像とも多様な信号強度を呈し，不均一に増強される（**図 3.4.7**）[4, 5]。

形質細胞性腫瘍

形質細胞性腫瘍 plasma cell tumor は悪性に増殖したBリンパ球に起因し，孤立性形質細胞腫 solitary plasmacytoma あるいは多発性骨髄腫 multiple myeloma を生じる。多発性骨髄腫は典型的に脊椎，肋骨，骨盤，頭蓋や，長骨の近位端，遠位端などの骨組織を侵し，一方の形質細胞腫は皮膚，粘膜，消化管と骨組織に生じる。脊椎の形質細胞腫は，通常，1つの椎体から生じるが，隣接部分を巻き込むこともある。多発性骨髄腫は多病巣性かつ多骨性で，体軸骨格と四肢骨格の両方に広く分布する。

脊椎の形質細胞性腫瘍の存在とサイズを決定する上では，CTやMRIの方が探査的X線検査よりも優れている[6]。形質細胞腫のCTでは少なくとも皮質骨縁の一部が維持された状態の骨融解像を認め，病的骨折もよくみられる。皮質骨縁を超えたmassが脊柱管内に浸入し，硬膜外からの脊髄圧迫を引き起こすこともある。

形質細胞腫は軟部組織デンシティであり，静脈内造影剤投与後のCT画像では軽度から明瞭な増強がみられる。脊髄造影CT（Myelo-CT）を用いることで脊髄圧

迫の有無を評価することが可能である。MRIでは，形質細胞腫は単純な骨融解像であることが多く，傍脊柱の筋組織と比較して，T1W等〜高信号，T2W高信号を呈し，造影投与後には程度は多様であるが，均一に増強される（図 **3.4.8**）。3D-グラジエントエコー法を用いることにより，より正確に骨破壊像を評価することが可能である。

多発性骨髄腫のCTおよびMRIでは，辺縁が不明瞭から明瞭な骨融解病変が複数箇所で認められ，たいていは脊柱に最も多く見られる（図 **3.4.9**）。

転移性腫瘍

腺癌と軟部組織肉腫はどちらにも脊柱に転移するが，腺癌の転移の方がより頻度が高い[7〜9]。病変は主に骨破壊性であり，皮質骨縁を超えた場合には椎骨外の組織まで巻き込むこともある。CT所見は腫瘍細胞のタイプにより様々であるが，一般的には局所性あるいは多病巣性の骨融解像と，静脈内造影剤投与後に多様に造影される軟部組織デンシティのmass病変が見られる。皮質骨の構造的完全性が損なわれた際には病的骨折も生じうる。骨膜反応は，軟部組織腫瘍の転移病変においてときおり認められ，骨肉腫の転移病変では骨増殖と骨破壊が混在する所見が見られる。MRIでは，占拠性で骨融解性の軟部組織massが見られ，T1W画像で多様な信号強度，T2W画像で高信号を呈し，造影剤の静脈内投与によりたいてい強く増強される（図 **3.4.10**，**3.4.11**）。3D-グラジエントエコー法を用いることにより，骨破壊の範囲をより正確に評価することが可能である。

リンパ腫

脊柱および脊髄に関連するリンパ腫 lymphoma は，硬膜外，硬膜内髄外，あるいは髄内病変として生じることがあるが，後者についてはあまり一般的でないと報告されている[4, 10〜15]。猫の脊髄腫瘍の中で，最も発生頻度が高いのがリンパ腫であり，多中心型の一病変であることも多い[10, 12, 15]。

CT画像において，硬膜外に発生したmassは軟部組織デンシティを呈し，造影剤の静脈内投与後に，ごくわずかから軽度に増強される[16]。Myelo-CTでは，脊髄圧迫の描出と，mass病変の発生部位の特定が可能である。髄外massでは脊髄が偏位，圧排され，また髄内massでは脊髄径が局所的に増大し，くも膜下腔の造影剤が環状に減衰する。

MRIでは，T1W低〜等信号，T2W高信号を呈し，中等度で均一に増強される（図 **3.4.12**）。髄膜に，び漫性の造影増強がみられることも報告されている[4, 17]。T2W画像で高信号を呈する脳脊髄液（CSF）と腫瘍との位置関係を評価することでmassの発生した部位が明らかにされることもあるが，大きなmassではその発生部位を判別できないことも多い。

その他の腫瘍

まれではあるが，硬膜外腔に他のタイプの腫瘍が，原発性あるいは転移性腫瘍として生じることがある。画像所見は，腫瘍細胞のタイプにより多様である（図 **3.4.13**）。

硬膜内髄外腫瘍

頭蓋内の神経系腫瘍の特徴については2.8章と2.10章に記したが，同じ細胞タイプによる脊髄腫瘍については，同様の画像所見を呈することが多い。硬膜内髄外腫瘍のうち，発生頻度が高いのは髄膜腫，末梢神経鞘腫瘍，腎芽腫，髄液播種による転移病変と，リンパ腫や組織球性肉腫といった円形細胞腫瘍である。

髄膜腫

髄膜腫 meningioma は，犬の脊髄において最も発生頻度の高い中枢神経系腫瘍である。臨床徴候が発現する平均年齢は9歳で，ゴールデン・レトリーバーとボクサーに好発する[23]。犬の脊髄に発生する髄膜腫はWHOグレードⅠあるいはⅡであることが多く，生物学的により高悪性度なグレードⅢはごく一部である。約70％が頸部，約25％が腰部に生じ，残りは胸部，あるいは多病巣に存在する[22]。あまりみられないが，猫においても脊髄髄膜腫の発生が報告されている[24]。

脊髄の髄膜腫は，CT画像では脊柱管内における軟部組織デンシティの占拠性mass病変として見られ，脊柱管径を占めるmassのサイズに依存して脊髄を様々な程度で偏位させ，圧排する。髄膜腫は造影剤の静脈内投与により均一に増強され，またMyelo-CTではくも膜下腔における充影欠損像として観察される（図 **3.4.14**）。MRIでは，T1W画像で軽度〜中等度高信号，T2W画像で軽度〜強い高信号を呈し，強く，均一に増強される。症例によってはdural tailサインを呈する場合もあるが，一貫していない。mass周囲のくも膜下腔が拡張しT2W，STIR高信号を呈することで，Myelo-CTに

おける"ゴルフティ・サイン"に相当する所見が得られ，mass が硬膜内髄外に局在することを示唆する[22, 23]（図 3.4.15）。mass が大型の場合には，MRI あるいは Myelo-CT いずれのモダリティを用いても，髄膜腫が硬膜内髄外領域に局在することを示すのが困難な場合がある。

末梢神経鞘腫瘍

末梢神経鞘腫瘍 peripheral nerve sheath tumor（PNST）という用語には，シュワン細胞，線維芽細胞や，神経周囲細胞に由来する腫瘍が含まれる[25]。このグループの腫瘍に関する用語は統一されておらず，我々は包括的な用語である PNST を用いている。これまでに報告されている犬での発症年齢は 2～3 歳と 7～9 歳にピークを示す二峰性で，好発犬種については明らかではない[26]。髄膜の内部に含まれ，脊柱管内で硬膜内髄外領域に限局する，神経根から生じた小さな PNST は，脊髄の髄膜腫に類似した CT，MRI 所見を有し，他の硬膜内髄外腫瘍と確実に区別することは不可能である（図 3.4.16）。しかしながら，PNST は，脊髄実質に浸潤する傾向が強く，また，末梢神経に沿って管状あるいは小葉状の形態を呈しながら脊柱管の外部へ広がることがある（図 3.4.17，3.6 章）。

脊髄腎芽腫

脊髄腎芽腫 spinal cord nephroblastoma（SCN）は，発生段階において硬膜内に迷入した胚性の腎組織より生じる，若齢犬（6 カ月齢～4 歳）でまれにみられる腫瘍である[21, 27]。これまでに報告されている例数は少ないものの，ジェーマン・シェパード・ドッグに好発するようである。SCN のほとんどが T9-L3 領域の脊柱に生じ，被包されておらず，硬膜内髄外領域に生じるものの，より悪い予後につながりうる脊髄実質への浸潤を生じる[21, 27]。CT および MRI 所見は，他の硬膜内髄外腫瘍で述べたものと同様である。単純 CT では軟部組織デンシティの mass として描出され，Myelo-CT では充影欠損像として描出される。SCN は，T1W 画像で等～軽度高信号，T2W 画像で高信号を呈し，造影剤の静脈内投与により均一に増強される（図 3.4.18）。

髄液播種

くも膜下腔あるいは頭蓋内の脳室系に生じた腫瘍では，ときおり，腫瘍細胞が剥がれ落ち，脊髄軟膜に播種し転移性に沈着することがある[28]。髄液播種の画像所見は変化に富んでおり，原発病変の特徴に依存している（図 3.4.19）。

その他の腫瘍

リンパ腫や組織球性肉腫などの腫瘍が硬膜内髄外病変として生じることもあるが，髄膜だけに限定されるような所見は見られず，同時に硬膜外ないし髄内病変のいずれかまたは両方に波及しているようにみえる[17]。円形細胞腫瘍は境界明瞭だったり，不定形だったりと変化に富んでいるが，たいていは均一に増強される。他の画像所見については，腫瘍により様々である（図 3.4.20）。

髄内腫瘍

脊髄の髄内腫瘍に罹患した犬 53 例での報告において，約 2/3 の腫瘍が神経上皮由来であった。残りは転移性腫瘍であり，この中では血管肉腫と移行上皮癌が最も高頻度であった[14]。この研究では，上衣腫 ependymoma が神経上皮性腫瘍の中で最も多く，次いで多いのが星細胞腫 astrocytoma であった。転移性腫瘍と比較して原発性腫瘍の発症年齢は有意に若く（5.9 歳 vs 10.8 歳），原発性腫瘍が頚部と尾側胸部，腰部に分布するのに対し，転移性腫瘍は主に中央から尾側腰部領域に生じていた。頭蓋内に生じた神経上皮性の腫瘍の画像所見は 2.8 章で述べたが，原発性の脊髄腫瘍の画像所見も同様である。転移性腫瘍，とりわけ血管肉腫の画像所見は多様であり，病変内での出血の存在が MRI 所見をより複雑化する[14]。髄内腫瘍すべてにおける一般的な所見は，脊髄径を増大させる実質内 mass 病変の存在と，周囲のくも膜下腔の環状の狭窄である。この所見は，Myelo-CT や，MRI では T2W 画像，STIR 画像において，くも膜下腔の円周状の減衰／信号低下として観察される（図 3.4.21～3.4.23）。

図 3.4.1 傍脊椎領域に生じた粘液肉腫（犬） CT

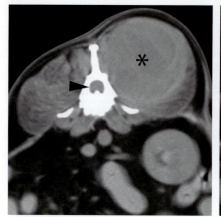
a CT, 横断面

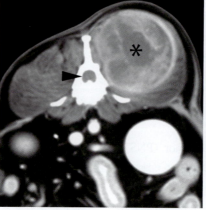
b 造影 CT, 横断面

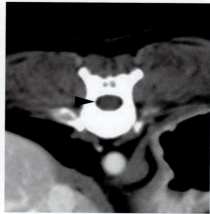
c 造影 CT, 横断面

組織生検で粘液肉腫と診断された左側腰部の mass 病変を有する 13 歳, 避妊雌のボストン・テリア。mass は最近になって急速に増大し, 受診時には, 後肢麻痺を呈していた。L3 に隣接して軟部組織デンシティを呈する大型で被嚢化された mass 病変が見られる（a：＊）。脊柱管内の組織は, 均一な軟部組織デンシティを呈しており, 硬膜外脂肪が認められない（a：矢頭）。造影剤の静脈内投与後, 傍脊椎 mass は不均一に増強され（b：＊）, このレベルの脊柱管内ではおよそ 10 HU の CT 値上昇がみられたが（b：矢頭）, この現象は mass から離れた領域ではみられなかった。mass より頭側領域の造影 CT では, 低吸収を呈する硬膜外脂肪に囲まれた脊髄が明瞭に描出される（c：矢頭）。剖検で, 脊柱管への浸潤を伴った左側傍腰椎領域に生じた浸潤性粘液肉腫と診断された。

図 3.4.2 滑膜細胞肉腫（犬） MRI

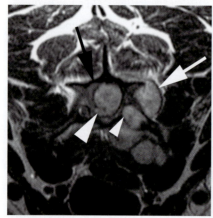
a T2W, 横断面

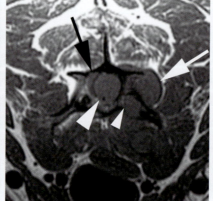
b T1W, 横断面

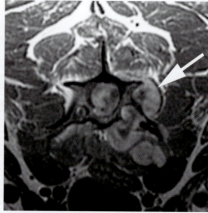
c 造影 T1W, 横断面

C1–C5 に局在する神経学的異常を呈する 10 歳, 避妊雌のロットワイラー。C4 に隣接して大型の多葉性 mass 病変が見られ, この病変の信号強度は周囲の筋組織と比較して T1W 等信号, T2W 高信号を呈する（a, b：白矢頭）。mass により左側の横突起には骨融解がみられ, 脊柱管内（a, b：大矢頭）および横突孔内（a, b：小矢頭）への浸潤を認める。頚髄の著しい偏位および圧迫が認められる（a, b：黒矢印）。造影剤の投与後, mass は強く増強されるが, 均一ではない（c：白矢印）。剖検時に採取した組織の鏡検では, 滑膜肉腫に一致する, 分化傾向の乏しい悪性腫瘍と診断された。

図 3.4.3 傍脊椎に発生した脂肪肉腫（犬） CT & MRI

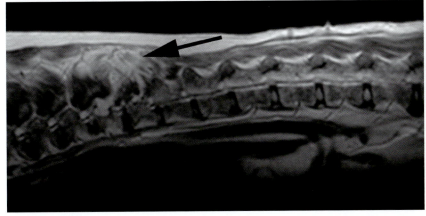

a T2W，矢状断面

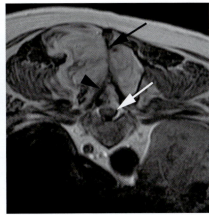

b T2W，横断面

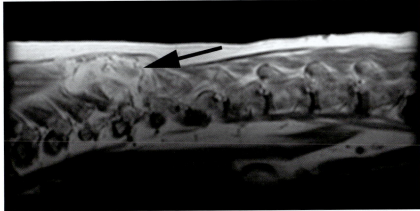

c T1W，矢状断面

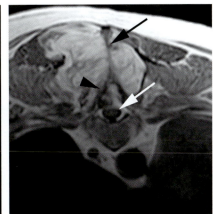

d T1W，横断面

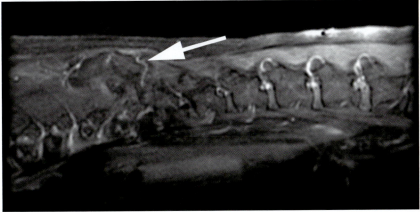

e 脂肪抑制造影 T1W，矢状断面

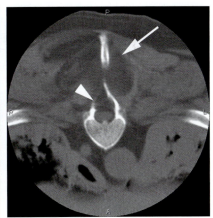

f CT，横断面

3週間前から続く進行性の後肢運動失調と不全麻痺を呈する14歳，避妊雌のビアデッド・コリー。尾側胸部脊柱の背側領域にT2W，T1Wともに高信号を呈する辺縁の不整なmass病変を認め（a〜d：黒矢印），椎弓および椎弓根の骨融解がみられる（b，d：黒矢頭）。mass病変は，脊柱管内にも進展し，脊髄圧迫を生じている（b，d：白矢印）。mass病変は脂肪抑制造影T1Wで低信号を呈し，周囲組織にわずかな増強を認める（e：白矢印）。CTでは，massは主に脂肪デンシティを呈し（f：白矢印），骨融解および脊髄圧迫も明らかである（f：白矢頭）。画像所見は浸潤性の脂肪肉腫に一致しており，剖検においてこれが確認された。

図 3.4.4　骨軟骨腫（犬）　　　　　　　　　　　　　　　　　　　　　　　　　　　　　　　　　　CT & MRI

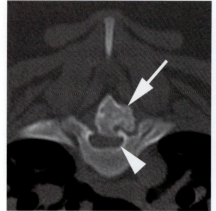
a　CT，横断面

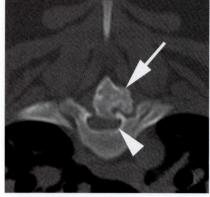
b　CT，矢状断面

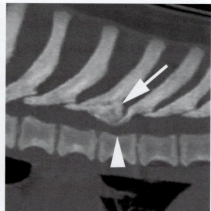
c　CT，MIP，矢状断面

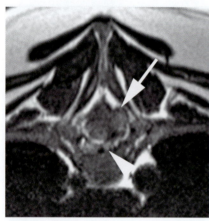
d　T2W，横断面

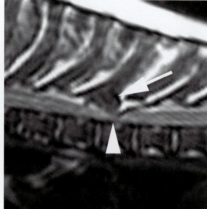
e　T2W，横断面

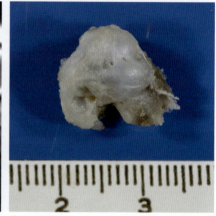
f　肉眼所見

神経解剖学的に T3-L3 に局在する不全対麻痺を最近発症した 10 カ月齢，避妊雌のダックスフンド。正常に近い T6 棘突起の基部と連続する T6 の椎弓尾側部に生じた境界明瞭で，骨デンシティを呈する mass 病変が見られる（a～c：矢印）。脊髄自体ははっきりと描出されていないが，mass の脊柱管内への侵入は脊髄圧迫を意味している（a～c：矢頭）。mass 病変は T2W（d，e：矢印），T1W（ここでは示していない）においても，隣接する正常な骨組織と同様の信号強度を呈し，また脊髄圧迫が明らかである（d，e：矢頭）。外科的な切除生検により，mass は孤立性の骨軟骨症と診断された（f）。

図 3.4.5 骨肉腫（犬）　　　　　　　　　　　　　　　　　　　　　　　　　　　　　　CT

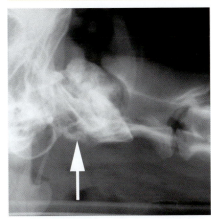

a X線，側方像

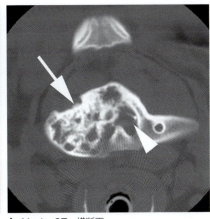

b Myelo-CT，横断面

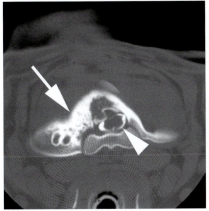

c Myelo-CT，横断面

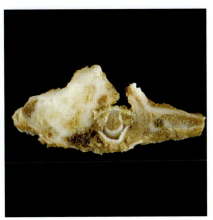

d 肉眼所見，横断面

最近，四肢不全麻痺を発症した成犬，雄のアメリカン・スタッフォードシャー・テリア。脊椎のX線画像では，環椎に骨新生と骨融解の混合パターンが見られる（a：矢印）。環椎の椎体中央レベル（b），尾側端レベル（c）のMyelo-CTでは，主に右側に位置する，骨新生および骨破壊を伴った膨張性のmass病変が認められ（b，c：矢印），この病変は脊柱管内へ進展し，脊髄圧迫を生じている（b，c：矢頭）。剖検により，分化傾向の低い骨肉腫と診断された。肉眼所見（d）は，bで示したCT横断面と同じレベルである。

図 3.4.6 骨肉腫（犬）　　　　　　　　　　　　　　　　　　　　　　CT

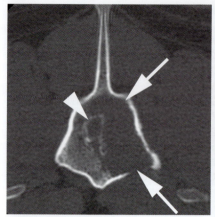
a Myelo-CT，横断面

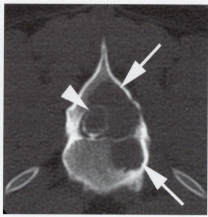
b Myelo-CT，横断面

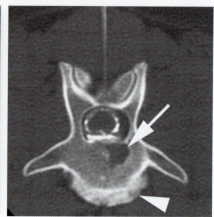
c Myelo-CT，横断面

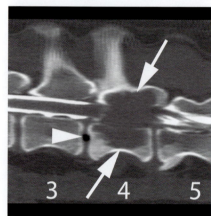
d Myelo-CT，矢状断面

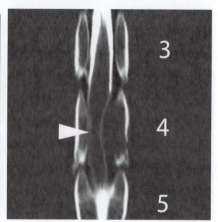
e Myelo-CT，背側断面

1週間前から進行性の不全対麻痺を呈する8歳，避妊雌のドーベルマン。横断面はそれぞれ，L4の中央レベル（a），尾側端レベル（b），L5の頭側端レベル（c）。L4の椎体，左側の椎弓根，脊柱管内において骨破壊像を呈するmass病変を認め（a，b，d：矢印），尾側のL5椎体内への浸潤もみられる（c：矢印）。Myelo-CTでは，左側からの脊髄圧迫が明らかである（a，b，e：矢頭）。また，偶発所見として腹側の脊椎症（c：矢頭），およびL3-L4の真空現象（d：矢頭）もみられる。剖検において骨肉腫と診断された。この腫瘍のように純粋な骨破壊像を示す画像所見はいささかまれであり，破骨細胞や未分化な細胞に由来することが示唆される。

図 3.4.7 骨肉腫（犬）　　　　　　　　　　　　　　　　　　　　　　　　　　　　CT & MRI

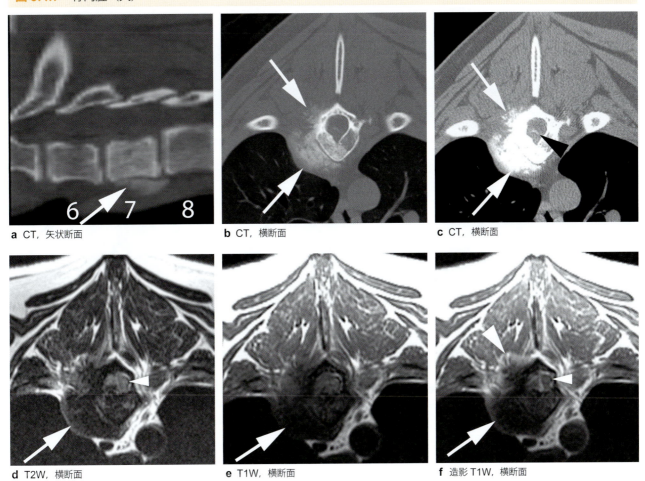

a CT, 矢状断面　　b CT, 横断面　　c CT, 横断面
d T2W, 横断面　　e T1W, 横断面　　f 造影 T1W, 横断面

部位不明の疼痛と, 神経解剖学的に T3-L3 に局在する神経学的異常を呈する 10 歳, 去勢雄のボクサー系雑種。b~f は T7 の中央部レベルの横断面。CT では, 不規則な辺縁の, 主に骨増殖を呈す mass が T7 の左側を巻き込んでいる像が確認される (a~c: 矢印)。ウィンドウ幅を狭くした画像でよく観察が可能となり, mass は境界不明瞭な石灰化デンシティを呈しており, mass 病変の脊柱管内への浸潤が示唆される (c: 矢頭)。MRI では, mass は T1W, T2W ともに主に低信号を呈し, 骨産生性の組織構成に一致している (d~f: 矢印)。脊髄圧迫は, T2W, および造影 T1W で最も明瞭に観察される (d, f: 小矢頭)。造影剤の静脈内投与後, 辺縁増強がわずかながら認められる (f: 大矢頭)。mass の生検により骨肉腫と診断された。

Section 3 脊柱および脊髄

図 3.4.8　形質細胞腫（犬）　　　　　　　　　　　　　　　　　　　　　　　　　　　　MRI

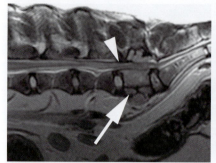
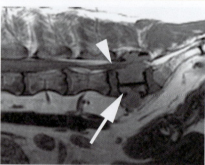
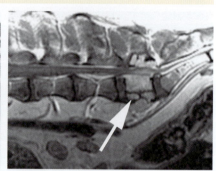

a　T2W，矢状断面　　　　　　　b　T1W，矢状断面　　　　　　　c　造影 T1W，矢状断面

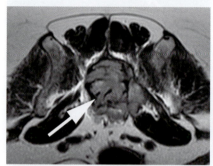
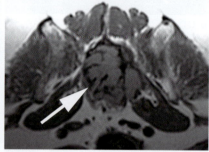
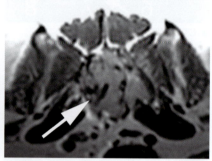

d　T2W，横断面　　　　　　　　e　T1W，横断面　　　　　　　　f　造影 T1W，横断面

進行性の後肢ニューロパチーを呈する8歳，避妊雌のラブラドール・レトリーバー。L7 の椎体に，周囲の筋組織と比較して，T1W，T2W ともに高信号を呈する膨張性の mass 病変が見られる（a，b，d，e：矢印）。広範な皮質骨の骨融解があり，mass は脊柱管内へ進展し，馬尾を挙上かつ包囲している（a，b：矢頭）。造影剤の静脈内投与後，mass は均一に強く増強される（c，f：矢印）。画像ガイド下吸引生検により形質細胞腫と診断された。

図 3.4.9　多発性骨髄腫（犬） CT

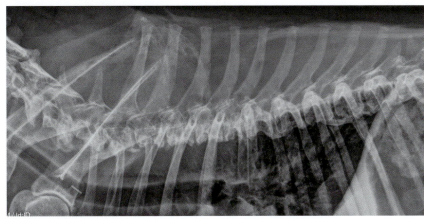
a X線，側方像

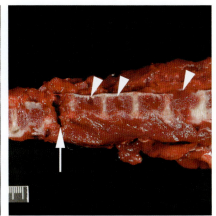
b 肉眼所見，側方観

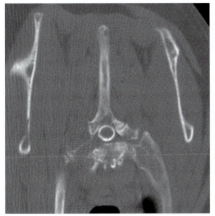
c Myelo-CT，横断面

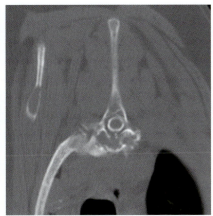
d Myelo-CT，横断面

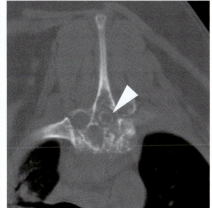
e Myelo-CT，横断面

急性の麻痺を呈した12歳，避妊雌のキースホンド。脊椎の探査的X線画像では，脊椎，肋骨，肩甲骨に局所的な骨破壊像，あるいはこれらが一体化した骨破壊像が広範に認められる（**a**）。**c**，**d**，**e** は，それぞれT2，T3，T4レベルにおけるMyelo-CTの横断面で，さらに多病巣性の骨融解像が脊椎，肋骨頭，肩甲骨の皮質に確認される（**c**～**e**）。T5椎体レベルでは，くも膜下腔の造影剤が円周状に減衰する像が見られる（**e**：矢頭）。剖検では，多発性骨髄腫と診断され，また，T5の圧迫骨折も確認された（**b**：矢印）。骨髄および皮質骨の骨破壊は肉眼病理標本においても認められた（**b**：矢頭）。

図 3.4.10 前立腺癌の転移（犬） CT

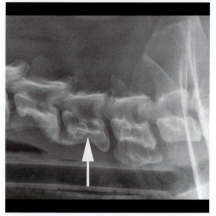
a X線，側方像

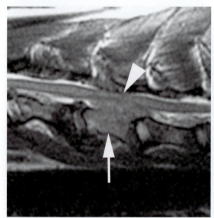
b T2W，矢状断面

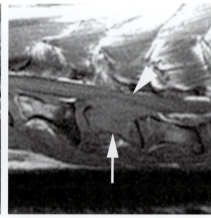
c T1W，矢状断面

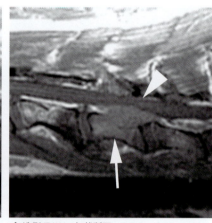
d 造影 T1W，矢状断面

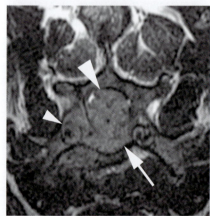
e T2W，横断面

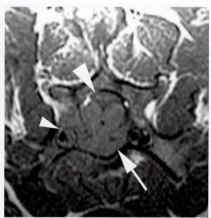
f T1W，横断面

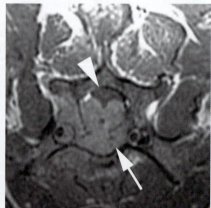
g 造影 T1W，横断面

3～4週間持続する頸部痛と進行性の不全麻痺を呈する10歳，雄のロットワイラー。初診時に診断評価の一部として行った腹部超音波検査で，細胞学的に前立腺癌と診断されている。e～gは，C5を順に撮影した横断面。探査的X線画像ではC5椎体の不透過性の低下を認める（a：矢印）。MRIでは，C5椎体において，周囲の筋組織と比較してT2W高信号，T1W軽度高信号を呈する骨破壊性の軟部組織massが見られる（b，c，e，f：矢印）。mass病変が椎体背側の皮質骨を破壊，脊柱管床へ伸展し，脊髄圧迫を生じ（b，c，e，f：大矢頭），また右側の椎弓根も巻き込み，横突孔へ浸潤しているのが確認される（e，f：小矢頭）。造影剤の静脈内投与後，massは強く均一に増強され（d，g：矢印），脊髄の挙上，脊髄圧迫がより明瞭に観察される（d，g：矢頭）。剖検において，前立腺癌のC5転移と診断された。

図 3.4.11　血管肉腫の転移（犬）　　　　　　　　　　　　　　　　　　　　　　　　　MRI

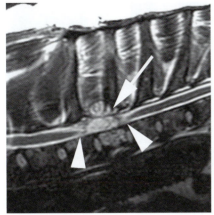
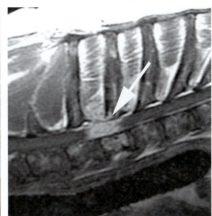

a　T2W，矢状断面　　　　　　b　T1W，矢状断面　　　　　　c　造影 T1W，矢状断面

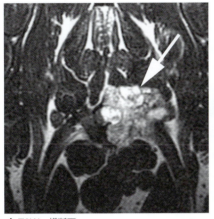
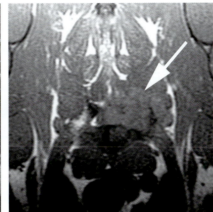
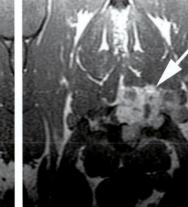

d　T2W，横断面　　　　　　　e　T1W，横断面　　　　　　　f　造影 T1W，横断面

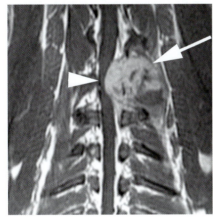
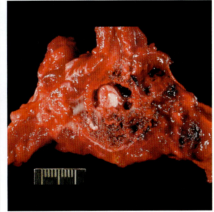

g　造影 T1W，背断面　　　　　h　肉眼所見，横断面

2週間続く進行性のニューロパチーを呈する8歳，避妊雌のラブラドール・レトリーバー。初診時に診断評価の一部として実施した腹部超音波検査で，脾臓の血管肉腫が発見された。d〜f, h は C2 レベルの横断面。C2 の左側と肋骨頭に生じた骨融解および膨張性の大型かつ不整な形態をした mass 病変が見られる（a, b, d, e：矢印）。mass の信号強度は，周囲の傍脊椎筋組織と比較して T1W，T2W ともに不均一な高信号を呈し，造影剤の静脈内投与後には強く，不均一に増強される（c, f, g：矢印）。脊柱管内で軸方向に進展し，右側方向への脊髄の偏位と圧迫を生じている（g：矢頭）。くも膜下腔の明らかな膨満を伴わない脊髄の外側方向への偏位は，髄外病変を示唆している（a：矢頭）。すべてのシーケンスで見られる複雑な信号パターンは，出血病変の存在を示唆しており，これは後に実施した剖検で確認された（h）。脾臓と胸椎の mass 病変はいずれも組織学的に血管肉腫と診断された。

図 3.4.12 硬膜外リンパ腫（犬）　MRI

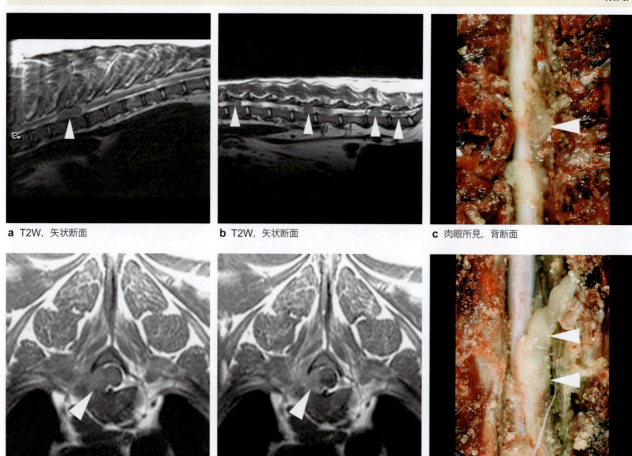

a T2W, 矢状断面　　b T2W, 矢状断面　　c 肉眼所見, 背断面

d T1W, 横断面　　e 造影 T1W, 横断面　　f 肉眼所見, 背断面

2週間前に左後肢の跛行を急性発症した9歳，避妊雌のラブラドール系雑種。d, eは，それぞれC5レベルの横断面である。脊柱管の広範囲に多発性にmass病変が認められる（a, b, d：矢頭）。MassはT2W等信号，T1W軽度高信号を呈し，造影剤の静脈内投与後には均一に増強された（e：矢頭）。剖検で，B細胞性リンパ腫による硬膜外massと診断され（c, f：矢頭），広く複数の器官で汎発が確認された。

図 3.4.13　硬膜外に生じた腎芽腫の転移病変（犬）　　MRI

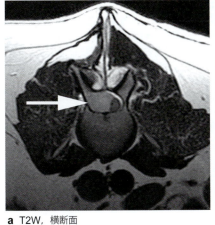

a　T2W，横断面

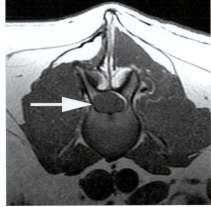

b　T1W，横断面

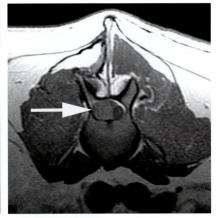

c　造影 T1W，横断面

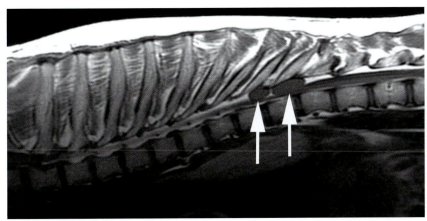

d　T1W，矢状断面

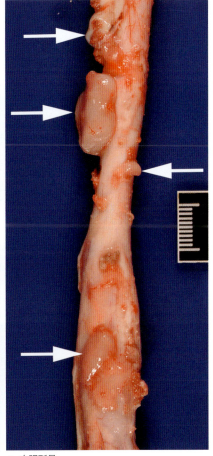

e　肉眼所見

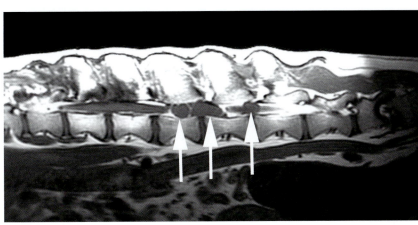

f　T1W，矢状断面

4 カ月前に頭側腰部の腎芽腫を外科的に切除した既往のある 2 歳，雌のグレート・デーン。a〜c は，尾側胸部の代表的な横断面である。T1W 等信号，T2W 高信号を呈する卵円形の硬膜外 mass 病変が複数箇所で認められ（a，b，d，f：矢印），これらは造影剤の静脈内投与後に均一に増強された（c：矢印）。mass 病変は胸腰部の脊柱管内に広範囲にわたって分布しており，剖検における所見とおおむね一致した（e：矢印）。mass 病変は硬膜外に発生した腎芽腫の転移病変と診断され，おそらく残存病変か，手術時の播種によるものと考えられた。

図 3.4.14　髄膜腫（犬）　　　CT

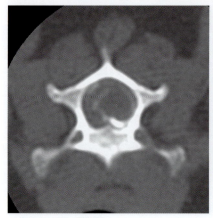
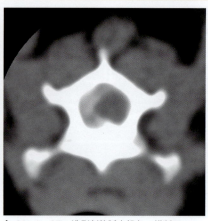

a　Myelo-CT，横断面　　　b　Myelo-CT＋造影剤静脈内投与，横断面

神経解剖学的に C1-C5 領域に局在する進行性のニューロパチーを呈する 12 歳，去勢雄のシー・ズー。**a** は C5 レベルの Myelo-CT 画像で，脊髄が左側方向へ軽度に偏位し，右側には二分された造影柱が認められ硬膜内髄外 mass が示唆される。造影剤の静脈内投与により，mass は均一に増強された（**b**）。剖検において，C4-C6 領域の右側に三日月形の髄膜腫が確認された。

図 3.4.15 髄膜腫（犬） MRI

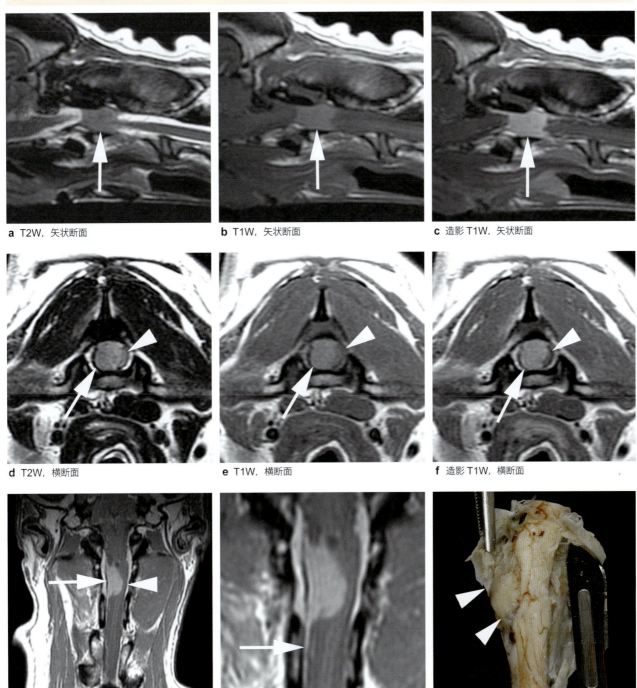

a T2W，矢状断面
b T1W，矢状断面
c 造影 T1W，矢状断面
d T2W，横断面
e T1W，横断面
f 造影 T1W，横断面
g 造影 T1W，背断面
h 造影 T1W，背断面
i 肉眼所見，腹側観

神経解剖学的に C1-C5 に局在する進行性の運動失調を呈する 9 歳，避妊雌のボクサー。d～f は，環椎尾側端レベルにおける代表的な横断面である。h は g の拡大図。C1-C2 レベルの脊柱管内において，T1W，T2W ともに高信号を呈し，均一に増強される卵円形の大型 mass が認められ（a～g：矢印），著しい脊髄圧迫を生じている（d～g：矢頭）。mass から尾側に向けて dural tail を示す伸展が見られ，髄膜病変が示唆される（h：矢印）。この mass の画像所見は，剖検時の肉眼所見に酷似しており，髄膜由来であることを証明している（i：矢頭）。mass は，グレード I の移行型髄膜腫と診断された。

図 3.4.16　末梢神経鞘腫瘍（犬）　MRI

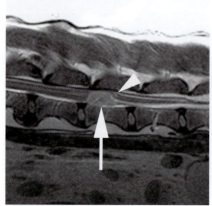

a T2W，矢状断面

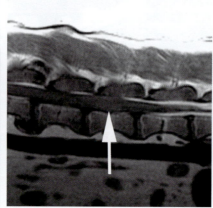

b T1W，矢状断面

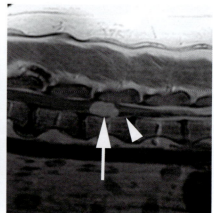

c 造影 T1W，矢状断面

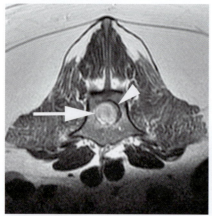

d T2W，横断面

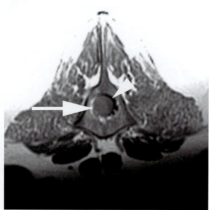

e T1W，横断面

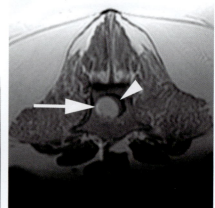

f 造影 T1W，横断面

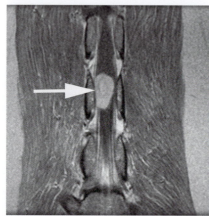

g 造影 T1W，背断面

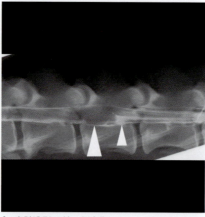

h 脊髄造影 X 線，側方像

緩徐に進行する後肢の歩様異常を呈する 8 歳，避妊雌のシベリアン・ハスキー系雑種。d～f は，L4 を撮影した横断面。L4 レベルの脊柱管内の右側に，T2W 高信号，T1W 等信号を呈し，均一に増強される mass 病変が見られ（a～g：矢印），著しい脊髄圧迫が生じている（d～f：矢頭）。脊髄の挙上（a：矢頭）と，mass に隣接するくも膜下腔が拡張する像（c：矢頭）から硬膜内髄外に局在することが示唆される。これは脊髄造影検査でも確認され，充填欠損像（h：大矢頭）および"ゴルフティー・サイン"（h：小矢頭）として確認された。mass の生検により，末梢神経鞘腫瘍と確定診断された。

図 3.4.17 末梢神経鞘腫瘍の疑い（犬） MRI

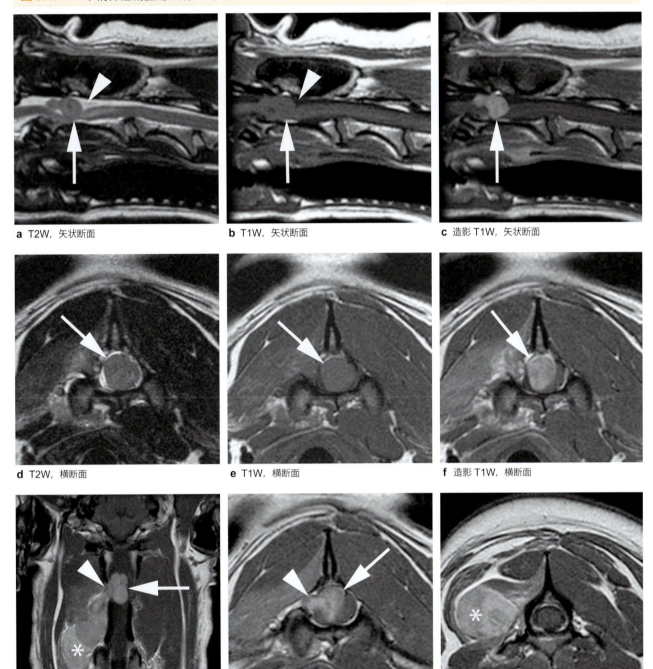

a T2W，矢状断面　　b T1W，矢状断面　　c 造影 T1W，矢状断面

d T2W，横断面　　e T1W，横断面　　f 造影 T1W，横断面

g 造影 T1W，背断面　　h 造影 T1W，横断面　　i 造影 T1W，横断面

頸部痛，および神経解剖学的に C1-C5 に局在するミエロパチーを呈する 9 歳，避妊雌のボーダー・コリー。d〜f は，C1-C2 関節レベルの代表的な横断面である。h，i はそれぞれ d〜f のすぐ頭側，尾側の横断面である。C1-C2 関節レベルの脊柱管内右側背側領域に，大型で，小葉性の mass 病変が見られる。mass は T2W 軽度高信号，T1W 等信号を呈し，造影剤の静脈内投与により強く増強される（a〜h：矢印）。mass の尾側縁ではくも膜下腔が拡張しており（a, b：矢頭），この mass が硬膜内髄外に局在することが示された。また，mass は右側の椎間孔を通って脊椎近傍にあるより大型の小葉性 mass（g, i：＊）につながる細い硬膜外茎を有している（g, h：矢頭）。mass 病変のすぐ尾側では脊髄実質の中心性 T2W 高信号が認められ，著しい脊髄圧迫が明らかである（a）。画像所見に基づき，右側の第 2 脊髄神経に生じた末梢神経鞘腫瘍と診断した。

Section 3　脊柱および脊髄

図 3.4.18　腎芽腫（犬）　MRI

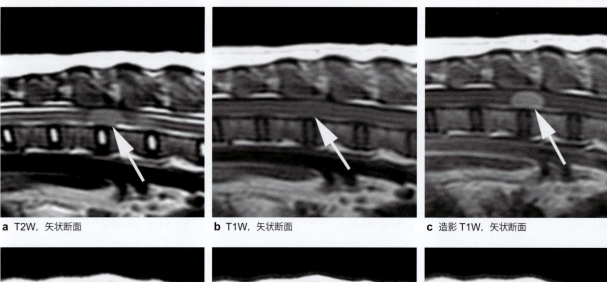

a　T2W，矢状断面

b　T1W，矢状断面

c　造影 T1W，矢状断面

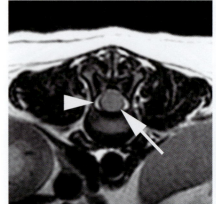

d　T2W，横断面

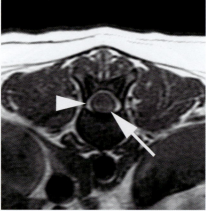

e　T1W，横断面

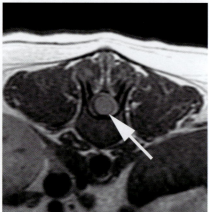

f　造影 T1W，横断面

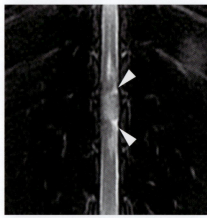

g　脂肪抑制 T2W，背断面

2週間前から後肢の虚弱を呈する7カ月齢，雄のウエストハイランド・ホワイト・テリア。d〜fは，L1レベルの横断面である。MRIでは，頭側腰部の脊柱管内に境界明瞭で，T2W高信号，T1W等信号を呈し，均一に増強される卵形のmassが認められる（a〜f：矢印）。脊髄は著しく圧迫されているものの，硬膜外脂肪は円周状に維持されており（d，e：矢頭），右側の髄液柱がmass病変の頭側および尾側で拡張していることから（g：矢頭），massは硬膜内髄外病変であると考えられる。症例の年齢と，画像所見，massの発生部位を併せて考慮し，おそらく異所性の腎芽腫だろうと判断され，剖検により確定診断された。

図 3.4.19 脈絡叢癌の転移病変（犬） MRI

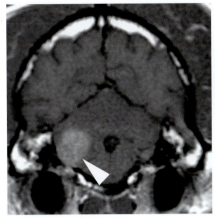

a 造影 T1W, 横断面

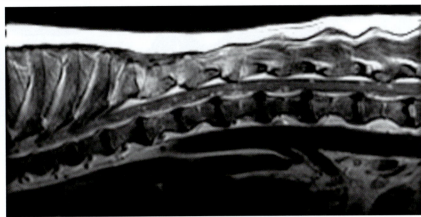

b T2W, 矢状断面

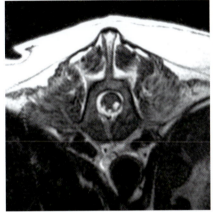

c T2W, 横断面

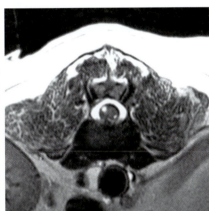

d T2W, 横断面

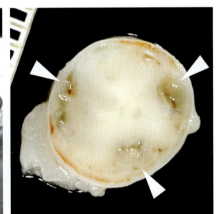

e 肉眼所見, 横断面

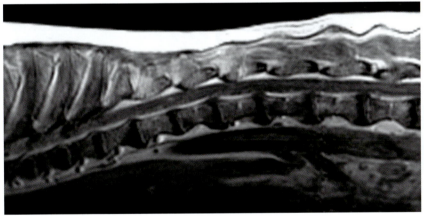

f 造影 T1W, 横断面

神経解剖学的に T3-L3 に局在する脊髄障害を呈する 12 歳, 避妊雌のイングリッシュ・スプリンガー・スパニエル。c, d は, 腰椎を撮影した代表的な横断面である。脳の MRI 検査で, 後頭蓋窩において境界明瞭で均一に増強される mass 病変が見られた（a：矢頭）。脊髄の MRI では, T2W 高信号（b～d）, T1W 等信号（ここには図示していない）を呈する稗粒状の結節が, 脊髄の外縁部に広範に分布し, 硬膜内に局在している。結節病変の増強の程度は多様である（f）。剖検により, 右側の第四脳室外側口に生じた脈絡叢癌が髄液播種により広く転移したものと診断された。転移病巣は, 脊髄実質の辺縁部において浸潤性の空洞病変を形成していた（e：矢頭）。

図 3.4.20　硬膜内に播種性に生じた組織球性肉腫（犬）

MRI

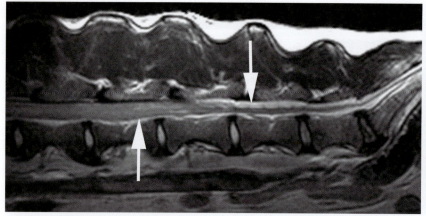

a　T2W，矢状断面

b　肉眼所見，横断面

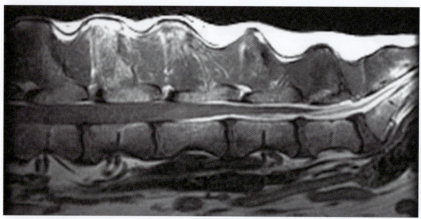

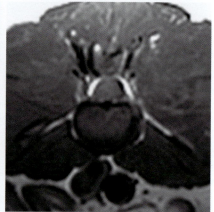

c　T1W，矢状断面

d　T1W，横断面

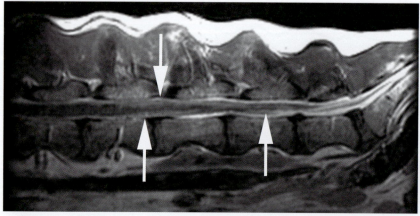

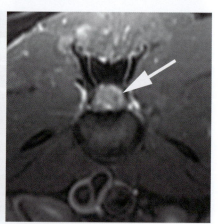

e　造影 T1W，矢状断面

f　脂肪抑制造影 T1W，横断面

神経解剖学的に L4 より尾側に局在する脊髄障害を呈する 6 歳，去勢雄のグレーハウンド。提示した横断面は L4-L5 椎間板腔レベルである。尾側腰部および馬尾において，び漫性の T2W 高信号が認められ（a：矢印），造影剤の静脈内投与後には造影増強が認められた（e，f：矢印）。増強はプラーク様で，硬膜に包まれているように見える。剖検において，硬膜内髄外領域に広く播種した組織球性肉腫が明らかとなった。尾側腰髄レベルにおいて，くも膜下腔は円周状に腫瘍組織で占拠されていた（b）。

L. Tzipory, K. M. Vernau, B. K. Sturges, T. S. Zabka, M. A. Highland, S. A. Antemortem Diagnosis of Localized Central Nervous System. Journal of Veterinary Internal Medicine. February 02, 2009, Tzipory et al. Reproduced with permission from Wiley through Japan UNI Agency, Inc.

図 3.4.21　多形性膠芽腫（猫）　　MRI

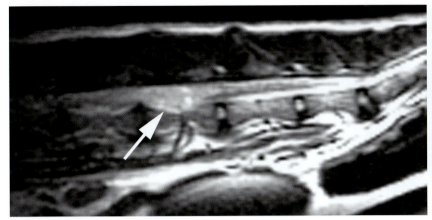

a　T2W, 矢状断面

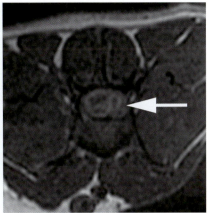

b　造影 T1W, 横断面

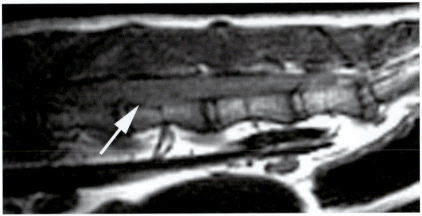

c　T1W, 矢状断面

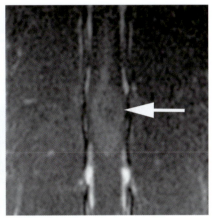

d　造影 T1W, 背断面

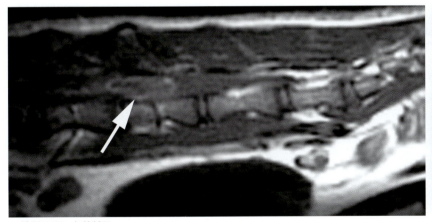

e　造影 T1W, 矢状断面

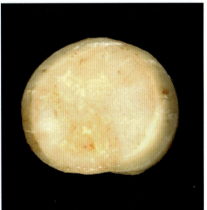

f　肉眼所見, 横断面

最近進行性の後肢不全麻痺を発症した9歳，去勢雄のドメスティック・ショートヘア。MRIでは，L5レベルにおいて，T1W等信号，T2W高信号を呈し，不均一に増強される卵円形の髄内massが確認された（a〜e：矢印）。肉眼標本（f）では，massが脊髄実質を辺縁性に置換し，MRIで観察された局所的な脊髄径の増大を生じさせている（d）。鏡検により，多形性膠芽腫 glioblastoma multiforme（WHOグレードIV星細胞腫）と確定診断された。

図 3.4.22 グレードⅡ希突起膠細胞腫（犬）

MRI

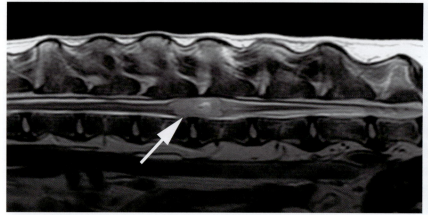

a T2W，矢状断面

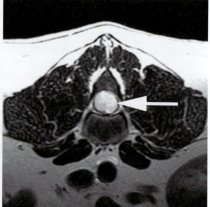

b T2W，横断面

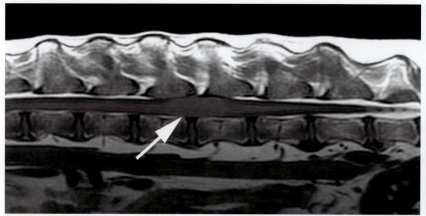

c T1W，矢状断面

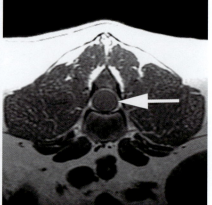

d T1W，横断面

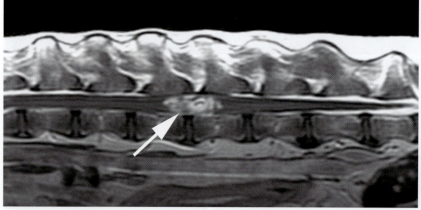

e 造影 T1W，矢状断面

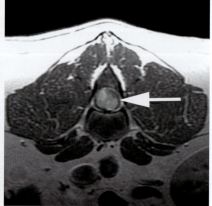

f 造影 T1W，横断面

4ヵ月間続く進行性の後肢不全麻痺を呈する8歳，去勢雄のゴールデン・レトリーバー。MRIでは，L3-L4椎間板腔レベルにおいて，T1W等信号，T2W高信号を呈し，不均一に増強される卵円形の髄内 mass を認める（a〜f：矢印）。外科的に露出するとMRI所見（g：矢頭）に一致する局所的な脊髄径の増大がみられた。外科的な切除生検により，WHOグレードⅡ希突起膠細胞腫と診断された。

図 3.4.22 （つづき）

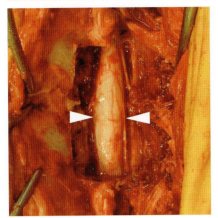

g 肉眼所見，背側観

図 3.4.23 髄内に生じた組織球性肉腫（犬）

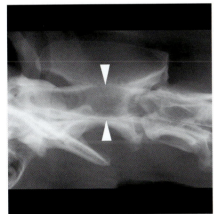

a 脊髄造影X線，側方像

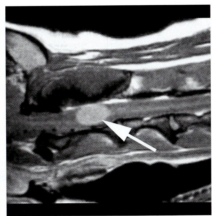

b 造影T1W，矢状断面

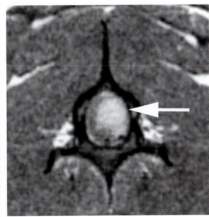

c 造影T1W，横断面

3週間前から神経解剖学的にC1-C5に局在する脊髄障害を呈する11歳，避妊雌のラブラドール・レトリーバー。脊髄造影では，軸椎レベルにおいて髄内mass病変が見られ，脊髄径の増大，およびくも膜下腔造影柱の減衰が確認される（a：矢頭）。MRIでは，強く増強される境界明瞭な髄内massが明らかである（b，c：矢印）。剖検により組織球性肉腫と診断された。このmass病変は，正中より左側の脊髄実質から生じていることが確認され，少し変わったMRI所見であると解釈される（c）。

文 献

1. Thompson KG, Pool RR. Tumors of Bone. In: Meuten DJ (ed): Tumors in Domestic Animals. Ames, IA: Iowa State Press, 2002;248–255.
2. Davis GJ, Kapatkin AS, Craig LE, Heins GS, Wortman JA. Comparison of radiography, computed tomography, and magnetic resonance imaging for evaluation of appendicular osteosarcoma in dogs. J Am Vet Med Assoc. 2002;220:1171–1176.
3. Karnik KS, Samii VF, Weisbrode SE, London CA, Green EM. Accuracy of computed tomography in determining lesion size in canine appendicular osteosarcoma. Vet Radiol Ultrasound. 2012;53:273–279.
4. Kippenes H, Gavin PR, Bagley RS, Silver GM, Tucker RL, Sande RD. Magnetic resonance imaging features of tumors of the spine and spinal cord in dogs. Vet Radiol Ultrasound. 1999;40:627–633.
5. Wallack ST, Wisner ER, Werner JA, Walsh PJ, Kent MS, Fairley RA, et al. Accuracy of magnetic resonance imaging for estimating intramedullary osteosarcoma extent in pre-operative planning of canine limb-salvage procedures. Vet Radiol Ultrasound. 2002;43:432–441.
6. Healy CF, Murray JG, Eustace SJ, Madewell J, O'Gorman PJ, O'Sullivan P. Multiple myeloma: a review of imaging features and radiological techniques. Bone Marrow Res. 2011;2011:583439.
7. Cooley DM, Waters DJ. Skeletal metastasis as the initial clinical manifestation of metastatic carcinoma in 19 dogs. J Vet Intern Med. 1998;12:288–293.
8. Goedegebuure SA. Secondary bone tumours in the dog. Vet Pathol. 1979;16:520–529.
9. Thompson KG, Pool RR. Tumors of Bone. In: Meuten DJ (ed): Tumors of Domestic Animals. Ames, IA: Iowa State Press, 2002;311–312.
10. Lane SB, Kornegay JN, Duncan JR, Oliver JE, Jr. Feline spinal lymphosarcoma: a retrospective evaluation of 23 cats. J Vet Intern Med. 1994;8:99–104.
11. Marioni-Henry K, Van Winkle TJ, Smith SH, Vite CH. Tumors affecting the spinal cord of cats: 85 cases (1980–2005). J Am Vet Med Assoc. 2008;232:237–243.
12. Marioni-Henry K, Vite CH, Newton AL, Van Winkle TJ. Prevalence of diseases of the spinal cord of cats. J Vet Intern Med. 2004;18:851–858.
13. Northington JW, Juliana MM. Extradural lymphosarcoma in six cats. J Small Anim Pract. 1978;19:409–416.
14. Pancotto TE, Rossmeisl JH, Jr., Zimmerman K, Robertson JL, Werre SR. Intramedullary spinal cord neoplasia in 53 dogs (1990–2010): distribution, clinicopathologic characteristics, and clinical behavior. J Vet Intern Med. 2013;27:1500–1508.
15. Spodnick GJ, Berg J, Moore FM, Cotter SM. Spinal lymphoma in cats: 21 cases (1976–1989). J Am Vet Med Assoc. 1992;200:373–376.
16. Veraa S, Dijkman R, Meij BP, Voorhout G. Comparative imaging of spinal extradural lymphoma in a Bordeaux dog. Can Vet J. 2010;51:519–521.
17. Palus V, Volk HA, Lamb CR, Targett MP, Cherubini GB. MRI features of CNS lymphoma in dogs and cats. Vet Radiol Ultrasound. 2012;53:44–49.
18. Bagley RS. Spinal neoplasms in small animals. Vet Clin North Am Small Anim Pract. 2010;40:915–927.
19. Jose-Lopez R, de la Fuente C, Pumarola M, Anor S. Spinal meningiomas in dogs: description of 8 cases including a novel radiological and histopathological presentation. Can Vet J. 2013;54:948–954.
20. Levy MS, Kapatkin AS, Patnaik AK, Mauldin GN, Mauldin GE. Spinal tumors in 37 dogs: clinical outcome and long-term survival (1987–1994). J Am Anim Hosp Assoc. 1997;33:307–312.
21. Liebel FX, Rossmeisl JH, Jr., Lanz OI, Robertson JL. Canine spinal nephroblastoma: long-term outcomes associated with treatment of 10 cases (1996–2009). Vet Surg. 2011;40:244–252.
22. McDonnell JJ, Tidwell AS, Faissler D, Keating J. Magnetic resonance imaging features of cervical spinal cord meningiomas. Vet Radiol Ultrasound. 2005;46:368–374.
23. Petersen SA, Sturges BK, Dickinson PJ, Pollard RE, Kass PH, Kent M, et al. Canine intraspinal meningiomas: imaging features, histopathologic classification, and long-term outcome in 34 dogs. J Vet Intern Med. 2008;22:946–953.
24. Levy MS, Mauldin G, Kapatkin AS, Patnaik AK. Nonlymphoid vertebral canal tumors in cats: 11 cases (1987–1995). J Am Vet Med Assoc. 1997;210:663–664.
25. Koestner A, Higgins RJ. Tumors of the nervous system. In: Meuten DJ (ed): Tumors of Domestic Animals. Ames, IA: Iowa State Press, 2002;731–735.
26. Hayes HM, Priester WA, Jr., Pendergrass TW. Occurrence of nervous-tissue tumors in cattle, horses, cats and dogs. Int J Cancer. 1975;15:39–47.
27. Brewer DM, Cerda-Gonzalez S, Dewey CW, Diep AN, Van Horne K, McDonough SP. Spinal cord nephroblastoma in dogs: 11 cases (1985–2007). J Am Vet Med Assoc. 2011;238:618–624.
28. Engelhard HH, Corsten LA. Leptomeningeal metastasis of primary central nervous system (CNS) neoplasms. Cancer Treat Res. 2005;125:71–85.
29. Tzipory L, Vernau KM, Sturges BK, Zabka TS, Highland MA, et al. Antemortem diagnosis of localized central nervous system histiocytic sarcoma in 2 dogs. J Vet Intern Med 2009;23:369–74.

3.5
椎間板疾患およびその他の変性性疾患

椎間板疾患
椎間板変性

正常な椎間板組織は，大きくわけて髄核，線維輪，移行帯，軟骨終板の4つのコンポーネントから構成される。髄核は椎間板内で偏心性に存在し，多量のムコ蛋白と水分を含む。線維輪は髄核周囲を囲み，重層化された線維軟骨からなる[1]。移行帯は，粘液状の髄核と線維輪との間に存在し，軟骨異栄養性犬種ではこの領域が広く，やや不明瞭に観察される[2]。軟骨終板は，線維輪と周囲の骨性終板（椎体終板）とを線維性に結合し，椎間板の頭側縁および尾側縁を形成する（**図3.5.1**）。椎間板組織への血液供給はごくわずかで，線維輪の外層に限られる[1]。加えて，背側縦靭帯が脊柱管の腹側面を縦走し，さらにT2-T10領域では肋骨頭間靭帯が横断する。

椎間板の細胞外マトリクスの変質により，変性が引き起こされる。椎間板変性 intervertebral disk degeneration が生じると，髄核と，それほどではないにせよ髄核以外の部分にも脱水が生じ，椎間板の狭小化を生じる。椎間板に対する非生理学的な負荷によって，線維輪が破けたり，軟骨終板に裂け目を生じることもある。椎間板に対する構造的な変化は，ヘルニアや逸脱を引き起こす[1]。

椎間板にみられる変性性変化の経過は，軟骨異栄養性犬種と非軟骨異栄養性犬種との間で異なる。軟骨異栄養性犬種の髄核は，軟骨化生を生じ，その結果水分と流体弾性を失う。この過程は脊柱全体にわたって生じ，一般的な続発症として異栄養性の石灰化を伴う。非軟骨異栄養性犬種の椎間板は，線維輪の線維症性変化と髄核の線維性膠原化を特徴とする線維性化生を生じやすい[1~3]。軟骨異栄養性犬種にみられる変性性の変化は，より早い年齢（3～7歳）で，頚部と胸腰部に生じる。一方，非軟骨異栄養性犬種でみられる変性はより遅く（6～8歳），胸腰部でも生じることはあるが，尾側頚部と腰仙部に優位に生じる[2]。

椎間板逸脱および突出

椎間板病変は，Hansen が初めに発表したシステムを用いてⅠ型あるいはⅡ型に分類される[4,5]。Hansen Ⅰ型の椎間板逸脱 intervertebral disk extrusion は，変性した髄核が破れた線維輪のすべての層を通過してヘルニアを生じる[2]。Ⅰ型は，主に軟骨異栄養性犬種でみられるが，大型の非軟骨異栄養性犬種で生じることもある[2,6,7]。軟骨化生した髄核の物理的な性質の変化により，Ⅰ型の逸脱は急性かつ破裂性となる傾向がある。椎間板組織内で髄核が偏在するため，脊柱管へ向かって背側方向に，あるいは椎間孔へ向かって背外側方向に突出する。

Hansen Ⅱ型の椎間板突出 intervertebral disk protrusion は，線維輪が部分的に裂けたり破れたりすることで，線維性変性した椎間板組織が背側あるいは背外側方向に移動した際に生じる。髄核は線維輪の内部に留まるため，椎間板物質が逸脱することはなく，背側縦靭帯も正常に保たれる[2,3]。Hansen Ⅱ型の椎間板突出は線維性変性の結果生じ，多くは非軟骨異栄養性犬種でみられる[2,3]。

運動後や，明らかな外傷の後に，一見したところ正常に見える椎間板組織が逸脱することもある。これらは，逸脱の際の力と主に正常な髄核の液体成分からなることから，ときに high-velocity extrusion（超高速逸脱）とよばれる。外傷性の椎間板疾患に関する記述は 3.2 章を

参照されたい。動物の活動や外傷とは一見無関係に，水和されている（正常な）椎間板物質が急性に自然発症的に逸脱することもある[8]。犬におけるある研究では，軟骨異栄養性あるいは非軟骨異栄養性の様々な犬種で発症がみられ，診断時の年齢の中央値は9歳だった。臨床徴候は急性発症した四肢不全麻痺あるいは四肢麻痺で，中央から尾側の頚部の椎間板で発症が多かった[8]。

Hansen I 型椎間板逸脱の画像所見

Hansen I 型椎間板ヘルニアの病変検出について，単純CT，造影CT，MRIと従来の脊髄造影で，その正確性を比較した研究がいくつか報告されている[9〜15]。病変特定の正確性は，単純CTで89〜100%，脊髄造影CT（Myelo-CT）ではそれよりもわずかに優れていた[7, 9, 10, 15]。椎間板ヘルニアの検出率において，大型犬ではCTの方が従来の脊髄造影よりも優れていたが，5kg未満の犬については脊髄造影の方がより優れていたと報告されている[16]。ある報告の著者らは，Myelo-CTと，造影剤の静脈内投与後の造影CTの病変検出の正確性は同等であると結論づけている[14]。MRIは最も正確な検査方法であると考えられているが，Myelo-CTとの差はわずかである[10, 13]。

I 型逸脱のCT所見は，硬膜外腔に存在する高吸収性の椎間板物質であり，デンシティは石灰化の程度に依存する。椎間板物質は，脊柱管床に沿って水平方向に，また，脊髄に沿って円周方向に移動が可能である。椎間板物質は背外側方向へ移動し，椎間孔に突出することもある。逸脱した椎間板物質の量と分布によって，脊髄は偏位したり，圧迫を受けたりする。Myelo-CTでは，圧迫部位でくも膜下腔の造影柱が減衰する。急性の病態ではくも膜下腔において，出血に関連した不均一な吸収性を呈するび漫性変化が観察されることがあり，また，浮腫により脊髄径が増大することもある。罹患した椎間板腔は通常，狭小化し，残りの石灰化した椎間板物質が元の位置に存在していることもある（図3.5.2〜3.5.5）[10, 17]。

MRIでも同様の所見が観察され，椎間板物質はT1強調（T1W）画像，T2強調（T2W）画像ともに低信号を呈する。T2W画像上で高信号を呈する髄液ラインが脊髄圧迫領域では減衰し，脊髄実質のT2W高信号が，浮腫の結果としてみられることもある。出血が存在した場合，T1W画像，T2W画像とも多様な信号が混在する（図3.5.6〜3.5.10）[18]。病態に関与しない椎間板もT2W低信号を呈することがあり，これは椎間板変性に起因する。

Hansen II 型椎間板突出の画像所見

ある報告によれば，II 型の椎間板突出の検出において，CTは正確でない場合があるとされている[9]。CTでは，様々な程度に幅の減少した椎間板腔や，罹患した椎間板の背側面から生じ，脊柱管の腹側あるいは腹外側まで拡がる軽度に高吸収なmassが見られる。膨れた線維輪は，上に横たわる背側縦靭帯と区別することが不可能である。脊髄の偏位が認められ，その形状には明らかな圧迫病変が見当たらない場合でも，椎間板の侵食により変形していることが多い。Myelo-CTでは，椎間板による侵食あるいは圧迫領域において，造影柱の減衰を認める。

II 型椎間板突出のMRI所見は，CTで観察される所見に類似する。突出した椎間板物質はT1W画像，T2W画像ともに低信号を呈し，その部位の椎間板物質と上に横たわる背側縦靭帯が連続しているように見られる。脊髄は偏位したり，変形したり，圧迫を受けることもあり，またT2W高信号を呈する髄液柱は突出のある領域で減衰する。複数箇所で様々な程度の椎間板突出がみられることも少なくない。このようなケースでは，臨床的に意義のある部位を特定するため，"金持ちの脊髄造影 rich man's myelogram" として知られるsingle-shot turbo spin-echo法を用いるのが有用であるかもしれない（図3.5.11）[19]。慢性経過の患者においては脊髄が局所的に萎縮し，併せて脊髄空洞症や，グリオーシスを示唆する実質のT2W高信号を呈することもある。臨床徴候に関与しない椎間板についても，脱水によりT2W低信号を呈することが多い。

水和髄核逸脱の画像所見

水和髄核逸脱 hydrated nucleus pulposus extrusion のMRI所見として，椎間板の狭小化，硬膜外脂肪との鑑別が困難なT2W高信号の逸脱した椎間板物質，そしてT2W画像の横断面で観察される逸脱した椎間板の背側縁の特徴的な "カモメサイン seagull sign" がある。逸脱によって脊髄圧迫を生じ，多くの犬で圧迫部位に脊髄実質のT2W高信号が認められる（図3.5.12）[8]。

馬尾および腰仙部の疾患

　馬尾症候群 cauda equine syndrome を引き起こす腰仙部の静的および動的異常には，椎間板突出，腰仙椎間の亜脱臼，脊柱管狭窄，脊柱管内あるいは周囲の軟部組織増生，脊椎症による骨新生の椎間孔へ侵害が含まれる[20]。大型犬種の雄が罹患しやすく，ジャーマン・シェパード・ドッグで頻繁に生じる[20〜22]。腰仙部の傾斜角度，腰仙関節の可動域の減少，関節突起の関節角度，移行脊椎と仙椎終板の骨軟骨症の存在は，すべて解剖学的な誘発因子と仮説されている。馬尾症候群の犬は，関節角度がより矢状方向に傾いていたり，尾側腰椎と仙椎間で脊柱の角度が大きく異なっていたり，左右不対称の椎間関節を有することが多い[23, 24]。馬尾症候群のある犬では，尾側腰椎と仙椎の脊柱管横断面や，標準化された椎体の矢状断径あるいは横断径が，正常犬に比べ顕著に小さいことが示されている[25]。腰仙部疾患の犬では，脊柱管径や椎間孔領域の動的変化の評価に，後肢を屈曲および伸展させた状態での CT 検査が用いられる[25〜28]。後肢を伸展させた状態の画像では L7-S1 椎間孔が明らかに狭くなり，姿勢を変化させた状態で行う動的撮影が，椎間孔における動的な神経絞扼の診断に有用であることを示唆している[27]。

　馬尾症候群の犬における腰仙部領域の画像所見は極めて多様である。椎間板の逸脱や突出の検出，硬膜嚢の位置，硬膜外脂肪の量，脊髄神経根の腫脹については，CT と MRI とで共通しているものの，これらの所見と手術時の肉眼所見との相関はごくわずかである[22]。

　CT 検査では尾側腰椎から仙椎領域を，脊柱管に対して垂直な角度で，薄いスライスで撮影する必要がある。馬尾症候群に関連する CT 所見として，腰仙椎（LS）亜脱臼，椎間板の変性および突出，脊椎症，LS 関節レベルにおける脊柱管の横断面積の減少（主に脊柱管の高さの減少による），LS 関節レベルでの硬膜外脂肪の減少による神経根の不明瞭化が挙げられる。逸脱した椎間板物質は尾側腰椎および腰仙椎関節の椎間孔に移動し，神経根を圧迫することで片側性の臨床徴候を生じることがある。逸脱した椎間板物質は高吸収性で，脊柱管と椎間孔内の比較的低吸収な脂肪を偏位させる。

　MRI 所見は，CT 所見と同様である。馬尾領域の神経根は，T1W 画像，T2W 画像のどちらでも周囲を囲む硬膜外脂肪より低信号を呈するため，正常犬ではどちらのシーケンスにおいてもよく観察することができる。逸脱／突出した椎間板，狭窄，亜脱臼により硬膜外脂肪が偏位した際には，脊柱管と椎間孔の信号強度は T1W 画像，T2W 画像ともに低下する。標準的なシーケンスに加えて，腰仙椎接合部の 3D ボリューム撮像（例：造影 T1W，SPGR）により，薄くスライスした画像を得ることで，平面内での解剖学的詳細を評価したり，あるいは他の平面に再構成することも可能である。ときおり，対側の脊髄神経と比較して，腫大したり，強く増強される神経炎を検出することがある。薄いスライスで（≦ 2 mm）撮像した STIR 画像や脂肪抑制造影 T1W 画像の背断面は通常，尾側腰髄や馬尾，関連する脊髄神経の良質な左右対称性の像を描出する（図 3.5.13，3.5.14）。

その他の変性性疾患

椎間関節の変形性関節症

　椎間関節の変形性関節症 articular facet osteoarthrosis は，加齢に伴う進行性の疾患として生じるものと，頚部脊椎脊髄症や外傷が基礎疾患にあり，それに続発して生じるものがある。変形性関節症の一般的な所見には，関節周囲の骨新生，軟骨下骨硬化，腱付着症，滑膜肥厚が挙げられる。この増殖は，背外側方向の脊髄圧迫を引き起こす。変性性関節疾患の CT および MRI 所見については 6.5 章で扱う。

変形性脊椎症

　変形性脊椎症 spondylosis deformans は，隣接する椎体同士を架橋する進行性の骨新生を特徴とし，通常，罹患した椎体の腹側面および外側面に分布する。変形性脊椎症の多くは臨床的な意義がないと考えられているが，外側面に形成された新生骨が椎間孔を侵害し，神経根の絞扼とそれに続く臨床徴候を生じることがある。病変は胸部および腰部の脊椎と，腰仙移行部にみられることがほとんどである[29〜31]。脊椎症と椎間板疾患（IVDD）との関連性を評価した研究では，Ⅱ型の IVDD で弱いながら正の相関がみられたが，Ⅰ型の IVDD では相関は認められなかった[32]。

　変形性脊椎症の CT 所見として，罹患した椎体腹側と連続する高吸収性の骨新生がみられる。骨新生は病態の進行程度により椎体同士を不完全あるいは完全に架橋し，また，新生骨に皮質骨や骨髄成分が描出されることも多い。関連する椎間板は狭くなり，椎間板物質が石灰化することもある。MRI 所見は，CT で見られる所見と構造的に類似している。骨新生の骨密度に応じて，T1W 画像，T2W 画像ともに多様な信号強度を呈す

る。椎間板に変性がある場合には，椎間板は狭小化し，T2W信号強度が減少する。

播種性特発性骨増殖症

播種性特発性骨増殖症 disseminated idiopathic skeletal hyperostosis（DISH）はこの疾患名が示すとおり，根本にある原因は明らかにされていない。ヒトにおけるDSIHの診断は，いくつかの放射線学的な基準に基づいて行われている[33]。

- 少なくとも4つ以上の連続する椎体の前外側（腹外側）縁に，緩やかな骨形成を有し，また，椎体／椎間板接合部に認められる関連した限局性の尖った突起物を伴うことがある。
- 病変部位の椎間板の高さ（幅）は比較的保たれており，椎間板の変性所見は認められない。
- 脊椎の変性性疾患に関連する他の所見が認められない。

DISHについて獣医学領域では散発的な報告しかされておらず，これら報告の中では，どんな画像所見が犬と猫の本症候群の特徴であるのか，コンセンサスはないようである[34〜37]。医学論文で提唱されている診断基準を持ち出すなら，CTやMRIでみられる骨新生という所見は，十分に成熟した脊椎症でみられるそれと類似しているようだが，少なくとも隣接した4椎体にわたることになる（図3.5.15）。

外因性の囊胞

椎間関節の滑膜囊胞

滑膜囊胞 facet synovial cyst は椎間関節にときおり生じ，脊柱管の硬膜外腔へ広がることがある。囊胞形成は，椎間関節における変性性関節疾患に続発して生じるように思われる[38]。ときおり偶発所見として発見されることもあるが，頚部脊椎脊髄症の犬においては，脊髄圧迫の原因，あるいは憎悪因子となる[38〜40]。また，馬尾徴候を呈した犬の脊髄圧迫の原因のひとつとしても報告されている[41, 42]。

CT所見として，脊椎関節に関連した硬膜外腔に存在する，たいてい卵円形の，液体デンシティの境界明瞭なmassが見られる。滑膜囊胞はMRIでT1W低信号，T2W高信号を呈する。周囲を薄い壁で覆われた囊胞性のmassとして認められる（図3.5.16）。囊胞壁の増強は多様である[38, 41, 42]。

脊髄髄膜囊胞

髄膜囊胞 spinal meningeal cyst は，くも膜や硬膜に，あるいは脊髄神経根鞘に形成される憩室である。ヒトでは，囊胞は脊髄のあらゆるレベルで発生するが，下位腰髄あるいは仙髄レベルでの発生が多く，Ⅰ型（神経組織を含まない硬膜外髄膜囊胞），Ⅱ型（神経組織を含む硬膜外髄膜囊胞），Ⅲ型（硬膜内くも膜囊胞）に分類されている[43, 44]。Ⅰ型とⅡ型の囊胞は獣医学領域では報告されていないが，Ⅲ型の囊胞は犬で報告されている脊髄くも膜憩室 spinal arachnoid diverticula と極めて類似している[45]。近年報告された回顧的調査によれば，憩室は，若い大型犬種のC1-C3の背側くも膜下腔，高齢な小型犬種の尾側胸椎領域に生じるのが一般的で，憩室のほとんどは脊髄の背側領域に位置するようである[45, 46]。くも膜憩室の病因は明らかではないが，発生学的な原因もあれば，後天的な原因もあるようである[45, 46]。タイプに関わらず，髄膜囊胞は薄い壁で覆われ内部に脳脊髄液（CSF）を含む。これらをこの章に含めたのは，外見上は脊髄に形成される他のタイプの囊胞と類似するからである。

ヒトにおけるCT画像では，Ⅰ型とⅡ型の髄膜囊胞は，周囲の硬膜外脂肪とはっきりと識別が可能な，液体デンシティの卵円形で境界明瞭なmassとして描出される。囊胞はくも膜下腔と直接連続するため，Myelo-CTにおいて均一に増強されることがある。MRIでは，薄い壁に覆われ，均一なT1W低信号，T2W高信号を呈する。いずれのモダリティにおいても，造影剤の静脈内投与によって造影増強はされない。

脊髄くも膜憩室の脊髄造影の所見はヒトにおけるⅢ型の囊胞に類似しており，くも膜下腔と連続する囊胞では背側の髄液ラインが涙滴状を呈し拡張する（あるレビューの25/36例）[46]。同様の局所性の液体貯留はCT画像で観察可能で，様々な程度の脊髄圧迫を伴う。MRIでは，T1W低信号，T2W高信号を呈する局所性の液体貯留がみられ，多くの病変はFLAIR画像において信号が抑制される（図3.5.17）[46]。

3.5 椎間板疾患およびその他の変性性疾患

図 3.5.1　正常な椎間板（犬）　　　　　　　　　　　　　　　　　　　　　　　　　　　　　　　MRI

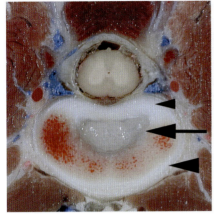
a 肉眼所見，横断面

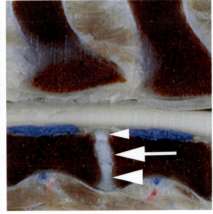
b 肉眼所見，矢状断面

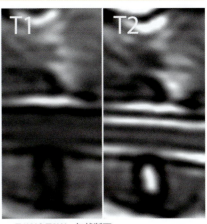
c T1W & T2W，矢状断面

背側線維輪（a，b：小矢頭），髄核（a，b：矢印），腹側線維輪（a，b：大矢頭）の肉眼所見。b における椎間板の所見と，解剖学的に同一の断面で撮像した T1W（c：T1），T2W（c：T2）の所見とを比較すること。

図 3.5.2　石灰化した I 型の逸脱（犬）　　　　　　　　　　　　　　　　　　　　　　　　　　　　CT

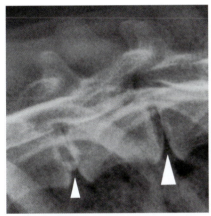
a X線，側方像

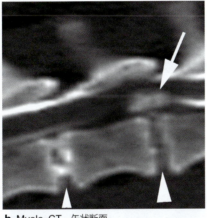
b Myelo-CT，矢状断面

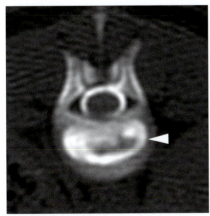
c Myelo-CT，横断面

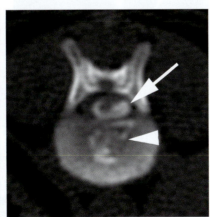
d Myelo-CT，横断面

その日の早朝に神経解剖学的に T3-L3 に局在する不全麻痺を急性発症した5歳，去勢雄のダックスフンド。a, b には，T11-T12 および T12-T13 椎間板腔が含まれている。c, d は，それぞれ T11-T12，T12-T13 椎間板を撮影した画像である。CT は Myelo-CT 中に撮影したものである。T11-T12 椎間板腔では，本来の位置で石灰化した髄核が確認される（a～c：小矢頭）。T12-T13 椎間板腔からの石灰化した椎間板物質は脊柱管の腹側硬膜外腔内へヘルニアし，局所的な脊髄圧迫および腹側造影柱の減衰を生じている（b, d：矢印）。T12-T13 椎間板腔は狭小化し，椎間板物質の残存がみられる（a, b, d：大矢頭）。T12-T13 の片側椎弓切除術を行い，硬膜外腔の石灰化した椎間板物質を確認した。隣接する椎間板には造窓術を実施した。

図 3.5.3　石灰化したⅠ型の逸脱（犬）　CT

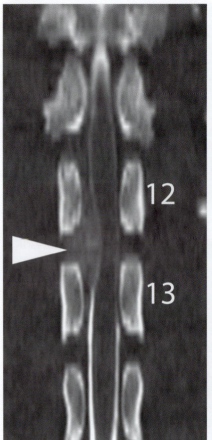

a　Myelo-CT，背断面

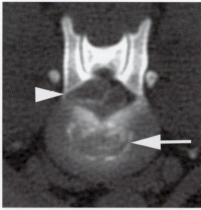

b　Myelo-CT，矢状断面

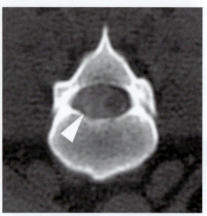

c　Myelo-CT，横断面

1週間前に不全対麻痺を急性発症した9歳，雄のバセット・ハウンド。神経解剖学的病変局在はT3-L3領域である。**a**はT12-T13椎間板腔（**a**：12，13）を中心に表示している。**b**はT12-T13椎間板レベル，**c**はT12の椎体中央レベルの横断面である。これらの画像はMyelo-CT時に撮影したものである。部分的に石灰化した椎間板物質による大きなmassが，脊柱管の右側の硬膜外腔へ突出し，片側性に脊髄圧迫を生じている（**a**，**b**：矢頭）。椎間板物質の一部は頭側方向へ移動し，T12中央レベルにおいても観察される（**c**：矢頭）。T12-T13椎間板腔には石灰化した椎間板物質が残存する（**b**：矢印）。T12-L1の2椎間で片側椎弓切除を行い，硬膜外腔に石灰化した椎間板物質と古い出血巣を確認した。隣接する椎間板には造窓術を行った。

図 3.5.4　椎間孔領域を巻き込むⅠ型の椎間板逸脱（犬）　CT

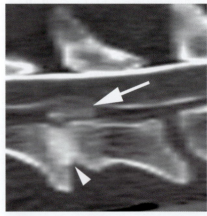

a　Myelo-CT，矢状断面

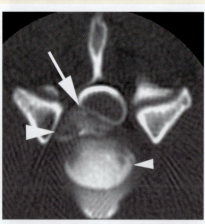

b　Myelo-CT，横断面

頚部痛を急性発症した11歳，去勢雄のゴールデン・レトリーバー。初めは右前肢の跛行だったが，現在は歩行不能である。**a**にはC5-C6，C6-C7椎間板腔が含まれている。**b**はC5-C6椎間板を撮影。画像はMyelo-CTの一部として撮影したもの。C5-C6椎間板腔より右腹側の硬膜外腔内に逸脱する石灰化した椎間板物質が，造影柱の減衰を伴って局所的に脊髄へ衝突している（**a**，**b**：矢印）。逸脱した椎間板物質の一部は，右側の椎間孔内にも進展しており，右側の第6頚髄神経の起始部を圧迫している可能性がある（**b**：大矢頭）。C5-C6椎間板腔には石灰化した椎間板物質が残存している（**a**，**b**：小矢頭）。C5-C6に腹側スロット減圧術を行い，大量の石灰化した椎間板物質を除去した。

図 3.5.5 出血を伴った I 型の椎間板逸脱（犬）

CT

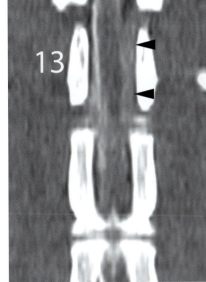

a Myelo-CT，背断面

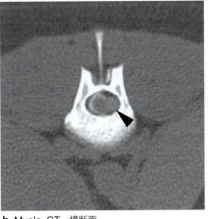

b Myelo-CT，横断面

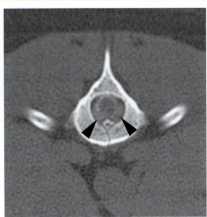

c Myelo-CT，横断面

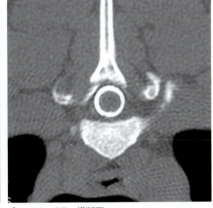

d Myelo-CT，横断面

神経解剖学的に T3-L3 に局在する対麻痺を急性発症した 2 歳，避妊雌のウェルシュ・コーギー。a は T12-T13 椎間板腔を中心に表示している。b，c は，それぞれ T13 の頭側端，および中央レベルの横断面。d は胸部中央の脊柱管の横断面。画像は Myelo-CT の一部として撮影したものである。尾側胸部および頭側腰部の硬膜外腔に中等度の吸収性を呈する物質が存在し（a～c：矢頭），右側方向への著しい脊髄偏位と圧迫を認める。この領域では，くも膜下腔の造影柱が円周状に減衰している（a～c）。より頭側領域では脊髄と造影剤は正常に見られる（d）。T11-T13 の 2 椎間で片側椎弓切除術を行い，T12-T13 椎間腔より逸脱し，T11 レベルから L1 レベルまで拡散した椎間板物質を硬膜外腔より除去した。また，広範な出血と局所的な脊髄腫脹も認められた。術後，神経学的な悪化が認められ，剖検では重度な領域性の脊髄軟化症と硬膜外，硬膜下での出血が明らかであった。

図 3.5.6 石灰化したⅠ型の椎間板逸脱（犬） MRI

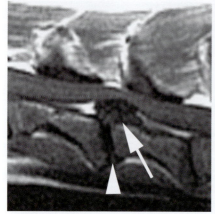

a T1W, 矢状断面

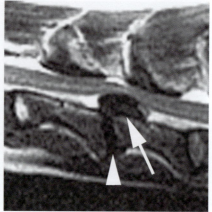

b T2W, 矢状断面

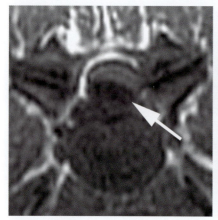

c T1W, 横断面

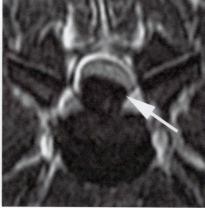

d T2W, 横断面

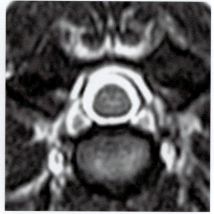

e T2W, 横断面

進行性の頚部痛と，神経解剖学的に C1-C5 に局在する運動失調と不全麻痺を最近発症した 10 歳，去勢雄のアラスカン・マラミュート系雑種。a, b は，C4-C5 椎間板腔を中心に表示している。c, d は C4-C5 椎間板，e は C3-C4 椎間板の横断面。T1W，T2W ともに低信号を呈する大量の椎間板物質が C4-C5 レベルの腹側の硬膜外腔に逸脱しており，脊髄を背側方向へ偏位し，圧迫を生じている（a〜d：矢印）。C4-C5 椎間板腔は狭小化し，低信号化している（a, b：矢頭）。e には，脊髄とその周囲の T2W 高信号を呈するくも膜下腔の正常所見を示す。C4-C5 に腹側スロット減圧術を行い，大量の石灰化した椎間板物質を除去した。

図 3.5.7　石灰化したⅠ型の椎間板逸脱（犬）　　MRI

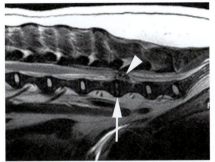
a T2W, 矢状断面

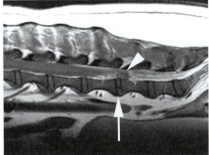
b T1W, 矢状断面

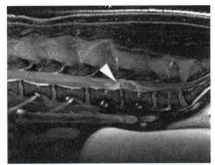
c 脂肪抑制造影 T1W, 矢状断面

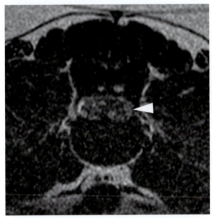
d T2W, 横断面

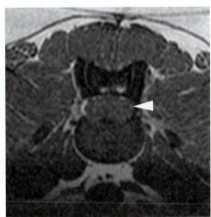
e T1W, 横断面

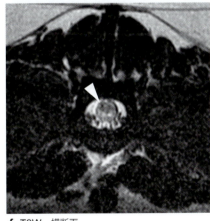
f T2W, 横断面

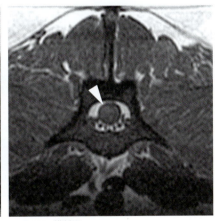
g T1W, 横断面

2週間前からの進行性の後肢の運動失調と，神経解剖学的にL6より尾側に局在する対不全麻痺を呈する5歳のジャック・ラッセル・テリア。脊柱のX線画像（ここでは示していない）で，腰椎が8つあるのが確認されている。dはL6-L7椎間板レベルの横断面。f, gはL6中央レベルの横断面。L6-L7椎間板はT2W低信号を呈し，狭小化している（a, b：矢印）。T1W，T2Wともに低信号を呈する石灰化した椎間板物質による大きなmassがL6-L7椎間板腔より逸脱し，脊髄円錐の末端と，これに関連する馬尾領域の神経を挙上，圧迫している（a, b, d, e：矢頭）。椎間板逸脱部位より頭側の脊髄円錐と馬尾は正常に近い位置にあるが，円錐内部におけるT1W，T2Wでの混合パターンは，出血を示唆している（f, g：矢頭）。逸脱した椎間板周囲に局所的にみられる造影増強は，外傷性の炎症反応を示唆している（c：矢頭）。L6-L7で片側椎弓切除術を行い，硬膜外腔に脱出した椎間板物質の存在が確認された。

図 3.5.8　Ⅰ型の椎間板逸脱（犬）

MRI

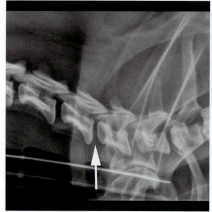

a　X線，側方像

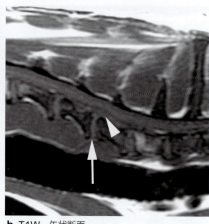

b　T1W，矢状断面

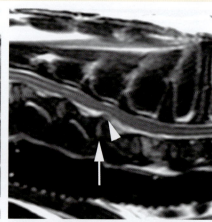

c　T2W，矢状断面

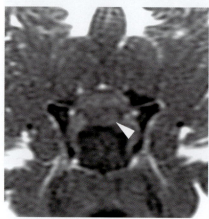

d　T1W，横断面

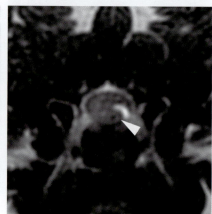

e　T2W，横断面

10日前からの進行性の神経学的異常を呈する13歳，去勢雄のミニチュア・ダックスフンド。この犬は，急性発症し，現在は顕著な四肢不全麻痺を呈している。d，e は C5-C6 椎間板レベルの横断面。C5-C6 椎間板腔は狭小化がみられる（a〜c：矢印）。T1W，T2W ともに軽度低信号を呈する逸脱した椎間板物質（b〜e：矢頭）が，脊髄を背側方向に圧迫，偏位させている。C5-C6 で腹側スロット減圧術を行い，腹側硬膜外腔より部分的に石灰化した椎間板物質を取り除いた。

図 3.5.9　椎間孔への移動を伴う石灰化したⅠ型の椎間板逸脱（犬） MRI

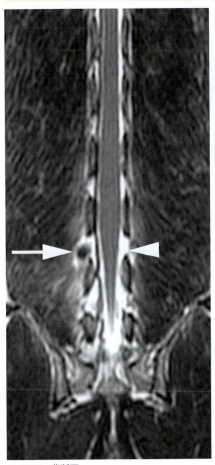

a T2W，背断面

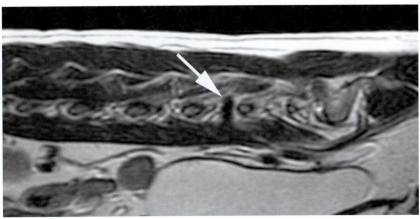

b T2W，矢状断面

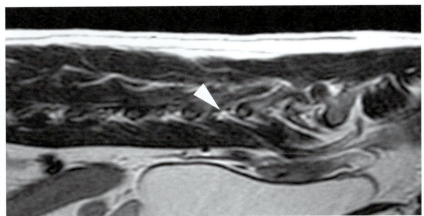

c T2W，矢状断面

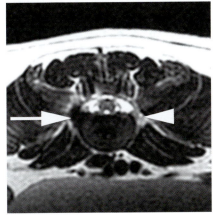

d T2W，横断面

e 肉眼所見

ドッグレースの後に後肢跛行を急性発症した5歳，避妊雌のミニチュア・ダックスフンド。神経解剖学的に右側のL4-L6の神経根徴候を呈していた。aは尾側腰部の椎間神経孔を示した背断面。b, cは，それぞれ右側，および左側の椎間神経孔を示した傍正中矢状断面。dはL5-L6椎間板腔のT2W横断面。右側のL5-L6椎間孔で局所的なT2W無信号が認められ，逸脱した椎間板物質が椎間孔内に詰まっていることがわかる（a, b, d：矢印）。比較のために示した対側の椎間孔は正常な信号強度を示している（a, c, d：矢頭）。L5-L6椎間で片側椎弓切除術を行い，右側の椎間孔から椎間板物質を取り除いた。右側の第5腰髄神経根への椎間板物質の接触（e：矢頭）が，神経炎を起こし，本症例の神経徴候につながったと考えられる。

図 3.5.10　出血を伴う I 型の椎間板逸脱（犬）

MRI

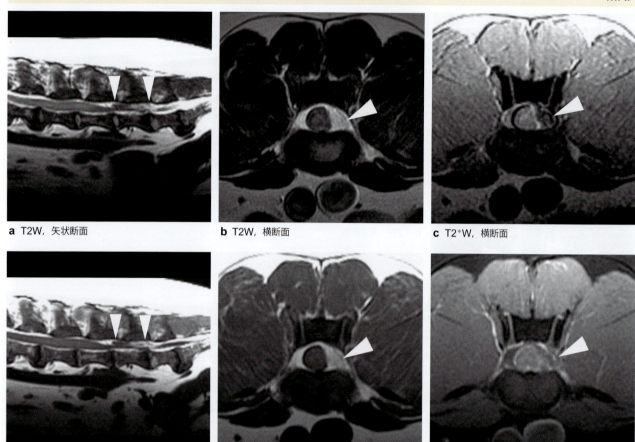

a　T2W，矢状断面
b　T2W，横断面
c　T2*W，横断面
d　T1W，矢状断面
e　T1W，横断面
f　脂肪抑制造影 T1W，横断面

48 時間前から進行性の背部痛および不全対麻痺を呈する 9 歳，去勢雌のオーストラリアン・シェパード。神経解剖学的には L4 より尾側に局在する脊髄障害。T1W，T2W で不均一な信号強度を呈する硬膜外物質が脊髄円錐と馬尾を偏位，圧迫している（a，d：矢頭）。L6 の中央部レベルに存在する硬膜外物質は，主に T1W，T2W ともに高信号を呈し，部分的に脂肪抑制を示す（b，c，e，f：矢頭）。左側硬膜外腔にみられる顕著な磁化率効果（c：矢頭）により出血が示唆される。L5-L7 の 2 椎間で片側椎弓切除術を行った。L6-L7 から大量の出血および逸脱した椎間板物質を左側の硬膜外腔より摘出した。

図 3.5.11　多発性 II 型の椎間板突出（犬）　　　　　　　　　　　　　　　　　　　　　　　MRI

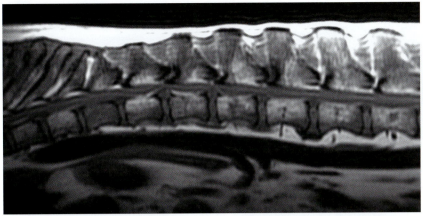

a　T1W，矢状断面

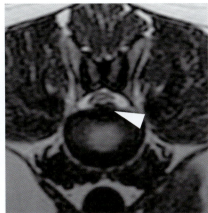

b　T2W，横断面

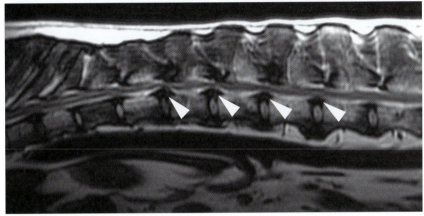

c　T2W，矢状断面

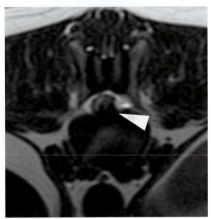

d　T2W，矢状断面

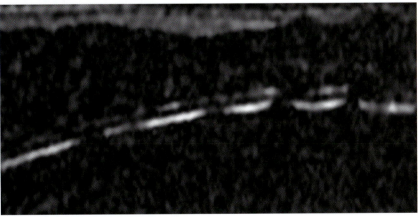

e　SSTSE，矢状断面

4 週間前から後肢の不全対麻痺を呈し，急性に病状が進行した 13 歳，去勢雄のラブラドール・レトリーバー。神経解剖学的に T3-L3 に局在する脊髄障害。b，d は，それぞれ T12-T13，T13-L1 椎間レベルの横断面。胸腰部の椎間板腔の幅は正常のように観察され，T1W で等信号，T2W で不均一な高信号を呈しており，様々な程度の髄核の脱水が示唆される（a，c）。背側線維輪／背側縦靭帯は複数のレベルで突出しており，上を覆う脊髄を挙上，圧迫している（b～d：矢頭）。胸腰部脊椎のシングルショットターボスピンエコー（SSTSE）法による画像では，複数の椎間レベルにおいて，くも膜下腔髄液柱の不連続性が明らかで，Hansen II 型の椎間板突出に一致している（e）。内科治療により神経徴候は改善した。

図 3.5.12 水和椎間板逸脱（犬） MRI

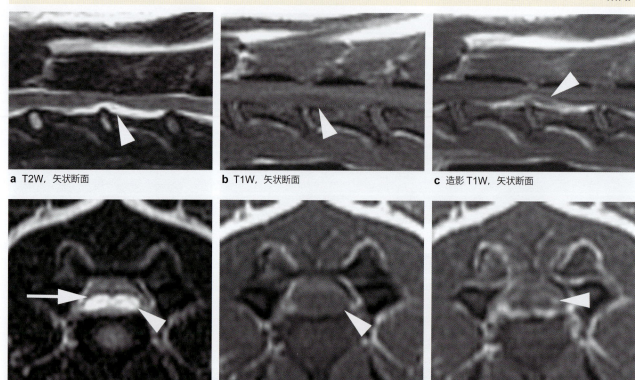

a T2W，矢状断面　　b T1W，矢状断面　　c 造影 T1W，矢状断面

d T2W，横断面　　e T1W，横断面　　f 造影 T1W，横断面

はっきりとした誘因が見当たらない甚急性の四肢不全麻痺を呈する 10 歳，避妊雌のプードル。T2W 高信号，T1W 低信号を呈する椎間板物質が，C3-C4 の椎間板腔レベルの脊柱管の腹側面に分布し，局所的に脊髄を挙上，圧迫している（a，b，d，e：矢頭）。脊髄の腹側縁には，液体成分を豊富に含む椎間板の逸脱によるものと考えられる 2 つのアーチ形の"カモメの翼状"の所見が観察される（d：矢印）。局所的にみられる線状の造影増強は，おそらく反応性の硬膜増強を示している（c，f：矢頭）。腹側スロット減圧術を行い，非定型的な軟骨様細胞と少量の基質からなる固形物と同時に大量の透明な液体を認めた。

図 3.5.13　腰仙接合部の正常像（犬） MRI

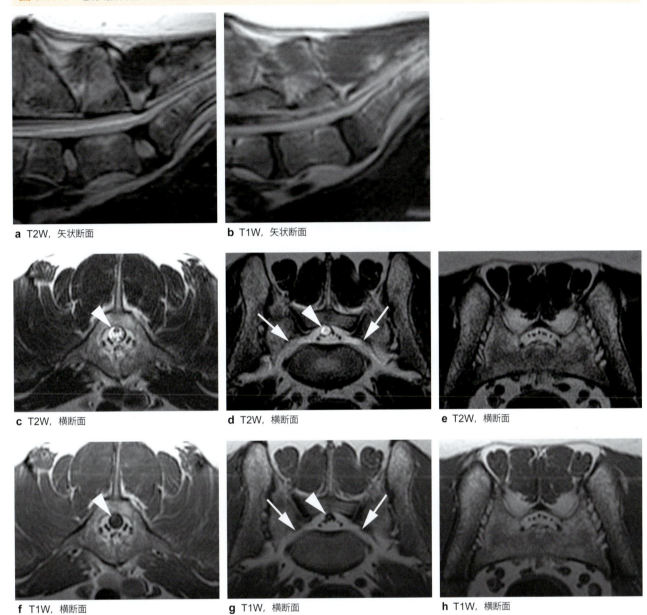

a T2W，矢状断面　　b T1W，矢状断面
c T2W，横断面　　d T2W，横断面　　e T2W，横断面
f T1W，横断面　　g T1W，横断面　　h T1W，横断面

後肢跛行を呈する 4 歳，避妊雌のドーベルマン。この犬は病変局在と筋電図所見に基づき，感覚性ポリニューロパチー（ドーベルマンダンス病 dancing doberman disease）と診断された。c と f，d と g，e と h は，それぞれ L7 中央部レベル，L-S 椎間板の頭側端レベル，S1 の中央部レベルの横断面。L6-L7 と L-S の椎間板は解剖学的に正常に観察され，信号強度についても髄核が T2W 高信号，線維輪が T2W 低信号を呈し，正常である（a，b）。脊髄の尾側終末は L-S 椎間板腔レベルまで及び（c，d，f，g：矢頭），両側を周囲の硬膜外脂肪に対して低信号を呈する腰部脊髄神経が囲んでいる（c，d，f，g）。仙髄神経はさらに尾側の領域で容易に確認が可能である（e，h）。腰仙接合部の椎間孔は大きく，高信号を呈する脂肪組織によりはっきりと確認が可能である（d，g：矢印）。枝分かれする腰部の脊髄神経根と背根神経節は，STIR，および脂肪抑制造影 T1W の背断面でスラブ厚を薄くした最大値投影法（MIP）を用いるとよく描出できる（次頁 i，j：矢頭）。

図 3.5.13 （つづき）　　MRI

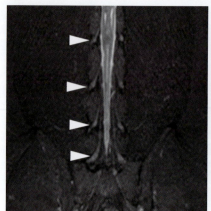

i　STIR，MIP，背断面

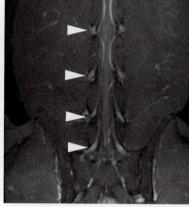

j　脂肪抑制造影 T1W，MIP，背断面

図 3.5.14 腰仙接合部における II 型の椎間板突出と神経炎（犬） MRI

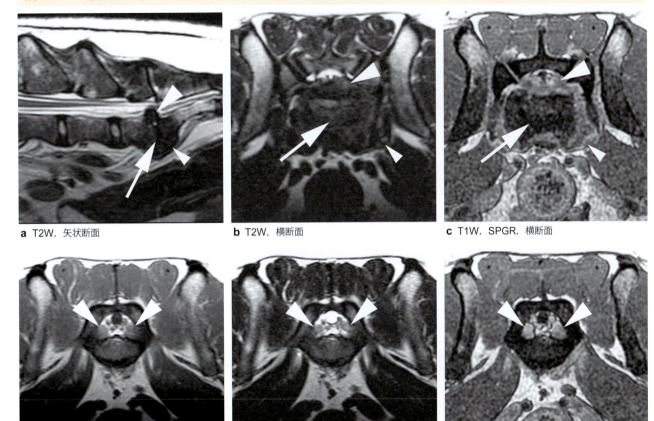

a T2W，矢状断面　　b T2W，横断面　　c T1W，SPGR，横断面

d T1W，横断面　　e T2W，横断面　　f T1W，SPGR，横断面

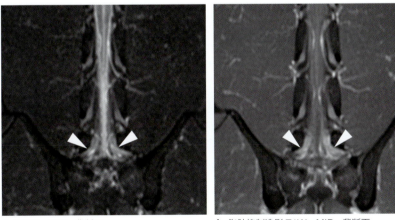

g STIR，MIP，背断面　　h 脂肪抑制造影 T1W，MIP，背断面

腰仙部領域に疼痛を呈する 8 歳，去勢雄のブル・テリア。b，c は腰仙部椎間板レベルの横断面。d～f は，L7 中央部レベルの横断面。g，h はそれぞれ STIR と脂肪抑制造影 T1W の背断面でスラブ厚を薄くした MIP 画像。腰仙部の椎間板腔は狭小化し，水和した髄核はほぼ消失している（a～c：矢印）。背側線維輪が脊柱管内へ突出し，馬尾を挙上している（a～c：大矢頭）。腰仙椎脊椎症が顕著で，片側性に生じた骨新生が腰仙椎間の椎間孔内へ侵入する像を認める（a～c：小矢頭）。新生骨，および靱帯組織は T2W 低信号（a，b）を呈するが，SPGR 法による T1W では軽度な高信号を呈している（c）。椎間神経孔を通じて外に出てくるよりも頭側の領域において，第 7 腰髄神経の神経根は大きく腫大し，造影増強を呈す（d～h：矢頭）。L7-S1 の背側椎弓切除術を行い，冠状に突出した線維輪や，黄色靱帯，背側縦靱帯の肥厚による脊柱管狭窄を確認した。外側方向にみられた脊椎症と併せたこれらの変化により椎間孔が狭窄し，結果として両側性の第 7 腰髄神経炎を生じた。

図 3.5.15 播種性特発性骨増殖症（犬）　　　　　　　　　　　　　　　　　　　　　　　MRI

腰仙部痛を呈する7歳，雄のカタフーラ・レパード・ドッグ。脊椎のX線画像において腰椎椎体の腹側および外側面に生じた高密度で緩やかな骨新生が明らかである。L5–L6椎間板腔はやや狭いが，他に変性性疾患を示唆する所見は見られない。新生骨はT2W高信号を呈する（b）。腰部脊柱の髄核の信号強度は不均一だが，椎間板組織の構造自体は保たれており，いずれの椎間板腔においても背側の線維輪は正常に観察される。X線画像とMRIでは腰仙部における変性性疾患に一致した所見が認められ，これが臨床徴候の原因のようであった。

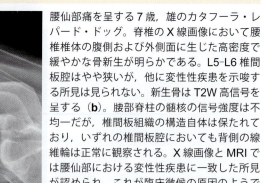

a　X線，側方像

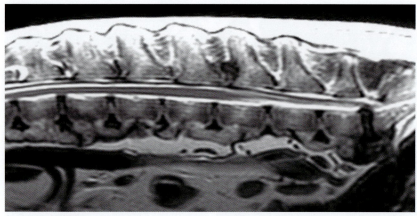

b　T2W，矢状断面

図 3.5.16 滑膜嚢胞（犬） MRI

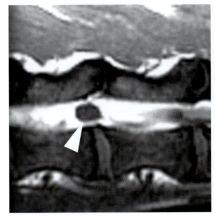
a T1W，矢状断面

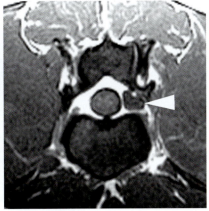
b T1W，横断面

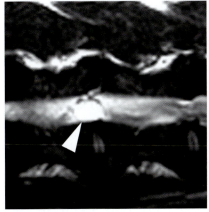
c T2W，矢状断面

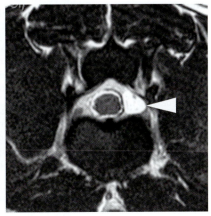
d T2W，横断面

後肢の不全麻痺を急性発症した5歳，去勢雄のアメリカン・スタッフォードシャー・テリア。L3-L4 の左側の椎間関節腹側縁に接する硬膜外腔に，境界明瞭な T2W 高信号，T1W 低信号を呈する薄い壁で覆われた嚢胞性の mass を認め，脊髄圧迫を伴わない滑膜嚢胞に一致していた（a〜d：矢頭）。この犬の臨床徴候は，T12-T13 の椎間板逸脱（ここには示していない）が原因だった。

図 3.5.17 脊髄くも膜憩室（犬） CT & MRI

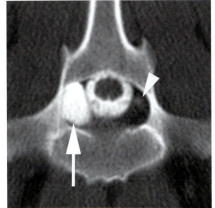
a Myelo-CT，横断面

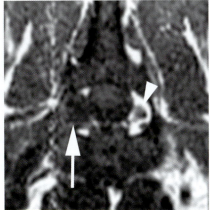
b T1W，横断面

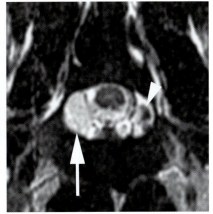
c T2W，横断面

1年前から後肢の麻痺を呈する9歳，雄のボルゾイ。a は Myelo-CT によって得られた画像の一部。T1 レベルにおいて，右の硬膜外腔に，大きく境界明瞭で壁の薄い，卵形の嚢胞性 mass が認められる（a：矢印）。くも膜下腔との交通が，強く均質な造影によって証明されている。脊髄の左側には，ぼんやりとした陰影も認められる（a：矢頭）。大きな嚢胞は，通常の CSF の所見と一致した T1W 低信号および T2W 高信号を呈している（b，c：矢印）。大きな嚢胞の均一な不透過性と信号強度は，神経組織を含まない I 型の髄膜嚢胞の特徴と一致するものである。左側の小さな構造は，T1W，T2W とも低信号を呈し，神経組織を含む II 型の髄膜嚢胞により近い特徴を示している（b，c：矢頭）。この犬には，C4-C5 間に圧迫性の椎間板逸脱が認められ（画像は示していない），これが臨床徴候の原因であった。髄膜嚢胞は偶発所見と考えられた。

文献

1. Bergknut N, Smolders LA, Grinwis GC, Hagman R, Lagerstedt AS, Hazewinkel HA, et al. Intervertebral disc degeneration in the dog. Part 1: Anatomy and physiology of the intervertebral disc and characteristics of intervertebral disc degeneration. Vet J. 2013;195:282–291.

2. Smolders LA, Bergknut N, Grinwis GC, Hagman R, Lagerstedt AS, Hazewinkel HA, et al. Intervertebral disc degeneration in the dog. Part 2: chondrodystrophic and non-chondrodystrophic breeds. Vet J. 2013;195:292–299.

3. Brisson BA. Intervertebral disc disease in dogs. Vet Clin North Am Small Anim Pract. 2010;40:829–858.

4. Hansen HJ. A pathologic-anatomical interpretation of disc degeneration in dogs. Acta Orthop Scand. 1951;20:280–293.

5. Hansen HJ. A pathologic-anatomical study on disc degeneration in dog, with special reference to the so-called enchondrosis intervertebralis. Acta Orthop Scand Suppl. 1952;11:1–117.

6. Cudia SP, Duval JM. Thoracolumbar intervertebral disk disease in large, nonchondrodystrophic dogs: a retrospective study. J Am Anim Hosp Assoc. 1997;33:456–460.

7. Macias C, McKee WM, May C, Innes JF. Thoracolumbar disc disease in large dogs: a study of 99 cases. J Small Anim Pract. 2002;43:439–446.

8. Beltran E, Dennis R, Doyle V, de Stefani A, Holloway A, de Risio L. Clinical and magnetic resonance imaging features of canine compressive cervical myelopathy with suspected hydrated nucleus pulposus extrusion. J Small Anim Pract. 2012;53:101–107.

9. Bibevski JD, Daye RM, Henrickson TD, Axlund TW. A prospective evaluation of CT in acutely paraparetic chondrodystrophic dogs. J Am Anim Hosp Assoc. 2013;49:363–369.

10. Cooper JJ, Young BD, Griffin JF 4th, Fosgate GT, Levine JM. Comparison between noncontrast computed tomography and magnetic resonance imaging for detection and characterization of thoracolumbar myelopathy caused by intervertebral disk herniation in dogs. Vet Radiol Ultrasound. 2014;55:182–189.

11. Kuroki K, Vitale CL, Essman SC, Pithua P, Coates JR. Computed tomographic and histological findings of Hansen type I intervertebral disc herniation in dogs. Vet Comp Orthop Traumatol. 2013;26:379–384.

12. Newcomb B, Arble J, Rochat M, Pechman R, Payton M. Comparison of computed tomography and myelography to a reference standard of computed tomographic myelography for evaluation of dogs with intervertebral disc disease. Vet Surg. 2012;41:207–214.

13. Robertson I, Thrall DE. Imaging dogs with suspected disc herniation: pros and cons of myelography, computed tomography, and magnetic resonance. Vet Radiol Ultrasound. 2011;52:S81–84.

14. Schroeder R, Pelsue DH, Park RD, Gasso D, Bruecker KA. Contrast-enhanced CT for localizing compressive thoracolumbar intervertebral disc extrusion. J Am Anim Hosp Assoc. 2011;47:203–209.

15. Shimizu J, Yamada K, Mochida K, Kako T, Muroya N, Teratani Y, et al. Comparison of the diagnosis of intervertebral disc herniation in dogs by CT before and after contrast enhancement of the subarachnoid space. Vet Rec. 2009;165:200–202.

16. Israel SK, Levine JM, Kerwin SC, Levine GJ, Fosgate GT. The relative sensitivity of computed tomography and myelography for identification of thoracolumbar intervertebral disk herniations in dogs. Vet Radiol Ultrasound. 2009;50:247–252.

17. Olby NJ, Munana KR, Sharp NJ, Thrall DE. The computed tomographic appearance of acute thoracolumbar intervertebral disc herniations in dogs. Vet Radiol Ultrasound. 2000;41:396–402.

18. Mateo I, Lorenzo V, Foradada L, Munoz A. Clinical, pathologic, and magnetic resonance imaging characteristics of canine disc extrusion accompanied by epidural hemorrhage or inflammation. Vet Radiol Ultrasound. 2011;52:17–24.

19. Pease A, Sullivan S, Olby N, Galano H, Cerda-Gonzalez S, Robertson ID, et al. Value of a single-shot turbo spin-echo pulse sequence for assessing the architecture of the subarachnoid space and the constitutive nature of cerebrospinal fluid. Vet Radiol Ultrasound. 2006;47:254–259.

20. Meij BP, Bergknut N. Degenerative lumbosacral stenosis in dogs. Vet Clin North Am Small Anim Pract. 2010;40:983–1009.

21. Amort KH, Ondreka N, Rudorf H, Stock KF, Distl O, Tellhelm B, et al. MR-imaging of lumbosacral intervertebral disc degeneration in clinically sound German shepherd dogs compared to other breeds. Vet Radiol Ultrasound. 2012;53:289–295.

22. Suwankong N, Voorhout G, Hazewinkel HA, Meij BP. Agreement between computed tomography, magnetic resonance imaging, and surgical findings in dogs with degenerative lumbosacral stenosis. J Am Vet Med Assoc. 2006;229:1924–1929.

23. Rossi F, Seiler G, Busato A, Wacker C, Lang J. Magnetic resonance imaging of articular process joint geometry and intervertebral disk degeneration in the caudal lumbar spine (L5–S1) of dogs with clinical signs of cauda equina compression. Vet Radiol Ultrasound. 2004;45:381–387.

24. Seiler GS, Hani H, Busato AR, Lang J. Facet joint geometry and intervertebral disk degeneration in the L5–S1 region of the vertebral column in German Shepherd dogs. Am J Vet Res. 2002;63:86–90.

25. Jones JC, Wright JC, Bartels JE. Computed tomographic morphometry of the lumbosacral spine of dogs. Am J Vet Res. 1995;56:1125–1132.

26. Higgins BM, Cripps PJ, Baker M, Moore L, Penrose FE, McConnell JF. Effects of body position, imaging plane, and observer on computed tomographic measurements of the lumbosacral intervertebral foraminal area in dogs. Am J Vet Res. 2011;72:905–917.

27. Jones JC, Davies SE, Werre SR, Shackelford KL. Effects of body position and clinical signs on L7–S1 intervertebral foraminal area and lumbosacral angle in dogs with lumbosacral disease as measured via computed tomography. Am J Vet Res. 2008;69:1446–1454.

28. Saunders FC, Cave NJ, Hartman KM, Gee EK, Worth AJ, Bridges JP, et al. Computed tomographic method for measurement of inclination angles and motion of the sacroiliac joints in German Shepherd Dogs and Greyhounds. Am J Vet Res. 2013;74:1172–1182.

29. Morgan JP. Spondylosis derformans in the dog. A morphologic study with some clinical and experimental observations. Acta Orthop Scand. 1967:7–87.

30. Morgan JP, Ljunggren G, Read R. Spondylosis deformans (vertebral osteophytosis) in the dog. A radiographic study from England, Sweden and U.S.A. J Small Anim Pract. 1967;8:57–66.

31. Wright JA. Spondylosis deformans of the lumbo-sacral joint in dogs. J Small Anim Pract. 1980;21:45–58.

32. Levine GJ, Levine JM, Walker MA, Pool RR, Fosgate GT. Evaluation of the association between spondylosis deformans and clinical signs of intervertebral disk disease in dogs: 172 cases (1999–2000). J Am Vet Med Assoc. 2006;228:96–100.

33. Resnick D, Niwayama G. Diffuse Idiopathic Skeletal Hyperostosis (DISH). In: Resnick, D (ed) : Bone and Joint Imaging. Philadelphia: W.B. Saunders Company, 1989;440-451.

34. Greatting HH, Young BD, Pool RR, Levine JM. Diffuse idiopathic skeletal hyperostosis (DISH). Vet Radiol Ultrasound. 2011;52:472-473.

35. Kranenburg HC, Westerveld LA, Verlaan JJ, Oner FC, Dhert WJ, Voorhout G, et al. The dog as an animal model for DISH? Eur Spine J. 2010;19:1325-1329.

36. Ortega M, Goncalves R, Haley A, Wessmann A, Penderis J. Spondylosis deformans and diffuse idiopathic skeletal hyperostosis (DISH) resulting in adjacent segment disease. Vet Radiol Ultrasound. 2012;53:128-134.

37. Woodard JC, Poulos PW, Jr., Parker RB, Jackson RI, Jr., Eurell JC. Canine diffuse idiopathic skeletal hyperostosis. Vet Pathol. 1985;22:317-326.

38. Levitski RE, Chauvet AE, Lipsitz D. Cervical myelopathy associated with extradural synovial cysts in 4 dogs. J Vet Intern Med. 1999;13:181-186.

39. Levitski RE, Lipsitz D, Chauvet AE. Magnetic resonance imaging of the cervical spine in 27 dogs. Vet Radiol Ultrasound. 1999;40:332-341.

40. Lipsitz D, Levitski RE, Chauvet AE, Berry WL. Magnetic resonance imaging features of cervical stenotic myelopathy in 21 dogs. Vet Radiol Ultrasound. 2001;42:20-27.

41. Forterre F, Kaiser S, Garner M, Stadie B, Matiasek K, Schmahl W, et al. Synovial cysts associated with cauda equina syndrome in two dogs. Vet Surg. 2006;35:30-33.

42. Sale CS, Smith KC. Extradural spinal juxtafacet (synovial) cysts in three dogs. J Small Anim Pract. 2007;48:116-119.

43. Nabors MW, Pait TG, Byrd EB, Karim NO, Davis DO, Kobrine AI, et al. Updated assessment and current classification of spinal meningeal cysts. J Neurosurg. 1988;68:366-377.

44. Tani S, Hata Y, Tochigi S, Ohashi H, Isoshima A, Nagashima H, et al. Prevalence of spinal meningeal cyst in the sacrum. Neurol Med Chir (Tokyo). 2013;53:91-94.

45. Skeen TM, Olby NJ, Munana KR, Sharp NJ. Spinal arachnoid cysts in 17 dogs. J Am Anim Hosp Assoc. 2003;39:271-282.

46. Mauler DA, De Decker S, De Risio L, Volk HA, Dennis R, Gielen I, et al. Signalment, clinical presentation, and diagnostic findings in 122 dogs with spinal arachnoid diverticula. J Vet Intern Med. 2014;28:175-181.

3.6 腕神経叢および腰仙骨神経叢

腕神経叢および腰仙骨神経叢の正常解剖

腕神経叢

各脊髄分節から分離した背根および腹根が，合流して脊髄神経を形成する。椎間孔を出た神経は，腹側枝および背側枝に分岐する。腕神経叢 brachial plexus は，第6，7，8頸神経および第1，2胸神経の腹側枝が複雑に集合して形成されるが，寄与の程度はまちまちである。第5頸神経が含まれることもある（**図3.6.1**）。前肢と頭側の胸壁に供給する末梢神経を形成するため，脊髄の腹側枝は腋窩の深部で分岐し，再編成される。位置の関係で，第1，2胸髄の腹側枝は頭側の胸壁内側面に沿ってわずかに走行したのち胸郭前口から出る[1]。

腰仙骨神経叢

腰仙骨神経叢 lumbosacral plexus は，例外もあるが通常は第3から第7腰神経および第1から第3仙骨神経の腹側枝から形成される（**図3.6.1**）。腕神経叢と同様，腰仙骨神経叢は，尾側の傍脊柱領域および骨盤内で脊髄神経が再編成，分岐することで生じ，後肢，骨盤と骨盤内臓器を支配する末梢神経を形成する。

筋脱神経

筋脱神経 muscle denervation の病態自体は神経叢障害に限られたものではないが，臨床所見と画像所見は，神経叢を障害された患者で顕著である。

急性の筋脱神経は，ヒトでは記載があるが，犬と猫では滅多にみることはない。急性の脱神経では，細胞外液の増加を伴う筋損傷を生じる。ヒトのCT所見では，軽度の筋肉量の増加，および多様な，軽度の造影増強を認める。MRIでは，筋肉量の軽度増加がみられ，T1強調（T1W）画像の信号強度に変化は認められず，T2強調（T2W），STIR画像で高信号化を呈し，また，軽度に増強される。慢性の脱神経では，顕著な筋肉量の減少と脂肪への置換が生じる。脂肪組織の増加により，CTでは残存する筋肉が低吸収性となる。MRIでは，T1W画像およびT2W画像で不均一な信号強度の増加がみられる（**図3.6.2**）[2]。

外傷

腕神経叢の牽引損傷

四肢に異常な張力がかかることによって，脊髄神経根の裂離 avulsion や，脊髄の損傷が起こることを神経叢の牽引損傷 traction injury という。ヒトの腕神経叢の損傷では，神経根の近く，あるいは背根神経節より近位で生じる節前損傷 preganglionic injury と，節後損傷 post-ganglionic injury とが区別されている。というのはこの区別によって，修復を行うのか，あるいは神経移植するのか，適応する外科的なアプローチを判断することができるからである[3]。獣医学領域でも腕神経叢損傷についての報告はあるが，本疾患の断層画像について言及した記述は少ない[4~8]。

ヒトでは節前損傷の診断に，以前から脊髄造影CT（Myelo-CT）が使用されている。損傷のない背根と腹根は，造影されたくも膜下腔の中で，線上の造影剤充填欠損像として観察され，本所見を欠く場合に裂離があると診断される。増強されたくも膜下腔の局所的な拡張として認められる偽性髄膜瘤 pseudomeningoceles も，神経根の裂離の存在を示す所見である[9]。犬と猫でも少数例のケースシリーズにおいて，神経根裂離の診断にMyelo-CTが使用されている[4]。

ヒトの節後損傷のMRIでは，T1W低信号，T2W高信号を呈し，増強される肥厚した神経が認められる。切断された神経の不連続性が明らかなこともある。節前損傷では，神経根が脊髄から裂離している像を直接的に観察できるのが特徴である（図3.6.3）。くも膜下腔が局所的に拡張する偽性髄膜瘤がみられることも多い。脊髄実質に病変が観察されることもある[10]。犬において，裂離に関連する外傷性の硬膜裂傷を検出する目的で，くも膜下腔内に造影剤を投与した後にMRIを撮影した例がある[5]。

炎症性疾患

腕神経叢炎 brachial plexus neuritis はまれであるが，獣医学文献において報告されている[11]。ヒトにおいて，腕神経叢炎のMRI所見には，び漫性の神経腫大，T2高信号，および様々な程度の造影増強が含まれる[12]。

腫瘍

末梢神経鞘腫瘍

末梢神経鞘腫瘍 peripheral nerve sheath tumors（PNST）は，良性あるいは悪性の腫瘍で，犬と猫における腕神経叢および腰仙骨神経叢に発生する腫瘍の大多数を占めている。過去の獣医学領域における文献からも，また経験的にも，PNSTは腕神経叢での発生がより多いことが示唆される[13〜16]。腕神経叢のPNSTでは，臨床徴候として片側性の前肢跛行および筋萎縮がみられる。罹患した動物は，患肢の触診時に疼痛徴候を呈したり，また感覚異常により肢端を舐めたり咬んだりすることがある。神経叢への分枝より近位の脊髄神経に生じたPNSTは，脊髄神経根まで及び，さらに脊髄に浸潤することがある。T1およびT2脊髄神経を巻き込んだPNSTでは，胸腔内あるいは胸郭前口に病変を伴うことがある。

犬の腕神経叢腫瘍のCT所見について論じたある研究では，対象症例には一貫して肩甲骨周囲の筋萎縮，境界明瞭な腋窩のmassがみられ，ほとんどのmassが増強された。また約半数例ではより末梢にも病変を認めた。25％以上のmassが脊柱管の近位に達し，約25％が胸腔内へ侵入していた（図3.6.4）[17]。これらの所見は，我々が経験した腕神経叢のPNSTと一致しているが，この報告では，腫瘍のタイプについて組織学的な確認は，わずか1/3のケースでしか行われていない。腕神経叢のPNSTのMRI所見に関する調査では，腕神経叢神経のび漫性腫大または孤立性の腋窩massがみられ，筋組織と比較してT1W等信号，T2W高信号を呈し，造影増強の程度は多様で，多くは不均一に増強された（図3.6.5，3.6.6）[16]。筋萎縮と前述した脱神経に関連する信号強度の変化もまたしばしば認められる。腕神経叢の腫瘍を疑う際には，MRI検査は大きな撮像視野 field of view（FOV）でSTIR法の背断面の撮像から始め，局所的あるいは領域的に高信号を呈する病変を見つけ出すのが有用であろう。

腰仙骨神経叢PNSTの画像所見は，腕神経叢の所見に類似している（図3.6.7，3.6.8）。

その他の腫瘍

腕神経叢および腰仙骨神経叢を侵す他の腫瘍として，リンパ腫，血管肉腫およびその他の肉腫，他のあらゆる腫瘍があるが，発生はまれである。CTおよびMRI所見に関してはこれまでに報告されておらず，我々の経験したリンパ腫の症例では，画像所見はPNSTの所見と同様で，PNSTと確実に区別することは不可能であった（図3.6.9）。脂肪腫は腋窩領域に頻繁に生じ，腕神経叢を偏位させたり，巻き込むこともある（図3.6.10）。

図 3.6.1 腕神経叢および腰仙骨神経叢の解剖（犬）

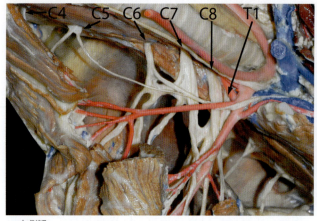
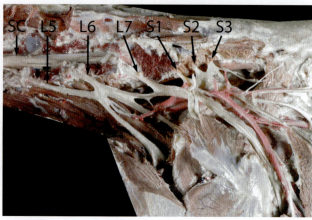

a 左側観　　**b** 左側観

腕神経叢（**a**）と，腰仙骨神経叢（**b**）の肉眼所見。脊髄神経（**a**，**b**）と脊髄（**b**：SC）を略号で記す。解剖をしてくれた University of California, Davis の Mr. Ken Taylor に感謝の意を表する。

図 3.6.2 慢性の筋脱神経（犬）　　MRI

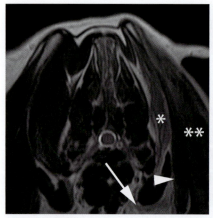
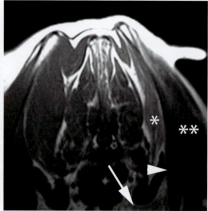
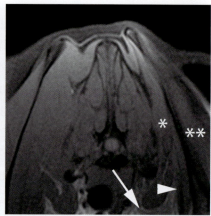

a T1W，横断面　　**b** T2W，横断面　　**c** 脂肪抑制造影 T1W，横断面

4 カ月前より進行性の左前肢跛行を呈する 7 歳，去勢雄のボストン・テリア。画像は T1 中央部で，かつ肩甲棘のすぐ尾側のレベルでの横断面。左側の腹鋸筋（**a**～**c**：＊），肩甲下筋（**a**～**c**：矢頭），棘下筋（**a**～**c**：＊＊）に著しい筋容積の減少を認め，信号強度は T1W，T2W ともに軽度の高信号化がみられ，とりわけ腹鋸筋に顕著である。脂肪抑制造影 T1W では，脂肪浸潤（**b**）に起因した信号強度上昇のほとんどが，無効化される。画像の最下部が造影剤により増強され，末梢神経鞘腫瘍を示している（**a**～**c**：矢印）。

図 3.6.3 腕神経叢の牽引損傷（犬） MRI

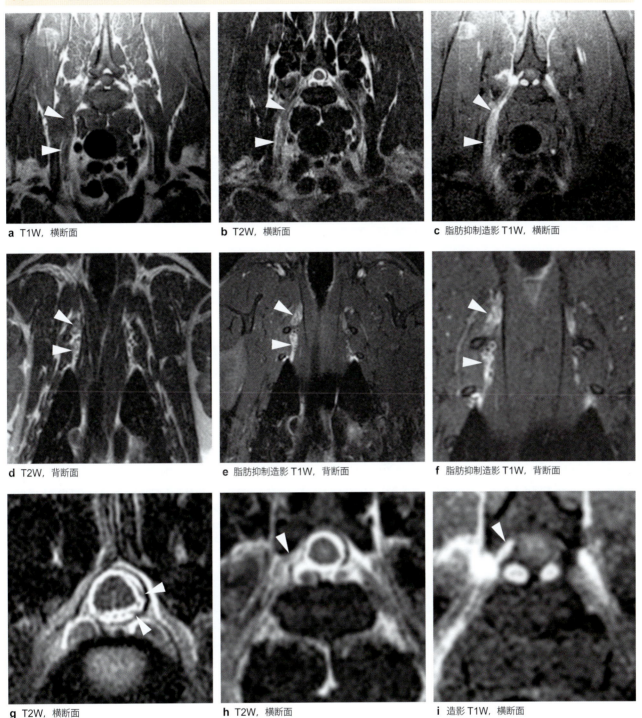

a T1W, 横断面
b T2W, 横断面
c 脂肪抑制造影 T1W, 横断面
d T2W, 背断面
e 脂肪抑制造影 T1W, 背断面
f 脂肪抑制造影 T1W, 背断面
g T2W, 横断面
h T2W, 横断面
i 造影 T1W, 横断面

3週間前にテーブルから落下した後に急性の右前肢跛行がみられた1歳, 去勢雄のラブラドール・レトリーバー。受診時には, 右側のC7, C8, T1分節の神経学的異常を呈していた。a～cはT1の椎体尾側端レベルの横断面。d, eは, 頸胸部の脊柱管のすぐ腹側レベルの背断面で, fはd, eよりも腹側の背断面である。gは, C7-T1の椎間板腔のレベルの横断面。h, iは, それぞれb, cの拡大像。右側の第1胸神経がび漫性に腫大し, T2W高信号を呈し, 増強される（a～c：矢頭）。背断面では, 複数の腕神経叢の節後神経に類似した異常所見が見られる（d～f：矢頭）。第8頸神経の左側の背根および腹根は明瞭に観察されるものの（g：矢頭）, 右側の神経根は観察することができず, 右側での裂離を示唆している。右側の第1胸神経の背根は脊柱管内で観察され, 肥厚して, T2W高信号および造影増強を呈し（h, i：矢頭）, 節前損傷が示唆される。この犬は, 後の再診時においてほとんど改善がみられなかった。

図 3.6.4 腕神経叢の末梢神経鞘腫瘍の疑い（犬）

CT

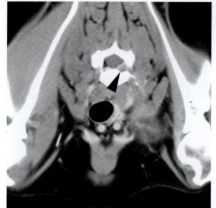
a 造影 CT，横断面

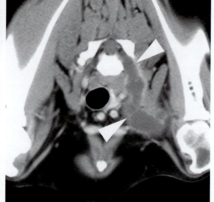
b 造影 CT，横断面

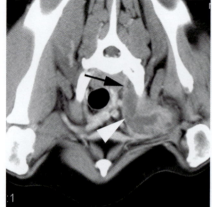
c 造影 CT，横断面

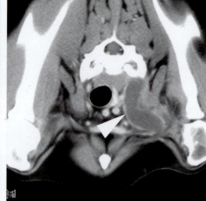
d 造影 CT，横断面

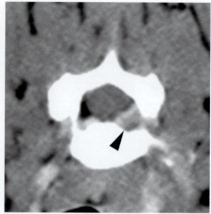
e 造影 CT，横断面

左側腋窩に mass を認める 6 歳，避妊雌のオーストラリアン・シェパード。現在，左前肢に負重がみられない。a～d は C7 中央レベルから T1 中央レベルまでを頭側から尾側に向かって並べた横断面。e は a の拡大像。C7 レベルの脊柱管内に増強される髄外性の mass を認め（a，e：矢頭），著しく拡大し mass 化した第 8 頸髄神経として左側の C7-T1 椎間孔から派出している（b～d：矢頭）。左側の第 1 胸神経にも異常がありそうで（ここには示していない），mass の一部が肋骨下に存在していることは病変が第 1 胸神経からなることを示唆している（c：矢印）。FNA では肉腫と診断された。

図 3.6.5 腕神経叢の末梢神経鞘腫瘍（犬） MRI

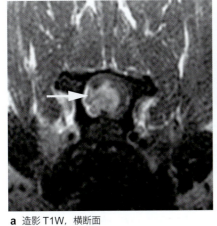

a 造影 T1W，横断面

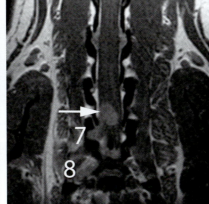

b 造影 T1W，背断面

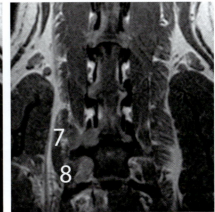

c 造影 T1W，背断面

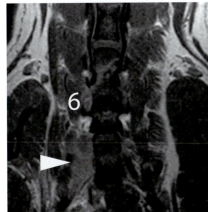

d 造影 T1W，背断面

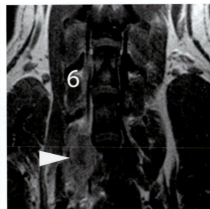

e 造影 T1W，背断面

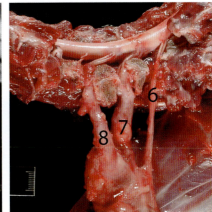

f 肉眼所見，右側観

右前肢の跛行を呈する4歳，避妊雌のラブラドール・レトリーバー。**a** は C7 レベルの横断面。**b〜e** は連続する背断面で，**b** は尾側頸髄を通る。画像は背側から腹側に並べている。第7頸髄分節レベルで髄内病変を伴う造影増強を呈する大きな mass を認める（**a**，**b**：矢印）。第7，8頸神経は，神経孔を出るにつれて顕著に腫大している（**b**，**c**：7，8）。左側の第6頸神経はより小さく見えるが，病理組織学的には腫大している（**d**，**e**：6）。複数の神経が合流し，不規則な形態の大きな腋窩 mass を形成している（**d**，**e**：矢頭）。脊髄神経と mass の画像所見は，剖検時の所見とよく一致していた。（**f**：6，7，8）。組織学的に C6-C8 脊髄神経を巻き込んだ末梢神経鞘腫瘍と診断された。

図 3.6.6 腕神経叢の末梢神経鞘腫瘍（犬）　　MRI

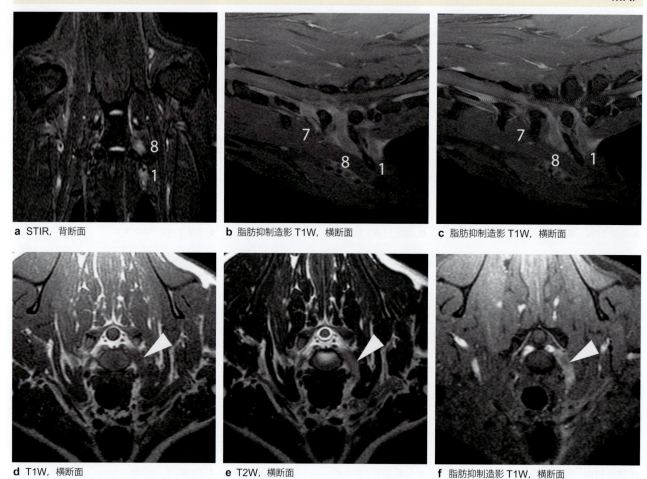

a STIR，背断面
b 脂肪抑制造影 T1W，横断面
c 脂肪抑制造影 T1W，横断面
d T1W，横断面
e T2W，横断面
f 脂肪抑制造影 T1W，横断面

7週間前からの進行性の左前肢の跛行を呈する成犬，雄のハスキー。STIR の背断面において第8頚神経および第1胸神経の起始部に高信号を呈する多発性の局所な病変が見られる（a：8，1）。わずかに異なる2つの角度でおおよそ腕神経叢の近位の平面を撮像した脂肪抑制造影 T1W では，第7，8頚神経，第1胸神経の顕著な腫大と造影増強を認める（b，c：7，8，1）。横断面では，左側の第8頚神経の起始部に近い箇所が腫大しており，T2W で高信号を呈し，軽度に増強される（d〜f：矢頭）。

図 3.6.7　腰仙骨神経叢の末梢神経鞘腫瘍の疑い（犬）　　CT

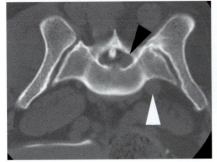
a CT，横断面

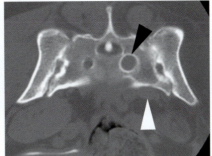
b CT，横断面

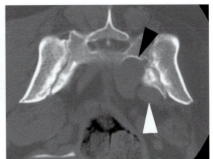
c CT，横断面

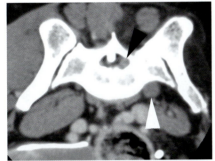
d 造影CT，横断面

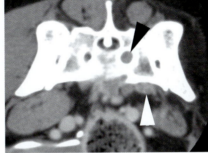
e 造影CT，横断面

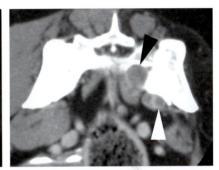
f 造影CT，横断面

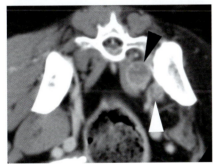
g 造影CT，横断面

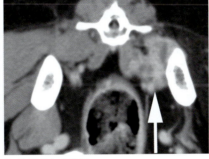
h 造影CT，横断面

6カ月前からの進行性の左後肢の跛行を呈する6歳，去勢雄のラブラドール・レトリーバー。a〜c は仙椎レベルを頭側から尾側の順に並べた横断面。d〜f は a〜c とそれぞれ同じレベルで，g，h はさらに尾側の横断面。仙椎の左腹側領域に腫大した神経が確認され，これは左側の第5から第7腰神経の成分が合流する像を示している（a〜g：白矢頭）。腫大した左側の第1仙骨神経を示す2つ目の mass は，脊柱管内より起始し（a，d：黒矢頭），左側の第一仙骨孔に出る像が確認され（b，c，e〜g：黒矢頭），仙骨孔は慢性の骨吸収により著しく拡張している。2つの神経は，腰仙骨神経叢の仙骨網の中で合流して1つの mass を形成する（h：矢印）。左側の骨盤周囲には顕著な筋萎縮もみられる（d〜h）。CT 所見，臨床徴候，および長期にわたる進行性の経過に基づき，末梢神経鞘腫瘍と診断した。

図 3.6.8　腰仙骨神経叢の末梢神経鞘腫瘍（犬）　MRI

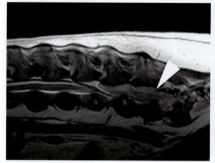

a T2W，矢状断面

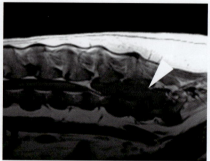

b T1W，矢状断面

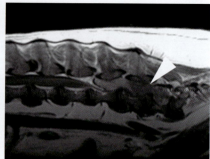

c 造影 T1W，矢状断面

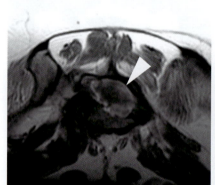

d 造影 T1W，横断面

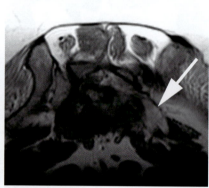

e 造影 T1W，横断面

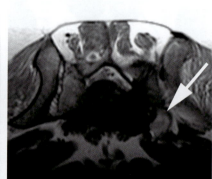

f 造影 T1W，横断面

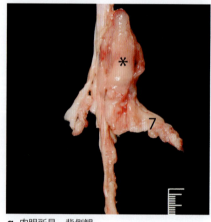

g 肉眼所見，背側観

2 週間前から歩行困難を呈する 7 歳のイングリッシュ・ブルドッグ。跛行の原因は神経解剖学的に L4 より尾側領域に局在している。**a〜c** は腰部脊柱の矢状断面。**d，e，f** は，それぞれ L7 中央レベル，LS 接合部レベル，S1 レベルの横断面。脊柱管内の尾側領域，L5 から L7 レベルに及ぶ大きな管状の硬膜外 mass が認められ，正常な脊髄と比較して T1W 等信号，T2W 高信号を呈し，不均一に増強される（**a〜d**：矢頭）。mass は左側の L7-S1 椎間孔を出て，末梢に向かって伸展している（**e, f**：矢印）。剖検において，左側の L7 脊髄神経より生じた悪性末梢神経鞘腫瘍（**g**：7）と診断され，病変は左側の L4 から S1 脊髄神経を巻き込んでいた（**g**：＊）。

図 3.6.9 腕神経叢のリンパ腫（猫） MRI

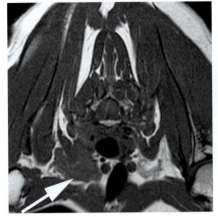
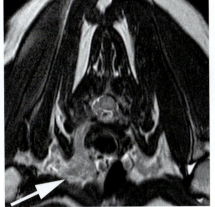
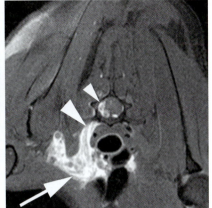

a T1W，横断面　　b T2W，横断面　　c 脂肪抑制造影 T1W，横断面

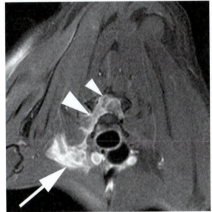
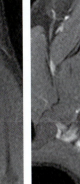
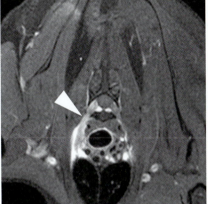
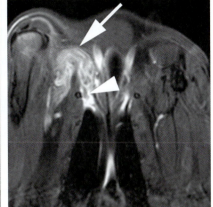

d 脂肪抑制造影 T1W，横断面　　e 脂肪抑制造影 T1W，横断面　　f 脂肪抑制造影 T1W，背断面

2 カ月前から右前肢の跛行を呈する 10 歳，去勢雄のドメスティック・ショートヘア。a～c は，C5 中央部レベルの横断面。d，e は，それぞれ C4-C5，C6-C7 椎間板腔レベルの横断面。f は胸郭前口を中心に置いた背断面。右側の腋窩および胸郭前口において，T1W 等信号，T2W 高信号を呈し，強く増強される mass 病変が認められる（a～d：矢印）。複数の頚髄および頭側胸髄の脊髄神経を巻き込んでおり，び漫性の腫大とび漫性の造影増強（c～f：大矢頭），および脊柱管内への侵入（c，d：小矢頭）が認められる。ここでは病変が及んだすべての脊髄神経を示してはいないが，C5-C8，T1-T2 領域でも異常が認められた。胸神経が巻き込まれた結果，mass は胸郭前口の内部へ伸展している（f）。超音波ガイド下吸引生検により，高グレードの大細胞リンパ腫と診断された。

図 3.6.10　腋窩の脂肪腫（犬）　　CT

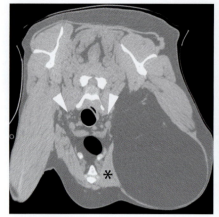
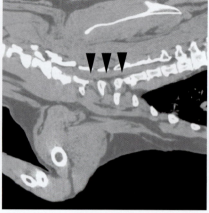
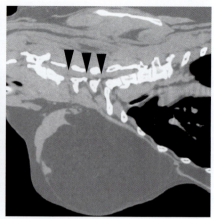

a CT，横断面　　**b** CT，斜断面，右側　　**c** CT，斜断面，左側

4 年前より進行性に増大する左腋窩の mass を有する 9 歳，去勢雄のクーンハウンド。**a** は C6 の尾側端レベルの横断面。**b**，**c** は，尾側頸部の脊髄神経の起始部に近い箇所における長軸斜断面での再構成画像。左腋窩に大きな脂肪腫を認め，胸骨頭筋を歪め，内側へ偏位させている（**a**：＊）。気管の両側にある軟部組織デンシティ点刻（**a**：矢頭）は，この画像内には写っていない腕神経叢の一部である。前後の横断面（ここには示していない）の評価において，腕神経叢を構成する線状に相互結合する神経の並びがみられた。**b**，**c** は尾側頸部椎間神経孔を出る脊髄神経の走行を示している（**b**，**c**：矢頭）。この犬の脂肪腫が腕神経叢の神経を巻き込むことはなかったが，それらを侵害することもあり，このような mass 病変が腕神経叢やそこから放射状に伸びる末梢神経を偏位させたり，浸潤する可能性を例示した。

文　献

1. Kitchell RL, Evans HE. The Spinal Nerves. In: Evans HE (ed): Miller's Anatomy of the Dog. Philadelphia: W.B. Saunders Company, 1993;829–893.
2. Kamath S, Venkatanarasimha N, Walsh MA, Hughes PM. MRI appearance of muscle denervation. Skeletal Radiol. 2008;37:397–404.
3. Yang LJ, Chang KW, Chung KC. A systematic review of nerve transfer and nerve repair for the treatment of adult upper brachial plexus injury. Neurosurgery. 2012;71:417–429; discussion 429.
4. Forterre F, Gutmannsbauer B, Schmahl W, Matis U. [CT myelography for diagnosis of brachial plexus avulsion in small animals]. Tierarztl Prax Ausg K Kleintiere Heimtiere. 1998;26:322–329.
5. Munoz A, Mateo I, Lorenzo V, Martinez J. Imaging diagnosis: traumatic dural tear diagnosed using intrathecal gadopentate dimeglumine. Vet Radiol Ultrasound. 2009;50:502–505.
6. Steinberg HS. Brachial plexus injuries and dysfunctions. Vet Clin North Am Small Anim Pract. 1988;18:565–580.
7. Van Soens I, Struys MM, Polis IE, Bhatti SF, Van Meervenne SA, Martle VA, et al. Magnetic stimulation of the radial nerve in dogs and cats with brachial plexus trauma: a report of 53 cases. Vet J. 2009;182:108–113.
8. Welch JA. Peripheral nerve injury. Semin Vet Med Surg (Small Anim). 1996;11:273–284.
9. Carvalho GA, Nikkhah G, Matthies C, Penkert G, Samii M. Diagnosis of root avulsions in traumatic brachial plexus injuries: value of computerized tomography myelography and magnetic resonance imaging. J Neurosurg. 1997;86:69–76.
10. van Es HW, Bollen TL, van Heesewijk HP. MRI of the brachial plexus: a pictorial review. Eur J Radiol. 2010;74:391–402.
11. Cummings JF, Lorenz MD, De Lahunta A, Washington LD. Canine brachial plexus neuritis: a syndrome resembling serum neuritis in man. Cornell Vet. 1973;63:589–617.
12. Sureka J, Cherian RA, Alexander M, Thomas BP. MRI of brachial plexopathies. Clin Radiol. 2009;64:208–218.
13. Brehm DM, Vite CH, Steinberg HS, Haviland J, van Winkle T. A retrospective evaluation of 51 cases of peripheral nerve sheath tumors in the dog. J Am Anim Hosp Assoc. 1995;31:349–359.
14. Hanna FY. Primary brachial plexus neoplasia in cats. J Feline Med Surg. 2013;15:338–344.
15. Jones BR, Alley MR, Johnstone AC, Jones JM, Cahill JI, McPherson C. Nerve sheath tumours in the dog and cat. N Z Vet J. 1995;43:190–196.
16. Kraft S, Ehrhart EJ, Gall D, Klopp L, Gavin P, Tucker R, et al. Magnetic resonance imaging characteristics of peripheral nerve sheath tumors of the canine brachial plexus in 18 dogs. Vet Radiol Ultrasound. 2007;48:1–7.
17. Rudich SR, Feeney DA, Anderson KL, Walter PA. Computed tomography of masses of the brachial plexus and contributing nerve roots in dogs. Vet Radiol Ultrasound. 2004;45:46–50.

Section 4
胸部

胸壁と横隔膜
胸膜腔
縦隔および食道
心臓,肺血管および大血管
気道
小気道および肺実質

4.1
胸壁と横隔膜

胸壁

発生異常

臨床的に重要な胸壁と胸骨の発生異常はまれであり，通常は臨床評価，X線検査，および超音波検査によって十分に明らかにできる。CTは確定診断を下すときもしくは治療計画を立てるときに有用なことがある。

外傷

肋骨と胸骨の骨折は胸部外傷の一般的な続発症である。肋骨骨折は，努力性呼吸を伴う呼吸器疾患を有する患者において，繰り返しの圧力障害によっても生じる可能性がある。これは猫においてより頻繁に認められる[1]。急性骨折ではCT画像において鋭い骨折辺縁が描出され，外傷の型および重症度によっては変位していることがある（図4.1.1）。慢性もしくは治癒した骨折は，通常多くの架橋もしくは架橋を伴わない仮骨を有する（図4.1.2）。仮骨は変位を伴う骨折もしくは骨折部の動揺によって増生しうる。

咬傷もしくは異物による，貫通性の胸壁損傷もまた一般的であるが，たいていは胸膜もしくは肺に関する臨床徴候を示す（図4.1.3）。

炎症性疾患

胸壁の蜂巣炎もしくは膿瘍は局所における感染性炎症性疾患に続発して認められることがある。蜂巣炎は胸壁を肥厚させ，これに関連して単純CT画像上では筋肉面境界の損失がみられる。罹患領域は造影剤の投与により中等度～高度に増強され，病変辺縁の境界は不明瞭である。膿瘍は典型的に，単純CT画像において液体デンシティの中心部と厚い軟部組織の辺縁を有し，造影剤の投与後には辺縁増強が認められる（図4.1.4）。

肋骨もしくは胸骨の骨髄炎はCT画像において，通常は破壊性と骨新生性の複合病変として認められ，境界不明瞭な中等度から重度の造影増強を伴う（図4.1.5）。

腫瘍

胸壁には良性腫瘍も悪性腫瘍も発生する。由来は軟部組織もしくは骨である。軟部組織腫瘍には脂肪腫，良性間葉系腫瘍，肉腫，円形細胞腫瘍が含まれる。

脂肪腫 lipoma はCT画像上において均一な脂肪デンシティを有し，著しい増強は認められず，通常は被囊された辺縁を有する。脂肪腫の一部は侵襲的で，筋膜面に沿って解離するか，もしくは筋肉に浸潤することがある（図4.1.6）。脂肪腫はMRIにおいてT1強調（T1W）画像，T2強調（T2W）画像ともに高信号を呈す。

悪性の軟部組織腫瘍の単純CT画像における吸収性は，均一なことも不均一なこともあり，明瞭に被包されたものから境界不明瞭なものまで様々な場合がある（図4.1.7）。ワクチン関連性線維肉腫 vaccine-associated fibrosarcoma は特に侵襲的である。造影増強の程度と均一性は多様であり，腫瘍のタイプに依存する。

骨腫や軟骨腫などの良性骨腫瘍はまれである。これらの腫瘍は正常な骨格を変化させるが，典型的には非侵襲的な外観を呈し，活動的な骨破壊徴候や急速な変化はみられない。

原発性悪性骨腫瘍は一般的には肋骨に発生し，ごくまれに胸骨にも発生する。肋骨を侵す原発性骨腫瘍のうち，最も一般的なものは骨肉腫 osteosarcoma であり，続いて軟骨肉腫 chondrosarcoma がよく認められる。これらは骨軟骨結合部またはその周辺に頻繁に発生す

る[2,5]。これらの mass は CT 画像において，破壊と新生が混合した構造物を伴う，伸張性の像を呈す（図4.1.8）。大きさによっては，mass は隣接する肋骨に浸潤し，変位させ，包囲することがある。mass は造影剤投与後に増強されるが，辺縁が骨増殖反応を越えて拡大していないときには増強の程度は限定的なものにとどまる。

肋骨転移は頻繁に発生するので，胸部（肺）転移のCT 検査の際には十分な肋骨の観察も行うべきである。肋骨転移は通常 CT 画像上において侵襲的な骨破壊および骨新生の混合像を呈し，しばしば破壊像が優位である（図4.1.9）。

横隔膜

正常の横隔膜は，単純 CT 画像上，頭側腰椎の椎体腹側部における付着部付近の背側横隔膜脚を除き，隣接する肝臓と明瞭には区別できない。

横隔膜ヘルニア

先天的横隔膜ヘルニア diaphragmatic hernia は一般的ではなく，構成要素の不完全癒合による横隔膜の断絶に伴う，腹腔内臓器の胸腔移動によって特徴付けられる。同様の異常は，横隔膜の腱部中心の構造的な完全性の損失に伴って，その部位に生じた薄く伸縮性のある膜の中に腹腔内臓器が変位することによっても生じうる。外傷性横隔膜ヘルニアは筋肉もしくは腱の断裂から生じる。

外傷性横隔膜ヘルニアの CT 像は原発欠損の大きさや胸腔へどの腹腔臓器が変位したかによって変化する。画像所見は胸腔内における固形のくぼんだ臓器の存在，肺拡張不全，および心臓の変位である。肝臓は腱部中心に対して相対的に位置が近いため，頻繁に脱出する（図4.1.10）。網，胃，小腸，脾臓もまた脱出することがあり，脱出した内容物によってより複雑な吸収パターンを生じる（図4.1.11）。絞扼が血流を阻害しない限り，造影剤投与後には内臓の造影増強が認められる。

腹膜心膜横隔膜ヘルニア

腹膜心膜横隔膜ヘルニア peritoneopericardial diaphragmatic hernia については 4.4 章において述べている。

裂孔ヘルニア

裂孔ヘルニア hiatal hernia は単純な滑脱ヘルニア sliding hernia を含み，発生は少ないが傍食道裂孔ヘルニア paraesophageal hernia もまた含まれる[6]。犬と猫の両方に発生し，イングリッシュ・ブルドッグやチャイニーズ・シャーペイが罹患しやすい[7-9]。裂孔ヘルニアは通常透視などの他の画像技術を用いて診断されるが，別の理由で胸部もしくは腹部 CT を実施している患者で偶発的に認められることがある。食道裂孔を介した胃の心臓領域への変位は，胃粘膜皺によって作られる CT 横断画像上の特徴的な星状パターンを生じる（図4.1.12）。長軸画像においては，胃食道結合部は頭側に変位する。

胃食道重積

裂孔ヘルニアは尾側食道の mass や珍しい疾患である胃食道重積 gastroesophageal intussusception と区別されなければならない。これら患者においては，胃が反転することによって胃食道結合部が食道内腔に移動する（図4.1.13）。

炎症疾患

隔膜炎 phrenitis（横隔膜炎 diaphragmitis）は胸膜炎や腹膜炎の拡大によって生じる。隔膜炎や横隔膜膿瘍の断層画像上の所見は報告されていない。硬く直線状の胃内異物は，ときに胃壁や横隔膜を穿孔する（図5.4.4参照）。これらの患者の臨床徴候は通常，胸部，肝臓，胃，腹腔に関連するものである。

腫瘍

横隔膜の原発性腫瘍は珍しく，断層画像上の所見は報告されていない。悪性腫瘍は横隔膜に転移するが，横隔膜への転移を確定した症例の CT 画像を我々が検討したところでは，所見は不明瞭で際立ったものはなかった。

図 4.1.1　急性肋骨骨折（犬）　　CT

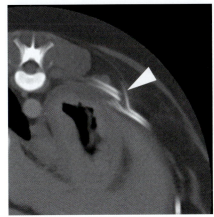
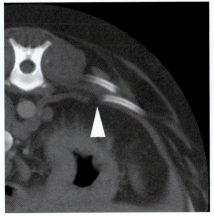
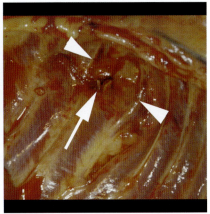

a CT，横断面　　**b** CT，横断面　　**c** 肉眼所見

同日の早い時間に交通事故に遭遇した 2 歳，去勢雄のシェットランド・シープドッグ。2 つの隣接する肋骨を中心に頭側から尾側の順に並べた横断 CT 画像は，肋骨の近位骨折を示している（**a**，**b**）。頭側の肋骨は粉砕骨折しており（**a**：矢頭），尾側肋骨の遠位骨折断片は臓側胸膜上に影響を与えている（**b**：矢頭）。剖検時，左胸壁の内側表面から患部を見ると，臓側胸膜の穿孔（**c**：矢印）および骨折片の変位（**c**：矢頭）が認められた。

図 4.1.2　慢性肋骨骨折（猫）　　CT

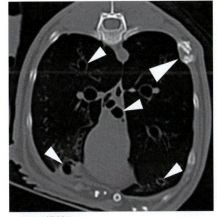
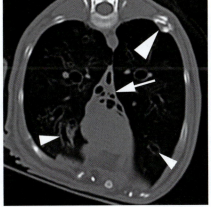
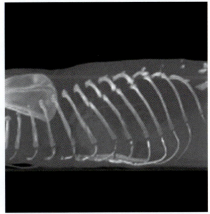

a CT，横断面　　**b** CT，横断面　　**c** CT，MIP，矢状断面

数カ月にわたり咳および体重減少を呈している成猫，去勢雄のドメスティック・ショートヘア。最近は，進行性の呼吸困難を呈している。2 つの隣接した肋骨を中心に頭側から尾側の順に並べた横断 CT 画像は，左側の近位骨折を示している（**a**，**b**：大矢頭）。骨折断片はわずかに変位し，骨折周囲に架橋は認められず，増殖反応を呈している。骨折は左側の連続する 6 つの肋骨を巻き込んでいることが明らかである（**c**）。肺の所見は著しいび漫性気管支パターン（**a**，**b**），副葉の無気肺および硬化（**b**：矢印），気管支拡張（**a**，**b**：小矢頭）であった。気管支肺胞洗浄によって化膿性炎症が示され，*Mycoplasma* が培養された。骨折は長期間におよぶ努力性呼吸に伴う反復性の圧力から生じたものと考えられた。

Section 4　胸部

図 4.1.3　胸壁を貫通する異物（犬）　　CT

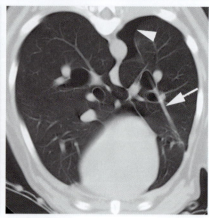

5 カ月以上前に突然の咳を呈した 5 歳，避妊雌のポインター系雑種。飼い主は当時胸壁の小さな開放性の傷に気づいていた。5 日前から呼吸困難を呈している。探査的 X 線画像において，左後葉領域に短く，直線状の，軟部組織デンシティの陰影が認められた（**a**：矢頭）。軟部組織デンシティの線状異物（**b**：矢印）と，わずかな気胸（**b**：矢頭）が CT 横断面において認められる。異物の全長は横断面方向の MIP 画像において最も正確に評価できる（**c**：矢頭）。異物は開胸術にて除去され（**d**：矢印），5 カ月前に突き刺さった，カーボンファイバーもしくはプラスチック製の棒であることが判明した。

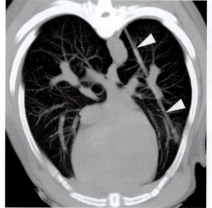
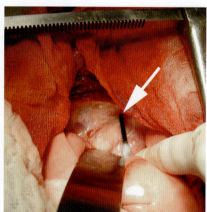

a X 線, DV 像　　**b** CT, 横断面

c CT, MIP, 横断面　　**d** 肉眼所見

図 4.1.4　胸壁膿瘍（犬）　　CT

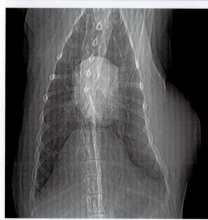
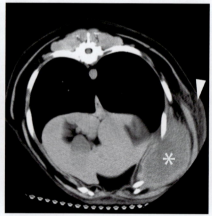
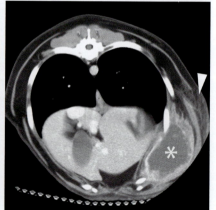

a X 線, DV 像　　**b** CT, 横断面　　**c** 造影 CT, 横断面

左側腹側体壁に波動性のある mass を有する 6 歳，去勢雄のゴールデン・レトリーバー。胸部 DV 方向のスカウト画像は左胸壁から生じる巨大な軟部組織 mass を示している（**a**）。大きな，卵形の mass が左腹側体壁の外腹斜筋の深部に存在し，肋骨弓を内部に巻き込んでいる（**b**, **c**：＊）。中心部は造影前後の CT 画像においてどちらも約 15 HU と測定され（**b**, **c**），mass は厚い辺縁増強を呈した（**c**）。より特異的なび漫性蜂窩織炎の所見もまた認められた（**b**, **c**：矢頭）。Mass は外科的に排液され，化膿性物質の含有が認められた。

図 4.1.5 胸骨骨髄炎（犬）　CT

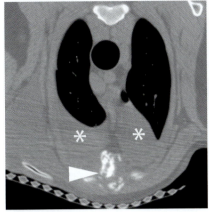

a CT，横断面

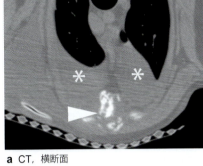

b CT，横断面

18カ月齢，去勢雄のドーベルマン。**a**および**b**は胸部頭側から尾側の順に並べた連続する横断画像である。第2胸骨部を巻き込む組織化されていない骨破壊が明らかである（**a〜d**：矢頭）。病的骨折もまた存在する（**c**：矢頭）。中等度の胸水が胸腔下方に両側性に貯留している（**a**，**b**：＊）。骨生検によって慢性好中球性骨髄炎と確定され，胸水の細胞診では化膿性炎症が明らかになった。

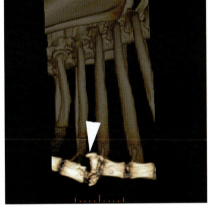

c 3D-CT，左側観

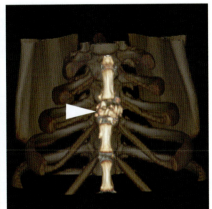

d 3D-CT，腹側観

図 4.1.6 胸壁脂肪腫（犬）　CT

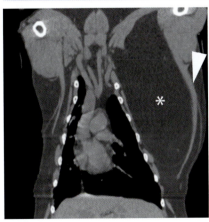

a CT，背断面

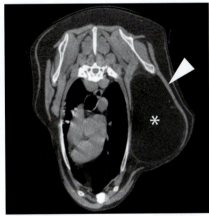

b CT，横断面

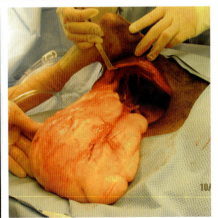

c 肉眼所見

左胸壁および腋窩のmassを有する9歳，去勢雄のクーンハウンド。脂肪デンシティを有する巨大なmassは左側体壁および腋窩に存在する。Massは広背筋によって外側を縁取られ（**a**，**b**：矢頭），均一で被包化されているように見える。Massは一塊として全摘出され（**c**），生検によって脂肪腫と確定された。

図 4.1.7　胸壁の組織球性肉腫（犬）　　CT

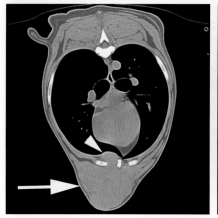
a CT，横断面

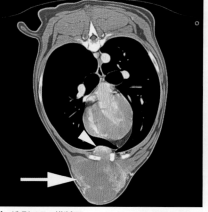
b 造影 CT，横断面

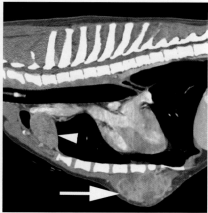
c 造影 CT，矢状断面

胸骨下の胸壁に mass を有する 4 歳，避妊雌のゴールデン・レトリーバー。犬は仰臥位で撮影をされており，画像は方向修正している。大きな，表在性の，不規則な辺縁を有する軟部組織デンシティの mass が胸骨の腹側に存在している（**a**，**b**：矢印）。内側の辺縁は腹側胸腔内に拡張している（**a**，**b**：矢頭）。Mass は不均一に増強される（**b**，**c**：矢印）。胸骨頭側の背側に存在する，大きな卵形の mass は著しい胸骨リンパ節腫大である（**c**：矢頭）。剖検によって胸骨リンパ節転移を伴う胸壁の組織球性肉腫と確定された。他の部位への遠隔転移も認められた。

図 4.1.8　肋骨の軟骨肉腫（犬）　　CT

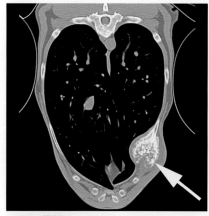
a CT，横断面

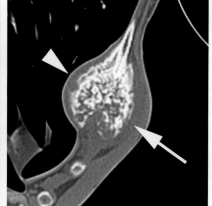
b CT，横断面

左肋骨に mass を有する 9 歳，避妊雌のグレーハウンド。**b** は **a** の一部を拡大したものである。おおむね限局した破壊性および骨新生性の mass が骨軟骨結合部近くの左側第 7 肋骨の腹側部を巻き込んでいる（**a**〜**c**：矢印）。Mass は左側壁側胸膜の表面と肺辺縁に限局性胸膜外サインを生じさせる（**b**：矢頭）。造影剤投与後にわずかな増強が骨増殖辺縁を超えて認められる（**d**）。切除生検により，高グレード軟骨肉腫と確定された。

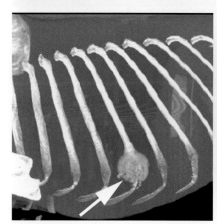
c CT，MIP，矢状断面

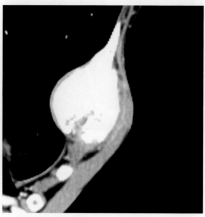
d 造影 CT，横断面

図 4.1.9 肋骨転移（犬） CT

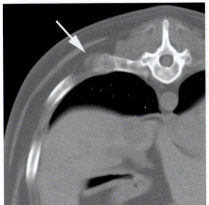
a 造影CT，横断面

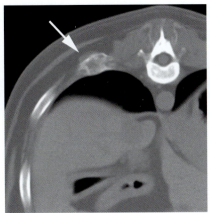
b 造影CT，横断面

肩甲骨に原発性骨肉腫を有する11歳，雄のロットワイラー。頭側から尾側の順に並べた2枚の連続した後胸部CT画像は，右第11肋骨の近位端に，拡大性の破壊性および骨新生性のmassを示し，原発腫瘍からの骨転移を表している（a，b：矢印）。

図 4.1.10 横隔膜ヘルニア（猫） CT

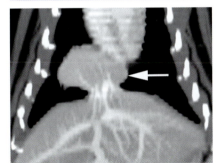
a 造影CT，背断面

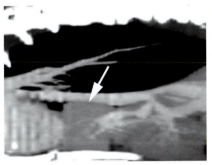
b 造影CT，矢状断面

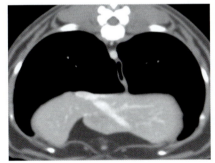
c 造影CT，横断面

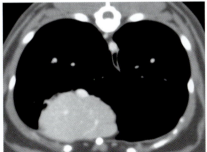
d 造影CT，横断面

後胸部のmassを主訴に紹介された10歳，去勢雄のドメスティック・ロングヘア。卵円形のmassが後腹側胸部に認められる（a，b：矢印）。横隔膜の小さな孔を介して肝臓血管が入り込んでおり，massが肝臓由来であることを証明している。横断面は腹部（c）および胸腔内に脱出した肝臓の一部（d）を示している。外科的処置において，横隔膜を通して内側左葉が脱出していたことが判明した。

図 4.1.11　横隔膜ヘルニア（猫） CT

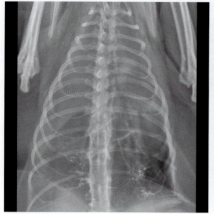
a X線，DV像

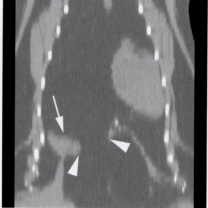
b CT，背断面

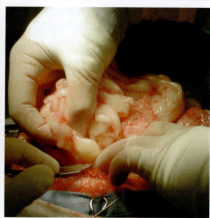
c 肉眼所見

呼吸困難と胸部 mass の可能性を有する 7 歳，避妊雌のドメスティック・ショートヘア。5 年前に外傷性横隔膜ヘルニアが外科的に修復されている。胸部 X 線画像において，脂肪デンシティを有する多量の組織が認められた（a）。以前のヘルニア修復に使われたと思われる手術糸が後胸部に認められる。脂肪デンシティを有する組織は CT においてもまた認められ（b），横隔膜に大きな欠損部が存在している（b：矢頭）。欠損部の右端に存在する，卵円状で，軟部組織デンシティの mass は，収縮した，傷ついた筋肉を示している（b：矢印）。脱出した多量の網および鎌状間膜の脂肪は外科的修復により腹部に戻された（c）。

図 4.1.12　裂孔ヘルニア（猫） CT

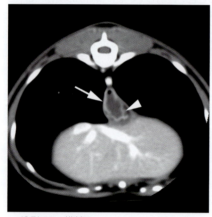
a 造影 CT，横断面

心基底部における食道狭窄を有する 1.5 歳，去勢雄のドメスティック・ショートヘア。狭窄の評価のために行われた胸部 CT 検査において裂孔ヘルニア（矢印）が認められた。造影画像において，胃皺がはっきりと描出されている（矢頭）。

図 4.1.13　胃食道重積（犬）　　CT

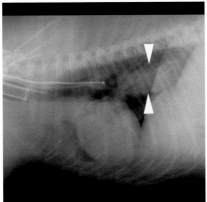
a　X線，側方像

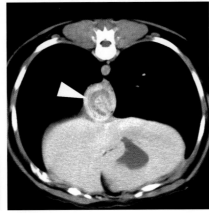
b　造影CT，横断面

c　造影CT，矢状断面

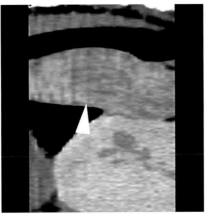
d　造影CT，矢状断面

7カ月前から咳をし，左前葉にmassを有する5歳，避妊雌のキースホンド。探査的X線画像において，管状の軟部組織massが尾側食道領域に認められた（a：矢頭）。左前葉のmassははっきりとは描出されなかったが，腹側前胸部に不透過性の増加を認めた。重積した胃の先端がCT横断面において認められる（b：矢頭）。矢状断面で観察するとそれは直線状に見える（c, d：矢頭）。dはcよりもより薄くスライスされた矢状断面再構成である。胃食道重積は左前葉切除時に確認され，同時に整復された。

文献

1. Hardie EM, Ramirez O 3rd, Clary EM, Kornegay JN, Correa MT, Feimster RA, et al. Abnormalities of the thoracic bellows: stress fractures of the ribs and hiatal hernia. J Vet Intern Med. 1998;12:279–287.

2. Feeney DA, Johnston GR, Grindem CB, Toombs JP, Caywood DD, Hanlon GF. Malignant neoplasia of canine ribs: clinical, radiographic, and pathologic findings. J Am Vet Med Assoc. 1982;180:927–933.

3. Liptak JM, Kamstock DA, Dernell WS, Monteith GJ, Rizzo SA, Withrow SJ. Oncologic outcome after curative-intent treatment in 39 dogs with primary chest wall tumors (1992–2005). Vet Surg. 2008;37:488–496.

4. Matthiesen DT, Clark GN, Orsher RJ, Pardo AO, Glennon J, Patnaik AK. En bloc resection of primary rib tumors in 40 dogs. Vet Surg. 1992;21:201–204.

5. Pirkey-Ehrhart N, Withrow SJ, Straw RC, Ehrhart EJ, Page RL, Hottinger HL, et al. Primary rib tumors in 54 dogs. J Am Anim Hosp Assoc. 1995;31:65–69.

6. Dean C, Etienne D, Carpentier B, Gielecki J, Tubbs RS, Loukas M. Hiatal hernias. Surg Radiol Anat. 2012;34:291–299.

7. Guiot LP, Lansdowne JL, Rouppert P, Stanley BJ. Hiatal hernia in the dog: a clinical report of four Chinese shar peis. J Am Anim Hosp Assoc. 2008;44:335–341.

8. Lorinson D, Bright RM. Long-term outcome of medical and surgical treatment of hiatal hernias in dogs and cats: 27 cases (1978–1996). J Am Vet Med Assoc. 1998;213:381–384.

9. Stickle R, Sparschu G, Love N, Walshaw R. Radiographic evaluation of esophageal function in Chinese Shar Pei pups. J Am Vet Med Assoc. 1992;201:81–84.

4.2
胸膜腔

正常胸膜腔

胸膜腔は潤滑のために，少量の胸水がある以外はほとんど体積を持たない。また，正常な胸膜は 1〜2 mm 以下の厚さであるため，正常胸膜腔の特徴的な画像所見は特に存在しない。胸膜辺縁に対応する細い線は正常胸部 CT 画像において確認できるが，それらは典型的には薄く，一般的に胸膜病変と混同はされない。

気胸

気胸 pneumothorax は胸壁の穿孔傷や臓側胸膜の断裂によって生じることが最も多い。肺に起因するものとしては，肺末梢のブラや胸膜下ブレブの破裂，肺実質の剪断損傷，異物の貫通および移動，炎症性および腫瘍性肺病変の壊死が挙げられる。気管もしくは食道の傷が隣接する縦隔の壁側胸膜に達したときに，気胸や縦隔気腫を生じることもある。

胸部 X 線検査は気胸の検出および計測のための優れたスクリーニング手段として認識されているが，少量の遊離胸膜ガスは見落されることがある。一般的に，CT は気胸の診断がなされ，患者がおおよそ安定化した後に実施される。多くの患者において，遊離胸膜ガスを抜去し，肺を再拡張させるために胸腔カテーテルが設置され，それによって肺由来の潜在病変が検出されやすくなる。

合併症を伴わない気胸の顕著な CT 所見は，胸膜腔の患側領域における遊離ガスの集合である（図 4.2.1）。肺葉容積は気胸の重症度に比例して減少し，それによって肺デンシティが増加する。この変化は比較的一様だが，下側肺は一般的に影響を受けやすく，明らかに無気肺化する傾向があると思われる。片側性もしくは非対称性の浸出液を伴う受動的な変位の結果として，心臓および縦隔の外側偏位も認められる。胸膜疾患を併発する患者においては，胸膜はたいてい肥厚し，遊離胸膜ガスと接する肺辺縁を評価することによって容易に確認できるようになる[1, 2]。

胸水

胸水 pleural effusion は漏出性，変性漏出性（すなわち乳糜），滲出性，出血性に分類され，様々な疾患から生じる。疾患や症例によって貯留する量は様々であり，び漫性に拡散することも，片側性に貯留することも，局所的に細分化されて貯留することもある（図 4.2.2）。

漏出液

漏出性胸水 transudative effusion は右心不全もしくは著しい低蛋白血症によって生じることが最も多い。高分子化合物濃度と細胞濃度が低いため，吸収値は水のそれに近づき，典型的には 0〜30 HU の範囲となる。大量に貯留すると，部分的あるいは完全な無気肺を引き起こす。最も大きな影響を受けるのは右中葉で，その次に左右 2 つの前葉が影響を受けやすい。

肺が虚脱して体積が減ると，その分肺のデンシティは増加する。完全に虚脱した肺は単純 CT 画像において約 50〜60 HU の吸収値となる。多量の胸水はまた，肺の正常な位置からの著しい変位も生じさせる（図 4.2.2）。胸水は胸腔の下側に貯留しやすく，含気した肺は，肺門部が固定されているものの，貯留液によって浮き上がる。中等度から多量の胸水は，液体の特性に関係なく肺葉の"浮き"を生じ，罹患した気道経路と肺輪郭を変化させる。胸水は肺葉捻転 lung lobe torsion の原因にもな

る（図4.2.3）（4.6章参照）[3]。

出血性胸水と血胸

出血性胸水 hemorrhagic effusion は外傷，出血性mass，抗凝固毒性を持つ物質への暴露，その他の出血性素因，もしくは障害された組織の血管透過性の亢進により生じうる。明らかな出血はCT画像上において40〜50 HUの吸収値を有するが，混合性の出血性胸水はおそらくそれよりも薄くなる。生じた原因によって，片側性に貯留したり，細分化して貯留したりする（図4.2.3）。活動性の出血は血腫を形成し，下方に沈殿した細胞成分によって，より高濃度の液体層を生じる。

乳糜胸水

乳糜胸水 chylous effusion は通常，胸管の外傷，もしくは胸管と中心静脈の間の静水圧勾配の破綻による，リンパ管拡張やリンパ管壁の透過性の上昇から生じる。縦隔massもまた，胸管を通って静脈へ戻るリンパ液の流れを妨げることによって乳糜胸水を生じさせることがある。乳糜胸水を有する患者にはしばしば著しい量の貯留液が認められるが，疾患の臨床的な進行は多くは比較的遅く，潜行性である。胸水の構成成分が慢性的に胸膜面に接触することによって軽度の無菌性胸膜炎を生じることがよくあり，これはCT画像において容易に検出される胸膜の肥厚の原因となる（図4.2.4）。胸膜の肥厚および伸展性の喪失は，肺容積の減少および肺葉辺縁の鈍化を生じる。重篤な症例では，拘束性胸膜炎によって，胸水の除去後に，肺の不完全な再膨張や代償性気胸 *ex vacuo* pneumothorax を生じるおそれがある。

CTリンパ管造影

CTリンパ管造影 lymphangiography は胸管構造を可視化するため，乳糜の漏れの場所や特徴を決定するため，そして胸管結紮の術前計画を立てるために実施される。ヨード造影剤を超音波ガイド下にて膝窩リンパ節もしくは腸間膜リンパ節に直接注入し，胸管が十分に不透明になった後に胸部CT撮影を実施する。正常なリンパ管造影像では，1つ以上の胸管枝が胸部大動脈の隣を走行し，後大静脈に流入しているのがわかる（図4.2.5）。この接合部の近くに，頭側の縦隔リンパ節と交通するいくつかの小さなリンパ管枝が認められる[4, 5]。

胸管の外傷もしくは閉塞を有する患者においては，滲出した造影剤の縦隔内への分散が認められる（図4.2.6）。その他の患者において，縦隔頭側部における多数の小さなリンパ管の増殖は，リンパ流の閉塞によるリンパ管拡張を暗示している。CT画像における胸管の横断像を見れば，平行枝の数を正確に決定することができ，外科的結紮を計画する際，大動脈に対する平行枝の相対的な位置を把握することができる[4, 5]。

胸膜炎・膿胸

感染性胸膜炎 pleuritis もしくは膿胸 pyothorax は，たいてい穿通性外傷によって直接的に，あるいは全身性疾患に続発して発生する。本稿では，胸膜炎を，胸膜のあらゆる炎症状態を意味する包括的なものとして定義し，一方の膿胸を，胸腔および胸膜の滲出性，感染性，化膿性の炎症と定義している。前に示されているような他の滲出性疾患のCT所見に加え，感染性胸膜炎・膿胸は，固形物の沈殿，滲出物の濃縮，炎症性胸膜増殖による比較的高い吸収値の特徴的な沈殿物を有することがある[6]。胸膜はしばしば著しく肥厚し，造影剤で強く増強されることが多い（図4.2.7，4.2.8）。ガス産生性細菌や穿孔傷の存在により，たいてい少量の遊離ガスが認められる[6, 7]。まれに滲出液中に膿胸を生じさせる原因となった異物が認められることもある（図4.2.9）。

胸膜のmass

臨床的に最も重要な胸膜のmassは，中皮腫 mesothelioma などの原発性胸膜腫瘍を含む悪性腫瘍である。これらは胸壁，縦隔，もしくは横隔膜から生じ，胸膜に浸潤または拡大する。CT画像において，中皮腫はたいてい孤立性massとして認められるが，胸膜にび漫性に浸潤している場合は検出されないこともある（図4.2.10）[8, 9]。他のmassのCT所見は解剖学的な位置と腫瘍タイプによる（図4.2.11）[9]。

胸膜肥厚・線維化

胸膜肥厚はときにその他の関連したX線異常や臨床徴候を伴わずに発見される。過去の胸膜の炎症性疾患によって胸膜の線維化が生じたものと考えられる（図4.2.12）[9]。

図 4.2.1　気胸（犬）

CT

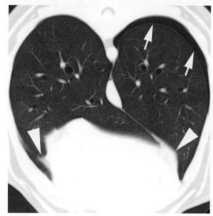
a CT, 横断面

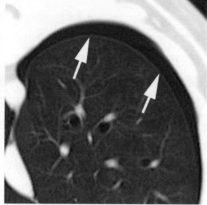
b CT, 横断面

腋窩に mass を有する 12 歳のドーベルマン。b は左後胸部辺縁の拡大像を示している。軽度な左側気胸が存在し，胸壁から離れた臓側胸膜の収縮を生じている（a, b：矢印）。少量の胸水も存在し，臓側胸膜表面の分離を生じている（a：矢頭）。

図 4.2.2 漏出性胸水を伴う肺の位置の変化（犬） CT

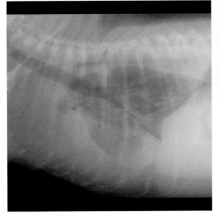

a X線, 側方像

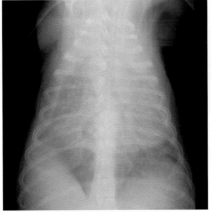

b X線, DV像

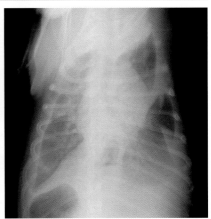

c X線, VD像

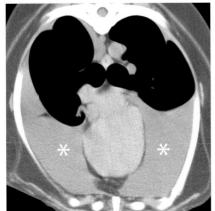

d CT, 横断面

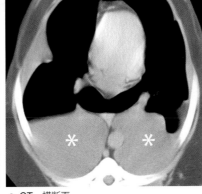

e CT, 横断面

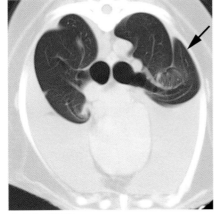

f CT, 横断面

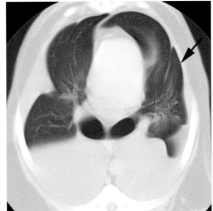

g CT, 横断面

1カ月前から呼吸困難を呈する10歳，避妊雌のゴールデン・レトリーバー。X線検査（**a**～**c**）によって，含気した肺と，心陰影を不鮮明にする大量の胸水が見つかった。CTは中胸部レベル，胸骨のすぐ尾側で伏臥位（**d, f**）および仰臥位（**e, g**）で撮影された。中程度の下側胸水が両方の姿勢において認められ（**d, e**：＊），浸出液は区分化されていないことを示している。含気した肺は胸水によって変位し，姿勢に応じて移動する。特に，犬が伏臥位のときには左前葉の尖部領域の変位が著しく（**f**：矢印），犬が仰臥位のときはより正常な方向へ戻る（**g**：矢印）ことに注意する。胸水細胞診により，漏出性であることが示された。胸膜生検により，中皮腫もしくは反応性胸膜炎であることが明らかになった。

Section 4　胸部

図 4.2.3　肺葉捻転に伴う胸水（犬）　CT

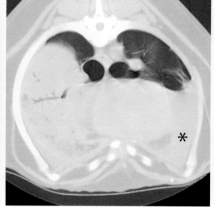

a　X線, VD像

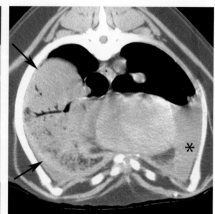

b　CT, 横断面

c　CT, 横断面

別の疾患の治療のためにヘパリン投与を受けた結果，血胸を生じた9歳，去勢雄のバーニーズ・マウンテン・ドッグ。腹背方向X線画像は胸水と右中葉領域の境界不明瞭なmassを示している（**a**）。**b**および**c**は含気肺および軟部組織それぞれを観察するためにウインドウ幅を最適化した同一の画像である。胸腔の下方に分布した中等度の胸水貯留（**b**，**c**：＊），および肺葉捻転を示唆するCT所見を有し，拡張して位置異常を生じた右中葉が認められた（**c**：矢印）。右中葉の捻転は外科的に確認された。

図 4.2.4　慢性乳糜胸水（猫）　CT

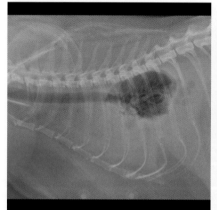

a　X線, 側方像

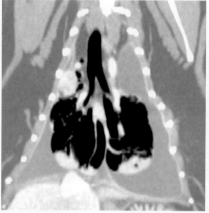

b　造影CT, 背断面

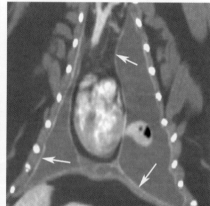

c　造影CT, 背断面

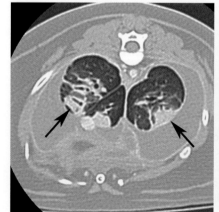

d　造影CT, 横断面

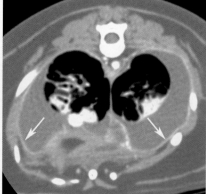

e　造影CT, 横断面

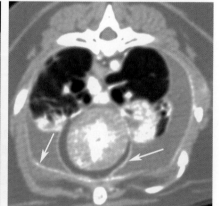

f　造影CT, 横断面

1カ月間で努力性呼吸が急速に悪化した8歳，避妊雌のドメスティック・ショートヘア。X線側方像（**a**）では慢性胸膜肥厚および伸展性の低下を示唆する多量の胸水貯留および肺辺縁の鈍化が認められる。CT画像もまた胸水貯留と肺膨張の制限を示している（**b**，**d**〜**f**）。含気肺の観察に最適化されたCT画像は，多発性の限局性無気肺の領域を示している（**d**：矢印）。造影画像では臓側および壁側胸膜の均一な肥厚と造影が明らかになり，これらすべては胸膜炎の特徴と一致する（**c**，**e**，**f**：矢印）。胸膜穿刺液の検査によって慢性乳糜と確定された。臨床診断は拘束性胸膜炎を伴う慢性乳糜胸であった。

図 4.2.5　正常胸部リンパ管造影（犬）　　CT

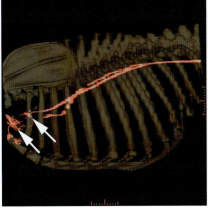

a 造影 3D-CT，腹側観　　b 造影 3D-CT，左側観　　c 造影 CT，横断面

乳糜胸を伴う，品種および年齢不明の成犬。ヨード系造影剤を腸間膜リンパ節に直接投与した後に得られた 3D-CT 画像は余剰胸管の存在を明らかにした（**a**，**b**：赤色）。造影剤による強調は小さなリンパ管網および前縦隔リンパ節においても認められた（**b**：矢印）。リンパ節投与後に得られた CT 横断画像は，後胸部において大動脈の背側に隣接する 2 つの余剰リンパ管枝を示す（**c**）。

ERIC G. JOHNSON, ERIK R. WISNER, ANDREW KYLES, CARL. Computed Tomographic Lymphography of the thoracic Duct by Mesenteric Lymph Node Injection. Veterinary Surgery. April 1 2009. Johnson et al 2009. Reproduced with permission from Wiley through Japan UNI Agency, Inc.

図 4.2.6　異常な胸管リンパ管造影図（犬）　　CT

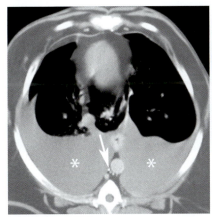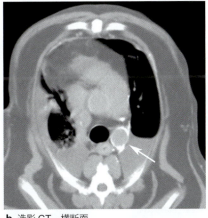

甲状腺癌を有し，それに関連して左頸・腕頭静脈および前大静脈に血栓形成がみられる 11 歳のオーストラリアン・キャトルドッグ。**a**～**c** は仰臥位で得られた。超音波ガイド下で空腸リンパ節に造影剤投与後，下方の中等度胸水（**a**：＊）および尾側胸管の複数の小さな並行枝が認められる（**a**：矢印）。より頭側において滲出した造影剤は下降大動脈（**b**：矢印），腕頭動脈と左鎖骨下動脈（**c**：矢印）を取り囲んでいる。矢状断方向の最大値投影法（MIP）画像（**d**）は，前縦隔において造影剤のリンパ節外への広範囲な拡散を示している。血栓がリンパ管閉塞の原因であることが外科的に確認された。

a 造影 CT，横断面　　b 造影 CT，横断面

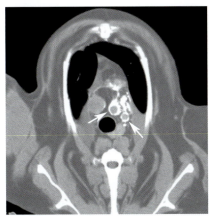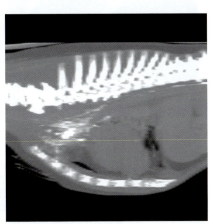

c 造影 CT，横断面　　d 造影 CT，MIP，矢状断面

Section 4　胸部

図 4.2.7　胸膜炎および胸膜異物（犬） CT

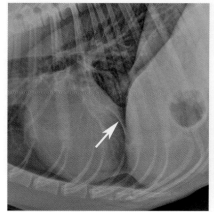
a　X線，側方像

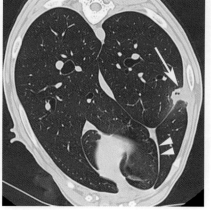
b　CT，横断面

2歳，去勢雄のベルジャン・マリノア。胸部X線画像は左後葉の限局性肺浸潤物および胸膜溝ライン（**a**：矢印）を示している。胸部CT画像から少量の胸水と（**b**：矢頭），末梢において合体する肺実質および隣接胸膜実質で構成された限局性病変の存在が明らかになった（**b**：矢印）。仮診断は限局性異物性肺炎および植物の芒の迷入による胸膜炎であった。診断はCT検査の3日後に実施された気管支鏡および部分肺葉切除により確定された。

図 4.2.8　膿胸（犬） CT

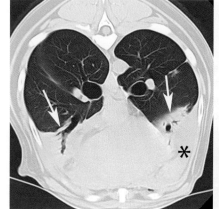
a　CT，横断面

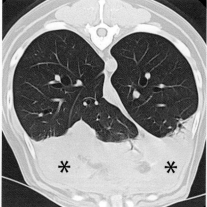
b　CT，横断面

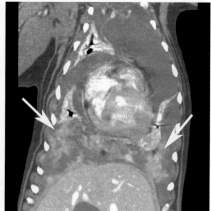
c　造影CT，背断面

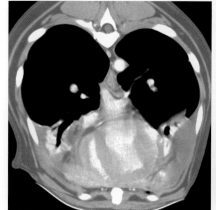
d　造影CT，横断面

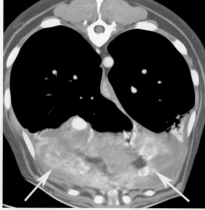
e　造影CT，横断面

最近努力性呼吸が認められるようになった8歳，去勢雄のラブラドール・レトリーバー。重要な所見は単純（**a**，**b**）および対応する造影横断画像（**d**，**e**）と，胸部腹側部の背断面再構成画像（**c**）に表れている。中等度の両側性胸水が主に胸部腹側に分布する（**a**，**b**：＊）。腹側の肺は虚脱し（**a**：矢印）上方領域はより含気している。造影剤投与後の画像では，腹側副縦隔および腹側胸腔領域において境界不明瞭であるが著しく不均一な造影増強が認められる（**c**，**e**：矢印）。生検を伴う外科的検査の結果は，絨毛結節性中皮増殖および多巣性膿瘍を伴う慢性線維性化膿性胸膜炎であった。植物の芒が化膿性胸水の中から見つかった。

図 4.2.9　膿胸および胸膜異物（犬）　　CT

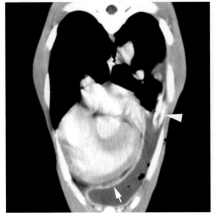
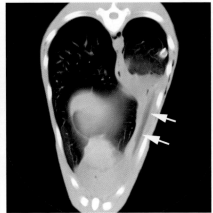
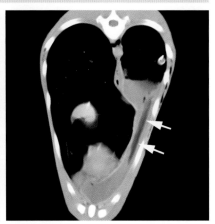

a 造影CT，横断面　　**b** CT，横断面　　**c** CT，横断面

発熱と呼吸困難を呈する若齢成犬，雄のサルーキー。CT検査前に左側胸腔に胸膜カテーテルが設置された。中等度の胸水が左側に偏って存在する。中間胸部の壁側胸膜は著しく肥厚し造影剤により増強され（**a**：矢印），これは活動性胸膜炎を示唆する。胸水中の断片的なガスパターンは医原性であると考えられた。胸腔カテーテルの一部分も確認できる（**a**：矢頭）。後胸部の胸水中に，大きな，直線状の，低吸収値の欠損が認められた（**b**，**c**：矢印）。胸水は化膿性で多数の細菌が培養された。開胸術が実施され，6 cm×1 cm大の木製の棒が左側胸腔から除去された。

図 4.2.10 中皮腫（犬） CT

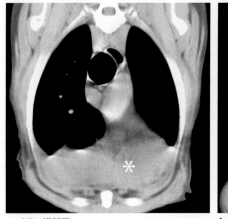
a CT，横断面

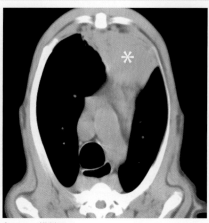
b CT，横断面

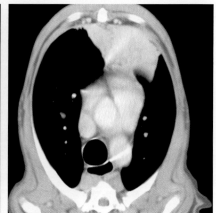
c 造影CT，横断面

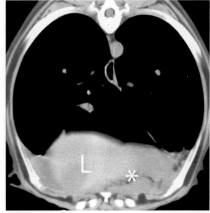
d CT，横断面

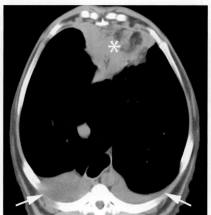
e CT，横断面

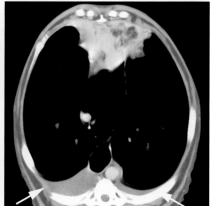
f 造影CT，横断面

咳，呼吸困難および体重減少を呈する11歳，避妊雌のゴールデン・レトリーバー。重要な所見は心臓から頭側（**a〜c**）および尾側（**d〜f**）に向かって得られた仰臥位および伏臥位の画像に見られる。境界不明瞭な mass が伏臥位の単純画像（**a**, **d**：＊，**d**：L＝肝臓）において胸部腹側まで伸展している。少量の下方胸水もまた存在し，一部 mass を不明瞭にしている。Mass は仰臥位での単純画像においてより明瞭に写り（**b**, **e**：＊），脂肪組織を巻き込んだことで尾側における吸収値が不均一になっている（**e**）。対応する造影画像は mass の軟部組織成分の均一な増強を示している（**c**, **f**）。下方胸水が心臓尾側においても認められる（**e**, **f**：矢印）。胸水の細胞学的評価は軽度の中皮増殖であった。組織生検の結果，mass は中皮腫であることが明らかになった。

図 4.2.11 転移性乳腺癌（猫） CT

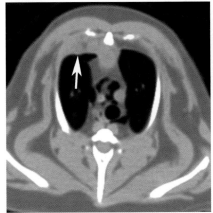 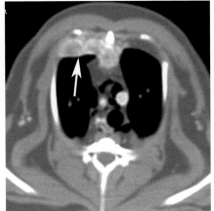 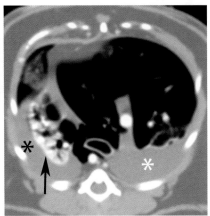

a CT, 横断面　　　b 造影CT, 横断面　　　c 造影CT, 横断面

進行性の呼吸困難を呈する12歳，避妊雌のドメスティック・ロングヘア。重要な所見は前胸部の単純（**a**）およびそれに対応する造影（**b**）横断画像および胸部中間レベルの追加的な横断画像に表れている。患者は仰臥位に保定され，画像はその姿勢で表示されている。不均一に造影増強された mass が右腹側胸壁に存在し，縦隔腹側まで伸展している（**a**, **b**：矢印）。主に胸部下方に分布した中等度の両側性胸水が存在する（**c**：＊）。下方の肺は虚脱し（**c**：矢印），上方の肺領域はより含気している。Mass は胸水を伴う胸膜下の転移性乳腺癌と確定された。

図 4.2.12 胸膜線維化（犬） CT

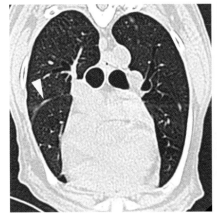 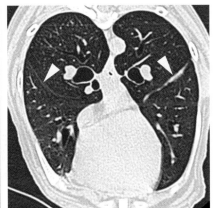

a CT, 横断面　　　b CT, 横断面

眼球後部の mass を有する8歳，避妊雌の柴。CT 検査は転移のスクリーニング検査として実施された。不均一な胸膜肥厚が複数肺葉の臓側胸膜を両側性に巻き込んで存在している（**a**, **b**：矢頭）。胸水を示唆する所見は認められず，非活動性の胸膜変化が示唆された。胸膜肥厚は，以前の炎症性疾患による胸膜線維化を示していると考えられた。

文献

1. Au JJ, Weisman DL, Stefanacci JD, Palmisano MP. Use of computed tomography for evaluation of lung lesions associated with spontaneous pneumothorax in dogs: 12 cases (1999–2002). J Am Vet Med Assoc. 2006;228: 733–737.
2. Lipscomb V, Brockman D, Gregory S, Baines S, Lamb CR. CT scanning of dogs with spontaneous pneumothorax. Vet Rec. 2004;154: 344.
3. Dechman G, Mishima M, Bates JH. Assessment of acute pleural effusion in dogs by computed tomography. J Appl Physiol. 1994;76: 1993–1998.
4. Johnson EG, Wisner ER, Kyles A, Koehler C, Marks SL. Computed tomographic lymphography of the thoracic duct by mesenteric lymph node injection. Vet Surg. 2009;38: 361–367.
5. Lee N, Won S, Choi M, Kim J, Yi K, Chang D, et al. CT thoracic duct lymphography in cats by popliteal lymph node iohexol injection. Vet Radiol Ultrasound. 2012;53: 174–180.
6. Swinbourne F, Baines EA, Baines SJ, Halfacree ZJ. Computed tomographic findings in canine pyothorax and correlation with findings at exploratory thoracotomy. J Small Anim Pract. 2011;52: 203–208.
7. Schultz RM, Zwingenberger A. Radiographic, computed tomographic, and ultrasonographic findings with migrating intrathoracic grass awns in dogs and cats. Vet Radiol Ultrasound. 2008;49: 249–255.
8. Echandi RL, Morandi F, Newman SJ, Holford A. Imaging diagnosis – canine thoracic mesothelioma. Vet Radiol Ultrasound. 2007;48: 243–245.
9. Reetz JA, Buza EL, Krick EL. CT features of pleural masses and nodules. Vet Radiol Ultrasound. 2012;53: 121–127.

4.3 縦隔および食道

正常縦隔および多型

縦隔の辺縁は両側の胸腔の内側壁側胸膜によって形成される。前縦隔は縦隔および胸骨リンパ節，胸腺もしくは遺残胸腺，大血管，食道，様々な量の脂肪を含む（**図4.3.1**）。中縦隔，肺門，後縦隔領域は心臓，大動脈，胸管，食道，気管気管支リンパ節を含む。正常な胸腺は，単純CT画像において軟部組織デンシティの，やや線状の腺性の外観を有し，MRIでは骨格筋系に比べてT1強調（T1W）等信号およびT2強調（T2W）高信号の均一な像となる。

発生異常
前縦隔嚢胞

前縦隔嚢胞 cranial mediastinal cyst はまれであり，多くは胸腺の形成に関連した鰓裂の遺残物から生じる[1~3]。単純な縦隔嚢胞は一般的には境界明瞭で，壁は薄く，液体が充満したmassであり，巨大な場合は他の前縦隔構造物を偏位させることがある。縦隔嚢胞は単純CT画像において液体デンシティであり，造影剤による増強は認めないが，嚢胞周囲に接した胸腺遺残物はおそらく増強される（**図4.3.2**）。縦隔嚢胞を有する患者には，胸水も存在することがある。

外傷
縦隔気腫

縦隔気腫 pneurmomediastinum は胸部や頸部外傷の結果として，もしくは頸静脈切開に続発して偶発的に生じる。縦隔のガスは筋膜面に沿って分布し，縦隔腔内に含まれる臓器や組織を取り囲む。CT画像において，縦隔のガスは低吸収であり，たいてい断片化して分布し，ガスが集まる周囲の軟部組織構造物の辺縁を強調する（**図4.3.3**）。患者に大きな活動性の漏れ穴があるとガスは頸部領域に移行し，明瞭な皮下気腫を生じる。

縦隔出血

縦隔出血 hemomediastinum は胸部外傷もしくは抗凝固毒性を持つ物質への曝露などによる出血素因から生じる。出血量によって，均一もしくは不均一な縦隔拡大が起こる。単純CT画像において軟部組織と比べると，出血はやや低〜高吸収に写り，出血の時期によって不定形もしくは定形を成す（**図4.3.4**）。

炎症性疾患
反応性リンパ節腫大およびリンパ節炎

胸骨，前縦隔，気管気管支リンパ節は，局所的もしくは全身性炎症疾患，もしくは明らかな感染への反応の結果として腫大する。細菌性，真菌性病原体が関連していることが最も多い。全身性のリンパ節腫大は炎症性障害に反応して生じ，膿瘍（細菌性または真菌性）もしくは肉芽腫（真菌性）まで進行することがある（**図4.3.5, 4.3.6, 4.3.7**）。リンパ節は単純CT画像において軟部組織デンシティを有し，造影剤により中等度に不均一に増強される。膿瘍化した，または肉芽腫性のリンパ節は，造影剤により辺縁増強を示す。中心部の増強の程度は様々で，増強を伴わないこともある。

縦隔炎

縦隔炎 mediastinitis は，食道内異物による穿通などの直接的な穿孔創を介した混入，もしくは全身性感染によって生じる。縦隔は炎症性液の貯留や関連したリンパ

節の腫大によって拡大する（図4.3.8）。

縦隔腫瘍
胸腺腫やその他の固形縦隔部腫瘍
　胸腺腫thymomaの大きさは様々であるが，とても巨大になり，前胸部において著しい容積を占め，心臓，縦隔血管，前胸部食道および気管の偏位だけでなく前葉偏位や無気肺を生じることがある。前縦隔は腹側陥凹への配向性を持つため，しばしば正中左側に位置しやすく，巨大な胸腺腫は主に左側半胸郭に沿って尾側へと拡大する[1, 4, 5]。CT画像において胸腺腫は，厚く，内側が不整な実質性の辺縁を伴う囊胞中心を有し，固形成分は軽度から高度に不均一な造影パターンを呈する（図4.3.9，4.3.10，4.3.11）。患者によっては胸腺腫は巨大食道症の発生と関連することがある。

　その他，胸腺およびそれ以外に由来する癌や，肉腫，円形細胞腫瘍などを含むいくつかの縦隔腫瘍が報告されている[6]。これら腫瘍の画像所見は胸腺腫のものと似るが，細胞型により変化がある（図4.3.12）。

　前縦隔腫瘍において画像診断が重要となるのは，静脈浸潤の存在とその拡がりを把握し，手術実施の可能性と予後を決定することができるからである。CT画像で最もよく認められるのは，血管内造影剤濃度が高い造影剤投与直後の画像における血管内腔の充填欠損像で，これは腫瘍の局所浸潤を表す[4]。しかしながら画像取得が早すぎる場合，不十分な再循環のため血管内造影剤濃度はおそらく一定ではなく，偽充填欠損像を形成することがある。管腔内腫瘍は高吸収値の血流に囲まれた，比較的低吸収のmassとして認められる（図4.3.10，4.3.11）。充填欠損像は腫瘍関連性の血栓から生じることもあり，たいてい腫瘍浸潤と区別することができない。

リンパ腫
　縦隔のリンパ腫lymphomaはおそらく胸腺もしくは縦隔リンパ節を巻き込み，後者では罹患リンパ節はしばしば正常な形態を維持したまま著しく腫大する[6, 7]。リンパ節は単純CT画像において通常は正常な軟部組織デンシティを有し，造影剤による増強は均一もしくはやや不均一なパターンをとる（図4.3.13）。

食道
　正常な食道はCT画像で全体を確認することができる。横断面では，管腔内にガスもしくは液体が存在すれば，食道管腔の輪郭，特徴的な食道粘膜の皺が描出されるため，より容易に識別することができる。

巨大食道症
　全体的あるいは局所的な食道拡張はCT画像で容易に確認できる。見え方は拡張の程度と管腔内のガスあるいは液体の存在に依存する（図4.4.14）。

食道狭窄および絞扼
　食道狭窄esophageal strictureはCTやMRIを用いて検出することができるが，関連したmassが存在する場合を除いて，典型的には診断のための画像モダリティとしてこれらは好ましくはない。狭窄はCT画像において直接的には検出されないが，狭窄部頭側のガスや液体の拡張によってその存在が示唆される（図4.3.15）。

食道炎
　食道炎esophagitisはCT画像では検出されないことがほとんどだが，時折限局性もしくは領域性の食道壁の肥厚として認められることがある。この所見はおそらく管腔内にガスが存在しているためとみられる不規則な粘膜辺縁に関連している（図4.3.17）。

傍食道膿瘍
　傍食道膿瘍paraesophageal abscessは後胸部食道に多く，食道壁を密に巻き込む。多くの場合異物穿孔によって生じる。傍食道膿瘍は一般的に縦隔に生じる，境界明瞭で，球状〜楕円状の，液体が充満したmassである。横断CT画像において，食道は，膿瘍辺縁に沿った軟部組織デンシティを持つ，薄い三日月状構造として描出される（図4.3.16）。膿瘍は単純CT画像において液体デンシティであり，造影剤により辺縁増強される。扁平化した食道粘膜は，膿瘍の彎曲に一致する造影増強された特徴的な曲線パターンを有する。縦隔炎に関連した付随的な画像所見もおそらく存在する。Massの浸潤の結果として，隣接する肺葉はしばしば無気肺化している[8]。

食道腫瘍
　食道の腫瘍はまれであり，癌腫，肉腫（*Spirocerca lupi*感染に関連），平滑筋腫，平滑筋肉腫，リンパ腫が含まれる。画像所見はmassの大きさと場所に依存する。腫瘍部位の頭側に食道拡張を生じる閉塞が続発症として認められることがある。CTおよびMRIにおいて

腫瘍はおそらく固形もしくは不整形であり，典型的には偏心性あるいは円周性の mass として認められる。造影剤による増強度およびパターンは様々である（図 4.3.17）。

図 4.3.1　正常な前縦隔（犬） CT

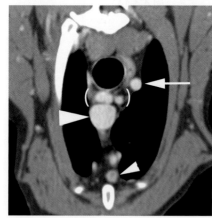
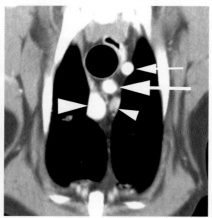
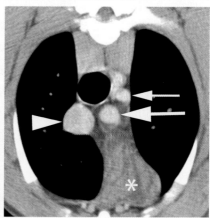

a 造影 CT，横断面　　**b** 造影 CT，横断面　　**c** 造影 CT，横断面

a〜c は 3 頭の異なる犬の画像である。前縦隔は主要な動脈と静脈，胸骨および縦隔リンパ節，様々な量の脂肪を含む。正常所見は前大静脈（a〜c：大矢頭），左鎖骨下動脈（a〜c：小矢印），腕頭動脈（b，c：大矢印），総頸動脈および右鎖骨下動脈（a：括弧），胸骨および前縦隔リンパ節（a，b：小矢頭）を含む。若齢動物では胸腺もおそらく確認できる（c：＊）。

図 4.3.2　前縦隔シスト（猫） CT

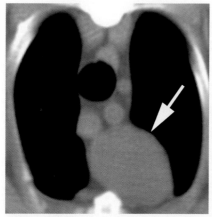
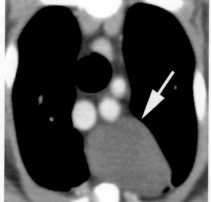
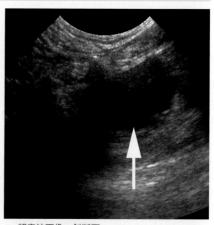

a CT，横断面　　**b** 造影 CT，横断面　　**c** 超音波画像，斜断面

骨盤 mass を有する 17 歳，去勢雄のドメスティック・ショートヘア。癌腫のステージングのため胸部 CT 検査が実施された。前縦隔に境界明瞭な卵形の mass が認められる（a：矢印）。Mass は均一な液体デンシティを有し，平均吸収値は約 5 HU であり，造影剤投与後も増強されなかった（b：矢印）。追加の縦隔部超音波検査は無エコーの，薄い壁を有する嚢胞を示した（c：矢印）。

図 4.3.3　縦隔気腫　　CT

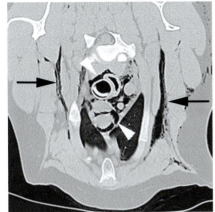
a CT，横断面

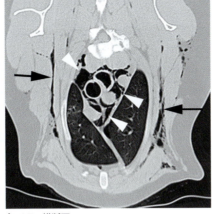
b CT，横断面

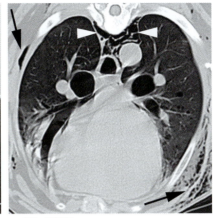
c CT，横断面

以前に気胸と診断された6歳，避妊雌のゴールデン・レトリーバー。縦隔の背側面にガスが拡がっており，気管，食道，主血管の外部辺縁の鮮明度が増加している（a～c：白矢頭）。皮下および筋間気腫もまた存在している（a～c：黒矢印）。縦隔気腫および皮下気腫の原因は分かっていない。

図 4.3.4　縦隔血腫　　CT

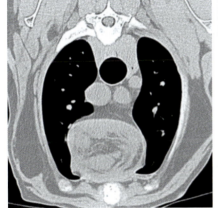
a CT，横断面

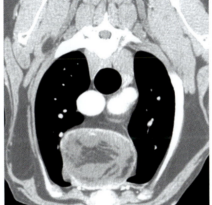
b 造影 CT，横断面

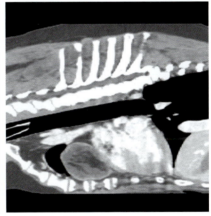
c 造影 CT，矢状断面

最近の胸部X線検査にて前縦隔 mass が発見された10歳，去勢雄のゴールデン・レトリーバー。巨大で，境界明瞭な，卵形 mass が前縦隔に存在する。Mass は不均一な吸収性を示し，造影剤投与後には薄い辺縁強調を認めた。切除生検の結果，絞扼された脂肪組織の壊死を伴う慢性的に組織化された血腫と診断された。この所見は CT 画像上の mass の不均一性を説明している。

図 4.3.5　縦隔真菌性肉芽腫性リンパ節腫大（犬）　　CT

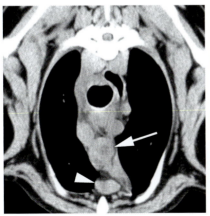
a CT，横断面

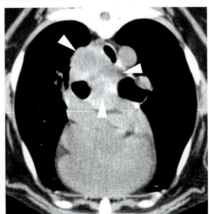
b CT，横断面

1週間にわたる咳および発熱，急速な全身状態の低下を認める4歳，避妊雌のラブラドール・レトリーバー。胸骨（a：矢頭），前縦隔（a：矢印），気管気管支（b：矢頭）リンパ節は著しく腫大し，不均一な吸収性を呈する。この犬は全身性の *Aspergillus deflectus* 感染と確定された。

図 4.3.6 気管気管支リンパ節腫大（犬）　　　　CT

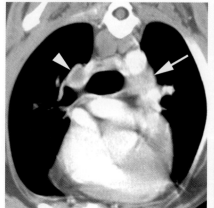
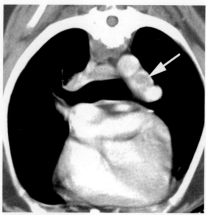

a 造影 CT，横断面　　　　b 造影 CT，横断面

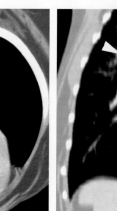
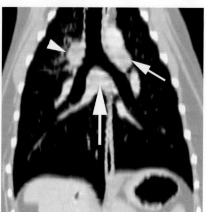

c 造影 CT，横断面　　　　d 造影 CT，背断面

以前に肺門リンパ節腫大と診断され，咳を呈する7歳，去勢雄のボーダー・コリー。右（a, d：矢頭），左（a, b, d：小矢印），中心（c, d：大矢印）の気管気管支リンパ節は腫大し，造影剤でやや増強される。リンパ節は気管支を圧迫するほど十分大きく，d では右主気管支起始部において最もよく観察される。気管支肺胞洗浄は慢性出血を伴う著しい炎症を示していたが，気管気管支リンパ節腫大の明確な原因は同定されなかった。

図 4.3.7 クリプトコッカス性縦隔肉芽腫（猫）　　　　　　　　　　　　　　　　　　　　　　　　　　　　　　　　　　　MRI

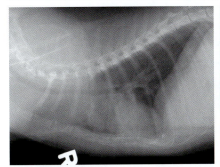
a X線，側方像

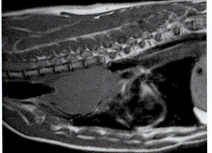
b T1W，矢状断面

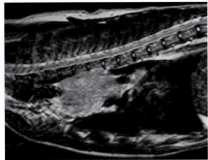
c T2W，矢状断面

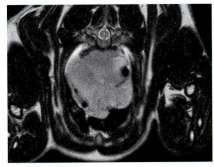
d T2W，横断面

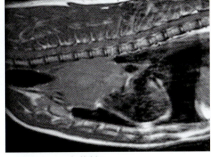
e 造影 T1W，矢状断面

最近嘔吐，食欲不振，腹部膨満を呈するようになった3歳，避妊雌，シャム猫。過去24時間以内に後肢不全麻痺へと発展した。前縦隔 mass が探査的胸部X線検査にて発見された（a）。巨大な，不均一な辺縁を有する前縦隔 mass は T1W で等信号，T2W で高信号（b〜d）である。Mass は造影剤投与後に中等度かつ不均一に増強される（e）。FNA により縦隔 mass から得られた生検サンプルにおいて多量のクリプトッコカス様菌体が検出された。抗体価から全身性クリプトコッカス症と確定診断された。

図 4.3.8 真菌性縦隔炎（犬）　　CT

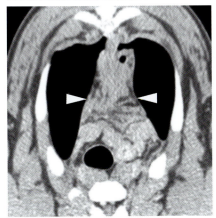
a CT，横断面

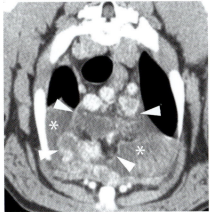
b 造影CT，横断面

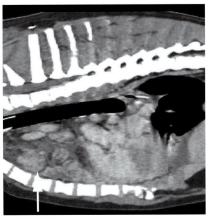
c 造影CT，矢状断面

3週間前から嗜眠，食欲不振，胸水貯留を呈する4歳，雄のロットワイラー。胸水の偏りをなくすため，まず犬を仰臥位にて撮影した（a）。縦隔は拡大し，不均一な吸収パターンを呈している（a：矢頭）。伏臥位で実施された造影増強検査によって，不均一な増強パターンを有する，拡大した不規則な辺縁の前縦隔が示された（b：矢頭）。縦隔リンパ節腫大もまた明らかである（c：矢印）。下側胸腔に胸水が存在している（b：＊）。外科的生検によって化膿性肉芽腫性縦隔炎，リンパ節炎，胸膜肺炎が明らかにされ，その後 *Coccidioides immitis* 感染によるものと確定された。

図 4.3.9 巨大な胸腺腫（犬）　　　　　　　　　　　　　　　　　　　　　　　　　　　　　CT

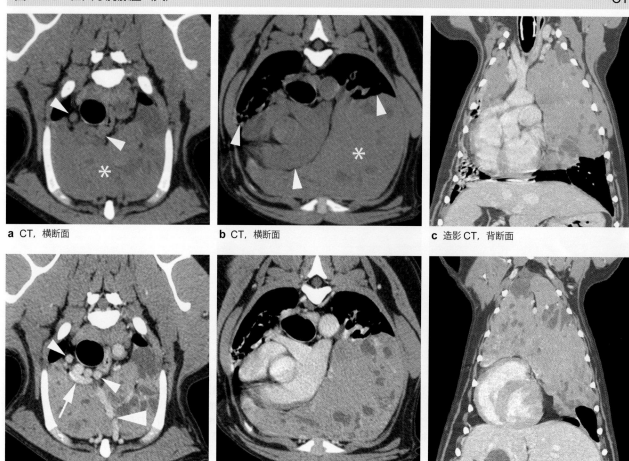

a CT, 横断面　　　b CT, 横断面　　　c 造影CT, 背断面
d 造影CT, 横断面　　　e 造影CT, 横断面　　　f 造影CT, 背断面

高カルシウム血症の診断検査の一環として撮影された胸部X線画像において，巨大な縦隔massが検出された9歳，避妊雌のラブラドール・レトリーバー。巨大な，主に軟部組織デンシティの縦隔massが前腹側胸腔を占め（a，b：＊），縦隔血管系を背側に（a：矢頭），心臓と肺を尾側および背側に（b：矢頭）偏位させている。Massの実質性部分は造影剤投与後に，中等度かつ均一に増強される（c〜f）。液体デンシティを有する多発性の小嚢胞がmass全域にわたって分布している（c〜f）。前縦隔部の主要血管は著しく偏位し（d：小矢頭），前大静脈は圧排されている（d：矢印）ものの，明らかな血管浸潤の証拠はない。Mass灌流からの静脈還流増加のため，右内胸静脈が目立っている（d：大矢頭）。前縦隔の腹側屈曲は，しばしば左側半胸郭に優先的に拡がるような巨大な前縦隔massを生じ，ときに左肺前葉のmassを模倣するような不対称性を招く。切除生検により血管浸潤を伴わない胸腺腫と確定された。

図 4.3.10　前大静脈浸潤を伴う縦隔 mass（猫） CT

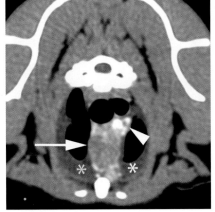

a 造影 CT，横断面

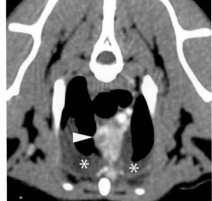

b 造影 CT，横断面

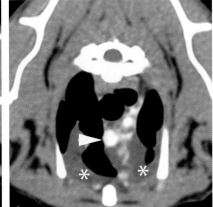

c 造影 CT，横断面

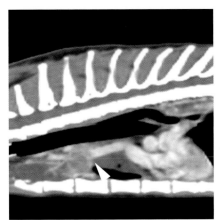

d 造影 CT，矢状断面

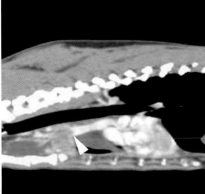

e 造影 CT，斜断面

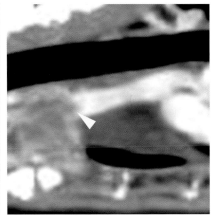

f 造影 CT，斜断面

最近努力性呼吸を呈するようになった 12 歳，避妊雌のヒマラヤン。辺縁は不規則であるが境界明瞭で，造影剤により不均一に増強される mass が前縦隔に存在している。Mass の中心レベルで得られた画像では（a：矢印），左鎖骨下動脈や腕頭動脈は明瞭に認められるが（a：矢頭），前大静脈は認められない。Mass 尾側縁の画像では，前大静脈は認められるが，中心性の造影剤充填欠損像を含む（b：矢頭）。3 枚目の mass より尾側の横断面には，造影剤で増強される正常な前大静脈が描出されている（c：矢頭）。Mass と大静脈の関係は再構成された矢状断面において明瞭に描かれている（d：矢頭）。長軸の斜断面は，mass が大静脈へ浸潤することによって生じる凸状の管腔造影剤充填欠損像を明らかにしている（e, f：矢頭）。f は e の拡大像である。両側性胸水が胸腔下側部に存在している（a～c：＊）。Mass の FNA によって胸腺腫に似た上皮系腫瘍が確定された。この猫はまた乳糜胸水を有し，mass によって胸管末端が閉塞されたものと考えられた。

図 4.3.11 頚静脈血栓（犬） CT

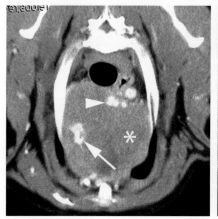

a 造影 CT，横断面

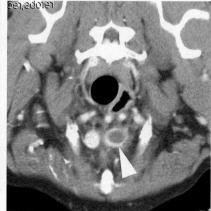

b 造影 CT，横断面

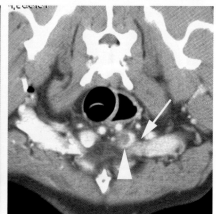

c 造影 CT，横断面

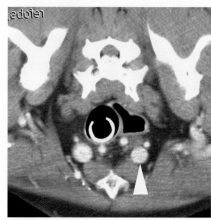

d 造影 CT，横断面

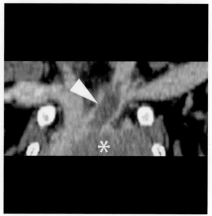

e 造影 CT，背断面

前肢跛行と嗜眠を呈している 7 歳，避妊雌のラブラドール・レトリーバー。**a〜d** は前胸部および胸郭前口を通る横断面で，尾側から頭側の順に並べている。前縦隔 mass は胸部 X 線画像において検出された。巨大で境界明瞭な軟部組織デンシティを有する mass が前縦隔に存在している（**a**：✱）。Mass は前大静脈（**a**：矢印）および腕頭動脈枝（**a**：矢頭）を巻き込んでいる。Mass の頭側では両腕頭静脈が認められ，左側静脈には大きな中心性造影剤充填欠損像が存在している（**b**：矢頭）。さらに頭側で，充填欠損像（**c**：矢頭）は頚静脈および鎖骨下静脈（**c**：矢印）の合流地点まで継続している。さらに頭側では頚静脈は正常に観察される（**d**：矢頭）。胸腺腫（**e**：✱）と内腔充填欠損（**e**：矢頭）は再構成背断面において明瞭に描出されている。FNA により胸腺腫と確定診断された。造影欠損の組成は決定されなかったが，血栓または胸腺腫の静脈浸潤を示していると考えられた。

図 4.3.12　浸潤性異所性甲状腺癌（犬）　　CT

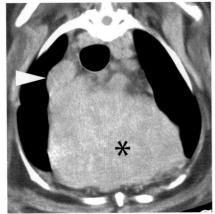
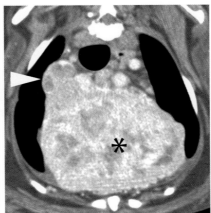
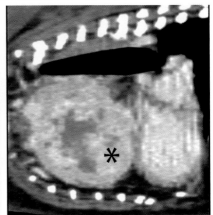

a　CT，横断面　　　　　　　　　　b　造影CT，横断面　　　　　　　　c　造影CT，矢状断面

最近顔面および頸部浮腫を発症した10歳，雌のシェットランド・シープドッグ。巨大で，不規則な輪郭を持ち，不均一であるが主に軟部組織デンシティを有するmassが前縦隔に存在する（a：＊）。前大静脈はmassによって背側に偏位している（a：矢頭）。造影剤投与後，massは強く，不均一に増強される（b，c：＊）。前大静脈の中には分葉状の充填欠損像が認められ，管腔をほぼ完全に塞いでいる（b：矢頭）。剖検によって浸潤性の異所性縦隔甲状腺癌と確定された。前大静脈における充填欠損は腫瘍の局所浸潤および血栓の両方から構成されていた。

図 4.3.13　リンパ腫（猫） CT

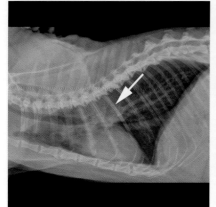

a　X線, 右側方像

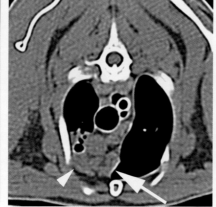

b　CT, 横断面

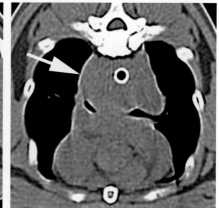

c　CT, 横断面

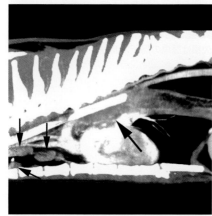

d　造影CT, MIP, 側方像

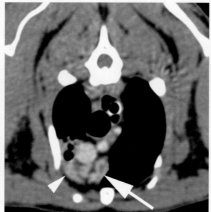

e　造影CT, 横断面

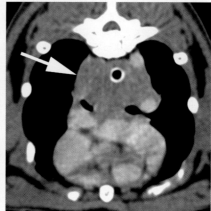

f　造影CT, 横断面

4日前から努力性呼吸を呈する10歳，去勢雄のドメスティック・ショートヘア。境界不明瞭な軟部組織性の肺門部massが気管および主気管支を押し下げている（a：矢印）。前縦隔リンパ節（b，e：矢印，d：小黒矢印）および肺門部massが拡大し，食道を巻き込み，主気管支を圧迫偏位させている（c，f：矢印，d：大黒矢印）。造影剤投与後，縦隔リンパ節は中等度に増強されている。肺門部massは均一に軽度の増強を認めた（約30 HUの増加）。右肺前葉の腹側部は無気肺化している（b，e：矢頭）。剖検では縦隔の大細胞性B細胞性リンパ腫が示された。肺門部massは食道，気管，大気道，肺血管を巻き込んでいた。

図 4.3.14 巨大食道症（犬） CT

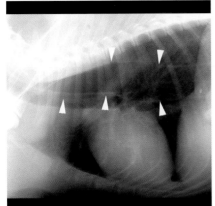
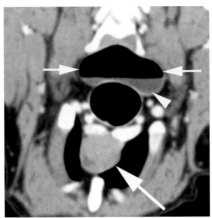
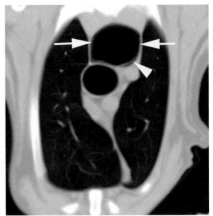

a X線，右側方像　　b 造影CT，横断面　　c CT，横断面

初診で頻回の吐出を主訴に来院した9歳，去勢雄のラブラドール・レトリーバー系雑種。この犬はその後，胸腺腫および重症筋無力症と診断された。無麻酔での胸部X線検査において，胸部食道は著しくガスで拡張している（a：矢頭）。小さな，均一で中等度に増強されるmassが前縦隔に存在し，胸腺腫の仮診断と一致している（b：大矢印）。食道はガスで著しく拡張し（b，c：小矢印），管腔下側は液体を含んでいる（b，c：矢頭）。切除生検によってmassは胸腺腫であると確定され，重症筋無力症の診断は抗アセチルコリン受容体抗体価により確定された。一般的に食道拡張は，麻酔患者における偶発的な所見として生じるが，この症例においては胸腺腫に関連があるとされる重症筋無力症から生じたものである。

図 4.3.15　食道狭窄（犬）　　CT

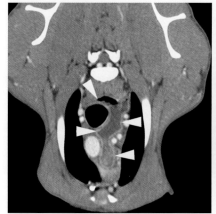
a 造影 CT，横断面

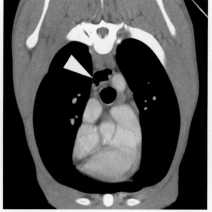
b 造影 CT，横断面

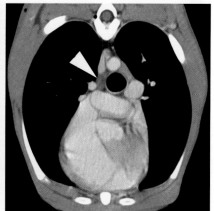
c 造影 CT，横断面

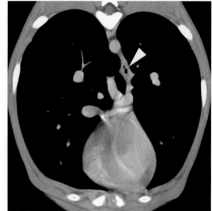
d 造影 CT，横断面

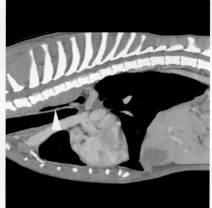
e 造影 CT，矢状断面

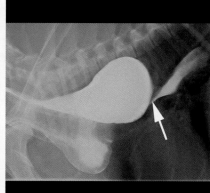
f X線，側方像

部分的な食道拡張を有する 2 歳，避妊雌のボーダー・コリー。a〜d は頭側から尾側の順に並べてある。前胸部食道は著しく拡張し，弛緩して見え，液体とガスの混合物を含んでいる（a，b，e：矢頭）。胸部中央において，食道は収縮し，予想されるよりも径が小さく見える（c：矢頭）。後胸部の食道は正常に見える（d：矢頭）。CT 検査では，狭窄を生じる管腔外の原因は確認できなかった。食道造影および食道内視鏡により，CT で食道収縮を認めた部位における食道狭窄が確定された（f：矢印）。

図 4.3.16　食道周囲膿瘍（犬）　　　　　　　　　　　　　　　　　　　　　　　　　　　　　CT

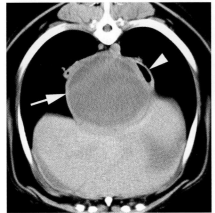
a CT, 横断面

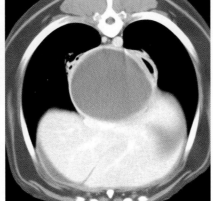
b 造影 CT, 横断面

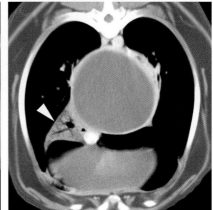
c 造影 CT, 横断面

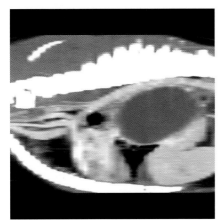
d 造影 CT, MIP, 矢状断面

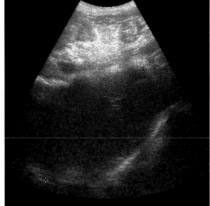
e 超音波画像, 斜断面

嗜眠，嘔吐，呼吸促迫を呈している 5 歳，避妊雌のダルメシアン。胸部 X 線画像は後胸部の mass を示した。境界明瞭な，被嚢性の，液体デンシティ（約 35 HU）の卵円状 mass が尾背側縦隔に認められる（a：矢印）。ガス含有の食道が，mass に隣接し偏って位置する三日月状構造物として認められる（a：矢頭）。Mass の末梢の厚い被嚢は造影剤投与後に中等度に増強されるが，mass の中心部は変化のないままである（b〜d）。右肺中葉は吸収値の増加と相関して容積が減少している（c：矢頭）。超音波検査において，mass は液体で満たされ，厚い壁で囲まれている（e）。切除生検によって，慢性的な被嚢された細菌性の食道周囲膿瘍と確定診断された。

図 4.3.17 食道紡錘細胞肉腫（犬） CT

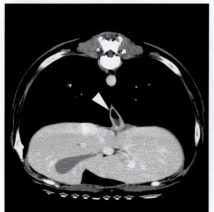

a 造影 CT, 横断面

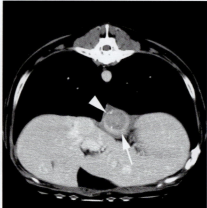

b 造影 CT, 横断面

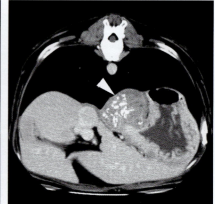

c 造影 CT, 横断面

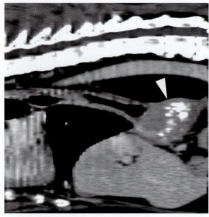

d 造影 CT, 矢状断面

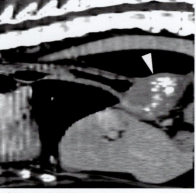

e 内視鏡

1カ月前から嘔吐もしくは吐出を呈する12歳，避妊雌のゴールデン・レトリーバー。a〜cは後胸部の画像であり，頭側から尾側の順に並べてある。後胸部食道は軽度のガスと液体により拡張している（a：矢頭）。さらに尾側では，部分的に石灰化した軟部組織デンシティのmassが噴門近くの食道管腔に充満している（b〜d：矢頭）。食道内視鏡検査において，massは偏って位置する壁性病変として見える（e）。切除生検はmassが噴門近くの食道壁から生じた，紡錘細胞性肉腫であることを明らかにした。b（矢印）において見える比較的薄い食道壁は，顕微鏡学的にも示され食道炎による可能性が高い。

文献

1. Day MJ. Review of thymic pathology in 30 cats and 36 dogs. J Small Anim Pract. 1997;38: 393–403.

2. Liu S, Patnaik AK, Burk RL. Thymic branchial cysts in the dog and cat. J Am Vet Med Assoc. 1983;182: 1095–1098.

3. Nelson LL, Coelho JC, Mietelka K, Langohr IM. Pharyngeal pouch and cleft remnants in the dog and cat: a case series and review. J Am Anim Hosp Assoc. 2012;48: 105–112.

4. Scherrer W, Kyles A, Samii V, Hardie E, Kass P, Gregory C. Computed tomographic assessment of vascular invasion and resectability of mediastinal masses in dogs and a cat. N Z Vet J. 2008;56: 330–333.

5. Zitz JC, Birchard SJ, Couto GC, Samii VF, Weisbrode SE, Young GS. Results of excision of thymoma in cats and dogs: 20 cases (1984–2005). J Am Vet Med Assoc. 2008;232: 1186–1192.

6. Yoon J, Feeney DA, Cronk DE, Anderson KL, Ziegler LE. Computed tomographic evaluation of canine and feline mediastinal masses in 14 patients. Vet Radiol Ultrasound. 2004;45: 542–546.

7. Gabor LJ, Malik R, Canfield PJ. Clinical and anatomical features of lymphosarcoma in 118 cats. Aust Vet J. 1998;76: 725–732.

8. Brissot HN, Burton CA, Doyle RS, Bray JP. Caudal mediastinal paraesophageal abscesses in 7 dogs. Vet Surg. 2012;41: 286–291.

4.4
心臓，肺血管および大血管

心膜

　正常な壁側心膜は薄いため（1～2 mm），CT 画像上において一貫しては見えることはない。心膜囊は少量の液体のみ有するが，壁側心膜および心外膜縁の両方を強調する脂肪を多く含むことがある。

心膜腹膜横隔膜ヘルニア

　心膜腹膜横隔膜ヘルニア peritoneopericardial diaphragmatic hernia は横隔膜の不完全な発生の結果として生じ，心膜囊と腹膜腔の間に孔を形成をする。この疾患は犬よりも猫において一般的であり，ヒマラヤン，メインクーン，他の長毛種によくみられる。犬ではワイマラナーが罹患しやすい[1, 2]。心膜腹膜横隔膜ヘルニアの CT 所見は，心膜囊内に移動した特定の内臓とその内臓容積によって変化する。変位した網は，絞扼もしくは浮腫を呈していない限りは主に脂肪デンシティに見える。肝葉は頻繁に脱出し，肝臓実質および肝静脈は造影 CT 画像において特徴的な像を示す（図 4.4.1）。小腸ヘルニアは管状で，液体および気体デンシティの集合体として見える。心膜腹膜横隔膜ヘルニアはしばしば胸骨異常に関連している。

心膜液貯留

　心膜液（心囊水）貯留 pericardial effusion は漏出性，滲出性，もしくは出血性に起こる。根本的な原因は特発性，炎症性，腫瘍性，外傷性，もしくは心血管系由来である（図 4.4.2）[3〜5]。単純な漏出性心膜液貯留は CT 画像において液体デンシティを呈する。心膜は単純画像において明瞭に輪郭が描出され，造影剤投与後に中等度に増強される。

心膜炎

　心膜炎 pericarditis では単純 CT 画像において液体デンシティを有する滲出性心膜液を認めることがあるが，そのデンシティは高い細胞充実性によって増加する。心膜は著しく肥厚し，心膜および心外膜は造影剤投与後に中等度〜著しく増強される（図 4.4.3）[6]。

腫瘍

　心膜 mass もしくは出血性／悪性心膜液を生じることがある腫瘍には，心血管肉腫，ケモデクトーマ，中皮腫，リンパ腫，横紋筋肉腫，線維肉腫などがある[4]。糜爛性右心房血管肉腫による出血性心膜液が，犬における心膜液の最も一般的な原因として報告されている[7]。滲出液なので，出血性および腫瘍性液は高い細胞成分を有し，CT 画像において漏出性液よりも幾分高いデンシティになる。腫瘍性心膜 mass の CT 所見は，細胞型，複雑さ，血管分布によって様々であるが，しばしば心筋と比較して等吸収性の，壁もしくは壁内 mass として認められ，造影剤投与後に増強される（図 4.4.4）。心臓 MRI は心臓腫瘍に伴う心膜液の評価のために，経胸腔および経食道心臓超音波と比較されてきた[8]。心臓 MRI は診断精度の向上には寄与しなかったが，さらなる解剖学的情報を生み出した。画像手技には dark blood 法（訳注：black blood 法ともいう），steady-state free procession（SSFP）cine 法の非造影および造影 T1 強調（T1W）画像，delayed inversion recovery prepped imaging 法が含まれる。MRI 所見は，T1W 混合信号，T2 強調（T2W）高信号の壁 mass であり，造影剤投与によって多様に増強される。

心臓

心臓CTおよびMRIは人医療において冠動脈，心筋生存度，心機能疾患の診断のために頻繁に用いられているが，臨床獣医療におけるこれらの使用については散発的な報告があるのみである[9~16]。その理由の大部分は，愛玩動物においては冠動脈疾患が比較的少なく，犬や猫の一般的な心疾患の診断およびモニタリングには超音波が有用であるからであろう。モーションアーチファクトを最小限にした心臓解剖を正確に描出するためには，前方視的あるいは後方視的な心拍同期を用いた迅速なマルチスライスCTスキャンが必要である。心臓MRIには特別な画像ソフトウェアが必要となり，また心拍同期法を用いる。心臓MRIパルスシークエンスの詳しい解説はこのテキストの範囲を超えるが，典型的には研究に"dark blood" fast spin-echo（FSE）法，"bright blood" gradient-recalled echo（GRE）法もしくはsteady-state free procession（SSFP）法，短軸および長軸の画像平面におけるinversion recovery（IR）およびphase-contrastシークエンスを含む[17]。

正常心臓

心臓の複雑な内部および外部解剖と大血管は図4.4.5に描かれている。

発生異常

発生異常の画像所見は，各々の疾患に特異的な形態の異常に依存している。2次元CT画像と3Dレンダリングの組み合わせから，心室の拡大，狭窄の存在，狭窄後方の拡張，心臓内もしくは心臓外のシャント病変，その他の解剖学的な異常を評価できる（図4.4.6，4.4.7）[18]。CTはまた心血管輪異常の同定にも有用である（図4.4.8）。

後天性疾患

獣医療における後天性心疾患は，他の診断ツールから十分な情報が得られるため，通常CTもしくはMRIを用いて評価することはない。しかしながら，他の疾患のために胸部画像検査を受けた患者において，心室体積や心筋壁の厚さの変化が頻繁に認められる。重篤な冠動脈疾患が少ないことから，冠状動脈血管造影や，人医療において用いられる他の一般的なCTの撮影法は，獣医療ではほとんど用いられていない。

心室拡大

左右心房／心室拡大は，それぞれ僧房弁もしくは三尖弁の機能不全から生じる。心疾患以外の理由で画像検査をした患者で発見されるケースが多い。単純CT画像において，拡張した心室は隣接する心筋と比べて低吸収に描出される。血管内に造影剤が存在すると，周囲の心筋によって明瞭に縁取られた心室内の増強を生じる（図4.4.9）。左室不全の肺CT所見は4.6章において説明されている。

心筋

心筋症cardiomyopathyは一般的なX線検査や心臓超音波検査によって十分に評価できるため，CTとMRIは通常用いられない。しかしながら，軽度で何も徴候も示していない症例が，他の理由のために画像検査を受けた際に，心室拡張（拡張型心筋症dilated cardiomyopathy）もしくは心室容積減少に関連した心筋肥厚（肥大型心筋症hypertrophic cardiomyopathy）が描出されることがある（図4.4.10）。造影増強MRIを用いて猫の肥大型心筋症における心筋灌流不足の特徴付けを行った報告がなされているが，結果は一貫性を欠くものであった（図4.4.11）[19]。獣医療において，解剖学的および機能的心筋画像のためのMRIの使用は，それ以外では限定的である[20~23]。

腫瘍

血管肉腫は犬の心臓腫瘍で最も一般的であり，通常は右心房から生じる。心血管肉腫には原発性と転移性の両方があり，心膜血腫hemopericardiumは心筋への浸潤に伴って頻繁に起きる続発症である。心血管肉腫は隣接する心筋と等吸収で，造影剤投与により増強される空間占拠性の管腔massとして認められる（図4.4.12）。活動的な心膜出血を伴う症例では，心膜液貯留がはっきりと認められる。その他，心臓に関連した腫瘍としては大動脈体腫瘍（ケモデクトーマchemodectoma），リンパ腫，横紋筋肉腫などにときおり遭遇する（図4.4.13）。血管肉腫以外は，心臓への転移はまれである[24, 25]。

肺血管系

血液減少症

全般性の肺血液減少症oligemiaは全身の循環血液量減少から発生し，肺灌流量の減少を招く。あるいは肺動脈枝の閉塞もしくは肺動脈高血圧によって局所的に，多

発性に，または孤立性に生じる（図4.4.14）。不均一な肺灌流はCT画像において予想される吸収値よりも低い領域を生じ，人医療の文献においてモザイクパターンとよばれている。

肺高血圧症

肺高血圧症 pulmonary hypertension は，血管収縮，狭窄，肺疾患，閉塞，左心不全，もしくは静脈還流を障害する他の原因に伴って肺静脈が鬱血し，肺動脈内の血流抵抗が上昇することで発生する。ヒトにおける肺動脈高血圧の典型的なCT所見は，原因にもよるが，狭小化した動脈もしくは末梢の切り詰め像を伴う，右心，肺動脈幹，隣接した肺葉動脈の拡張である。肺実質は変化する灌流に関連して，たいてい不均一なデンシティ（モザイクパターン）を呈す。肺静脈高血圧症 pulmonary venous hypertension のCT所見は，小血管閉塞に関連した肺浮腫や出血による，間質〜肺胞の吸収性の増加である[26]。我々は，肺動脈や静脈高血圧症を伴う犬や猫において，同様の画像所見を確認している（図4.4.15）。

肺血栓塞栓症

肺血栓塞栓症 pulmonary thromboembolism は凝固亢進状態の続発症として，もしくは糸状虫症のような炎症性血管疾患を伴う患者においてしばしば認められる。ヒトにおいては，CT血管造影 CT angiography が肺血栓塞栓症の診断のための手段のひとつと考えられており，急性および慢性形態の特徴的な画像所見が示されてきた。急性期は，単純CT画像では血栓はほとんど認められないが，造影画像では境界明瞭な造影剤充填欠損像が明らかに認められ，閉塞部近くにときに存在する動脈拡張および完全閉塞に伴う遠心方向の急激な増強血管の切り詰め像を伴う。部分閉塞は偏った造影剤充填欠損像を生じる。拡大したあるいは大きな動脈血栓塞栓症は右心室，大静脈，肝静脈の拡張に関連した右心不全を生じることがある。小動脈塞栓は肺末梢における限局した肺梗塞 pulmonary infarction を生じる。これらは罹患血管の区域的な灌流分布に対応したくさび形となる。

ヒトにおける慢性肺血栓塞栓症のCT所見は，造影増強画像における造影剤充填欠損像によって特徴づけられる。慢性血栓は約90 HUであり，単純CT画像において開通している血管と比較して高吸収に見える。罹患した血管は正常血管よりも径が小さい。慢性疾患に伴って側副枝循環が発達する場合がある。肺動脈高血圧症は主肺動脈拡張およびモザイク灌流パターン（血液減少のため低吸収領域）を生じる。愛玩動物における肺血栓塞栓症のCT所見はこれまで十分には特徴付けられていないが，臨床経験はヒトにおいて示されている特徴に類似していることを示唆している（図4.4.16）[27]。

糸状虫疾患

犬糸状虫疾患は各地に風土病として存在し，動脈炎，肺高血圧，成虫による血管閉塞，血栓塞栓症に関連した重篤な心血管および肺異常を発生させる。これらの変化は，死亡した成虫が肺動脈に集中することで，成虫駆除治療の間に増悪することがある。糸状虫寄生のCT所見は，軽度だが進行性の肺葉動脈の拡張および，感染の潜伏期における間欠的な動脈周囲の間質性浸潤を含む[28]。糸状虫の成虫は，造影CT画像において，肺動脈で検出される[28]。成虫駆除の前および間に継続的にCT検査を行った犬では，末梢の動脈径が治療開始後1カ月は増加し，その後15カ月間かけて減少した。しかし，治療前の径までは減少しなかった。いくつかの例において動脈周囲の肺浸潤は動脈変化を伴っていた。動脈径の増加は動脈炎や末梢血管にとどまり死亡した成虫によるものであるとわかり，動脈径の最終的な減少は罹患血管の再疎通に関連していると考えられた。肺浸潤は肺炎によるものであるとわかり，動脈炎の拡大であると考えられた[29]。

大血管

大動脈石灰化

大動脈石灰化 aortic mineralization のX線およびCT所見は主に大動脈根および大動脈弓に現れると報告されている。この所見は高齢犬における中膜の変性に関連した異栄養性石灰化を示すと考えられ，臨床的には無徴候性と考えられていた[30]。大動脈石灰化は犬および猫の胸部CT画像において偶発的な所見としてときおり認められ，横断画像においては血管壁の輪郭を追うように，限局性もしくは曲線状の高吸収域として描出される（図4.4.17）。

大血管血栓症

大動脈もしくは大静脈の血栓症はまれであり，通常は凝固亢進状態もしくは血管うっ血を生じるような潜在する基礎疾患の続発症である（図4.4.18，4.4.19）[31]。

図 4.4.1　腹膜心膜横隔膜ヘルニア（猫） CT

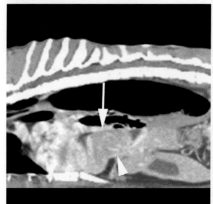
a 造影 CT，矢状断面

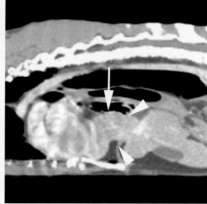
b 造影 CT，矢状断面

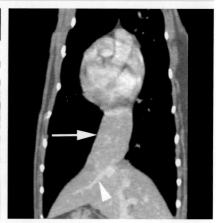
c 造影 CT，背断面

慢性の咳を有し，以前の胸部 X 線画像から腹膜心膜横隔膜ヘルニアが疑われている成猫，去勢雄のメインクーン。a および b は若干異なる部位の矢状断面である。肝臓の一部が心膜嚢の中に頭側変位し，心臓に接触し，心臓の頭側偏位を生じている（**a〜c**：矢印）。横隔膜の欠損（**b**：矢頭）および特徴的な肝血管枝（**a**, **c**：矢頭）が認められる。心臓超音波検査によって肝臓の心嚢内脱出の存在が確定された。

図 4.4.2　心膜液貯留（犬） CT

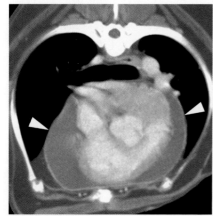
a 造影 CT，横断面

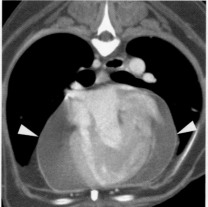
b 造影 CT，横断面

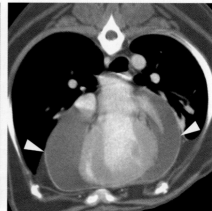
c 造影 CT，横断面

以前に心膜液貯留と診断された 11 歳，避妊雌のテリア系雑種。中等度の心膜液が存在し，均一で薄い，造影剤で増強される壁側心膜によって囲まれている（**a〜c**：矢頭）。心臓の写り方が不均一なのは造影剤で増強された血液が心室にあるからである。造影剤投与前後両方で心膜液の平均的な吸収値は約 12 HU であった。細胞診により変性漏出液が確定された。

図 4.4.3　心膜炎（犬）　　　　　　　　　　　　　　　　　　　　　　　　　　　　　　　CT

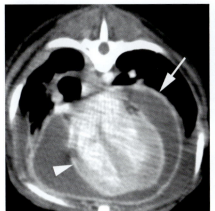
a 造影 CT，横断面

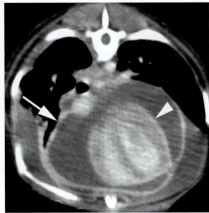
b 造影 CT，横断面

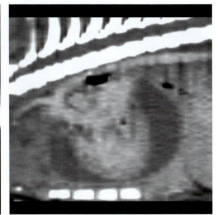
c 造影 CT，矢状断面

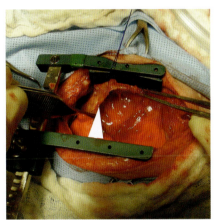
d 肉眼所見

急性の呼吸困難を呈した 1.5 歳，避妊雌のチワワ。中等度の心嚢水が存在し，それに関連して心外膜（a, b：矢頭）および心膜（a, b：矢印）の均一な肥厚および造影増強がみられる。造影剤投与前後における心嚢液の平均吸収値は約 15 HU であった。細胞診によって細菌の混合集合体を伴う著しい化膿性炎症が確定された。心膜炎の臨床的診断がなされ，部分心膜切除術が実施された。手術中の画像には著しく肥厚した心膜が写っている（d：矢頭）。

Section 4　胸部

図 4.4.4　心膜血腫（犬） CT

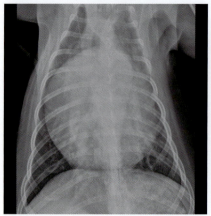
a X線，DV像

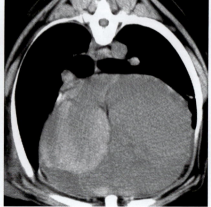
b CT，横断面

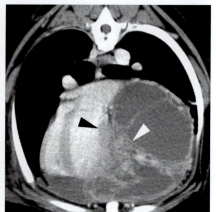
c 造影CT，横断面

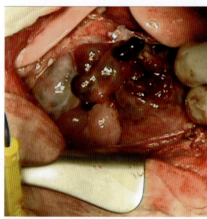
d 肉眼所見

高蛋白血症および腹水を有する2歳，避妊雌のオーストラリアン・シェパード。X線検査によって心膜液貯留を表す心陰影が見つかった（a）。CT画像上には著しく偏って分布する心膜液が存在し，造影画像によって，心膜嚢内の不規則な中隔，および左心室自由壁（c：黒矢頭）に隣接する境界不明瞭の増強されたmass（c：白矢頭）が示されている。心膜液の細胞診の結果は，混合型炎症を伴う出血であった。嚢状の，多小葉性のmass（d）が左室表面から不完全切除され，間葉系過誤腫であると確定された。

図 4.4.5〜4.4.15 の略語表

Ao	大動脈	LSA	左鎖骨下動脈
AoV	大動脈弁	LV	左心室
AA	上行大動脈	MV	僧房弁
AAr	大動脈弓	PT	肺動脈幹
AzV	奇静脈	RA	右心房
CaV	後大静脈	RAA	右心耳
CCA	総頸動脈	RPA	右肺動脈
CrV	前大静脈	RPV	右肺静脈
DA	下降大動脈	RSA	右鎖骨下動脈
Es	食道	RV	右心室
LA	左心房	RVM	右心室心筋
Lau	左心耳	Tr	気管
LPA	左肺動脈	TV	三尖弁
LPV	左肺静脈		

図 4.4.5 心臓解剖（犬） CT

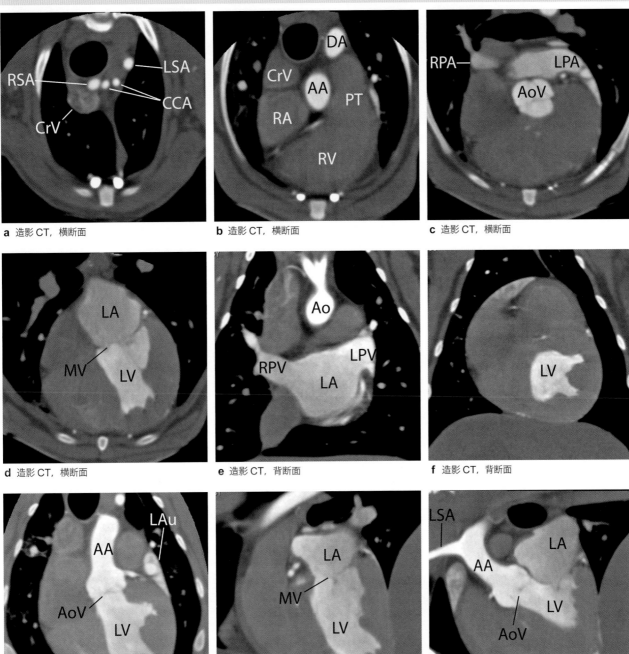

a 造影CT，横断面
b 造影CT，横断面
c 造影CT，横断面
d 造影CT，横断面
e 造影CT，背断面
f 造影CT，背断面
g 造影CT，斜断面
h 造影CT，矢状断面
i 造影CT，矢状断面

臨床的に正常な3歳，雌のビーグル。a〜iは主に左側心臓の心室および血管における造影で得られた。k〜q（次頁）は少し遅れて造影剤が心臓の左右両側構造物を増強した後に得られた。a〜dおよびj〜lは横断面で頭側から尾側の順に並んでいる。e〜fおよびm〜nは背断面で背側から腹側の順に並んでいる。gはおよそ心臓の長軸方向の斜断面である。h〜iおよびp〜qは矢状断面であり，左から右に並んでいる。qにおいて左心房および右心室がつながっているように見えるのは，画像面がちょうど心室壁の接面となっていること，また画像視準によるパーシャル・ボリューム効果の結果である。p.428の略語表を参照。

Susanne Stieger-Vanegas, Oregon State Univercity, Corvallis, OR, 2014. S Stinger Vanegasより許可を得て掲載。

図 4.4.5 （つづき） CT

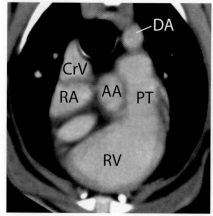

j 造影CT，横断面

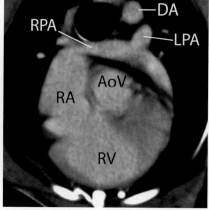

k 造影CT，横断面

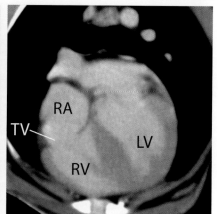

l 造影CT，横断面

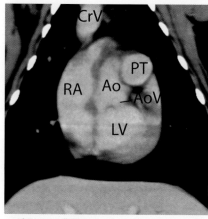

m 造影CT，背断面

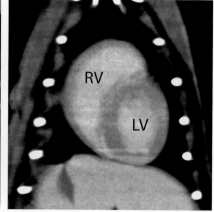

n 造影CT，背断面

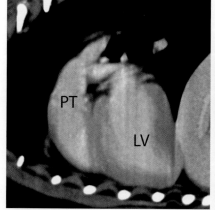

o 造影CT，矢状断面

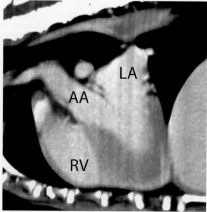

p 造影CT，矢状断面

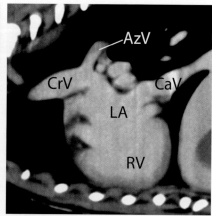

q 造影CT，矢状断面

4.4 心臓，肺血管および大血管

図 4.4.6　肺動脈弁狭窄（犬） CT

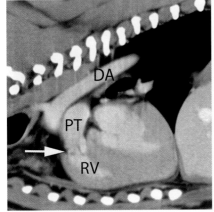

a 造影 CT，矢状断面

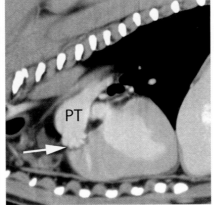

b 造影 CT，矢状断面

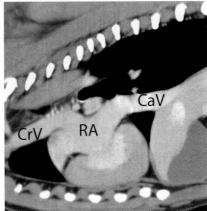

c 造影 CT，矢状断面

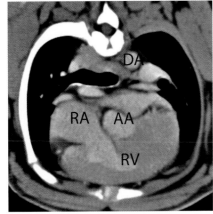

d 造影 CT，横断面

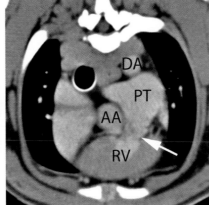

e 造影 CT，横断面

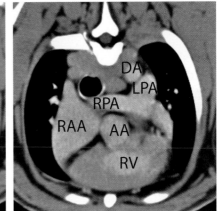

f 造影 CT，横断面

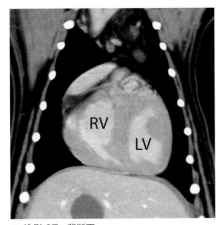

g 造影 CT，背断面

2歳，雄のイングリッシュ・ブルドッグ。連続する矢状断面は右室（a：RV），肺動脈弁（a，b：矢印），主肺動脈幹（a，b：PT）を示す。肺動脈の著しい狭窄後拡張が b において認められる。下降大動脈（a：DA），前（c：CrV）および後大静脈（c：CaV），右心房（c：RA）もまた認められる。横断および背断面は右室（d〜g：RV），肺動脈幹（e：PT），右（f：RPA）および左（f：LPA）肺動脈，上行（d〜f：AA）および下降大動脈（d〜f：DA），右心房（d：RA），右心耳（f：RAA）および左室（g：LV）に注目している。肺動脈弁は狭窄して見え（e：矢印），弁のすぐ背側で肺動脈幹の狭窄後拡張が明らかである。著しい右心室心筋肥大がすべての画像において認められる。p.428 の略語表を参照。

Susanne Stieger-Vanegas, Oregon State Univercity, Corvallis, OR, 2014. S Stinger Vanegas より許可を得て掲載。

Section 4 胸部

図 4.4.7 　右 - 左動脈管開存（犬）　　CT

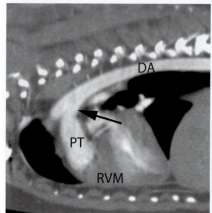
a 造影 CT，矢状断面

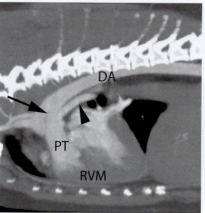
b 造影 CT，矢状断面

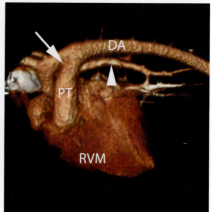
c 造影 3D-CT，左側観

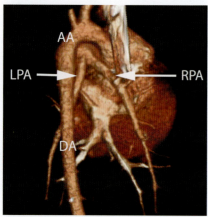
d 造影 3D-CT，背側観

慢性的な，非進行性の運動不耐性を有する 11 カ月齢，雄のポメラニアン。巨大な開存管（**a～c**：矢印）が肺動脈（**a～c**：PT）から生じ，上行大動脈の起始部（**a～d**：DA）に合流しているのが認められる。肺動脈から起始した左肺動脈の近位部分（**b**，**c**：矢頭）も認められる。**d** においては下降大動脈の起始部と重なっているため，動脈管は認められないが，肺動脈幹の左（**d**：LPA）および右肺動脈（**d**：RPA）への分岐は明らかに認められる。右室心筋（**a～c**：RVM）もまた肥大している。p.428 の略語表を参照。

Susanne Stieger-Vanegas, Oregon State Univercity, Corvallis, OR, 2014. S Stinger Vanegas より許可を得て掲載。

図 4.4.8 右大動脈弓遺残（犬）　　CT

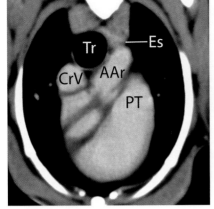

a 造影 CT，横断面

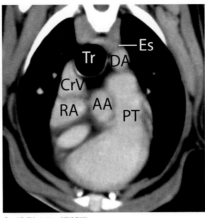

b 造影 CT，横断面

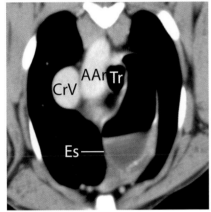

c 造影 CT，横断面

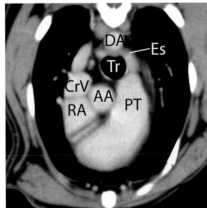

d 造影 CT，横断面

慢性的な吐出を呈する 14 カ月齢のコッカー・スパニエル。**a** および **b** は正常犬から得られた画像で，頭側から尾側の順に並べてある。**c** および **d** は右大動脈弓遺残を有する犬から得られた，それぞれ **a** と **b** と解剖学的にほとんど同一レベルの画像である。前胸部の食道は液体およびガスを伴い著しく拡張している（**c**：Es）。大動脈弓（**c**：AAr）は気管の右側に位置し，気管偏位および管腔の狭小化（**c**, **d**：Tr）を生じている。動脈管索は直接確認できないが，その存在は大動脈（**c**, **d**：AAr, AA, DA）および肺動脈（**d**：PT）に対する食道の位置（**c**, **d**：Es），閉塞部前方の巨大食道症の存在から示唆される。p.428 の略語表を参照。

Susanne Stieger-Vanegas, Oregon State Univercity, Corvallis, OR, 2014. S Stinger Vanegas より許可を得て掲載。

図 4.4.9 僧帽弁閉鎖不全症による左室拡大（犬）　　CT

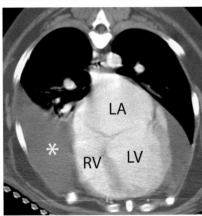

a 造影 CT，横断面

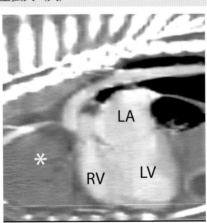

b 造影 CT，矢状断面

嗜眠および胸水を呈する 10 歳，去勢雄のジャーマン・シェパード系雑種。造影増強された心臓の横断および矢状断面において左心房（**a**, **b**：LA）および心室（**a**, **b**：LV）拡大が明らかである。中等度の胸水もまた存在する（**a**, **b**：＊）。心臓超音波検査により中等度の左心房および左心室拡大，および僧帽弁逆流が確定された。右心房および心室（**a**, **b**：RV）は正常の大きさであるとみなされたが，明らかな三尖弁逆流も認められた。胸水の原因は右心不全によるものと考えられた。p.428 の略語表を参照。

図 4.4.10 肥大型心筋症（猫） CT

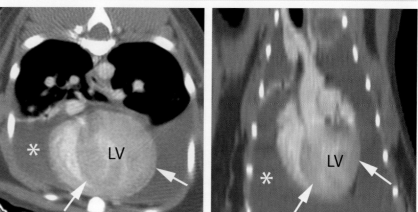

a 造影CT，横断面　　b 造影CT，横断面　　c 造影CT，背断面

8歳，避妊雌のドメスティック・ショートヘア。縦隔massおよび胸水貯留の評価のためCT検査が実施された。肥大型心筋症は以前の心臓超音波検査により診断されていた。中等度の全体的な心肥大が存在する（a～c）。造影画像において，左心室は小さく（b，c：LV），左心室中隔および自由壁の心筋（b，c：矢印）は著しく肥大し，心室内に比較して低吸収値である。胸水も存在する（a～c：＊）。心臓超音波所見は左心室および乳頭筋の著しい求心性肥大であった。p.428の略語表を参照。

図 4.4.11 心筋灌流欠損（猫） MRI

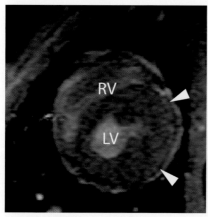 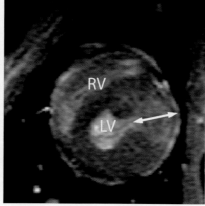

a T1W，横断面　　b 造影T1W，横断面

非対称性の肥大を伴う重度の肥大型心筋症と診断された成猫。非造影画像は左室心筋の著しい肥大を示しており，それは自由壁で特に顕著である（a：矢頭）。造影画像では，前左心自由壁における，遅れて増強される大きな離散性領域が認められ（b：両矢印），これは線維化の領域を示している。この猫でみられた遅延性増強は一般的ではなく，多くの灌流欠損は心筋症を伴う猫において増強されて認められることはない。p.428の略語表を参照。

MacDonald KA, Wisner ER, Larson RF, Klose T, Kass PH, Kittleson MD. Comparison of myocardial contrast enhancement via cardiac magnetic resonance imaging in healthy cats and cats with hypertrophic cardiomyopathy. Am J Vet Res. 2005; 66: 1891-1894. MacDonald et al 2005. Reproduced with permission from AVMA.

図 4.4.12　右心房血管肉腫の疑い（犬）　　CT

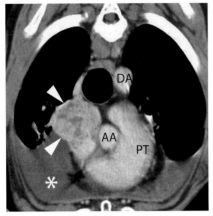

3カ月にわたる運動不耐性を呈している10歳，去勢雄のジャーマン・シェパード系雑種。右心房の内腔を満たす造影剤で不均一に増強されるmass（矢頭）が存在する。心臓超音波検査によって前および後大静脈に伸展する右心房massの存在が確認された。胸水もまた下側胸部に存在する（＊）。画像所見および局在に基づいて，massは右心房の血管肉腫を示していると考えられた。p.428の略語表を参照。

a 造影CT，横断面

図 4.4.13　ケモデクトーマ（犬）　　CT

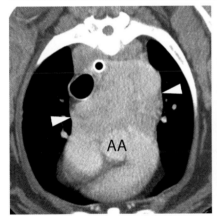 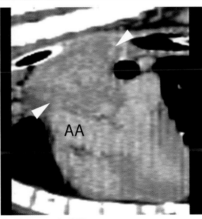

最近頻繁な吐出を呈した9歳，雄のロットワイラー。大きく，不規則な辺縁を有し，造影剤によって軽度に増強されるmass（**a**，**b**：矢頭）が上行大動脈（**a**，**b**：AA）のすぐ背側に認められる。Massの外科的切除によって悪性頚動脈小体腫瘍（ケモデクトーマ）と診断された。p.428の略語表を参照。

a 造影CT，横断面　　**b** 造影CT，矢状断面

図 4.4.14 領域性肺血液減少症（犬） CT

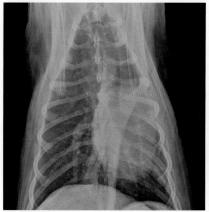
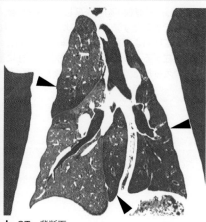
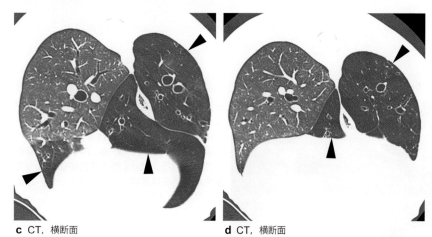

a X線, DV像　　**b** CT, 背断面　　**c** CT, 横断面　　**d** CT, 横断面

慢性的な咳を呈する9歳，去勢雄，ベルジアン・タービュレン。探査的X線画像において左側への正中偏位が認められ，左肺の透過性が亢進していた（**a**）。CTでは，左肺，副葉，右前葉の一部が低吸収である（**b**〜**d**：矢頭）。肺容積はこれらの肺葉においても部分的に維持されているように見えるが，肺血管径は著しく減少している。血液欠乏した肺の吸収値の平均は約−960 HUであり，一方でより正常に灌流している肺は約−850 HUである。気管支肺胞洗浄液の細胞診によって，好酸球性および好中球性炎症を伴う慢性気管支疾患と診断された。領域性肺血液減少症の根本的な原因は決定されず，おそらく臨床診断とは無関係である。

図 4.4.15 肺高血圧症（犬） CT

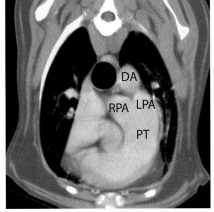

a 造影 CT，横断面

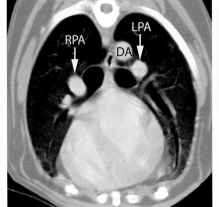

b 造影 CT，横断面

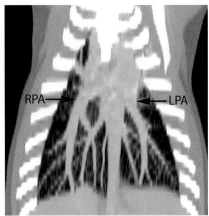

c CT，MIP，背断面

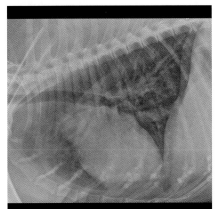

d X 線，右側方像

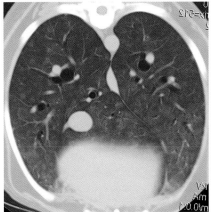

e CT，横断面

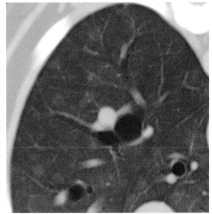

f CT，横断面

急性に呼吸困難，嗜眠，食欲不振を示した 11 歳，避妊雌のボーダー・コリー。肺動脈幹（a：PT）および右（a〜c：RPA）左（a〜c：LPA）肺動脈が目立っている。下降大動脈（a，b：DA）。胸部 X 線画像（d）において非構造的なび漫性の間質パターンが認められる。CT で認められる，肺の下部領域においていくらかより明らかなまだら状のすりガラス様陰影も間質パターンを示すものである（e, f）。心臓超音波検査では，軽度に拡大した肺動脈幹および三尖弁逆流速度の増加が認められ，これは肺高血圧を示唆する。肺の生検によって，原発性肺高血圧症に一致する中等度の血管肥大および急性から亜急性の多発性肺胞変性，フィブリン滲出，出血を伴う増殖が明らかとなった。p.428 の略語表を参照。

図 4.4.16 肺血栓塞栓症（犬） CT

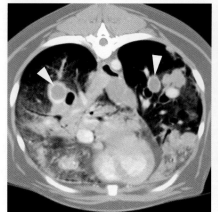
a 造影 CT，横断面

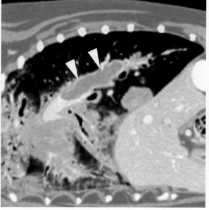
b 造影 CT，斜断面

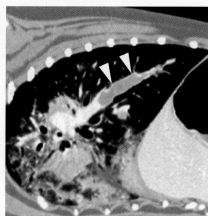
c 造影 CT，斜断面

糸状虫症の治療後に進行性の咳を示した 5 歳，避妊雌の牧畜犬雑種。b および c は右および左肺動脈にそれぞれ平行な斜位方向の再構成画像である。血管相で得られた造影 CT 画像は，慢性肺血栓塞栓症（a〜c：矢頭）を示唆する，右（b）および左（c）肺動脈内の低吸収性の離散性充填欠損像を示している。この犬はまた多発性肺 mass と結節，および胸腔内リンパ節腫大（a〜c）を生じさせる転移性癌も併発していた。

図 4.4.17 大動脈石灰化（犬） CT

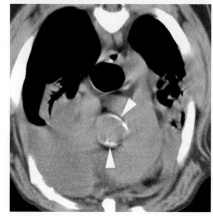
a CT，横断面

8 歳，去勢雄のボーダー・コリー。最近発症した胸水貯留の原因精査のために胸部 CT 検査が実施された。上行大動脈に壁周囲性の石灰化が偶発所見として認められた（矢頭）。

図 4.4.18　大動脈血栓症（犬） CT

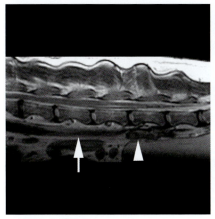
a T2W, 矢状断面

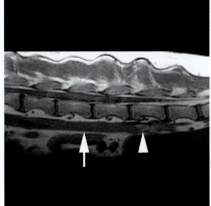
b T1W, 矢状断面

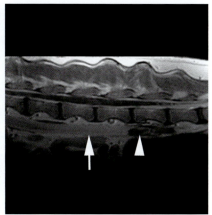
c 造影 T1W, 矢状断面

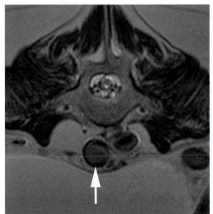
d T2W, 横断面

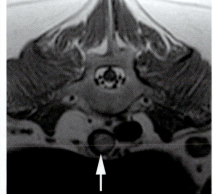
e T1W, 横断面

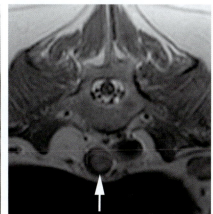
f 造影 T1W, 横断面

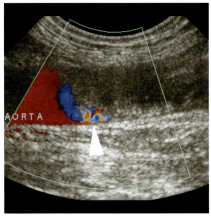
g 超音波, 矢状断面

急速に進行する L4〜S2 脊髄障害を伴う 11 歳、避妊雌のジャーマン・シェパード系雑種。中腹部大動脈管腔は T1W および T2W 高信号を呈し、造影剤により著しく不均一に増強され、血流閉塞による血液貯留（a〜f：矢印）が示唆された。すぐ尾側に、大動脈血栓（a〜c：矢頭）を示す T1W および T2W で混合パターンを有する不規則な形をした管腔内 mass が存在する。超音波検査によって、三分流（g：矢頭）を含み、その部位まで進展した尾側腹部大動脈血流障害が確認された。

図 4.4.19 静脈瘤および血栓を伴う大静脈閉鎖（犬） CT

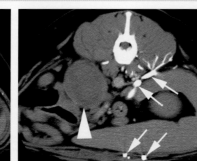

a 造影CT，横断面

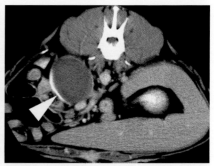

b 造影CT，横断面

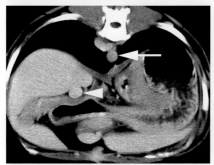

c 造影CT，横断面

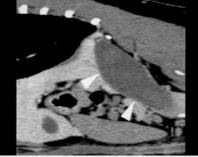

d 造影CT，横断面

e 造影CT，矢状断面

運動後に一時的な虚脱を呈すという病歴を有する10カ月齢，雌のイングリッシュ・ブルドッグ。伏在静脈に設置したカテーテルから投与した造影剤が，腹部後大静脈に貯留している（a：矢頭）。中腹部において，大静脈径は著しく拡張し，管腔は増強されないままである（b：矢頭）。血流を代替するために拡張した多くの静脈が認められる（b：矢印）。cはbと同じ解剖学的位置で，bより少し遅れて得られた画像で，大静脈のほぼ完全な閉塞を示す造影剤の薄い縁が確認できる（c：矢頭）。dはbおよびcの頭側で得られ，この場所では大静脈は確認できない。矢印は下降大動脈，矢頭は門脈である。大静脈血栓の大きさはeにおいて最も評価できる（e：矢頭）。患者の年齢および臨床徴候の期間を考慮すると，二次性血栓に伴う大静脈の閉鎖を示していると考えられた。

文献

1. Banz AC, Gottfried SD. Peritoneopericardial diaphragmatic hernia: a retrospective study of 31 cats and eight dogs. J Am Anim Hosp Assoc. 2010;46:398–404.

2. Reimer SB, Kyles AE, Filipowicz DE, Gregory CR. Long-term outcome of cats treated conservatively or surgically for peritoneopericardial diaphragmatic hernia: 66 cases (1987–2002). J Am Vet Med Assoc. 2004;224:728–732.

3. Alleman AR. Abdominal, thoracic, and pericardial effusions. Vet Clin North Am Small Anim Pract. 2003;33:89–118.

4. Berg J. Pericardial disease and cardiac neoplasia. Semin Vet Med Surg (Small Anim). 1994;9:185–191.

5. Shaw SP, Rush JE. Canine pericardial effusion: pathophysiology and cause. Compend Contin Educ Vet. 2007;29:400–403; quiz 404.

6. Hackney D, Slutsky RA, Mattrey R, Peck WW, Abraham JL, Shabetai R, et al. Experimental pericardial inflammation evaluated by computed tomography. Radiology. 1984;151:145–148.

7. Gidlewski J, Petrie JP. Pericardiocentesis and principles of echocardiographic imaging in the patient with cardiac neoplasia. Clin Tech Small Anim Pract. 2003;18:131–134.

8. Boddy KN, Sleeper MM, Sammarco CD, Weisse C, Ghods S, Litt HI. Cardiac magnetic resonance in the differentiation of neoplastic and nonneoplastic pericardial effusion. J Vet Intern Med. 2011;25: 1003–1009.

9. Hoey E, Ganeshan A, Nader K, Randhawa K, Watkin R. Cardiac neoplasms and pseudotumors: imaging findings on multidetector CT angiography. Diagn Interv Radiol. 2012;18:67–77.

10. Hoey ET, Mankad K, Puppala S, Gopalan D, Sivananthan MU. MRI and CT appearances of cardiac tumours in adults. Clin Radiol. 2009;64:1214–1230.

11. Krishnamurthy R. The role of MRI and CT in congenital heart disease. Pediatr Radiol. 2009;39 Suppl 2:S196–204.

12. Marcus RP, Nikolaou K, Theisen D, Reiser MF, Bamberg F. Myocardial perfusion imaging by computed tomography: today and tomorrow. Int J Clin Pract Suppl. 2011:14-22.

13. Morris MF, Maleszewski JJ, Suri RM, Burkhart HM, Foley TA, Bonnichsen CR, et al. CT and MR imaging of the mitral valve: radiologic–pathologic correlation. Radiographics. 2010; 30:1603–1620.

14. Perazzolo Marra M, Lima JA, Iliceto S. MRI in acute myocardial infarction. Eur Heart J. 2011;32:284–293.

15. Taylor AJ, Cerqueira M, Hodgson JM, Mark D, Min J, O'Gara P, et al. ACCF/SCCT/ACR/AHA/ASE/ASNC/NASCI/SCAI/SCMR 2010 Appropriate Use Criteria for Cardiac Computed Tomography. J Cardiovasc Comput Tomogr. 2010;4:407.e401–433.

16. Williams MC, Reid JH, McKillop G, Weir NW, van Beek EJ, Uren NG, et al. Cardiac and coronary CT comprehensive imaging approach in the assessment of coronary heart disease. Heart. 2011;97:1198–1205.

17. Ginat DT, Fong MW, Tuttle DJ, Hobbs SK, Vyas RC. Cardiac imaging: Part 1, MR pulse sequences, imaging planes, and basic anatomy. AJR Am J Roentgenol. 2011;197:808–815.

18. Watts JR, Jr., Sonavane SK, Singh SP, Nath PH. Pictorial review of multidetector CT imaging of the preoperative evaluation of congenital heart disease. Curr Probl Diagn Radiol. 2013;42:40–56.

19. MacDonald KA, Wisner ER, Larson RF, Klose T, Kass PH, Kittleson MD. Comparison of myocardial contrast enhancement via cardiac magnetic resonance imaging in healthy cats and cats with hypertrophic cardiomyopathy. Am J Vet Res. 2005;66:1891–1894.

20. Gilbert SH, McConnell FJ, Holden AV, Sivananthan MU, Dukes-McEwan J. The potential role of MRI in veterinary clinical cardiology. Vet J. 2010;183:124–134.

21. MacDonald KA, Kittleson MD, Garcia-Nolen T, Larson RF, Wisner ER. Tissue Doppler imaging and gradient echo cardiac magnetic resonance imaging in normal cats and cats with hypertrophic cardiomyopathy. J Vet Intern Med. 2006;20:627–634.

22. MacDonald KA, Kittleson MD, Larson RF, Kass P, Klose T, Wisner ER. The effect of ramipril on left ventricular mass, myocardial fibrosis, diastolic function, and plasma neurohormones in Maine Coon cats with familial hypertrophic cardiomyopathy without heart failure. J Vet Intern Med. 2006;20:1093–1105.

23. MacDonald KA, Kittleson MD, Reed T, Larson R, Kass P, Wisner ER. Quantification of left ventricular mass using cardiac magnetic resonance imaging compared with echocardiography in domestic cats. Vet Radiol Ultrasound. 2005;46:192–199.

24. Gamlem H, Nordstoga K, Arnesen K. Canine vascular neoplasia – a population-based clinicopathologic study of 439 tumours and tumour-like lesions in 420 dogs. APMIS Suppl. 2008:41-54.

25. Rajagopalan V, Jesty SA, Craig LE, Gompf R. Comparison of presumptive echocardiographic and definitive diagnoses of cardiac tumors in dogs. J Vet Intern Med. 2013;27:1092–1096.

26. Grosse C, Grosse A. CT findings in diseases associated with pulmonary hypertension: a current review. Radiographics. 2010;30: 1753–1777.

27. Cronin P, Weg JG, Kazerooni EA. The role of multidetector computed tomography angiography for the diagnosis of pulmonary embolism. Semin Nucl Med. 2008;38:418–431.

28. Seiler GS, Nolan TJ, Withnall E, Reynolds C, Lok JB, Sleeper MM. Computed tomographic changes associated with the prepatent and early patent phase of dirofilariasis in an experimentally infected dog. Vet Radiol Ultrasound. 2010;51:136–140.

29. Takahashi A, Yamada K, Kishimoto M, Shimizu J, Maeda R. Computed tomography (CT) observation of pulmonary emboli caused by long-term administration of ivermectin in dogs experimentally infected with heartworms. Vet Parasitol. 2008;155: 242–248.

30. Schwarz T, Sullivan M, Stork CK, Willis R, Harley R, Mellor DJ. Aortic and cardiac mineralization in the dog. Vet Radiol Ultrasound. 2002;43:419–427.

31. Lake-Bakaar GA, Johnson EG, Griffiths LG. Aortic thrombosis in dogs: 31 cases (2000–2010). J Am Vet Med Assoc. 2012;241: 910–915.

4.5 気道

正常気道

　内外の気体によって軟部組織デンシティの気道壁が際立つため，大気道は CT 画像上ではっきりと識別することができる。CT による気管径の測定が麻酔下のジャーマン・シェパード・ドッグにおいて実施され，横－縦比が一貫して約 1.0 を保ったまま，管腔の横断面積は頸部頭側領域から胸腔へ向かって減少することが明らかになっている[1]。正常犬における呼吸時の気管の変化を CT で観察したところ，主に縦方向の気管径が減少することによって，吸気時に気管横断面積が減少することが明らかになった。また，多くの犬で呼気時に気管背側膜が陥入していた[2]。正常犬における葉気管支径とそれ対応する肺動脈径の比は平均 1.45 であり，上限で 2.0 であるという報告もある（**図 4.5.1**）[3]。麻酔下正常猫において得られた気管支／動脈比測定は，平均値 0.7，および推定上限 0.91 であった[4]。

　患者はしばしば気管内挿管され，麻酔下で，機械的に酸素供給されるため，CT は主気道の大きな変化の評価には通常は用いられない。しかしながら，ある論文では，気管挿管されていない鎮静下の犬の CT 画像において，気道壁軟化による動的な気管および気管支虚脱がみられたと報告されている。なお，その論文では，気管支虚脱は高さに対する幅の比が 2.0 以上のものと定義されている[5]。

気管および気管支の発生障害

　2 匹のイングリッシュ・ブルドックの子犬における気管低形成 tracheal hypoplasia の CT 所見を報告した論文が 1 つあるが，定量的なデータは含まれていなかった[5]。犬と猫における他の気管 tracheal・気管支 bronchia 異形成 dysplasia の CT 所見はこれまで報告されていない。ヒトにおける一般的な画像所見は，異常な場所から発生する気管支や気道内腔の狭小化を生じる部分的あるいは完全な閉鎖もしくは低形成を含む（**図 4.5.2**）[6]。

外傷

　壁の破壊を伴う気管の外傷は，縦隔気腫 pneumomediastinum，皮下気腫 subcutaneous emphysema，気胸 pneumothorax などの呼吸障害を生じる。CT 所見は気管壁の不連続性および様々な量の管腔外ガスである（**図 4.5.3**）。

　ヒトの麻酔下患者では，陽圧換気による医原性肺気圧障害 iatrogenic pulmonary barotrauma から，ときおり肺胞や小気道破裂を生じ，血管周囲に解離ガスが生じることがある[7]。我々は，犬においても同様の現象を認めたことがあり，それは CT 画像上において肺血管周囲に薄いガスデンシティの層として見えた（**図 4.5.4**）。

炎症性疾患
気管気管支炎

　慢性気管支炎 chronic bronchitis は犬によくみられ，典型的には気道粘膜に潜在する好中球性・好酸球性炎症反応に関連している。この疾患は気管気管支虚脱 tracheobronchial collapse や左動脈拡大などとの関連から小型犬種においてより多くみられるが，おそらくどんな犬種にも存在する。

　CT 所見は通常の X 線所見と似ており，横断像で観察したときに"ドーナツ"として，長軸において観察したときには"トラムライン（線路）"としてみえる，気管支壁の肥厚を伴う。肺実質は，小気道も巻き込まれるた

めに，正常よりもび漫性に高吸収に見える。局所性もしくは領域性の末梢肺硬化 peripheral lung consolidation はより重症症例において認められることがある。

猫の気管支疾患

猫の好酸球性肺疾患 feline eosinophilic pulmonary disease は複雑な疾患であり慢性度および重症度によって様々な形態を呈する。この疾患は，気道炎症反応および平滑筋収縮を生じさせるⅠ型過敏症の結果であると考えられている。慢性化し，重症度が増すにつれて，気道壁はより厚くなり，典型的な気管支パターンを生じる。一部の患者では，濃縮した気管支分泌液が気道腔に蓄積し，気管支の閉塞と，特徴的な高吸収性の枝状凝固物を生じる。ヒトにおいては，呼吸性細気管支と肺胞管（the buds 芽），および末梢細気管支（tree branches 木の枝）における浸出液の蓄積に関連した，特徴的な末梢の軟部組織デンシティを有する気管支パターンを"tree-in-bud（木の芽）"サイン（小葉中心性陰影ともいう）と表現する[8]。犬および猫の微視的な解剖はヒトとは少し異なるが，木の芽パターンが見られるのは同様である。気道の凝固物は，CT 画像上において，気道に由来し，気道内腔にあることが容易に確認できるが，通常の X 線画像においては，ときに高吸収値を有する肺 mass と誤認されることがある。猫の気管支疾患は，急性期には画像所見が少なく，認められるのは下部気道閉塞のために増加した肺容積や気道径の減少に限定される。この時期の診断的評価の一部として最も一般的に用いられるのは通常の X 線検査である。CT は難治性もしくは X 線所見が不明瞭な患者において用いられる。CT 所見には，気管支肥厚の徴候，終末気道が関与すると思われるび漫性に増加した肺デンシティ，滲出性気道集積物などが挙げられる。ときに下部気道閉塞のための過膨張がみられることもある。全身麻酔下の患者においては酸素供給の補助を行うため，最後の所見は評価が難しいことが多い（図 **4.5.5〜4.5.7**）。

犬の好酸球性気管支肺疾患

好酸球性気管支肺疾患 canine eosinophilic bronchopneumopathy の CT 画像特徴は 4.6 章に示した[9]。

気管支拡張症

気管支拡張症 bronchiectasis とは，慢性気道炎症によって気管支の弾性成分が破壊され，気管支壁の崩壊と呼吸性分泌物のクリアランス低下が生じることによって起こる，気管支の不可逆的な拡張である。ヒトおよび愛玩動物における気管支拡張症の CT 所見は，異常な気管支拡張像，末梢気管支先細り像の欠如，および予想されるよりも末梢まではっきりと描出される気道を含む[10〜13]。二次的な所見は気管支壁の肥厚，気管支内腔の粘液栓，罹患領域の明らかな肺デンシティの低下によって示される末梢空気捕捉である（図 **4.5.8，4.5.9，4.5.10**）。ヒトにおいては，CT 上の気管支肺動脈比 bronchoarterial ratio が 1.0 以上であることが気管支拡張症の診断に重要な基準となる[10, 12]。しかしながら，犬では正常な気管支肺動脈比の上限値が約 2.0 と報告されているが，気管支拡張症の気道がこの値を下回ることがある[11]。

気管支異物

最も一般的な気管支異物は移動性の植物の芒であり，世界中のいくつかの地域においてよくみられる。芒はたいていの場合，鼻腔吸入によって体に入り，気管と肺葉を通ってより末梢の気管支に移動する。複数の肺葉に複数の芒が入り込むことが多い。可動性の異物は多発性の気管支炎を生じ，限局性もしくは肺葉性の硬化を伴う肺炎へ急速に進行する。典型的な CT 所見は多発性に生じる肺胞性および間質性の混合型肺浸潤である。肺のどれくらいの部分が罹患するかは芒の数と場所，および肺炎の慢性化の程度によって違ってくる。多くは気管支滲出物によって隠されるが，ときに管腔内ガスに囲まれた芒を検出できることがある（図 **4.5.11**）[14]。

腫瘍

上部気道から発生する悪性腫瘍は珍しく，犬においては癌腫が最も一般的であり，猫においては癌腫とリンパ腫が一般的である。犬の喉頭の横紋筋肉腫もまた報告されている。軟骨腫および骨軟骨腫もまた気管もしくは気管支壁から生じる可能性がある[15]。臨床徴候は腫瘍の局在および浸潤度による。喉頭から，もしくはその近くから発生する腫瘍はおそらく声の変化を生じ，気道内腔まで伸展した腫瘍は上部気道閉塞の臨床徴候を生じうる。

大気道腫瘍の CT 所見は気管壁の局所性，領域性，もしくは円周性の肥厚であり，巨大な腫瘍は明らかに mass 様にみえる。内腔への腫瘍浸潤もしくは粘膜／粘膜外圧迫によって，気道の開存性は危険にさらされる。閉塞性気管支腫瘍は葉性無気肺を生じることがある。腫

瘍は通常，造影剤投与後に中等度に増強される（**図 4.5.12〜4.5.15**）。

変性性疾患

気管気管支軟化 tracheobronchial malacia，気管軟骨の軟化，気道壁の完全性の喪失はヒトにおいて一般的な大気道虚脱の原因であり，犬においても報告されている。気管支鏡検査によって気道の50％以上の虚脱が観察された場合，本疾患と診断する。動物ではほとんどの場合，CT検査のために麻酔もしくは鎮静が施され，呼吸はしばしば補助されているが，それでもときおり，大気道虚脱が認められる（**図4.5.16**）[16]。

図 4.5.1　正常気管および気管支（犬） CT

正常な犬の気管の高さと幅の比は1.0近くである（**a**：矢印）。主気管支は竜骨部で対称性に分岐する（**b**：矢印）。正常な，十分に膨張した肺において葉気管支の起始は容易に検出され（**c**：矢頭），画像の解像度やスライス厚によるが，気管支は第5もしくは第6分岐まで追うことができる。正常な胸部気管は，大動脈（**c**：矢印）もしくは他の前縦隔構造物の偏位の結果として，ときに右に逸れることがある。平均的な正常犬の気管支：動脈比は約1.45であり，2.0を超えることはない（**d**：a＝動脈，b＝気管支，v＝静脈）。

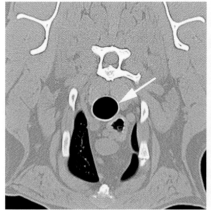
a CT，横断面

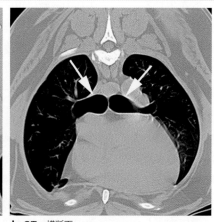
b CT，横断面

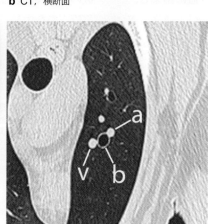
c CT，背断面

d CT，横断面

図 4.5.2　気管支形成不全（犬）　　　　　　　　　　　　　　　　　　　　　CT

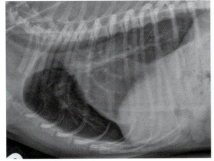

a　X線，右側方像

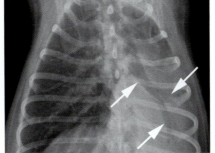

b　X線，DV像

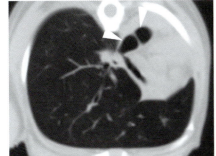

c　CT，横断面

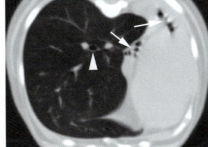

d　CT，横断面

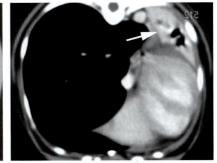

e　造影CT，横断面

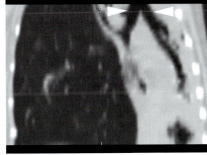

f　CT，背断面

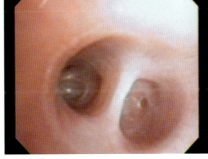

g　内視鏡

慢性的な咳，運動不耐性を呈し，最近，呼吸困難がみられるようになった6カ月齢，雌のミニチュア・ピンシャー。c〜eは前胸部（c）および中胸部（d, e）のCT画像である。dおよびeはそれぞれ肺および軟部組織ウィンドウの同じ断面である。左肺は虚脱しているが（a, b），主および葉気管支には空気が充満し輪郭が明瞭である（b：矢印）。代償性に過膨張した右肺によって縦隔の左側偏位を生じている（b）。前胸部において主気管支は背側および左に偏位している（c, f：矢頭）。小さなエアーブロンコグラムがより尾側に存在し（d：矢印），また無気肺は造影剤で増強され（e：矢印），それは実質の灌流が妨げられていないことを示す。全CT検査の結果から，右中葉のみ膨張していることが明らかになった。右中葉気管支が確認できる（d：矢頭）。主気管支内腔は変形し一部閉塞していた（g）。外科的に切除された肺の顕微鏡学的な評価から大および小気道の奇形が明らかにされ，その結果は先天的な気管支形成不全の特徴に一致していた。

図 4.5.3　気管破裂（猫）　　　　　　　　　　　　　　　　　　　　　　　　　　　　　　　　　CT

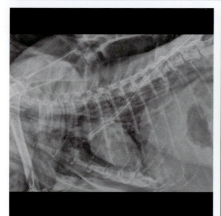

a　X線，右側方像　　　　　　b　X線，DV像

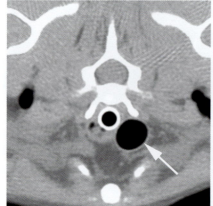 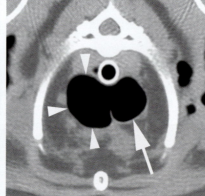 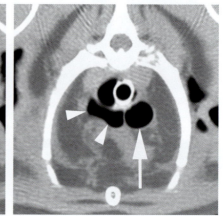

c　CT，横断面　　　　　　　　d　CT，横断面　　　　　　　　e　CT，横断面

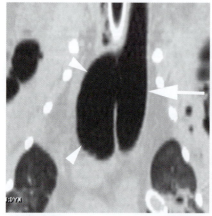 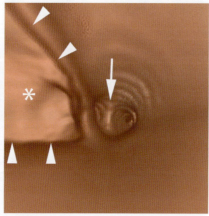

f　CT，背断面　　　　　　　　g　3D-CT

呼吸促迫を呈している11歳，避妊雌のドメスティック・ショートヘア。この猫は歯科処置のため1週間前に麻酔処置を受けた。X線画像（a，b）によって広範囲の縦隔気腫，気胸，皮下気腫，後葉の肺胞浸潤が明らかにされた。胸腔入口付近では，気管は完全な状態である（c：矢印）。連絡憩室（d：矢頭）は前胸部において気管の右側（d：矢印）から生じ，強制吸気中で境界明瞭に認められる。気管内腔（e：矢印）と憩室（e：矢頭）両方の径は吸気中に著しく減少する。背断面に再構成されたCT画像によって，憩室および気管壁欠損（f：矢頭）の大きさが明らかになった。再構成の角度の関係で，気管（f：矢印）はこの画像では尾側で切り詰められているようにみえる。仮想気管支鏡画像上の内腔像は頭側から尾側に向かい，気管分岐を認め（g：矢印），また憩室の内腔（g：＊）および気管壁欠損の辺縁（g：矢頭）も見られる。剖検所見は，気管チューブのカフの過膨張による圧迫壊死に起因した気管破裂を示唆した。

図 4.5.4　気圧障害（犬）　CT

免疫介在性の巨大食道症および肺炎を有する成犬。肺動脈を囲んで血管周囲ガスの均一な縁が認められる（a，b：矢頭）。この犬は麻酔中に陽圧換気で管理されており，それが血管周囲のガス解離を生じる肺胞もしくは小気道破裂の原因であると考えられた。

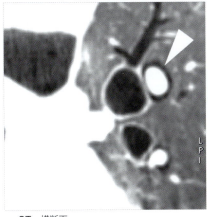
a CT，横断面

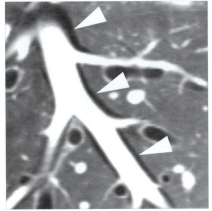
b CT，背断面

図 4.5.5　猫気管支疾患（猫）　CT

慢性的な咳を呈する6歳，避妊雌のドメスティック・ショートヘア。中および後胸部の代表的なCT画像を頭側から尾側の順に並べてある。広域にわたる気道の肥厚（a～c：矢頭）が明らかにされた。下側肺の局所的な硬化もしくは無気肺化もまた認められる（a：矢印）。気管支鏡によって気管支壁の浮腫，気管支攣縮，葉気管支内の多量の粘液（d）が認められた。気管支肺胞洗浄による細胞診の結果は，中等度の上皮過形成を伴う好酸球性炎症であった。

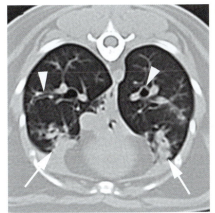
a CT，横断面

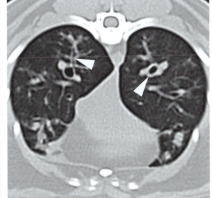
b CT，横断面

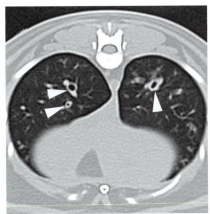
c CT，横断面

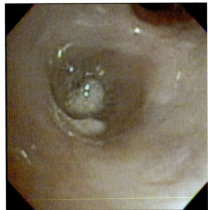
d 内視鏡

図 4.5.6 猫気管支疾患（猫） CT

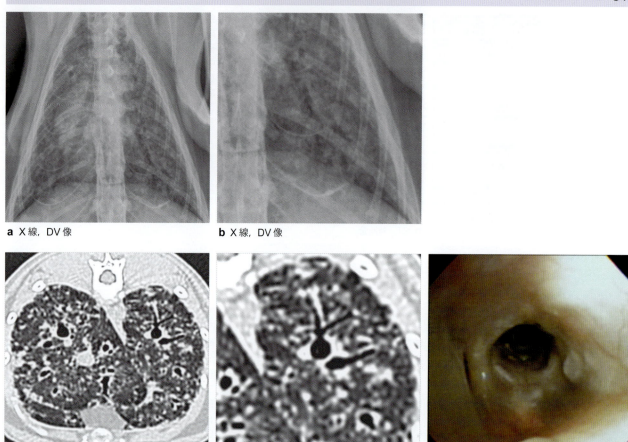

a X線, DV像
b X線, DV像
c CT, 横断面
d CT, 横断面
e 内視鏡

呼吸回数の増加および努力性呼吸を認める6歳，去勢雄のドメスティック・ショートヘア。**b** および **d** はそれぞれ **a** および **c** から拡大された画像である。胸部X線画像は強い間質成分を伴う著しい気管支パターンを示している（**a**, **b**）。胸部CTにおいても類似した所見が見られ，原因となる間質浸潤を伴う全般的な気管支壁肥厚を示している。気管および気管支はむくんで脆弱化しており，気管支鏡検査にて気管支拡張および濃縮粘液が存在した（**e**）。気管支肺胞洗浄による細胞診の結果は，中等度の好中球性および好酸球性炎症であり，細菌は培養されなかった。

図 4.5.7 内腔閉塞を伴う猫気管支疾患（猫） CT

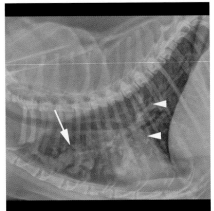

a X線，左側方像

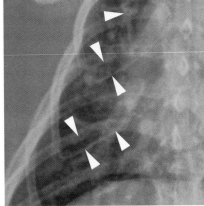

b X線，DV像

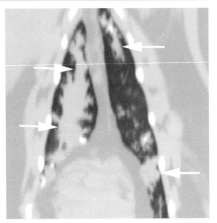

c CT，背断面

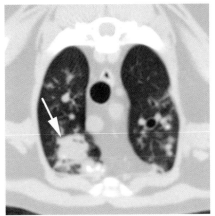

d CT，横断面

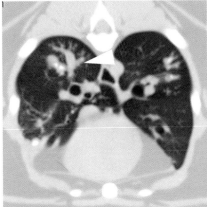

e CT，横断面

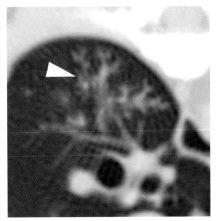

f CT，横断面

慢性的な咳を有する11歳，去勢雄のドメスティック・ショートヘア。胸部X線画像は全般的な強い気管支パターンを示している（**a**，**b**：矢頭）。特に右前葉（**a**：矢印）において，多発性の肺massもしくは硬化領域も認められる。CTにおいて，気管支壁の肥厚に加え，massが濃厚な気道滲出物（**c**，**d**：矢印）による大きな気管支内腔の凝固物であり，最も大きいものは右中葉気管支に含まれていることが示された。右後葉の樹状の凝固物は"木の芽"パターン（**e**：矢頭）の典型である。気管支分岐パターンは薄くスライスされた画像において明らかに輪郭が確認される（**f**：矢頭）。気管支鏡所見は粘膜充血および多発性の気管支狭窄と閉塞であった。気管支肺胞洗浄による細胞診の結果は，軽度の慢性出血を伴う化膿性炎症であった。

図 4.5.8 限局性気管支拡張症（犬） CT

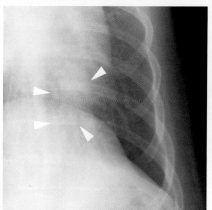
a X線, DV像

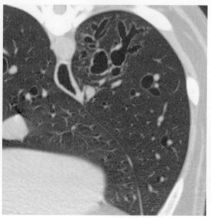
b CT, 横断面

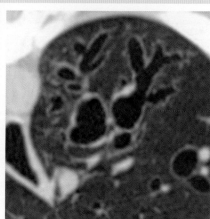
c CT, 横断面

植物の芒による異物性肺炎および最近の発咳の既往歴を有する8歳, 避妊雌のラブラドール・レトリーバー。初診時のX線画像において境界不明瞭な肺胞浸潤が左後葉に存在する（a：矢頭）。CT検査がX線検査の12日後に実施され, それまでの間, 抗生剤による治療が実施されていた。bは1mmにスライスされた代表的な前胸部のCT画像であり, cはbの拡大像である。左後葉の末梢における局所的な樹状の気管支拡張が明らかである（b, c）。気管支内腔拡張は気管支壁の肥厚を伴うが, 肺浸潤もしくは内腔の滲出物は明らかではない。肺葉切除後の顕微鏡学的評価は, 肺炎の良化に一致する間質の線維化を示した。気管支拡張は以前の気管支肺炎の最終段階の結果と推測された。

図 4.5.9 気管支拡張症（犬）　　　　　　　　　　　　　　　　　　　　　　　　　　　　　　　　　　　　　　CT

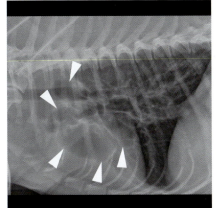
a X線, 右側方像

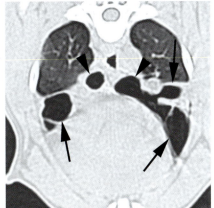
b CT, 横断面

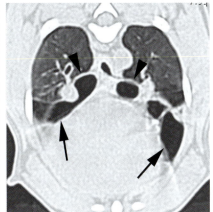
c CT, 横断面

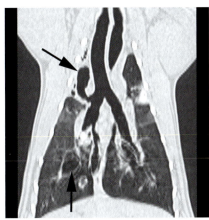
d CT, 背断面

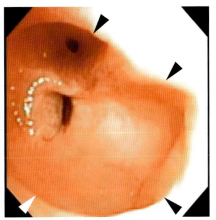
e 内視鏡

3カ月齢からの慢性的な呼吸徴候を呈する4歳、去勢雄のミニチュア・シュナウザー系雑種。過去8カ月にわたる進行性の運動不耐性および努力性呼吸を呈する。X線画像において著しい囊状の気管支拡張が認められ、それは右中葉および前葉（a：矢頭）が最も多い。尾側から頭側に向かって撮られたCT画像において、著しく囊状化し拡張した前葉気管支（b, c：矢印）として主気管支が認められる（b, c：矢頭）。背断面に再構成した画像において、右前後葉気管支拡張もまた認められる（d：矢印）。気管支鏡検査は著しい気管支内腔拡張（e：矢頭）によって示されるような、より重度の囊状気管支拡張を呈した。気管支肺胞洗浄による細胞診の結果は好中球性および好酸球性の混合炎症および上皮過形成を示した。

Section 4　胸部

図 4.5.10　重度気管支拡張症（犬）　　CT

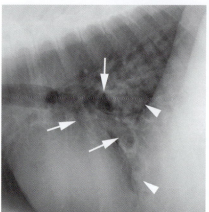
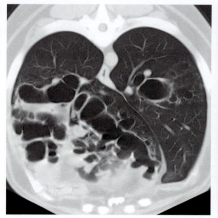
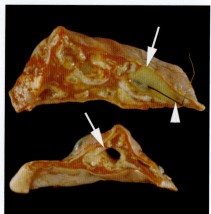

a X線，右側方像　　**b** CT，横断面　　**c** 肉眼所見，横断面

治療に対し臨床的な反応を示した好酸球性肉芽腫の既往歴を有する4歳，去勢雄のロットワイラー。最近の臨床徴候は気管支肺炎に一致している。胸部X線画像において副葉，中葉，後葉気管支の顕著な拡張（**a**：矢印）が明らかであり，下側領域における末梢の不透過性亢進は硬化した浸潤物に一致する（**a**：矢頭）。副葉および後葉レベルの代表的なCT画像は，確認できるすべての肺葉における著しい嚢状気管支拡張，大部分の下側気道における液体貯留，腹側の肺胞浸潤（**b**）を示している。切除肺葉の横断面は，滲出物で充満し（**c**：矢印），壁が肥厚し拡張した気管支の存在を示した。上側の検体における気管支内腔の道（**c**：矢頭）を黒色線が縁取っている。顕微鏡的な評価によって化膿性気管支肺炎および著しい気管支拡張が確定された。気管支拡張は以前に診断された慢性好酸球性肉芽腫の続発症であった。

図 4.5.11　気管支異物（犬）　　CT

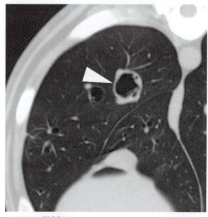
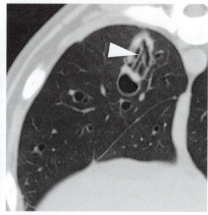

a CT，横断面　　**b** CT，横断面

咳，および膿胸のため最近発症した無気力と発熱を呈する4歳，雌のベアデッド・コリー。この犬は治療され病状は改善したが，咳が継続していた。右後葉の連続するCT画像は後葉気管支の肥厚（**a**：矢頭）およびより末梢の複雑な線状異物（**b**：矢頭）を示している。異物は軟部組織デンシティを有し，周囲のガスのため境界明瞭である。外科的処置によって約7 cmの植物片が明らかとなり，右後葉分岐遠位から肺実質を貫通し胸腔に達する常緑樹の葉であると考えられた。肺切除生検によって慢性カタル性化膿性気管支炎および胸膜肺炎が確定された。

図 4.5.12　気管骨軟骨腫（犬）

CT

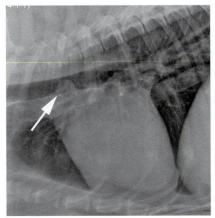

a　X線，右側方像

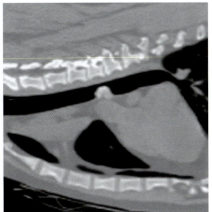

b　CT，矢状断面

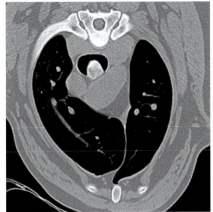

c　CT，横断面

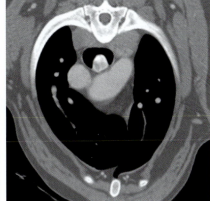

d　造影CT，横断面

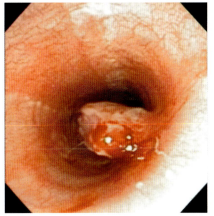

e　内視鏡

喘鳴を呈する2歳，避妊雌のバーニーズ・マウンテン・ドッグ。気管腹側から生じる固着性の軟部組織massが，主に気管内腔に見える（a：矢印）。Massは単純CTにおいて軟部組織および石灰化の混合パターンを示し（b，c），造影剤投与後に軽度に増強される（d）。CTによって，massは境界明瞭で気管壁腹側に限局していることが確定された。気管支鏡検査はX線およびCT所見を支持する結果である（e）。生検によってこのmassは骨軟骨腫と確定された。

図 4.5.13 気管腺癌（猫）

CT

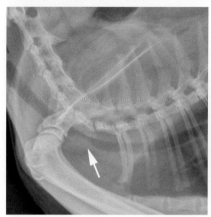

a X線，右側方像

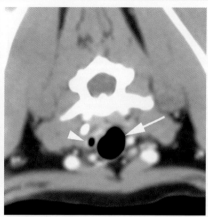

b 造影CT，横断面

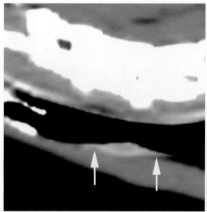

c 造影CT，矢状断面

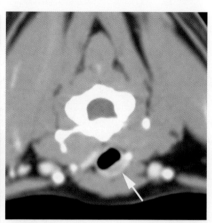

d 造影CT，横断面

努力性呼吸および喘鳴の増加を呈する6歳，エジプシャン・マウ。尾側頚部の気管を巻き込む壁面のmassが認められ，内腔の部分閉塞を生じている（a：矢印）。Mass頭側のCT画像は正常気管（b：矢印）と，それに隣接する，造影剤により増強された頚部食道（b：矢頭）を示している。より尾側において，強く増強される気管massが壁面に確認される（c，d：矢印）。Mass辺縁は境界明瞭であり，この断面において気管内腔は狭小化している。切除生検によってmassは気管腺癌であることが示された。

図 4.5.14　気管気管支癌（猫）　　　　　　　　　　　　　　　　　　　　　CT

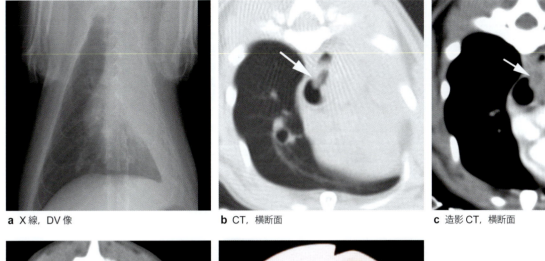

a X線，DV像　　　　　b CT，横断面　　　　　c 造影CT，横断面

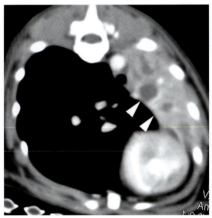 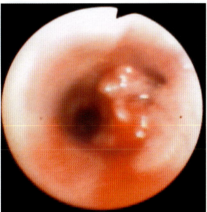

d 造影CT，横断面　　　e 内視鏡

2カ月にわたる体重減少，無気力，咳を呈する11歳，去勢雄のドメスティック・ショートヘア。左肺の容積減少は右肺の代償性過拡張（a）に関連している。中等度に増強する軟部組織デンシティのmassが左主気管支起始部レベル（c：矢印）に存在し，右主気管支内腔に伸展している（b：矢印）。液体で充満した気道もしくはエアーブロンコグラム（c, d：矢頭）によって囲まれた，造影剤で増強される肺実質のため，左無気肺は不均一な外観である。Massの内腔構造物は気管支鏡ではっきりと確認できる（e）。切除生検による顕微鏡学的診断は気管支癌であった。

図 4.5.15　気管リンパ腫（猫）

CT

1カ月にわたる喘鳴を呈する8歳，避妊雌のドメスティック・ショートヘア。Mass頭側のCT画像において，気管は正常な卵状の外観で，薄い壁を有する（**a**：矢印）。尾側において，境界不明瞭な，中等度に増強される壁面massが気管壁外周の約75％を取り囲み，気管内腔を変形させている（**b**，**c**：矢印，**c**は**b**の拡大像）。相当するmassの気管支鏡画像（**d**）はCT所見に一致している。細胞診による診断はリンパ腫であった。

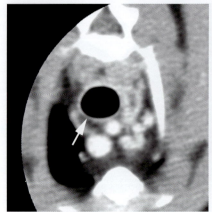

a 造影CT，横断面

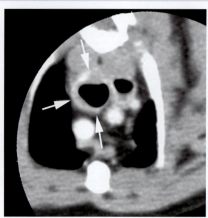

b 造影CT，横断面

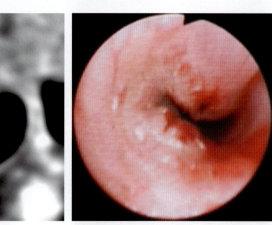

c 造影CT，横断面　　**d** 内視鏡

図 4.5.16　気管軟化（犬）　　　　　　　　　　　　　　　　　　　　　　　　　　　CT

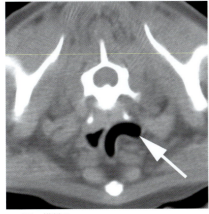
a　CT, 横断面

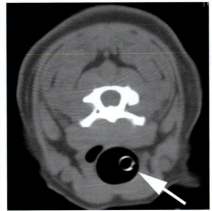
b　CT, 横断面

以前に気管虚脱が記録されている9歳，避妊雌のヨークシャー・テリア。尾側頚部気管内腔（**a**：矢印）は平坦化し，その面積は中頚部（**b**：矢印）および胸腔内（**c**：矢印）気管の横断面積の50％以下である。内視鏡検査によって動的な気管支（**d**：矢頭）および気管（示していない）の虚脱が確定された。

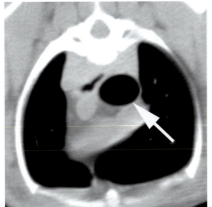
c　CT, 横断面

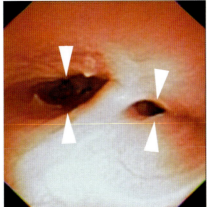
d　内視鏡

文 献

1. Kara ME, Turan E, Dabanoglu I, Ocal MK. Computed tomographic assessment of the trachea in the German shepherd dog. Ann Anat. 2004;186:317–321.
2. Leonard CD, Johnson LR, Bonadio CM, Pollard RE. Changes in tracheal dimensions during inspiration and expiration in healthy dogs as detected via computed tomography. Am J Vet Res. 2009;70:986–991.
3. Cannon MS, Wisner ER, Johnson LR, Kass PH. Computed tomography bronchial lumen to pulmonary artery diameter ratio in dogs without clinical pulmonary disease. Vet Radiol Ultrasound. 2009;50:622–624.
4. Reid LE, Dillon AR, Hathcock JT, Brown LA, Tillson M, Wooldridge AA. High-resolution computed tomography bronchial lumen to pulmonary artery diameter ratio in anesthetized ventilated cats with normal lungs. Vet Radiol Ultrasound. 2012;53:34–37.
5. Stadler K, Hartman S, Matheson J, O'Brien R. Computed tomographic imaging of dogs with primary laryngeal or tracheal airway obstruction. Vet Radiol Ultrasound. 2011;52:377–384.
6. Gurney JW. Diagnostic Imaging: Chest. Salt Lake City: Amirsys Inc., 2007.
7. Anzueto A, Frutos-Vivar F, Esteban A, Alia I, Brochard L, Stewart T, et al. Incidence, risk factors and outcome of barotrauma in mechanically ventilated patients. Intensive Care Med. 2004;30:612–619.
8. Eisenhuber E. The tree-in-bud sign. Radiology. 2002;222:771–772.
9. Clercx C, Peeters D. Canine eosinophilic bronchopneumopathy. Vet Clin North Am Small Anim Pract. 2007;37:917–935.
10. Bonavita J, Naidich DP. Imaging of bronchiectasis. Clin Chest Med. 2012;33:233–248.
11. Cannon MS, Johnson LR, Pesavento PA, Kass PH, Wisner ER. Quantitative and qualitative computed tomographic characteristics of bronchiectasis in 12 dogs. Vet Radiol Ultrasound. 2013;54:351–357.
12. Cantin L, Bankier AA, Eisenberg RL. Bronchiectasis. AJR Am J Roentgenol. 2009;193:W158–171.
13. Javidan-Nejad C, Bhalla S. Bronchiectasis. Radiol Clin North Am. 2009;47:289–306.
14. Schultz RM, Zwingenberger A. Radiographic, computed tomographic, and ultrasonographic findings with migrating intrathoracic grass awns in dogs and cats. Vet Radiol Ultrasound. 2008;49:249–255.
15. Lopez A. Respiratory System. In: McGavin MD, Zachary JF (ed): Pathologic Basis of Veterinary Disease, 2007;492.
16. Johnson LR, Pollard RE. Tracheal collapse and bronchomalacia in dogs: 58 cases (7/2001–1/2008). J Vet Intern Med. 2010;24:298–305.

4.6
小気道および肺実質

はじめに
　犬と猫は主および葉気管支の解剖学的な構成に対応する6つの境界明瞭な肺葉を有する。気管支血管束 bronchovascular bundle は気管支，対応する肺血管および隣接する間質構造によって構成される。肺疾患の中には気管支血管束から発生したり，気管支血管束に沿って分布するものがある。

　第三気管支（区気管支）は葉気管支から生じ，各区気管支によって換気される肺領域は気管支肺区域とよばれる。気管支肺区域はさらに二次肺小葉に分割される。二次肺小葉は，葉間の結合組織中隔によって取り囲まれた小さな区画であり，細動脈，リンパ管，および少しの肺腺房を伴う中心細気管支により構成される。

　腺房はガス交換を行う最も大きな解剖学的単位であり，犬においては1つ以上の一次呼吸細気管支および二〜三次のより小さな呼吸細気管支を含む。分岐したそれぞれの呼吸細気管支および関連する肺胞管，肺胞嚢，肺胞，毛細血管が一次肺小葉を形成する。二次肺小葉は多数の腺房から構成され，腺房は多数の一次肺小葉から構成される[1]。

　ヒトにおいては，肺の微視的な解剖学的構造に関連した病変の起源もしくは分布に基づいて，局所的もしくはび漫性の肺パターンを特徴付ける CT の用語が多く存在するが（異常敷石状，モザイクなど），小動物医療においてこれらの用語を導入する際は注意するべきである。ヒトと犬や猫との微視的なレベルでの特筆すべき違いは，犬や猫ではヒトに比べて，肺葉間中隔結合組織がより限定されていることと，肺の交換領域において二次的な換気がより多く行われることである。

無気肺
　正常に含気した肺は体積のほとんどがガスであるため，無気肺 atekectasis は付近の内臓の変位および残った含気肺の再分布を伴う著しい容積損失を生じる。体位性無気肺 positional atelectasis は横臥位の結果として頻繁に生じ，換気補助が用いられていない全身麻酔によって悪化する。このため，胸部 CT を実施するときには，麻酔導入後から患者を伏臥位に維持するべきである。無気肺はまた mass や胸水による肺圧迫や気道閉塞のために生じることがある。無気肺の CT 所見は，肺容積の喪失および肺虚脱の程度に反比例する肺吸収値の増加である。肺葉の虚脱が不完全な場合は，末梢の肺実質に変化が現れることが最も多い。1つ以上の肺葉の完全な虚脱は，潜在する肺疾患もしくは胸水の続発症として生じる（**図 4.6.1**）。合併症のない無気肺では，葉気管支および区気管支は含気したままであり，エアーブロンコグラムを形成する。罹患肺方向への縦隔偏位は特徴的であり，肺葉硬化と無気肺を区別するときに役立つ。残りの含気した肺は過膨張し，無気肺による容積喪失を代償するために再分布する。

発生異常
気腫
　気管支低形成および気管支拡張に関連した気腫 emphysema のみられた犬の報告は少数である[2〜5]。予想される発生機序は，動的な呼気性気管支虚脱が，肺内圧力の増加および続発する気腫の生成を誘導することである[3]。画像所見の報告は散在的であるが，肺の透過性亢進，領域性肺葉虚脱，気胸が含まれる（**図 4.6.2**）。

気腫性肺嚢胞（ブラ）

肺ブラ pulmonary bulla はしばしば発生学的に，また気腫の項で述べたものと類似した病態生理学的な機構によって発生する。ブラは，破裂して気胸を生じない限りは，一般的に臨床徴候を示さない[6, 7]。肺ブラは肺実質の断裂から，または潜在する肺実質疾患の続発症として，もしくは特発性にも生じることがある。

ブラはCT画像上で薄い壁を有し，境界明瞭で，近くの正常な肺実質に比べ低吸収である（図4.6.3）。臨床的に無徴候なブラは通常のCT画像において容易に検出されるが，気胸の存在下ではしばしば不明瞭になる。自然発生した気胸を有する犬においては，ブラ検出のためのCT検査の臨床的価値は低いと報告されている。検出率はブラの大きさが増加すると上昇するが，気胸の重症度とは相関しないようである[8]。

肺水腫 Pulmonary edema
心原性肺水腫

左室不全による心原性肺水腫 cardiogenic edema は，肺毛細血管レベルにおける血管内静水圧の上昇によって，隣接する肺間質に漏出性浮腫液が貯留することで生じる。心原性肺水腫のCT所見は多病巣性もしくは癒合した間質から肺胞にかけての浸潤である。軽度から中等度の浸潤はすりガラス状の外観を呈し，間質浮腫および部分的な肺胞浮腫を呈する（図4.6.4）。左心房および心室拡大もまた確認され，肺静脈拡大はしばしば存在するが，一貫性は認められない。心原性肺水腫は，犬では典型的に肺門周囲に分布するが，猫では特徴的な分布は認められない。

非心原性肺水腫

非心原性肺水腫 noncargiogenic edema は肺毛細血管透過性の増加によって生じ，結果的に間質腔に高蛋白液の滲出を引き起こす。非心原性肺水腫の最も一般的な原因は，急性呼吸促迫症候群 acute respiratory distress syndrome（ARDS）であり，これは神経性要因，肺塞栓疾患などの潜在疾患によって起こる。まれに薬剤もしくは毒素に対する副反応によって起こることもある。非心原性肺水腫のCT所見は，無作為な多病巣もしくは癒合分布を伴う，間質から肺胞浸潤の混合である（図4.6.5）。ARDSを有する患者において，肺浸潤の重症度はおそらく深刻であり，画像所見は潜在する炎症性肺疾患の重複によって変化する。

肺挫傷および出血

外傷による肺挫傷および，外傷，失血傾向，もしくは潜在する肺疾患による明らかな肺出血の外観は，原因および重症度により変わる。CT所見は局所的な間質から肺胞浸潤であり，典型的には不対称でおそらく片側性である（図4.6.6）。劇症型の出血は気道および肺胞まで流入し，他の原因による肺葉硬化に似る。外傷患者において肺挫傷のCT診断は，容積減少による肺吸収値の増加を生じさせる体位性無気肺の存在によってときに混乱させられる。

肺葉捻転

肺葉捻転 lung lobe torsion は犬と猫の両方において報告されており，パグに起こりやすいとされる[9~11]。肺葉捻転はしばしば慢性胸水貯留に続発し，左前葉および右中葉に最も起こりやすい。複数の肺葉に同時に起こることはまれである。CT所見は胸水貯留および罹患肺葉気管支の急な断絶である。追加所見としては肺葉拡大，末梢実質の虚脱／硬化，中心部の小胞性気腫がある（図4.6.7，4.6.8）[10, 11]。気腫を伴う肺葉は，捻転による血管閉塞および壊死のため，静脈内造影剤投与後も増強は軽度か，もしくは増強を認めない。捻転を起こした小さなサイズの肺葉は，甚急性もしくは慢性経過であるか，または部分捻転であるため，壊死しにくい。これらの無気肺は血流が維持されているため造影剤による増強を認める。仮想CT気管支鏡もまた診断の補助になると報告されている[10]。ときおり生じる部分肺葉捻転は，完全な捻転の際に認められる特徴的な所見が存在しないことが多いため，より診断が難しい。

炎症性肺疾患
特発性間質性肺炎

ヒトにおける炎症性間質性肺疾患の多くは，特発性間質性肺炎 idiopathic interstitial pneumonia に分類される[12]。推測される発生機序は様々であるが，これらの疾患は鑑別に足る特徴的なCT所見を有し，最終的には末期の肺線維化を生じる[12]。犬や猫でも発症するかどうかは十分にはわかっていないが，我々はときおり，組織学的に間質性肺炎と確定され，明らかな感染性その他の外因性の原因を有さない症例に遭遇することがある（図4.6.9）。

好酸球性気管支肺疾患

犬の好酸球性気管支肺疾患 eosinophilic bronchopneumopathy は免疫介在性で，空気アレルゲンに対する過敏症の結果として発症すると考えられるが，感染性や他の免疫介在性の原因ではないかと考えられる症例もいくつか存在する。発症年齢は4〜6歳であり，大型犬種も小型犬種も罹患する。雌の発症リスクは雄の2倍以上である[13]。特徴的な所見についての共通見解はないが，我々の経験からは3つの臨床的な徴候が示唆される。いくつかの症例は主に気管支徴候を呈し，CTでは気管支壁の肥厚および気管支管腔への浸出物が見られる（図 4.6.10）。他の症例は，間質および肺胞浸潤の混合を伴う気管支肺炎により近い所見を有する。一般的ではないが，この疾患は，辺縁の不均一な結節もしくは mass に見える肉芽腫を，限局的，多発的，領域的に呈することがある（図 4.6.11）。

脂質性肺炎

内因性および外因性の脂質性肺炎 lipid pneumonia が犬と猫の両方で報告されている[14〜18]。内因性脂質性肺炎は肺細胞損傷から生じ，その原因には毒素性，代謝性，栄養性の様々な原因が提唱されている。あるグループが内因性脂質性肺炎に罹患した24頭の猫でそのX線所見を調べたところ，胸水貯留，び漫性の間質もしくは気管間質浸潤，肺門近くで合流する多発性の肺浸潤，散在する肺結節が認められたという[17]。犬と猫の内因性脂質性肺炎のCT所見は報告されていない（図 4.6.12）。

外因性脂質性肺炎は脂質をベースにした薬の吸引と関連していることがしばしばある。ヒトでは，CT所見として，間質のび漫性すりガラス状陰影，硬化像もしくはmass病変が認められている[19, 20]。外因性脂質性肺炎を患う犬を取り上げたある症例報告では，そのCT所見として，エアーブロンコグラムを伴う肺硬化像病変が挙げられている。罹患領域は造影剤によって，軽度に，また び漫性に増強される[14]。

ウイルス性肺炎

ヒトではウイルス性肺炎 viral pneumonia のCT所見として，すりガラス状の，非構造的間質性かつ小葉中心結節性の間質パターンが挙げられているが，初期画像診断検査として通常のX線を行うことが多い伴侶動物では，CT所見は記述されていない。報告されている犬および猫におけるウイルス性肺炎のX線所見によれば，間質性のすりガラス状不透過性が領域性もしくはび漫性に認められ，背尾側肺領域が罹患しやすいという。

吸引（誤嚥）性肺炎

吸引性肺炎 aspiration pneumonia は，その名が示唆するように，化学性肺炎の原因となる胃液もしくはその他の液体の誤嚥により発生する。胃液は酸性であるため特に有害である。嚥下や食道障害，胃逆流は誤嚥を招く一般的な因子である。吸引性肺炎は典型的には罹患肺の下側に発生するが，全身麻酔の間など，患者が横臥位もしくは仰臥位の状態で吸引が起こったときには非典型的な分布になることがある。細菌の混入は大葉性肺炎を生じる。

細菌性気管支肺炎および関連疾患

ヒトにおいて，細菌性肺炎は，発症部位および続発する炎症過程の違いによって，気管支肺炎と大葉性肺炎に細分化されている。気管支肺炎は終末細気管支への滲出物の蓄積によって発生し，中隔の境界を越えない。大葉性肺炎は炎症性滲出物の肺胞への流入から生じ，より拡大する傾向を有する[21]。ヒトと伴侶動物には微視的な解剖学的差異があるため，犬と猫ではこの区別はあまり明確ではない。細菌性気管支肺炎のCT所見は，罹患肺葉の下側領域における間質および肺胞性の混合浸潤である。多くの例で，均一な軟部組織デンシティを有する肺胞浸潤によって囲まれた，エアーブロンコグラムを伴う完全な肺葉硬化を生じる。肺容積の損失は発生しうるが，通常は軽度であり，肺吸収値の増加を説明するには不十分である（図 4.6.13）。マイコプラズマ性肺炎は犬と猫の両方で報告されており，臨床徴候には，硬化性肺炎に加え，気道虚脱および気管支炎が含まれる（図 4.6.14）[22, 23]。胸膜肺炎は胸膜肥厚および局所的胸水貯留を生じ，壊死性気管支肺炎は気胸を生じることがある（図 4.6.15）。

異物誘導性気管支肺炎は世界各地の，植物の芒を摂取もしくは吸引しやすい地域でみられる。とりこまれた芒が気管支を移動し，径の小さな遠位気道にとどまって細菌性気管支肺炎の引き金となる。CT所見は肺炎の激しさと重症度によるが，しばしば多発性の硬化型肺炎所見が見られる（図 4.6.16）。肺野下側領域の肺胞浸潤は少なく，中葉および後葉が影響を受けやすい。これはおそらく，芒の移動路のためである[24]。異物は細菌を頻繁に播種し，それによってより劇症型の肉芽腫性肺炎が発生することもある。

肺膿瘍

肺膿瘍 pulmonary abscess は通常細菌性であるが，無菌性もしくは真菌性のこともある。細菌性膿瘍は単独で，あるいはより広範な炎症性疾患に関連して生じる。単純 CT 画像で，これらは薄い壁を有する，球状もしくは楕円状の，液体デンシティを含む空洞性 mass として見え，しばしば空洞の上側にガス成分を有する。大きさおよび場所によっては，気管支閉塞および無気肺を生じることがある（図 4.6.17）。膿瘍嚢は造影剤により軽度から高度に増強されるが，膿瘍の内容物の吸収値は変化しないままである。

感染性肉芽腫性肺炎および関連疾患

感染性肉芽腫性肺炎 infectious granulomatous pneumonia はしばしば真菌性であるが，化膿性肉芽腫性肺炎は，猫コロナウイルスや Nocardia 属，Actinomyces 属などの他の微生物の感染によって生じることもある。後者の 2 つの微生物は植物芒迷入の続発症として胸腔に頻繁に侵入する（図 4.6.18）。真菌性肺炎は原因菌の吸引後に生じ，北アメリカにおいて最も一般的な原因は Coccidioides immitis，Blastomyces dermatitidis，Histoplasma capsulatum である。

真菌性肺炎の肺 CT 所見は，非構造性および結節性の間質浸潤から完全な肺葉硬化にまで及ぶ。大結節は典型的には孤立性で軟部組織デンシティを有し，炎症の性質を反映した不規則な辺縁を持つ。気管気管支リンパ節は大きく拡大し，気管末端の下降や主気管支の背軸への分離を生じる（図 4.6.19）。罹患した肺やリンパ節は造影剤投与後に増強される。不均一な造影パターンが見られた場合は，リンパ節が膿瘍化している可能性がある。

Pneumocytis carinii は，かつて原生動物に分類されていたが，最近，酵母様真菌として再分類された。これは免疫が低下した人々において肺炎の一般的な原因となり，犬においてもまた肺炎を生じることがある。ミニチュア・ダックスフンドやキャバリア・キング・チャールズ・スパニエルは罹患しやすいようであり，犬においても免疫不全が関わっていることが示唆されている。感染すると，肺胞滲出物内に P. carinii シストが蓄積し，好酸球性炎症反応を生じる[25]。P. carinii 肺炎の CT 所見は，肺実質デンシティの不均一な，び漫性の上昇であり，これは隣接しあう二次肺小葉における様々な程度の肺胞浸潤を示す（図 4.6.20）。

寄生虫性肺炎

遊走する回虫 Toxocara の幼虫，鉤虫 Ancylostoma，猫肺線虫 Aelurostrongylus，Filaroides 属，肺吸虫 Paragonimus 等を含む多くの寄生虫が，犬および猫において気管支炎および肺炎を生じることがある。犬および猫におけるこれら疾患の肺の徴候は広くは報告されておらず，おそらく感染した個々の寄生虫によって様々である（図 4.6.21）。これら寄生虫侵入による肺の CT 所見は，これまでに述べられてきた X 線所見と類似しているとされる。

糸状虫 Diofilaria 侵入の心血管 CT 所見は 4.4 章に述べられている。糸状虫疾患に伴って，特に治療中に死亡した糸状虫が末梢肺動脈に留まるときに，塞栓性肺炎が生じることがある。より重度に感染した患者の CT 所見は癒着を伴う帯状および末梢性の間質浸潤，肺胞浸潤である。肺の好酸球性肉芽腫は糸状虫侵入の免疫反応としても生じることがある。

腫瘍

原発性肺腫瘍の大部分は悪性であり，多くは上皮から発生するが，原発性間葉系腫瘍もときに発生する。高齢動物はより罹患しやすく，多くの腫瘍は後葉から発生する。肺に発生するその他の腫瘍は組織球性肉腫，リンパ腫，肉腫，肺転移である[26]。

肺癌

上皮系腫瘍は発生部位（気管支，気管支肺胞，肺胞）および細胞特性（扁平上皮，未分化，腺癌）によって分類される[26]。

これまで，原発性上皮性肺腫瘍のある型を他の型と区別できるほど十分に特徴的 CT 所見は見つかってこなかった（図 4.6.22～4.6.24）。しかしながら，17 例の原発性肺癌の CT 所見を調べた最近の報告は，それらが孤立性で，境界明瞭で，肺の中心もしくは末梢のどちらかに位置することを明らかにした。腫瘍は気管支中心性に生じ，エアーブロンコグラムを含む。気管支内腔はしばしば狭小化し偏位させられている。ほとんどの腫瘍は造影剤で軽度から中等度に不均一に増強された。この報告では少数の犬において転移性肺疾患が認められた[27]。原発性肺腫瘍からの気管支転移は広域になることがあり，ときに対側半胸郭の肺葉を巻き込み，それは外科的切除を不可能にする。これら腫瘍は空洞性のことがあり，ときに石灰化する。

原発性肺腫瘍を有する犬において，気管気管支リンパ節腫大を診断するためには，探査的X線写真よりもCTの方がより鋭敏で正確であることが証明されている[28]。CT所見はリンパ節拡大，および造影剤の有無に関わらず不均一な辺縁を持つことである。

間葉系由来腫瘍

間葉系腫瘍は骨肉腫，軟骨肉腫，組織球性肉腫，リンパ腫様肉芽腫を含む。この中では，組織球性肉腫が最も一般的で，バーニーズ・マウンテン・ドッグやロットワイラーに頻繁に，原発性で発生するが，他の品種においても報告されている。

犬の組織球性肉腫のCT所見は，胸腔内リンパ節腫大（気管気管支，胸骨リンパ節腫大が主）および，多くは右中葉に位置する肺 mass の存在である（図4.6.25）。mass は典型的には多発性，気管支発生，辺縁不整で，造影剤で軽度から中等度に増強される。ほかのCT所見として肺結節，胸水貯留，局所肺パターンが挙げられる[29]。

リンパ腫

犬および猫における肺リンパ腫のX線所見は報告されているが，この疾患が予測される画像所見は多様であり，気管支，間質，もしくは肺胞浸潤，結節もしくは mass，胸水，リンパ節腫大などが含まれる。CT所見はX線所見に類似することが予想される（図4.6.26）[30]。

肺転移

肺転移の検出において，CTはX線写真よりも鋭敏であることが証明されてきた[31, 32]。ある研究では，CT検査において認められた結節の約10%しかX線写真では検出されず，約8 mm以下の結節は最も頻繁に見逃された[32]。転移は通常，肺毛細血管内の遠隔転移巣による腫瘍塞栓から生じ，間質の結節および mass の生成を引き起こす。CT画像において，転移は広域の粟粒性のものからわずかな mass 様のものまでと多岐にわたり，境界も乏しいものから明瞭なものまで存在する。関連する出血もしくは炎症は，結節をより境界不明瞭にする。ほとんどの転移巣は軟部組織デンシティを有するが，原発性悪性骨腫瘍からの転移病変は石灰化することがある。石灰化は，ときおり他の腫瘍においてもみられる。結節は造影剤において軽度から高度に増強される（図4.6.27〜4.6.32）。ヒトにおいて少数の肺転移は肺リンパ管を通して分布し，結節よりも気管支線状パターンを生じるが，これまで伴侶動物においては示されていない。

変性疾患

肺骨化生

肺骨化生 pulmonary osseous metaplasia はCT画像上で，多発性の広く分散した石灰化肺結節として現れ，通常径は3 mmより小さい。これらは胸膜外および腹側肺領域に分布する傾向がある（図4.6.33）。これらの結節はミネラルを含有するため通常は本質的に高吸収性であるが，厚いスライスのCT画像におけるパーシャルボリューム効果が予想よりも低い見かけ上のHU値を生じさせることがある。薄くスライスされた画像ならばより正確な結節のHU測定ができる。我々は，最小限の石灰化のみを伴う肺骨化生結節を有したため，診断精度が低下した患者に遭遇したことがある。

肺線維症

肺線維症 pulmonary fibrosis は様々な疾患の続発症であり，肺炎，肺毒素，放射線誘発性肺炎，外傷などの損傷の変性末期状態を意味している。引き金となる原因によって，限局性であることも，領域性であることも，びまん性であることもある。CT画像において，線維化は網状の間質パターンもしくは濃い線状の"瘢痕"様にみえる（図4.6.34〜4.6.36）。肺疾患の臨床徴候を伴わない高齢の犬の肺は，軽度の間質性線維症のためX線およびCT画像上でより濃く見え，逸話的には僧帽弁不全を伴う犬において多く生じやすいようである。

特異的な疾患として，ウエストハイランド・ホワイト・テリアにおいて特発性肺線維症が報告されており，これはヒトにおける一般的，非特異的な間質性肺炎と類似点を有する[33]。これらは間質性肺疾患群に分類される。間質性肺疾患群とは，進行性および不可逆性の肺瘢痕化を生じる炎症性疾患の集合である。臨床的に，特発性肺線維症を伴う犬は，拘束性肺疾患およびガス交換障害に苦しむ。組織学的な特徴は間質の線維化，肺胞マクロファージの増加および気腫性変化である[34]。CT所見には線状および網目状不透過性，結節および結節性不透過性，全体的な肺不透過性の減少および全体的な肺不透過性の増加が挙げられる。

図 4.6.1 肺葉虚脱（猫） CT

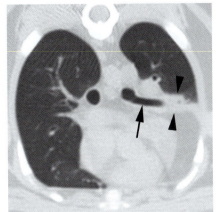
a CT，横断面

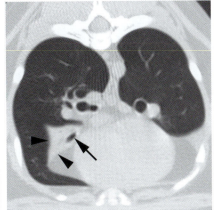
b CT，横断面

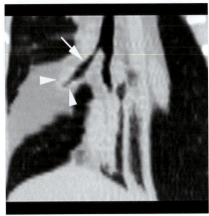
c CT，斜断面

慢性の呼吸器疾患を伴う4歳，去勢雄のアビシニアン。aおよびbは1mmにスライスされた中胸部の左前葉（a）および右中葉（b）気管支レベルの横断面をそれぞれ示している。cは右中葉を強調するよう再構成された長軸での斜断面である。左前葉気管支は含気し正常の位置にある（a：矢印）が，無気肺の結果として肺葉は容積が減少し吸収値が増加している（a：矢頭）。同様の所見は右中葉気管支（b，c：矢印）および肺（b，c：矢頭）を巻き込んで認められる。斜断面では右中葉の気管支が明瞭に縁取られている（c：矢印）。無気肺化している右中葉周囲における中等度の吸収性は胸水／心膜の脂肪である。多発性の葉無気肺は慢性炎症性肺疾患に続発する。気管支分泌物の培養によりマイコプラズマ性肺炎と診断された。

図 4.6.2 気腫（猫） CT

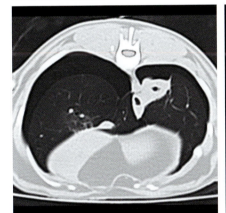
a CT，横断面

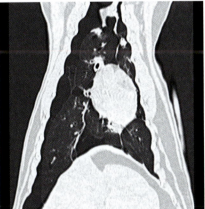
b CT，背断面

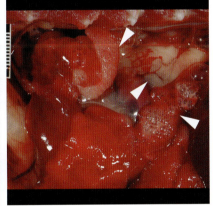
c 肉眼所見

呼吸促迫および気胸のX線所見を有する1.5歳のドメスティック・ショートヘア。両側性の気胸および複数の限局性領域における無気肺の所見を認める。含気した肺は予想される気胸の重症度によっていくらか明るく見え，末梢実質の吸収値は平均－925 HU以下である。その他の特異的で形態学的な気腫の特徴はCTにおいては認められないが，肺の死後肉眼像は明らかな気腫性変化および複数の肺葉におけるブラを示した（c：矢頭）。顕微鏡所見は気胸およびブラ形成を生じる，先天的終末細気管支形成不全と一致していた。

図 4.6.3　気腫性肺嚢胞（ブラ）（犬） CT

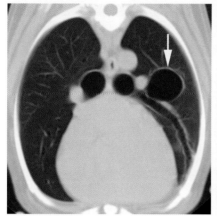
a CT，横断面

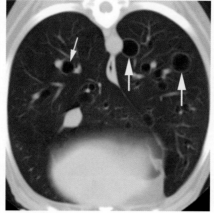
b CT，横断面

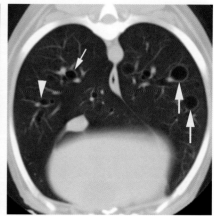
c CT，横断面

孤立性肺腺癌を有する（示していない）13歳，雄のフォックス・テリア。頭側から尾側の順に並べられた中および後胸部のCT画像には，様々な大きさの薄い壁を有する多発性のブラが写っている。複数の連続した画像を観察すると，球状のブラと管状の気道と区別することができる。また，ブラは末梢の気道よりも大きな径を有する（a～c：大矢印）。ブラと異なり，気道は分岐し（c：矢頭）肺動脈および静脈によって（b，c：小矢印）囲まれている。多発性のブラは無徴候で，この症例では増大途中と考えられた。肺葉切除の間に取り除かれたブラの肉眼的および顕微鏡学的評価は，画像診断に一致した。

図 4.6.4　心原性肺水腫（猫） CT

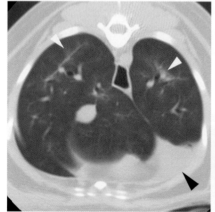
a CT，横断面

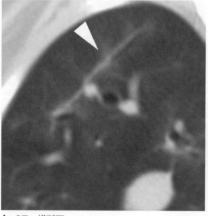
b CT，横断面

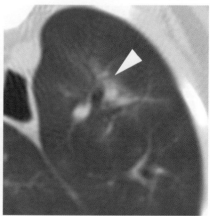
c CT，横断面

最近，腎不全のため透析を受けた4歳，避妊雌のドメスティック・ショートヘア。心エコー上軽度心筋症の徴候を有し，CT検査時に中等度の輸液負荷がかかっていた。aは後胸部レベルの画像，bおよびcはaの拡大画像である。少量の胸水が含気肺を持ち上げている（a：黒矢頭）。複数の限局的なすりガラス状陰影領域を伴った，軽度でび漫性の肺吸収性増加を認める。後者の浸潤は肺血管周囲で最も明瞭に見られる（a～c：白矢頭）。剖検によって浸潤は肺水腫によるものと確定された。この猫において肺水腫は心筋症と過剰輸液の重複による相対的な心室不全によるものと考えられた。

図 4.6.5 非心原性肺水腫（猫） CT

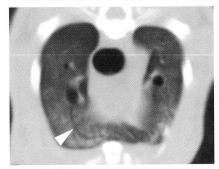
a CT，横断面

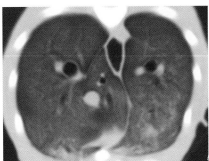
b CT，横断面

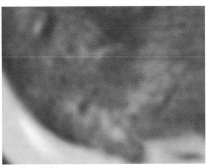
c CT，横断面

慢性下痢および体重減少を呈する 11 歳，去勢雄のドメスティック・ショートヘア。a および b はそれぞれ前および後胸部を示す。c は尾腹側部肺領域の拡大像である。全般的で不均一な肺吸収性の増加が，特に下側肺領域においてより明瞭に認められる。より重度に罹患した領域では，浸潤は，明瞭な肺胞浸潤とエアーブロンコグラム形成の徴候を伴う，び漫性のすりガラス状の外観を呈する（a：矢頭）。剖検によって，動脈および静脈肺血栓の拡大に続発する明らかな間質性および肺胞性肺水腫が示された。肺血栓塞栓症の原因は同定されなかった。

図 4.6.6 肺挫傷（犬） CT

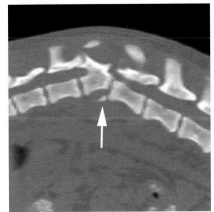
a CT，矢状断面

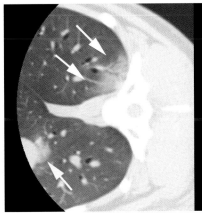
b CT，横断面

1 日に 2 回の交通事故に遭遇した 1 歳，雄のイタリアン・グレーハウンド。CT 検査はバックボード上で横臥位に保定された状態で実施された。L1-L2 のレベルに脊椎の骨折／脱臼が存在する（a：矢印）。b は尾側胸椎レベルで得られ，下側肺を上方に向けている。左後葉の背側末梢領域および副葉の腹側末梢領域において，限局性の間質性から肺胞性の混合浸潤が明らかである（b：矢印）。CT 所見は肺挫傷および出血に一致している。

図 4.6.7　右中葉捻転（犬）　　CT

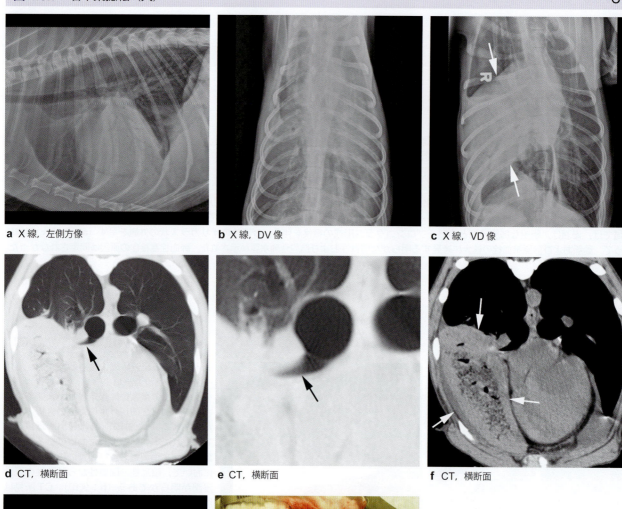

a　X線，左側方像　　b　X線，DV像　　c　X線，VD像

d　CT，横断面　　e　CT，横断面　　f　CT，横断面

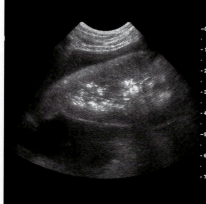

g　超音波，斜断面

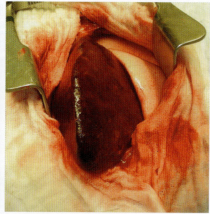

h　肉眼所見

乳糜胸水および努力性呼吸のみられた 4 歳，雌のアフガン・ハウンド。d および f はそれぞれ右中葉気管支レベルで得られた肺および軟部組織ウィンドウ CT 画像である。e は d の拡大像である。胸部 X 線画像では中等度の胸水貯留（a〜c），右肺葉のデンシティおよび体積の増加が認められた（c：矢印）。右中葉気管支はその起始部で突然先細りし（d，e：矢印），肺葉捻転の所見と一致する。右中葉の体積はうっ血のため増加しているが，特徴的な気腫の外観を伴った中心性壊死（f：矢印）を認める。造影剤は投与していないが，捻転血管閉塞は罹患肺の造影剤増強を最も妨げやすい。超音波検査において，肺葉は低エコーの液体によって囲まれ，一部は中心が含気している（g）。不活化した肺葉は，外科手術時には肝臓様の外観であった（h）。右中葉肺捻転が確定し，肺葉切除が実施された。顕微鏡学的所見は広範囲の梗塞および血管障害であった。

4.6 小気道および肺実質

図 4.6.8 左中葉捻転（猫） CT

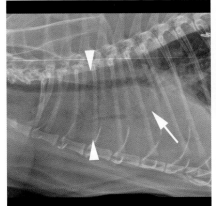

a X線，右側方像

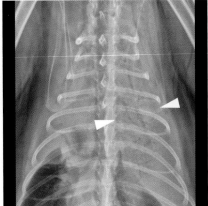

b X線，DV像

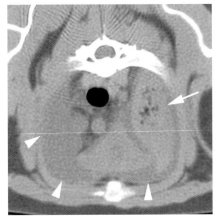

c CT，横断面

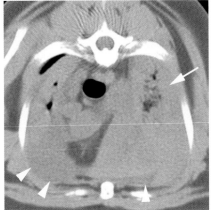

d CT，横断面

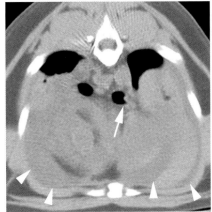

e CT，横断面

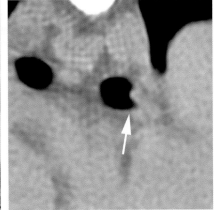

f CT，横断面

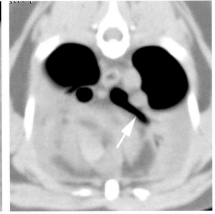

g CT，横断面

3ヵ月にわたる特発性乳糜胸の既往歴を有する13歳，去勢雄のドメスティック・ショートヘア。2ヵ月前（g）と最近（a〜f），X線およびCT検査を行った。c〜eは前胸部を頭側から尾側に向かって並べたものである。fはeの拡大像である。gはeとおよそ同じレベルである。X線画像はエアーブロンコグラムとアルベオログラム（a，b：矢頭），肺葉捻転に特徴的な，おそらく左前葉気管支の切り詰め像（a：矢印）を示した。CT画像は，肺葉捻転に関連した肺気腫の，特徴的で不均一な空気および軟部組織肺パターンを示している（c，d：矢印）。左前葉気管支起始部は唐突に先細りし，切り詰められている（e，f：矢印）。画像は肺実質の特徴と葉気管支が最もよく写るウィンドウ表示であるが，胸水もまた評価できる（c〜e：矢頭）。2ヵ月前に得られたCT画像において（g），中等度胸水が存在し，前葉および中葉虚脱を生じている。しかしながら左前葉気管支ははっきりと認められ（g：矢印），隣接する画像の末梢までスムーズに追跡することができる。これはこの時点では捻転は存在しなかったことを示唆している。外科的切除後の，左前葉の顕微鏡学的検査によって，捻転の結果としての広大な凝固壊死および出血が明らかになった。

図 4.6.9　間質性肺炎（猫）　　　　　　　　　　　　　　　　　　　　　　　　　　　　　　　　CT

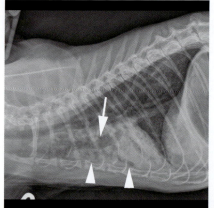
a X線，右側方像

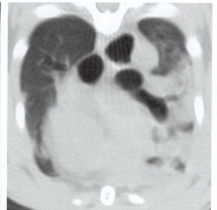
b CT，横断面

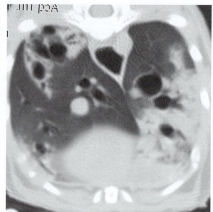
c CT，横断面

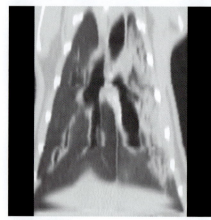
d CT，背断面

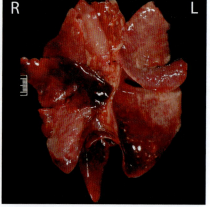
e 肉眼所見

進行性の呼吸徴候を有する12歳，避妊雌のラグドール。X線所見は，腹側で肺胞浸潤と合わさる，び漫性気管支間質浸潤（a：矢頭）および著しい気管支拡張（a：矢印）を含む。CTによって左前葉，右前葉，左右後葉を含む，全体的な気管支拡張および肺胞浸潤の存在が裏付けられた（b〜d）。気管支肺胞洗浄によって，感染性病原体の徴候を伴わない，中等度の化膿性炎症が明らかになった。剖検によって気管支拡張，フィブリン滲出を伴う重度なび漫性および急性間質性肺炎，肺胞組織球症，および中隔線維化（e）が示された。感染性病原体は，通常の染色でも特殊染色でも検出されなかった。

図 4.6.10　好酸球性気管支肺疾患（犬）　　　　　　　　　　　　　　　　　　　　　　　　　　　　　　　　CT

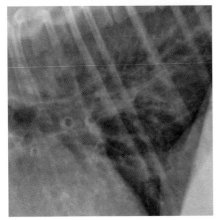

a X線，右側方像

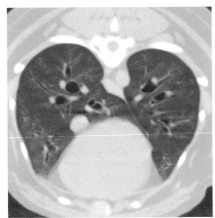

b CT，横断面

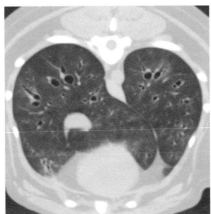

c CT，横断面

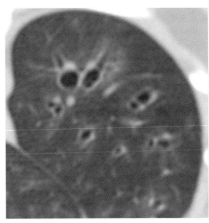

d CT，横断面

慢性の咳を伴う6歳，去勢雄のポメラニアン。末梢血における著しい好酸球増多を伴う。**a** は尾背側肺領域のX線画像である。**b** および **c** は後胸部の1mmでスライスされた画像である。**d** は **b** の拡大像である。X線画像ではび漫性の気道向性パターンが存在し，気管支壁肥厚および軽度の肺不透過性の増加（**a**）によって強調されている。同等の特徴がCT画像上にも存在する（**b**〜**d**）。気管支肺胞洗浄の細胞診によって，上皮過形成を伴う中等度好酸球性および軽度化膿性炎症が示され，好酸球性気管支肺疾患の診断基準に一致した。微生物は検出されず，培養検査は陰性であった。この犬は一連のステロイドおよびシクロスポリン治療に良好に反応した。

Section 4　胸部

図 4.6.11　好酸球性気管支肺疾患（犬）　　CT

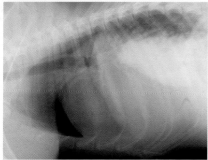
a　X線，右側方像

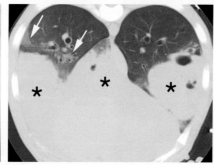
b　CT，横断面

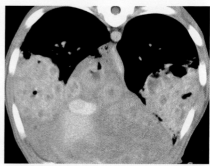
c　造影CT，横断面

3カ月にわたる咳と，最近は呼吸困難と呼吸促迫の進行を認め，鎮咳薬および抗生剤に反応しなかった4歳，去勢雄のロットワイラー。X線画像は，硬化性肺胞浸潤もしくは肺mass（**a**）の所見に一致する，副葉および後葉の下側領域の混濁を明らかにした。**b**は肺ウィンドウにおける代表的な後胸部画像，**c**は**b**とほぼ同じレベルの造影増強画像である。CTでは副葉および後葉の下側領域に肺massが写っている（**b**：★）。すりガラス状陰影，肺胞浸潤もまた後葉の上側領域に存在する（**b**：矢印）。**b**においてmass内に開存している気道内腔が明らかであり，**c**における複合したぶどうの房様の外観は，硬化肺実質内に含まれる，肥厚した壁を有し液体で満ちた気道を示している。肺生検によって，好酸球性肉芽腫を伴う重度の，び漫性慢性好酸球性気管支炎が明らかになった。微生物培養は陰性であり，この犬はステロイド剤の免疫抑制容量に反応したが，最終的に重度気管支拡張症に進行した（末期気管支拡張症を有する同症例が図4.5.10である）。

図 4.6.12　内因性脂質性肺炎（猫）　　CT

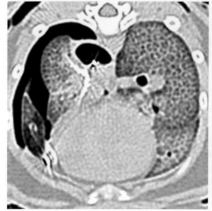
a　CT，横断面

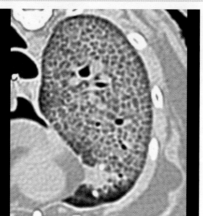
b　CT，横断面

開胸と，肺腫瘍除去のための肺葉切除の後に呼吸促迫を呈した9歳のドメスティック・ショートヘア。すべての肺領域に，び漫性の網目状の間質パターン，肺胞パターンが認められる（**a**，**b**）。平均的な肺吸収値は約−250 HUであった。右後葉切除の続発症として右側に気胸が存在する（**a**）。剖検の結果，オイルレッドO染色によって脂肪滴を含む多数のマクロファージの肺胞浸潤が明らかになり，この所見から重度のび漫性脂質性肺炎が示された。広範囲の胸膜および中隔の線維化もまた認められた。剖検の6日前に実施された肺葉切除による肺組織検査において肺胞組織球症は認められなかった。内因性脂質性肺炎は開胸後の急性呼吸促迫症候群に関連すると考えられた。

図 4.6.13　細菌性気管支肺炎（犬）　CT

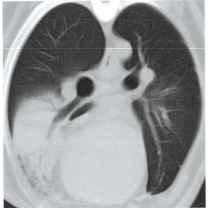
a CT，横断面

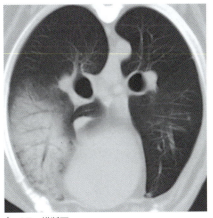
b CT，横断面

右腋窩 mass を有する8歳，避妊雌のジャーマン・シェパード系雑種。胸部X線画像において肺胞浸潤が検出された。**a** および **b** は右中葉レベルで得られた代表的な画像である。境界明瞭なエアーブロンコグラムを有する右中葉の硬化性肺胞浸潤を認める。肺葉は正常な体積を維持しており，無気肺よりも浸潤の存在を示唆している。気管支肺胞洗浄により化膿性炎症が明らかになった。

図 4.6.14　マイコプラズマ性肺炎（猫）　CT

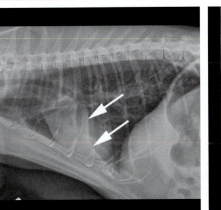
a X線，左側方像

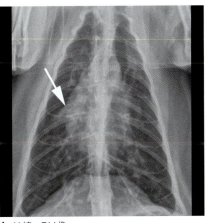
b X線，DV像

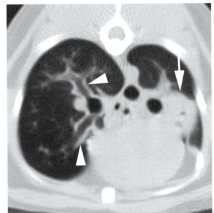
c CT，横断面

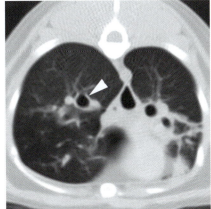
d CT，横断面

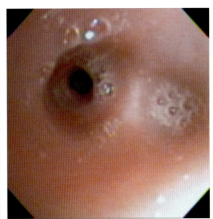
e 内視鏡

5カ月にわたる咳を認める5歳のドメスティック・ショートヘア。**c** および **d** は中および後胸部の画像であり，頭側から尾側の順に並べてある。X線画像において，著しいび漫性気管支パターン（**a**，**b**），肺過拡張（**a**，**b**），右中葉虚脱（**a**，**b**：矢印）が認められる。CT画像において著しい気道壁肥厚が認められ，大きな気管支管腔は拡張して見える（**c**，**d**：矢頭）。さらに間質性から硬化性肺胞性の末梢肺浸潤も認められる。右中葉（示していない）および左前葉後部（**c**：矢印）は虚脱している。気管支鏡検査にて多くの粘液滲出が認められた（**e**）。滲出物細胞診によって著しい化膿性炎症が明らかにされ，マイコプラズマが培養された。

図 4.6.15 壊死性胸膜肺炎（犬） CT

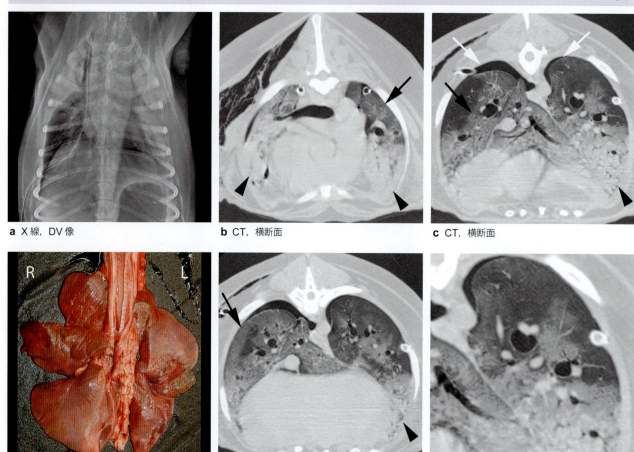

a X線，DV像
b CT，横断面
c CT，横断面
d 肉眼所見
e CT，横断面
f CT，横断面

肺炎および気胸の治療を受けている12歳，避妊雌のゴールデン・レトリーバー。胸腔カテーテルは画像検査の前に設置された。X線画像には複数の肺葉における硬化性肺胞浸潤が写っている（**a**）。肺葉の下側領域でより明らかであり（横臥位のX線画像において最もよく認められるが，ここでは示していない），気管支肺炎の所見に一致していた。CT画像（**b**，**c**，**e**）は頭側から尾側の順に並べてある。**f**は**c**をより薄くスライスし拡大したものである。確認できるすべての肺葉においてすりガラス様の外観を伴う間質浸潤が全体的に認められ（**b**，**c**，**e**：黒矢印），これらは肺葉の下側領域において肺胞浸潤とつながっている（**b**，**c**，**e**：黒矢頭）。軽度気胸が両側性に存在する（**c**：白矢印）。右胸壁気腫は胸腔カテーテル留置に続発したものである。胸水細胞診の結果は著しい化膿性炎症として解釈され，微生物培養では多数の溶血性 *Esherichia coli* が検出された。剖検によって肺の変色および明らかな硬化領域を伴う容積減少が明らかにされた。

図 4.6.16 異物性肺炎（犬） CT

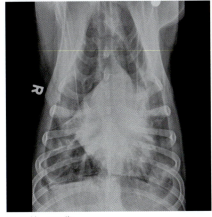

a X線，DV像

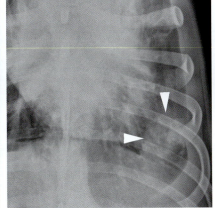

b X線，DV像

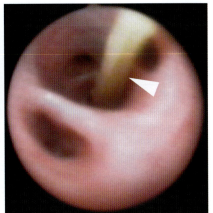

c 内視鏡

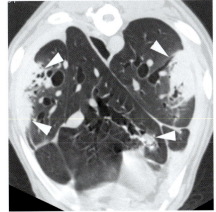

d CT，横断面

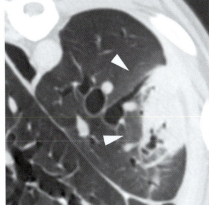

e CT，横断面

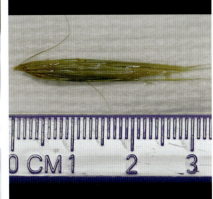

f 肉眼所見

慢性の咳を伴い，最近体重減少および活動性の低下を認めた3歳，避妊雌のジャーマン・ショートヘアード・ポインター。胸部X線画像では間質浸潤および肺胞浸潤が複数の肺葉に認められ（a），左後葉の末梢に境界不明瞭なmassが写し出された（b：矢頭）。CT画像上ではエアーブロンコグラムを伴う末梢の硬化性肺胞浸潤が複数の肺葉に存在し，これらは遠位気道に集中しているように見えた（d：矢頭）。すりガラス様陰影が大きな病変を取り囲んでいる（e：矢頭）。末梢に多発性に分布する肺胞浸潤は，遠位気道に留まっている芒が移動することによって発生する肺炎の特徴である。複数の芒が検出された（c：矢頭）。fは気管支鏡により回収された芒の画像である（ほかの患者のものである）。気管支肺胞洗浄によって，細胞質内に病原体を伴う感染性化膿性炎症であると示された。

図 4.6.17 肺膿瘍（犬） CT

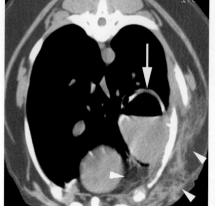
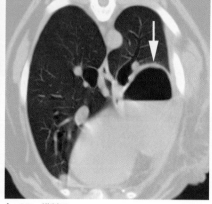
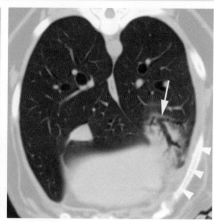

a CT，横断面　　**b** CT，横断面　　**c** CT，横断面

2カ月にわたる間欠的な咳の既往を有する8歳，去勢雄のダルメシアン。aおよびbは前胸部のほぼ同じレベルにおける軟部組織および肺ウィンドウの画像である。cはbの尾側画像である。巨大な，部分的に液体が充満した，壁の薄い空洞を有する卵円形のmassが，左前葉の尾側部に認められる（a，b：矢印）。び漫性の縦隔および皮下浮腫がmassと密接に関連して認められる（a：矢頭）。領域性肺胞浸潤（c：矢印）および限局性の胸水貯留（c：矢頭）もまたmassの尾側と隣接した領域に存在する。肺葉切除時に空洞病変には血様液が一部充満してみえた。膿瘍嚢および隣接肺の顕微鏡学的評価は著しい炎症反応であった。付随するCT所見は縦隔炎，胸膜炎，皮下蜂巣炎によるものであった。

図 4.6.18 化膿性肉芽腫性肺炎（猫） CT

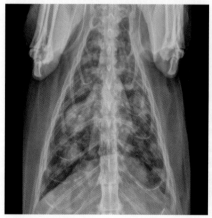
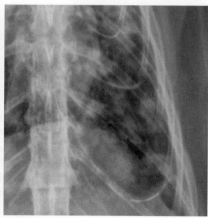

a X線，DV像　　**b** X線，DV像

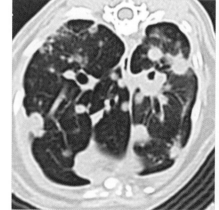
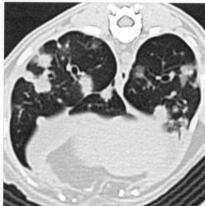
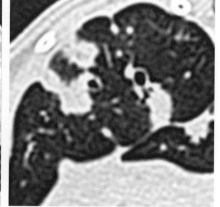

c CT，横断面　　**d** CT，横断面　　**e** CT，横断面

進行性の咳および体重減少を伴う13歳のドメスティック・ショートヘア。bおよびeはaおよびdのそれぞれ拡大像である。X線画像からは不均一な辺縁を有し癒合する，様々な大きさの結節がすべての肺葉に広範囲に存在していることがわかる（a，b）。同様の所見がCT画像にも存在する（c〜e）。気管支肺胞洗浄細胞診の結果は，化膿性肉芽腫性炎症として解釈された。化膿性肉芽腫性肺炎の原因は確定されなかったが，感染性と考えられた。猫コロナウイルス，*Toxoplasma gondii*, *Dirofilaria immitis*，マイコプラズマ，細菌，真菌の検査はすべて陰性であった。

図 4.6.19 *Coccidioides immitis* による真菌性肺炎（犬）　　CT

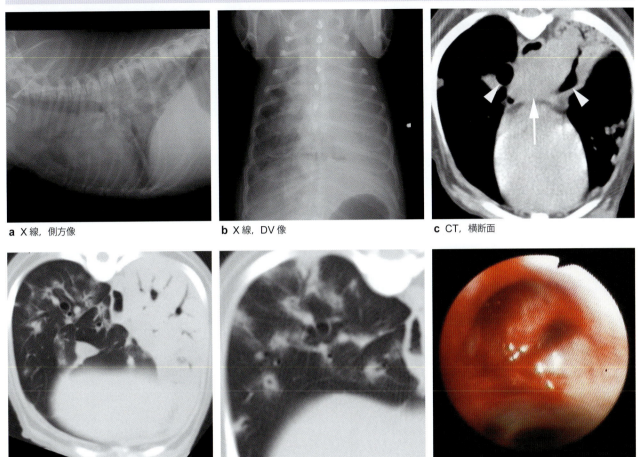

a X線，側方像　　b X線，DV像　　c CT，横断面
d CT，横断面　　e CT，横断面　　f 気管支鏡

1カ月にわたる進行性の努力性呼吸，体重減少，活動性減少を呈する7歳，去勢雄のダックスフンド。胸部X線画像において左肺葉全体の硬化および癒合した肺胞浸潤を認める（a，b）。CT画像において，中心部の気管気管支リンパ節は著しく腫大し（c：矢印），主気管支の圧迫および背軸方向への偏位を生じている（c：矢頭）。左肺は残存するエアーブロンコグラムを伴って硬化している（d）。多発性の，一部癒合した，縁取りが乏しい肺胞浸潤が右肺葉に存在し，多くは気道を中心に位置してみえる（e）。気管支鏡検査において，竜骨部は異常に鈍化した形態を有し，粘膜は明らかな出血領域を伴って赤く腫れてみえる（f）。気管支肺胞洗浄細胞診によって化膿性肉芽腫性炎症が明らかとなり，*Coccidioides immitis* 抗体価が陽性であった。剖検によって，多数の病変内真菌体を伴う拡大した化膿性肉芽腫性肺炎が確定された。

Section 4　胸部

図 4.6.20　*Pneumocystis carinii* による真菌性肺炎（犬）　CT

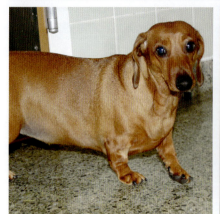
a　外貌

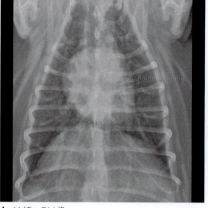
b　X線，DV像

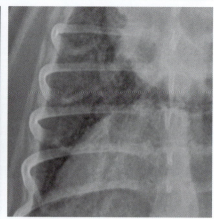
c　X線，DV像

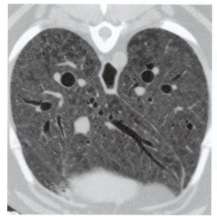
d　CT，横断面

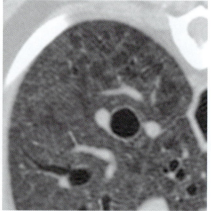
e　CT，横断面

4カ月にわたる運動不耐性の病歴を有する2歳，避妊雌のダックスフンド（**a**）。X線画像にて，肺領域に中等度から重度のび漫性間質浸潤が認められる（**b**，**c**）。び漫性すりガラス状パターンがCT画像において見られ（**d**），腹側肺領域では平均として約−650 HUの吸収値を有する。肺のより背側領域にはより半透明の網状パターンが認められる（**e**）。気管支肺胞洗浄細胞診の結果は *Pneumocystis carinii* 感染の所見に一致した。

図 4.6.21　*Paragonims* による寄生虫性肺炎（犬）　CT

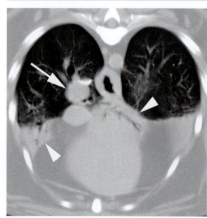
a　CT，横断面

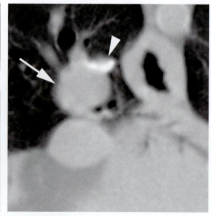
b　CT，横断面

左視神経を巻き込む mass を有する10歳，避妊雌のオーストラリアン・ケルピー。胸部X線画像によって右後葉における孤立性肺結節が明らかになった。**b** は **a** の拡大像である。境界明瞭な軟部組織デンシティの mass が後大静脈のすぐ背側に認められる（**a**，**b**：矢印）。限局性の石灰化が mass の末梢に存在する（**b**：矢頭）。副葉および右後葉の一部下側における吸収性の増加および容積の減少は（**a**：矢頭），肺胞浸潤と無気肺化の併発を示唆する。肺葉切除後の肺 mass の顕微鏡学的な評価は，吸虫卵で充満した嚢胞の集合体を含む，局所的な肉芽腫性肺炎であった。視神経 mass は，肺病変とは無関係の髄膜腫であることが明らかとなった。

図 4.6.22　気管支肺胞癌（犬）　CT

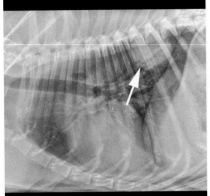

a　X線，右側方像

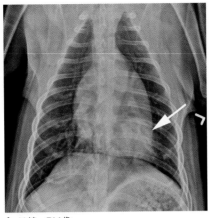

b　X線，DV像

肺疾患を疑う臨床徴候は有さない11歳，雄，オーストラリアン・シェパード。X線検査によって，巨大な，境界明瞭な軟部組織massが左後葉の背側部に存在することがわかった（a，b：矢印）。CT画像においても軟部組織デンシティのmassが認められる（c，d：大矢印）。左に存在し比較的影響を受けてない気道もあるが（c：矢頭），他の気道は圧迫され偏位している（d：矢頭）。massの末梢にすりガラス状不透過性が存在する（c：小矢印）。肺葉切除後の病理学的な診断は局所浸潤性の境界明瞭な気管支肺胞癌であった。CT上で認められたすりガラス状浸潤はおそらく局所腫瘍浸潤を反映している。

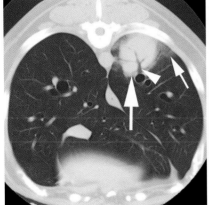

c　CT，横断面

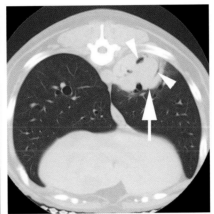

d　CT，横断面

図 4.6.23　空洞性気管支肺胞癌（犬）　CT

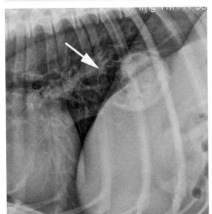

a　X線，左側方像

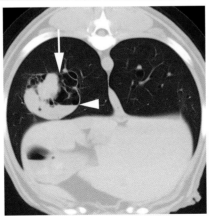

b　CT，横断面

肺疾患を疑う臨床徴候は有さない11歳，避妊雌のジャーマン・シェパード・ドッグとドーベルマンの雑種。X線画像において，境界明瞭な，空洞を有するmassが右後葉に認められる（a：矢印）。肺massの空洞性はCT画像においても明らかで（b：矢印），凹凸の存在は一部の軟部組織デンシティの内容物が液体であり，massの下側に分布していることを示唆している（b：矢頭）。肺葉切除後の病理診断は気管支肺胞癌であった。

図 4.6.24 領域性侵襲性肺腺癌（犬） CT

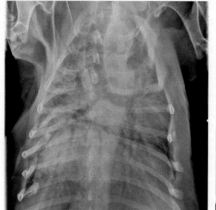

a X線，DV像

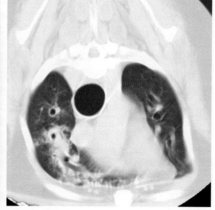

b CT，横断面

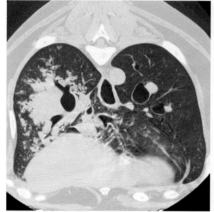

c CT，横断面

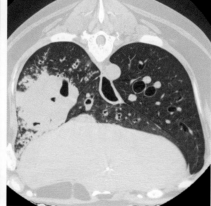

d CT，横断面

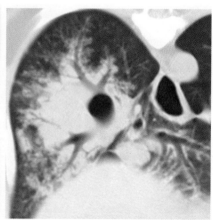

e CT，横断面

少なくとも6カ月間にわたって咳が進行性に悪化してきた13歳，去勢雄のバセット・ハウンド。右後胸部に境界不明瞭なmassが存在し，それが右主気管支を圧迫し心陰影を左に偏位させている（**a**）。massの末梢において，気管支，間質，肺胞成分を含む右肺全体を巻き込んだ複合肺パターンが認められる。**b〜d**のCT画像は頭側から尾側の順に並べてある。**e**は右後葉および副葉の，7 mmでスライスされた画像の拡大像である。CTにおいて右後葉にmassの存在が確認された（**b〜e**）。mass内の大気道は正常に保たれているが，小気道は圧迫もしくは偏位させられている（**c**，**d**）。気管支周囲からの右前葉，中葉，副葉へのmassの伸展が認められ，それは**e**において最もよく描出されている。FNAによって肺腺癌の診断が確定された。

図 4.6.25 組織球性肉腫（犬） CT

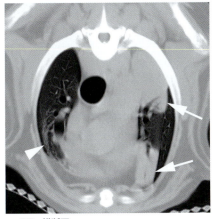
a CT，横断面

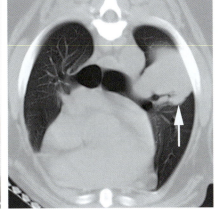
b CT，横断面

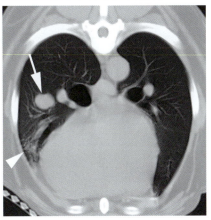
c CT，横断面

努力性呼吸および咳の増加を伴う 10 歳，雄のラブラドール・レトリーバー。CT 画像は頭側から尾側の順に並べてある。多発性の境界明瞭な，軟部組織デンシティを有する様々な大きさの肺 mass が，左前葉（a, b：矢印）および右中葉（c：矢印）に気管支を中心にして認められる。右前葉および中葉の腹側部分に認められた部分的な無気肺は，CT 室に移動する間の全身麻酔下での横臥位姿勢に関連しているようである（a, c：矢頭）。剖検によって組織球性肉腫の診断が確定された。

図 4.6.26 肺リンパ腫（犬） CT

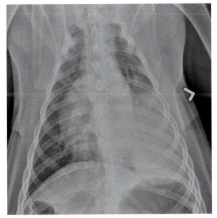
a X 線，DV 像

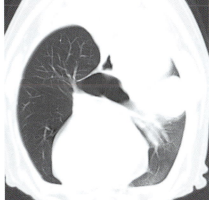
b CT，横断面

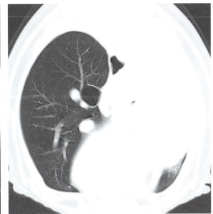
c CT，横断面

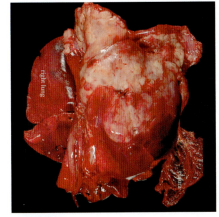
d 肉眼所見

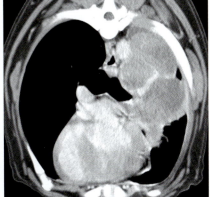
e 造影 CT，横断面

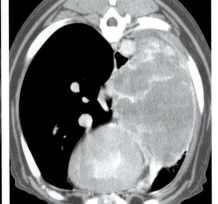
f 造影 CT，横断面

3 カ月にわたり進行性に悪化する咳を認める 9 歳，去勢雄のラブラドール・レトリーバー。探査的 X 線検査によって左後葉に左主気管支および後葉気管支を圧迫して偏位させている巨大な軟部組織 mass が見つかった（a）。b および c は肺条件の単純 CT 画像であり，e および f は造影剤投与後に得られた軟部組織条件の比較画像である。軟部組織デンシティを有する mass はすべての左後葉と大部分の左前葉を巻き込んでいる（b, c）。mass は中心部が中等度かつ均一に増強し，辺縁部により強く増強する薄い縁取りを伴う（e, f）。剖検によって左肺葉のほとんどを巻き込んだ，B 細胞性リンパ腫と確定診断された（d）。

図 4.6.27 肺転移（犬） CT

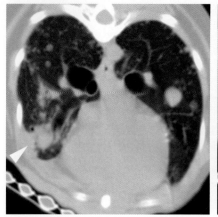
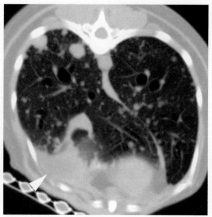
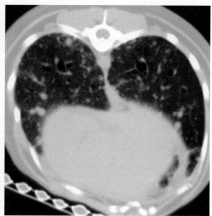

a CT，横断面　　　　　　　　　　　　b CT，横断面　　　　　　　　　　　　c CT，横断面

以前に乳腺癌の診断を受けた 13 歳，避妊雌のプードル系雑種。最近の胸部 X 線検査によって肺結節が検出された。CT 画像は尾側から頭側の順に並べてある。多発性の軟部組織デンシティを有する，1～6 mm の径の範囲の肺結節がすべての肺葉に分布している（a～c）。右半胸郭の腹側部において結節が癒合しているように見える限局性領域が認められる（a，b：矢頭）。剖検によって広範囲におよぶ乳腺癌の肺転移が確定された。

図 4.6.28 肺転移の進行（犬） CT

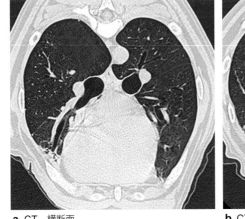
a CT，横断面

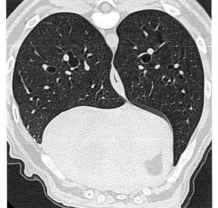
b CT，横断面

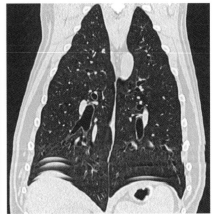
c CT，背断面

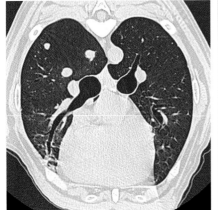
d CT，横断面

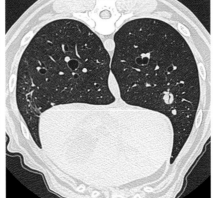
e CT，横断面

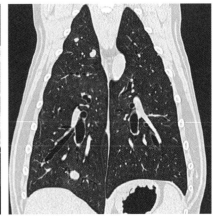
f CT，背断面

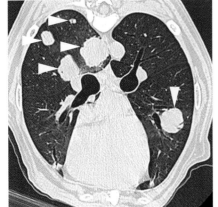
g CT，横断面

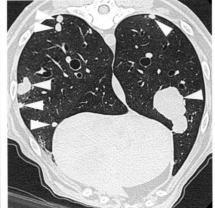
h CT，横断面

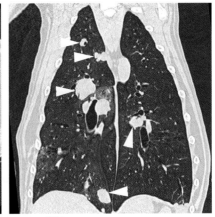
i CT，背断面

口腔内黒色腫の肺転移を有する 11 歳，去勢雄のラブラドール・レトリーバー。CT 画像は原発疾患の初診断時（**a～c**），および最初の撮影後 73 病日（**d～f**）と 157 病日（**g～i**）に得られた。157 病日に得られた横断面および背断面において，多発性の転移性 mass および結節が容易に検出される（**g～i**：矢頭）。縦の欄の異なる日付の同部位の画像を観察することによって，時間の経過による転移の外観および進行を評価することができる。剖検によって広範囲におよぶ肺転移の存在が確定された。**c** における横隔膜近くの曲線状の物体は，横隔膜の動きによるアーチファクトである。

図 4.6.29 境界明瞭な肺転移（犬） CT

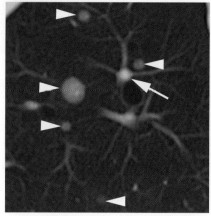
a CT，横断面

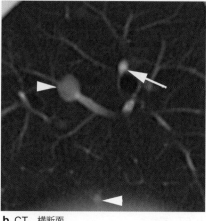
b CT，横断面

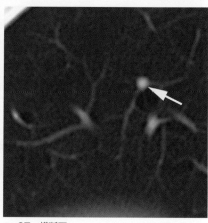
c CT，横断面

転移性の血管肉腫を有する7歳，避妊雌のビズラ。**a～c**は右後葉を5 mmでスライスした連続した画像である。多発性の境界明瞭な肺結節が認められる（**a, b**：矢頭）。結節は様々な吸収値を有し，隣接する含気した肺に伴うパーシャル・ボリューム効果のため半透明にみえる（**a, b**）。比較すると，結節と径の近い血管末端はより吸収値が高い（**a～c**：矢印）。

図 4.6.30 境界に乏しい肺転移（犬） CT

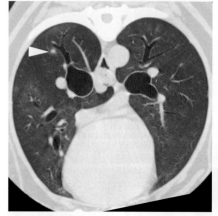
a CT，横断面

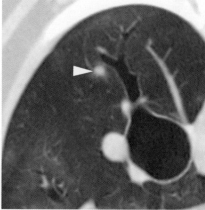
b CT，横断面

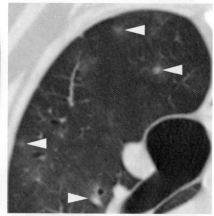
c CT，横断面

転移性血管肉腫を有する6歳，雌のゴールデン・レトリーバー。**a～c**は1 mmでスライスされた画像である。**b**は**a**の拡大像であり，**c**は**b**の頭側で得られた画像の拡大像である。多発性の境界に乏しい軟部組織デンシティを有する結節が認められる（**a～c**：矢頭）。加えて，結節の末梢付近および肺の他の領域において不均一なすりガラス状不透過性が認められる。この患者の結節の境界欠損は，おそらく転移病変内の，もしくは病変に隣接した炎症もしくは出血を示している。

図 4.6.31　骨化生を伴う粘液腺癌（犬）　　CT

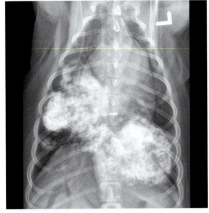
a　X線, DV像

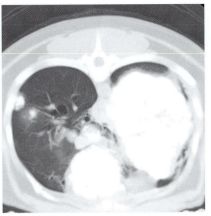
b　CT, 横断面

進行性に悪化する乾性の咳を有する10歳のジャック・ラッセル・テリア。探査的X線画像において左後葉，右中葉，右後葉に多発性の石灰化デンシティを有するmassが認められた（a）。CT画像においてmassは強くしかしながら不完全に石灰化しており，複雑な多小葉像を呈している（b，d）。肺葉切除後の病理診断は，広範囲の骨化生を伴う粘液性腺癌であった（c）。原発腫瘍の由来は同定されなかった。

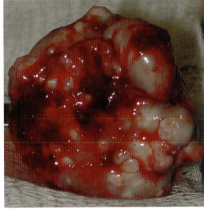
c　CT, 横断面

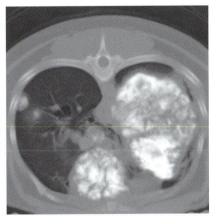
d　肉眼所見

図 4.6.32　小転移の検出のための MIP 画像（犬）　　CT

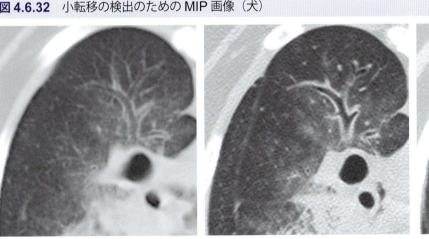
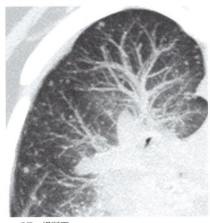

a　CT, 横断面　　　　b　CT, 横断面　　　　c　CT, 横断面

他の肺葉への遠隔転移を伴う肺胞癌を有する11歳，避妊雌のオーストラリアン・キャトルドッグ。右後葉のCT画像はすべて同じレベルで得られ，5 mmでスライスされた画像（a），1 mmでスライスされた画像（b），および15 mm厚の最大投影（MIP）画像（c）である。小さな粟粒性の末梢転移結節は，含気肺によるパーシャル・ボリューム効果からのコントラスト減少のため，5 mmスライスの画像では確認が難しい（a）。1 mmスライスの画像ではいくらかの結節は確認できるが，胸部全体を観察するために必要となる画像の数が膨大になるため，転移スクリーニングのために薄いスライス厚を用いるのは非現実的である。MIP画像では，ほぼ完全にパーシャル・ボリューム効果が除去されることで粟粒性結節をはっきり確認することができ，胸部全体をみるために必要となる画像枚数も減らすことができる。剖検によって気管支移行および他の肺葉への遠隔転移を伴う，左前葉から生じた気管支肺胞腺癌の診断が確定された。

図 4.6.33 骨化生（犬） CT

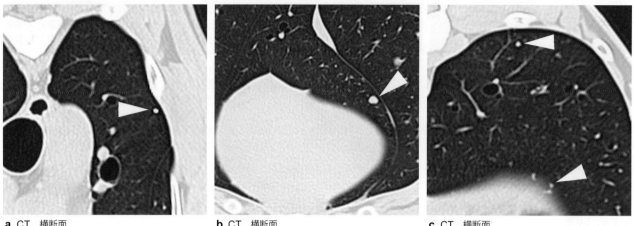

a CT，横断面　　b CT，横断面　　c CT，横断面

12 歳，避妊雌のグレーハウンド。胸部 CT 検査は腹部の血管肉腫のステージ評価のため実施された。CT 画像において，高い吸収値の，境界明瞭な粟粒性結節が，肺実質の末梢に認められる（a～c：矢頭）。結節の吸収値は，径が小さいため，それが軟部組織デンシティを有するものと仮定した値よりも高くなる。

図 4.6.34 肺線維症（犬） CT

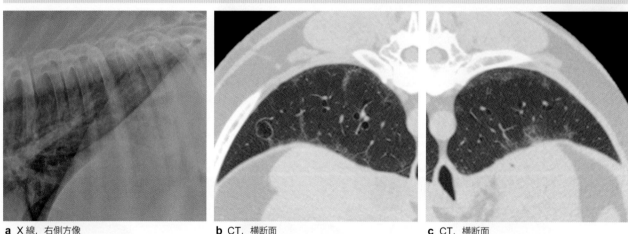

a X 線，右側方像　　b CT，横断面　　c CT，横断面

右後葉の腺腫を有する 9 歳，去勢雄のドーベルマン。胸部 X 線画像において，尾側背部の肺領域に中等度の非構造的な間質パターンが認められる（a）。後葉の CT 画像は，主に肺の胸膜下領域に位置する，高い吸収性の非構造的および線状領域を示している（b，c）。薄い壁のブラもまた右後葉に存在するが（b），偶発所見と考えられる。肺 mass（示していない）切除のため右後葉肺葉切除が実施された。前述した非構造的および線状の高吸収値を有する肺病変の病理診断は，著しく多発性から癒合した慢性間質性線維症であった。線維化の誘発原因は同定されなかったが，おそらく以前の炎症性損傷によるものと考えられた。

図 4.6.35 肺線維症（犬） CT

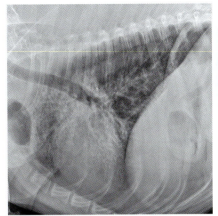
a X線，左側方像

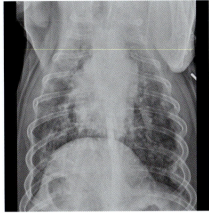
b X線，DV像

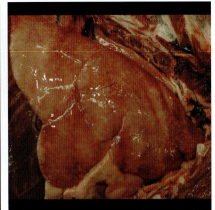
c 肉眼所見

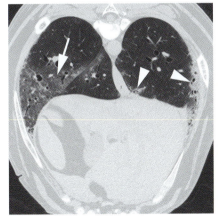
d CT，横断面

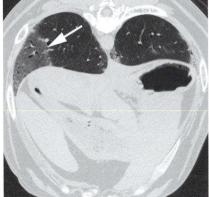
e CT，横断面

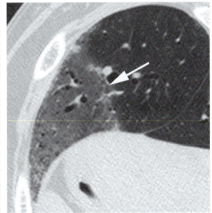
f CT，横断面

18カ月にわたる間質性肺炎の病歴を有する4歳，去勢雄のチェサピーク・ベイ・レトリーバー。細菌培養および血清検査は陰性であり，最近までステロイド治療に一部反応していた。すべての肺領域において，主に強い間質パターンが認められ，右において特に著しい（**a**，**b**）。**d**および**e**は罹患肺を頭側から尾側に並べたCT画像を示し，**f**は**e**の拡大像である。気管支血管構造が保持された右後葉外腹側面において均一な吸収性の増加が認められる（**d**〜**f**：矢印）。左後葉の胸膜下に高吸収性のより限局した領域が存在し，体積の減少に関連しているようにみえる（**d**：矢頭）。剖検によってび漫性に罹患した肺実質を伴う，重篤な慢性間質性線維症であると確定された（**c**）。肺の炎症は最小限であり，主に肺胞間マクロファージによって構成されていた。発症原因は同定されなかったが，おそらく以前に診断された間質性肺炎によるものと考えられた。

図 4.6.36 肺線維症および石灰化（犬）　　　　　　　　　　　　　　　　　　　　　　　　　　　　　　　　CT

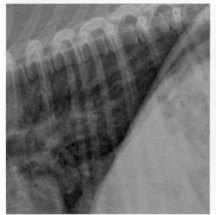

a X線, 右側方像

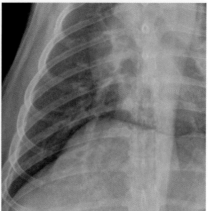

b X線, DV像

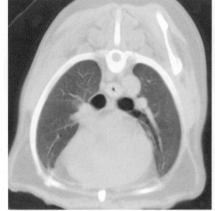

c CT, 横断面

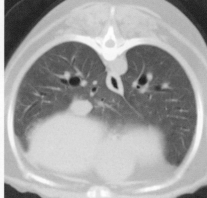

d CT, 横断面

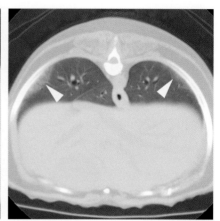

e CT, 横断面

慢性腎疾患，おそらく副腎皮質機能亢進症および最近始まった呼吸障害を有する 12 歳，避妊雌のミニチュア・ピンシャー。胸部 X 線画像において全体的な，軽度から中等度の非構造的間質パターンが認められる（a，b）。CT 画像においてび漫性かつ均一に増加した肺デンシティを有し，平均でおよそ−635 HU である。後葉の胸膜下実質において，より明らかに高吸収値の，限局した領域が認められる（e：矢頭）。死後検査後の病理診断は，著しいび漫性間質性線維症と石灰化であった。肺における基底膜の石灰化が急性呼吸促迫および呼吸困難に寄与したものと考えられた。

文献

1. Scrivani PV, Thompson MS, Dykes NL, Holmes NL, Southard TL, Gerdin JA, et al. Relationships among subgross anatomy, computed tomography, and histologic findings in dogs with disease localized to the pulmonary acini. Vet Radiol Ultrasound. 2012;53:1–10.
2. Anderson WI, King JM, Flint TJ. Multifocal bullous emphysema with concurrent bronchial hypoplasia in two aged Afghan hounds. J Comp Pathol. 1989;100:469–473.
3. Gopalakrishnan G, Stevenson GW. Congenital lobar emphysema and tension pneumothorax in a dog. J Vet Diagn Invest. 2007;19:322–325.
4. Hoover JP, Henry GA, Panciera RJ. Bronchial cartilage dysplasia with multifocal lobar bullous emphysema and lung torsions in a pup. J Am Vet Med Assoc. 1992;201:599–602.
5. Ruth J, Rademacher N, Ogden D, Rodriguez D, Gaschen L. Imaging diagnosis – congenital lobar emphysema in a dog. Vet Radiol Ultrasound. 2011;52:79–81.
6. Au JJ, Weisman DL, Stefanacci JD, Palmisano MP. Use of computed tomography for evaluation of lung lesions associated with spontaneous pneumothorax in dogs: 12 cases (1999–2002). J Am Vet Med Assoc. 2006;228:733–737.
7. Lipscomb VJ, Hardie RJ, Dubielzig RR. Spontaneous pneumothorax caused by pulmonary blebs and bullae in 12 dogs. J Am Anim Hosp Assoc. 2003;39:435–445.
8. Reetz JA, Caceres AV, Suran JN, Oura TJ, Zwingenberger AL, Mai W. Sensitivity, positive predictive value, and interobserver variability of computed tomography in the diagnosis of bullae associated with spontaneous pneumothorax in dogs: 19 cases (2003–2012). J Am Vet Med Assoc. 2013;243:244–251.
9. Murphy KA, Brisson BA. Evaluation of lung lobe torsion in Pugs: 7 cases (1991–2004). J Am Vet Med Assoc. 2006;228:86–90.
10. Schultz RM, Peters J, Zwingenberger A. Radiography, computed tomography and virtual bronchoscopy in four dogs and two cats with lung lobe torsion. J Small Anim Pract. 2009;50:360–363.
11. Seiler G, Schwarz T, Vignoli M, Rodriguez D. Computed tomographic features of lung lobe torsion. Vet Radiol Ultrasound. 2008;49:504–508.
12. Larsen BT, Colby TV. Update for pathologists on idiopathic interstitial pneumonias. Arch Pathol Lab Med. 2012;136:1234–1241.
13. Clercx C, Peeters D. Canine eosinophilic bronchopneumopathy. Vet Clin North Am Small Anim Pract. 2007;37:917–935.
14. Carminato A, Vascellari M, Zotti A, Fiorentin P, Monetti G, Mutinelli F. Imaging of exogenous lipoid pneumonia simulating lung malignancy in a dog. Can Vet J. 2011;52:310–312.
15. Himsworth CG, Malek S, Saville K, Allen AL. Endogenous lipid pneumonia and what lies beneath. Can Vet J. 2008;49:813–815.
16. Jerram RM, Guyer CL, Braniecki A, Read WK, Hobson HP. Endogenous lipid (cholesterol) pneumonia associated with bronchogenic carcinoma in a cat. J Am Anim Hosp Assoc. 1998;34:275–280.
17. Jones DJ, Norris CR, Samii VF, Griffey SM. Endogenous lipid pneumonia in cats: 24 cases (1985–1998). J Am Vet Med Assoc. 2000;216:1437–1440.
18. Raya AI, Fernandez-de Marco M, Nunez A, Afonso JC, Cortade LE, Carrasco L. Endogenous lipid pneumonia in a dog. J Comp Pathol. 2006;135:153–155.
19. Betancourt SL, Martinez-Jimenez S, Rossi SE, Truong MT, Carrillo J, Erasmus JJ. Lipoid pneumonia: spectrum of clinical and radiologic manifestations. AJR Am J Roentgenol. 2010;194:103–109.
20. Lee JS, Im JG, Song KS, Seo JB, Lim TH. Exogenous lipoid pneumonia: high-resolution CT findings. Eur Radiol. 1999;9:287–291.
21. Gurney JW. Diagnostic Imaging: Chest. Salt Lake City: Amirsys Inc., 2007.
22. Chandler JC, Lappin MR. Mycoplasmal respiratory infections in small animals: 17 cases (1988–1999). J Am Anim Hosp Assoc. 2002;38:111–119.
23. Foster SF, Barrs VR, Martin P, Malik R. Pneumonia associated with Mycoplasma spp in three cats. Aust Vet J. 1998;76:460–464.
24. Schultz RM, Zwingenberger A. Radiographic, computed tomographic, and ultrasonographic findings with migrating intrathoracic grass awns in dogs and cats. Vet Radiol Ultrasound. 2008;49:249–255.
25. Hagiwara Y, Fujiwara S, Takai H, Ohno K, Masuda K, Furuta T, et al. Pneumocystis carinii pneumonia in a Cavalier King Charles Spaniel. J Vet Med Sci. 2001;63:349–351.
26. Lopez A. Respiratory System. In: McGavin, MD, Zachary, JF (eds): Pathologic Basis of Veterinary Disease. St. Louis: Mosby Elsevier, 2007;463–558.
27. Marolf AJ, Gibbons DS, Podell BK, Park RD. Computed tomographic appearance of primary lung tumors in dogs. Vet Radiol Ultrasound. 2011;52:168–172.
28. Paoloni MC, Adams WM, Dubielzig RR, Kurzman I, Vail DM, Hardie RJ. Comparison of results of computed tomography and radiography with histopathologic findings in tracheobronchial lymph nodes in dogs with primary lung tumors: 14 cases (1999–2002). J Am Vet Med Assoc. 2006;228:1718–1722.
29. Tsai S, Sutherland-Smith J, Burgess K, Ruthazer R, Sato A. Imaging characteristics of intrathoracic histiocytic sarcoma in dogs. Vet Radiol Ultrasound. 2012;53:21–27.
30. Geyer NE, Reichle JK, Valdes-Martinez A, Williams J, Goggin JM, Leach L, et al. Radiographic appearance of confirmed pulmonary lymphoma in cats and dogs. Vet Radiol Ultrasound. 2010;51:386–390.
31. Armbrust LJ, Biller DS, Bamford A, Chun R, Garrett LD, Sanderson MW. Comparison of three-view thoracic radiography and computed tomography for detection of pulmonary nodules in dogs with neoplasia. J Am Vet Med Assoc. 2012;240:1088–1094.
32. Nemanic S, London CA, Wisner ER. Comparison of thoracic radiographs and single breath-hold helical CT for detection of pulmonary nodules in dogs with metastatic neoplasia. J Vet Intern Med. 2006;20:508–515.
33. Syrja P, Heikkila HP, Lilja-Maula L, Krafft E, Clercx C, Day MJ, et al. The histopathology of idiopathic pulmonary fibrosis in West Highland White Terriers shares features of both non-specific interstitial pneumonia and usual interstitial pneumonia in man. J Comp Pathol. 2013;149:303–313.
34. Heikkila HP, Lappalainen AK, Day MJ, Clercx C, Rajamaki MM. Clinical, bronchoscopic, histopathologic, diagnostic imaging, and arterial oxygenation findings in West Highland White Terriers with idiopathic pulmonary fibrosis. J Vet Intern Med. 2011;25:433–439.

Section 5
腹部

腹壁，後腹膜腔および腹腔
肝血管疾患
肝胆道系疾患
消化管
膵臓
副腎
脾臓
泌尿器系
生殖器系

5.1
腹壁，後腹膜腔および腹腔

マルチスライスCTは，高い濃度分解能と空間分解能を有する画像を迅速に得ることができるため，腹壁，後腹膜腔および腹腔の検査に適している[1]。MRIは，画像収集の間に呼吸によるアーチファクトが発生するため，これらの部位の画像化にはあまり用いられない。

後腹膜腔は，他の画像技術による評価が難しいことが多いが，CTの横断像または再構築画像なら十分に視覚化することができる。腹大動脈と後大静脈は後腹膜腔内の脂肪の中を走っている。主要な後腹膜腔の臓器としては腎臓と副腎がある。大動脈傍リンパ節は，肥大していなければ見えないこともある。大型の内腸骨リンパ節は大動脈の腸骨枝の横に，下腹リンパ節は腸骨動脈の間に認められる。

腹壁は間に脂肪を挟んだ薄い筋肉の層からできており，CTで容易に評価することができる。腹腔は腹部臓器の漿膜面を取り囲む脂肪で満たされている。

外傷

脊椎の外傷は脊椎筋組織や後腹膜腔に及ぶ出血を引き起こすことがある。CT上，出血はわずかに高吸収あるいは等吸収で，後腹膜腔の中を切り裂くような境界不明瞭な陰影として描出される（**図5.1.1**）。MRIでは，浮腫と出血は脊椎筋組織や後腹膜腔内にT2強調（T2W）高信号域として現れる[2]。出血は骨盤後腹膜腔内にみられることもある（**図5.1.2**）。

浸出液

感染性炎症性疾患や腎毒性，あるいは腎閉塞による急性腎不全の動物では，腎周囲に液体が貯留することがある（**図5.1.3**）。CTやMRIを用いた研究で言及されたことはないが，超音波を用いた研究では，片側性あるいは両側性に起こる腎周囲の液体貯留と急性腎不全との関連が明らかになっている[3]。

血圧の上昇あるいは血管透過性の亢進は腹水貯留を引き起こしうる。腹水は，腹壁や腹腔臓器の隙間に液体デンシティの囊として描出される。（**図5.1.4，5.1.5**）

炎症性疾患

感染性炎症性疾患は，たいてい後腹膜腔あるいは体壁に限局して発生する。ある地域にみられる膿瘍は，草の芒が体壁を通って穿入することによって引き起こされる。瘻管を通じて体外に排膿がみられることもあるし，排膿せず体壁にmassを形成することもある。また，異物は吸入によって胸腔を介して後腹膜腔に侵入することもある。胸腔の異物はしばしば横隔膜を突き抜けて腰部の筋肉組織へ迷入し，蜂窩織炎や膿瘍，急性の腹痛や背部痛を引き起こす。胸腔から侵入した異物のCT所見は，横隔膜から腰下筋組織へと伸び，中央に液体様の物質とガスを含んだ，円形または楕円形の壁を持つ管である。造影画像では，その管の壁が中程度に増強される。炎症は後腹膜の脂肪へ波及し，不透過性を亢進させ，軟部組織デンシティの縞模様を浮かび上がらせる（**図5.1.6**）。

皮膚を貫通した異物は，皮下組織内に，辺縁増強され中心部に液体デンシティを持つ多小葉性のmassを形成することがある（**図5.1.7**）。それらはまた後腹膜腔へ侵入し，皮膚への瘻管と連続する膿瘍をこの部位に形成することもある（**図5.1.8**）。弾丸のような他のタイプの異物は，腹腔や後腹膜腔に感染をもたらすことがある（**図5.1.9**）。

真菌感染による膿瘍が後腹膜腔にときおり発生する。MRIにおいてそれらはT2W高信号を呈し，造影T1強調（T1W）画像では造影剤により増強されるmassとして描出され，脈管系を巻き込んだり血管の血栓症を引き起こしたりする[4]。

CT画像における腹腔内脂肪の不透過性の亢進は，"fat stranding（脂肪組織浸潤）"とよばれている。これは，血管透過性の亢進やリンパ管のうっ滞による浮腫が原因で起こると考えられている[5]。すりガラス状（図5.1.4）または線状，網状のパターンとして現れることがあり，犬では膿瘍や消化管穿孔などの炎症性病変と関連している[6]。特定の臓器へのfat strandingの局在は，異常の原因を特定するのに役立つ。またCTは超音波検査のように器官と重なることなく，腹部の遊離ガスを検出することもできる。

腫瘍

腹部のCTは，特に腫瘍の摘出術を計画，実行する際に，腹部の複雑な筋膜面を巻き込んだ病変を画像化するための主要な手段となっている[7]。CTを用いることで，炎症性または腫瘍性病変の切除縁をどれくらい確保するかを評価し，切開の深さや幅，ならびに肋骨のような隣接する構造物を除去するかどうかを決定することができる。多断面再構成（MPR）は切除縁を視覚化したり計測したりするのに特に有用である。

脂肪腫は皮下組織や筋間に蓄積した脂肪内に頻繁に認められる。これらは軟部組織の隔壁を伴った，円形で，脂肪デンシティを示すmassである（図5.1.10）。それらのうち，大きいサイズのものは，しばしば隣接する器官を変位させたり腹腔や後腹膜腔内へ浸潤したりする。大きな脂肪腫は出血を伴いやすく，CT上では軟部組織デンシティが増加した領域に脂肪が散在しているように映し出される（図5.1.11）。浸潤性脂肪腫は周囲の筋肉組織への浸潤によって特徴付けられる（図5.1.10）[8]。脂肪腫は骨盤内脂肪層にも浸潤し，さらなるmass effectを引き起こす可能性がある（図5.1.12）。

猫注射部位関連肉腫が，遠隔腫瘍の伸展や誤った方向に向けた注射によって腹壁や骨盤の軟部組織に発生することがある。体壁筋組織への浸潤は，筋組織や周囲の組織へ拡大した腫瘍が増強されることにより明らかとなる[9]。放射線治療の際には病変を評価するためCT検査を行うが，術後の炎症と腫瘍の拡大を区別するのは困難なことがあり，常に区別できるわけではない。犬の線維肉腫は腹腔や骨盤管へ浸潤することのある侵襲性の腫瘍である。病変の造影検査は迅速に腫瘍の境界を明確にしたり，局所リンパ節の腫脹を評価したりするのに必要である。線維肉腫や他の肉腫は境界不明瞭で中等度から強い増強がみられ（図5.1.13〜5.1.15），腫瘍組織の突起は周辺の組織に及んでいる。

血管肉腫は，明らかな腹部浸潤のない，骨盤や後腹膜腔内のmassとしてときおり発生する。これらのmassは不整な分葉形で，内部はCT，MRIのどちらにおいても不均一である。Massの出血した領域はCTでは低吸収（図5.1.16），MRIではT1W低信号，T2W高信号（図5.1.17）を呈する。どちらの診断法でもmassは辺縁増強される傾向にある。

腹壁や骨盤には様々な種類の腫瘍が発生する可能性があり，mass effectを引き起こしたり，固形のものから囊胞に至るまであらゆる画像所見が描出されたりする（図5.1.18）。体壁，腹膜，骨盤あるいは骨盤四肢からの転移性疾患がないかどうかを調べるため，内側腸骨リンパ節，下腹リンパ節，および腰リンパ節については，腫大や，増強の乏しい領域がないか評価するべきである（図5.1.18，5.1.19）。

図 5.1.1　後腹膜出血（犬）　　CT

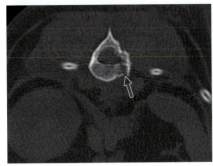
a CT, 横断面

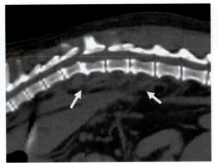
b CT, 矢状断面

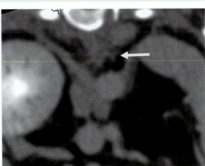
c 造影CT, 横断面

大型犬との衝突によりT12-T13を骨折／脱臼した11歳，去勢雄のマルチーズ。横断面においてT12の左側椎弓根および椎体の骨折が認められる（**a**：中抜き矢印）。下降大動脈背側の後腹膜腔には出血による境界不明瞭な液体デンシティの領域が見られる（**b**, **c**：矢印）。

図 5.1.2　自然発生性骨盤内血腫（犬）　　CT

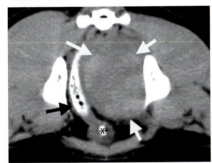
a CT, 横断面

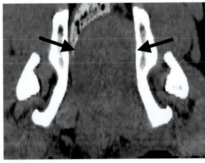
b CT, 背断面

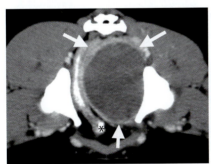
c 造影CT, 横断面

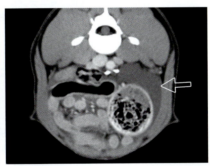
d 造影CT, 横断面

排尿排便時にいきみを呈する3歳，避妊雌のボクサー。造影前の画像には，左側の骨盤内に不均一な軟部組織デンシティ（45 HU）のmassが認められ（**a**：白矢印），結腸を右方向へ偏位させている（**a**：黒矢印）。Massは造影剤の静脈内投与によって辺縁増強される（**c**：白矢印）。尿道カテーテルが膀胱内腔に見られる（**a**, **c**：＊）。背断面では，massが骨盤腔の大部分を占拠しているのがわかる（**b**：矢印）。より頭側では，左側後腹膜腔内に出血を表す低吸収性の液体が認められる（**d**：中抜き矢印）。このmassは非腫瘍性であったが，以前より存在していた血管異常と思われる脈管構造を含んでいた。

Section 5　腹部

図 5.1.3　後腹膜液—レプトスピラ症（犬） CT

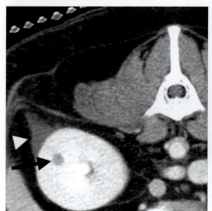
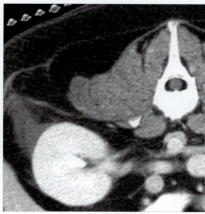

a 造影 CT，横断面　　b 造影 CT，横断面

後腹膜腔に液体貯留がみられる9歳，雑種犬。後腹膜腔への尿のリークを除外するために造影 CT が行われた。後腹膜腔内の右腎の横に液体が三角形に貯留しているのがわかる（**a**：矢頭）。偶発性の腎皮質囊胞も見られる（**a**：矢印）。検査の間，造影剤の腹腔内への漏出は観察されなかった。確定診断は急性腎不全を伴うレプトスピラ症であった。

図 5.1.4　腸間膜浮腫—過剰輸液（猫） CT

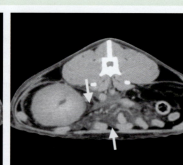

a 造影 CT，横断面　　b 造影 CT，横断面

尿管閉塞を呈する8歳，去勢雄のベンガル。急性の慢性腎不全を治療するために積極的な静脈内輸液療法が始められていた。右腎は骨盤の拡大を伴って腫大し，左腎は小さい。小腸を取り巻く脂肪内にはすりガラス状の液体デンシティの領域が見られ，同時に右腎周囲にはより直線的な fat stranding が認められる（**b**：矢印）。皮下の浮腫も見られる。これらの造影画像において腎臓の増強は非常にわずかであり，腎機能不全を示唆している。

図 5.1.5　腹水（犬） CT

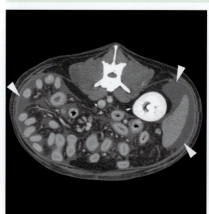
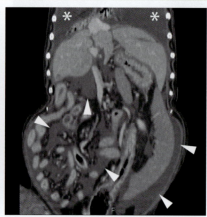

a 造影 CT，横断面　　b 造影 CT，背断面

胸腔および腹腔に漏出液のみられる6歳，避妊雌のピット・ブル・テリア。液体は腹腔内の広範囲に広がり，特に小腸や膵臓の周囲に集積している（**a**，**b**：矢頭）。胸腔尾側には胸水も確認される（**b**：＊）。液体は細胞成分も蛋白も乏しく，異常な静水圧あるいは膠質浸透圧によるものと考えられた。確定診断には至らなかった。

図 5.1.6 遊走性異物膿瘍（犬）　　CT

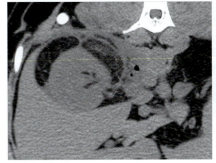

a CT，横断面

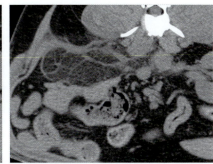

b CT，横断面

c CT，横断面

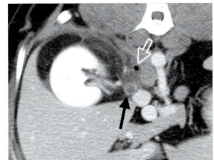

d 造影CT，横断面

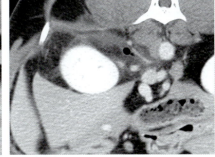

e 造影CT，横断面

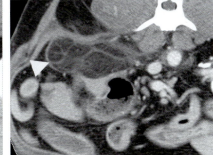

f 造影CT，横断面

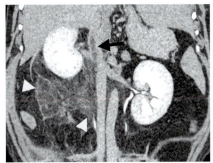

g 造影CT，背断面

少し前から咳と発熱がみられ，急性に腹痛を発症した12歳，避妊雌のラブラドール・レトリーバー。造影前（a〜c）とそれに対比した造影後（d〜f）の横断面を頭側から尾側の順に並べてある。横隔膜筋外側の右側後腹膜腔に，辺縁増強される境界明瞭な管と膿瘍が認められる（d，g：黒矢印）。それとは別に，ガスの泡を含んだ増強されない液体が，管の背側に認められる（d：中抜き矢印）。腎臓を取り巻く後腹膜の脂肪には，中心部にすりガラス状の不透過性領域を伴う線状のfat strandingが認められる（f，g：矢頭）。後腹膜腔からは遊走性の芒が摘出された。

図 5.1.7 腹壁膿瘍（犬）　　CT

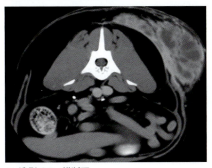

a 造影CT，横断面

左脇腹に再発性の膿瘍がみられる8歳，避妊雌のボーダー・コリー。左側背外側の体壁皮下組織に多小葉性のmassが認められる。Massは脊椎に隣接する深部の脂肪層には達していない。中心部の増強はなく，辺縁増強のみ認められる。外科的摘出後，遊走性の芒由来の植物の一部が発見された。

図 5.1.8 後腹膜膿瘍と表在性の排膿管（犬） CT

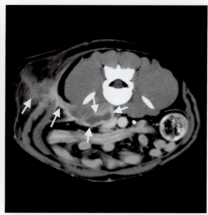

鼠径部に慢性の排膿管を有する5歳，雄のジャーマン・ショートヘアード・ポインター。頭側から尾側の順に並べた造影画像において，腰下筋組織内に高吸収性の管が認められる。またそれとは別に後腹膜腔と体壁の皮下組織内に異常な増強が見られる（**b**，**c**：矢印）。管は右鼠径部の皮膚表面に開口している（**d**：矢印）。排膿管を切除するための試験的手術が行われたが，異物は摘出されなかった。

a 造影CT，横断面　　**b** 造影CT，横断面

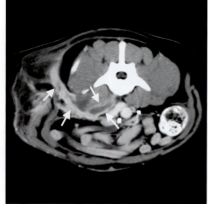
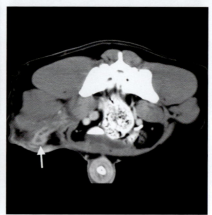

c 造影CT，横断面　　**d** 造影CT，横断面

図 5.1.9 *Mycobacterium* による後腹膜の腎周囲膿瘍（猫） CT

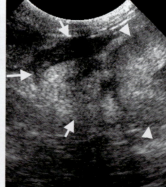
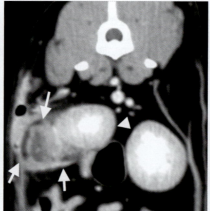
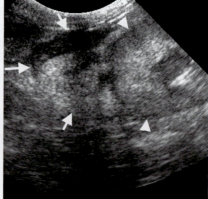

a CT，横断面　　**b** 造影CT，横断面　　**c** 超音波，矢状断面

2年半前から排膿管を有する8歳，去勢雄のドメスティック・ロングヘア。腹腔内に散弾が確認された。右側腹壁の皮下組織内にはガスが見られる（**a**：★）。造影画像では，液体デンシティの領域を取り囲む高吸収性の組織（**b**：矢印）が右腎の頭極（**b**：矢頭）の外側に認められる。これは慢性の後腹膜膿瘍が腎臓から体壁へ拡がっていることを示している。超音波画像でも腎臓（**c**：矢頭）を取り囲む液体と高エコーの脂肪（**c**：矢印）が確認できる。膿瘍の液体から *Mycobacterium* が培養された。

図 5.1.10 腹壁の浸潤性脂肪腫（犬） CT

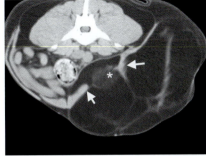
a CT, 横断面

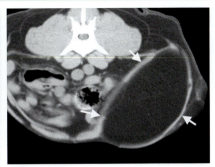
b CT, 横断面

術後の再発性脂肪腫を呈する 3 歳，避妊雌のビズラ。画像は頭側から尾側の順に並べてある。左鼠径部に大きな小葉性の脂肪デンシティの mass が見られる。Mass は，内・外腹斜筋と腹直筋とを分断，変形させている（**a**：矢印）。拡張し，浸潤した内腹斜筋が，筋肉の不連続な部分の中心に認められる（**a**：★）。背側の矢印は筋肉の不整な領域を指している。Mass の尾側面の腹筋は比較的正常である（**b**：矢印）。

図 5.1.11 組織化された血腫を伴う被包性脂肪腫（犬） CT

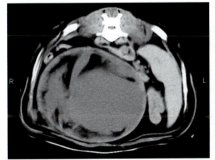
a CT, 横断面

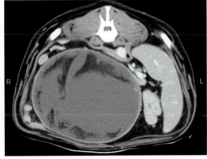
b 造影 CT, 横断面

腹部触診にて脾臓由来と思われる mass が触知された 12 歳，去勢雄のラブラドール・レトリーバー系雑種。厚く平滑な被膜を持つ mass が右上腹部に認められる。Mass の内部は脂肪に覆われた不均一な軟部組織デンシティの物質である。造影画像において mass の被膜はわずかに増強される。病理組織学的検査では内部に脂肪壊死と血腫を伴う線維性被膜と診断された。

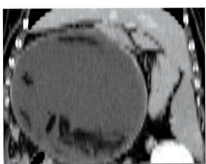
c 造影 CT, 背断面

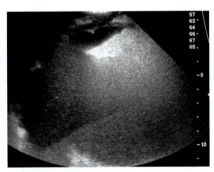
d 超音波, 矢状断面

図 5.1.12　骨盤脂肪腫（犬） CT

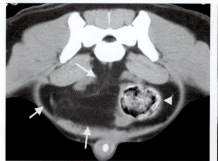
a　CT，横断面

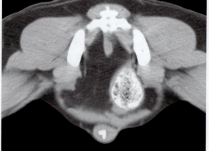
b　CT，横断面

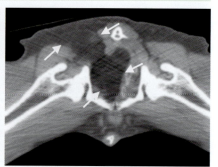
c　CT，横断面

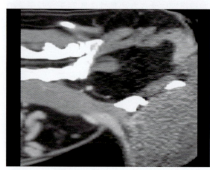
d　CT，矢状断面

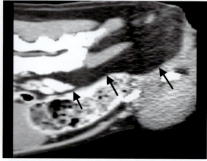
e　CT，矢状断面

排便時にしぶりがみられる7歳，去勢雄のゴールデン・レトリーバー。横断面（a〜c）は頭側から尾側の順に並べてある。右尾側の腹腔と骨盤腔内に境界不明瞭な脂肪デンシティのmassが認められる（a：矢印）。Massは結腸を左側へ変位させている（a：矢頭）。脂肪性の組織は骨盤腔の尾側の半分以上を占拠し，臀筋を分断して右臀部の皮下脂肪につながっている（c：矢印）。再構成された矢状断面では骨盤内massの連続性がよくわかる（e：矢印）。

図 5.1.13　腹壁の線維肉腫（犬） CT

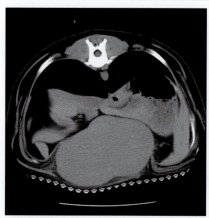
a　CT，横断面

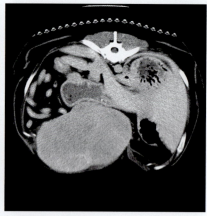
b　造影CT，横断面

過去に胸部massが診断されている7歳，避妊雌のゴールデン・レトリーバー。造影前の画像では，右腹側の体壁に由来し上腹部の内外両方へ突出する大きなmassが認められる。Massは胸骨位（a）や背臥位（b）でも同様の位置を維持している。Massは軟部組織デンシティであり，腹腔内で胃を背側へ変位させている。造影画像にてmassは中等度にかつ不均一に増強される。病理組織学的検査によってグレードIの線維肉腫と診断された。

図 5.1.14　骨盤の線維肉腫（猫）　　　　　　　　　　　　　　　　　　　　　　　　　　　　　　　　　CT

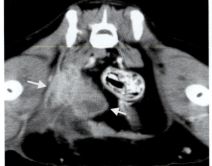
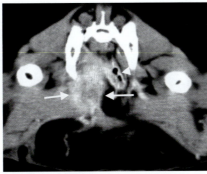
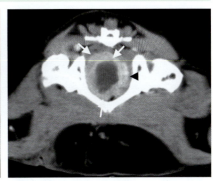

a 造影CT，横断面　　　　　　b 造影CT，横断面　　　　　　c 造影CT，横断面

排便時にしぶりがみられる15歳，ドメスティック・ショートヘア。画像は頭側から尾側の順に並べてある。右下腹部に境界不明瞭な増強されるmassが認められ（a，b：矢印），結腸を左側へと偏位させている（b：矢頭）。Massは腹壁の筋肉と腰椎に浸潤し，腹腔内で腹側に液体貯留を伴っている。骨盤腔内では，massは中心部に液性成分を伴い辺縁増強される（c：矢印）。このレベルでは結腸はmassによって完全に圧迫されている（c：矢頭）。FNAの所見は線維肉腫と一致するものであった。

図 5.1.15　紡錘形細胞腫瘍（犬）　　　　　　　　　　　　　　　　　　　　　　　　　　　　　　　　　CT

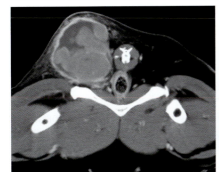
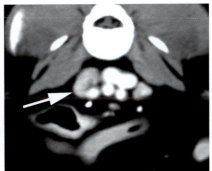
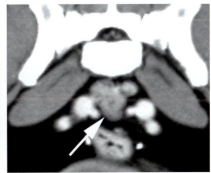

a 造影CT，横断面　　　　　　b 造影CT，横断面　　　　　　c 造影CT，横断面

不完全切除された尾根部のmassを主訴に来院した15歳，避妊雌のオーストラリアン・シェパード系雑種。尾根部側面と骨盤背側に小葉性の軟部組織および液体デンシティのmassが認められる（a）。Massの辺縁は著しく増強され，小葉内の軟部組織成分にはわずかな増強が見られる。Mass辺縁の脂肪には軟部組織の結節とfat strandingが認められる。内側腸骨リンパ節および下腹リンパ節は腫大し，不均一に増強されている（b，c：矢印）。病理組織学検査の結果は蜂窩織炎と転移性リンパ節腫大を伴う紡錘形細胞肉腫であった。

図 5.1.16 後腹膜血管肉腫（犬）

CT

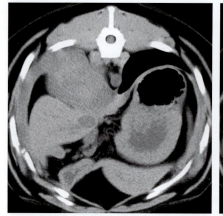

a CT，横断面

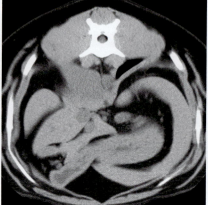

b CT，横断面

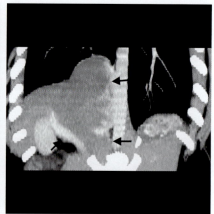

c 造影 CT，背断面

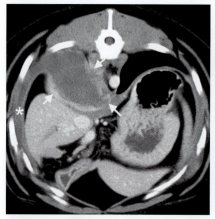

d 造影 CT，横断面

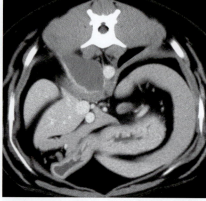

e 造影 CT，横断面

嗜眠を急性発症した 3 歳，去勢雄のラブラドール・レトリーバー。造影前（a，b）と造影後（d，e）の横断面を頭側から尾側の順に並べてある。後縦隔内に液体デンシティの mass が見られ，横隔膜を横切り後腹膜腔内へ伸びている（c，d：矢印）。Mass は右側の腹膜と体壁の間にまで及び（d：★），辺縁は強く増強されている（c，d：矢印）。生検により mass は血管肉腫と診断された。

図 5.1.17　後腹膜血管肉腫（犬）　　　　　　　　　　　　　　　　　　　　　　　　　　　　　　MRI

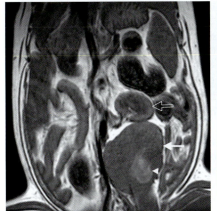

a　T1W，背断面

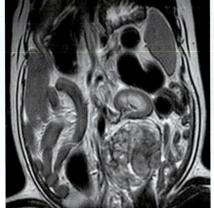

b　T2W，背断面

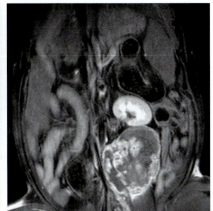

c　脂肪抑制造影 T1W，背断面

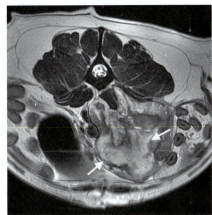

d　T2W，横断面

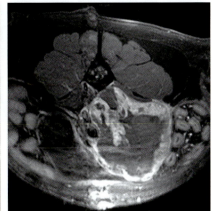

e　脂肪抑制造影 T1W，横断面

急性に嗜眠と貧血を発症した 6 歳，避妊雌のゴールデン・レトリーバー。左側の後腹膜腔に大きな mass が認められ（**a**, **d**：矢印），左腎を頭側へ変位させている（**a**：中抜き矢印）。中心部に腫瘍内出血を表す限局性の T1W 高信号領域が見られる（**a**：矢頭）。Mass の中心部は T1W で低信号（**a**），T2W で不均一に高信号を呈する（**b**, **d**）。Mass は強く辺縁増強される（**c**, **e**）。

図 5.1.18　囊胞性腰下癌（犬）　CT

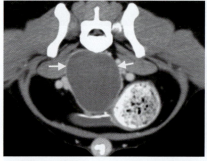

a　CT, 横断面

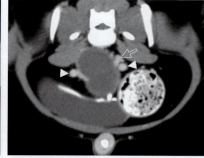

b　造影CT, 横断面

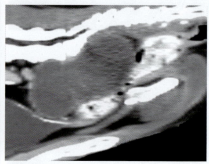

c　造影CT, 横断面

d　造影CT, 矢状断面

排便時にしぶりのみられる7歳，去勢雄のゴールデン・レトリーバー系雑種。aとcは造影前と造影後の比較画像で，bはcより頭側である。造影前の画像では，中央に，大きく均一な低吸収性のmassが認められる（a）。造影剤の静脈内投与後，massの辺縁は増強された（c：矢印）。腰椎下の血管系はmass effectによって側方へ偏位している（b：矢頭）。切除生検の結果，肛門腺由来と思われる癌の局所転移と診断された。正常な左の内側腸骨リンパ節が血管系の外側に認められる（b：中抜き矢印）。矢状断面では骨盤入り口に拡大したmassと圧迫された結腸が認められる（d）。

図 5.1.19　転移性肥満細胞腫（犬）　CT

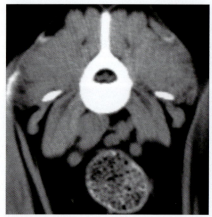

a　CT, 横断面

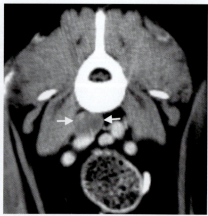

b　造影CT, 横断面

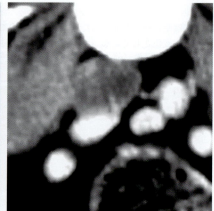

c　造影CT, 横断面

右後肢に肥満細胞腫が発生した7歳，去勢雄のラブラドール・レトリーバー。aとbは造影前と造影後の比較画像であり，cはbを拡大したものである。放射線治療計画のために撮影されたCTでは，右の内側腸骨リンパ節が腫大して不整形となり，局所の血管系を腹側へ偏位させている。造影後の画像では，軽度の辺縁増強（b：矢印）を認め，中心部はまったく増強されていない。FNAでの細胞診によって肥満細胞腫の転移と診断された。

文 献

1. Shanaman MM, Hartman SK, O'Brien RT. Feasibility for using dual-phase contrast-enhanced multi-detector helical computed tomography to evaluate awake and sedated dogs with acute abdominal signs. Vet Radiol Ultrasound. 2012;53:605–612.

2. Johnson P, Beltran E, Dennis R, Taeymans O. Magnetic resonance imaging characteristics of suspected vertebral instability associated with fracture or subluxation in eleven dogs. Vet Radiol Ultrasound. 2012;53:552–559.

3. Holloway A, O'Brien R. Perirenal effusion in dogs and cats with acute renal failure. Vet Radiol Ultrasound. 2007;48:574–579.

4. Clemans JM, Deitz KL, Riedesel EA, Yaeger MJ, Legendre AM. Retroperitoneal pyogranulomatous and fibrosing inflammation secondary to fungal infections in two dogs. J Am Vet Med Assoc. 2011;238:213–219.

5. Thornton E, Mendiratta-Lala M, Siewert B, Eisenberg RL. Patterns of fat stranding. American Journal of Roentgenology. 2011;197:W1–W14.

6. Shanaman MM, Schwarz T, Gal A, O'Brien RT. Comparison between survey radiography, B-mode ultrasonography, contrast-enhanced ultrasonography and contrast-enhanced multi-detector computed tomography findings in dogs with acute abdominal signs. Vet Radiol Ultrasound. 2013;54:591–604.

7. LeBlanc AK, Daniel GB. Advanced imaging for veterinary cancer patients. Vet Clin North Am Small Anim Pract. 2007;37:1059–1077.

8. McEntee MC, Thrall DE. Computed tomographic imaging of infiltrative lipoma in 22 dogs. Vet Radiol Ultrasound. 2001;42:221–225.

9. Travetti O, Di GM, Stefanello D, et al. Computed tomography characteristics of fibrosarcoma – a histological subtype of feline injection-site sarcoma. J Feline Med Surg. 2013;15:488–493.

5.2

肝血管疾患

はじめに

　マルチスライスCTの出現とMR血管造影法（MRA）プロトコルの発達に伴い，断層画像診断は肝血管異常に対するゴールドスタンダードの診断法となった。先天性の肝内および肝外門脈体循環シャントは十分に描出され，3Dレンダリングを用いればその複雑な解剖を明らかにすることができる。これは手術計画のため，また実質臓器を通ったり，横隔膜を横切ったりする血管系の検出のために有用である。

　正常な肝動脈血管系は3～5本の動脈枝から構成されており，それらは肝実質内で門脈の腹側を門脈枝と平行に走っている（図5.2.1）。後大静脈は右肝区域からの短い右静脈と左肝区域からの大きな左静脈，また内側右葉と方形葉からのやや小さい静脈を受けている（図5.2.2）。横隔静脈は横隔膜と平行に走り，その最も頭側面で左肝静脈に流入する。門脈に合流する血管には，左側からは前腸間膜静脈に集まる空腸静脈，結腸静脈，脾静脈，右側および腹側からは胃十二指腸静脈が含まれる。門脈の直径は各支流が加わるにつれ増大する。そして門脈は右肝区域へ分岐したのち，内側右葉と左肝区域へ2本の大きな頭側枝を供給している（図5.2.3）。左胃静脈は頭側から脾静脈に合流し，しばしば異常血管に巻き込まれている[1]。

　CT血管造影法（CTA）のプロトコルは，奇形のタイプとスキャナの機能によって，単相 single phase または二重相 dual-phase 撮影を使い分ける[1]。単純な肝外シャントは，適切なタイミングで行えば門脈相 portal phase だけでも十分に撮影することができる。注意すべき点は造影剤投与後のスキャン開始時間を正確に決定することである。スライス厚も確実に犬のサイズに適したものを選ばなければならず，体重10 kg以下の犬に対してはより薄い0.5～2 mmのスライス厚を用いる。マルチスライススキャナなら動脈相 arterial phase，門脈相，遅延相 delayed phase の画像を非常に薄いスライス厚で撮影することができる。造影剤を少ない用量で投与したダイナミックCTから算出した時間調整プロトコルを用いることで，最良の動脈相および門脈相のタイミングを知ることができる。自動ボーラス検出 automatic bolus detection は動脈相スキャンを開始するのには有用かもしれないが，この技術では門脈相スキャンの時間調整は不可能である。プロトコルの例を表5.2.1に列挙する。

　取得した画像に加え，3D画像や厚いスラブの最大値投影法（MIP），多断面再構成（MPR）といった先進のCTツールも，すべて，正常な血管系と異常な血管系の関連性を把握するために用いることができる。最初の画像取得を薄いスライス厚（≦1 mm）で行うことにより，結果としてディスプレイ上で最高の空間分解能を得ることができる。

　MRAもまた，門脈および腹部の血管系の描出に優れていることから肝血管系疾患の診断に用いられている。画像は造影剤を使用してもしなくても得ることができる。しかし，造影剤を用いた fast spoiled gradient-echo（FSPGR）法による3D撮像なら，高品質で高いコントラストの画像を取得することができる。3D-FSPGRシリーズは造影剤のボーラス投与のタイミングを必要とせずに連続して得られ，様々な血管異常を診断するためによく用いられている[2,3]。

血管性疾患
動脈門脈瘻

　肝動脈と門脈系の異常な連結 arterioportal fistula が先天的に発生することがある。門脈血管系内に流入した高圧の血流は門脈高血圧を引き起こし，門脈枝の過度の拡

張や腹水，あるいは後天性の多発性肝外シャントをもたらす（図 5.2.4）。二重相 CTA では，1 つあるいはそれ以上の動脈系と門脈系の吻合が，しばしば小さな血管叢として確認されることがある。動脈相で門脈血管系の増強が見られれば診断できる。後天性の多発性シャントは通常腹部の門脈と後大静脈の間に存在するため，それらを検出するには腹部全体をスキャンするべきである。

先天性肝内シャント

先天性肝内シャント congenital intrahepatic shunts は大型犬（アイリッシュ・ウルフハウンド，ゴールデン・レトリーバー，ラブラドール・レトリーバー，オーストラリアン・キャトルドッグ，オールド・イングリッシュ・シープドッグ）に発生し，猫ではまれで，後大静脈へ太い直径で直接連結している。これらの血管は静脈管の遺残として見られる左区画（図 5.2.5，5.2.6），中央肝区域を比較的直線的に走行する中央区画（図 5.2.7），右肝区域を走行する右区画（図 5.2.8）に分類することができる[4]。猫では肝内シャントの多くは左区画である[5]。

CTA，あるいは MRA は異常血管の解剖を明らかにするため，開腹または最小侵襲法のいずれの場合も手術の計画を立てるのに役立つ。鍵となる所見は，後大静脈へのシャントの解剖学的経路と終止点，手術中に閉塞する可能性のある大きな肝静脈と交差していないかどうかである。最小侵襲法の場合は後大静脈へ流入する血管の開口部の形や大きさもまた重要である。後大静脈の直径は，コイルによるシャント結紮に必要なステントのサイズを決定するために測定される。

肝内多発性シャントも原発性疾患の変種として，あるいはシャント結紮を試みた結果として発生する可能性がある[6]。これらは肝静脈に連結する，直径が小さく不整な枝であり，それら自身が肝静脈に似ることがある（図 5.2.9）。

先天性肝外シャント

先天性肝外シャント congenital extrahepatic shunts は小型犬種（ケアーン・テリア，ヨークシャー・テリア，ラッセル・テリア，ダックスフンド，ミニチュア・シュナウザー，マルチーズ）と猫で発生する。シャントの多くは単一であるが，ときおり，先天性の肝外多発性シャントもみられる[7]。肝外シャントは脾静脈-後大静脈 splenocaval 型（図 5.2.10），脾静脈-横隔静脈 splenophrenic 型（図 5.2.11），脾静脈-奇静脈 splenoazygos 型（図 5.2.12，5.2.13），右胃静脈-後大静脈 right gastric-caval 型および尾側へのシャントループを伴う右胃静脈-後大静脈または奇静脈型に分類される[8]。この一般的な分類に属さない，解剖学的なバリエーションもみられることがある。左胃静脈を巻き込むシャントについてのある報告では，横隔静脈や後大静脈，奇静脈へ開口する変種が確認されている[9]。

門脈の直径はシャント血管の出口を越えると小さくなり，拡張した異常血管がその末端まで続く。MPR や 3D レンダリングは解剖構造を明確にするのに役立つ。正常な門脈の支流，それらと門脈あるいは前述のシャントとの連結についても確認する。シャント血管（たとえば脾静脈，左胃静脈）への支流の入口は，シャントの残存を回避するための閉塞器具の装着に影響を与える可能性がある。

後天性多発性肝外シャント

後天性多発性肝外門脈体循環シャント multiple acquired extrahepatic shunts は門脈高血圧の結果形成されるものであり，原発性の肝実質疾患が原因であることが多い。門脈や，胃横隔膜静脈，膵十二指腸静脈，脾腎静脈，腸間膜静脈，痔疾部の側副血管を含む門脈支流から様々な経路で発生する[10]。異常血管が脾静脈から発生した場合は太く，他の静脈から発生した場合は細いことが多く，門脈と体循環の間に蛇行した経路を描いている。最大の空間分解能を得るために薄いスライス厚を用いて腹部全体をスキャンすることで，それらの血管は最もよく検出される。細い側副血管は，空間分解能の限界のために，個々の血管としてではなく，むしろ"濃染 blush"として描出されることがある（図 5.2.16）。

複合血管奇形

後大静脈の断続は先天的に起こり，血液が奇静脈を通って心臓へ戻るため，臨床徴候を伴わないことも多い[11]。これは門脈の無形成あるいは離断および内臓逆位といった他の異常と併発することがある（図 5.2.17）[12]。断続した門脈のような複合血管奇形 complex vascular anomalies は肝内門脈系の完全欠如をもたらすため，これらの動物にシャント結紮を行うことはできなくなる。なお，犬で CTA を行った際に，血圧が低いために肝内門脈枝に造影剤が満たされないことがある。これを門脈断続と誤解しないようにするべきであり，この犬たちはシャント結紮により術後に正常な血管の発達をみることができる（図 5.2.18）。

表 5.2.1

CT血管造影法のプロトコール。単相と二重相のいずれかのプロトコールを選ぶ。非常に小さい犬（<10 kg）やマルチスライスCTには最も薄いスライス厚の画像が適している。撮影するタイミングは、ダイナミックCT撮影を行い、関心領域を作るか血管の増強のピークまでの画像枚数（1スライス/秒）を数えて決定する。TA=大動脈の増強ピークまでの時間（秒）、TAPS=動脈相撮影の総時間（秒）、遅延=動脈相と門脈相の間の撮影遅延時間。前遅延（TA）と撮影間遅延（遅延）は二重相撮影の設定時に組み込まれる。門脈相撮影は門脈の増強がプラトーになった時点から開始するべきであり、やや個体差はあるが、体重によりおよそ20〜30秒の時点と推察される。用いる造影剤は非イオン系の高濃度のものにするべきである。

シリーズ	相	開始	終了	方向	スライス厚	アルゴリズム	造影剤	撮影開始
腹部探査	造影前	横隔膜	骨盤入口	頭-尾	0.5〜2.5 mm	軟部組織	なし	0
ダイナミック	タイミング	肝門部	なし	固定	2〜5 mm	軟部組織	0.25 mL/kg、5 mL/秒、1秒ごとにローテーション、60秒間継続	0（注入と同時に撮影開始）
二重相	動脈	肝門部	横隔膜	頭-尾	0.5〜2.5 mm	軟部組織	2 mL/kg、3〜5 mL/秒	(TA) 大動脈内ピーク到達時間（ダイナミックより）
	門脈	横隔膜	骨盤入口	頭-尾	0.5〜2.5 mm	軟部組織		(TA+TAPS+遅延) 門脈のプラトー（ダイナミックより）
多相	遅延	横隔膜	骨盤入口	頭-尾	0.5〜2.5 mm	軟部組織		注入後60〜180秒
単相	門脈	横隔膜	骨盤入口	頭-尾		軟部組織	2 mL/kg、3〜5 mL/秒	(TP) 門脈のプラトー（ダイナミックより）。およそ注入後20〜30秒、体重により増加。

図 5.2.1〜5.2.18 の略語表

A	大動脈	LP	左門脈枝
AZ	奇静脈	LG	左胃動脈
C	後大静脈	LGV	左胃静脈
CD	後腸間膜静脈	P	門脈
CR	前腸間膜静脈	PH	横隔静脈
GA	胃十二指腸動脈	RP	右門脈枝
GD	胃十二指腸静脈	RGA	右胃動脈
H	肝動脈	RG	右胃静脈
HB	肝動脈枝	RM	右内側枝肝静脈
J	空腸静脈	RMP	右内側門脈枝
L	左肝静脈	S	脾静脈

図 5.2.1 肝動脈（犬） CT

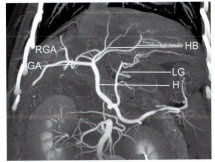
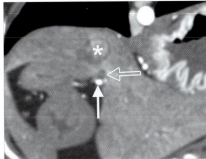
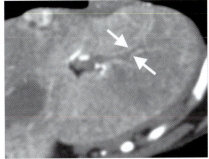

a 造影CT，MIP，背断面 b 造影CT，横断面 c 造影CT，斜断面

肝動脈（H）から3〜5本の区域肝動脈が分岐する（a）。これらの動脈枝は左，中央，および右肝区域に分布している。左胃動脈（LG）は腹腔動脈からより近位で尾側へ分岐し，胃壁に沿って頭側へ走行する。胃十二指腸動脈（GA）は肝動脈から分岐後も右尾側の腹腔へ向かって続いている。右胃動脈（RGA）は右側で胃十二指腸動脈から頭側に向かって発生している。横断画像では，肝動脈と肝動脈枝（**b**：矢印）は門脈（**b**：中抜き矢印）や後大静脈（**b**：＊）の腹側に位置している。肝実質内では肝動脈は門脈（**c**：矢印）に沿って走行する。略語表を参照。

図 5.2.2 肝静脈（犬） CT

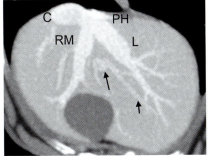
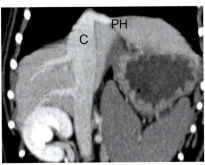

a 造影CT，横断面 b 造影CT，背断面

肝臓を流れる最も大きな静脈が，左の肝葉から発生している（**a**：L）。横隔静脈（**a**，**b**：PH）は横隔膜と平行に後大静脈へ流入する細い血管である。内側右葉には胆嚢をまたぐ静脈（RM）が流れる（**a**）。門脈枝（**a**：矢印）は肝静脈とかみ合うように交差している。細い右の静脈は右の背側の肝葉から後大静脈（C）に流入している（**b**：中抜き矢印）。略語表を参照。

図 5.2.3 門脈（犬） CT

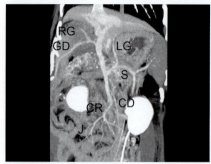

a 造影 CT，MIP，背断面

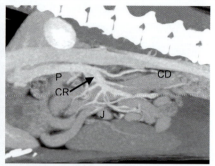

b 造影 CT，MIP，矢状断面

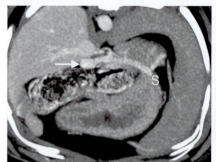

c 造影 CT，横断面

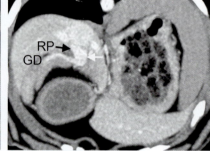

d 造影 CT，横断面

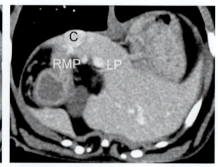

e 造影 CT，横断面

空腸静脈（J）が腸管から前腸間膜静脈（CR）まで走行している（**a**）。後腸間膜静脈（CD）は腹部の左背側から門脈（P）に合流する。門脈（**b**，**c**：矢印）に合流する血管で前から2番目のものは，左側から流入する脾静脈（**c**：S）であり，それよりわずかに頭側で，膵臓の右葉から流れる胃十二指腸静脈（**d**：GD）が流入する。門脈は外側右葉へ右枝を出し（**d**：RP），その後内側右葉（しばしば中央区域と呼ばれる）と左葉系に分岐する。p.507 の略語表を参照。

図 5.2.4 肝動門脈瘻（猫） CT

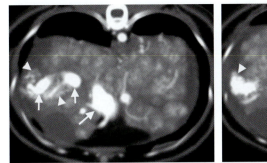

a 造影CT，横断面

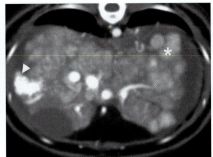

b 造影CT，横断面

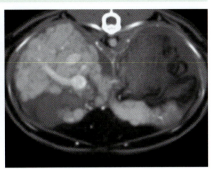

c 造影CT，横断面

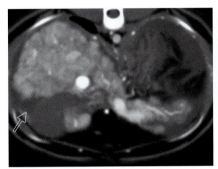

d 造影CT，横断面

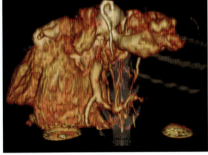

e 3D-CT

腹水を呈する5カ月齢，去勢雄のドメスティック・ショートヘア。横断面 a〜d は頭側から尾側の順に並べてある。動脈相において，肝臓は不整形の著しい増強を呈している（b：★）。この相では肝動脈は拡大し，拡張した門脈系には高吸収値の血液が見られる（a：矢印）。外側右葉には小さな血管叢が認められ，動門脈血管吻合の一部を示している（a, b：矢頭）。腹腔内には遊離した液体も認められる（d：中抜き矢印）。腹側からの3D画像では，複数の拡張した肝内血管が描出されている。

図 5.2.5 先天性肝内シャント―左区域（犬） CT

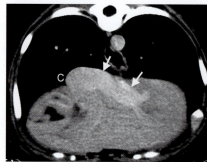
a 造影CT，横断面

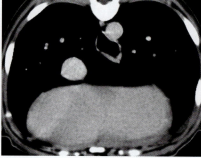
b 造影CT，横断面

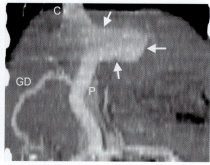
c 造影CT，横断面

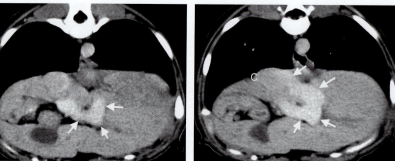
d 造影CT，横断面
e 造影CT，横断面
f 造影CT，背断面

成長不良の5カ月齢，避妊雌のゴールデン・レトリーバー。横断面 a〜e は尾側から頭側の順に並べてある。肝門部において門脈（P）から単一の肝内シャントが発生し，左側に向かって走行している（b〜d：矢印）。血管は横隔膜付近の肝臓頭側において，後大静脈（C）に向かうカーブを描いている。再構成された背断面では開存した静脈管の典型像が描出されている（f：矢印）。p.507 の略語表を参照。

図 5.2.6　先天性肝内シャント—左区域（犬）　CT

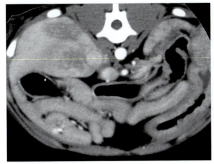
a 造影 CT，横断面

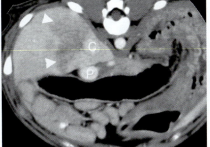
b 造影 CT，横断面

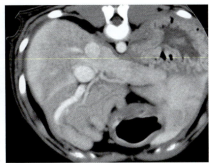
c 造影 CT，横断面

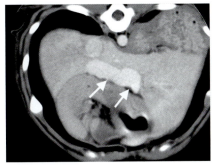
d 造影 CT，横断面

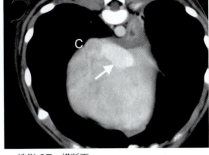
e 造影 CT，横断面

食後に昏迷を呈する3カ月齢，去勢雄のロットワイラー。画像は尾側から頭側の順に並べてある。異常血管は肝臓内で門脈（P）の左側から発生し（d, e：矢印），カーブして横隔膜付近で後大静脈（C）に合流している。動脈相後期と門脈相早期では肝臓にまだらな増強が認められる（b：矢頭）。これはシャント犬における一般的な所見であり，動脈血供給の増加によるものと推測される。p.507 の略語表を参照。

図 5.2.7　先天性肝内シャント—中央区域（犬）　CT

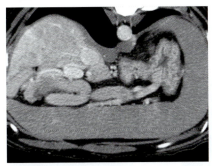
a 造影 CT，横断面

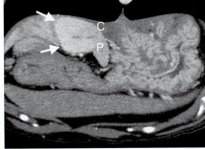
b 造影 CT，横断面

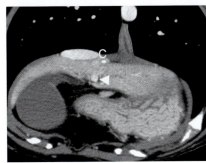
c 造影 CT，横断面

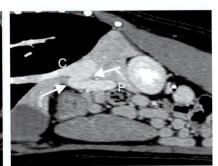
d 造影 CT，矢状断面

食後の攻撃性と多飲を呈する1歳，ラブラドール・レトリーバー。横断面 a〜c は尾側から頭側の順に並べてある。短い異常血管（b, d：矢印）が門脈（P）の右側から発生し，背側へと走行して後大静脈（C）と合流している。シャントの頭側には，頭側へ続かない盲端となった門脈枝端が認められる（c：矢頭）。他の肝内門脈枝はまったく見られない。肝臓は小さく（b, d），実質は門脈相早期において典型的なまだら状の増強を呈している（a）。p.507 の略語表を参照。

図 5.2.8　先天性肝内シャント―右区域（犬）　　CT

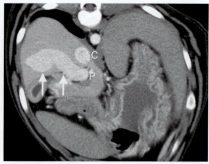

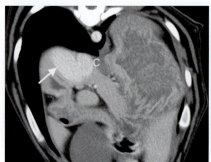
a　造影 CT，横断面

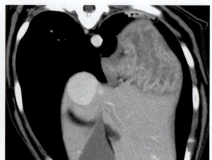
b　造影 CT，横断面

門脈体循環シャント疑いの1歳，避妊雌のドーベルマン。横断面 **a〜d** は尾側から頭側の順に並べてある。門脈（P）の右側から発生し，肝臓の右葉系を通って後大静脈（C）へと走行する，拡張し蛇行した異常血管が認められる（**b**，**c**：矢印）。その異常血管は超音波画像で頭側の肝臓内に確認された（**e**：矢印）。腹側面からの 3D レンダリングではシャント血管の形態が示されている（**f**：矢印）。p.507 の略語表を参照。

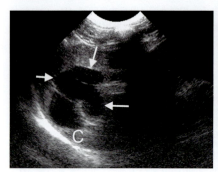
c　造影 CT，横断面

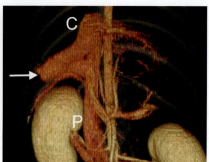
d　造影 CT，矢状断面

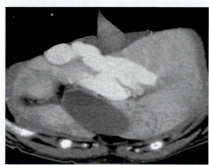
e　超音波，斜断面

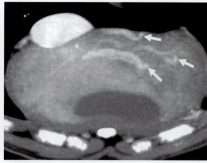
f　造影 3D-CT，腹側観

図 5.2.9　多発性肝内シャント（犬）　　CT

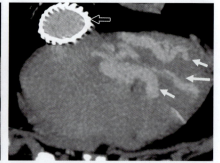

a　造影 CT，横断面　　b　造影 CT，横断面　　c　造影 CT，横断面

体重の増加がみられない6カ月齢，去勢雄のラブラドール・レトリーバー。術前，肝実質内の主要なシャント血管（**a**）の頭側に，多数の細く蛇行した血管（**b**：矢印）が認められた。ステント（**c**：中抜き矢印）とコイル塞栓によるシャントの部分閉鎖を行ったところ，多数の異常血管は直径が増加した（**c**：矢印）。

図 5.2.10　先天性肝外シャント―脾静脈−後大静脈型（犬）

CT

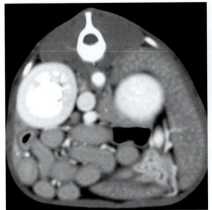

a 造影 CT，横断面

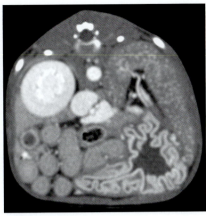

b 造影 CT，横断面

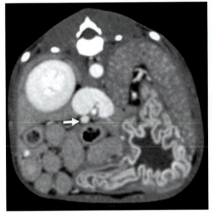

c 造影 CT，横断面

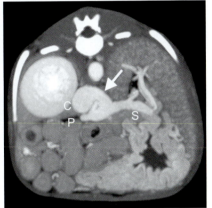

d 造影 CT, MIP, 横断面

2年間にわたる挿話的な運動失調と発作を呈する2歳，去勢雄のヨークシャー・テリア。**a～c** は尾側から頭側の順に並べてある。短い肝外シャント血管が脾静脈（S）との結合部で門脈（P）から発生し，背側へカーブして左側へ向かい，後大静脈（C）に合流している（**d**：矢印）。シャントの流出口の頭側で門脈の直径は縮小している（**c**：矢印）。MIP 画像では脾静脈とシャントとのつながりが示されている（**d**）。p.507 の略語表を参照。

図 5.2.11　先天性肝外シャント─脾静脈 – 横隔静脈型（犬）

CT

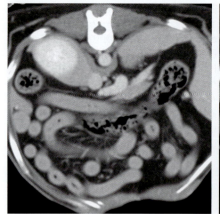
a　造影 CT，横断面

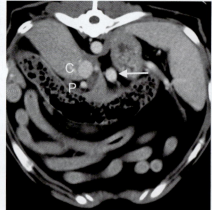
b　造影 CT，横断面

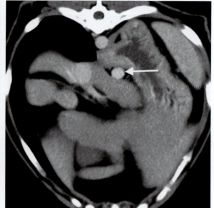
c　造影 CT，横断面

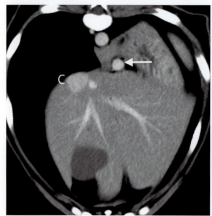
d　造影 CT，横断面

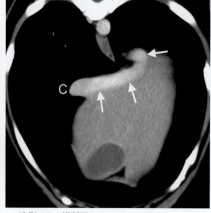
e　造影 CT，横断面

麻酔からの覚醒遅延がみられた 7 歳，避妊雌のコッカー・スパニエル。画像は尾側から頭側の順に並べてある。シャント血管は脾静脈から発生し（**a**），胃底部内側を横隔膜に向かって走行している（**b～d**：矢印）。その血管は横隔静脈と合流し，その後横隔膜と平行して後大静脈（C）に向かって走行する（**e**：矢印）。p.507 の略語表を参照。

図 5.2.12　先天性肝外シャント—脾静脈-奇静脈型（犬）　　CT

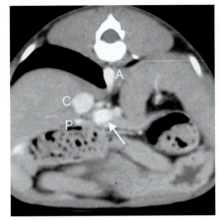
a 造影 CT，横断面

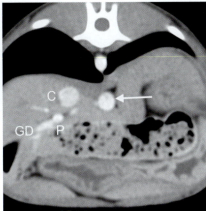
b 造影 CT，横断面

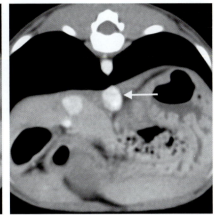
c 造影 CT，横断面

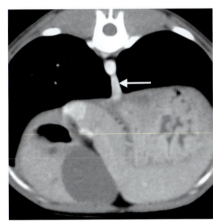
d 造影 CT，横断面

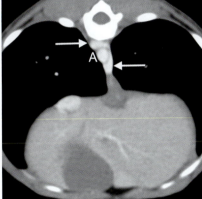
e 造影 CT，横断面

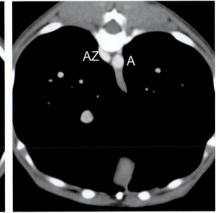
f 造影 CT，横断面

体重増加のみられない6カ月齢，雌のヨークシャー・テリア。画像は尾側から頭側の順に並べてある。門脈相の血管造影画像では，シャント血管（a〜e：矢印）が脾静脈（S）を通って門脈（P）から派出し，肝臓背側を正中に沿って走行し，その後横隔膜レベルで背側へ上昇し，後大静脈（C）を通り越して奇静脈（AZ）に向かう。p.507の略語表を参照。

図 5.2.13 先天性肝外シャント―脾静脈 – 奇静脈型（犬） MRI

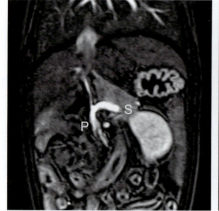

a 造影 T1W，3D，背断面

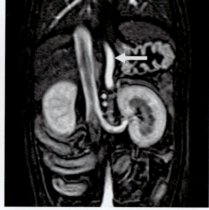

b 造影 T1W，3D，背断面

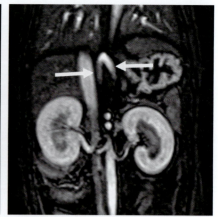

c 造影 T1W，3D，背断面

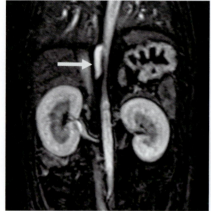

d 造影 T1W，3D，背断面

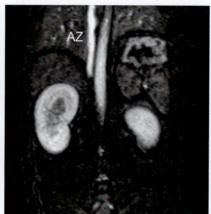

e 造影 T1W，3D，背断面

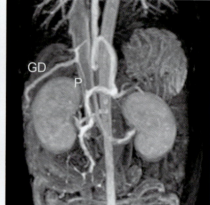

f 造影 T1W，MIP，背断面

門脈体循環シャントが疑われる4歳，雌のマルチーズ。subtraction 後の画像を腹側から背側の順に並べてある（**a**～**e**）。先天性肝外シャント血管が門脈（**a**：P）から脾静脈（**a**：S）を通り，背側へ走行して（**b**～**d**：矢印）奇静脈（**e**：AZ）へ合流している。MIP 画像ではシャント血管の全体の走行が確認できる（**f**）。胃十二指腸静脈（**f**：GD）はシャント起始部頭側で門脈に流入している。シャントの出口を過ぎると門脈の直径は減少している（**f**：P）。p.507 の略語表を参照。

Clinic of Small Animal Surgery and Reproduction, Ludwig, Maximillian Universitat, Munich, Germany, 2014. ルートヴィヒ・マクシミリアン大学からの許可を得て転載。

図 5.2.14 先天性肝外シャント—右胃静脈-後大静脈型（犬）　CT

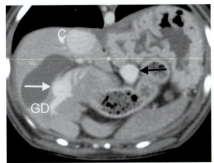

a 造影CT，横断面

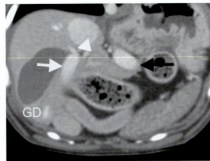

b 造影CT，横断面

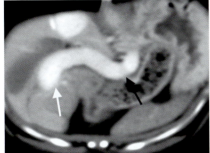

c 造影CT，横断面

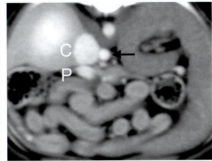

d 造影CT，横断面

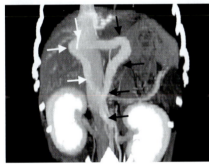

e 造影CT，MIP，背断面

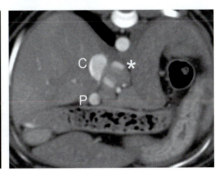

f 造影CT，横断面

体重増加のみられない1歳，避妊雌のテリア。a～c は尾側から順に，d～f は頭側から順に並べてある。白矢印はシャントの頭側への走行を示し，黒い矢印はシャント末端へ向かう尾側への走行を示している。太いシャント血管（a～c：白矢印）は右胃静脈レベルで胃十二指腸静脈（GD）から発生し，右の肝内枝を分岐する肝門部（b：矢頭）へ向かって頭側へ走行する。そして左側へ向かって交差し（a～c：黒矢印），尾側へ向かって右腎近くで後大静脈（C）に流入する（d：黒矢印）。MIP画像の背断面ではシャント血管の右腕（e：白矢印）と左腕（e：黒矢印）が示されている。後大静脈との接合部位でプラスチック製のアメロイド・コンストリクターをシャント血管の周囲に装着し（f：★），血流を閉塞させている。p.507の略語表を参照。

図 5.2.15　先天性肝外シャント—右胃静脈-後大静脈型（犬）

MRI

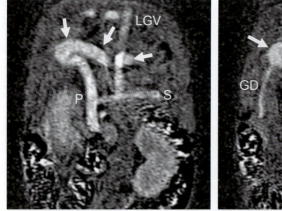
a　造影 T1W，3D，背断面

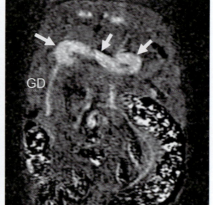
b　造影 T1W，3D，背断面

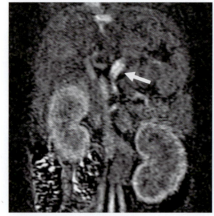
c　造影 T1W，3D，背断面

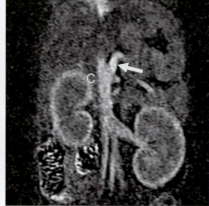
d　造影 T1W，3D，背断面

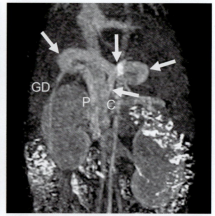
e　造影 T1W，MIP，背断面

門脈体循環シャントが疑われる4カ月齢，雄のヨークシャー・テリア。Subtraction 後の画像が腹側から背側の順に並べられている（a〜d）。シャントは胃十二指腸静脈（b：GD）の頭側面から発生し，腹腔内頭側を右から左へ走行して（a〜d：矢印），後大静脈（d：C）に終結している。シャントは脾静脈および左胃静脈と交差しているが，それらとは吻合してはいない（a：S，LGV）。MIP 画像ではシャント血管の走行の全体像が示されている（e：矢印）。p.507 の略語表を参照。

Clinic of Small Animal Surgery and Reproduction, Ludwig, Maximillian Universitat, Munich, Germany, 2014. ルートヴィヒ・マクシミリアン大学からの許可を得て転載。

図 5.2.16　後天性多発性肝外シャント（犬）　　　　　　　　　　　　　　　　CT

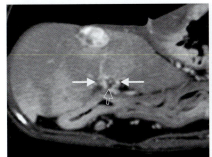

a 造影CT，横断面

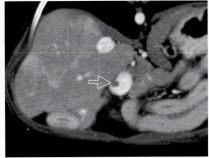

b 造影CT，横断面

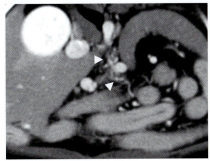

c 造影CT，横断面

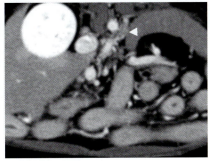

d 造影CT，横断面

蛋白漏出性腸症と発作を呈する4歳，去勢雄のパグ。画像は頭側から尾側の順に並べてある。門脈相造影画像では，門脈サイズの減少と充填欠損（a：中抜き矢印），およびその周囲を取り巻く肝動脈枝（a：矢印）が認められる。肝門部のすぐ尾側では，拡張した門脈内に分離した血栓が見られる（b：中抜き矢印）。右側の腎静脈の近くで，多数の細く蛇行した血管が前腸間膜動脈の周囲に認められる（c，d：矢頭）。これが多発性肝外シャントを示している。

図 5.2.17　複合血管異常—門脈形成不全（犬） CT

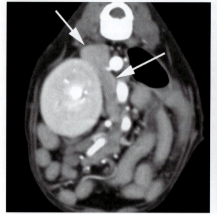

a 造影 CT，横断面

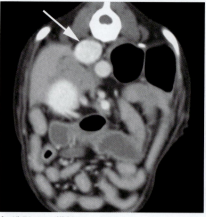

b 造影 CT，横断面

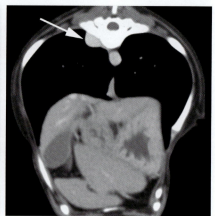

c 造影 CT，横断面

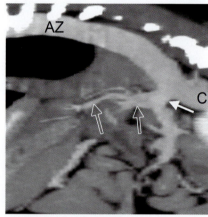

d 造影 CT，MIP，矢状断面

門脈体循環シャントが疑われる1歳，雄のダックスフンド。横断面 a〜c を尾側から頭側の順に並べてある。門脈は腹腔内尾側（AZ）を背側へ向かって走行し（a〜c：矢印）後大静脈（C）へ流入している。肝臓より前の後大静脈はシャントの頭側で見えなくなり，血液は奇静脈に流れている（d）。矢状断面では門脈支流が門脈（d：矢印）に向かって尾側へ走行しているのがわかる（d：中抜き矢印）。肝臓に供給される門脈は認められない。p.507 の略語表を参照。

図 5.2.18　術後の門脈発達（犬）　　　　　　　　　　　　　　　　　　　　　　　　　　　　　CT

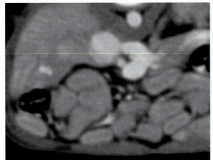
a 造影CT，横断面

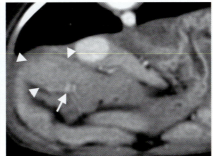
b 造影CT，横断面

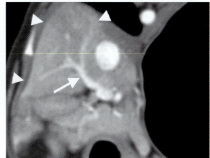
c 造影CT，横断面

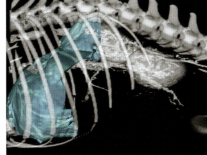
d 3D-CT

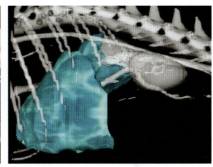
e 3D-CT

意識レベルの低下と胆汁酸の増加を呈する3歳，雄のヨークシャー・テリア。術前のCTAでは，単一の肝外シャント（a）が認められ，その頭側に門脈血管系はまったく認められなかった。肝動脈枝は確認されたが（b：矢印），右側の肝臓は発育不全を呈していた（b：矢頭）。シャント結紮の8週間後，右の門脈枝は正常なサイズになり（c：矢印），横断面（c：矢頭）や術前（d）および術後（e）の肝臓の3Dレンダリングにおいて，肝臓の容積は増加している。p.507の略語表を参照。

文 献

1. Zwingenberger AL, Schwarz T. Dual-phase CT angiography of the normal canine portal and hepatic vasculature. Vet Radiol Ultrasound. 2004;45:117–124.

2. Mai W, Weisse C. Contrast-enhanced portal magnetic resonance angiography in dogs with suspected congenital portal vascular anomalies. Vet Radiol Ultrasound. 2011;52:284–288.

3. Bruehschwein A, Foltin I, Flatz K, Zoellner M, Matis U. Contrast-enhanced magnetic resonance angiography for diagnosis of portosystemic shunts in 10 dogs. Vet Radiol Ultrasound. 2010;51:116–121.

4. Lamb CR, White RN. Morphology of congenital intrahepatic portacaval shunts in dogs and cats. Vet Rec. 1998;142:55–60.

5. Tivers M, Lipscomb V. Congenital portosystemic shunts in cats: investigation, diagnosis and stabilisation. J Feline Med Surg. 2011;13:173–184.

6. Mehl ML, Kyles AE, Case JB, Kass PH, Zwingenberger A, Gregory CR. Surgical management of left-divisional intrahepatic portosystemic shunts: outcome after partial ligation of, or ameroid ring constrictor placement on, the left hepatic vein in twenty-eight dogs (1995–2005). Vet Surg. 2007;36:21–30.

7. Leeman JJ, Kim SE, Reese DJ, Risselada M, Ellison GW. Multiple congenital PSS in a dog: case report and literature review. J Am Anim Hosp Assoc. 2013;49:281–285.

8. Nelson NC, Nelson LL. Anatomy of extrahepatic portosystemic shunts in dogs as determined by computed tomography angiography. Vet Radiol Ultrasound. 2011;52:498–506.

9. White RN, White RN, Parry AT, Parry AT. Morphology of congenital portosystemic shunts emanating from the left gastric vein in dogs and cats. J Small Anim Pract. 2013;54:459–467.

10. Bertolini G. Acquired portal collateral circulation in the dog and cat. Vet Radiol Ultrasound. 2010;51:25–33.

11. Fischetti AJ, Kovak J. Imaging diagnosis: Azygous continuation of the caudal vena cava with and without portocaval shunting. Vet Radiol Ultrasound. 2008;49:573–576.

12. Zwingenberger AL, Spriet M, Hunt GB. Imaging diagnosis – portal vein aplasia and interruption of the caudal vena cava in three dogs. Vet Rec. 2012;171:444–447.

5.3
肝胆道系疾患

はじめに

　小動物では肝実質や胆管の疾患はよく認められる。CT および MRI は診断や手術計画立案を目的として，その病変のサイズや拡がりを評価するために用いられる。その組織特性と潅流画像機能によって，CT と MRI は存在する病変タイプの評価を可能にし，特異的画像診断の可能性が増してきている。肝臓の CT，MRI では，特に結節や mass を評価する際，最も多くの情報を得られることから，造影剤を用いた多相撮像法が推奨される。

外傷

　肝葉捻転 liver lobe torsion は肝葉（最もよくみられるのは外側あるいは内側左葉）がその軸で回転し，血液供給が閉塞されたときに生じる[1, 2]。その結果生じた肝葉の低潅流は，静脈うっ血による辺縁の腫大と鈍化を引き起こす。動脈が閉塞したり壊死が進行したりしている場合には，造影剤投与後の肝葉の増強はみられない（図 5.3.1）。

　ヒトにおいて，CT は肝臓の鈍性外傷の評価に用いられる。断裂は造影画像において実質の線状あるいは枝状の低吸収域として描出される。急性の実質性血腫は単純画像において辺縁が低吸収を呈す高吸収像として写る。より慢性的な実質性血腫は辺縁が不整な低吸収域となる。活動性の出血は高吸収性の血液が低吸収性の血腫内に流入する像として観察することができる。被膜下の血腫は，造影画像において肝臓の被膜と実質の間に楕円形の低吸収性の液体として認められる[3]。

炎症性疾患

　肝臓のび漫性炎症性疾患は急性期に肝臓の腫大を引き起こし，肝臓の辺縁が鈍化する。罹患した部位は CT と MRI のどちらにおいても血管豊富な炎症により増強され，壊死が起こっていれば増強が欠損する（図 5.3.2）。肝膿瘍のような限局性病変は CT および MRI のそれぞれで顕著辺縁増強され，中心部は液体デンシティあるいは T1 強調（T1W）低信号，T2 強調（T2W）高信号を呈する。胆嚢炎は胆嚢壁の顕著な増強をもたらす（後述する変性性疾患を参照）[4]。気腫性胆嚢炎は胆嚢壁内のガスの蓄積によって検出される。CT 画像における胆嚢粘液嚢腫の所見は報告されておらず，現在超音波検査が選択的診断法となっている。

　Echinococcus 属の感染に続発した寄生性 mass は，内部に石灰化領域を伴う多小葉性，嚢胞性，空洞性の肝 mass をもたらすことが報告されている[5]。

結節性および mass 病変

　正常な肝実質は血液の 75％を門脈系から供給されているのに対し，多くの肝臓腫瘍はそれらの血液供給を部分的にあるいはすべて肝動脈系から得ている[5]。これらの特徴により，ヒトでは CT および MRI の多相撮像で腫瘍の診断が可能となっている[7, 8]。

良性の肝 mass

　結節性過形成 nodular hyperplasia という単語は，多くの場合，一見自然発生したように思われる，比較的正常な肝細胞要素からなるやや器質化に乏しい mass を記述するのに用いられる。再生性結節は肝損傷に対する反応を意味する単語である。微妙な違いはあるものの，それらの単語はしばしば互換的に用いられる。結節性過形成は被包化されず，動脈相で低吸収（図 5.3.3）[9] あるい

はび漫性の高吸収（図5.3.4）[10]のいずれかである。結節性過形成はしばしば造影前，門脈相，遅延相では肝臓と同等のデンシティを示すため，動脈相撮像を含まないプロトコルで検出することは難しい。結節性過形成病変は肝細胞腺腫や肝細胞癌よりも小さい傾向にある。MRIでは，再生性結節は肝実質に類似しており，T1W，T2Wおよび造影画像の特徴も正常な肝臓と同様である[11]。

肝細胞腺腫 hepatocellular adenoma は結節性過形成に似て，動脈相においてび漫性に増強される。また造影前，門脈相および遅延相において等吸収であり，正常な肝実質と同じように見える（図5.3.5，5.3.6）。

骨髄脂肪腫 myelolipoma は脂肪と骨髄要素からなる良性腫瘍であり，猫や他のネコ科動物で発生する[12]。CT上，それらは脂肪デンシティの不整形で分葉状のmassとして描出される（図5.3.7）。

胆管細胞腺腫 cholangiocellular adenoma（胆管嚢胞腺腫 biliary cystadenoma）は猫でより高頻度にみられる良性腫瘍である。CT上，これらのmassは多数の様々なサイズの嚢胞病変からなり，辺縁増強はあってもわずかで，中心は液体デンシティである（図5.3.8）。

悪性の肝mass

ヒトの動脈相CT画像において，肝細胞癌 hepatocellular carcinoma は良性結節と比較して動脈の増強が強く，門脈相ではすぐに造影剤が流出する[12]。これは獣医学領域のCTやMRIでも検討され始めているが，我々の経験からは増強の変動性が診断的有用性を制限してしまう可能性が示唆される。肝細胞癌はCT画像上，より嚢胞性で中心部は低吸収であり，辺縁は動脈性に増強される（図5.3.9）[8, 9]。これは典型的な肝細胞癌が診断時において，循環不全や壊死病巣を伴う大きなサイズになっていることがいくらか関与しているものと考えられる。MRIでは，肝細胞癌はT1W画像およびT2W画像において不均一に描出され（図5.3.10），早期造影相で信号強度が増加する。造影剤投与後の不均一性が増大することは，病変がより高いグレードであることを示唆している[11]。ガドリニウム-DTPA造影剤と類似した画像特性を持ち，悪性病変と良性病変の鑑別に効果的な，肝臓に特異的な造影剤が研究されている[13]。

胆管癌 cholangiocellular carcinoma（胆管腺癌 biliary adenocarcinoma）は猫と犬で報告されている[8, 9, 11]。それらはあまり被包化されず，不均一に増強される部分と増強のみられない部分を有している（図5.3.11）。

肝臓への転移性病変は，それらの動脈血供給の程度によって，血管豊富な場合も血管に乏しい場合もある。ヒトでは，動脈相において低吸収となる血管に乏しい病変がより一般的である（図5.3.12，5.3.13）。遅延相において出現する標的病変は，神経内分泌腫瘍の転移のような，血管豊富な転移の特徴とみなされている（図5.3.12）[14]。転移性病変はT1W低信号，T2W高信号を呈し，辺縁増強され，多巣性に分布する傾向にある[11]。

リンパ腫はしばしばび漫性の肝臓異常として発生する。T2W画像において，正常な犬の肝臓は骨格筋に対し高信号であるのに対し，リンパ腫病変は低信号を呈す[15]。Mass病変を形成することもあり，例えば胆管内に発生した場合は部分閉塞を引き起こすことがある（図5.3.14）。肝臓のリンパ腫はCTで低吸収であり，中心部には壊死を示唆するより低いCT値領域を有する。増強はみられないか，ところどころにみられるか，辺縁部にみられることがある[16]。

肝臓の肉腫は，ヒトでは細胞の種類によって様々な所見を呈する。共通する所見としては，造影前の画像において正常な肝臓と比較して低吸収であること，嚢胞が存在する場合には未分化な多房性の外観を呈すこと，様々な増強パターンを示すが，多くは不均一な増強，あるいは辺縁増強がみられることが挙げられる[17]。原発性の肉腫，例えば血管肉腫，紡錘形細胞肉腫，あるいは組織球性肉腫などは，犬の肝臓に大きなmassとして発生する（図5.3.15）。MRIにおいて，血管肉腫はT1W低信号，T2W高信号である。増強画像では，内部に出血を伴う辺縁増強が認められ，massは遅延相において顕著に増強される[11]。

神経内分泌腫瘍，あるいはカルチノイドは，胆管や胆嚢，肝前駆細胞内に存在する神経内分泌細胞から発生する。血管過多が病理組織学においてよく認められるが，画像所見についての報告はない[12]。

変性性疾患および他の疾患

肝嚢胞は様々な要因で発生するが，肝臓腫瘍や多発性腎嚢胞，寄生虫疾患，および先天性肝障害に関連していることがある[18]。嚢胞は単一あるいは多数の薄い壁を持ち，中心部に液体を貯留する，増強効果を伴わない液体デンシティあるいはT2W高信号の病変として描出される（図5.3.16）。巨大化すると，嚢胞はmass effectを生じる。

肝臓の変性性疾患は空胞性肝障害や脂肪蓄積，囊胞形成をもたらし，実質の画像所見を変化させることがある。空胞性肝障害を生じる肝疾患は，辺縁の鈍化を伴う肝腫大と限局性の低吸収性病変を引き起こす（図5.3.17）。肝臓の脂肪変性はCTにおいて実質の吸収値を低下させるが，これは関心領域の測定でのみ明らかにすることができる。猫の脂肪肝もまたCTで肝臓の吸収値を減少させる[19]。脂肪の蓄積はMRIのT1WおよびT2W画像で高信号となることが予想される。

変性性または硬化性の肝臓は様々な大きさを呈し，正常な実質が慢性的に失われ小肝症 microhepatia を引き起こす。隔壁によって作られた小葉の異常構造と線維症が組み合わさったものを肝硬変 cirrhosis とよぶ[12]。

胆石症と胆管閉塞

胆石症 cholelithiasis や石灰化した沈殿物の蓄積，あるいは胆管内の結石が無徴候の動物で観察されることがある（図5.3.18，5.3.19）。胆管閉塞が起こると，胆嚢は周囲の炎症や壁の肥厚，腹水を伴って拡張する（図5.3.20）。腫瘍もまた胆管内の局所に発生することがあり，胆汁の流れを閉塞する（図5.3.14）。

図 5.3.1 肝葉捻転（犬） CT

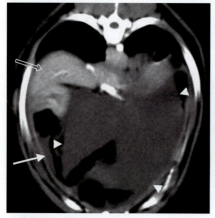

a 造影CT，横断面

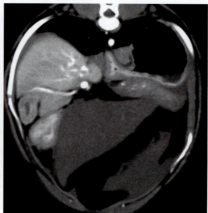

b 造影CT，横断面

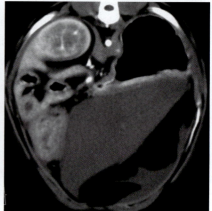

c 造影CT，横断面

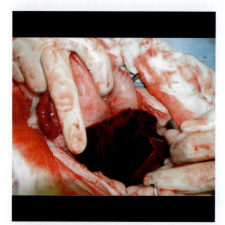

d 肉眼病変

シグナルメントと経過は不明。a から c は肝臓全体を頭側から尾側の順に並べたものである。左葉は腫大し，右腎の尾側にまで伸びている（a～c）。造影画像において左葉は低吸収となっている（a：矢頭）。右葉の正常な増強（a：中抜き矢印）とは対照的に，左葉に血管系はまったく認められない。液体デンシティを示す腹水が見られる（a：矢印）。手術時，罹患した肝葉は腫大し，充血して脆くなっていた（d）。

Lee ら 2009[19]．Wiley の許可を得て転載。

図 5.3.2 肝炎と壊死（犬）　　　　　　　　　　　　　　　　　　　　　　　　　　　　　　CT

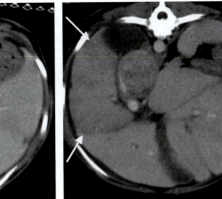

褐色細胞腫の後大静脈浸潤を伴う14歳，去勢雄のウェルシュ・テリア。不均質な組織として認められる副腎のmassが後大静脈を拡張させ（a：*），充填欠損像を形成している。肝葉は腫大し，鈍化している。門脈相における外側右葉の不均一な増強（a，b：矢印）は，壊死やmass effectによる循環の変化に関連しているものと思われる。腹水も認められる（b：中抜き矢印）。剖検では広範囲にわたって多病巣性の肝細胞壊死が確認された。

a 造影CT，横断面　　　　　b 造影CT，横断面

図 5.3.3 結節性過形成（犬）　　　　　　　　　　　　　　　　　　　　　　　　　　　　　　CT

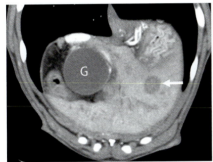 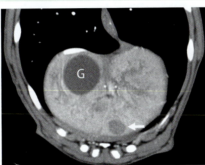 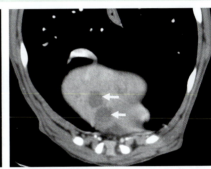

a 造影CT，横断面　　　　　b 造影CT，横断面　　　　　c 造影CT，横断面

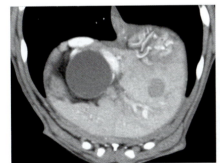 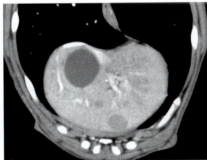 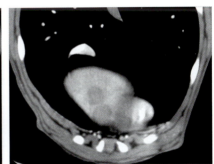

d 造影CT，横断面　　　　　e 造影CT，横断面　　　　　f 造影CT，横断面

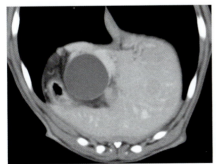 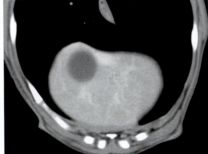 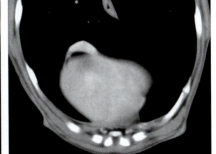

g 造影CT，横断面　　　　　h 造影CT，横断面　　　　　i 造影CT，横断面

肝酵素の上昇を呈する3歳，雌のピット・ブル・テリア。比較できるように尾側から頭側の順に並べた動脈相（a～c），門脈相（d～f），および遅延相（g～i）の画像では，肝臓に低吸収性で円形の肝結節が多数認められる（a～c：矢印）。それらの結節は遅延相の画像では肝臓とほぼ同等の吸収値となり，わずかに辺縁増強されている。胆嚢（a，b：G）は右葉内に低吸収性の構造物として認められる。結節の生検では結節性過形成と診断された。

Section 5 腹部

図 5.3.4 結節性過形成（犬） CT

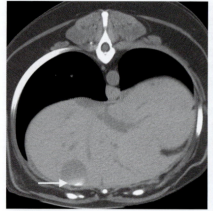
a CT，横断面

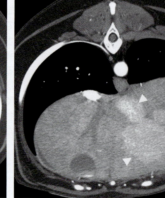
b 造影 CT，横断面

肝臓の mass を有する 10 歳，去勢雄の雑種犬。造影前の画像（a）では，肝臓の結節は肝実質と等吸収で，左側では mass effect を疑う所見が見られる。早期動脈相では多数の境界明瞭な円形の mass が認められ（b：矢頭），均一に増強されている。それらの結節は門脈相ではより等吸収に近くなり（c），遅延相では等吸収である（d）。胆嚢内の下層には高吸収性の物質が認められる（a：矢印）。結節の生検により結節性過形成と診断された。

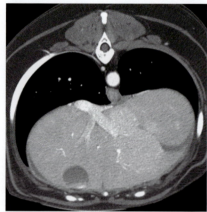
c 造影 CT，横断面

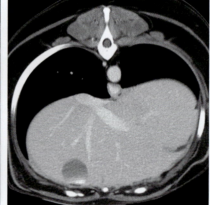
d 造影 CT，横断面

図 5.3.5 肝細胞腺腫（犬） CT

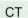

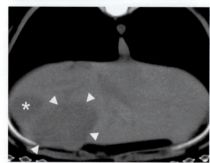
a CT，横断面

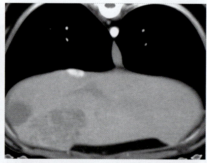
b 造影 CT，横断面

肝酵素の上昇を呈する 7 歳，避妊雌のマルチーズ。胆嚢（a：★）の内側にある方形葉内にやや不整な辺縁の低吸収性の mass が認められる（a：矢頭）。動脈相の画像（b）では，mass 内部に網目状パターンのび漫性増強が認められる。門脈相（c）および遅延相（d）では mass は次第に正常な肝臓と等吸収になる。外科的切除生検により肝細胞腺腫と診断された。

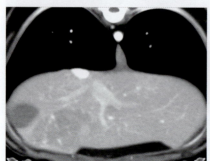
c 造影 CT，横断面

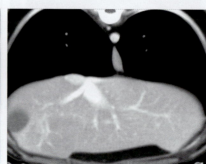
d 造影 CT，横断面

図 5.3.6　肝細胞腺腫（犬）　　　　　　　　　　　　　　　　　　　　　　　　　　　　　　　　CT

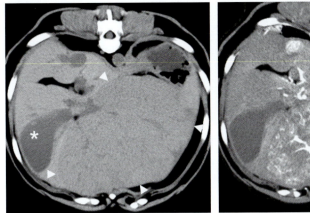

a　CT，横断面

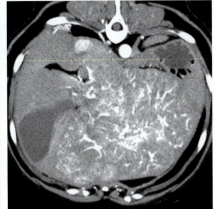

b　造影CT，横断面

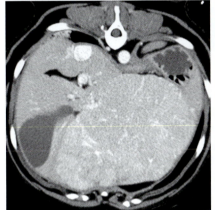

c　造影CT，横断面

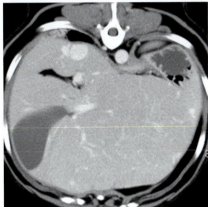

d　造影CT，横断面

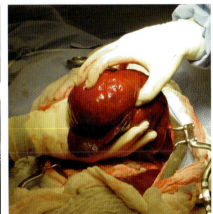

e　肉眼病変

肝酵素の上昇を呈する10歳，避妊雌の雑種犬。外側左葉に肝massが存在し，造影前の画像で低吸収を呈している（a：矢頭）。胆嚢（a：★）はmass effectによって偏位している。動脈相ではmass全体が増強され（b），門脈相ではわずかに高吸収（c），遅延相の画像では等吸収となっている（d）。外科的切除生検により肝細胞腺腫と診断された（e）。

Section 5 腹部

図 5.3.7 骨髄脂肪腫（猫） CT

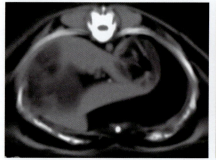
a CT，横断面

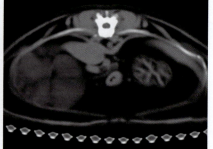
b CT，横断面

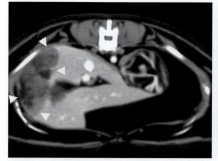
c 造影 CT，横断面

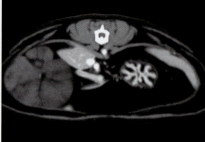
d 造影 CT，横断面

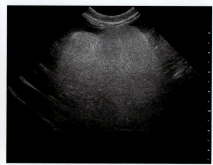
e 超音波，矢状断面

腹部 mass が触知される 9 歳，避妊雌のドメスティック・ショートヘア。a から d は，肝臓の造影前（a，b）および相当する造影後（c，d）の画像で頭側から尾側の順に並べてある。多小葉性で脂肪デンシティ（−67 HU）の mass が外側右葉に存在し，後方へ伸展している（a，b）。Mass の肝臓頭側は境界不明瞭で（c：矢頭），尾側はよく被包化されている。ごく軽度の増強が認められる（d）。超音波画像では，mass は高エコーを呈し，由来組織が脂肪であることを示唆していた。外科的切除生検により骨髄脂肪腫と診断された。

図 5.3.8 胆管細胞腺腫（猫） CT

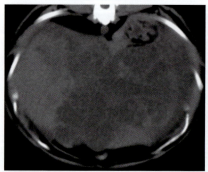
a CT，横断面

b CT，横断面

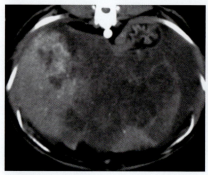
c 造影 CT，横断面

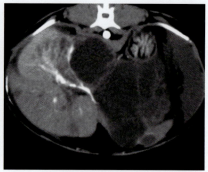
d 造影 CT，横断面

嗜眠と腹部膨満を呈する 13 歳，避妊雌のドメスティック・ショートヘア。a から d は頭側から尾側の順に並べられた肝臓の造影前画像（a，b）と相当する造影後（c，d）の画像である。左側の肝葉には液体デンシティの多胞性の mass が占拠し，境界不明瞭に右側肝臓内を頭側へ向かって浸潤している。造影画像では，mass に増強はみられない。外科的生検により胆管嚢胞腺腫（胆管細胞腺腫）と診断された。

図 5.3.9 肝細胞癌（犬）

CT

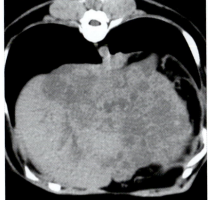

a CT, 横断面

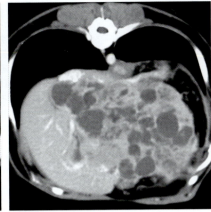

b 造影CT, 横断面

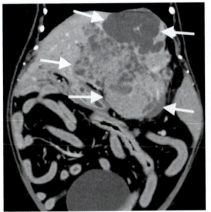

c 造影CT, 背断面

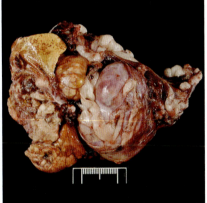

d 肉眼病変

血腹を呈する9歳, 避妊雌のダックスフンド。左側の肝臓には多小葉性で囊胞状の大きなmassが認められ, 正中を越えて伸展している（a, b）。Massの頭側は被覆化に乏しく, 尾状葉に比較的被覆化された領域が見られる（c：矢印）。造影画像において, massの境界は不明瞭であり, 多数の増強されない囊胞状の構造物と比較的均一に増強される軟部組織領域を有している。試験開腹ではmassは内側左葉と方形葉を占拠していることが確認された。部分的切除による生検を行い, 被膜浸潤を伴う肝細胞癌と診断された（d）。

Section 5　腹部

図 5.3.10　癌腫―起源不明（犬）　　　MRI

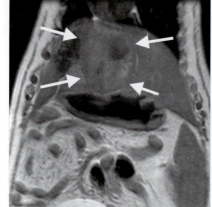
a　造影 T1W，背断面

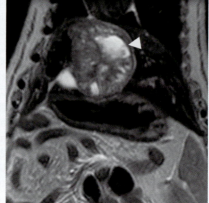
b　T2W，背断面

虚脱を主訴とする5歳，去勢雄のノルウェージャン・エルクハウンド。造影 T1W では，わずかに増強される mass が認められ（a，c：矢印），中央に嚢胞性の低信号領域を伴っている。T2W で嚢胞内が高信号であることから（b：矢頭），中心部が嚢胞であることがわかる。Mass の生検により起源不明の癌腫と診断された。

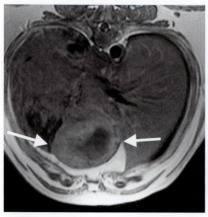
c　造影 T1W，横断面

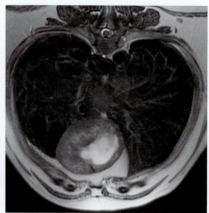
d　T2W，横断面

図 5.3.11　猫の胆管腺癌（猫）　　　CT

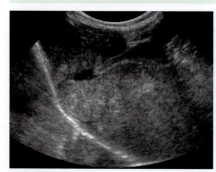
a　超音波，矢状断面

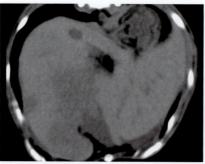
b　CT，横断面

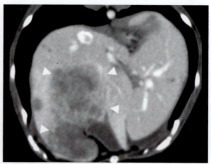
c　造影 CT，横断面

超音波検査において肝 mass が発見された14歳，去勢雄のドメスティック・ショートヘア。超音波画像において，mass はわずかに不均質な構造を有し，右側の肝臓を湾曲させている（a）。CT 画像では mass は被覆化に乏しく，造影前（b）と造影後（c）とも比較的低吸収である。軽度の不均一な増強も認められる（c：矢頭）。外科的切除と生検により内側および外側右葉に発生した胆管腺癌と診断された。

図 5.3.12　転移性血管肉腫（犬） CT

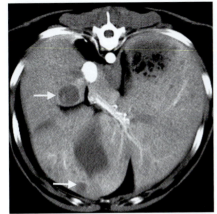

a 造影 CT，横断面

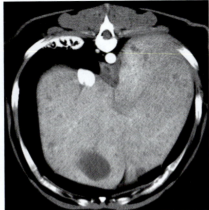

b 造影 CT，横断面

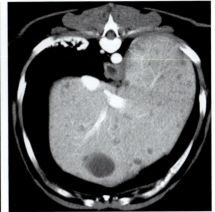

c 造影 CT，横断面

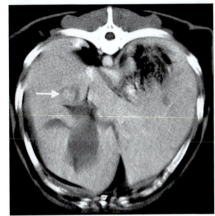

d 造影 CT，横断面

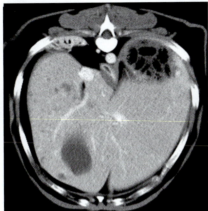

e 造影 CT，横断面

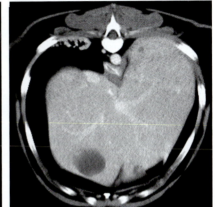

f 造影 CT，横断面

8歳，雄のラブラドール・レトリーバー。以前頚部の血管肉腫を放射線治療によって治療されている。動脈相（**a～c**）と相当する門脈相（**d～f**）の画像を尾側から頭側の順に並べてある。肝実質のいたるところに様々な大きさの低吸収性の結節が多数認められる（**a**：矢印）。最も大きい結節は中心部に増強される比較的高吸収性の組織を有し（**d**：矢印），標的様病変（target-like lesion）を形成している。他の結節は動脈相後期の画像（**a～c**）において低吸収であり，中には門脈相画像において等吸収となるものもある（**d～f**）。

図 5.3.13 良性の肝細胞腺腫と転移性神経内分泌腫瘍（犬）

CT

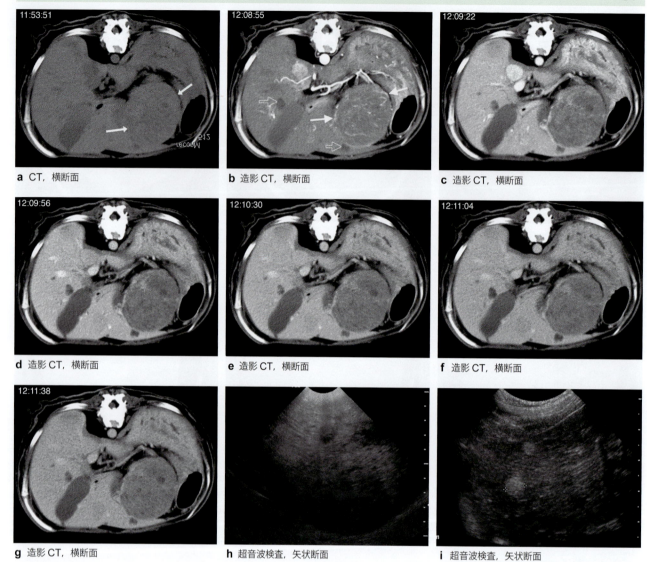

a CT，横断面
b 造影 CT，横断面
c 造影 CT，横断面
d 造影 CT，横断面
e 造影 CT，横断面
f 造影 CT，横断面
g 造影 CT，横断面
h 超音波検査，矢状断面
i 超音波検査，矢状断面

超音波スクリーニング検査において肝 mass が発見された 12 歳，去勢雄のブルドッグ。a〜g は肝臓の同じ部位を造影剤投与後の様々な時点で撮影したものである。スキャンした時刻はそれぞれの画像に注記されている。外側左葉に認められる被覆された大きな mass は，造影前の画像ではやや低吸収である（a：矢印）。動脈相画像で mass はび漫性に不均一に増強されている（b：矢印）。その他にも低吸収性の mass が大きな mass から離れたところに検出され始めている（b：中抜き矢印）。門脈相から遅延相にかけても，mass は正常な肝臓より引きつづき低吸収性であり，不均一に増強されている（c〜g）。大きな mass は良性の肝細胞腺腫，小さい方の結節は転移性の膵 β 細胞腫瘍であった。大きな mass（h）と転移性病変（i）との違いは超音波画像で明らかである。

図 5.3.14 胆管閉塞を伴うリンパ腫（猫） CT

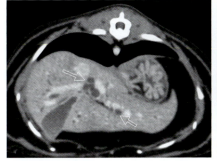
a 造影CT，横断面

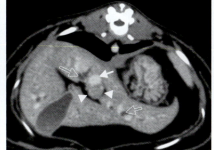
b 造影CT，横断面

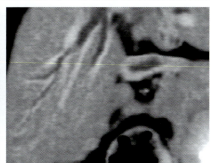
c 造影CT，斜断面

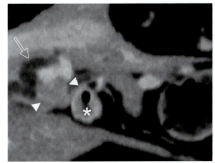
d 造影CT，斜断面

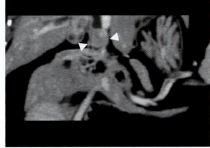
e 造影CT，背断面

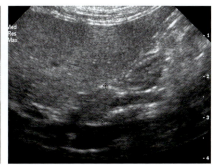
f 超音波画像，矢状断面

肝炎と食欲不振，嘔吐を呈する12歳，去勢雄のドメスティック・ショートヘア。不整形で等吸収性のmass（b，d，e：矢頭）が，総胆管を閉塞し肝内胆管拡張（a，b，d：中抜き矢印）を引き起こしている。Massは門脈（b：矢印）の腹側に位置し，十二指腸（d：★）に近接している。門脈に平行して液体デンシティの分岐した胆管が認められる（c）。超音波画像でもmassは十二指腸乳頭付近に認められた（f：測径マーク）。外科的生検によりリンパ腫と診断された。

図 5.3.15　紡錘形細胞肉腫（犬）　　CT

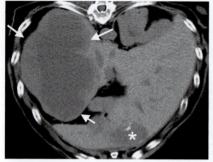
a CT，横断面

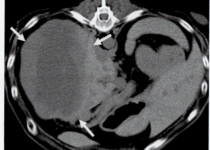
b CT，横断面

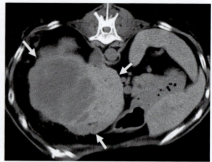
c CT，横断面

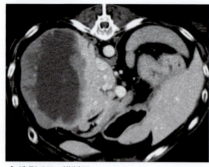
d 造影 CT，横断面

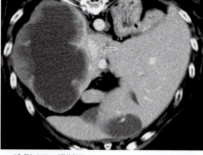
e 造影 CT，横断面

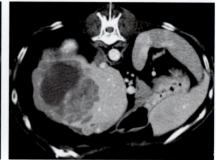
f 造影 CT，横断面

超音波スクリーニング検査において肝臓の mass が発見された 14 歳，避妊雌のラブラドール・レトリーバー。肝臓の造影前（**a～c**）と相当する造影後（**d～f**）の画像を頭側から尾側の順に並べてある。中心部が液体デンシティの巨大な辺縁不整の mass が外側右葉に認められる（**a～c**：矢印）。胆嚢は左側へ偏位し，石灰化物質を含んでいる（**a**：★）。造影画像において，mass は辺縁増強され，内側縁は正常な肝臓との境界が不明瞭である。Mass effect により後大静脈が圧迫されている（**e**：中抜き矢印）。外科的切除生検により紡錘形細胞肉腫と診断された。

図 5.3.16　肝嚢胞（犬）　　CT

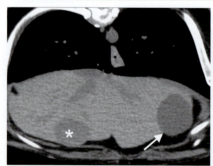
a CT，横断面

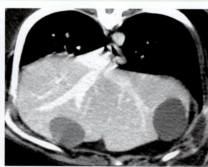
b 造影 CT，横断面

胸腺腫を有する 8 歳，去勢雄のウェルシュ・コーギー。境界明瞭な液体デンシティを示す mass が（**a**：矢印），肝臓の外側左葉の被膜表面から突出している。その構造物は胆嚢（**a**：★）と反対側にある。造影後の画像では，その構造物にまったく増強はみられない（**b**）。肝嚢胞は前縦隔 mass を評価しているときに偶発的に発見されたものであった。外科的切除生検により診断が立証された。

図 5.3.17　空胞性肝障害（犬）　　CT

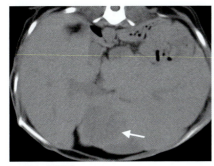

a　CT, 横断面

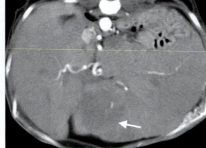

b　造影CT, 横断面

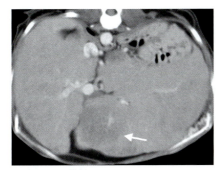

c　造影CT, 横断面

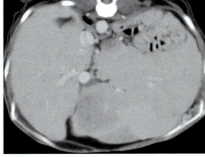

d　造影CT, 横断面

肺massを有する13歳，避妊雌のブリタニー・スパニエル。胸部CTに肝臓が含まれていた。画像は造影剤投与後，様々な時点で肝臓の同じ部位を撮影したものである。肝臓辺縁は腫大して鈍化している。造影前，動脈相，および門脈相の画像では内側左葉に低吸収性の限局性病変が認められ（a〜c：矢印），遅延相においてごくわずかな増強がみられる（d）。FNA生検ではび漫性の空胞性肝障害であることが明らかになった。

図 5.3.18　胆管結石（犬）　　CT

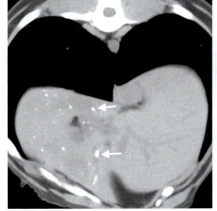

a　CT, 横断面

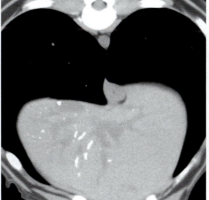

b　CT, 横断面

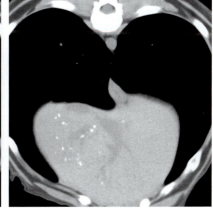

c　CT, 横断面

筋骨格肉腫のために画像を撮影した4歳，去勢雄のオーストラリアン・キャトル・ドッグ。画像は肝臓を尾側から頭側の順に並べたものである。肝臓全域にわたって胆管内に多数の小さな円形の石灰化した不透過物質が認められる（a：矢印）。結石は近接して密集し線状の不透過性領域を形成している。臨床徴候を伴わずに偶然発見された胆管結石であった。

図 5.3.19 胆石症（犬）　　　　　　　　　　　　　　　　　　　　　　　　　　　CT

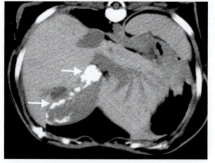

偶発的に胆石と石灰化した堆積物が見つかった8歳，去勢雄の雑種犬。石灰化した不透過性物質は丸く，凝集してより大きな集合体を形成している（矢印）。CTは仰臥位で撮影されたため，石灰化した堆積物は胆嚢の頸部側に沈殿している。

a CT, 横断面

図 5.3.20 胆嚢閉塞（猫）　　　　　　　　　　　　　　　　　　　　　　　　　　CT

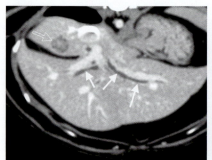 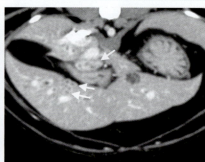

a 造影CT, 横断面　　　　　　b 造影CT, 横断面

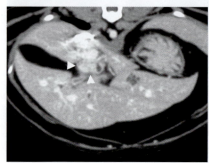 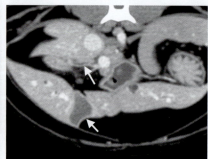

c 造影CT, 横断面　　　　　　d 造影CT, 横断面

食欲不振と傾眠を呈する6歳，避妊雌のドメスティック・ショートヘア。画像は頭側から尾側の順に並べられている。肝臓内には門脈枝と平行して拡張した胆管が多数認められる（a：矢印）。さらに胆管細胞腺腫の特徴と一致する囊胞性のmassが，多小葉性の液体デンシティの結節として実質内に見られる（a：中抜き矢印）。胆管壁は胆嚢壁と同様に，胆管炎や胆嚢炎の結果として増強される（b，d：矢印）。胆嚢管と肝管の接合部にある総胆管の内腔は増強される軟部組織で満たされている（c：矢頭）。閉塞しているにもかかわらず胆嚢の大きさが小さいのは，術中に観察された慢性的な線維化によるものである。閉塞している場所が悪く生検や外科的管理は不可能だった。鑑別診断には炎症性疾患や腫瘍が考えられた。

文 献

1. Schwartz SG, Mitchell SL, Keating JH, Chan DL. Liver lobe torsion in dogs: 13 cases (1995–2004). J Am Vet Med Assoc. 2006;228: 242–247.
2. Lee KJ, Yamada K, Hirokawa H, Shimizu J, Kishimoto M, Iwasaki T, et al. Liver lobe torsion in a Shih-tzu dog. The Journal of small animal practice. 2009;50:157.
3. Yoon W, Jeong YY, Kim JK, Seo JJ, Lim HS, Shin SS, et al. CT in blunt liver trauma. Radiographics. 2005;25:87–104.
4. Marolf AJ, Kraft SL, Dunphy TR, Twedt DC. Magnetic resonance (MR) imaging and MR cholangiopancreatography findings in cats with cholangitis and pancreatitis. J Feline Med Surg. 2013;15: 285–294.
5. Scharf G, Deplazes P, Kaser-Hotz B, Borer L, Hasler A, Haller M, et al. Radiographic, ultrasonographic, and computed tomographic appearance of alveolar echinococcosis in dogs. Vet Radiol Ultrasound. 2004;45:411–418.
6. El-Serag HB, Marrero JA, Rudolph L, Reddy KR. Diagnosis and Treatment of Hepatocellular Carcinoma. Gastroenterology. 2008;134:1752–1763.
7. Hussain SM, Zondervan PE, JN IJ, Schalm SW, de Man RA, Krestin GP. Benign versus malignant hepatic nodules: MR imaging findings with pathologic correlation. Radiographics. 2002;22:1023–1036– discussion 1037–1029.
8. Terayama N, Matsui O, Ueda K, Kobayashi S, Sanada J, Gabata T, et al. Peritumoral rim enhancement of liver metastasis: hemodynamics observed on single-level dynamic CT during hepatic arteriography and histopathologic correlation. J Comput Assist Tomogr. 2002;26:975–980.
9. Taniura T, Marukawa K, Yamada K, Hikasa Y, Ito K. Differential diagnosis of hepatic tumor-like lesions in dog by using dynamic CT scanning. Hiroshima J Med Sci. 2009;58:17–24.
10. Fukushima K, Kanemoto H, Ohno K, Takahashi M, Nakashima K, Fujino Y, et al. CT characteristics of primary hepatic mass lesions in dogs. Vet Radiol Ultrasound. 2012;53:252–257.
11. Clifford CA, Pretorius ES, Weisse C, Sorenmo KU, Drobatz KJ, Siegelman ES, et al. Magnetic resonance imaging of focal splenic and hepatic lesions in the dog. J Vet Intern Med. 2004;18: 330–338.
12. Cullen JM. Summary of the World Small Animal Veterinary Association Standardization Committee Guide to Classification of Liver Disease in Dogs and Cats. Veterinary Clinics of NA: Small Animal Practice. 2009;39:395–418.
13. Yonetomi D, Kadosawa T, Miyoshi K, Nakao Y, Homma E, Hanazono K, et al. Contrast agent Gd-EOB-DTPA (EOB·Primovist®) for low-field magnetic resonance imaging of canine focal liver lesions. Vet Radiol Ultrasound. 2012;53:371–380.
14. Kamaya A, Maturen KE, Tye GA, Liu YI, Parti NN, Desser TS. Hypervascular Liver Lesions. Seminars in Ultrasound, CT and MRI. 2009;30:387–407.
15. Feeney DA, Sharkey LC, Steward SM, Bahr KL, Henson MS, Ito D, et al. Parenchymal signal intensity in 3-T body MRI of dogs with hematopoietic neoplasia. Comp Med. 2013;63:174–182.
16. Noronha V, Shafi NQ, Obando JA, Kummar S. Primary non-Hodgkin's lymphoma of the liver. Crit Rev Oncol Hematol. 2005;53:199–207.
17. Levy AD. Malignant liver tumors. Clin Liver Dis. 2002;6:147–164.
18. Zatelli A, D'Ippolito P, Bonfanti U, Zini E. Ultrasound-assisted drainage and alcoholization of hepatic and renal cysts: 22 cases. J Am Anim Hosp Assoc. 2007;43:112–116.
19. Nakamura M, Chen H-M, Momoi Y, Iwasaki T. Clinical application of computed tomography for the diagnosis of feline hepatic lipidosis. J Vet Med Sci. 2005;67:1163–1165.

5.4
消化管

はじめに

人医療および獣医療において，消化管腔内の疾患や粘膜／壁の障害，胃腸の変位，あるいは運動機能障害に対する最も一般的な診断法は，依然として造影X線撮影と内視鏡検査である。壁性のmassや局所転移のような壁外massの評価には診断的超音波検査が広く用いられているが，CTや，程度は少ないがMRIの方がときに特異度と感度に優れる場合もあり，これらの診断法が用いられる機会も増えてきている[1~3]。管腔内のガスや液体，および固形内容物の多様性によって，管腔の直径や形状，壁の厚さ，壁層の見え方や粘膜内層の所見が著しく変化するため，断層撮影による消化管の評価は難しい（図5.4.1）。造影剤を使用する，または使用しない通常のスキャンに加え，現在，人医療では，ガスまたは陽性造影剤で胃あるいは結腸を膨張させたうえで仮想内視鏡virtual endoscopy検査が行われている[4~12]。同様の技術は獣医療でも報告されてきているが，まだ広く使われてはいない[13]。胃および結腸の仮想内視鏡検査では，管腔の狭窄に制約を受けることなく胃腸粘膜表面の優れた所見を得ることができる。

CTで計測された造影前後の胃腸壁の厚さは，腹部超音波画像で報告されている範囲内にある。体重と壁の厚さおよび直径には正の相関が存在している。狭窄している部位では消化管壁を観察することはできない[14]。壁層は全体の22%の部位で観察可能であるが，最もよく見えるのは胃と空腸である。

胃の画像検査には慣習的に消化管造影，超音波，あるいは内視鏡が用いられている。しかし，これらの画像診断法を使って観察すると，ときおり膨隆した胃粘膜ひだが壁性massのように見えることがある。この場合は，壁の異常を除外するために，胃を膨張させてCT検査を実施する。胃を膨張させることで，CTでも胃壁全体を非侵襲的に視覚化することができる。粘膜ひだを伸ばすために30 mL/kgの水によって胃を膨張させる。胃壁の軟部組織層を確認するには造影剤を静脈内投与する[15]。胃粘膜および粘膜下組織は造影剤の静脈内投与後すぐに著しく増強され，遅延相早期まで増強が持続する。

仮想内視鏡は消化管の新たな撮影技術である。胃または結腸をガスで膨満させて撮影した横断像をもとに，従来の内視鏡検査での見え方を模した3D画像を，コンピュータによって作り出す（図5.4.2）。長所はすべての粘膜表面を評価できることと，従来の内視鏡とは異なり，非侵襲的な技術であることである。二次元CT画像もまた，壁または壁外の病態を評価するために内視鏡画像と合わせて用いられることがある。仮想内視鏡の弱点は，蠕動運動のリアルタイム解析や壁の生検ができないことである。

機械的閉塞，外傷，および出血

急性腹症の画像検査では，消化管の機械的閉塞がしばしば主要な鑑別診断となる。機械的閉塞を診断するためにはX線検査や超音波検査が最もよく用いられる。しかし，患者のサイズが大きいときや，ガスが存在するとき，異常が微細なときは診断が難しいことがある。CTは，ガスや液体による腸の拡張や異物，線状異物によるひだ形成といった画像所見を検出するのに用いられることがあるが，遊離ガスや多数の小さな遊離液体のような消化管穿孔の二次的な合併症の発見においては超音波検査より感度が低い[16]。胃の内腔に異物が発見されることもある（図5.4.3）。異物の貫通に関連した炎症性の瘻管

は，胃や腸壁の穿孔と壁外疾患を考慮するうえで価値のある診断情報である（**図 5.4.4**）[17, 18]。人医療では腹部の鈍性外傷後の消化管壁の異常を明らかにするのに CT が用いられてきたが，病変の発見には感度が低い方法であることを示唆する報告もいくつかある[19～21]。

人医療では，急性の消化管出血や腸間膜虚血の診断に CT 血管造影法（CTA）が用いられることがある。迅速な多相撮像プロトコルを用いたマルチディテクタ CT で行えば，感度と特異度のどちらも優れると考えられる[22]。獣医学領域ではこの方法の診断的価値を決定するための十分な調査はなされていない。

炎症性および血管性疾患

胃炎，腸炎，および大腸炎は広範囲にわたって腸壁を肥厚させるため，CT 画像でこれを確認できることがある（**図 5.4.5**）。炎症の進行程度によって，び漫性で均一または不均一な増強がみられる。周囲脂肪の吸収性増加もおそらくみられる（**図 5.4.6**）。腸閉塞では液体で胃と腸が著しく拡張する（**図 5.4.7**）。クローン病 Crohn's disease や他の炎症性消化管疾患の評価における CT と MRI の有用性は，これまで獣医学論文では十分に記述されてこなかったが，ヒトでは広く報告されている[23～28]。

炎症性ポリープは胃や小腸内で内腔へ突出する粘膜性の mass として発生し，流出障害を引き起こすことがある（**図 5.4.8**）。それらは胃の内腔へ拡がる傾向があるため，描出する手段として仮想内視鏡を使用することができる[13]。

腫瘍

平滑筋腫および平滑筋肉腫

平滑筋腫 leiomyoma および平滑筋肉腫 leiomyosarcoma は胃や腸壁に発生する孤立性の mass である[29, 30]。限局性かつ偏心性であり，壁層構造の欠落や辺縁増強あるいは不均一な増強を伴う[15]。これらの腫瘍は石灰化していることがあり（**図 5.4.9**），腸や胃の部分的な流出障害を引き起こす可能性がある（**図 5.4.10**）。

消化管間質腫瘍

消化管間質腫瘍 gastrointestinal stromal tumors（GISTs）は犬と猫の両方で，まれであるが報告されている[31～33]。間葉系由来の腫瘍であり，犬におけるある研究によると結腸（48％）や小腸（29％），胃（19％），および腸間膜（5％）から発生する[31]。ヒトにおける CT 所見として，ときに中心部に液体デンシティを伴い，不均一に増強される境界明瞭な mass が記述されている。mass は外側へ成長する傾向があるため，臨床徴候を引き起こす前に非常に大きくなることがあり，消化管閉塞を起こす可能性は低い（**図 5.4.11**）[34]。

リンパ腫

消化管リンパ腫 lymphoma は犬と猫の両方で報告されている。猫の消化管を侵す腫瘍としては最もよくみられる[35, 36]。胃や腸のいかなる部位にも発生する可能性があり，中程度から重度の壁の肥厚を引き起こす（**図 5.4.12**）。しばしば中等度に不均一に増強される高吸収性の粘膜を伴う冠状の形態をとる（**図 5.4.13**）[14, 15]。胃の罹患部位に血液を供給するための蛇行した動脈が多数見られる場合もある[16]。MRI において，腸間膜のリンパ腫は T1 強調（T1W）画像において等信号を呈し中等度に増強され，T2 強調（T2W）画像では高信号を呈する[37]。

腺癌

腺癌 adenocarcinoma は犬において最もよく認められる悪性の胃腫瘍であり，ラフコート・コリーやスタッフォードシャー・テリア，チャウ・チャウ，ホフアヴァルト，ベルジアン・シェパードに好発する[33, 35]。胃腺癌は，まれではあるが猫でもときおりみられる[35]。胃腺癌は限局性の壁肥厚として認められ，壁層の解離を伴わない。造影増強は不均一であり粘膜は高吸収である[15]。腸において，腺癌は冠状の壁肥厚として認められ，不均一に増強される（**図 5.4.14**，**5.4.15**）。

図 5.4.1　正常な消化管（犬）　　CT

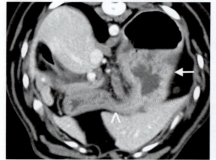
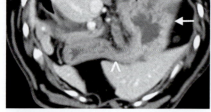
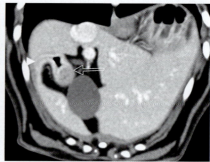

a 造影 CT，横断面　　b 造影 CT，横断面　　c 造影 CT，横断面

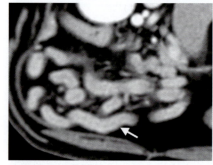
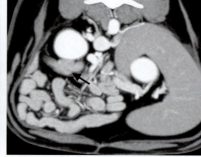
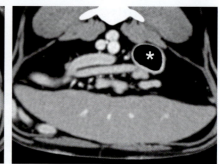

d 造影 CT，横断面　　e 造影 CT, MIP，横断面　　f 造影 CT，横断面

3歳，去勢雄の雑種犬。胃底部は少量の液体とガスで満たされている（**a**）。粘膜は強く増強され，多数の折り重なったひだが明瞭に描出されている（**a**：矢印）。胃体部は壁が平滑でサイズは小さい（**a**：∧印）。幽門はその筋肉組織のためにより厚く（**c**：中抜き矢印），右の体壁の近くで十二指腸（**c**：矢頭）と連結している。小腸の漿膜層は造影剤により増強される（**d**：矢印）。右の腹腔内には回結腸接合部が位置している（**e**：矢印）。回腸は内側にあり，空の結腸はこれらの画像で外側に位置している。結腸に様々な量のガスと液体，便が含まれ，壁の厚さに影響している（**f**：★）。

図 5.4.2　結腸の仮想内視鏡検査（犬）　　CT

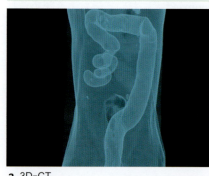
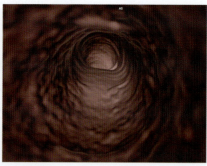
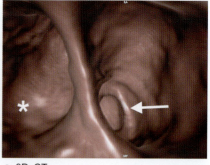

a 3D-CT　　b 3D-CT　　c 3D-CT

1歳，雄の雑種犬。結腸内ガス注入撮像法 pneumocolonography では，粘膜表面を評価するために，結腸壁をガスにより膨張させる必要がある。結腸の 3D レンダリングではその大きさや腹腔内での経路を観察することができる。結腸と盲腸が膨張している（**a**）。内腔の 3D レンダリングによって粘膜表面を視覚化することができる（**b**）。回盲接合部は上行結腸の終末点（**c**：★）において小さな開口部（**c**：矢印）として観察することができる。

図 5.4.3 胃内異物（犬）　　　CT

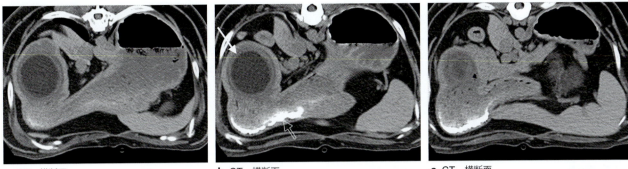

a CT，横断面　　　b CT，横断面　　　c CT，横断面

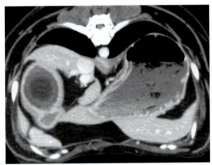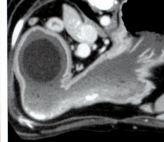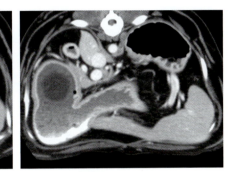

d 造影CT，横断面　　　e 造影CT，横断面　　　f 造影CT，横断面

胸壁の軟部組織肉腫に対する放射線治療のために来院した11歳，去勢雄のゴールデン・レトリーバー。造影前の画像 **a〜c** と相当する造影画像 **d〜f** を頭側から尾側の順に並べてある。臨床的には無徴候だったが，大きな，丸い異物（**b**：矢印）が胃の幽門部に認められた。異物は下方に下がっておらず，これは異物が固定されていることを示唆している。胃は液体によって中等度に拡張している。腹側に沈殿した粒状の石灰化物は，砂利徴候（gravel sign）と部分的な流出障害（**b**：中抜き矢印）を示している。胃壁は正常な厚さで，造影画像での写り方も正常である（**d〜f**）。ゴムボールが外科的に胃から摘出された。

図 5.4.4　貫通した胃内異物（犬）　　CT

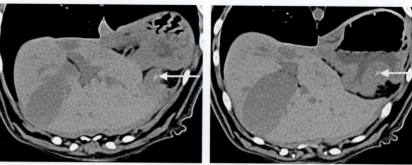

a　CT，横断面　　　　　　　　　b　CT，横断面　　　　　　　　　c　CT，横断面

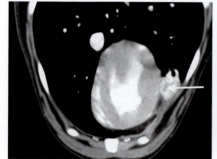 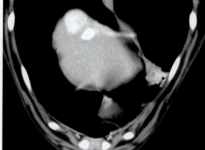 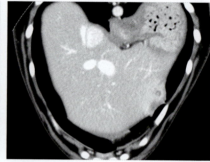

d　造影CT，横断面　　　　　　　e　造影CT，横断面　　　　　　　f　造影CT，横断面

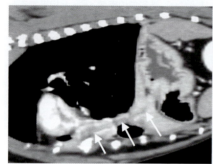 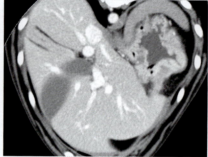 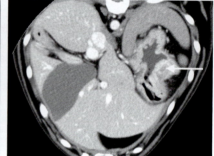

g　造影CT，矢状断面　　　　　　h　造影CT，横断面　　　　　　　i　造影CT，横断面

左肺後葉に持続的な肺浸潤がみられる5歳，去勢雄のコッカー・スパニエル。造影前（a〜c）と相当する造影後の（d〜f, h, i）横断面を頭側から尾側の順に並べてある。左肺後葉には透過性の低下した陰影があり，胸腔から腹側の胃壁へ続くと思われる中心が高吸収性の直線状構造物を伴っている（a〜c：矢印）。造影画像では，肺の浸潤物は顕著に増強され，中心部には液体デンシティを呈する半透明の領域が認められる（d, i：矢印）。液体の管の中にも高吸収性の構造物を確認でき，横隔膜を通る矢状断面で追うことができる（g：矢印）。胃壁は異物の基始部で局所的に肥厚している（h, i）。外科的に竹串が摘出された。

図 5.4.5　胃炎（犬）　　　　　　　　　　　　　　　　　　　　　　　　　　　　　CT

慢性の胸水，腹水を呈する6歳，去勢雄のシェットランド・シープドッグ。門脈相（a）と遅延相の画像において局所的に顕著な胃壁の肥厚が認められる（b：矢印）。粘膜ひだは肥厚しているが，壁層構造は崩壊していない。正常な胃を比較として掲載する（c）。内視鏡検査ではひだの肥厚と胃の拡張性の低下が確認された（d）。生検によりリンパ形質細胞性胃炎と診断された。

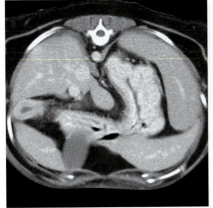
a 造影 CT，横断面

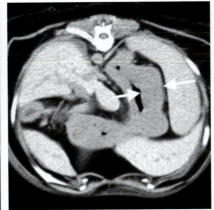
b 造影 CT，横断面

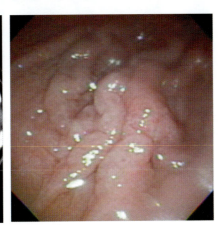
c 造影 CT，横断面　　　　d 内視鏡検査

図 5.4.6　大腸炎（犬）　　　　　　　　　　　　　　　　　　　　　　　　　　　　　CT

2カ月にわたるしぶりと血便を呈する7歳，去勢雄のソフトコーテッド・ウィートン・テリア。CT画像は頭側から尾側の順に並べてある。結腸の末端部と直腸は液体で満たされ，壁は顕著に肥厚している。直腸壁は肛門付近で非対称性に肥厚しており（c：矢印），内腔は部分的に閉塞している。この領域の皮下組織では隣接する脂肪の透過性低下がみられ，局所的な炎症が示唆される（c：★）。罹患した結腸組織は均一に著しく増強されている。大腸内視鏡画像において内側の粘膜は不整形であり，壁の病変が環状であることと合致している（d）。生検により，慢性のび漫性リンパ形質細胞性および好酸球性大腸炎と診断された。

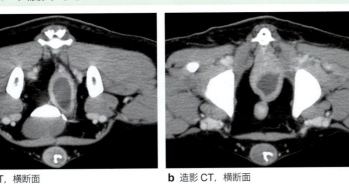
a 造影 CT，横断面　　　　b 造影 CT，横断面

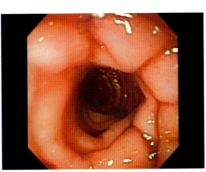
c 造影 CT，横断面　　　　d 内視鏡検査

Section 5　腹部

図 5.4.7　腸炎および腸閉塞（犬）　　　　CT

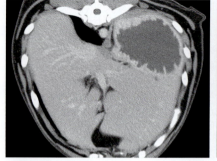
a 造影 CT，横断面

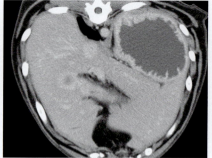
b 造影 CT，横断面

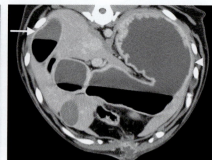
c 造影 CT，横断面

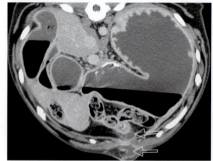
d 造影 CT，横断面

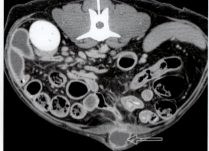
e 造影 CT，横断面

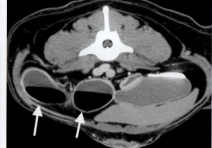
f 造影 CT，横断面

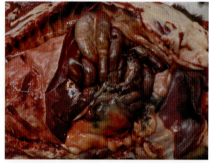
g 肉眼病変，側方観

1週間にわたる嘔吐と腸の拡張を呈する5歳，去勢雄のラブラドール・レトリーバー。画像は仰臥位にて撮影されているため，反転した液体 – ガス境界面が見られる。CT画像は頭側から尾側の順に並べてある。胃は液体で顕著に拡張している（c：矢頭）。十二指腸も同様である（c，f：矢印）。他の小腸わなは泡立ったガスと液体を含み肥厚している。先に行われた開腹手術に続発した，辺縁造影される液体デンシティの漿液腫が腹側の体壁に認められ（d，e：中抜き矢印），腹腔内へ浸潤している。肉眼剖検所見は腸炎と腸閉塞に合致するものであり，組織学的にリンパ形質細胞性胃腸炎と診断された。

図 5.4.8　腺腫性ポリープ – 幽門（犬）　　CT

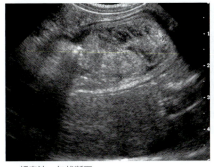

a 超音波，矢状断面　　b 造影CT，横断面

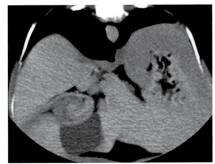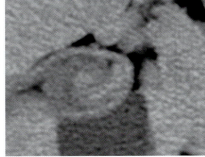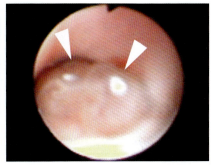

c 超音波，矢状断面　　d 超音波，矢状断面　　e 内視鏡

嘔吐を呈する14歳，去勢雄のミニチュア・シュナウザー。最初に超音波検査が行われ，幽門の内腔を占拠する高エコーのmassが認められた。bとcは尾側から頭側の順に並べてあり，dはcの拡大像である。遅延相の造影CTでは低〜等吸収性のmassが幽門洞内に認められる（b：矢印）。Massは不均質で中心部は高吸収性である。この領域では幽門壁は肥厚していない。内視鏡検査では幽門内腔へ突出する壁性massが認められた（e：矢頭）。切除生検により腺腫性ポリープと診断された。

図 5.4.9　平滑筋腫 – 胃（犬）　　CT

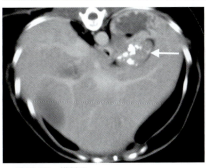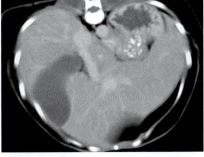

a 造影CT，横断面　　b 造影CT，横断面

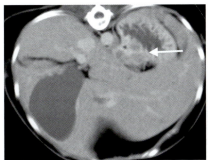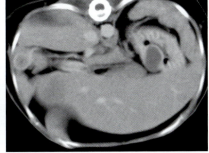

c 造影CT，横断面　　d 造影CT，横断面

17歳，去勢雄の雑種犬。画像は頭側から尾側の順に並べてある。超音波スクリーニング検査において胃のmassが発見された。胃底部内側壁にある境界明瞭なmassには，多数の石灰化領域が認められる（a：矢印）。胃壁は局所的に肥厚し，尾側には低吸収性の内容物を含み辺縁増強がみられる（c：矢印）。massの最も尾側の面（d）は，中心部が増強されないままである。外科的切除生検により胃の平滑筋腫と診断された。

図 5.4.10　平滑筋肉腫 – 結腸（猫）　CT

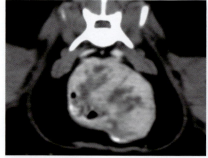

a 造影 CT, 横断面

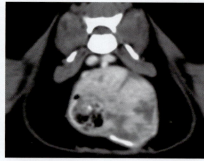

b 造影 CT, 横断面

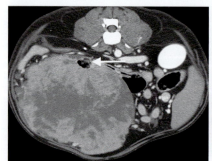

c 造影 CT, 横断面

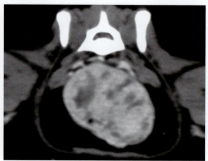

d 造影 CT, 横断面

血便を呈する 9 歳，避妊雌のドメスティック・ミディアムヘア。結腸遠位の画像を頭側から尾側の順に並べてある。偏心性で不均一に増強される大きな mass が結腸壁から発生している（a：矢印）。より尾側では，mass が結腸内腔を圧迫しているのが，ガスや石灰化した不透過性の便によってわかる（b〜d）。外科的切除生検によって結腸の平滑筋肉腫と診断された。

図 5.4.11　消化管間質腫瘍 – 盲腸（犬）　CT

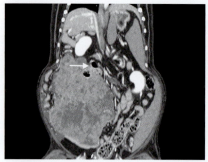

a 造影 CT, 横断面

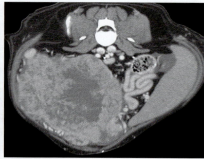

b 造影 CT, 横断面

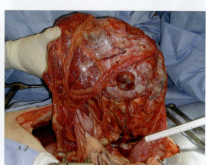

c 造影 CT, 背断面

d 肉眼病変

進行性の腹部膨満を呈する 7 歳，避妊雌のゴールデン・レトリーバー。右の腹腔内には非常に大きな mass が認められ，残りの腹部臓器を左側へ偏位させている。Mass は不均質で，辺縁増強が認められる。ガスを含んだ腸の一部（盲腸と思われる）が，mass 背側の頭側面に認められる（a，c：矢印）。Mass は外科的に切除され，組織学的に消化管間質腫瘍と診断された（d）。

図 5.4.12　リンパ腫 – 胃（犬）

MRI

多病巣性の神経徴候を呈する 8 歳，去勢雄のロットワイラー。胃底部の壁が顕著に肥厚している（**c**：矢印）。胃壁は T1W で均一な低信号，T2W で高信号を呈している。超音波画像では，肥厚に加えて壁層の欠落がみられた（**e**）。剖検によって胃壁を巻き込む播種性の T 細胞性リンパ腫と診断された（**f**）。

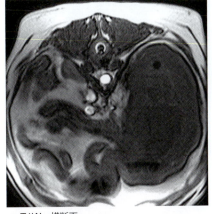

a T1W，横断面

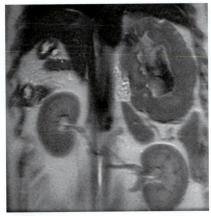

b T1W，背断面

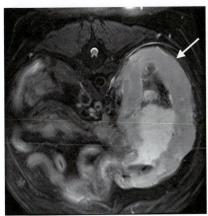

c 脂肪抑制 T2W，横断面

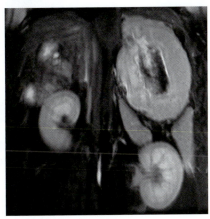

d 脂肪抑制 T2W，背断面

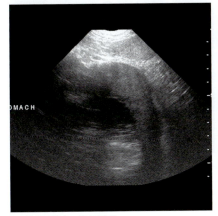

e 超音波検査，矢状断面

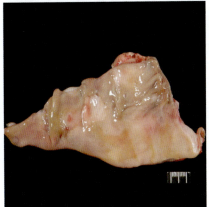

f 肉眼病変

Section 5　腹部

図 5.4.13　リンパ腫-空腸（犬）　CT

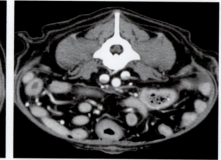
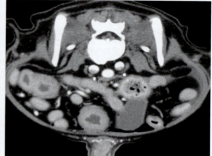

a 造影CT，横断面　　b 造影CT，横断面　　c 造影CT，横断面

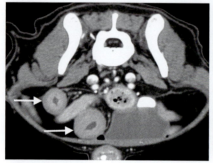
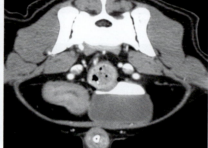
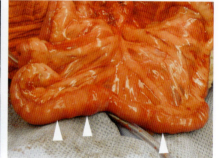

d 造影CT，横断面　　e 造影CT，横断面　　f 肉眼病変

嘔吐の頻度が増加している10歳，去勢雄のゴールデン・レトリーバー。画像は頭側から尾側の順に並べてある。腸間膜リンパ節は顕著に腫大し，丸みを帯びて辺縁増強がみられる（a：矢頭）。尾側の腹腔内では，空腸の一部に壁の肥厚がみられ，内層は増強され外層は低吸収である（d：矢印）。先立って行われた手術に続発した気腹症が認められる。空腸（f：矢頭）と腸間膜リンパ節にT細胞性リンパ腫が認められた。

図 5.4.14　腺癌-十二指腸（犬）　CT

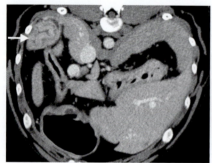
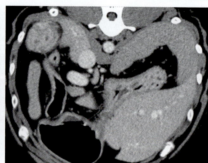
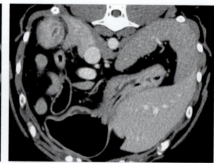

a 造影CT，横断面　　b 造影CT，横断面　　c 造影CT，横断面

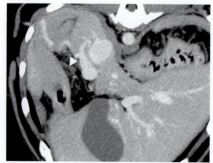

d 造影CT，MIP，横断面

数カ月にわたる食欲不振，嘔吐，および体重減少を呈する9歳，避妊雌のジャーマン・ワイアーヘアード・ポインター。a～cは頭側から尾側の順に並べてある。十二指腸壁は顕著かつ偏心性に肥厚している。腸管の不均一な増強（a：矢印）は，いくつかの領域では中心部においてより顕著である。壁の肥厚部に胆管が開口しているが，閉塞されているようには見えない（d：矢頭）。切除生検により腺癌と診断された。

図 5.4.15 腺癌 – 結腸（猫）

CT

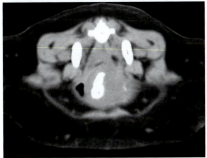

a CT，横断面

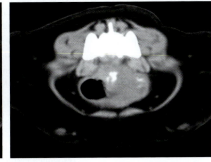

b CT，横断面

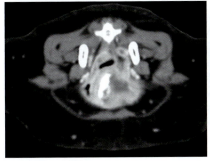

c 造影 CT，横断面

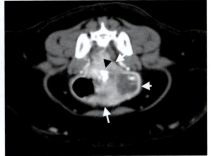

d 造影 CT，横断面

2週間前からの嘔吐，血便，およびしぶりを呈する15歳，避妊雌のシャム。単純画像（a，b）と相当する造影画像（c，d）を尾側から頭側の順に並べてある。単純画像では，結腸壁から発生する偏心性のmassが認められる。Massの中心部は石灰化している（d：矢頭）。結腸の内腔は圧迫され，massによって部分的な閉塞が起きていることを示している。Massは不均一に辺縁増強されている（d：矢印）。細胞診により腺癌と診断された。

文 献

1. Federle MP. Gastroduodenal Anatomy and Imaging Issues. In: Federle MP (ed): Diagnostic Imaging: Abdomen. Salt Lake City: Amirsys, Inc., 2005;I:3–2–5.
2. Federle MP. Colon Anatomy and Imaging Issues. In: Federle MP (ed): Diagnostic Imaging: Abdomen. Salt Lake City: Salt Lake City, 2005;I:5–2–5.
3. Federle MP. Small Intestine Anatomy and Imaging Issues. In: Federle MP (ed): Diagnostic Imaging: Abdomen. Salt Lake City: Salt Lake City, 2005;I:4–2–5.
4. Boellaard TN, de Haan MC, Venema HW, Stoker J. Colon distension and scan protocol for CT-colonography: an overview. Eur J Radiol. 2013;82:1144–1158.
5. Boone D, Halligan S, Taylor SA. Evidence review and status update on computed tomography colonography. Curr Gastroenterol Rep. 2011;13:486–494.
6. Christensen KN, Fidler JL, Fletcher JG, Maccarty R, Johnson CD. Pictorial review of colonic polyp and mass distortion and recognition with the CT virtual dissection technique. Radiographics. 2010;30:e42; discussion e43.
7. Ghuman M, Bates N, Moore H. Computed tomographic colonography (CTC): a retrospective analysis of a single site experience and a review of the literature on the status of CTC. N Z Med J. 2012;125:60–67.
8. Rockey DC. Computed tomographic colonography: ready for prime time? Gastroenterol Clin North Am. 2010;39:901–909.
9. Rockey DC. Computed tomographic and magnetic resonance colonography: challenge for colonoscopy. Dig Dis. 2012;30 Suppl 2:60–67.
10. Rosenberg JA, Rubin DT. Performance of CT colonography in clinical trials. Gastrointest Endosc Clin N Am. 2010;20:193–207.
11. Shen Y, Kang HK, Jeong YY, Heo SH, Han SM, Chen K, et al. Evaluation of early gastric cancer at multidetector CT with multiplanar reformation and virtual endoscopy. Radiographics. 2011;31:189–199.
12. Yee J, Sadda S, Aslam R, Yeh B. Extracolonic findings at CT colonography. Gastrointest Endosc Clin N Am. 2010;20:305–322.
13. Yamada K, Morimoto M, Kishimoto M, Wisner ER. Virtual endoscopy of dogs using multi-detector row CT. Vet Radiol Ultrasound. 2007;48:318–322.
14. Hoey S, Drees R, Hetzel S. Evaluation of the gastrointestinal tract in dogs using computed tomography. Vet Radiol Ultrasound. 2013;54:25–30.
15. Terragni R, Vignoli M, Rossi F, Laganga P, Leone VF, Graham JP, et al. Stomach wall evaluation using helical hydro–computed tomography. Vet Radiol Ultrasound. 2012;53:402–405.
16. Shanaman MM, Schwarz T, Gal A, O'Brien RT. Comparison between survey radiography, B-mode ultrasonography, contrast-enhanced ultrasonography and contrast-enhanced multi-detector computed tomography findings in dogs with acute abdominal signs. Vet Radiol Ultrasound. 2013;54:591–604.
17. Furukawa A, Sakoda M, Yamasaki M, Kono N, Tanaka T, Nitta N, et al. Gastrointestinal tract perforation: CT diagnosis of presence, site, and cause. Abdom Imaging. 2005;30:524–534.
18. Ghahremani GG. Radiologic evaluation of suspected gastrointestinal perforations. Radiol Clin North Am. 1993;31:1219–1234.
19. Halvorsen RA, Jr., McKenney K. Blunt trauma to the gastrointestinal tract: CT findings with small bowel and colon injuries. Emerg Radiol. 2002;9:141–145.
20. Katz DS, Yam B, Hines JJ, Mazzie JP, Lane MJ, Abbas MA. Uncommon and unusual gastrointestinal causes of the acute abdomen: computed tomographic diagnosis. Semin Ultrasound CT MR. 2008;29:386–398.
21. Peters E, LoSasso B, Foley J, Rodarte A, Duthie S, Senac MO, Jr. Blunt bowel and mesenteric injuries in children: do nonspecific computed tomography findings reliably identify these injuries? Pediatr Crit Care Med. 2006;7:551–556.
22. Johnson JO. Diagnosis of acute gastrointestinal hemorrhage and acute mesenteric ischemia in the era of multi-detector row CT. Radiol Clin North Am. 2012;50:173–182.
23. Al-Hawary MM, Kaza RK, Platt JF. CT enterography: concepts and advances in Crohn's disease imaging. Radiol Clin North Am. 2013;51:1–16.
24. Amitai MM, Ben-Horin S, Eliakim R, Kopylov U. Magnetic resonance enterography in Crohn's disease: a guide to common imaging manifestations for the IBD physician. J Crohns Colitis. 2013;7:603–615.
25. Gee MS, Harisinghani MG. MRI in patients with inflammatory bowel disease. J Magn Reson Imaging. 2011;33:527–534.
26. Ilangovan R, Burling D, George A, Gupta A, Marshall M, Taylor SA. CT enterography: review of technique and practical tips. Br J Radiol. 2012;85:876–886.
27. Masselli G, Gualdi G. CT and MR enterography in evaluating small bowel diseases: when to use which modality? Abdom Imaging. 2013;38:249–259.
28. Pariente B, Peyrin-Biroulet L, Cohen L, Zagdanski AM, Colombel JF. Gastroenterology review and perspective: the role of cross-sectional imaging in evaluating bowel damage in Crohn disease. AJR Am J Roentgenol. 2011;197:42–49.
29. Kapatkin AS, Mullen HS, Matthiesen DT, Patnaik AK. Leiomyosarcoma in dogs: 44 cases (1983–1988). J Am Vet Med Assoc. 1992;201:1077–1079.
30. Swann HM, Holt DE. Canine gastric adenocarcinoma and leiomyosarcoma: a retrospective study of 21 cases (1986–1999) and literature review. J Am Anim Hosp Assoc. 2002;38:157–164.
31. Frost D, Lasota J, Miettinen M. Gastrointestinal stromal tumors and leiomyomas in the dog: a histopathologic, immunohistochemical, and molecular genetic study of 50 cases. Vet Pathol. 2003;40:42–54.
32. Morini M, Gentilini F, Pietra M, Spadari A, Turba ME, Mandrioli L, et al. Cytological, immunohistochemical and mutational analysis of a gastric gastrointestinal stromal tumour in a cat. J Comp Pathol. 2011;145:152–157.
33. von Babo V, Eberle N, Mischke R, Meyer-Lindenberg A, Hewicker-Trautwein M, Nolte I, et al. Canine non-hematopoietic gastric neoplasia. Epidemiologic and diagnostic characteristics in 38 dogs with post-surgical outcome of five cases. Tierarztl Prax Ausg K Kleintiere Heimtiere. 2012;40:243–249.
34. Burkill GJ, Badran M, Al-Muderis O, Meirion Thomas J, Judson IR, Fisher C, et al. Malignant gastrointestinal stromal tumor: distribution, imaging features, and pattern of metastatic spread. Radiology. 2003;226:527–532.
35. Gualtieri M, Monzeglio MG, Scanziani E. Gastric neoplasia. Vet Clin North Am Small Anim Pract. 1999;29:415–440.
36. Gustafson TL, Villamil A, Taylor BE, Flory A. A retrospective study of feline gastric lymphoma in 16 chemotherapy-treated cats. J Am Anim Hosp Assoc. 2014;50:46–52.
37. Yasuda D, Fujita M, Yasuda S, Taniguchi A, Miura H, Hasegawa D, et al. Usefulness of MRI compared with CT for diagnosis of mesenteric lymphoma in a dog. J Vet Med Sci. 2004;66:1447–1451.

5.5 膵臓

　犬と猫の膵臓は非造影および造影 CT や MRI で容易に観察することができる。撮影時間がより早く，また膵臓の薄い組織を描出する際に動的アーチファクトを除去することができるため，CT の方が好まれている。しかし，MRI はコントラスト分解能が高く，慢性膵炎のような炎症性疾患において優れた情報を提供する[1]。

　T1 強調（T1W）画像における正常な猫の膵臓の厚さは 9.5±1.2 mm，膵管のサイズは 1.65±0.05 mm である[2]。膵臓は肝臓と比較して T1W 画像で高信号，T2 強調（T2W）画像で低信号であり，均一な構造をしている。猫の膵管は各葉の長軸方向に位置し，低吸収（CT），低信号（T1W），あるいは高信号（T2W，ファストスピンエコー）の線状構造物として観察される。猫の膵臓は単純 CT 画像において肝臓よりも低吸収で，造影剤によりすばやく造影されて緩やかにウォッシュアウトしていく（図 5.5.1）[3]。犬の膵臓の CT 所見も類似している（図 5.5.2）。

　多相造影 CT では平常時と造影後の動脈相，門脈相，遅延相の膵臓組織を評価することができる。犬の膵臓は単純画像で肝臓と等吸収であり，動脈相で高吸収，門脈相と平衡相で低吸収となる。X 線吸収性の違いは純粋な動脈血供給によるものであり，肝臓が主に門脈相で造影されるのに対し，膵臓は造影剤投与後すばやく造影されることに関連している。膵十二指腸動脈は動脈相で，膵十二指腸静脈は門脈相と遅延相で確認できる（図 5.5.3）[4]。

炎症性疾患

　犬と猫の急性膵炎は CT を用いて診断されてきた（図 5.5.4，5.5.5）。膵臓は辺縁が不整になり，腫大し，くっきりと増強される。低吸収領域は壊死部を表している。周囲の腸間膜には局所の炎症に続発した fat stranding（脂肪組織浸潤）が認められる[5]。慢性膵炎では，線維化し脂肪へ置換されていくにつれ，膵臓は低吸収性となり，増強は弱くなっていくようである（図 5.5.6，5.5.7）[6]。結節性領域や周囲の腸間膜の炎症を伴わない軽度の腫大は慢性膵炎の特徴である。

　猫の膵炎は超音波や CT を用いて診断することが難しい疾患である。MRI ならば組織コントラストの増加と 3D ボリューム撮像によって，膵臓の変化を検出できる可能性がある。膵炎は T1W 画像で低信号，T2W 画像で高信号であり，膵管の拡張を伴う。信号強度の変化はおそらく浮腫や線維化によって引き起こされている。膵管を拡張させるためにセクレチンが投与されることがある。これは正常猫には効果があるが，膵炎患者ではすでに膵管が拡張しているため最小限の変化しかもたらさない[1]。CT では，膵臓の顕著な腫大がみられない限り，正常な猫と膵炎を患う猫をはっきり鑑別することはできない[7]。

　どちらの動物種においても膵炎の合併症として，偽嚢胞や膿瘍の形成，壊死がある。膵嚢胞や偽嚢胞は偶発所見として発見されることもある（図 5.5.8）。CT では，偽嚢胞と膿瘍は薄いか不整に肥厚した境界を持つ液体デンシティの領域として描出される。炎症性病変はしばしば辺縁増強される。壊死組織はおそらく増強されない。炎症性膵嚢胞は，CT において多房性の液体を満たした mass として発見されることがある[8]。

腫瘍

インスリノーマは低血糖を引き起こし，発作を誘発することがある。これらの腫瘍は小さいことが多く，超音波とCTのどちらにおいても位置を特定することは難しい。二相撮影のCT血管造影法（CTA）を追加することで，X線吸収性の違いによる小さなmassが視覚化される可能性が高くなる。インスリノーマの犬3頭に関するある報告によると，massは動脈相で最もよく観察でき，そこでは強い造影増強がみられた（**図 5.5.9**）[9]。異なった増強パターンも起こりえ，いくらかの症例が報告されている（**図 5.5.10**）。蛇行した血管の増加が動脈相で観察されることがあり，遅延相で不均一な造影増強がみられる。massが十分に大きければ，膵臓の葉の輪郭は局所的に変化するかもしれない。局所的な血管浸潤を評価する際にもCTAは有用である。

犬と猫では膵臓に腺癌が発生する。膵臓の辺縁を変形させる不整形のmassが，不均一な造影増強と壊死領域を伴って認められることがある（**図 5.5.11**）。転移性疾患の可能性を確認するため，局所リンパ節や肝臓も評価するべきである。

図 5.5.1　正常な膵臓（猫） CT

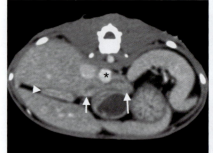
a　造影CT，横断面

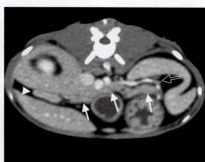
b　造影CT，横断面

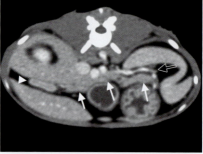
c　造影CT，横断面

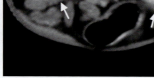
d　造影CT，横断面

11歳，避妊雌のレックス。画像は頭側から尾側の順に並べてある。正常な猫の膵臓は頭側腹腔内に細長い構造物として認められる（**a～d**：白矢印）。膵体部は門脈（**a**：★）の腹側にある。右葉は十二指腸（**a**，**b**：矢頭）の内側に位置し，左葉は結腸の頭背側にあり，脾静脈（**b**：中抜き矢印）と隣接している。膵臓のそれぞれの葉は尾側に向かうに従って先が細くなる（**d**）。猫の左葉は左腎レベルまで伸びている（**d**）。膵管は膵体部に低吸収性の直線状構造物として認められる（**a**）。

図 5.5.2 正常な膵臓（犬）　　CT

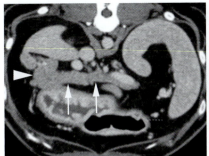

a 造影CT, 横断面

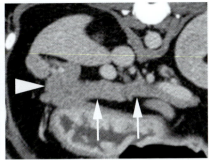

b 造影CT, 横断面

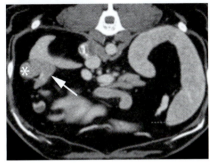

c 造影CT, 横断面

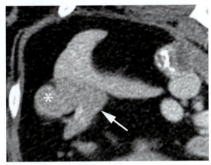

d 造影CT, 横断面

10歳, 去勢雄のラブラドール・レトリーバー。aとcは頭側から尾側の順に並べられており, bとdはそれぞれaとcの拡大像である。膵体部（a, b：矢頭）と左側枝の長軸（a, b：矢印）は横断面できれいに検出される。膵臓の右側枝は横断面ではおおよそ三角形をしていることが多く（c, d：矢印), 下行する十二指腸（c, d：＊）の内側に位置している。

図 5.5.3　正常な膵臓-4相血管撮影法（犬）　　CT

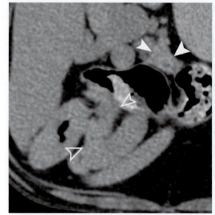
a　CT，横断面

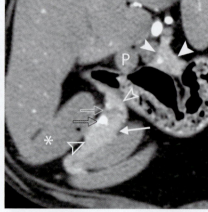
b　造影CT，横断面

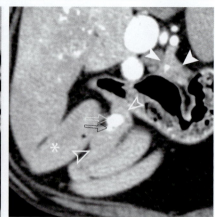
c　造影CT，横断面

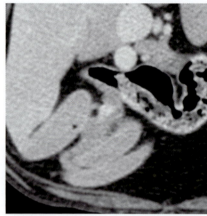
d　造影CT，横断面

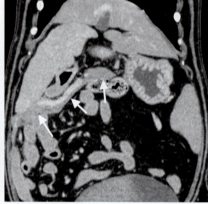
e　造影CT，背側面

門脈体循環シャントのために来院した2歳，雄のボーダー・コリー。4相のCTA画像は正常な膵臓の増強特性を示している。膵臓の右葉（a～c：中抜き矢頭）は十二指腸（b, c：＊）の内側にあり，膵臓の左葉（a～c：矢頭）は門脈（b：P）の内側に見える。膵臓は動脈相では肝臓より高吸収である（b：白矢印）。膵十二指腸動脈は増強され（b：黒中抜き矢印），一方膵十二指腸静脈は低吸収である（b：白中抜き矢印）。門脈相では，膵臓は肝臓と等吸収で，膵十二指腸静脈が増強され（c：白中抜き矢印），動脈も依然として確認される（c：黒中抜き矢印）。遅延相では膵臓は肝臓より低吸収である（d）。犬の膵臓右葉は左葉よりも大きい（e：矢印）。

図 5.5.4 膵炎（犬） CT

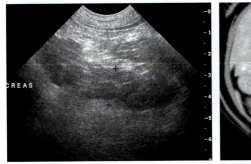
a 超音波，斜断面

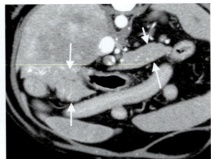
b 造影 CT，横断面

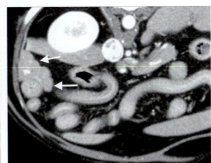
c 造影 CT，横断面

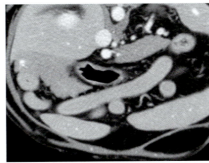
d 造影 CT，横断面

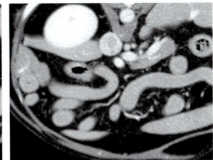
e 造影 CT，横断面

ときおりの食欲不振と浸潤性の副腎 mass，犬膵特異的リパーゼ（Spec cPL）の高値（>1,000 μg/L〔正常範囲 0〜200 μg/L〕）がみられる 15 歳，去勢雄のコッカー・スパニエル。超音波画像において膵臓は腫大して低エコーであり，高エコーの大網に取り囲まれている（**a**：測径マーク）。動脈相（**b**，**c**）と門脈相（**d**，**e**）の CT 画像では，小葉化した辺縁を伴う膵臓の腫大がみられる（**b**，**c**：矢印）。動脈相と門脈相のどちらにおいても増強は均一である。病理組織学的に急性膵炎と慢性膵炎の混在であることがわかった。

Section 5　腹部

図 5.5.5　壊死性膵炎（猫）　　CT

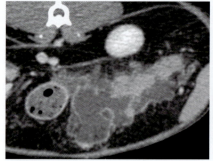
a 造影 CT, 横断面

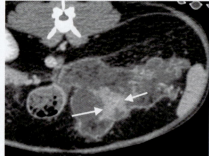
b 造影 CT, 横断面

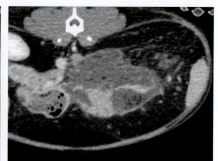
c 造影 CT, 横断面

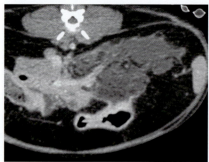
d 造影 CT, 横断面

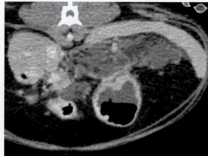
e 造影 CT, 横断面

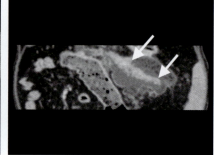
f 造影 CT, 背断面

1週間前から断続的な嘔吐と食欲不振を呈する12歳，避妊雌のドメスティック・ショートヘア。**a**〜**e** は尾側から頭側の順に並べてある。膵臓の左葉を取り巻く大きな不整形の軟部組織デンシティの mass が認められる。膵臓は強く増強され（**b**, **f**：矢印）腫大している。中心部の軟部組織物質は増強されず，液体を含み，辺縁増強されている。この領域の周囲の脂肪は高吸収性を示し，腹膜炎と脂肪織炎に合致している。剖検により局所的な腹膜炎と脂肪織炎，大網の癒着を伴う，広範囲の化膿性および壊死性膵炎と診断された。

図 5.5.6　慢性膵炎（犬）　　CT

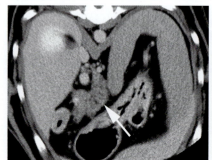
a 造影 CT, 横断面

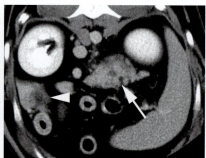
b 造影 CT, 横断面

肥満細胞腫を有する6歳，去勢雄のロットワイラー。飼い主によるとときおり嘔吐がみられるとのことである。画像は頭側から尾側の順に並べてある。膵体部（**a**：矢印），右側枝（**b**：矢頭），および左側枝（**b**：矢印）は腫大し，小葉化して不均一な吸収性を呈している。超音波ガイド下 FNA 細胞診では慢性膵炎に合致する中等度の化膿性炎症が明らかとなった。

図 5.5.7 慢性膵炎（猫）　　　　CT

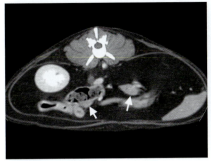
a 造影 CT, 横断面

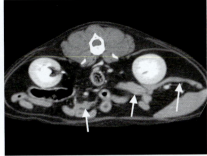
b 造影 CT, 横断面

慢性嘔吐を呈する11歳，去勢雄のドメスティック・ショートヘア。画像は頭側から尾側の順に並べてある。左葉と右葉の両方が中等度に腫大している（**a, b**：矢印）。左葉は左腎の腹側と外側にはっきりと確認することができる（**b**）。他の診断法と同様に，猫の慢性膵炎のCT所見は微妙なことがある。診断は猫膵特異的リパーゼ（spec fPL）の上昇によって下された。

図 5.5.8 膵偽囊胞（犬）　　　　CT

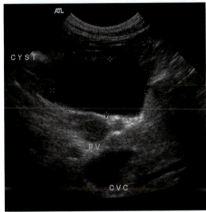
a 超音波, 斜断面

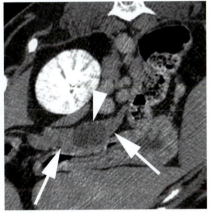
b 造影 CT, 横断面

鼻腔内扁平上皮癌を有する10歳，避妊雌のラブラドール・レトリーバー系雑種。定期的な超音波検査において起源不明の液体で満たされたmassが発見されたのち（**a**：測径マーク），ステージングを目的としてCT検査が行われた。境界明瞭な，薄い壁を有する液体デンシティのmass（**b～d**：矢頭）が膵臓の左葉（**b～d**：矢印）内に認められる。膵臓はその他の点において特筆すべきことはなく，腸間膜の脂肪によって覆われている。犬には膵臓疾患に関連した臨床徴候はなく，偽囊胞は偶発的に発見されたものであると考えられた。

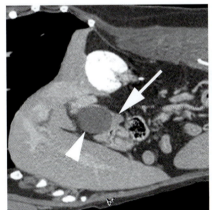
c 造影 CT, 矢状断面

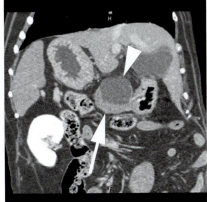
d 造影 CT, 背断面

図 5.5.9 膵臓インスリノーマ（犬） CT

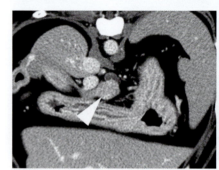
a CT，横断面

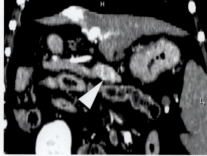
b 造影CT，横断面

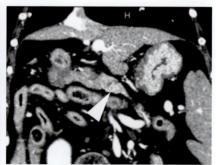
c 造影CT，横断面

d 造影CT，横断面

e 造影CT，背断面

f 造影CT，背断面

低血糖性の発作を呈する8歳，雄のゴールデン・レトリーバー。**a〜d**は膵臓の左側枝レベルで撮影された横断面であり，それぞれ4相の膵臓CTAの造影前，動脈相，動静脈混合相，および遅延相を示している。膵臓の左側枝は腫大して丸みを帯び，単純画像において肝臓と等吸収であり（**a**：矢頭），早期の血管相で顕著に高吸収となり（**b, c, e, f**：矢頭），遅延相では緩徐なウォッシュアウトのため中等度の吸収性を呈した（**d**：矢頭）。外科的切除生検により悪性インスリノーマと診断された。

図 5.5.10　膵臓インスリノーマ（犬）　　CT

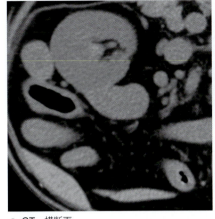

a CT, 横断面

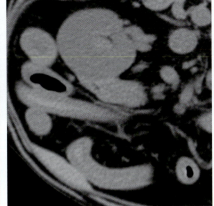

b CT, 横断面

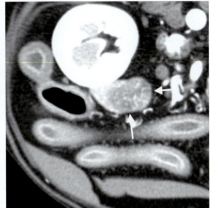

c 造影CT, 横断面

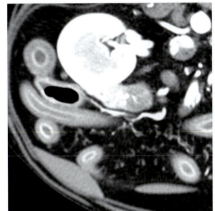

d 造影CT, 横断面

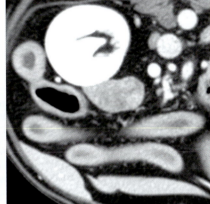

e 造影CT, 横断面

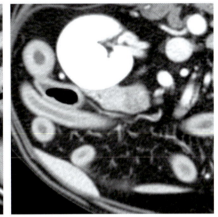

f 造影CT, 横断面

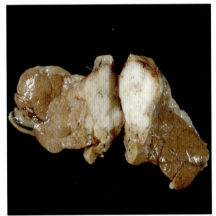

g 肉眼的所見

発作と持続的な低血糖を呈する10歳, 去勢雄のテリア系雑種。造影前の画像において膵右葉の局所的な腫大と円形化がみられる（**a**, **b**）。動脈相（**c**, **d**）では, 膵臓のmassの内側が低吸収となっている（**c**：矢印）。遅延相の画像（**e**, **f**）では, 外側の膵臓と比してウォッシュアウトが遅延しているのがわかる。比較対象となる肝臓は同じ画像には写っていない。外科的切除生検により膵島細胞癌と診断された（**g**）。

図 5.5.11　膵臓腺癌（猫）　　CT

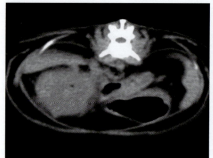
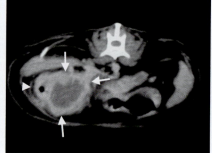
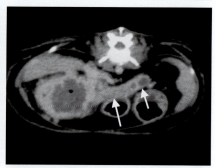

a CT，横断面　　**b** 造影 CT，横断面　　**c** 造影 CT，横断面

体重減少と嗜眠を呈する 14 歳，去勢雄のドメスティック・ロングヘア。膵右葉領域に軟部組織デンシティの mass が認められる。単純画像では十二指腸をはっきりと確認できない。造影画像では，辺縁増強される大きな膵臓の mass が描出され，中心部には液体デンシティの領域が認められる（**b**：矢印）。Mass は十二指腸の内腔を圧迫してはいるが（**b**：矢頭），分離しているように見える。Mass は膵左葉と連続している（**c**：矢印）。外科的生検により膵外分泌腺癌と診断された。

文 献

1. Marolf AJ, Kraft SL, Dunphy TR, Twedt DC. Magnetic resonance (MR) imaging and MR cholangiopancreatography findings in cats with cholangitis and pancreatitis. J Feline Med Surg. 2013;15: 285–294.

2. Marolf AJ, Stewart JA, Dunphy TR, Kraft SL. Hepatic and pancreaticobiliary MRI and MR cholangiopancreatography with and without secretin stimulation in normal cats. Vet Radiol Ultrasound. 2011;52:415–421.

3. Head LL, Daniel GB, Tobias K, Morandi F, DeNovo RC, Donnell R. Evaluation of the feline pancreas using computed tomography and radiolabeled leukocytes. Vet Radiol Ultrasound. 2003;44:420–428.

4. Cáceres AV, Zwingenberger AL, Hardam E, Lucena JM, Schwarz T. Helical computed tomographic angiography of the normal canine pancreas. Vet Radiol Ultrasound. 2006 ed. 2006;47:270–278.

5. Shanaman MM, Schwarz T, Gal A, O'Brien RT. Comparison between survey radiography, B-mode ultrasonography, contrast-enhanced ultrasonography and contrast-enhanced multi-detector computed tomography findings in dogs with acute abdominal signs. Vet Radiol Ultrasound [Internet]. 2013;54:591–604.

6. Hylands R. Veterinary diagnostic imaging. Chronic pancreatitis resulting in marked infiltrative fibrosis and necrosis. Can Vet J. 2006;47:1214–1217.

7. Forman MA, Marks SL, De Cock HEV, et al. Evaluation of serum feline pancreatic lipase immunoreactivity and helical computed tomography versus conventional testing for the diagnosis of feline pancreatitis. J Vet Intern Med. 2004;18:807–815.

8. Branter EM, Viviano KR. Multiple recurrent pancreatic cysts with associated pancreatic inflammation and atrophy in a cat. J Feline Med Surg. 2010;12:822–827.

9. Mai W, Cáceres AV. Dual-phase computed tomographic angiography in three dogs with pancreatic insulinoma. Vet Radiol Ultrasound. 2008;49:141–148.

5.6
副腎

犬の副腎は双葉状であり，左右の腎臓の頭側かつ内側に位置している。正常な右の副腎はその背側面で後大静脈と接している。副腎は腹腔動脈および前腸間膜動脈の近くの様々な場所に位置している[1]。CT上，単純画像では軟部組織デンシティを呈し，造影画像では肝臓と等吸収となる（図5.6.1）。正常な犬では左側の副腎の体積は右側よりも大きい。副腎の大きさにはかなりの個体差があり，体重との有意な相関はまったくみられない[2]。MRIでは，T1強調（T1W）画像で周囲の臓器と等信号である。T2強調（T2W）画像では，腎皮質と等信号，肝臓や筋組織より高信号である。髄質はfast spin-echo T1WやT2W，造影T1W画像において，しばしば皮質と比較して高信号領域として描出される（図5.6.2）[1]。副腎はCTとMRIのどちらにおいても強く増強される。

猫の副腎は犬のものと比べてより丸い形をしている。それらは後大静脈の内側と外側，および左右の腎臓の頭側に同じように位置している。どちらの動物種においてもCTの二相撮影で皮質が動脈性に強く造影され，静脈相ではより均一に造影される（図5.6.3）。猫の副腎はMRIでも観察することができ，画像上の特徴は犬のものと似ている（図5.6.4）。

後横隔静脈と前腹静脈（かつて横隔腹静脈と呼ばれていた）の共通幹はそれぞれの副腎の外側および腹側を通り，後大静脈に流入している。共通幹は副腎静脈を受け取るが，それは短く画像検査では検出できない。しかし，浸潤性の副腎腫瘍の患者では，それらが血管系への進入口を形成している。

血管性疾患

前述の通り，副腎massは局所の血管系に浸潤することがある。そのうえ，破裂して腹腔内あるいは後腹膜腔内の出血を引き起こす可能性がある。出血は副腎被膜内に留まるか，あるいは腹腔または後腹膜腔内に流出する。出血は液体デンシティの，増強されない組織として腹腔内あるいは後腹膜腔内に認められる（図5.6.5）。出血は血管系に浸潤するmassと浸潤しないmassのどちらにおいても発生する場合があり，生命を脅かす可能性がある[3]。

腫瘍

下垂体腺腫は下垂体依存性副腎皮質機能亢進症pituitary-dependent hyperadrenocorticism（PDHAC）を引き起こす，犬と猫においてクッシング症候群の原因と診断されることが最も多い疾患である。画像所見としては両側性の，多くは対称性の副腎の腫大がみられ，mass形成は認められない（図5.6.6，5.6.7）。副腎依存性副腎皮質機能亢進症adrenal-dependent hyperadrenocorticism（ADHAC）では，臨床徴候に一致する原発性の副腎mass（腺腫または腺癌）が認められる（図5.6.8）。CTは，脳と副腎の両方を評価し，これらの2つの疾患を鑑別するために用られる。

2.9章で詳述した下垂体巨大腺腫pituitary macroadenomaは顕著に増強されるが，PDHACの患者のおよそ39〜56％を占める機能性微小腺腫functional microadenomaに罹患した下垂体は正常な大きさである[4,5]。下垂体巨大腺腫を有する犬は微小腺腫を有する犬と比較して副腎が大きく腫大し，副腎は軟部組織と似た透過性を呈する[6]。

PDAHC に罹患した副腎の最大径は 20 mm を超えることもあるため，副腎の径だけで PDHAC と ADHAC を鑑別することは難しい。大きい方の副腎の最大径と小さい方の副腎の最大径との比をとることで，機能性腫瘍を伴う副腎と正常な副腎との較差を定量化し，PDHAC と ADHAC との鑑別に用いることができる。それぞれの副腎の最大径を測定する際は，薄くスライスされた画像を再構成して真の径を得ることにより，PDHAC と ADHAC の動物の重複を少なくすることができる。再構成画像を用いて計測した副腎径の比が 2.08 以上の犬は，感度 100％，特異度 98％で ADHAC に分類することができる[4]。

　猫の原発性副腎腫瘍は片側性あるいは両側性の副腎腺腫または副腎腺癌の可能性があり，副腎皮質機能亢進症あるいは高アルドステロン症の徴候を引き起こす。副腎皮質機能低下症は罹患した猫で低カリウム血症や筋虚弱を招く（図 5.6.9）。猫において腺腫の血管浸潤を記録した CT 画像が 1 つ報告されている[7]。

　犬の副腎に原発性腫瘍を引き起こすものには副腎腺腫，腺癌，または褐色細胞腫 pheochromocytoma があり，片側性のことも両側性のこともある。腺癌と腺腫はどちらも石灰化したり嚢胞性領域を含んだりすることがある（図 5.6.10）。副腎が後大静脈に近接していると血管浸潤を起こしたり，前腹静脈と後横隔静脈との共通幹内に腫瘍塞栓を形成したり，それが後大静脈へ浸潤したりしやすくなる（図 5.6.11，5.6.12）。もし十分に大きければ，腫瘍塞栓は後大静脈を閉塞させ，側副循環の発達や腹水貯留を引き起こすかもしれない（図 5.6.13）。腫瘍はまた背側の筋肉組織レベルの後横隔静脈や腎静脈に浸潤することもある[8]。筋肉や腎静脈への浸潤所見が見られると予後はより悪いと考えられることから，これらの所見は手術計画を立てる上で重要である。孤立性の結節として転移性疾患が副腎に見られることがあるが，ほとんどは広範囲に拡がった転移の構成成分のひとつであることが多い（図 5.6.14）。

変性性疾患

　結節性過形成が副腎内に mass 病変を形成することがあるが，これは変性性の変化によるものである。これらの結節についてはあまり論文で述べられてきてはいないが，腫瘍性の結節よりも小さく血管浸潤を伴わないと考えられている。副腎の石灰化は比較的よくみられる変性性変化であり，偶発的な所見として見つかることがある。高齢の猫で好発するようである。

図 5.6.1　正常な副腎（犬）　　CT

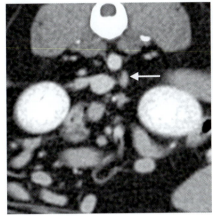

a 造影CT，横断面

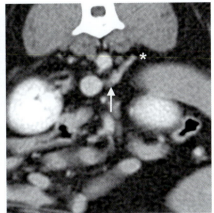

b 造影CT，横断面

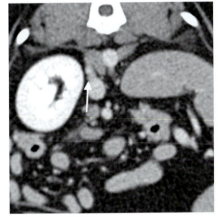

c 造影CT，横断面

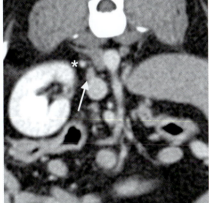

d 造影CT，横断面

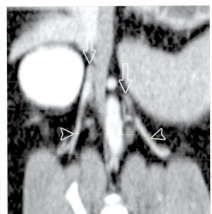

e 造影CT，背断面

3歳，避妊雌の雑種犬。左側（a，b：矢印）と右側（c，d：矢印）の副腎は，それぞれ左腎と右腎の頭側かつ内側に位置する，細長い軟部組織デンシティの構造物である。右側の副腎は後大静脈と接しているのが正常である（c，d）。前腹静脈と後横隔静脈の共通幹は副腎の外側および背側を通過する（b，d：＊）。太い前腹静脈（e：中抜き矢頭）は副腎（e：中抜き矢印）の尾側および外側に認められる。

図 5.6.2　正常な副腎（犬） MRI

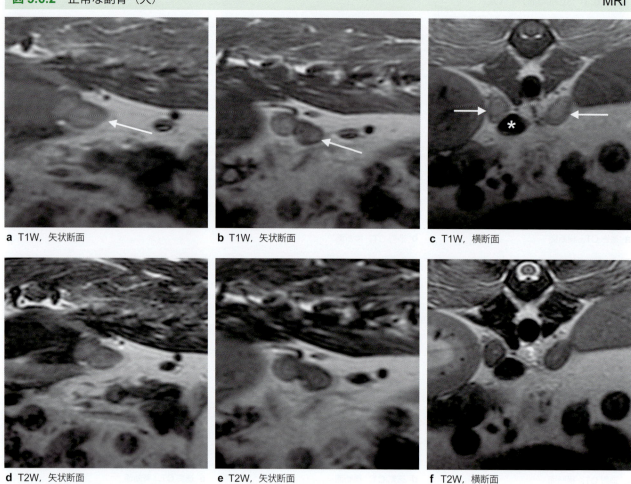

a T1W，矢状断面　　b T1W，矢状断面　　c T1W，横断面

d T2W，矢状断面　　e T2W，矢状断面　　f T2W，横断面

8歳，去勢雄のダックスフンド。左側（a，c，d）と右側（b，c，e）の副腎は，後大静脈（c：★）の外側に位置する小さな分葉状の構造物である。外層の皮質は T1W において髄質よりもわずかに低信号である（a〜c：矢印）。T2W では，皮質は肝臓に比べて高信号，髄質は皮質よりわずかに高信号である（d〜f）。

図 5.6.3　正常な副腎（猫） CT

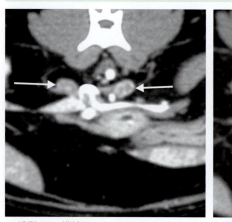
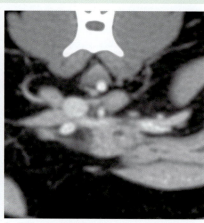

a 造影 CT，横断面　　b 造影 CT，横断面

6歳，避妊雌のドメスティック・ショートヘア。正常な卵円形の猫の副腎が後大静脈の外側に位置している。皮質は動脈相において強く増強され（a：矢印），静脈相では全体的に均一になる（b）。

図 5.6.4　正常な副腎（猫）　　　　　　　　　　　　　　　　　　　　　　　　　　　　　　　　MRI

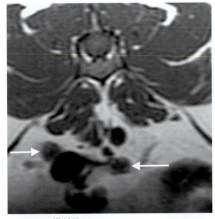

a　T1W，横断面

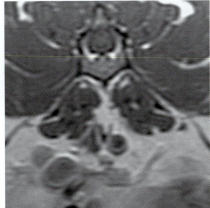

b　造影 T1W，横断面

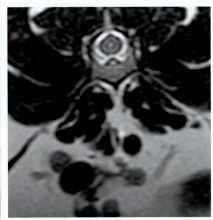

c　T2W，横断面

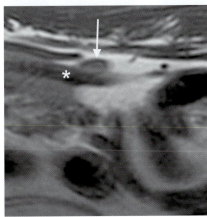

d　T1W，矢状断面

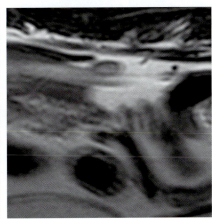

e　T2W，矢状断面

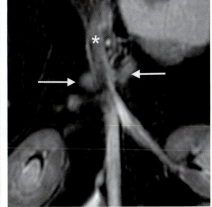

f　脂肪抑制 T2W，背断面

4歳，避妊雌のドメスティック・ショートヘア。副腎は T1W において筋肉と等信号を呈し（a：矢印）著しく増強される（b）。T2W において筋肉よりわずかに高信号を呈す（c）。これらの卵円形の副腎（d, f：矢印）は後大静脈（d, f：★）の背側および外側に位置している。

図 5.6.5　出血を伴う副腎腺癌（犬） CT

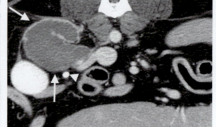

a 造影CT，横断面

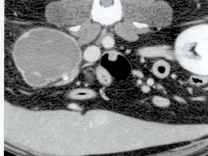

b 造影CT，横断面

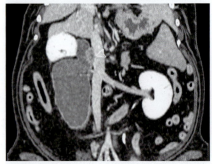

c 造影CT，横断面

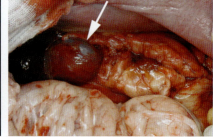

d CT，背断面

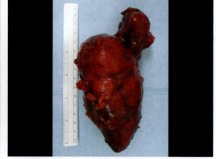

e 肉眼的所見

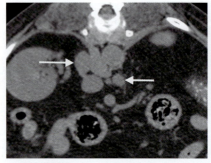

f 肉眼的所見

副腎massを有し，最近になって腹部の違和感を感じるようになった7歳，雄のロットワイラー。a〜cは頭側から尾側の順に並べてある。右の副腎は腫大し（a，d：中抜き矢頭），尾側に偏心性の液体デンシティを呈する囊胞成分を有している（a，b：矢印）。残りのmass組織と副腎被膜は辺縁増強されている。Massの囊胞内容物は出血であり，後腹膜腔を通って尾側へ拡がっていた（d）。出血の腹側に尿管が確認できる（b：矢頭）。肉眼的および組織学的診断は切除生検によって確定された（e：矢印）。CT（d）でのmassの所見と切除した標本（f）の肉眼所見を比較すること。

図 5.6.6　下垂体依存性副腎皮質機能亢進症（犬） CT

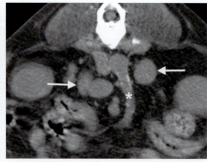

a CT，横断面

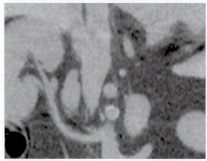

b CT，横断面

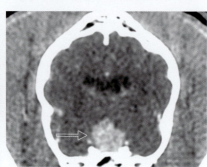

c CT，背断面

d 造影CT，横断面

下垂体依存性副腎皮質機能亢進症が疑われる12歳，去勢雄のボストン・テリア。造影前の画像では，左右の副腎（a，b：矢印）が腫大して丸みを帯び，均一な軟部組織デンシティを呈している。前腸間膜動脈の壁にはクッシング症候群に続発した石灰化がみられる（b：＊）。脳の造影画像では，大きな著しく造影される下垂体massが認められ（d：中抜き矢印），機能性であることが推察された。

図 5.6.7　副腎皮質腺腫（猫）　　　CT

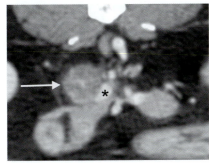

a 造影 CT，横断面

副腎皮質機能亢進症が疑われる 11 歳，去勢雄のドメスティック・ショートヘア。右の副腎に不整な辺縁を持つ mass が認められる（矢印）。Mass は辺縁増強され，後大静脈（★）を圧迫するが浸潤はみられない。摘出され，被膜浸潤を伴う皮質腺腫と診断された。

図 5.6.8　副腎皮質腺腫（犬）　　　CT

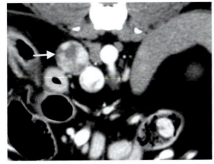 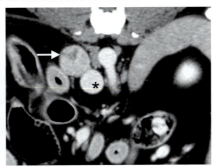 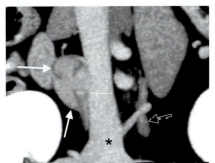

a 造影 CT，横断面　　**b** 造影 CT，横断面　　**c** 造影 CT，MIP，背断面

偶然，副腎 mass と高血圧が見つかった 10 歳，避妊雌のサモエド。右副腎の大きな mass（**a**，**b**：矢印）は局所の血管系へ浸潤している様子はないが，後大静脈（**b**：★）をわずかに圧迫している。増強される領域は動脈相（**a**）においては不均一であるが，次の静脈相では均一になっている（**b**）。再構成された背断面では，右の副腎 mass（**c**：矢印）が後大静脈をわずかに圧迫しているのと正常な左の副腎（**c**：中抜き矢印）が認められる。臨床的には全身性の高血圧を引き起こす褐色細胞腫が疑われたが，生検により非機能性の副腎皮質腺腫と診断された。

図 5.6.9　副腎皮質腺腫（猫）　CT

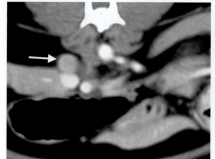
a　造影 CT，横断面

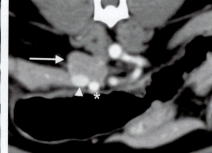
b　造影 CT，横断面

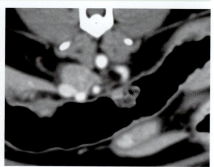
c　造影 CT，横断面

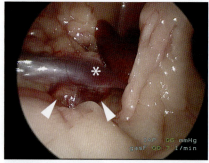
d　肉眼的所見，腹側観

低カリウム血症を呈する 8 歳，避妊雌のドメスティック・ロングヘア。CT 画像は頭側から尾側の順に並べてある。右の副腎に不整形で，不均一に増強される大きな mass が認められる（a，b：矢印）。Mass は後大静脈（b：矢頭）を圧迫し，門脈（b：★）に接しているが，血管系に浸潤している様子はない。Mass は高アルドステロン症の臨床徴候を引き起こす腺腫と診断された。腹腔鏡画像では後大静脈（d：★）の背側に位置する副腎 mass（d：矢頭）が認められる。Mass は組織学的に副腎腺腫と診断された。

図 5.6.10　副腎皮質腺腫（犬）　CT

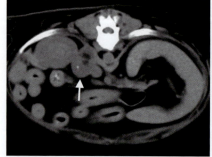
a　CT，横断面

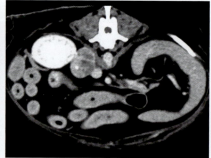
b　造影 CT，横断面

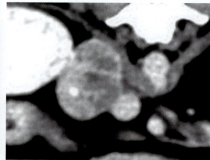
c　造影 CT，横断面

多臓器不全を呈する 16 歳，避妊雌のペキニーズ。c は b の拡大像である。右の副腎は腫大し（a：矢印），小さな限局性の石灰化領域ならびに液体デンシティを呈する 2 つの囊胞構造を有している。造影後の画像では不均一に増強される組織が認められる（b，c）。剖検により両側の副腎を巻き込む多発性の腺腫と診断された。

図 5.6.11　副腎腺癌（犬）　　MRI

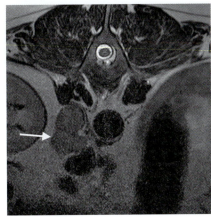
a T2W，横断面

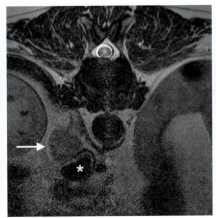
b T2W，横断面

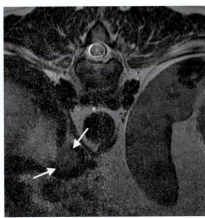
c T2W，横断面

脊髄神経鞘腫瘍を有する 14 歳，避妊雌のラブラドール・レトリーバー。画像は頭側から尾側の順に並べてある。右側に分葉化した副腎 mass が認められ，T2W で高信号を呈し（a，b：矢印），後大静脈に接している（b：★）。Mass は後大静脈に浸潤し，静脈の不完全閉塞を伴う腫瘍塞栓を引き起こしている（c：矢印）。Mass は原発性の神経鞘腫瘍とは無関係に発生したものであった。低信号を呈す脾臓の結節は結節性過形成と診断された（b，c）。剖検において右の後大静脈内腔への浸潤を伴う副腎皮質腺癌と診断された。

図 5.6.12　褐色細胞腫（犬）　　CT

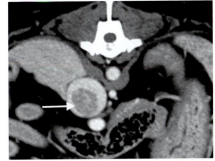
a 造影 CT，横断面

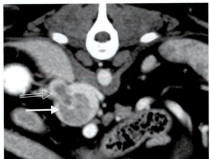
b 造影 CT，横断面

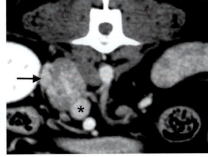
c 造影 CT，横断面

虚脱と嘔吐を呈す 13 歳，去勢雄のシー・ズー。画像は頭側から尾側の順に並べてある。右副腎の頭側には，後大静脈内腔の造影剤充填欠損を引き起こす腫瘍塞栓が認められる（a：矢印）。副腎 mass は前腹静脈と後横隔静脈の共通幹に浸潤し（b：中抜き矢印），後大静脈内へ拡がり（b：矢印），部分的な閉塞を引き起こしている。より尾側の後大静脈（c：★）に接して腫大した不整形の不均質な mass が認められる（c：矢印）。後大静脈切開術を含む外科的切除により，mass は悪性褐色細胞腫と診断された。

Schultz ら 2009[8]。Wiley からの許可を得て転載。

図 5.6.13 褐色細胞腫（犬）　　　　　　　　　　　　　　　　　　　　　　　　　　　　　　　　CT

| a 造影CT，横断面 | b 造影CT，横断面 | c 造影CT，背断面 |

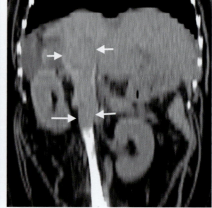

| d 造影CT，横断面 | e 造影CT，横断面 | f 造影CT，横断面 |

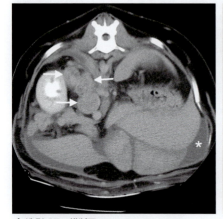

腹水貯留を呈する7歳，去勢雄の雑種犬。a，d，eおよびfは尾側から頭側の順に並べてある。bはaの尾側である。伏在静脈への造影剤投与が後大静脈の完全閉塞を引き起こしている腫瘍塞栓（a，c：矢印）の存在を証明している。閉塞の尾側では，体壁と皮下組織の側面を走行する側副循環が認められる（b：矢頭）。腫瘍塞栓は副腎の尾側から胸腔の後大静脈まで及んでいる（c，f）。Massは右の副腎から発生しており（d：矢印），後大静脈の閉塞（e）と腹水貯留（d：★）を引き起こしている。剖検により局所浸潤性の褐色細胞腫と診断された。

図 5.6.14 転移性血管肉腫（犬）　　　　　　　　　　　　　　　　　　　　　　　　　　　　　　　CT

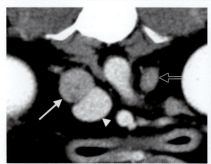 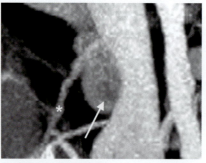

| a 造影CT，横断面 | b 造影CT，MIP，背断面 |

脾臓のmassを有する12歳，避妊雌のアラスカン・マラミュート。右の副腎（a，b：矢印）は腫大し，やや低吸収の尾極を有している。横隔腹静脈は副腎を越えて走行し（b：★），massには巻き込まれていない。後大静脈はmassによって圧迫されているが，腫瘍の取り込みは認められない（a：矢頭）。左の副腎は正常な大きさである（a：中抜き矢印）。脾臓原発の血管肉腫が副腎を含む複数個所に転移していた。

Schultzら2009[8]。Wileyからの許可を得て転載。

文 献

1. Llabres-Diaz FJ, Dennis R. Magnetic resonance imaging of the presumed normal canine adrenal glands. Vet Radiol Ultrasound. 2003;44:5–19.

2. Bertolini G, Furlanello T, De Lorenzi D, Caldin M. Computed tomographic quantification of canine adrenal gland volume and attenuation. Vet Radiol Ultrasound. 2006;47:444–448.

3. Whittemore JC, Preston CA, Kyles AE, Hardie EM, Feldman EC. Nontraumatic rupture of an adrenal gland tumor causing intra-abdominal or retroperitoneal hemorrhage in four dogs. J Am Vet Med Assoc. 2001;219:329–324.

4. Rodriguez Pineiro MI, de Fornel-Thibaud P, Benchekroun G, et al. Use of computed tomography adrenal gland measurement for differentiating ACTH dependence from ACTH independence in 64 dogs with hyperadenocorticism. J Vet Intern Med. 2011;25:1066–1074.

5. Kooistra HS, Voorhout G, Mol JA, Rijnberk A. Correlation between impairment of glucocorticoid feedback and the size of the pituitary gland in dogs with pituitary-dependent hyperadrenocorticism. J Endocrinol. 1997;152:387–394.

6. Bertolini G, Furlanello T, Drigo M, Caldin M. Computed tomographic adrenal gland quantification in canine adrenocorticotroph hormone-dependent hyperadrenocorticism. Vet Radiol Ultrasound. 2008;49:449–453.

7. Rose SA, Kyles AE, Labelle P, et al. Adrenalectomy and caval thrombectomy in a cat with primary hyperaldosteronism. J Am Anim Hosp Assoc. 2007;43:209–214.

8. Schultz RM, Wisner ER, Johnson EG, MacLeod JS. Contrast-enhanced computed tomography as a preoperative indicator of vascular invasion from adrenal masses in dogs. Vet Radiol Ultrasound. 2009;50:625–629.

5.7
脾臓

はじめに

　X線や超音波検査はどちらも優れた画像診断法であるため，CTやMRIは脾臓疾患を持つ患者の評価には広く使われてこなかった。多くの脾臓病変は他の目的で撮影された胸部あるいは腹部の検査で発見される。これらの病変は偶発所見のこともあるが，原発疾患の重要な所見である場合もある。脾臓を評価するための腹部CTが適応となるのは，腫瘍の正確なステージ分類が必要な動物や，外傷性，血管性，あるいは炎症性の脾臓疾患が疑われる急性腹症の動物である。び漫性の脾臓疾患では，CT所見が非特異的であり，通常は超音波ガイド下での針吸引または組織コア生検によって診断ができるため，その評価や診断のためにCT撮影を行う意義はあまりない。

　造影しない場合，脾臓はおよそ50 HUの均一なデンシティを持つ。脾臓の実質は主に網様結合組織と血管（赤脾髄）およびリンパ細網結節（白脾髄）からなっている。赤脾髄に静脈洞があるため，造影画像の早期動脈相における造影剤の分布は不均一になる。それによる増強のむらは，門脈相から遅延相にかけて，実質と静脈洞との造影剤の濃度が等しくなるにつれ徐々に均一となる（図 5.7.1）。

　猫の脾臓はT1強調（T1W）画像で肝臓より低信号，T2強調（T2W）画像で肝臓より高信号に描出される（図 5.7.2）[1]。犬の脾臓も同様の所見を有する（図 5.7.3）。

外傷

　獣医療において，外傷性急性腹症の評価にCTを用いるのは一般的ではなかった。その主な理由は，歴史的に超音波検査の方が導入しやすい画像診断法だったことである。人医療では，外科的介入が必要な血腹症を招く可能性のある脾臓や肝臓の挫傷を検出するのにCTがよく用いられる。獣医療ではこの目的でCTが用いられることはあまりなかったが，コントロールできない血腹症を呈する外傷患者で，実質臓器の挫傷が疑われるが他の画像診断法では立証できないような場合には，手術前診断としてCTを考慮するべきである。実験的に脾臓に外傷を負わせると，CT上では不連続な脾臓被膜と局所的な腹水，増強されない焦点状の脾臓病変という所見が得られる（図 5.7.4）。実質内の造影剤集積と実質外への造影剤漏出がみられることもある[2]。鎮静下でCTを撮影することにより，すばやく外傷性損傷を評価することができる[3]。

　脾臓の血腫は，脾臓の被膜をゆがめ，複雑かつ不均一に増強されるmassとしてよく認められる。これらは外傷の結果として発生するが，一見自然発生したようにみえることもある。脾臓の血腫は脾臓の腫瘍と画像所見が重複するため，それらを区別することはおそらく困難，あるいは不可能である。残念ながら，FNAや組織コア生検では，腫瘍からの出血を外傷性の血腫と見間違えるおそれがある。

　先天性の原因や外傷，脾臓摘出術の結果として異所性の脾臓組織がみられることがある。この組織は正常な脾臓と画像上の特徴が同じであり，再生性の結節や血腫，あるいは炎症が発生する可能性がある（図 5.7.5，5.7.6）。

血管性疾患

　麻酔薬による脾腫splenomegalyは，脾臓の平滑筋弛緩と全身性の低血圧により脾臓内への赤血球の隔離が起

こることによって引き起こされるようである。脾臓容積の増加はプロポフォールやアセプロマジン，チオペンタールの投与によって起こる[4]。脾臓の透過性は均一で，辺縁はわずかに鈍化して見える。

脾捻転のCT所見には，腹水の貯留や脾臓全体の腫大，造影欠損，および背側の腹部正中massが挙げられる[5]。血管系の閉塞，特に静脈還流側での閉塞は，脾臓のうっ血とその結果としての被膜を越えた滲出液の貯留を招く。動脈血流が断たれると造影欠損が生じる（図5.7.7）。

脾臓の梗塞は独立して，あるいは全身性疾患の要素の1つとして発生することがある。梗塞を起こした脾臓は単純画像において，循環している脾臓と等吸収からわずかに低吸収に見える。造影剤の投与後，梗塞巣は増強されないか不均一に増強される。梗塞巣の外観は大きさや慢性度によって変動する（図5.7.8）。脾静脈の血栓症が脾梗塞に併発して起こることがある（図5.7.9）。

脾臓が不完全にいくつかに分割された状態である小葉状脾臓は，門脈無形成portal aplasiaや内臓錯位situs ambiguusといった，いくつかの重度な血管異常および発生異常と関連づけて考えられてきた。脾臓の折り返しによりCT画像で評価するのはやや難しいが，その不完全な分割が小葉状の形を引き起こしている。この所見は良性であるが，見つけたら血管異常の可能性を考慮した方がよいかもしれない[6]。

炎症性疾患

一般的に，脾臓のび漫性炎症性疾患を評価するためにCTは用いない。原因にかかわらず，脾炎splenitisは脾臓の腫大を招き，晩期門脈相の造影画像において不均一な増強を引き起こす。被膜炎capsulitisが炎症性疾患の重要な要素となる場合は，脾臓の被膜は肥厚し増強されるようになる（図5.7.6）。

腫瘍

脾臓の良性massには，平滑筋腫，線維腫，骨髄脂肪腫がある。複雑な脂肪と軟部組織デンシティの混合パターンを呈する骨髄脂肪腫（図5.7.10）を除き，良性の脾massは悪性腫瘍よりも均一に増強され，吸収値と増強パターンはより正常な脾臓実質に似ているようである。

獣医療においてCTは，浸潤性の脾臓腫瘍の評価に対して広くは用いられてこなかった。

ヒトでは脾臓のリンパ腫は低吸収領域を伴う全体的あるいは局所的な脾腫を引き起こす。ヒトにおけるリンパ腫の一連のCT所見には，均質な脾腫，孤立性mass，多巣性の病変およびび漫性の浸潤が含まれる。動物ではCTもしくはMRIによってリンパ腫を確定診断することはできないようである（図5.7.11）[7]。しかし，陽電子放出断層撮影（PET）/CTなら，脾臓の円形細胞腫瘍形成に対する二次的な代謝活性病変を検出できる見込みがある[8]。これは治療に対する反応をモニターするときに特に有用であるかもしれない。

最もよくみられる脾臓の悪性massは血管肉腫と線維肉腫である。一般的に，脾臓の血管肉腫は大きく，複雑で，単純画像において低吸収性である（図5.7.12, 5.7.13）。悪性の脾massは良性のものよりも増強の程度が弱い傾向があり，その適度な識別閾値は55 HUである[9]。悪性の脾massの診断は，腫瘍からの出血・血腫形成により難しくなることがよくある。

脾臓は腫瘍の転移が頻繁に起こる場所である[10]。転移巣は低吸収性の結節として，あるいは脾臓実質全域または被膜下に分布するmassとしてしばしば認められる。結節は周囲の正常な脾臓実質よりも強く増強されるため，造影剤を投与すると，際立って見やすくなる（図5.7.14, 5.7.15）。軽度な辺縁増強，あるいは不均一な増強もときおりみられる。MRI上，転移性病変はT1W画像で低信号，T2W画像，造影画像で高信号を呈す[11]。これらの特徴により悪性疾患と良性疾患の鑑別を行うことができる[12]。

変性性疾患

髄外造血は赤脾髄に起こり，リンパ組織の過形成は白脾髄に生じる。どちらの過形成性の組織形成もび漫性および結節性の形態をとるが，画像検査上は，一般的に局所病変としての結節性病変だけが明らかとなる。

髄外造血の病巣はほとんどが正常な脾臓実質と同じ吸収値であり，また脾臓の被膜が変形するほどには大きくならないことがあるため，単純画像で確認することはできないかもしれない。小さな病変は典型的には均一で中等度に増強され，境界の鮮明度は様々である（図5.7.16）。結節は一般的に直径1～2 cm以下で，多数の結節が脾臓実質のいたる所に分布している。これより大きいmassが発生する症例もある（図5.7.17）。

リンパ組織の過形成は白脾髄から生じ，直径はおそらく5～6 cm以内である。より大きなmass様結節は脾臓被膜を変形させることがあり，たいてい不均一な星状の

増強パターン stellate cuntrast-enhanced pattern となる（図 5.7.18，5.7.19）。造影後の CT 値が 55 HU より大きいものは良性結節である可能性が高い。

MRI では，リンパ組織過形成や髄外造血を含む良性の脾臓結節は T1W および T2W 画像において低信号であり，正常な脾臓実質と比較して増強が減弱する[11]。

副腎皮質機能亢進症や慢性的なステロイド投与に続発して，小さな焦点性またはレース状のパターンをとった石灰化が発生することがある（図 5.7.20）。これは良性の所見である。

図 5.7.1 正常な脾臓（犬） CT

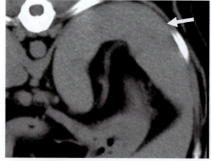 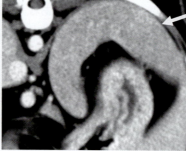 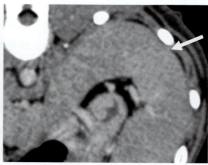

a CT，横断面　　b 造影 CT，横断面　　c 造影 CT，横断面

10 歳，避妊雌のオーストラリアン・シェパード。脾臓は単純画像において均一な X 線吸収性を有している（a：矢印）。造影後の動脈相では，脾臓は高吸収となり，まだらな増強パターンをとる（b：矢印）。静脈相後期では，増強はより均一になる（c：矢印）。

図 5.7.2 正常な脾臓（猫） MRI

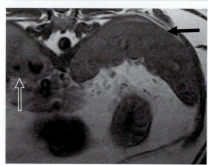 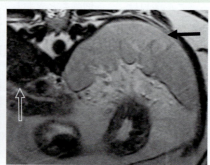

a T1W，横断面　　b T2W，横断面

12 歳，去勢雄のドメスティック・ショートヘア。脾臓は麻酔によりわずかに腫大している。肝臓（a，b：中抜き矢印）と比較して脾臓（a，b：矢印）は T1W（a）で等信号，T2W（b）で高信号である。

図 5.7.3　正常な脾臓（犬）　　MRI

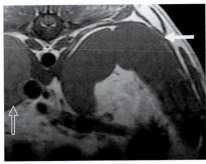
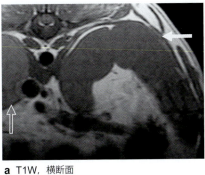

a　T1W，横断面　　　　　b　T2W，横断面

8歳，去勢雄のダックスフンド。肝臓（a，b：中抜き矢印）と比較して，正常な犬の脾臓（a，b：矢印）はT1W（a）で肝臓と等～低信号，T2W（b）で高信号である。

図 5.7.4　脾臓破裂（犬）　　CT

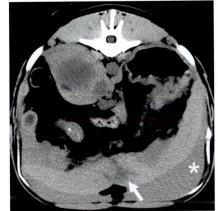
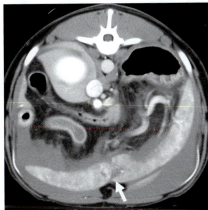
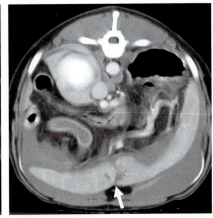

a　CT，横断面　　　　　b　造影CT，横断面　　　　　c　造影CT，横断面

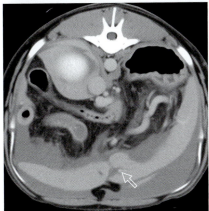
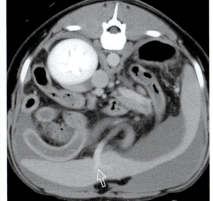

d　造影CT，横断面　　　　　e　造影CT，横断面

粘膜蒼白で横臥位で発見された1.5歳，去勢雄のラブラドール・レトリーバー系雑種。造影前の画像では，腹部の下方に中程度の量の浸出液が認められる（a：★）。脾臓被膜と実質を分割する低吸収性の不規則な線状陰影が見える（a：矢印）。動脈相（b：矢印）と静脈相（c：矢印）の画像において，その領域は増強されない。静脈相後期の画像では，この領域の脾静脈（d：中抜き矢印）は隣接した実質内静脈（e：中抜き矢印）よりも細い。

カナダ，モントリオール，モントリオール大学，S Specchi と K Alexander の許可を得て転載。2014年。

図 5.7.5　異所性の脾臓組織 - 血管腫（犬）　CT

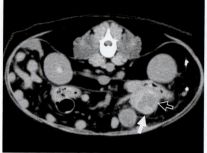
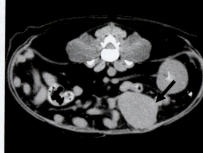

a CT, 横断面
b CT, 横断面

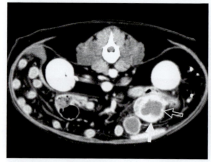
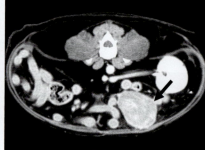

c 造影 CT, 横断面
d 造影 CT, 横断面

免疫介在性血小板減少症を患う12歳，避妊雌のウェルシュ・コーギー・ペンブローク。過去に脾臓摘出を行っている。a と b は c と d より頭側の画像である。いくつかの円形をした，やや不規則な境界を示す mass が左の腹腔内頭側に認められる。正常な脾臓は確認されず，その領域には金属製のステープルが認められる。Mass の1つは中心部が低吸収性（a, c：中抜き矢印），辺縁は高吸収性の組織（a：白矢印）で増強され（c：白矢印），中心部は液体か出血であると推測される。2つめの mass は1つめより均質な軟部組織デンシティ（b：黒矢印）で，より均一に増強される（d：黒矢印）。外科的切除生検により髄外造血と血腫形成と診断された。

図 5.7.6　異所性脾臓組織 - 脾臓炎と被膜炎（猫）　CT

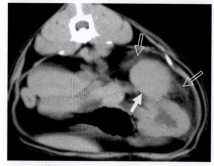
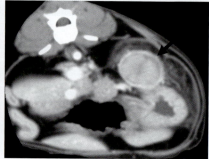
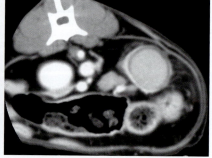

a CT, 横断面
b 造影 CT, 横断面
c 造影 CT, 横断面

体重減少と貧血を呈する12歳，去勢雄のドメスティック・ショートヘア。b と c は頭側から尾側の順に並べられている。左背側の腹腔内に円形で軟部組織デンシティの mass が認められる（a：白矢印）。造影前の画像では境界は不明瞭であり，周囲の腸間膜には fat stranding が見られる（a：中抜き矢印）。造影画像では，mass に強い辺縁増強が認められ（b：黒矢印），中央には不整に中程度に増強される領域が見られる。正常な脾臓は検出されなかった。切除生検の結果は，急性膵炎に関連した異所性脾臓の脾炎と被膜炎であった。

図 5.7.7　脾捻転（犬）　　CT

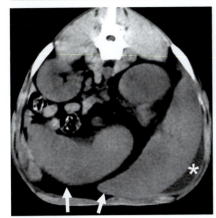
a CT, 横断面

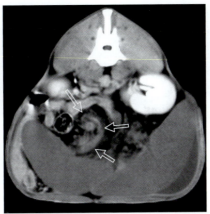
b 造影 CT, 横断面

血尿と軽度の食欲不振を呈する3歳, 雌のジャーマン・シェパード・ドッグ。脾臓は顕著に腫大し低吸収となり（**a**：矢印），これに関連した腹水が認められた（**a**：★）。回転した脾臓の肉茎がらせん形の mass effect として認められる（**b**：中抜き矢印）。造影画像（**b**）において，脾臓は増強されない。

Patsikas ら 2005[5]。Wiley の許可を得て転載。

図 5.7.8　急性脾臓梗塞（犬）　　CT

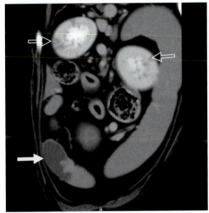
a 造影 CT, 横断面

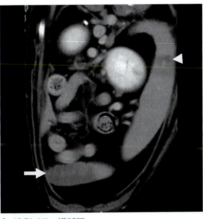
b 造影 CT, 横断面

左脇腹に蜂窩織炎を呈する7歳, 避妊雌のラブラドール・レトリーバー。**a** と **b** は頭側から尾側の順に並べてある。造影画像において脾臓は中程度に腫大し, 遠位端に増強されない領域（**a**, **b**：白矢印），脾体部に周囲より境界不明瞭な領域（**b**：矢頭）が見られる。脾臓の被膜はこの領域で増強され，正常な脾臓実質と境界が認められる。両側の腎臓に，増強されない楔形の梗塞巣も見られる（**a**：中抜き矢印）。

図 5.7.9　静脈の血栓症と梗塞（犬）　CT

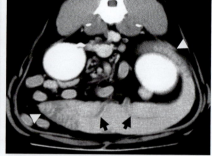

a　CT, 横断面

b　造影CT, 横断面

c　造影CT, 横断面

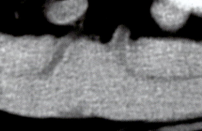

d　造影CT, 横断面

e　超音波, 横断面

凝固異常を呈する2歳，去勢雄のラブラドール・レトリーバー。bとcは頭側から尾側の順に並べたものであり，dはcの拡大像である。造影前の画像において脾臓は中程度に腫大している（a）。造影剤の静脈内投与後，いくつかの領域において実質が不均一に増強されている（b，c：矢頭）。脾静脈内には軟部組織デンシティを示す充填欠損が認められ，血栓症であることを示している。血栓は超音波検査において高エコー性の充填欠損として認められ（e：白矢印），同様に実質にも低エコー性の梗塞領域が認められた（e：中抜き矢印）。

図 5.7.10　骨髄脂肪腫（犬）　CT

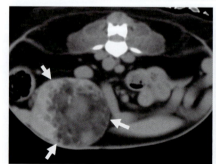
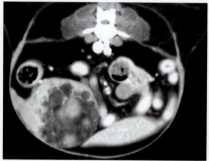
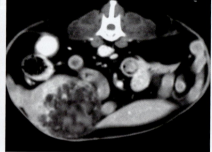

a　CT, 横断面

b　造影CT, 横断面

c　造影CT, 横断面

脾臓のmassを有する17歳，去勢雄の雑種犬。bとcは頭側から尾側の順に並べてある。脾臓の中央部から複雑な円形のmassが発生している（a：矢印）。Massは不均質で，辺縁は軟部組織デンシティであり，中心部には脂肪に近い混合した吸収値の分葉状の領域が見られる。造影後の画像では（b，c），軟部組織領域が増強されている。外科的切除生検により，骨髄脂肪腫と診断された。

図 5.7.11 血腫を伴うリンパ腫（犬） CT

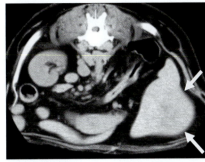
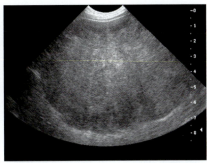

a CT, 横断面　　　　　　　　b 超音波, 矢状断面

脾臓の mass を有する 12 歳，避妊雌のラブラドール・レトリーバー。造影前の画像では，脾臓の被膜を変形させる小葉性の mass が認められる（a：矢印）。Mass の中心部において吸収値が減少している。超音波検査において mass は境界不明瞭で不均一な外観を呈している（b）。脾臓は切除され，病理組織検査において辺縁帯リンパ腫と診断され，大きな血腫を伴っていた。血腫はしばしば辺縁帯リンパ腫に関連して認められる。

図 5.7.12 血管肉腫（犬） CT

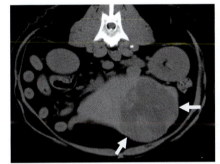
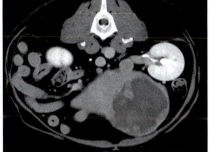
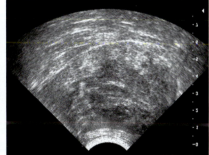

a CT, 横断面　　　　　　　　b 造影 CT, 横断面　　　　　　　　c 超音波, 矢状断面

脾臓の mass を有する 13 歳，去勢雄のダルメシアン。脾臓の被膜を変形させる，大きく不均質な低吸収性の mass が認められる（a：矢印）。造影画像において，mass の増強は認められない（b）。超音波検査において mass は不均質な外観を呈している（c）。脾臓摘出術が行われ，mass は血管肉腫と診断された。胸部 CT において複数の肺結節が発見され，転移性腫瘍と推測された。

図 5.7.13　血管肉腫（犬）　CT

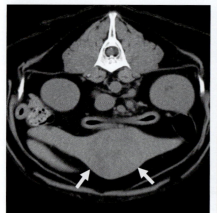

a　CT，横断面

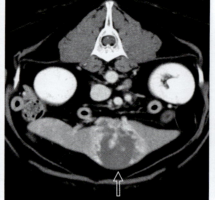

b　造影CT，横断面

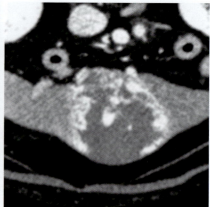

c　造影CT，横断面

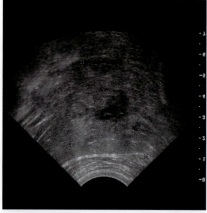

d　超音波，横断面

脾臓のmassを有する12歳，避妊雌のアラスカン・マラミュート。cはbの拡大像である。腹腔内中央にある不均一な低吸収性のmassが脾臓の輪郭を変形させている（a：矢印）。造影剤の静脈内投与後，massの中心部は増強されず（b：中抜き矢印），辺縁は強く増強されている。超音波検査上，massは境界不明瞭で不均質であり，芯は低エコー性である（d）。脾臓は外科的に切除され，病理組織学検査において血管肉腫と診断された。

図 5.7.14　脾臓転移（犬）　CT

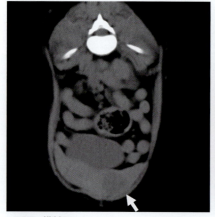

a　CT，横断面

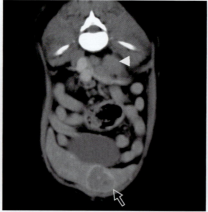

b　造影CT，横断面

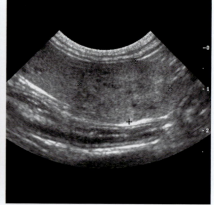

c　超音波，斜断面

肛門嚢腺癌を有する15歳，避妊雌のダックスフンド。単純画像において，低吸収性のmassが脾臓の遠位端に認められる（a：矢印）。造影画像では中心部の増強はみられないが，中等度の辺縁増強が認められる（b：中抜き矢印）。大動脈の横のリンパ節の腫大は，肛門嚢腺癌の局所転移によるものである（b：矢頭）。超音波検査上，massの見た目は不均質である（c）。超音波ガイド下FNAにより脾臓転移と診断された。

図 5.7.15 脾臓転移（犬） CT

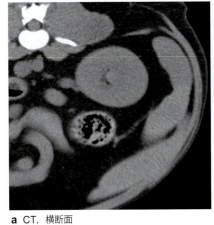
a CT，横断面

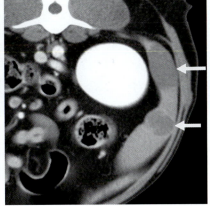
b 造影CT，横断面

皮膚血管肉腫を有する9歳，去勢雄のラブラドール・レトリーバー。境界不明瞭でやや低吸収性のmassが脾臓の近位端に認められ，中心部は増強されず軽度の辺縁増強がみられる（b：矢印）。脾臓摘出術につづき病理組織学検査が行われ，転移性の血管肉腫と診断された。

図 5.7.16 髄外造血（犬） CT

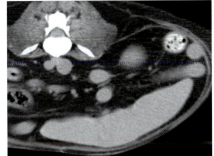
a CT，横断面

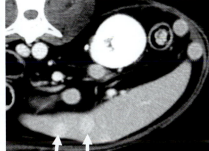
b 造影CT，横断面

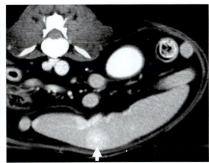
c 造影CT，横断面

脾臓に結節を有する12歳，避妊雌のラブラドール・レトリーバー。bとcは頭側から尾側の順に並べてある。脾臓の実質内には，中程度に増強される境界明瞭な結節が認められる（b，c：矢印）。病理組織学検査において結節は髄外造血と診断された。

図 5.7.17 髄外造血（犬） CT

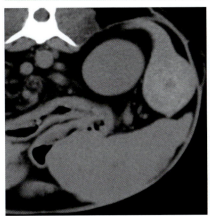
a CT，横断面

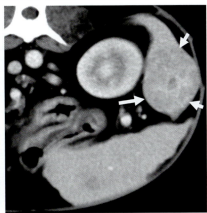
b 造影CT，横断面

脾臓にmassを有する13歳，避妊雌のブリティッシュ・スパニエル。脾臓の近位端には不均質なmassが認められ，被膜を変形させている。造影画像では，massは中程度に不均質に増強される（b：矢印）。FNAによって髄外造血と診断された。

Section 5 腹部

図 5.7.18 結節性リンパ組織過形成（犬） CT

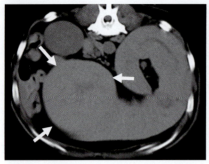
a CT, 横断面

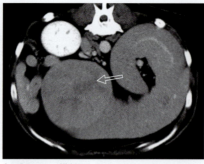
b 造影 CT, 横断面

脾臓に mass を有する 13 歳, 去勢雄のジャイアント・シュナウザー。脾臓の遠位端内部に大きな mass が認められ（a：矢印），造影画像では中心部に比較的低吸収性の星状陰影が見られた（b：中抜き矢印）。その他の点では，造影画像において，mass は正常な脾臓と等吸収となっている。

図 5.7.19 結節性リンパ組織過形成（犬） MRI

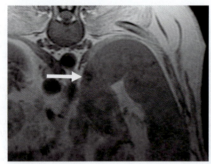
a T1W, 横断面

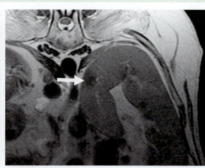
b T2W, 横断面

椎間板疾患を患う 13 歳, 避妊雌のバセット・ハウンド。偶然発見された脾臓の結節は，T1W および T2W において低信号である（a, b：矢印）。剖検の際にこれらの結節は結節性リンパ組織過形成と診断された。

図 5.7.20 脾臓の石灰化（犬） CT

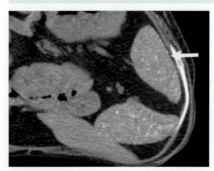
a CT, 横断面

下垂体依存性副腎皮質機能亢進症を患う 12 歳, 去勢雄のボストン・テリア。脾臓の実質にはレース状の石灰化が認められる（矢印）。下垂体の mass が副腎皮質機能亢進症の原因であると診断された。

文 献

1. Newell SM, Graham JP, Roberts GD, et al. Quantitative magnetic resonance imaging of the normal feline cranial abdomen. Vet Radiol Ultrasound. 2000;41:27–34.

2. Tang J, Li W, Lv F, et al. Comparison of gray-scale contrast-enhanced ultrasonography with contrast-enhanced computed tomography in different grading of blunt hepatic and splenic trauma: an animal experiment. Ultrasound Med Biol. 2009; 35:566–575.

3. Shanaman MM, Hartman SK, O'Brien RT. Feasibility for using dual-phase contrast-enhanced multi-detector helical computed tomography to evaluate awake and sedated dogs with acute abdominal signs. Vet Radiol Ultrasound. 2012;53:605–612.

4. Baldo CF, Garcia-Pereira FL, Nelson NC, Hauptman JG, Shih AC. Effects of anesthetic drugs on canine splenic volume determined via computed tomography. Am J Vet Res. 2012;73: 1715–1719.

5. Patsikas MN, Rallis T, Kladakis SE, Dessiris AK. Computed tomography diagnosis of isolated splenic torsion in a dog. Vet Radiol Ultrasound. 2005;42:235–237.

6. Zwingenberger AL, Spriet M, Hunt GB. Imaging diagnosis – portal vein aplasia and interruption of the caudal vena cava in three dogs. Vet Radiol Ultrasound. 2011;52:444–447.

7. Feeney DA, Sharkey LC, Steward SM, et al. Parenchymal signal intensity in 3-T body MRI of dogs with hematopoietic neoplasia. Comp Med. 2013;63:174–182.

8. Ballegeer EA, Hollinger C, Kunst CM. Imaging diagnosis – multicentric lymphoma of granular lymphocytes imaged with FDG PET/CT in a dog. Vet Radiol Ultrasound. 2013;54:75–80.

9. Fife WD, Samii VF, Drost WT, Mattoon JS, Hoshaw-Woodard S. Comparison between malignant and nonmalignant splenic masses in dogs using contrast-enhanced computed tomography. Vet Radiol Ultrasound. 2004;45:289–297.

10. Rossi F, Aresu L, Vignoli M, et al. Metastatic cancer of unknown primary in 21 dogs. Vet Comp Oncol. doi: 10.1111/vco.12011; 2013.

11. Clifford CA, Pretorius ES, Weisse C, et al. Magnetic resonance imaging of focal splenic and hepatic lesions in the dog. J Vet Intern Med. 2004;18:330–338.

12. Elsayes KM, Narra VR, Mukundan G, Lewis JS, Menias CO, Heiken JP. MR imaging of the spleen: spectrum of abnormalities. Radiographics. 2005;25:967–982.

5.8
泌尿器系

はじめに

　CTは優れた空間分解能を有し，尿管や小結石のような小さい構造物を描出しやすいことから，泌尿器系の評価に頻繁に用いられる。造影剤を用いて腎臓や尿の増強具合を評価することにより，それぞれの腎臓の機能を主観的に評価することもできる。ダイナミックCT dynamic CTや灌流技術 perfusion techniqueを用いた定量的な機能分析も研究されている[1, 2]。

　腎臓や尿管，膀胱，および尿道はCTやMRIを用いて画像化することができる（**図5.8.1**，**5.8.2**）。造影剤が尿路系でろ過されるため，腎臓の増強は多相性である（**図5.8.3**）。皮髄相初期では髄質に比べて皮質が大幅に増強される。腎実質相では腎盂への尿の集積に先立ち均一な腎臓の増強がみられる。腎盂と髄質は排泄相で増強される。尿管は，排泄相において，蠕動的な収縮の結果，分節性に造影剤で満たされる。尿管は背側膀胱壁の膀胱三角付近で膀胱に入る。尿道を横断面で評価することはあまりないが，骨盤全体をスキャンすることによって容易に撮影範囲に含まれ，尿道内腔をよりよく描写するためにCT尿道造影法 urethorography（CTU）が行われることもある。

　CT血管造影法（CTA）は腎血管系の解剖学的構造を評価するのに用いられ，手術計画を立てる際に有用である[3, 4]。それぞれの腎臓には正常で1本の動脈と1本の静脈が分布しているが，猫ではさらに別の動脈や静脈が分布する解剖学的変異がよくある[4]。犬の腎血管系のMR血管造影法（MRA）も報告されている[5]。CTのソフトウェアアプリケーションを用いて腎臓の体積を高い正確性で定量化することができる[6]。MR尿道造影法（MRU）を使えば，腎臓の解剖や機能において優れた情報を得ることができるが，あまり一般的には用いられない。

　ヒトでは造影剤誘発性腎障害 contrast-induced nephropathy（CIN）が報告されている。急性腎障害が引き起こされ，造影剤投与後48時間以内にクレアチニンが0.5 mg/dL以上または基準値の25％以上に増加する[7]。犬や猫では詳しくわかっていないが，同様の危険因子や予防策が推定される。循環血液量の減少や既存の腎機能障害，腎毒性を持つ薬物，低血圧，心不全，あるいは糖尿病はCINの危険因子となる。等張あるいは低張性の造影剤を用いたり，造影剤投与の前後に生理食塩水を静脈内投与して水和することによりCINのリスクは減少する[7]。

発生障害

腎嚢胞

　常染色体優性多発性嚢胞腎 autosomal dominant polycystic kidney diseaseでは，猫の腎皮質において低吸収性の嚢胞 renal cystsが進行性に発生し腫大する。この疾患は犬でも報告されている。成熟した動物では，嚢胞の起源が先天性か変性性か，確定できないかもしれない。嚢胞により被膜は変形し，腎盂は歪むことがあり，これは造影画像において最もよく描出される（**図5.8.4**）[8]。ジャーマン・シェパード・ドッグの遺伝性多巣性腎嚢胞腺癌 hereditary multifocal renal cystadenocarcinomaでは固形腫瘍や嚢胞状の構造物によって腎組織が置換される。この疾患は結節性皮膚線維症と子宮腫瘍を伴う[9]。しばしば5 HUを越える吸収値を持つ嚢胞は，おそらく壊死組織や腫瘍組織，出血によるものと思われる。腎異形成 renal dysplasiaも嚢胞形成をもたら

すことがある。罹患した腎臓は通常小さく，多発性嚢胞腎とは区別される[10]。

異所性尿管

雌犬において，片方あるいは両方の尿管が膀胱三角より遠位に異常開口すると，尿失禁や尿管拡張（水尿管症）が引き起こされる[11]。異所性尿管 ectopic ureters は雄犬や猫ではまれである。異所性尿管の診断には，CTや膀胱鏡検査，超音波検査，排泄性尿路造影 excretory urography，膣尿道造影 vaginourethrography など様々な方法が用いられる。CT は異所性尿管の検出において最も感度の高い検査のひとつであり，腎臓や尿管，尿道の末端を骨盤の干渉を受けずに評価するのに都合がよく，これらの器官の機能的な情報も得ることができる（図 5.8.5）[12]。尿管は造影剤の静脈内投与後およそ2分で造影剤によって満たされ，正常では蠕動運動により分節性に不透過性を呈する[13]。フロセミドの投与を行うと，腎盂造影相において視覚化される尿管の分節の数や分節の直径を増加させることができる[14]。

膀胱三角に流入する造影剤は尿よりも吸収値が高く，膀胱尿管結合部を明確にすることができる。膀胱三角の尾側や尿道に開口する尿管は，正中寄りの壁内を走行するが，ときおり壁外を走行することもある。異所性尿管を持つ犬では尿管末端が拡張して尿管瘤 ureterocele となることがあり，膀胱三角との接合部で尿管を部分的に閉塞する薄い壁の構造物をもたらす（図 5.8.6）。異所性尿管に伴う二次的な異常には，慢性閉塞あるいは腎盂腎炎に起因する同側の尿管拡張 hydroureter や水腎症 hydronephrosis が含まれる。水腎症を起こした腎臓では，尿のうっ滞によって造影剤の希釈が起こることもあるが，腎盂や尿管の増強が遅延することから腎機能の低下を推測することができる。

大静脈後尿管

大静脈後尿管 retrocaval ureter は下大静脈後尿管 circumcaval ureter とも呼ばれ，後大静脈と尿管の発生異常に起因する。猫の罹患率はおよそ35％であり，通常は右側に発生するが，左側や両側にみられることもある。この異常はしばしば重複後大静脈 double caudal vena cava に関連している[15]。犬での報告は少なく，左の大静脈後尿管と後大静脈転位の併発が報告されている（図 5.8.7）。MRU は優れた診断技術と考えられた[16]。猫では尿管が後大静脈を周回することがあり，これは狭窄と関連している[17]。

外傷

腹部の外傷は腎臓実質や血管系の障害を引き起こすことがある。論文での報告は十分ではないが，予想される異常としては腎臓あるいは腎周囲の血腫，腎被膜の断裂，および腎血管系の剥離がある（図 5.8.8）。ヒトではCT が選択的画像診断法となるが，ヨード系造影剤が禁忌となる場合や CT が使えない場合には MRI が用いられる。

外傷の画像所見は，ヒトの所見から外挿することができる。造影画像において，腎臓内の血腫は腎皮質内に低吸収性の病巣を形成する。被膜下の血腫は外側の腎被膜に沿って並ぶ低吸収性領域の集積として見られ，増強された腎実質によって強調される。腎臓破裂も併発している場合は，出血が後腹膜腔に拡がることがある。深い裂傷や剥離は集合管系や腎血管系の破壊や断裂を引き起こす可能性がある。造影剤は血管外へ流出し，腎実質の増強が乏しくなる[18]。

下部泌尿器系の断裂は後腹膜腔や腹腔内への尿の漏出を招く。予想される画像所見には，排泄性尿路造影あるいは膀胱造影と同様，尿管あるいは膀胱からの造影剤の流出がある。CT は構造物の重複を除去することができ，少量の造影剤漏出に対してもX線写真と比較して感度が高いと考えられる。我々の経験では，膀胱破裂の部位を特定するためしばしば仰臥位と腹臥位の両方で撮影した画像が必要になる。

血管障害

腎梗塞 renal infarct は腎皮質内の楔形の低吸収域として認識される[19]。急性期の梗塞巣はわずかな低吸収域であり，時間の経過とともに広がっていく（図 5.8.9）。腎臓には中心部に3から4本の太い葉間動脈，辺縁に細い葉間動脈があり，それらの閉塞によりそれぞれの区域またはより小さな辺縁の梗塞が引き起こされる（図 5.8.10）。慢性期の梗塞では，組織の萎縮と線維性置換によって腎臓の輪郭が変形しうる。これらは腎機能不全の臨床徴候の有無にかかわらず，動物で頻繁にみられる。MRI において，急性期の梗塞は T1 強調（T1W）および T2 強調（T2W）低信号を呈し，梗塞から1日〜1週間後で T1W および T2W 高信号に変化し，2週間以降は線維化が正常組織に置換することで T1W および T2W 低信号となる[20]。

炎症性疾患

小動物における泌尿器系の炎症性疾患の画像診断上の特徴は十分に明らかにされておらず，予想される所見はヒトから外挿したものである。腎盂腎炎 pyelonephritis は尿路系の上行感染に起因し，異所性尿管や尿管閉塞の動物で最もよく遭遇する。急性腎盂腎炎では，CT において腎臓が軽度の腎盂拡張と周囲の fat stranding（脂肪組織浸潤）を伴って急性に腫大することがある。罹患した腎実質の所見は梗塞に似て，造影画像において低吸収性の楔形領域となり，造影剤の投与後，数時間経ってから増強される[21]。慢性腎盂腎炎では集合管系の拡張と腎盂壁の増強が引き起こされる。これはおそらく尿管炎として尿管内へ拡がる。慢性疾患は腎膿瘍形成を引き起こし，円形の，辺縁増強される肥厚した壁を持つ液体の集積がみられるようになる。膿瘍は腎臓の被膜内にとどまることも，後腹膜腔内へ伸展することもある。MRI は放射線照射や造影剤投与が禁忌の患者で用いられる。予想される画像所見は T2W 高信号，T1W 等信号，造影後早期の信号強度の低下，後期の増加である[22]。

下部尿路感染症の画像診断において，断層撮像はルーチンに採用されるものではない。画像所見は超音波画像所見に似たものと予想され，膀胱壁の肥厚や不整な粘膜，あるいは膀胱内腔へ突出する壁のポリープなどである（図 5.8.11）。気腫性膀胱炎 emphysematous cystitis は壁内のガスの集積を特徴とする。造影剤は通常，膀胱の下側に不透過性の亢進した層を作るが，原因不明の反転層形成も報告されている[23]。

腫瘍

上部および下部尿路系に原発性あるいは転移性腫瘍が発生することがある。特徴は造影画像における正常な腎構造の破壊や無秩序な非機能性組織の存在である。CT や MRI は病変の検出や特性の把握，および手術計画を立てるために用いられることがある。腫瘍の種類としては腎細胞癌，肉腫，腺癌，腎芽腫，移行上皮癌，あるいはリンパ腫がある。血管腫のような小さな良性 mass に遭遇することはまれである（図 5.8.12）。

原発性腎細胞癌 renal cell carcinoma は組織学的に，淡明細胞，嫌色素性，乳頭状，多房嚢胞腎細胞癌のサブタイプに分類することができる[24]。ヒトでは，これらのサブタイプは造影前，皮髄相，腎実質相，および排泄相を含む多相 CT で観察した際に，異なった増強パターンをとる。淡明細胞癌はヒトと比べて犬では発生頻度は低いが，他の腫瘍よりも皮髄相における増強（125 HU）が強いと考えられている。他のタイプの腫瘍はすべての相において増強は弱い（＜106 HU）[25]。腎臓の mass は機能的な腎組織を含まず，増強は血管新生によるものである（図 5.8.13）。Mass は血管相で増強される傾向にあり，その後，腎実質相と排泄相では正常な腎組織より低吸収となる[26]。

腎芽腫 nephroblastoma は 3 カ月齢から 4 歳の若い犬で最も多く発生する[27, 28]。これらの腫瘍は胎生期の後腎性芽体 metanephric blastema に由来し脊髄に最もよく発生するが，腎臓と脊髄に併発した報告もある[29]。これらの大きな mass は不規則で未熟な腎組織から構成され，部分的に機能していると思われる（図 5.8.14）。異所性の脊髄腎芽腫については 3.4 章の図 3.4.13 で記述している。

移行上皮癌 transitional cell curcinama は膀胱や尿道でより一般的に発生するが，尿管の閉塞あるいは腎実質への mass 浸潤により腎臓を侵すことがある。移行上皮癌は不均一に増強され，水腎症や尿管壁の肥厚を伴う嚢胞性腎臓 mass として報告されている[30]。尿管閉塞に続発して水腎症を発症すると，腎盂は拡張して液体デンシティとなり，その周囲を増強される組織でできた薄い辺縁が取り囲むようになる。尿管拡張が尿管 mass の近位に認められるかもしれない（図 5.8.15）。腎盂内の尿の増強の度合は，腎機能の指標となる。

膀胱の移行上皮癌は，MRI や CT において，膀胱壁から隆起した mass，または膀胱壁の平坦な肥厚として見られるのが特徴である。ヒトの CT 画像では mass は膀胱壁よりも強く増強される。造影早期には，増強された mass，もしくは低吸収性の尿によって囲まれたプラーク様の充填欠損として認められるが，周囲に高吸収性の尿が蓄積してくると，その増強は隠されてしまう（図 5.8.16）。より浸潤性の高い腫瘍では漿膜面が不整になり局所の脂肪や筋肉系に拡がるかもしれない。ヒトの局所リンパ節転移には，リンパ節の短軸が 10 mm を越えて腫大し，辺縁の円形化を伴うという特徴がある。正常な大きさのリンパ節でも偽陰性の可能性がある。骨や肝臓，筋骨格系，脊髄，および肺への転移が報告されている[31]。尿から腫瘍辺縁を際立たせるために膀胱を二酸化炭素で膨張させることが推奨されてきたが[32]，これらの mass は造影剤により強く増強されることが多く，視覚化するのは容易である[33]。

犬の膀胱の移行上皮癌に関する MRI の報告はほとん

どないが，ヒトでは頻繁に用いられている。腫瘍はT1W画像において筋肉と等信号，T2W画像において筋肉や膀胱の筋層より高信号に描出される。造影剤により強く増強され，CTと同様，尿に先立ち造影剤投与後90秒以内に最も強く増強される。ヒトでは，リンパ節が楕円形で直径10 mm以上，あるいは円形で直径8 mm以上のどちらかを満たすとき，リンパ節転移とみなされる。肝臓やリンパ節，骨への遠隔転移巣も造影剤により増強されるようである[33]。

移行上皮癌は尿道から発生あるいは尿道へ拡がることがあり，前立腺や膣前庭に浸潤する可能性もある（図5.8.17）。このほか尿道周囲の軟部組織に発生する腫瘍には，平滑筋肉腫や未分化肉腫がある。CTあるいはMRIにおいて，造影剤により増強される肥厚した不整形あるいは不連続性のmassとして認められるのが画像所見である。

リンパ腫は犬と猫の腎臓に片側性あるいは両側性に発生する。CTやMRIでの画像所見について報告はないが，ヒトのリンパ腫と類似していると考えられる。CT撮像が選択的診断法であり，リンパ腫は造影画像において正常な実質よりも低吸収である。単発あるいは多発性にmassが見られることもある。ヒトでは，リンパ腫が後腹膜腔へ浸潤し，不定形のmassが腎臓の辺縁を越えて血管系を覆いつくすことがある[34]。

変性性疾患

慢性的な腎臓の変化は，CTやMRIでよくみられる主要な，かつ偶発的な所見である。上部泌尿器のあらゆる疾患は腎臓の萎縮や線維化を招き，腎実質を変化させる。腎臓は片側性あるいは両側性に大きさが減少し，皮質の辺縁は不整になることがある（図5.8.18）。腎実質の石灰化や囊胞性の変化がみられることもある。終末期の腎臓は尿の増強が最小限あるいは欠如する。これは機能性の組織が減少していることを示唆している。

尿路閉塞

猫や，それよりもやや頻度は少ないが犬の尿管閉塞の評価には，CTが最もよく用いられる。尿管閉塞の原因は結石であることが多いが，狭窄や血液凝固による閉塞もあまり頻繁ではないが発生することがある。閉塞は両側性あるいは片側性であり，閉塞の完全性や期間によって水腎症の程度は様々である。結石の大きさや数，ならびに腎臓からの距離の正確な測定は，尿道切開術の手術計画作成に役立つパラメータとなる[35]。閉塞した腎臓は慢性的な機能低下により増強が減少するかもしれない（図5.8.19）。増強の低下や腎毒性の危険により造影剤投与が禁忌となる可能性がある。造影剤は，造影前に行った結石の数や位置の評価に付加的な情報を与えるものではない[36]。

尿道狭窄もまた尿路の閉塞を招く可能性がある。造影X線検査を用いて画像化することが多いが，同じ技術を使ってCTで尿道撮影を行うこともできる。薄いスライスの画像による多断面再構成は，優れた空間分解能で尿道全体を描出するのに有用であり，狭窄の範囲や程度を評価することができる（図5.8.20）。尿道壁外からの閉塞は，膀胱の位置異常や骨盤腔内massによっても引き起こされることがある（図5.8.21）。

図 5.8.1　正常な泌尿器系（犬） CT

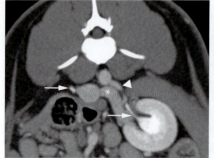
a 造影CT，横断面

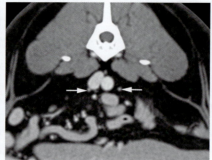
b 造影CT，横断面

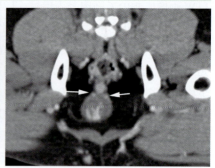
c 造影CT，横断面

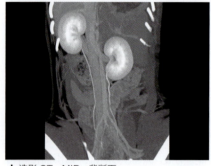
d 造影CT，MIP，背断面

1歳，避妊雌のハウンド系雑種。aからcは頭側から尾側の順に並べてある。腎動脈は腎静脈よりも細く，大動脈の側面から生じる（a：矢頭）。腎静脈はより太く，後大静脈から生じる（a：＊）。尿管は腎盂から出て（a：矢印）大動脈と後大静脈の腹外側を通っていくのを腎盂造影相で見ることができる（b：矢印）。尿管は膀胱三角部の近くで終わり（c：矢印）造影された尿が次々と膀胱へ流れ込んでいく（c）。尿管の経路は腹背方向のMIP法で後腹膜腔内に観察することができる（d）。

図 5.8.2　正常な泌尿器系（犬） MRI

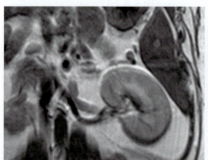
a T1W，背断面

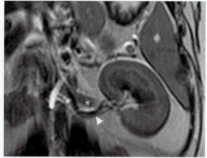
b T2W，背断面

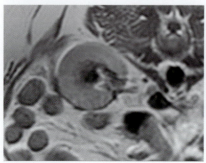
c T1W，横断面

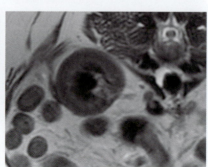
d T2W，横断面

14歳，去勢雄のノルウェイジアン・エルクハウンド。腎臓はT1Wにおいて脾臓より高信号，T2Wにおいて等信号である。腎動脈（b：矢頭）と腎静脈（b：＊）は背断面において最もよく観察することができる。

図 5.8.3 正常な腎臓造影（犬） CT

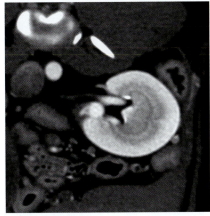
a 造影CT，横断面

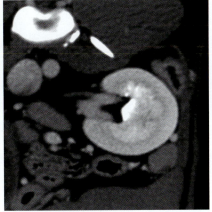
b 造影CT，横断面

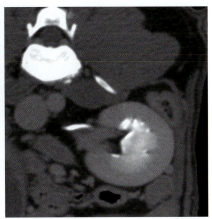
c 造影CT，横断面

右の副腎のmass（画像には示されていない）のために撮影された7歳，避妊雌のジャーマン・シェパード・ドッグ。大動脈と後大静脈の増強によってわかるように，動脈相，静脈相，および遅延相からなる二相CTAが行われた（a〜c）。動脈相の画像（a）では皮質の強い増強がみられ，腎臓の皮髄相であることを示している。静脈相の画像では皮質と髄質は比較的等吸収であり，腎実質相であることを示し，初期の腎盂増強がみられる。後期の静脈排泄相の画像では，主に腎盂，尿管，および髄質が増強されている。

図 5.8.4 腎皮質嚢胞（犬） CT

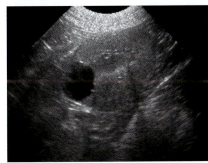
a 超音波，矢状断面

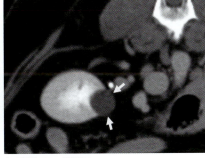
b 造影CT，横断面

5歳，去勢雄のアラスカン・マラミュート。無エコー性の嚢胞が超音波画像上で右腎に認められる（a）。CT画像では，嚢胞は液体デンシティを呈し皮質にまたがって認められ（b〜d），1つは腎被膜を変形させている（b：矢印）。嚢胞はまったく増強されず，反対に皮質は顕著に増強されている。

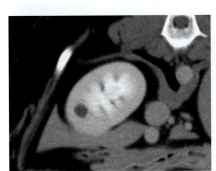
c 造影CT，横断面

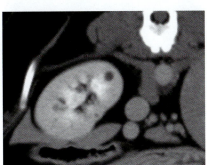
d 造影CT，横断面

図 5.8.5 両側性異所性尿管（犬）　　　　　　　　　　　　　　　　　　　　　　　　　　　　　　　CT

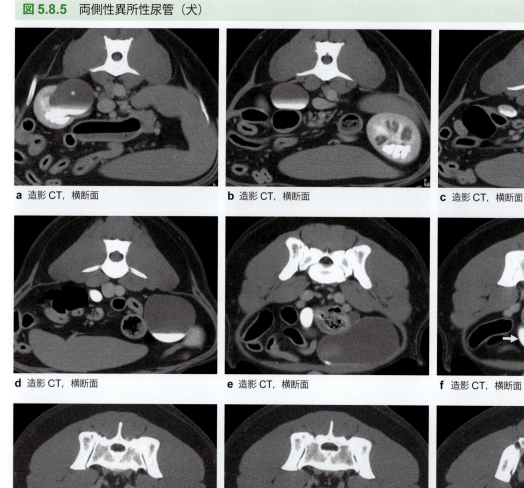

a 造影CT, 横断面　　b 造影CT, 横断面　　c 造影CT, 横断面
d 造影CT, 横断面　　e 造影CT, 横断面　　f 造影CT, 横断面
g 造影CT, 横断面　　h 造影CT, 横断面　　i 造影CT, 横断面
j 造影CT, 横断面　　k 造影CT, 横断面　　l 造影CT, 横断面

両側性の水腎症と等張尿が偶然発見された，6.5歳，去勢雄のラブラドール・レトリーバー。腎臓から膀胱までの造影CT画像を頭側から尾側の順に並べてある。両側の腎盂は重度に拡張し，増強されていない尿と増強された尿の層形成がみられる（a，c：＊）。右側の尿管はより均一に増強され，膀胱へ向かって遠位に走行している（f：矢印）。左側の尿管は近位では増強されず，遠位が弱く増強されている（f：中抜き矢印）。右側の尿管は膀胱三角で膀胱に入り，尿は次々と膀胱内へ流入する（i，j：矢印）。左側の尿管は尾側が盲端拡張を起こしているが（l：中抜き矢印），膀胱壁に進入したのち膀胱内腔と連絡する様子なく尿道へ続いている（i～k：中抜き矢印）。尿道内に高吸収性の尿（l：矢頭）が見られるのは，両側の尿管が尿道壁内の通路に続いているためと思われ，膀胱内に尿の逆流は認められない。犬の性別が典型的な失禁の徴候を妨げている可能性がある。

図 5.8.6　異所性尿管，尿管瘤（犬）　　　　　　　　　　　　　　　　　　　　　　　　　　　　　　　CT

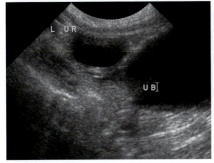
a　超音波，横断面

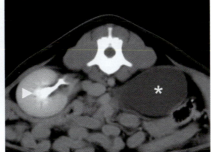
b　造影 CT，横断面

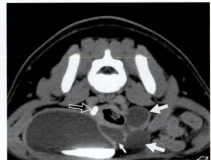
c　造影 CT，横断面

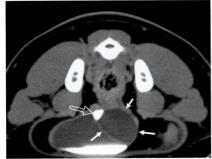
d　造影 CT，横断面

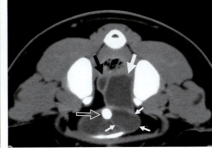
e　造影 CT，横断面

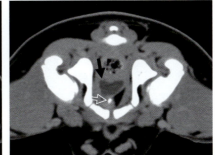
f　造影 CT，横断面

尿失禁を呈する 2 カ月齢，雌のラブラドール・レトリーバー。b から f は頭側から尾側の順に並べてある。超音波検査において，左側の尿管は重度に拡張している（a：L UR）。左側の腎盂は水腎症を呈して増強はみられず（b：★），残存している腎実質は最小限である。右側の腎盂もわずかに拡張している（b：矢頭）。拡張した左側の尿管は蛇行し，膀胱三角を越えて盲端嚢として骨盤内に伸びている（c，e：白矢印）。右側の尿管は拡張して膀胱壁内を通り，尿道へ続く前に増強された尿を膀胱内へ注いでいる（c〜f：中抜き矢印）。尿管瘤は薄い壁の構造物（d，e：小矢印）として膀胱の左尾側に認められ，尿管と連絡している（c：小矢印）。増強されない尿を満たした膣が尿道背側に認められる（e，f：黒矢印）。

図 5.8.7 大静脈後尿管（犬）

CT

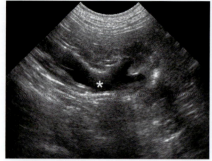

a 超音波，矢状断面

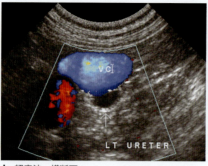

b 超音波，横断面

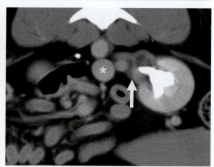

c 造影CT，横断面

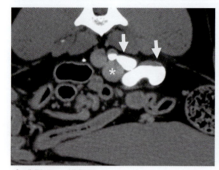

d 造影CT，横断面

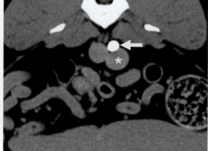

e 造影CT，横断面

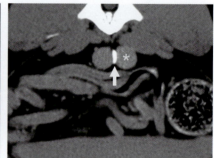

f 造影CT，横断面

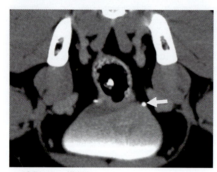

g 造影CT，横断面

尿管拡張が偶然発見された3歳，避妊雌のバーニーズ・マウンテン・ドッグ。**c**から**g**は頭側から尾側の順に並べてある。超音波検査において，後大静脈の腹側に拡張した尿管が確認された（**b**：矢印）。超音波画像とCT画像のどちらにおいても，後大静脈は左側に位置しており，腎臓尾側で外側方向へ湾曲して偏位している（**a**，**c〜f**：＊）。左側の腎盂と尿管は拡張し（**c〜e**：矢印），尿管は後大静脈に対して背側を走行している。尿管はより尾側で後大静脈と大動脈の間で圧迫されたのち（**f**：矢印），膀胱三角で正常に膀胱内に流入している（**g**：矢印）。

図 5.8.8 外傷性腎被膜断裂（猫） CT

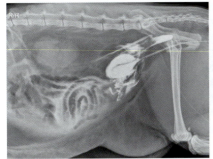

a X線，側方像

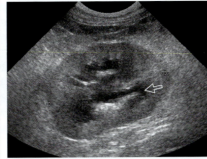

b 超音波，MIP，矢状断面

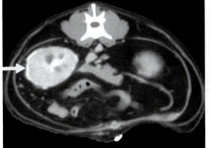

c 造影CT，横断面

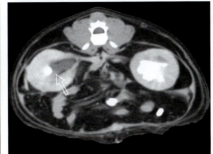

d 造影CT，横断面

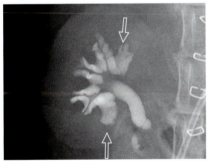

e X線，VD像

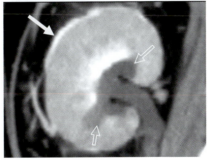

f 造影CT，背断面

尿腹症を呈する2歳，避妊雌のドメスティック・ショートヘア。膀胱造影（a）で膀胱破裂が認められ，外科的に整復された。外科的整復の後も尿腹症は継続し，超音波検査（b：中抜き矢印）とCT（d，f：中抜き矢印），および腎盂造影（e：中抜き矢印）において右側の腎盂の拡張が認められ，尿管閉塞が示唆された。造影CTでは，腎臓から被膜下に造影剤が漏出し（c，f：白矢印），尿腹症の原因が腎被膜の断裂であることを示していた。腎摘出後の病理組織学検査において尿管壊死と被膜下出血，および炎症が認められ，腎被膜の破裂に対する鑑別診断として外傷と尿管閉塞が考えられた。

図 5.8.9 急性腎梗塞（犬） CT

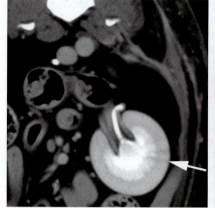

a 造影 CT, 横断面

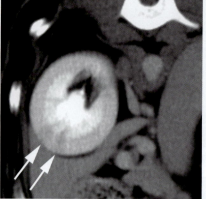

b 造影 CT, 横断面

肉芽腫性皮膚炎と発熱を呈する6歳, 避妊雌のラブラドール・レトリーバー。上段と下段の画像は1週間間隔を空けて撮影されたものである。梗塞の急性期では, わずかな三角形あるいは楔形の低吸収域が右腎（a：矢印）および左腎（b：矢印）の皮質と髄質に認められる。1週間後, これらの領域はより大きく拡大し, 皮質と髄質を冒す, 顕著な低吸収性を呈する三角形の病変となっている（c, d：矢印）。

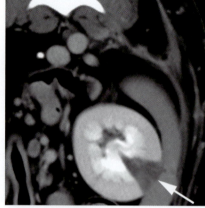

c 造影 CT, 横断面

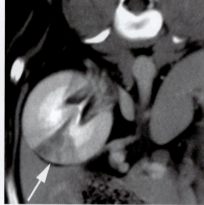

d 造影 CT, 横断面

図 5.8.10 腎梗塞（犬） CT

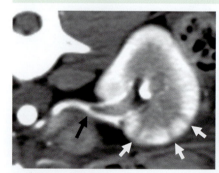

a 造影 CT, 横断面

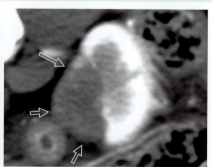

b 造影 CT, 横断面

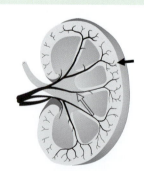

c イラスト

右側の三房心を含む複数の先天性心奇形を有する, 5カ月齢, 雌のジャーマン・シェパード・ドッグ。画像は造影剤投与後の動脈相で撮影されたものである。分岐した左腎の動脈が明瞭に描出されている（a：黒矢印）。腎門部の近くには, 皮質に多数の局所的な低灌流領域が認められ（a：矢印）, 辺縁の葉間動脈（c：黒矢印）の梗塞を示しているようである。腎臓の尾極には局所的な梗塞が認められ（b：中抜き矢印）, 1つあるいはそれ以上の葉間動脈（c：中抜き矢印）の梗塞が最も疑われる。心臓の循環低下や以前の心臓手術が梗塞に関連していると思われる。

図 5.8.11　ポリープ様膀胱炎（犬）　　　　　　　　　　　　　　　　　　　　　　　　　　　　　　　　CT

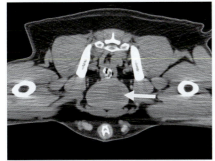

a　CT，横断面

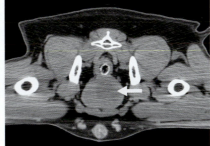

b　CT，横断面

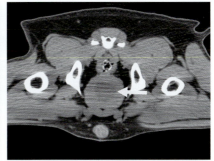

c　CT，横断面

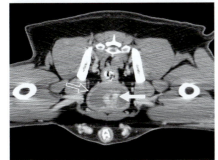

d　造影CT，横断面

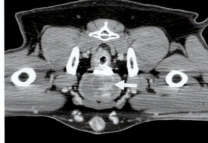

e　造影CT，横断面

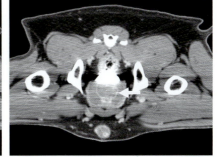

f　造影CT，横断面

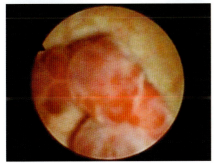

g　内視鏡

数年にわたり血尿を呈する9歳，去勢雄のジャーマン・シェパード・ドッグ。膀胱の造影前（a～c）および相当する造影後（d～f）の画像を頭側から尾側の順に並べてある。造影前の画像では，低吸収性の丸みを帯びた構造物が膀胱内腔に認められ（a～c：矢印），それよりも高吸収性の尿で囲まれている。造影された画像では，膀胱壁はわずかに肥厚して増強されている（d：中抜き矢印）。有茎でポリープ状に拡大するmassが腹側の膀胱壁から発生している。Massは辺縁性に不均一に増強されている（d～f：矢印）。この犬を仰臥位で撮影したため，増強された尿は膀胱の背断面に貯留している。ポリープ様膀胱炎が内視鏡検査で認められた（g）。

図 5.8.12 血管腫（犬） CT

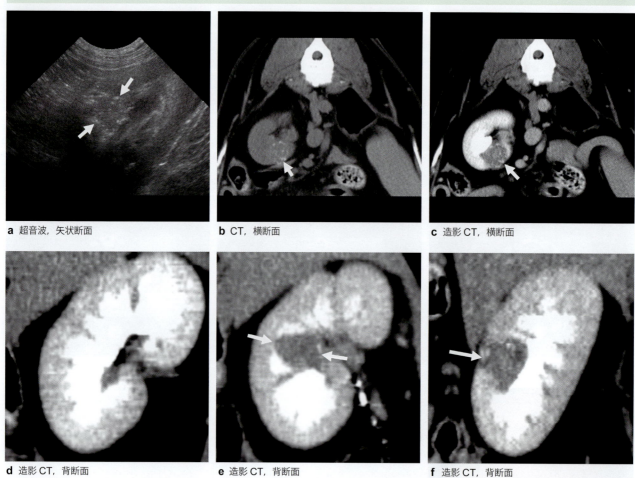

a 超音波, 矢状断面
b CT, 横断面
c 造影 CT, 横断面
d 造影 CT, 背断面
e 造影 CT, 背断面
f 造影 CT, 背断面

5 カ月間にわたり血尿を呈する 9 歳, 避妊雌のジャーマン・シェパード・ドッグ。小さな多巣性の石灰化を伴う腎皮質 mass が超音波検査（a：矢印）と造影前の CT（b：矢印）で右腎の皮質に認められた。増強されない mass が, 横断面（c：矢印）と再構成背断面（e, f：矢印）において腎盂（d）の腹側に認められる。腎摘出術が行われ, mass は血管腫と診断された。

図 5.8.13　腎癌（犬）　　　　　　　　　　　　　　　　　　　　　　　　　　　　　　CT

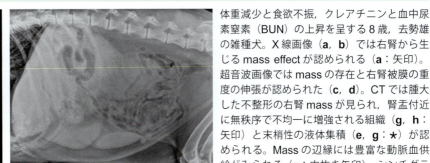

体重減少と食欲不振，クレアチニンと血中尿素窒素（BUN）の上昇を呈する8歳，去勢雄の雑種犬。X線画像（**a, b**）では右腎から生じるmass effectが認められる（**a**：矢印）。超音波画像ではmassの存在と右腎被膜の重度の伸張が認められた（**c, d**）。CTでは腫大した不整形の右腎massが見られ，腎盂付近に無秩序で不均一に増強される組織（**g, h**：矢印）と末梢性の液体集積（**e, g**：★）が認められる。Massの辺縁には豊富な動脈血供給がみられる（**g**：中抜き矢印）。シンチグラフィー検査では，左腎は正常であったが（**i**：矢頭），右腎は頭極にわずかな放射性薬物の取り込みがみられ（**i**：中抜き矢頭），尾極のmassに相当する領域は取り込みが欠乏していた（**i**：矢印）。腎摘出術が行われ，massは腎臓を覆いつくすほどの腎癌と診断された（**j**）。

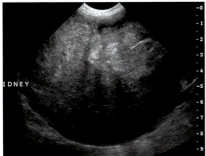

a X線，VD像

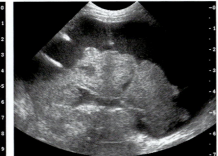

b X線，側方像

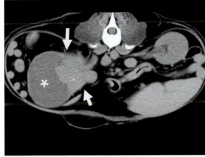

c 超音波，矢状断面

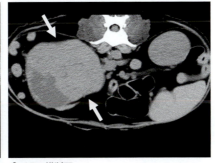

d 超音波，矢状断面

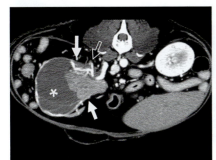

e CT，横断面

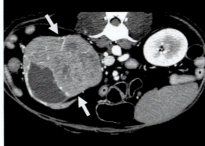

f CT，横断面

g 造影CT，横断面

h 造影CT，横断面

Section 5　腹部

図 5.8.13 （つづき） CT

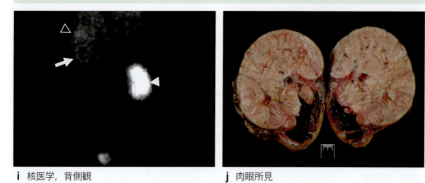

i 核医学，背側観　　j 肉眼所見

図 5.8.14　腎芽腫（犬） CT

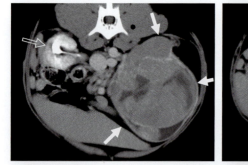

a 造影 CT，横断面

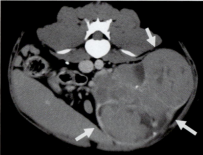

b 造影 CT，横断面

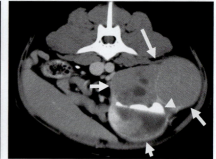

c 造影 CT，横断面

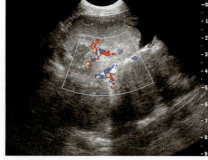

d 超音波，矢状断面

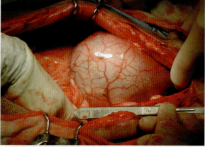

e 肉眼所見

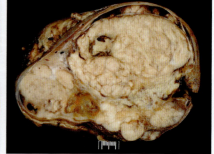

f 肉眼所見

血尿を呈する2歳，去勢雄のドーベルマン。aからcは頭側から尾側の順に並べてある。左腎を置換するような不均質で大きな空洞性のmassが認められる（a〜c：矢印）。Massは不均一に増強され，最も尾側の空洞性領域で尿産生がみられる（c：矢頭）。CT撮像は仰臥位で行われたため，液体‐造影剤境界面は反転している。左側の尿管は確認できない。右腎は腎盂がわずかに拡張し，外側皮質の菲薄化（a：中抜き矢印）と皮質梗塞（図示せず）を伴っている。ドップラー超音波検査においてmassは血管性である（d）。腎摘出術が行われ，無秩序な腎組織形成を伴う腎芽腫と診断された（e, f）。

図 5.8.15　尿管の移行上皮癌（犬）　　　CT

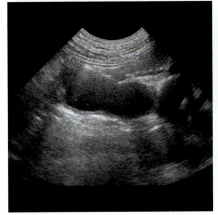
a　超音波，矢状断面

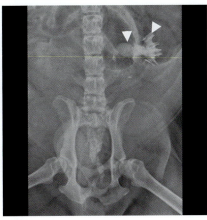
b　X線，VD像

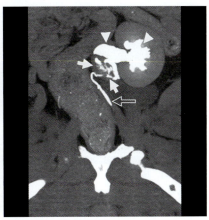
c　造影CT，MIP，背断面

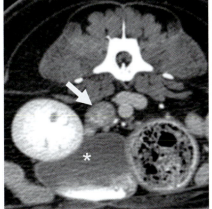
d　造影CT，横断面

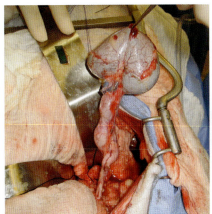
e　肉眼所見

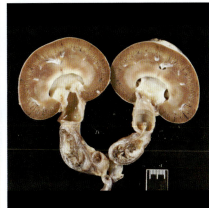
f　肉眼所見

呼吸困難を呈し，超音波検査で偶発的に左側の尿管閉塞を発見された（**a**）8歳，去勢雄のイングリッシュ・ブルドッグ。腎盂造影が行われ，左側の腎盂と近位尿管の拡張（**b**：矢頭）が認められ，遠位尿管は描出されなかった。尿は膀胱に流入しており，部分閉塞であることを示唆している。CT画像では左側の腎盂と尿管近位の拡張が再び認められる（**c**：矢頭）。拡張した尿管の遠位には左の尿管を拡張させる軟部組織massがあり（**c**，**d**：矢印），造影された尿はこの領域を通って複雑に蛇行した経路を辿っている。遠位尿管の直径は比較的正常である（**c**：中抜き矢印）。膀胱は横断面において尿管mass（**d**：矢印）の腹側に認められる（**d**：★）。腎摘出術が行われ，尿管の移行上皮癌と診断された。

図 5.8.16　膀胱の移行上皮癌（犬）　　　CT

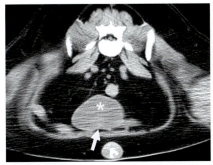
a　CT，横断面

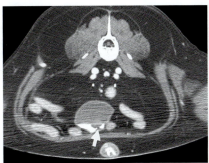
b　造影CT，横断面

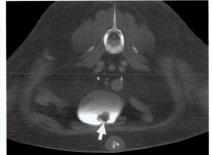
c　造影CT，横断面

腰仙椎の椎間板ヘルニアを患い，偶発的に膀胱massが発見された10歳，去勢雄のジャーマン・シェパード・ドッグ系雑種。造影前の画像でmass（**a**：矢印）は尿（**a**：★）よりもわずかに高吸収で，小さな石灰化領域を伴っている。Massは静脈相および遅延相の画像で造影された尿の中に充填欠損（**b**，**c**：矢印）として描出されるようになる。Massは外科的に切除され，局所的な乳頭状移行上皮癌と診断された。

図 5.8.17　尿道の移行上皮癌（犬）　CT

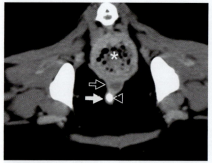
a 造影CT，横断面

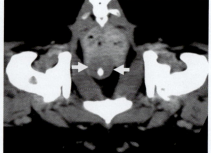
b 造影CT，横断面

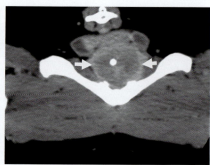
c 造影CT，横断面

頻尿を呈する10歳，避妊雌のジャーマン・シェパード・ドッグ。画像は頭側から尾側の順に並べてある。デンシティの高い構造物は尿道内腔のカテーテルである（a：中抜き矢頭）。尿道壁の厚さは最も頭側の画像では正常である（a：白矢印）。より尾側では，尿道壁は顕著に肥厚し，中等度の不均一な増強がみられる（b，c：矢印）。膣（a：中抜き矢印）と結腸（a：＊）は膣前庭内に浸潤する腫大した尿道によって背側へ偏位している（c）。

図 5.8.18　多発性尿路結石（猫）　CT

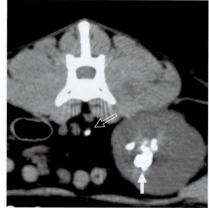
a CT，横断面

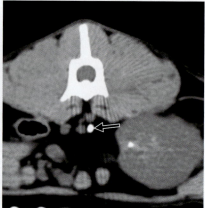
b CT，横断面

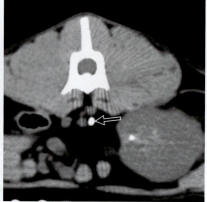
c CT，横断面

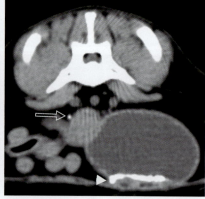
d CT，横断面

高窒素血症を呈する8歳，去勢雄のジャパニーズ・ボブテイル。画像は頭側から尾側の順に並べてある。造影前の画像では，左腎が不整な輪郭を呈して腫大し（a，b），多数の石灰化デンシティを呈す結石が腎盂内に認められる（a：矢印）。左側の尿管内には尿管閉塞を引き起こす結石が見られる（a，b：中抜き矢印）。小さな結石が右側の尿管にも認められる（c，d：中抜き矢印）。右腎は以前の閉塞の結果，萎縮している（図示せず）。膀胱内にも多数の小さな結石が認められる（d：矢頭）。

図 5.8.19 尿管閉塞（猫） CT

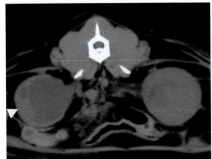

a CT，横断面

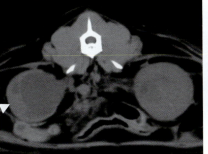

b CT，横断面

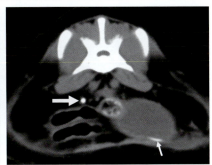

c CT，横断面

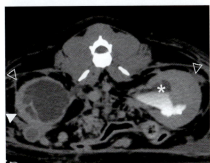

d 造影 CT，横断面

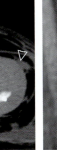

e 造影 CT，背断面

腎不全と尿管閉塞を患う 11 歳，去勢雄のドメスティック・ショートヘア。**a** から **c** は頭側から尾側の順に並べてある。腎臓は腫大し，相当する造影前（**a**）および造影後（**d**）の画像において水腎症を呈している。左側（**b**：矢印）と右側（**c**：大矢印）の尿管内には尿管結石があり，両側の尿管閉塞を引き起こしている。結石は膀胱内にも見られる（**c**：小矢印）。造影画像では，右腎の皮質は造影前の画像（**a**：矢頭）と比較してわずかに増強されるが（**d**：矢頭），腎盂の増強はまったくみられず，ろ過機能が最小限であることを示唆している。左腎は拡張した腎盂に造影された尿が認められるため機能性である（**d**，**e**：★）。両側の腎臓周囲には後腹膜滲出液が見られる（**d**：中抜き矢頭）。左側の近位尿管は拡張し，尿管結石による閉塞の近位まで蛇行している（**e**：矢印）。

Section 5 腹部

図 5.8.20 尿道狭窄（猫） CT

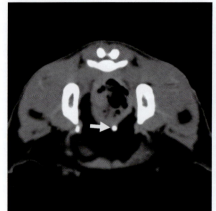
a 造影 CT，横断面

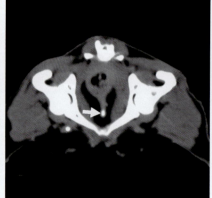
b 造影 CT，横断面

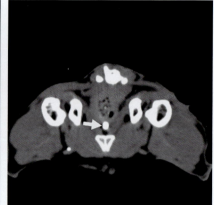
c 造影 CT，横断面

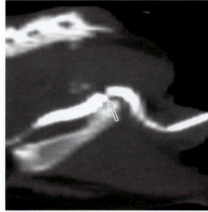
d 造影 CT，矢状断面

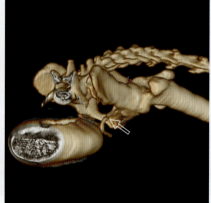
e 造影 CT，3D，斜位観

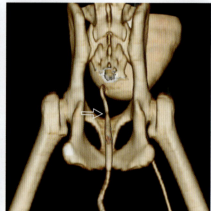
f 造影 CT，3D，腹側観

排尿困難を呈する 11 歳，去勢雄のドメスティック・ロングヘア。a から c は頭側から尾側の順に並べてある。尿道内腔の輪郭を描出するために尿道造影法が行われた。恥骨の頭側および尾側では尿道の直径は正常である（**a**，**c**：矢印）。尿道内腔は恥骨レベルで内外方向に狭くなる（**b**：矢印）。狭窄は再構成矢状断面（**d**：中抜き矢印）と 3D 再構成画像（**e**，**f**：中抜き矢印）でも確認できる。

図 5.8.21 骨盤膀胱（犬） CT

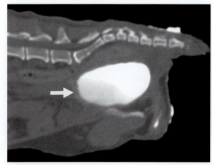
a 造影 CT，矢状断面

b 造影 CT，横断面

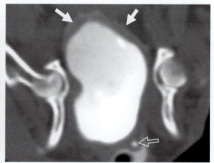
c 造影 CT，背断面

排尿困難と頻尿を呈する 14 歳，避妊雌のチワワ。CT に先立ち透視下で膀胱尿道造影が行われた。膀胱内の高吸収値の造影剤によるアーチファクトを軽減させるために，画像はウィンドウ幅を広くして表示している。膀胱は全体的に骨盤内に位置している（**a**～**c**：矢印）。壁は肥厚し，特に頭側腹側面において最も顕著である。膀胱の尾側では尿道の外側偏位が引き起こされ（**c**：中抜き矢印），部分的な流出路閉塞を伴っている。排尿困難の臨床徴候を和らげる膀胱固定術が行われた。尿から細菌は検出されなかった。

文献

1. Alexander K, Ybarra N, del Castillo JR, Morin V, Gauvin D, Bichot S, et al. Determination of glomerular filtration rate in anesthetized pigs by use of three-phase whole-kidney computed tomography and Patlak plot analysis. Am J Vet Res. 2008;69:1455–1462.
2. Schmidt DM, Scrivani PV, Dykes NL, Goldstein RM, Erb HN, Reeves AP. Comparison of glomerular filtration rate determined by use of single-slice dynamic computed tomography and scintigraphy in cats. Am J Vet Res. 2012;73:463–469.
3. Bouma JL, Aronson LR, Keith DG, Saunders HM. Use of computed tomography renal angiography for screening feline renal transplant donors. Vet Radiol Ultrasound. 2003;44:636–641.
4. Cáceres AV, Zwingenberger AL, Aronson LR, Mai W. Characterization of normal feline renal vascular anatomy with dual-phase CT angiography. Vet Radiol Ultrasound. 2008;49:350–356.
5. Cavrenne R, Mai W. Time-resolved renal contrast-enhanced MRA in normal dogs. Vet Radiol Ultrasound. 2009;50:58–64.
6. Tyson R, Logsdon SA, Werre SR, Daniel GB. Estimation of feline renal volume using computed tomography and ultrasound. Vet Radiol Ultrasound. 2013;54:127–132.
7. Cronin RE. Contrast-induced nephropathy: pathogenesis and prevention. Pediatr Nephrol. 2010;25:191–204.
8. Reichle JK, DiBartola SP, Léveillé R. Renal ultrasonographic and computed tomographic appearance, volume, and function of cats with autosomal dominant polycystic kidney disease. Vet Radiol Ultrasound. 2002;43:368–373.
9. Moe L, Lium B. Computed tomography of hereditary multifocal renal cystadenocarcinomas in German shepherd dogs. Vet Radiol Ultrasound. 1997;38:335–343.
10. Kim J, Choi H, Lee Y, Jung J, Yeon S, Lee H, et al. Multicystic dysplastic kidney disease in a dog. Can Vet J. 2011;52:645–649.
11. Davidson AP, Westropp JL. Diagnosis and management of urinary ectopia. Vet Clin North Am Small Anim Pract. 2014;44:343–353.
12. Samii VF, McLoughlin MA, Mattoon JS, Drost WT, Chew DJ, DiBartola SP, et al. Digital fluoroscopic excretory urography, digital fluoroscopic urethrography, helical computed tomography, and cystoscopy in 24 dogs with suspected ureteral ectopia. J Vet Intern Med. 2004;18:271–281.
13. Rozear L, Tidwell AS. Evaluation of the ureter and ureterovesicular junction using helical computed tomographic excretory urography in healthy dogs. Vet Radiol Ultrasound. 2003;44:155–164.
14. Secrest S, Essman S, Nagy J, Schultz L. Effects of furosemide on ureteral diameter and attenuation using computed tomographic excretory urography in normal dogs. Vet Radiol Ultrasound. 2013;54:17–24.
15. Bélanger R, Shmon CL, Gilbert PJ, Linn KA. Prevalence of circumcaval ureters and double caudal vena cava in cats. Am J Vet Res. 2014;75:91–95.
16. Duconseille AC, Louvet A, Lazard P, Valentin S, Molho M. Imaging diagnosis–left retrocaval ureter and transposition of the caudal vena cava in a dog. Vet Radiol Ultrasound. 2010;51:52–56.
17. Zaid MS, Berent AC, Weisse C, Caceres A. Feline Ureteral Strictures: 10 Cases (2007–2009). J Vet Intern Med. 2011;25:222–229.
18. Szmigielski W, Kumar R, Al Hilli S, Ismail M. Renal trauma imaging: Diagnosis and management. A pictorial review. Pol J Radiol. 2013;78:27–35.
19. Antopolsky M, Simanovsky N, Stalnikowicz R, Salameh S, Hiller N. Renal infarction in the ED: 10-year experience and review of the literature. Am J Emerg Med. 2012;30:1055–1060.
20. Choo SW, Kim SH, Jeong YG, Shin YM, Kim JS, Han MC. MR imaging of segmental renal infarction: an experimental study. Clin Radiol. 1997;52:65–68.
21. Ifergan J, Pommier R, Brion M-C, Glas L, Rocher L, Bellin MF. Imaging in upper urinary tract infections. Diagn Interv Imaging. 2012;93:509–519.
22. Runge VM, Timoney JF, Williams NM. Magnetic resonance imaging of experimental pyelonephritis in rabbits. Invest Radiol. 1997;32:696–704.
23. Samii VF. Inverted contrast medium-urine layering in the canine urinary bladder on computed tomography. Vet Radiol Ultrasound. 2005;46:502–505.
24. Edmondson EF, Hess AM, Powers BE. Prognostic Significance of Histologic Features in Canine Renal Cell Carcinomas: 70 Nephrectomies. Vet Pathol. 2014.
25. Young JR, Margolis D, Sauk S, Pantuck AJ, Sayre J, Raman SS. Clear cell renal cell carcinoma: discrimination from other renal cell carcinoma subtypes and oncocytoma at multiphasic multidetector CT. Radiology. 2013;267:444–453.
26. Yuh BI, Cohan RH. Different phases of renal enhancement: role in detecting and characterizing renal masses during helical CT. AJR Am J Roentgenol. 1999;173:747–755.
27. Michael HT, Sharkey LC, Kovi RC, Hart TM, Wünschmann A, Manivel JC. Pathology in practice. Renal nephroblastoma in a young dog. J Am Vet Med Assoc. 2013;242:471–473.
28. Pancotto TE, Rossmeisl JH, Zimmerman K, Robertson JL, Werre SR. Intramedullary spinal cord neoplasia in 53 dogs (1990–2010): distribution, clinicopathologic characteristics, and clinical behavior. J Vet Intern Med. 2013;27:1500–1508.
29. Gasser AM, Bush WW, Smith S, Walton R. Extradural spinal, bone marrow, and renal nephroblastoma. J Am Anim Hosp Assoc. 2003;39:80–85.
30. Zotti A, Corsi F, Ratto A, Petterino C. What is your diagnosis? Transitional cell carcinoma. J Am Vet Med Assoc. 2010;237:777–778.
31. Vignoli M, Terragni R, Rossi F, Frühauf L, Bacci B, Ressel L, et al. Whole body computed tomographic characteristics of skeletal and cardiac muscular metastatic neoplasia in dogs and cats. Vet Radiol Ultrasound. 2013;54:223–230.
32. Naughton JF, Widmer WR, Constable PD, Knapp DW. Accuracy of three-dimensional and two-dimensional ultrasonography for measurement of tumor volume in dogs with transitional cell carcinoma of the urinary bladder. Am J Vet Res. 2012;73:1919–1924.
33. Setty BN, Holalkere N-S, Sahani DV, Uppot RN, Harisinghani M, Blake MA. State-of-the-art cross-sectional imaging in bladder cancer. Curr Probl Diagn Radiol. 2007;36:83–96.
34. Urban BA, Fishman EK. Renal lymphoma: CT patterns with emphasis on helical CT. Radiographics. 2000;20:197–212.
35. Berent AC. Ureteral obstructions in dogs and cats: a review of traditional and new interventional diagnostic and therapeutic options. J Vet Emerg Crit Car. 2011;21:86–103.
36. Carr AH, Wisner ER, Westropp JL, Mayhew PD. Feline obstructive ureterolithiasis: utility of computed tomography and ultrasound in clinical decision making. Vet Radiol Ultrasound. 2012;53:680.

5.9
生殖器系

はじめに
　生殖器系の断層撮像は，超音波検査を含む他の検査法の補足として行われることが多い。卵巣は腹腔の背側，腎臓の外尾側に位置している。非発情期には，小さな三角形の軟部組織デンシティの構造物であり，卵胞がまったく視認できないことも多い。卵胞は平滑で円形の液体デンシティを持つ構造物であり，卵巣組織の辺縁から突出していることがある。子宮角は小腸わなよりも細く，腹部外側から尾側および内側へと伸び，膀胱と結腸の間で子宮体に結合するのがわかる。子宮頚部は子宮体と膣の結合部で拡大している。膣は骨盤管内の尿道背側に位置している（図 **5.9.1**）。

　精巣は発育とともに腎臓領域から鼠径管を通り陰嚢へ移動する。正常な精巣は CT および MRI において均一な吸収値と信号強度を呈する。前立腺は膀胱三角部の尾側で尿道を取り囲んでいる。去勢された犬では前立腺は小さく，均一な吸収値と信号強度を持つ。未去勢動物では過形成によって前立腺が肥大したり，実質の嚢胞が形成されたりすることもある。尿道付近の中心部は造影画像において高信号であり，実質内に放線状の筋が見られることがある（図 **5.9.2**，**5.9.3**）。

雌性生殖器
　雌の生殖器系について CT や MRI を用いた研究は行われてこなかったが，生殖周期ごとの変化は，超音波検査を用いて行われた研究から外挿することができる[1]。生殖器系の発生異常は失禁に関連する臨床徴候を招くことがある。膣内の液体貯留は尿道や膣の位置異常や奇形，および半陰陽 hermaphoroditism によるものかもしれない（図 **5.9.4**）。

　子宮の炎症は産後あるいは発情後に起こる可能性があり，子宮壁の肥厚を招き，粘膜のひだ形成や子宮の腫大を伴う液体デンシティの内容物が見られることがある。炎症が起きている，あるいは肥大している子宮壁は増強される（図 **5.9.5**）。

　卵巣から発生する mass は嚢胞あるいは癌腫，腺癌，奇形腫，顆粒膜細胞腫瘍，または横紋筋肉腫などの腫瘍性病変によるものである可能性がある[2~4]。ヒトの超音波画像における進行性の付属器 mass の特徴としては，不整形かつ孤立性であること，腹水を伴うこと，4つ以上の乳頭状構造物を持つこと，多房性の場合は 10 cm 以上の大きさで不整形であること，および非常に強い血流を持つことが挙げられる。良性 mass の特徴としては，単房性であること，7 mm 以下の固形成分を有すること，超音波でシャドウが検出されること，多房性の場合は 10 cm 以下で平滑であること，血流がないことが挙げられる[5]。MRI において，良性 mass は純粋な嚢胞性，子宮内膜性あるいは脂肪性で，壁の増強はなく mass の固形成分は T2 強調（T2W）画像で低信号を呈す。悪性 mass の所見には，4 cm を越えること，両側性であること，固形病変内の壊死がみられること，3 mm を越える壁や中隔あるいは乳頭状の突起を持つ嚢胞性病変が見られること，および腹水を伴うことが含まれる[6]。他の研究は，T2W 画像での中間的な信号強度と拡散強調画像（DWI）での高い b＝1,000 信号強度が悪性度の予測因子になることを示している[7]。

雄性生殖器

　雄の生殖器系で最も一般的な発生異常は停留精巣 retained testicle である。これは超音波検査を用いた位置の特定が難しいことがあり，手術計画を立てるために CT 撮影が考慮されることがある。腹腔内の精巣は膀胱の外側にある鼠径輪の近く，あるいは鼠径輪から腎臓への体壁側面に沿って位置している可能性がある。停留精巣は萎縮しているため，下降した精巣よりもたいてい小さい。鼠径の精巣は鼠径輪と陰嚢の間の皮下に横たわっている。これらは腹腔内の精巣と比べてやや大きい傾向にあり，中等度に増強される（**図 5.9.6**）。腫瘍は下降していない精巣で一般的にみられ，セミノーマ seminurma，生殖細胞と間質細胞の混合腫瘍 mixed germcell strome cell tumor，およびセルトリ細胞腫瘍 sertolicell tumors があり，精巣捻転 testicular torsion の素因となる[8, 9]。下降した精巣は，これらに加えて間質細胞腫瘍 intrestitial cell tumor に罹患する。

　変性性および炎症性疾患には前立腺炎 prostatitis と傍前立腺嚢胞 paraprostatic cyst がある。これらの液体で満たされた大きな空洞性病変は前立腺から発生し，膀胱の領域で mass effect を生じさせる。単独で，あるいは傍前立腺嚢胞と併発した前立腺炎は，尿道に連続する空洞性病変を伴う前立腺の腫大を引き起こし，強い増強効果を呈する。傍前立腺嚢胞は増強される肥厚した壁を有し，中心は増強されない液体で満たされ，ときおり石灰化を伴う。それらは膀胱を頭側へ変位させ，膀胱炎や尿道炎の素因となる可能性がある（**図 5.9.7**）。尿道造影あるいは造影剤の静脈内投与により尿道と傍前立腺嚢胞との関連が明らかになるかもしれない。

　陰茎の血管部分に対する外傷は尿道の破損や会陰部の筋膜面に沿った血腫形成を引き起こすことがある。血腫は増強される薄い壁と中心部の増強されない液体デンシティによって特徴付けられる（**図 5.9.8**）。

　前立腺癌 prostatic carcinoma は移行上皮癌によるものが最も一般的である。これらの腫瘍は固形性あるいは空洞性で囊胞性病変や石灰化領域を伴う。固形性の腫瘍組織は CT や MRI において不均質に描出され，増強の程度も様々である。尿道は mass によって侵され，造影および尿道造影検査において囊胞性空洞との連絡や不整に増強される粘膜の原因となる（**図 5.9.9**）。二次的な影響としては尿道閉塞があり尿管拡張や水腎症を招く（**図 5.9.10**）。

図 5.9.1　正常な雌性生殖器（犬）

CT

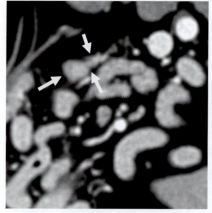

a 造影 CT, 横断面

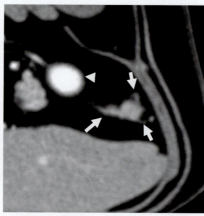

b 造影 CT, 横断面

成熟した雌の雑種犬。非発情期の卵巣は，腹腔内背側の腎臓（b：矢頭）尾外側に三角形の軟部組織デンシティを呈す構造物（a, b：矢印）として認められる。卵胞は卵巣組織から突出する円形の液体デンシティの構造物として見られる（c, d：中抜き矢印）。子宮角（e, f：小矢印）は小腸わな（e：＊）よりも細い。子宮静脈は右の子宮角と平行して認められる（f：中抜き矢印）。膀胱と結腸の間の肥厚した構造物が子宮頸部である（g, h：矢印）。膣（g：中抜き矢印）は尿道の背側を通り骨盤から出て行く（g：中抜き矢頭）。正常組織にはわずかな増強が認められる。

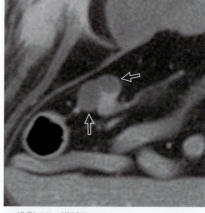

c 造影 CT, 横断面

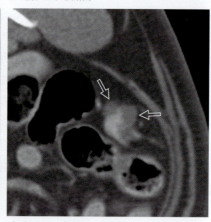

d 造影 CT, 横断面

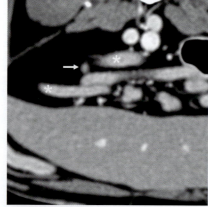

e 造影 CT, 横断面

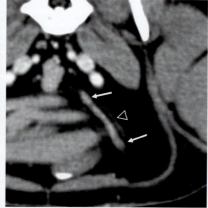

f 造影 CT, 横断面

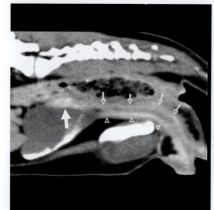

g 造影 CT, 矢状断面

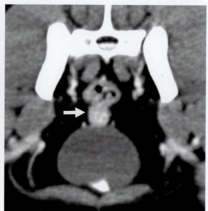

h 造影 CT, 横断面

図 5.9.2 正常な前立腺（犬） CT

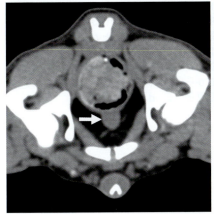
a CT，横断面

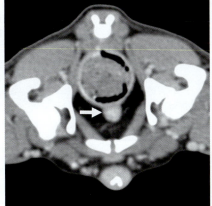
b 造影 CT，横断面

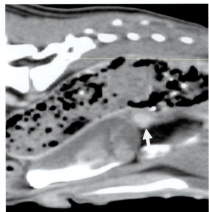
c 造影 CT，矢状断面

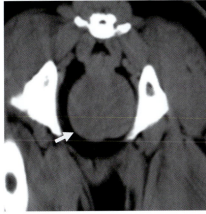
d CT，横断面

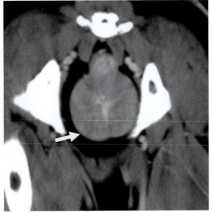
e 造影 CT，横断面

正常な去勢および未去勢雄の成犬。去勢した犬の前立腺は小さくて均質であり均一に増強される（**a〜c**：矢印）。未去勢の犬では過形成を起こし，肥大した前立腺はわずかに分葉状の構造となり，中心部の増強と，そこから辺縁に向かって放線状に伸びる増強が認められる（**d，e**：矢印）。

図 5.9.3　正常な前立腺（犬）　　　MRI

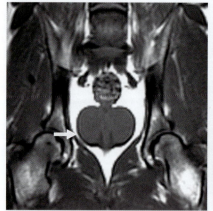
a　T1W，背断面

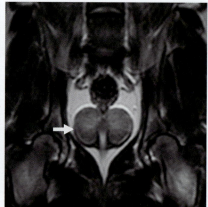
b　T2W，背断面

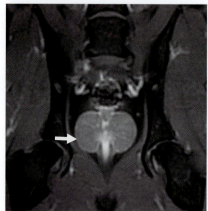
c　STIR，背断面

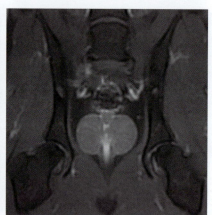
d　脂肪抑制造影 T1W，背断面

10歳，雄のベルジアン・マリノア。良性の過形成による前立腺肥大が認められる。前立腺はT1Wにおいて筋肉と等信号（a：矢印），T2WおよびSTIRにおいて高信号（b，c：矢印）を呈する。中心部が強く増強され，そこから辺縁に向かって放線状の増強パターンが見られる（d：矢印）。

図 5.9.4 偽性半陰陽（犬） CT

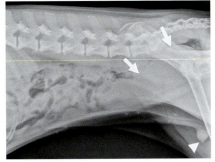

a X線，左側方像

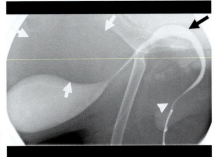

b X線，右側方像

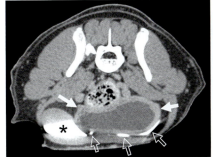

c 造影 CT，横断面

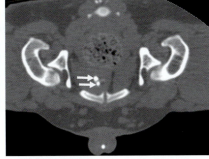

d 造影 CT，横断面

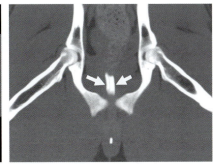

e 造影 CT，背断面

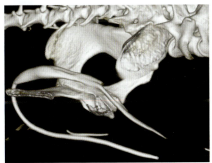

f 造影 3D-CT，斜位観

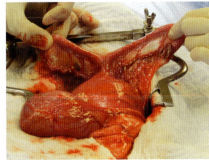

g 肉眼所見

尿失禁を呈する 9 カ月齢，ビズラ。陰茎の痕跡が X 線画像で認められた（**a**：矢頭）。膀胱と結腸の間には大きな軟部組織デンシティの mass が認められる（**a**：矢印）。尿道造影では骨盤領域で尿道の軽度の拡張がみられる（**b**：黒矢印）。痕跡的な陰茎骨が認められる（**b**：矢頭）。造影 CT では，卵巣と子宮角は正常である（図示せず）。子宮体あるいは膣は重度に腫大し，増強される肥厚した壁を有し，内部は液体で満たされている（**c**：矢印）。膀胱（**c**：★）と尿道（**c**：中抜き矢印）は腫大した構造物によって変位している。尿道造影を行ったところ，骨盤管内には 2 つの異なる管腔が認められ，1 つは尿道拡張部の頭側（**f**）で尿道と結合している（**d, e**：矢印）。腫大した子宮構造内には少量の造影剤が認められ，尿路と連絡している可能性を示唆している（図示せず）。卵巣子宮摘出術が行われ，子宮構造の炎症が病理組織学的に認められた（**g**）。尿失禁は発生異常に続発した，わずかな排液を伴う腫大した子宮あるいは膣から漏出した液体と推測された。

図 5.9.5　子宮内膜過形成（猫）　CT

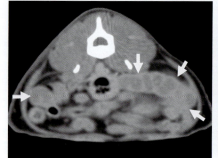
a 造影CT，横断面

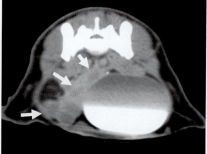
b 造影CT，横断面

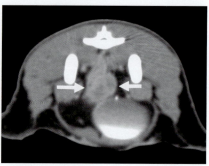
c 造影CT，横断面

尿道閉塞のために画像診断を受けた5歳，雌のペルシャ。画像は頭側から尾側の順に並べてある。子宮は顕著に腫大し，増強される壁を有して内部は液体で満たされている（a～c：矢印）。子宮壁にはひだが認められ，波状の模様を形成している。卵巣には特筆すべき点はなかった（図示せず）。卵巣子宮摘出術が行われ，病理組織学検査において，最近の妊娠に関連していると思われる，重度の子宮内膜過形成と子宮内膜炎が認められた。

図 5.9.6　停留精巣（犬）　CT

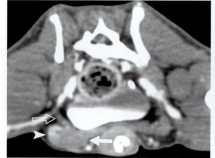
a 造影CT，横断面

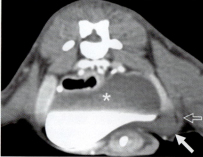
b 造影CT，横断面

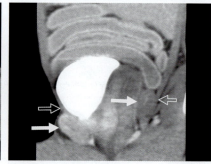
c 造影CT，背断面

肝外門脈体循環シャントのために撮影された1歳，雄のシー・ズー。aとbは尾側から頭側の順に並べてある。右側の精巣はわずかに萎縮し（a：太矢印），体壁（a：中抜き矢印）の外側の鼠径部に位置している。外側面に，より強く増強された曲線状の精巣上体が認められる（a：矢頭）。左側の精巣（b：矢印）は腹壁（b：中抜き矢印）の内側で膀胱（b：★）の外側に位置している。増強は最小限であり，精巣上体は視認できない。背断面において，精巣（c：矢印）は体壁（c：中抜き矢印）の筋肉の内側（左）と外側（右）に認められる。

図 5.9.7　傍前立腺囊胞（犬）　　CT

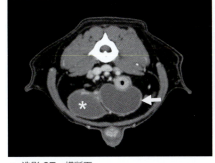

a 造影 CT，横断面

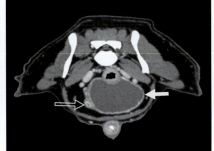

b 造影 CT，横断面

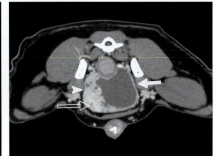

c 造影 CT，横断面

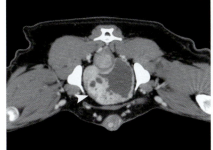

d 造影 CT，横断面

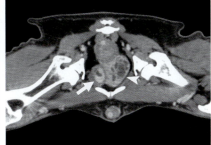

e 造影 CT，横断面

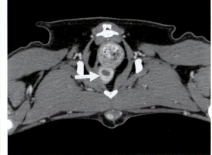

f 造影 CT，横断面

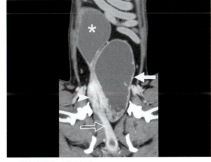

g 造影 CT，背断面

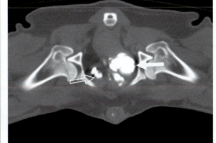

h 造影 CT，横断面

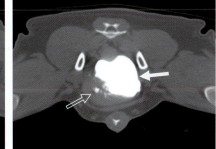

i 造影 CT，横断面

尿失禁を呈する2歳，去勢雄のダックスフンド。**a** から **f** は頭側から尾側の順に並べてある。尾側腹腔内の左側には増強される肥厚した壁を有する液体で満たされた大きな囊胞が認められる（**a〜c**, **g**：矢印）。膀胱（**a**, **g**：＊）と尿道（**b**, **c**, **g**：中抜き矢印）も壁が肥厚し，右側へ偏位している。囊胞は，複数の小さな囊胞を含有し増強される不整形の前立腺と連続している（**c〜e**, **g**：矢頭）。肥厚した尿道は前立腺の右側を通ってその尾側まで続いている（**e**, **f**：矢印）。再構成背断面にはそれらの構造物の相対的な位置が示されている（**g**）。尿道造影を行ったところ，傍前立腺囊胞は造影剤で満たされた（**h**, **i**：矢印）。尿道内腔は中等度に不整であり，尿道炎を示唆している（**h**, **i**：中抜き矢印）。囊胞は外科的に切除され，大網被覆術が施された。微生物培養において囊胞炎と囊胞の化膿症が認められた。

図 5.9.8 陰茎出血（犬） CT

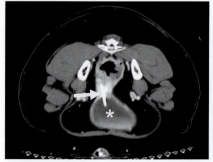
a 造影 CT, 横断面

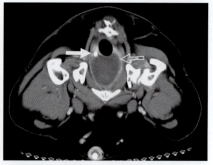
b 造影 CT, 横断面

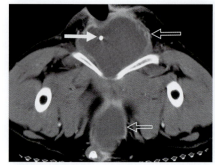
c 造影 CT, 横断面

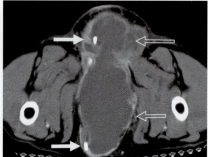
d 造影 CT, 横断面

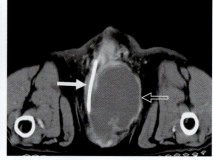
e 造影 CT, 横断面

直腸から陰茎にかけて拡大している mass を有する 4 歳，去勢雄のドーベルマン。画像は頭側から尾側の順に並べてある。カテーテルが尿道内に認められ（**a～e**：矢印），膀胱（**a**：＊）まで伸びている。軟部組織と液体デンシティを呈する大きな筒状の mass が尿道と並走し，骨盤腔から陰茎まで拡がっている（**b～e**：中抜き矢印）。Mass の中心部には増強が認められず，辺縁増強がみられる。FNA では血液と脂肪細胞が採取され，mass は血腫と推測された。凝固異常は確認されなかったが外傷歴があり，mass はその後 48 時間でサイズが縮小し始めた。

図 5.9.9 前立腺癌（犬） MRI

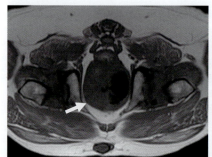
a T1W, 横断面

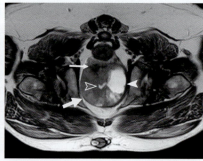
b T2W, 横断面

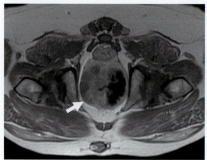
c 造影 T1W, 横断面

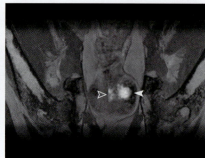
d 造影 SPGR, 背断面

排尿困難と頻尿を呈する 13 歳，去勢雄のレオンベルガー。前立腺は腫大し（**a～c**：矢印），左葉（**b**：矢頭）内には T2W 高信号，T1W 低信号の大きな空洞領域が認められる。造影画像において尿道（**b**：中抜き矢頭）はこの空洞と連絡しているように見え，不整形の内腔をしている（**a～c**）。背側の実質には石灰化がみられる（**b**：小矢印）。前立腺 mass は不均一に増強されている（**c**：矢印）。増強された尿は尿道内（**d**：中抜き矢頭）と空洞（**d**：白矢頭）に貯留し，尿道と空洞が連絡していることが確認される。Mass は移行上皮癌と診断された。

図 5.9.10　前立腺癌（犬）　　CT

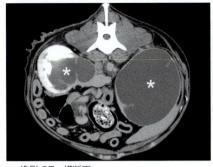
a 造影CT，横断面

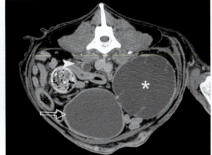
b 造影CT，横断面

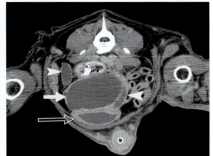
c 造影CT，横断面

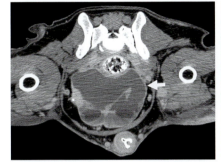
d 造影CT，横断面

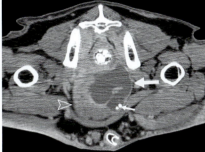
e 造影CT，横断面

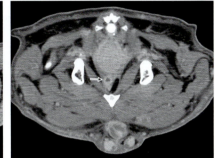
f 造影CT，横断面

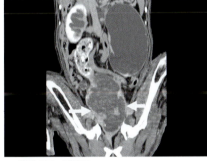
g 造影CT，背断面

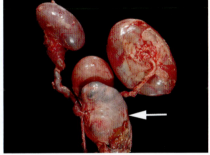
h 肉眼所見

排尿困難を呈する4歳，去勢雄のジャーマン・シェパード・ドッグ。a～fは頭側から尾側の順に並べてある。両側の水腎症が認められ，左側でより顕著である（a，b：★）。右腎は増強され，少量の尿産生を伴うが，左側は非機能性と思われた。前立腺massによる閉塞に続発した，左右両方の尿管拡張が認められる（b，c：矢頭）。膀胱（b，c：中抜き矢印）の背側には前立腺から発生した大きな囊胞性の構造物が認められる（c：矢印）。囊胞性massは骨盤腔まで拡大し（d，e：矢印），増強されている前立腺実質（e：中抜き矢頭）と連続している。尿道は前立腺の尾側で正常に見られる（f：矢印）。再構成背断面では囊胞性massが骨盤から腹腔内へ伸展しているのがわかる（g：矢印）。剖検によりmassは移行上皮癌と診断され，腎臓と尿管への転移を伴っていた（h）。肉眼病理標本はCT背断面と同じ方向性で配置されており，尿管，腎臓，および膀胱と比較した前立腺mass（h：矢印）の外観がよくわかる。

文 献

1. England GC, Yeager AE. Ultrasonographic appearance of the ovary and uterus of the bitch during oestrus, ovulation and early pregnancy. J Reprod Fertil. 1993;47:107–117.

2. Banco B, Antuofermo E, Borzacchiello G, Cossu-Rocca P, Grieco V. Canine ovarian tumors: an immunohistochemical study with HBME-1 antibody. J Vet Diagn Invest. 2011;23:977–981.

3. Coggeshall JD, Franks JN, Wilson DU, Wiley JL. Primary ovarian teratoma and GCT with intra-abdominal metastasis in a dog. J Am Anim Hosp Assoc. 2012;48:424–428.

4. Boeloni JN, Reis AMS, Nascimento EF, Silva JF, Serakides R, Ocarino NM. Primary ovarian rhabdomyosarcoma in a dog. J Comp Pathol. 2012;147:455–459.

5. Kaijser J, Vandecaveye V, Deroose CM, et al. Imaging techniques for the pre-surgical diagnosis of adnexal tumours. Best Pract Res Clin Obstet Gynaecol. 2014;28:683–695.

6. Hricak H, Chen M, Coakley FV, et al. Complex adnexal masses: detection and characterization with MR imaging – multivariate analysis. Radiology. 2000;214:39–46.

7. Thomassin-Naggara I, Daraï E, Cuenod CA, et al. Contribution of diffusion-weighted MR imaging for predicting benignity of complex adnexal masses. Eur Radiol. 2009;19:1544–1552.

8. Quartuccio M, Marino G, Garufi G, Cristarella S, Zanghì A. Sertoli cell tumors associated with feminizing syndrome and spermatic cord torsion in two cryptorchid dogs. J Vet Sci. 2012;13:207–209.

9. Foster RA. Common lesions in the male reproductive tract of cats and dogs. Vet Clin N Am Sm Anim Pract. 2012;42:527–545.

Section 6
筋骨格系

発育障害および代謝性疾患
外傷
炎症性疾患
腫瘍
変性性疾患

6.1
発育障害および代謝性疾患

発育障害

　骨格系の発育障害には多くの病因がからんでおり，臨床徴候も様々である．骨や関節の病変を検出するならX線検査で十分であるが，特に解剖学的に複雑な領域に発生した場合や病変が小型である場合には，正確な診断や評価のために断層撮影法が必要となる．発育障害でみられる主要な，あるいは顕著な画像所見は，二次性変性性変化によるものであることが多い．

関節に影響を与える疾患
骨軟骨症

　骨軟骨症 osteochondrosis は，関節軟骨と軟骨下骨を含む軟骨内骨化の破綻により生じる．軟骨成長の障害は壊死を引き起こし，軟骨下骨から軟骨片が遊離し，軟骨下骨に欠損が生じる．この疾患は大型から超大型犬種の急激な成長期の間に最も多く認められ，特に雄で好発する．四肢骨格の中では上腕骨頭尾側面，上腕内骨顆，内・外側大腿骨顆，および内・外側距骨滑車稜が好発部位である[1]．

　軟骨下骨の病変を伴う場合はX線検査により病変部を十分検出可能であり，これらの画像所見は多数報告されている．CTやMRIは，関節の構造（肘や距骨など）が複雑で病変が見えにくい場合や，関節軟骨，および軟部組織へ病変が波及している場合に利用される[2〜4]．

　CTにおける一般的な画像所見は，硬化像に囲まれた限局性の軟骨下骨表層の欠損である（**図6.1.1〜6.1.4**）[2,3]．関節腔内に低吸収性の骨軟骨片を認める場合もある．

　同様の所見はヒトの骨軟骨症患者のMRIでも報告されており，軟骨下骨の欠損および軟骨下骨の硬化によるT1WおよびT2W低信号が認められる．軟骨下骨の信号強度は病態の進行度，および新生軟骨下骨生成，骨浮腫や骨髄置換の影響により変化する（**図6.1.5**）[5]．またいずれの検査法を用いた場合も，関節液貯留や二次性変性性変化の所見が得られる．

肘異形成

　肘（関節）異形成 elbow dysplasia は，発達期の肘関節に生じるいくつかの病態の総称である．最も一般的な疾患としては，肘突起癒合不全 ununited anconeal process，内側鈎状突起離断 medial coronoid disease，および上腕骨頭の骨軟骨症 osteochondrosis of the humeral condyle が挙げられる．肘異形成の根底にある原因は明らかでないが，遺伝，栄養，成長障害，および外傷などの関与が指摘されている．急速に成長する大型から超大型犬種で多くみられる疾患であるが，雄に多いとされる肘突起癒合不全以外は発生率に雌雄差はないとされる[1]．肘異形成は両側性に発生することが多く，一般的に肘以外の関節にも整形外科的疾患を伴う．この章では各疾患を個別に扱っているが，これらはすべて根底にある成長障害に伴う二次的変化の結果生じるものであると考えられており，単独だけでなく様々な組み合わせで発生する．また，多くの場合，原発病変よりも二次的な変性性病変の方が，画像所見的に顕著に検出される．

正常な肘関節

　肘関節は解剖学的に複雑で，構造が重なり合っているため，X線検査と比較するとCTの方が診断の正確性は高い[6,7]．正常犬を用いて解剖学的検討を行ったところ，CTは骨の評価に優れており，また複数方向から画

像を比較することで筋肉や大きな血管，神経なども観察することができたと報告されている[8]。MRIは人医療において頻繁に利用されているが，獣医療では報告が少なく，画像所見も正常肘関節，上腕骨顆の骨化不全，および屈筋腱付着部疾患に関するものに限られる[9〜13]。しかし正常犬の死体の肘関節を用いた研究では，三方向からの撮影によりその構造をすべて確認することができ，T1強調（T1W）画像は解剖学的構造の描出，T2強調（T2W）画像は滑膜腔内を描出するのに優れていたと報告されている[9]。

CT検査は，前肢をやや伸展させた状態で，体動や，撮像範囲 field of view（FOV）外の体組織による減弱効果などに関連した線状アーチファクトを軽減できるよう，体と前肢との位置関係を考慮して実施する必要がある。そのため患者を仰臥位で保定することが一般的である。FOVは小さい方が良好な解剖学的分解能が得られる。また，多断面再構成のためにスライス厚を薄くする必要がある。評価する際には，撮影された横断像に加え，肘関節に関しては矢状断および背断の再構築画像を用いる必要がある。内側鉤状突起の長軸に沿い，橈尺骨関節辺縁に垂直となるような平面の長軸斜位方向の再構築画像により，鉤状突起や肘関節の整合性を評価することができる（図6.1.6）。

肘突起癒合不全

大型犬では，ときおり，肘突起が肘頭とは異なる骨化中心から形成されることがある。この場合，生後数ヶ月で肘頭と癒合する必要がある。この過程が障害されると肘突起は線維性癒合によってのみ結合するため，関節が不安定になる。肘突起癒合不全 ununited anconeal process はX線検査にて容易に検出できるため，診断にCTは不要である。CTは，この疾患がすでに診断されており，他の肘関節関連疾患の有無を精査するために撮影されるのが一般的である。

線維性領域は軟部組織デンシティであり，肘突起および隣接する肘頭はしばしばリモデリングにより変形している。ほぼすべての症例で肘関節に変形性関節症 degenerative joint disease の兆候がみられ，関節周囲のリモデリングや軟骨下骨硬化像が認められる（図6.1.7）[14]。

内側鉤状突起疾患

内側鉤状突起のリモデリングや骨片化は肘異形成を示唆する所見であるとされるが，これらは根底にある肘関節の発生異常の影響により二次的に生じるものであると認識されている。内側鉤状突起に生じうる変化としては，形態異常，骨軟化症に関連した骨密度低下，亀裂，および過剰な骨片化がある。これらの異常は橈尺骨不整合 radioulnar incongruity を伴うことが多く，橈骨が正常よりも短くなることで，橈尺骨の近位関節面に「階段様構造 stair-step」が見られるようになる。他に見られる所見としては尺骨の橈骨切痕の異常，関節周囲のリモデリング，および二次性変形性関節症に関連した軟骨下骨の骨硬化像などがある。また関節軟骨の摩耗は橈尺骨不整合と関連が強いと報告されている（図6.1.8，6.1.9，6.1.10）[6, 15〜19]。

上腕骨内側顆の骨軟骨症

上腕骨顆の内側面に発症した骨軟骨症では，他の部位に生じた場合と同じ画像所見が得られる。所見に関してはこの章の前半で説明している（図6.1.4）。

股異形成

股異形成 hip dysplasia は遺伝的関与が指摘されている発育異常の1つで，主に大型犬種で多くみられる。股関節弛緩，不整合および亜脱臼により後肢跛行と慢性の不安定性が誘発され，最終的には二次性変形性関節症を発症する。必ずしも正確ではないものの，股異形成のスクリーニング検査および確定診断においてはX線検査が最も広く用いられており，後肢を伸展した状態での腹背像，および牽引撮影が最も一般的に実施されている。

股関節の背外側亜脱臼，寛骨臼背側縁角度，大腿骨頭および寛骨臼直径，大腿骨頭前捻角，さらに伸延距離などの項目の測定や股関節構造を客観的に評価するために，負重および非負重条件での股関節CT撮影が利用される（図6.1.11，6.1.12）[20〜25]。受動的な股関節弛緩 passive joint laxity の指標となる滑膜液指数 synovial fluid index を評価するためにMRIが利用されている[23]。これらの報告では様々な定量的データが得られているが，このような手法の臨床的意義が，現在利用されているX線検査と比較して高いかどうかは不明である。

無菌性大腿骨頭壊死症（レッグ・カルベ・ペルテス病）

無菌性大腿骨頭壊死症 aseptic necrosis of the femoral head（レッグ・カルベ・ペルテス病 Legg-Calve-Perthes disease）は大腿骨頭へ流れる血管の梗塞や股関節内での滲出液貯留による圧迫が原因で大腿骨頭への血

液供給が遮断されることにより生じると考えられている。血液供給の障害により，軟骨下骨が壊死し関節軟骨の損傷を引き起こす[26, 27]。大腿骨頭および大腿骨頸におけるリモデリングや変形性関節症は長期間続く[28]。未成熟の小型からトイ犬種に多くみられるが，オーストラリアン・シェパードでの発症率も非常に高い[29]。X線所見は病態の進行程度に強く依存し，一般的な所見としては大腿骨頭の軟骨下骨領域の扁平化や不整，骨端または骨幹端における不均一な不透過性，大腿骨頸の短縮や肥厚，および関節腔の拡大が挙げられる[30]。

犬の無菌性大腿骨頭壊死症誘発モデルに対してCT検査を行った研究では，X線と類似した画像所見が得られたと報告されている[31]。

無菌性壊死症に関連したMRI所見は，筋肉と比較して大腿骨頭と大腿骨頸における不均一な低～中等度のT1W信号強度と不均一なT2W信号強度である。またこれらの領域は静脈内造影剤投与後，不均一に増強される[32]。

主に骨に影響を与える疾患

無形成または奇形

遺伝的異常，または子宮内や出生直後における異常は骨成分の無形成 agenesis，低形成あるいは奇形 malformation を引き起こす[33〜38]。顕著な異常は臨床検査およびX線検査にて容易に検出できることから，断層撮影を実施する機会は少ない。しかしCTは角変形や捻れを評価したり，他の肢の変形を矯正するための手術計画を立てたりする際に利用される（図6.1.13）[39〜41]。3次元的なコンピュータシミュレーションやレプリカは骨プレートやその他のインプラントを成形する際に有用となる。

特発性疾患
汎骨炎

汎骨炎 panosteitis は5〜18カ月齢の大型犬種，特にジャーマン・シェパード・ドッグによくみられる自己終息性の特発性疾患である[1]。臨床徴候としては移動性跛行が認められ，患肢は触診時に疼痛を呈す。X線所見としては，しばしば長管骨の栄養血管付近の領域で，罹患領域の骨髄の不透過性亢進が認められる。また骨膜反応が認められる場合もある。病理学的所見としては高度に分化した骨髄網状骨と線維性組織の増殖がある[28]。

診断はX線検査で十分に下せるため，CTでは他の疾患を疑って撮影した際に二次的な所見として見つかる場合が多い。CT所見はX線所見と類似している（図6.1.14）。MRI所見についてはいまだ報告がない。

肥大性骨異栄養症

肥大性骨異栄養症 hypertrophic osteodystrophy（骨幹端骨異栄養症 metaphyseal osteodystrophy）は主に未成熟（2〜9カ月齢）の犬において認められる全身性疾患であり，特にグレート・デーン，ワイマラナー，ボクサー，およびアイリッシュ・セターで好発する[29]。根本となる原因は不明であるが，臨床徴候として発熱，倦怠感，跛行および，病態の初期には四肢の触診時の疼痛反応などが認められる。初期のX線画像では骨幹端で骨端軟骨と平行に線状の骨融解像が見られる。最も顕著なのは遠位橈骨および尺骨である[42, 43]。このような骨融解は骨幹端内における化膿性および線維性炎症によって誘発される。病態後期には隣接する骨膜炎症の波及により骨幹端に反応性骨生成が認められるようになる[28]。肥大性骨異栄養症のCTやMRI所見は報告されていないが，CT所見はX線所見と類似するものと思われる。

骨端および骨幹端の形成不全
上腕骨顆の骨化不全

この疾患は外側および内側上腕骨顆の骨化が不完全となることで生じ，各々の骨化中心は薄い線維束により隔てられる。様々な犬種で報告されているが，スパニエル種が好発犬種とされる[44]。骨化不全 incompl ossification の程度は様々であり，多くの犬は両側性に発症するが，ときとして非対称性にも生じる[44〜46]。スプリンガー・スパニエルで行われた大規模な探索的X線研究では，跛行を伴わない犬でも14％に肘関節の骨間亀裂が検出された[46]。不完全な癒合により関節の不安定性が生じると肘関節由来の跛行が誘発される。通常の活動中に生じる上腕骨遠位での壊滅的な顆または顆間のT字またはY字骨折は，多くの場合，後遺症を残す[45]。

上腕骨顆の骨化不全におけるCT所見は，高吸収の骨硬化像に囲まれた，内側および外側骨顆間の完全または不完全な，鋸歯状または線状の低吸収域を認めることである。罹患関節は内側鉤状突起疾患や関節不整合を呈することもある（図6.1.15）[47]。また，我々は患肢の対側肢にて亀裂を伴わない骨顆間骨硬化像が認められることを発見した（図6.1.15）。

MRIではSTIRおよびT1W画像において，骨顆間に

CT画像での線状低吸収領域に相応する信号強度の不均一な部位が認められる。T1W画像で中央に見られる高信号域は隣接する骨硬化に起因する信号欠損領域に囲まれている。正常な骨髄はSTIRおよびT1W画像において均一な信号強度を呈すと報告されている[48]。

特に亀裂が不完全な場合，上腕骨顆の骨化不全を検出するには，CTの方がX線よりも優れていると考えられる。MRIに関する報告は少ないため，このモダリティの利点は未だ十分にわかっていない。

軟骨内骨化の障害

多発性軟骨外骨症 multiple cartilaginous exostoses や尺骨軟骨芯遺残 retained ulnar cartilage core などの軟骨骨化障害は，正常な骨化過程の阻害あるいは変性によって生じる。これらの疾患はX線検査にて十分に評価が可能なため，CTやMRI検査では偶然に発見されることが多い。

代謝性疾患
肥大性骨症

肥大性骨症 hypertrophic oseteopathy は多くの場合，胸腔内，腹腔内，あるいは骨盤腔内における腫瘍性や炎症性のmassによって，または直接的な血液還流の変化によって生じる[49〜52]。この疾患のX線所見は，長管骨の骨幹または骨幹端における，密で，多くの場合辺縁不整な，骨膜周囲の新生骨形成である。主に骨遠位端に集中しているように見えるが，長管骨全体が影響を受けている場合もある。新生骨は多くの場合（常にではない）左右対称に増殖し，前後肢が異なる程度で侵されることがある。肥大性骨症のCT所見は報告されていないが，X線所見に対応するものと考えられる（図6.1.16）。

二次性上皮小体機能亢進症

二次性上皮小体機能亢進症 secondary hyperparathyroidism を引き起こす最も一般的な原因は，慢性の高リン血症性腎障害と，低カルシウム食またはリンに対するカルシウムの比率が低い食事の2つである。低い血清カルシウム濃度は上皮小体ホルモンの産生を増加させる。これは骨からのカルシウム移動を促進し，線維性骨異栄養症 fibrous osteodystrophy を引き起こす。患者は全身性の徴候を呈し，画像所見は骨密度の低下と病的骨折を示す。腎性二次性上皮小体機能亢進症の骨への影響は一様ではなく，頭蓋骨は他の部位よりも初期から侵される。栄養性上皮小体機能亢進症が骨に与える影響は，特に骨格系の未成熟な個体において一様であるとされ，これは若齢動物では全身的な骨代謝が活発であるからだと考えられている。

CTでは骨密度の低下や皮質骨の菲薄化が認められ，患者によってはその程度が顕著である場合もある（図6.1.17）。病的骨折は四肢および体軸骨格に一般的にみられる続発症である[53]。

副腎皮質機能亢進症に伴う軟部組織の石灰化

副腎皮質ホルモンの上昇はコラーゲン，エラスチンなどの蛋白質の異化を亢進させ，カルシウム沈着を促進させると考えられている。副腎皮質機能亢進症 hyperadrenocorticism に罹患した犬の30％で真皮への石灰沈着，皮膚の石灰化が認められ，骨格筋，肺，および胃などでも石灰化が生じる[54]。

CT上では皮膚内に斑状の高吸収域が見られる（図6.1.18）。同様の所見は筋や筋膜面でも認められるようである。

その他の代謝性疾患

骨格系に影響を与える代謝性疾患は数多く存在するが，それらは一般的ではなく，診断にCTやMRIを用いた報告は少ない。

図 6.1.1 距骨外側滑車稜における骨軟骨症（犬）

CT

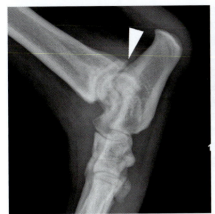
a X線，側方像

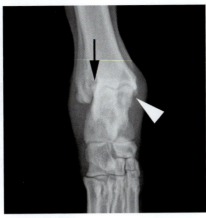
b X線，背掌像

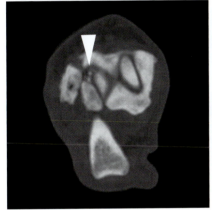
c CT，横断面

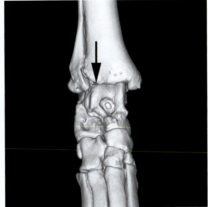
d 3D-CT，背側観

最近，右後肢の跛行を呈するようになった5歳，去勢雄のロットワイラー。距腿関節周囲にリモデリングが認められ，変性性骨関節症が示唆される（a，b：矢頭）。距骨外側滑車稜の背側縁には軽度の扁平化や不整が認められる（b：矢印）。滑車稜背側レベルのCT横断面において外側関節腔内に複数の軟骨下骨骨片が確認できる（c：矢頭）。3Dレンダリングにおいても外側滑車稜の扁平化が認められる（d：矢印）。複数の軟骨下骨骨片は外側関節切開により摘出された。

図6.1.2　距離内側滑車稜における骨軟骨症（犬）　CT

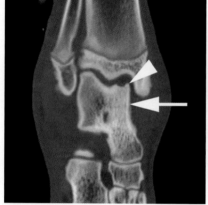

a　CT，背断面

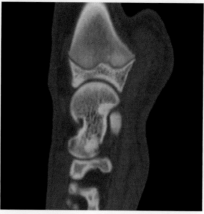

b　CT，矢状断面

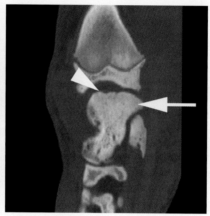

c　CT，背断面　　　　　　　　d　CT，矢状断面

右後肢の跛行を呈する6カ月齢，去勢雄のマスティフ。aとbは各々正常な距腿関節の背断面および矢状断面を示している。矢状断面は距骨内側滑車稜を通る断面である。cとdは異常な右距腿関節をa，bと同様の方法で撮影している。右側距骨の内側滑車稜背側面に大規模な軟骨下骨の欠損が認められ（c, d：矢頭），また関節腔の拡大と軟骨下骨硬化像を伴っている（c, d：矢印）。右距腿関節における関節周囲の骨新生は二次性変形性関節症の存在を示唆している。

図6.1.3　骨折を伴う距骨内側滑車稜における骨軟骨症（犬）　CT

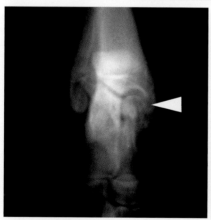

a　X線，背掌像

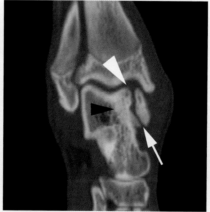

b　CT，背断面

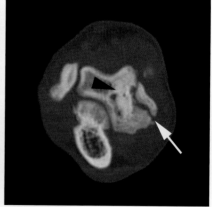

c　CT，横断面

3カ月前から右後肢の跛行を呈する6カ月齢，雌のラブラドール・レトリーバー。X線画像において内側滑車稜軟骨下骨の輪郭が不整であり，距腿関節腔の拡大が確認できる（a：矢頭）。距骨内側滑車稜の背側縁に軟骨下骨の欠損が認められ（b：白矢頭），その周囲を囲む軟骨下骨硬化像（b, c：黒矢頭）と長軸方向に生じた骨折が存在する（b, c：矢印）。

図 6.1.4　内側上腕骨顆の骨軟骨症（犬）　　CT

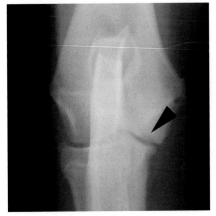
a　X線, 頭尾像

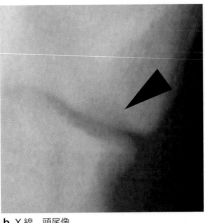
b　X線, 頭尾像

6週間前から左前肢の跛行を呈する9カ月齢, 去勢雄のラブラドール・レトリーバー。**b** は **a** の拡大像である。X線画像上にて上腕骨顆内側面の軟骨下骨に若干透過性が亢進した領域が認められる（**a**, **b**：矢頭）。軟骨下骨の欠損はCTで明確に確認でき（**c**, **d**：矢頭），周囲には軟骨下骨の硬化が認められる。関節鏡にて骨軟骨の欠損が確認された。

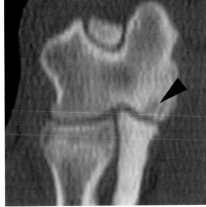
c　CT, 背断面

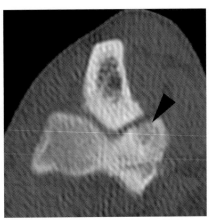
d　CT, 横断面

図 6.1.5　外側大腿骨顆の骨軟骨症（犬）　　MRI

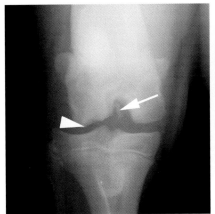
a　X線, 頭尾像

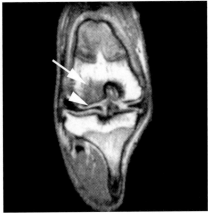
b　PDW, 背断面

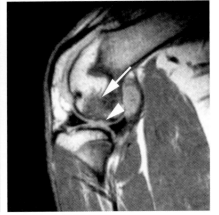
c　PDW, 矢状断面

左後肢の跛行を呈する1歳, 避妊雌のマスティフ。**c** は外側大腿骨顆の中央レベルの矢状断面である。X線画像では外側骨顆に骨硬化像に囲まれた軟骨下骨欠損が確認される（**a**：矢頭）。また, 顆間窩には遊離した関節内骨片を認める（**a**：矢印）。MRIでは外側骨顆の軟骨下骨縁に扁平化および不整がみられ（**b**, **c**：矢頭），隣接軟骨下骨はPDW低信号を呈しており（**b**, **c**：矢印），骨硬化や骨髄置換と一致する所見である。関節鏡にて骨軟骨の欠損が確認された。

図 6.1.6　正常肘関節（犬）　CT

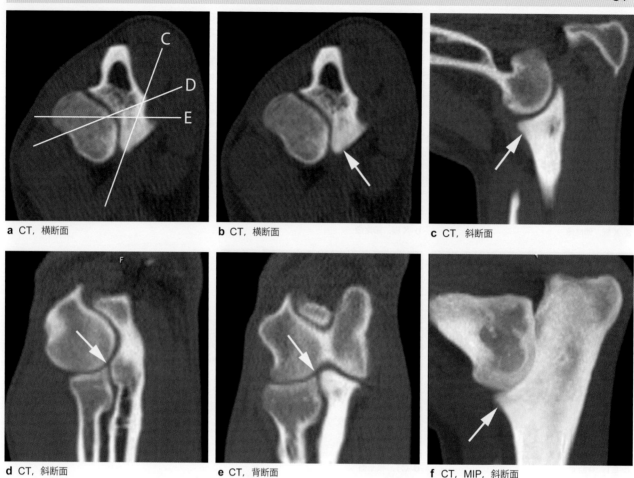

a CT, 横断面　　b CT, 横断面　　c CT, 斜断面
d CT, 斜断面　　e CT, 背断面　　f CT, MIP, 斜断面

原因不明の多発性関節炎を有する4歳，避妊雌のゴールデン・レトリーバー。**a** は内側鉤状突起レベルにおける肘関節の横断面である。各線（**a**：C-E）は各々再構成画像 **c**～**e** の撮影断面に対応する。**f** は最大値投影法（MIP）にて **c** と同じ断面で内側鉤状突起を描出したものである。内側鉤状突起の辺縁は平坦で均一なデンシティを呈している（**b**, **c**, **f**：矢印）。橈骨および尺骨近位の関節面の整合性と連続性は維持されている。（**d**, **e**：矢印）。

図 6.1.7 肘突起癒合不全（犬） CT

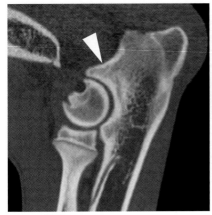
a CT，斜断面

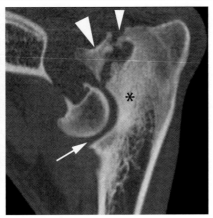
b CT，斜断面

4カ月前から左前肢の跛行を呈する10カ月齢，去勢雄のジャーマン・シェパード・ドッグとマスティフの雑種。正常な右肘関節を **a**，患肢である左肘関節を **b** に示す。各画像は肘突起の長軸断面である。右肘関節では軽度の関節不整合および内側鉤状突起のリモデリングが認められるが（図では示されていない），肘突起は正常である（**a**：矢頭）。左肘突起は癒合していない（**b**：大矢頭）。肘突起とその直下の骨（**b**：小矢頭）の間には線維性結合のみが見られ，関節が不安定になっている。左肘突起は石灰化が乏しく形態異常が認められ，上腕尺骨関節には不整合が（**b**：矢印），また滑車切痕の軟骨下骨に骨硬化が認められる（**b**：＊）。

図 6.1.8 内側鉤状突起分離（犬） CT

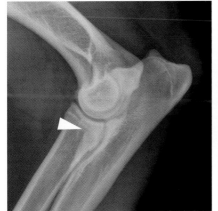
a X線，側方像

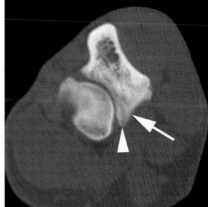
b CT，横断面

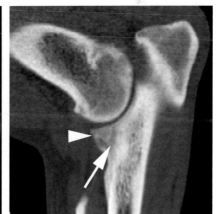
c CT，斜断面

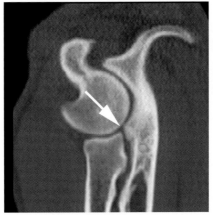
d CT，斜断面

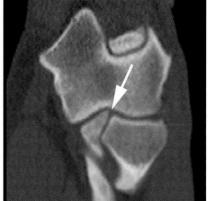
e CT，背断面

1カ月前から左前肢の跛行を呈する6歳，去勢雄のラブラドール・レトリーバー。X線側方像において内側鉤状突起の輪郭が不鮮明になっているのが確認できる（**a**：矢頭）。またCTでは，内側鉤状突起の不均一に低下した不透過性（**b**，**c**：矢頭）と，突起基部の湾曲した細い亀裂（**b**，**c**：矢印）が認められる。背断面および矢状断面では明らかな橈尺骨の不整合性は認められない（**d**，**e**：矢印）。関節鏡下で突起切除術が行われた。鉤状突起には，関節軟骨の糜爛を伴う軟化症が認められた。

図 6.1.9　内側鈎状突起分離（犬）

CT

6カ月前から左前肢の跛行を呈する1歳，避妊雌のゴールデン・レトリーバー。内側鈎状突起は小さく異常な形態であり，骨密度が低下し，隣接する骨から明らかに分離していることが確認できる（a, b：矢印）。背断面および長軸矢状断面において橈尺骨不整合が認められ，関節腔の広さが一様でないことがわかる（c, d：矢印）。尺骨に対して橈骨が短いことで上腕骨顆と尺骨近位関節面の接触が釣り合わず，骨顆の内側面の軟骨下骨硬化を招いている（d：矢頭）。

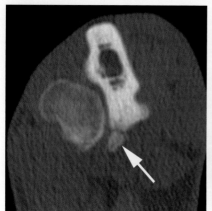

a CT，横断面

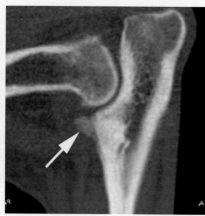

b CT，斜断面

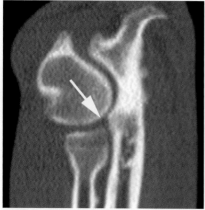

c CT，斜断面

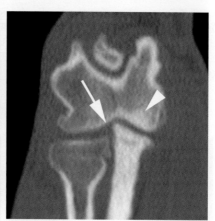

d CT，背断面

図 6.1.10 内側鉤状突起分離（犬）　　CT

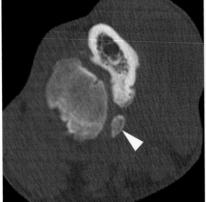

a CT，横断面

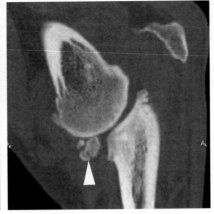

b CT，斜断面

右側でより顕著な両側性の前肢の跛行を呈する1歳，去勢雄のバーニーズ・マウンテン・ドッグ。内側鉤状突起は分離しており，形態は明らかに異常である（a，b：矢頭）。上腕骨と橈尺骨間で明らかな関節不整合が認められ，橈骨と尺骨の間には階段様構造が形成されている（d：矢印）。関節周囲のリモデリングや軟骨下骨硬化像は二次性の変性性変化である（a〜d）。

c CT，斜断面

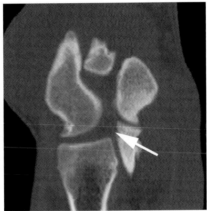

d CT，背断面

図 6.1.11 股異形成（犬）　　CT

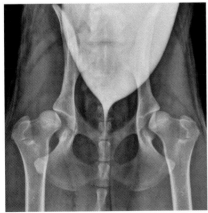

a X線，VD像

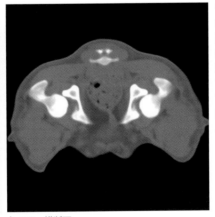

b CT，横断面

慢性的な後肢跛行を呈する9カ月齢，避妊雌のポーチュギース・ウォーター・ドッグ。股関節とは無関係な疾患を評価するためにCT撮影を行った。X線では股関節に両側性の不整合および亜脱臼が認められる。所見は右側でより顕著である（a）。これらの所見はCTでも認められる（b）。X線よりもCTの方が臨床的に優れているということはないが，股異形成は別の目的で撮影されたCTでしばしば発見されることがある。

図 6.1.12 股異形成（犬）　　　　　　　　　　　　　　　　　　　　　　　　　　　　CT

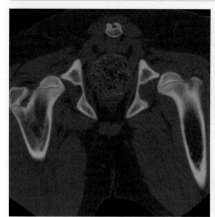

a CT, 横断面

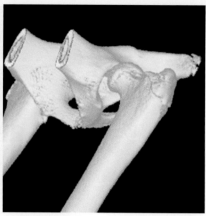

b 3D-CT, 斜位観

両側性の肘異形成および股異形成を有する9カ月齢，避妊雌のラブラドール・レトリーバー。股関節は肘関節の術前評価の際に同時に撮影された。横断面にて明らかな両側性の股関節亜脱臼が認められる（**a**）。3Dレンダリングでは左股関節の背側亜脱臼の程度が確認できる（**b**）。

図 6.1.13 膝蓋骨低形成を伴った複合的な発達異常（犬） CT

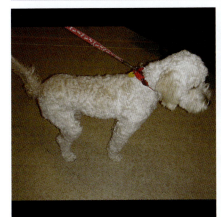

a 外観

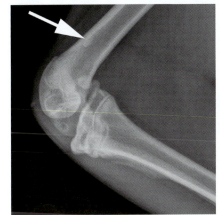

c X線，側方像

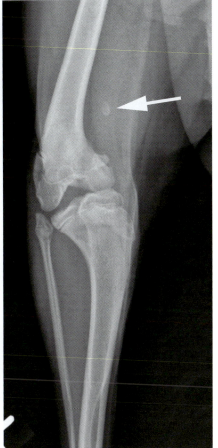

b X線，頭尾像

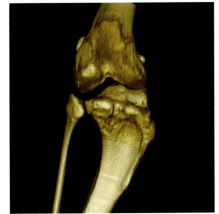

d 3D-CT，頭側観

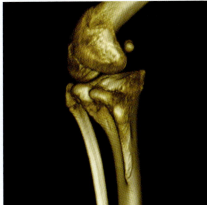

e 3D-CT，側方観

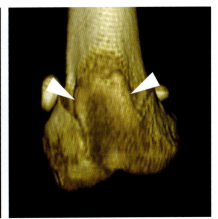

f 3D-CT，頭側観

両側性の後肢変形と歩様異常を呈する10カ月齢，去勢雄のラブラドール・レトリーバー系雑種（a）。X線画像では右膝関節を中心とした角および回旋変形が確認される。大腿骨遠位の背内側に認められる小型の骨片は低形成の膝蓋骨である（b，c：矢印）。dとeは3Dで角変形および回旋変形を示している。fは大腿骨を単独で示しており，滑車稜の奇形および低形成を観察することができる（f：矢頭）。膝蓋骨は3Dレンダリングには含まれていない。

図 6.1.14 汎骨炎（犬） CT

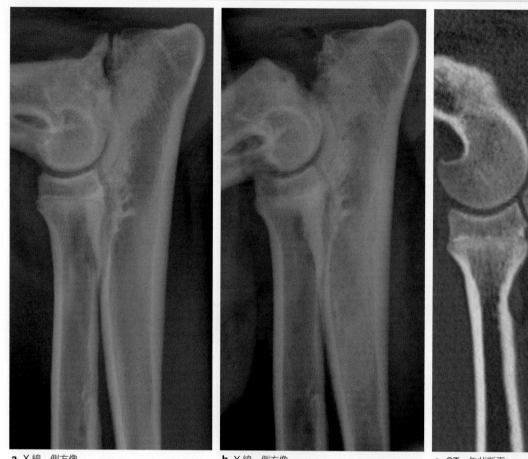

a X線，側方像　　**b** X線，側方像　　**c** CT，矢状断面

以前に肘突起癒合不全と診断されている 14 カ月齢，去勢雄のマスティフ。画像はすべて右肘関節および上腕骨近位を示している。**a** は初診時の X 線画像であり，**b** および **c** は術後に撮影されたもので初診時から 6 週間が経過したものである。初診時には尺骨近位骨幹端領域に境界不明瞭な髄内不透過性亢進病変が認められる（**a**）。この所見は 6 週間後の画像ではより顕著であり，このときには骨内膜の輪郭が不鮮明になっている（**b**）。CT 所見は X 線所見と一致している（**c**）。

図 6.1.15　上腕骨顆の骨化不全（犬） CT

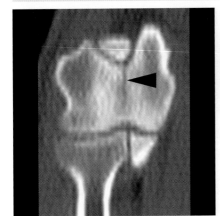

a CT，背断面

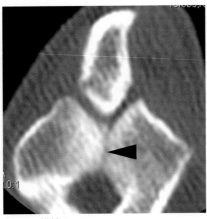

b CT，横断面

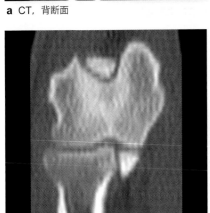

c CT，背断面

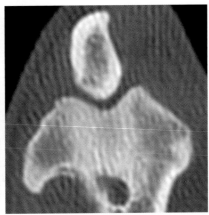

d CT，横断面

慢性的な右前肢跛行を呈する3カ月齢，去勢雄のコッカー・スパニエル。**a**と**b**は右肘関節，**c**と**d**は左肘関節を示している。すべての画像は比較を容易にするために外側面が図の左側にくるように配置してある。右上腕骨顆に境界不明瞭な亀裂が認められ（**a**, **b**：矢頭），その周囲には明らかな骨硬化像が認められる。左上腕骨顆中央部でも硬化がみられるが，亀裂などは認められない（**c**, **d**）。

図 6.1.16 肥大性骨症（犬） CT

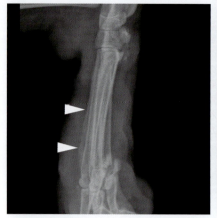

a X線，側方像

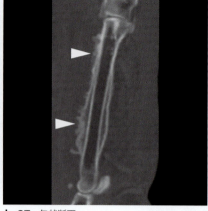

b CT，矢状断面

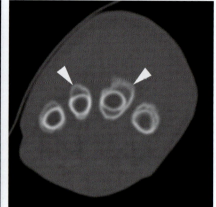

c CT，横断面

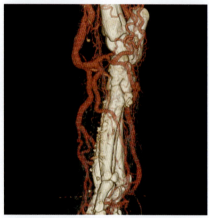

d 造影 3D-CT，斜位観

右距骨に後天性動静脈奇形が認められる 11 カ月齢，去勢雄のマスティフ。a では中足骨の骨幹および骨幹端領域における密な骨膜性新生骨形成が認められる（a：矢頭）。この反応性骨増生の特徴や範囲は CT 矢状断面および横断面においてより明瞭に描出されている（b，c：矢頭）。CT 血管造影法（CTA）の 3D レンダリング（d）では局所的な過還流を招く異常な血管構造を見ることができる。

図 6.1.17 腎性二次性上皮小体機能亢進症（犬） CT

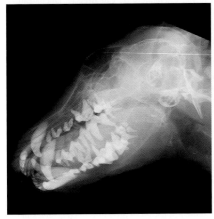
a X線，側方像

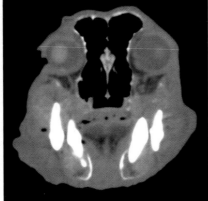
b CT，横断面

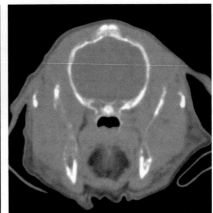
c CT，横断面

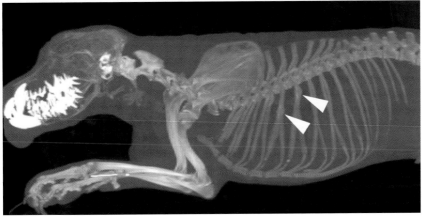
d CT，MIP，側方像

3週間前からの顔面腫脹および喀血を呈する9歳，去勢雄のコッカー・スパニエル。血液生化学検査では重度の慢性腎不全が示唆された。bとcは吻側から尾側の順に並べてある。頭蓋骨のX線側方像では全体的に顕著な不透過性の低下が確認される（a）。CTでも同様の所見が見られるが，骨の減少程度は全体的には認められるものの一様ではないことがわかる。MIPでは骨脱灰病変が頭蓋骨で最も顕著であることが確認できる（d）。肋骨の生理的骨折も認められる（d：矢頭）。

Dr. Shimizu Junichiro, Uni Animal Hospital, Hokkaido, Japan, 2014 より許可を得て転載。

図 6.1.18 副腎皮質亢進症による軟部組織の石灰化（犬） CT

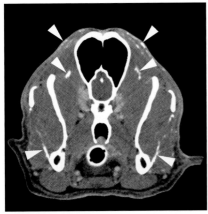
a 造影CT，横断面

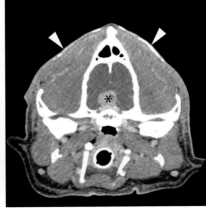
b 造影CT，横断面

下垂体依存性副腎皮質亢進症の8歳，去勢雄のニューファンドランド。頭蓋骨のCTでは斑状の皮膚（真皮の石灰沈着）および筋肉間の筋膜面で石灰沈着が認められる（a，b：矢頭）。また大きな増強された下垂体massが確認される（b：＊）。剖検にて下垂体腺腫と診断された。

文 献

1. Demko J, McLaughlin R. Developmental orthopedic disease. Vet Clin North Am Small Anim Pract. 2005;35:1111–1135.

2. Dingemanse WB, Van Bree HJ, Duchateau L, Gielen IM. Comparison of clinical and computed tomographic features between medial and lateral trochlear ridge talar osteochondrosis in dogs. Vet Surg. 2013;42:340–345.

3. Gielen I, van Bree H, Van Ryssen B, De Clercq T, De Rooster H. Radiographic, computed tomographic and arthroscopic findings in 23 dogs with osteochondrosis of the tarsocrural joint. Vet Rec. 2002;150:442–447.

4. Kippenes H, Johnston G. Diagnostic imaging of osteochondrosis. Vet Clin North Am Small Anim Pract. 1998;28:137–160.

5. Moktassi A, Popkin CA, White LM, Murnaghan ML. Imaging of osteochondritis dissecans. Orthop Clin North Am. 2012;43:201–211.

6. Kunst CM, Pease AP, Nelson NC, Habing G, Ballegeer EA. Computed tomographic identification of dysplasia and progression of osteoarthritis in dog elbows previously assigned OFA grades 0 and 1. Vet Radiol Ultrasound. 2014;55:511–520.

7. Lappalainen AK, Molsa S, Liman A, Laitinen-Vapaavuori O, Snellman M. Radiographic and computed tomography findings in Belgian shepherd dogs with mild elbow dysplasia. Vet Radiol Ultrasound. 2009;50:364–369.

8. De Rycke LM, Gielen IM, van Bree H, Simoens PJ. Computed tomography of the elbow joint in clinically normal dogs. Am J Vet Res. 2002;63:1400–1407.

9. Baeumlin Y, De Rycke L, Van Caelenberg A, Van Bree H, Gielen I. Magnetic resonance imaging of the canine elbow: an anatomic study. Vet Surg. 2010;39:566–573.

10. de Bakker E, Gielen I, Kromhout K, van Bree H, Van Ryssen B. Magnetic resonance imaging of primary and concomitant flexor enthesopathy in the canine elbow. Vet Radiol Ultrasound. 2013;55:56–62.

11. Janach KJ, Breit SM, Kunzel WW. Assessment of the geometry of the cubital (elbow) joint of dogs by use of magnetic resonance imaging. Am J Vet Res. 2006;67:211–218.

12. Probst A, Modler F, Kunzel W, Mlynarik V, Trattnig S. Demonstration of the articular cartilage of the canine ulnar trochlear notch using high-field magnetic resonance imaging. Vet J. 2008;177:63–70.

13. Snaps FR, Saunders JH, Park RD, Daenen B, Balligand MH, Dondelinger RF. Comparison of spin echo, gradient echo and fat saturation magnetic resonance imaging sequences for imaging the canine elbow. Vet Radiol Ultrasound. 1998;39:518–523.

14. Gasch EG, Labruyere JJ, Bardet JF. Computed tomography of ununited anconeal process in the dog. Vet Comp Orthop Traumatol. 2012;25:498–505.

15. Eljack H, Bottcher P. Relationship between axial radioulnar incongruence with cartilage damage in dogs with medial coronoid disease. Vet Surg. 2014 doi: 10.1111/j.1532-950X

16. Gemmill TJ, Mellor DJ, Clements DN, Clarke SP, Farrell M, Bennett D, et al. Evaluation of elbow incongruency using reconstructed CT in dogs suffering fragmented coronoid process. J Small Anim Pract. 2005;46:327–333.

17. House MR, Marino DJ, Lesser ML. Effect of limb position on elbow congruity with CT evaluation. Vet Surg. 2009;38:154–160.

18. Samoy Y, Gielen I, Van Caelenberg A, van Bree H, Duchateau L, Van Ryssen B. Computed tomography findings in 32 joints affected with severe elbow incongruity and fragmented medial coronoid process. Vet Surg. 2012;41:486–494.

19. Vermote KA, Bergenhuyzen AL, Gielen I, van Bree H, Duchateau L, Van Ryssen B. Elbow lameness in dogs of six years and older: arthroscopic and imaging findings of medial coronoid disease in 51 dogs. Vet Comp Orthop Traumatol. 2010;23:43–50.

20. Farese JP, Todhunter RJ, Lust G, Williams AJ, Dykes NL. Dorsolateral subluxation of hip joints in dogs measured in a weight-bearing position with radiography and computed tomography. Vet Surg. 1998;27:393–405.

21. Fujiki M, Kurima Y, Yamanokuchi K, Misumi K, Sakamoto H. Computed tomographic evaluation of growth-related changes in the hip joints of young dogs. Am J Vet Res. 2007;68:730–734.

22. Fujiki M, Misumi K, Sakamoto H. Laxity of canine hip joint in two positions with computed tomography. J Vet Med Sci. 2004;66:1003–1006.

23. Ginja MM, Ferreira AJ, Jesus SS, Melo-Pinto P, Bulas-Cruz J, Orden MA, et al. Comparison of clinical, radiographic, computed tomographic, and magnetic resonance imaging methods for early prediction of canine hip laxity and dysplasia. Vet Radiol Ultrasound. 2009;50:135–143.

24. Ginja MM, Gonzalo-Orden JM, Jesus SS, Silvestre AM, Llorens-Pena MP, Ferreira AJ. Measurement of the femoral neck anteversion angle in the dog using computed tomography. Vet J. 2007;174:378–383.

25. Kishimoto M, Yamada K, Pae SH, Muroya N, Watarai H, Anzai H, et al. Quantitative evaluation of hip joint laxity in 22 Border Collies using computed tomography. J Vet Med Sci. 2009;71:247–250.

26. Alpaslan AM, Aksoy MC, Yazici M. Interruption of the blood supply of femoral head: an experimental study on the pathogenesis of Legg-Calve-Perthes Disease. Arch Orthop Trauma Surg. 2007;127:485–491.

27. Kemp HB. Perthes' disease: the influence of intracapsular tamponade on the circulation in the hip joint of the dog. Clin Orthop Relat Res. 1981;105–114.

28. Weisbrode SE. Bone and Joints. In: McGavin MD, Zachary JF (eds): Pathologic Basis of Veterinary Disease. St. Louis: Mosby Elsevier, 2007;1041–1105.

29. LaFond E, Breur GJ, Austin CC. Breed susceptibility for developmental orthopedic diseases in dogs. J Am Anim Hosp Assoc. 2002;38:467–477.

30. Lee R. A study of the radiographic and histological changes occurring in Legg-Calve-Perthes disease (LCP) in the dog. J Small Anim Pract. 1970;11:621–638.

31. Wang C, Wang J, Zhang Y, Yuan C, Liu D, Pei Y, et al. A canine model of femoral head osteonecrosis induced by an ethanol injection navigated by a novel template. Int J Med Sci. 2013;10:1451–1458.

32. Bowlus RA, Armbrust LJ, Biller DS, Hoskinson JJ, Kuroki K, Mosier DA. Magnetic resonance imaging of the femoral head of normal dogs and dogs with avascular necrosis. Vet Radiol Ultrasound. 2008;49:7–12.

33. Balfour RJ, Boudrieau RJ, Gores BR. T-plate fixation of distal radial closing wedge osteotomies for treatment of angular limb deformities in 18 dogs. Vet Surg. 2000;29:207–217.

34. Deruddere K, Snelling S. A retrospective review of antebrachial angular and rotational limb deformity correction in dogs using intraoperative alignment and type 1b external fixation. N Z Vet J. 2014;62:290–296.

35. Hildreth BE 3rd, Johnson KA. Ulnocarpal arthrodesis for the treatment of radial agenesis in a dog. Vet Comp Orthop Traumatol. 2007;20:231–235.

36. Kim J, Blevins WE, Breur GJ. Morphological and functional evaluation of a dog with dimelia. Vet Comp Orthop Traumatol. 2006;19:255–258.

37. Sereda CW, Lewis DD, Radasch RM, Bruce CW, Kirkby KA. Descriptive report of antebrachial growth deformity correction in 17 dogs from 1999 to 2007, using hybrid linear-circular external fixator constructs. Can Vet J. 2009;50:723–732.

38. Weh JL, Kowaleski MP, Boudrieau RJ. Combination tibial plateau leveling osteotomy and transverse corrective osteotomy of the proximal tibia for the treatment of complex tibial deformities in 12 dogs. Vet Surg. 2011;40:670–686.

39. Coutin JV, Lewis DD, Kim SE, Reese DJ. Bifocal femoral deformity correction and lengthening using a circular fixator construct in a dog. J Am Anim Hosp Assoc. 2013;49:216–223.

40. Crosse KR, Worth AJ. Computer-assisted surgical correction of an antebrachial deformity in a dog. Vet Comp Orthop Traumatol. 2010;23:354–361.

41. Meola SD, Wheeler JL, Rist CL. Validation of a technique to assess radial torsion in the presence of procurvatum and valgus deformity using computed tomography: a cadaveric study. Vet Surg. 2008;37:525–529.

42. Grondalen J. Metaphyseal osteopathy (hypertrophic osteodystrophy) in growing dogs. A clinical study. J Small Anim Pract. 1976;17:721–735.

43. Safra N, Johnson EG, Lit L, Foreman O, Wolf ZT, Aguilar M, et al. Clinical manifestations, response to treatment, and clinical outcome for Weimaraners with hypertrophic osteodystrophy: 53 cases (2009–2011). J Am Vet Med Assoc. 2013;242:1260–1266.

44. Marcellin-Little DJ, DeYoung DJ, Ferris KK, Berry CM. Incomplete ossification of the humeral condyle in spaniels. Vet Surg. 1994;23:475–487.

45. Martin RB, Crews L, Saveraid T, Conzemius MG. Prevalence of incomplete ossification of the humeral condyle in the limb opposite humeral condylar fracture: 14 dogs. Vet Comp Orthop Traumatol. 2010;23:168–172.

46. Moores AP, Agthe P, Schaafsma IA. Prevalence of incomplete ossification of the humeral condyle and other abnormalities of the elbow in English Springer Spaniels. Vet Comp Orthop Traumatol. 2012;25:211–216.

47. Carrera I, Hammond GJ, Sullivan M. Computed tomographic features of incomplete ossification of the canine humeral condyle. Vet Surg. 2008;37:226–231.

48. Piola V, Posch B, Radke H, Telintelo G, Herrtage ME. Magnetic resonance imaging features of canine incomplete humeral condyle ossification. Vet Radiol Ultrasound. 2012;53:560–565.

49. Brodey RS. Hypertrophic osteoarthropathy in the dog: a clinicopathologic survey of 60 cases. J Am Vet Med Assoc. 1971;159:1242–1256.

50. Caywood DD, Kramek BA, Feeney DA, Johnston GR. Hypertrophic osteopathy associated with a bronchial foreign body and lobar pneumonia in a dog. J Am Vet Med Assoc. 1985;186:698–700.

51. Stephens LC, Gleiser CA, Jardine JH. Primary pulmonary fibrosarcoma associated with Spirocerca lupi infection in a dog with hypertrophic pulmonary osteoarthropathy. J Am Vet Med Assoc. 1983;182:496–498.

52. Vulgamott JC, Clark RG. Arterial hypertension and hypertrophic pulmonary osteopathy associated with aortic valvular endocarditis in a dog. J Am Vet Med Assoc. 1980;177:243–246.

53. Vanbrugghe B, Blond L, Carioto L, Carmel EN, Nadeau ME. Clinical and computed tomography features of secondary renal hyperparathyroidism. Can Vet J. 2011;52:177–180; quiz 180.

54. La Perle KMD, Capen CC. Endocrine System. In: McGavin MD, Zachary JF (eds): Pathologic Basis of Veterinary Disease. St. Louis: Mosby Elsevier, 2007;693–741.

6.2
外傷

骨折

　小さな骨折や解剖学的に複雑な部位に生じた骨折はX線画像では確認が困難な場合がある。CT，MRIはいずれも優れた空間分解能を有しているため，このような損傷に対して正確な診断を下し手術計画を立てる際に重要となる。

　長管骨や関節の骨折は外傷の中でもよくみられるものである（図6.2.1）。また，スパニエルなどの犬種の上腕骨顆でみられるような骨化不全によっても骨折を生じることがある。このような場合，CT画像において片側または両側の骨顆に硬化像が認められ，骨顆の変位を伴わない亀裂または完全な骨折が生じる（図6.1.15）[1]。MRIでは骨に亀裂が生じる前にSTIR画像において骨顆中央部に高信号を伴った不均質な領域が現れ，これは骨顆疾患の初期徴候である可能性がある[2]。

　手根および足根は構造が複雑なため，これらの部位で生じた微小骨折，多発骨折あるいは粉砕骨折は，X線画像上での評価が困難である（図6.2.2，6.2.3，6.2.4）。このような場合にはCTが最もよく使用される。CTであれば，複雑な骨折であっても明瞭な所見が得られやすい[3]。足根骨骨折はレース競技に参加しているグレーハウンドに多くみられ，トレーニングが中心足根骨に与える影響を調べるために骨の体積および密度をCTで定量的に測定する方法が開発されている[4]。

　骨盤は多発骨折の好発部位である。犬と猫いずれの場合でも，CTは優れた描出手段となる。寛骨臼や仙骨の骨折が存在する場合には特にCTの有用性が高い[5, 6]。検査は麻酔下で行うが，鎮静下または無麻酔下でも十分な質の画像が得られると報告されている[4]。

軟部組織外傷

　筋組織の外傷は骨損傷を必ずしも伴うとは限らない。CTおよびMRIでの後肢筋肉の解剖に関してはすでに報告がある[7]。腸腰筋などの筋肉に外傷が生じた場合，筋肉の腫脹および造影剤による不均一な増強がみられる[8]。腸腰筋の損傷は腱炎や大腿骨小転子の剥離骨折を引き起こす場合もある[9]。損傷領域はSTIR，T2強調（T2W）あるいは造影T1強調（造影T1W）画像のすべてにおいて高信号を呈する（図6.2.5）。同様のMRI所見は腓腹筋腱を損傷した牧羊犬集団でも報告されている[10]。筋炎は外傷，感染または非感染性炎症性疾患に続発して生じる（図6.2.6）。

肩関節と膝関節の外傷性疾患

　肩関節および膝関節に生じた外傷は断層撮影で確認することが多いため，ここではこれらの関節について説明する。

肩関節疾患

　肩関節，または肩関節に隣接する靱帯や腱の損傷は活動性の高い犬に多くみられ，単発の，あるいは反復的な外傷の結果として生じる。肩関節の安定性は能動的安定装置と受動的安定装置の両方によって維持されている。受動的安定装置には関節包や外側・内側肩甲上腕靱帯が含まれる。能動的安定装置には棘上筋，棘下筋，小円筋，肩甲下筋，上腕二頭筋，および三角筋が含まれており，これらは総称して回旋筋腱板 rotator cuff と呼ばれている。肩関節に影響を与える疾患としては棘上筋腱付着部の腱障害，上腕二頭筋腱の滑膜炎または断裂，棘下筋腱障害，線維性棘下筋拘縮，および内側肩甲上腕靱

帯，関節包または肩甲下筋腱の変性を伴う内側肩関節不安定症などが挙げられる。複数の疾患を併発することもあり，二次性変形性関節症は一般的にみられる続発症である。

　肩関節の跛行がみられる犬において臨床徴候とCT所見を比較した調査では，CTは骨軟骨症病変や軟部組織の石灰化を検出するのに優れていたが，臨床的な跛行の原因との関連性は疑わしいという結果であった[11]。我々は経験上，X線検査や超音波検査において原因疾患が特定できない場合にはMRIが推奨されると考えている。MRIは特に超音波検査で評価が難しい関節内側面（内側コンパートメントとも呼称される）の疾患の検出に優れている。標準的なプロトコールとしては，肩関節を伸展させた状態で3方向から，プロトン密度強調（PDW），T1W，T2W，STIRおよびガドリニウム関節造影画像 arthographyの撮像を行う[12〜15]。脂肪抑制または薄いスライス厚でのボリューム撮像シーケンスも有用なことがある。

　棘上筋腱障害 supraspinatus tendinopathy は大型犬種でよくみられる疾患である。MRIにおいて，罹患した腱は大結節への付着部で肥厚し，T2WおよびSTIR画像で高信号を呈する（**図6.2.7**）[16]。棘上筋腱は大結節の頭内側面に付着することから，肥厚するとしばしば上腕二頭筋滑液包や上腕二頭筋腱に影響を与える。上腕二頭筋腱滑膜炎 bicipital tenosynovitis でも同様の所見が見られ，矢状断面および横断面で容易に診断できる（**図6.2.8**）[17]。関節造影画像では滑液包が膨張するため腱や滑膜の観察が容易になる。上腕二頭筋腱断裂 bicipital tendon rapture ではすべての撮像方向において腱の不連続性が認められる。線維性肩甲下筋拘縮 fibrotic subscapularis contracture は不定かつ不均一なT1W，T2W信号強度を伴う筋量減少として描出される。棘下筋炎や腱炎 infraspinatus myositis/tendinitis も肩関節由来の跛行を引き起こす場合がある（**図6.2.9**，**6.2.10**）。内側肩関節不安定症 medial shoulder instability では関節包，内側肩甲上腕靭帯，および肩甲下腱付着部の肥厚がみられる（**図6.2.11**）[17, 18]。関節造影によって関節が膨張すれば関節包や肩甲上腕靭帯等の構造の観察が容易になる[12, 13]。

膝関節疾患

　犬で最もよくみられる膝関節領域の疾患は前十字靭帯断裂 rupture of the cranial cruciate ligament である。骨関節炎が重度に進行してから診断されることが多いが，CTやMRIを用いた早期発見により変性性疾患を予防することができる。

　CTは骨片を検出する際に特に有用である（**図6.2.12**）。CT関節造影は十字靭帯断裂の検出精度が高く，やや精度は劣るが半月板損傷の検出にも役立つ。半月板損傷は軟部組織デンシティを呈する半月板軟骨レベルの断面において，垂直性，または半円形の造影剤集積として観察される。より細かい構造に対する空間分解能を向上させるにはマルチディテクタCTによる1mm以下のスライスが必要である[19]。骨関節炎は，二次的変化である大腿骨，膝蓋骨，滑車稜および脛骨などの辺縁の骨新生によって識別できる。

　MRIは人医療においては膝関節疾患検出のゴールドスタンダードである。しかし，ヒトより膝関節が小さい犬や猫では，靭帯性，軟骨性の細かな構造を可視化するのは困難である。正常な十字靭帯はMRI上で低信号であり，前十字靭帯の方が後十字靭帯よりもやや小さく見える（**図6.2.13**）。十字靭帯損傷は信号強度の増加，不連続な線維，あるいは靭帯欠損として観察される[20]。

　十字靭帯疾患や半月板疾患を診断する際のMR関節造影の有用性も研究されてきている[21]。十字靭帯の評価には矢状断面が，側副靭帯や半月板の可視化には背断面が有効であると報告されている。軟骨とその糜爛の評価には3D-FSPGR画像が用いられている。CT関節造影と同様，半月板損傷は，半月板の低信号域内における線状の造影剤集積として描出される。1.5Tまたは3.0TのMRI装置を利用した非関節造影画像における十字靭帯断裂や半月板損傷の所見も報告されている（**図6.4.14**）[22, 23]。通常は低信号を呈する半月板に認められる不均一な信号強度は変性性疾患を示唆する所見である（**図6.2.15**）[24]。バケツ柄状断裂 bucket-handle tear は，その湾曲した形状から矢状断面では2本，背断面では1本の線状高信号域として観察されることがある[24]。軟骨下骨浮腫 subchondral bone edema は脂肪抑制T2W画像において，断裂した十字靭帯の起始部または付着部，あるいは半月板損傷の場合には脛骨尾側で認められることがある[24, 25]。骨浮腫 bone edema もまたこれらの領域における軟骨骨折や滑膜陥入に関連して認められることがある（**図6.2.15**）[20]。

図 6.2.1　上腕骨顆骨折（犬）

CT

犬同士の喧嘩により負傷した 2 歳，雄のボクサー。肘の X 線画像において，重度な粉砕を伴う左側上腕骨の双顆 Y 字骨折が認められる（**a，b**）。3D レンダリング CT 画像では腕尺関節の亜脱臼が認められ（**c：矢印**），骨顆の骨片が変位していることがわかる（**d**）。3D レンダリングで見られる螺旋状のアーチファクトは呼吸運動に伴うものである。

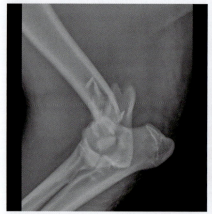
a X 線，側方像

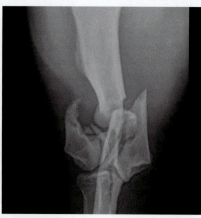
b X 線，頭尾像

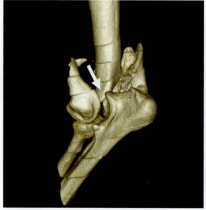
c 3D-CT　左側観

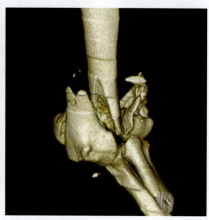
d 3D-CT　右側観

図 6.2.2 手根骨折（犬）

CT

6週間前から前肢の跛行を呈する2歳，雄のワイマラナー。手根のX線画像（**a**，**b**）において，橈側手根骨の境界不明瞭な骨折線が確認される（**a**：矢印）。対応するCT背断面では周辺の骨硬化を伴う骨折を観察することができ，慢性経過が示唆される（**c**：矢印）。手根骨近位レベルで撮影された横断面において骨片がやや内側に変位しているのがわかる（**d**：矢頭）。不明瞭な骨折線と骨硬化像はここでも確認される。

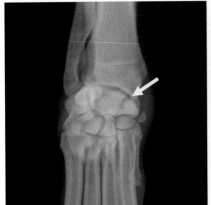

a X線，背掌像

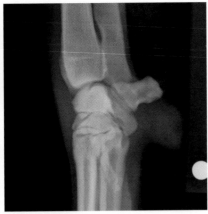

b X線，側方像

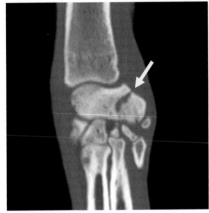

c CT，背断面

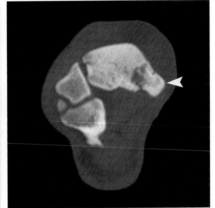

d CT，横断面

図 6.2.3 脛骨および腓骨関節骨折（犬）

CT

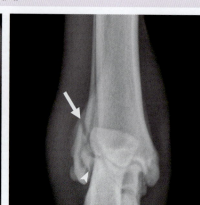
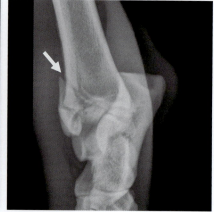

a X線，側方像　　b X線，頭尾像　　c X線，斜位像

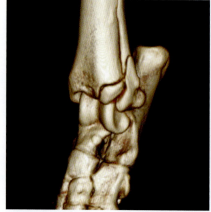
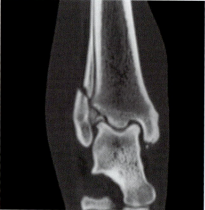
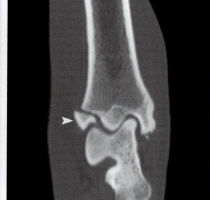

d 3D-CT，斜位観　　e CT，背断面　　f CT，背断面

ボール遊び中にジャンプしてから左後肢の跛行を呈している2歳，雄のジャーマン・シェパード・ドッグ。左足根部のX線画像において，脛骨および腓骨遠位の周囲軟部組織に腫脹が認められる（a：中抜き矢印）。腓骨遠位に斜骨折が見られ（b，c：矢印），脛骨内果の骨折も疑われる（b：矢頭）。CT画像は背断面方向からのものである（e，f）。腓骨骨折が明確に確認される。脛骨骨折は関節に及んでおり，中等度に変位している（f：矢頭）。3Dレンダリングでは足根に関連する両骨折が描出されている（d）。

図 6.2.4　モンテジア骨折（犬）　　CT

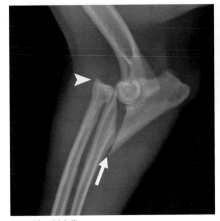
a　X線，側方像

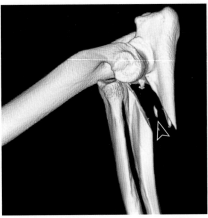
b　3D-CT　左側観

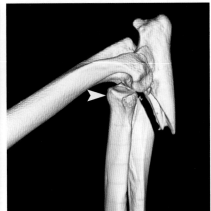
c　3D-CT　左側観

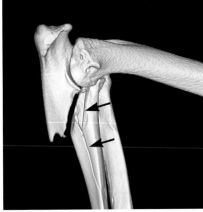
d　3D-CT　右側観

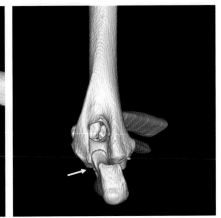
e　3D-CT　尾側観

交通事故により負傷した2歳，避妊雌のジャーマン・シェパード・ドッグ。尺骨の近位1/3の領域から関節面にまで及ぶ斜骨折が確認される（a：矢印）。橈骨頭は頭側に脱臼している（a：矢頭）。CTでは骨折線内に粉砕骨片を観察することができる（b：中抜き矢頭）。橈骨頭の脱臼（c：矢頭）および腕尺関節の亜脱臼（e：小矢印）を明瞭に確認することができる。長軸方向および斜めに走行する亀裂が，尺骨近位に複数認められる（d：黒矢印）。

図 6.2.5　腸腰筋炎（犬）

MRI

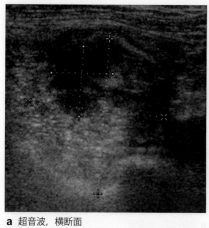
a 超音波，横断面

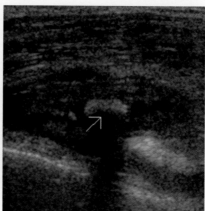
b 超音波，遮断面

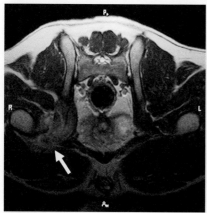
c T2W，横断面

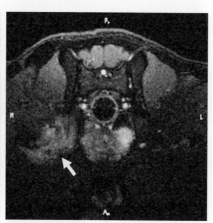
d T2W，横断面

急性の右後肢の跛行を呈する成犬，去勢雄の雑種。腸腰筋の超音波検査横断面にて，筋肉の肥厚と辺縁の低エコー域が認められる（**a**：計測部位）。大腿骨の小転子には皮質骨から変位した剥離骨折が確認される（**b**：矢印）。横断 MRI では T2W および STIR において右側腸腰筋の肥厚および高信号がみられた（**c, d**：矢印）。

Dr. Ryan Schultz, Seattle Veterinary Specialists, Kirkland, WA, 2014 より許可を得て転載。

図 6.2.6 殿筋炎（猫） MRI

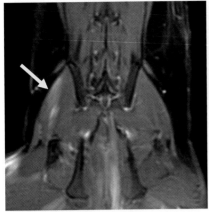
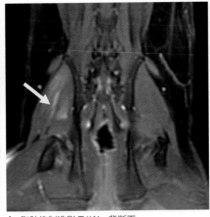

a 脂肪抑制造影 T1W，背断面　　b 脂肪抑制造影 T1W，背断面

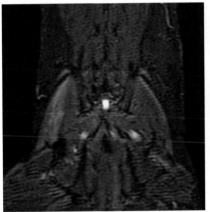
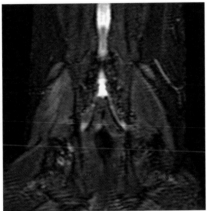

c STIR，背断面　　d STIR，背断面

急性の対不全麻痺および元気消失を呈する 15 歳，避妊雌のアメリカン・ショートヘア。脊椎撮影の際に股関節周囲筋組織の背断面が得られた。造影画像において右側殿筋群に信号強度の増強が認められる（a，b：矢印）。対応する STIR でも，線状の高信号域が確認できる（c，d）。患者は *Cryptococcus* sp. 陽性と判定されたが，跛行は 2 週間ほどで消失し，外傷性のものであったと判断された。

図 6.2.7〜6.2.11 の略語表

Bib	上腕二頭筋	MGL	内側関節上腕靭帯
BT	上腕二頭筋腱	SsT	棘上筋腱
BB	上腕二頭筋滑液包	Ss	棘上筋
IsT	棘下筋腱	Su	肩甲下筋
Is	棘下筋	SuT	肩甲下筋腱
LGL	外側関節上腕靭帯		

図 6.2.7　棘上筋腱障害（犬） MRI

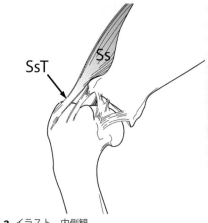

a　イラスト，内側観

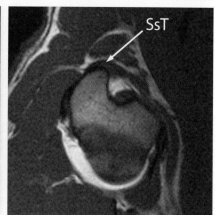

b　関節造影 T1W，矢状断面

c　STIR，矢状断面

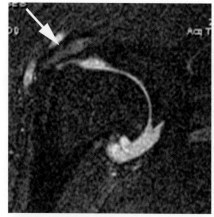

d　STIR，関節造影，横断面

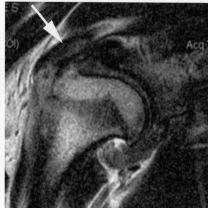

e　T2W，矢状断面

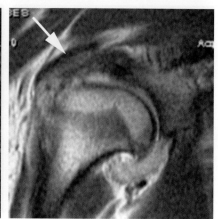

f　PDW，矢状断面

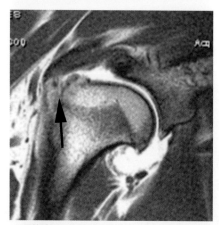

g　関節造影 T1W，矢状断面

1カ月前から急性の右前肢跛行を呈する2歳，去勢雄のラブラドール・レトリーバー。肩関節の屈曲伸展に伴う疼痛反応が得られた。a は棘上筋（Ss），および大結節内側面に見られる棘上筋腱（SsT）の付着部を示す。b と c は関節造影を行った正常な棘上筋と腱の矢状断面（b）および横断面（c）である。症例の矢状断面（d〜g）では，STIR，T2W，および PDW において棘上筋腱に高信号が見られる（d〜f：矢印）。関節造影に伴い関節腔が拡張することで，大結節内側面の腱付着部におけるリモデリングが強調されている（g：矢印）。p.643の略語表を参照。

Agnello et al 2008。Wiley より許可を得て転載。

図 6.2.8 慢性上腕二頭筋腱断裂（犬） MRI

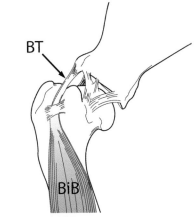

a イラスト，内側観

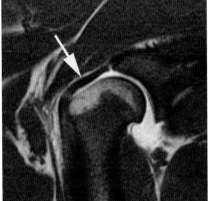

b 関節造影 T1W，矢状断面

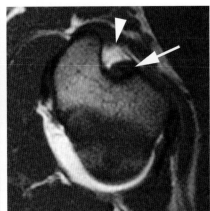

c 関節造影 T1W，横断面

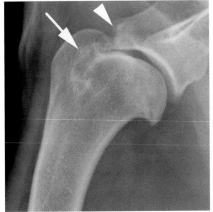

d X線，側方像

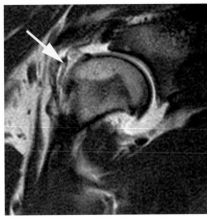

e 関節造影 T1W，矢状断面

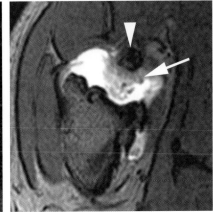

f 関節造影 T1W，SPGR，矢状断面

図 6.2.7 と同じ症例。a は上腕二頭筋（a：BIB）およびその関節上結節に見られる上腕二頭筋腱（a：BT）の起始部を示す。b と c は正常な上腕二頭筋腱の関節造影画像を示す（b，c：矢印）。上腕二頭筋滑液包の拡張（c：矢頭）により腱がより明瞭に描出されている。症例のX線側方像において上腕二頭筋滑液包に石灰化（d：矢印）と，関節上結節のリモデリングが観察される（d：矢頭）。上腕二頭筋腱は不整であり，T1W において高信号を呈し，関節造影矢状断面において連続性が認められない（e：矢印）。関節造影横断面において T1W 高信号を呈す腱の断端（f：矢印）が関節上結節頭側縁（f：矢頭）に隣接して見られる。関節鏡検査にて腱断裂と確定診断された。p.643 の略語表を参照。

Agnello et al 2008。Wiley より許可を得て転載。

Section 6 筋骨格系

図 6.2.9 棘下筋外傷性筋炎（犬） MRI

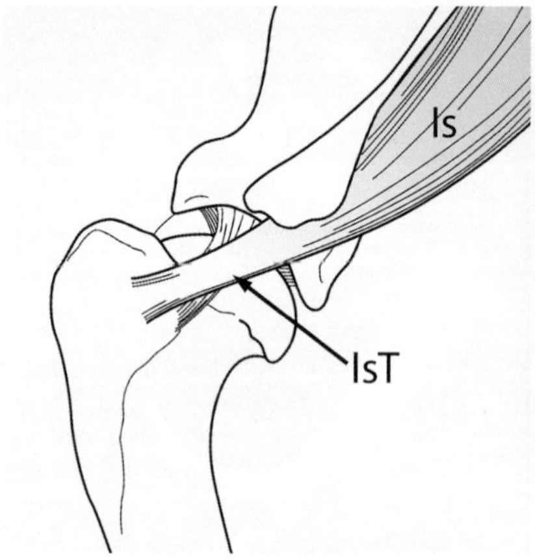

a イラスト，外側観

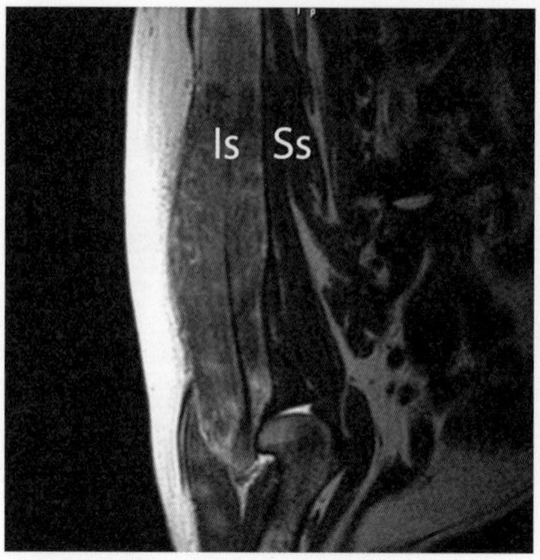

b T2W，背断面

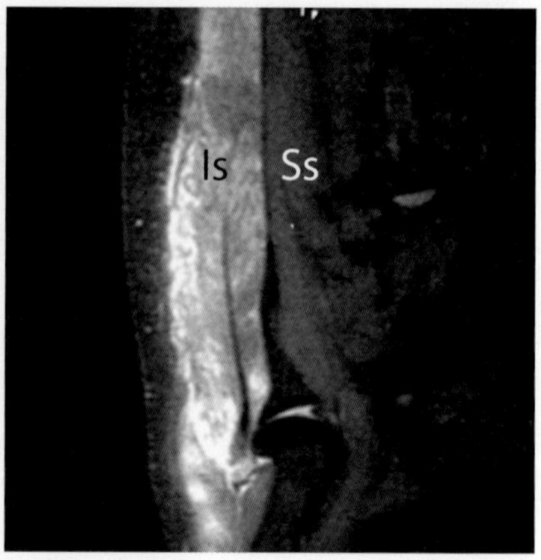

c STIR，背断面

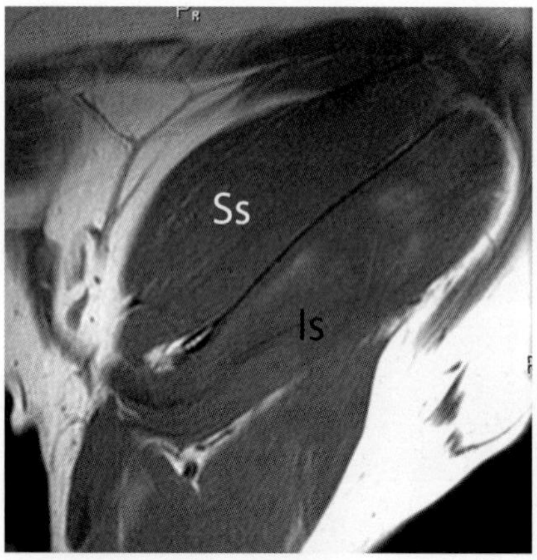

d T1W，矢状断面

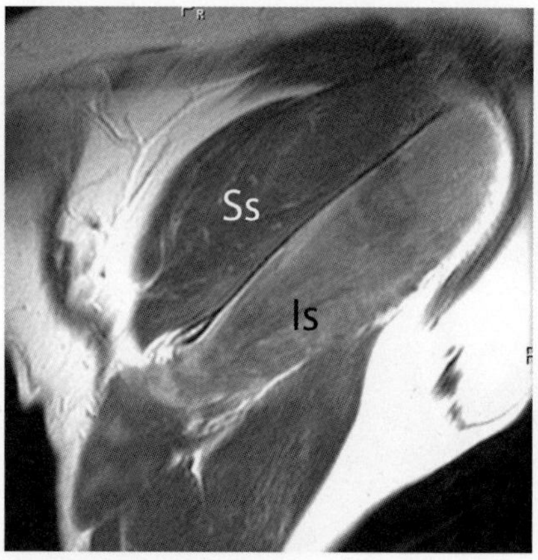

e T2W，矢状断面

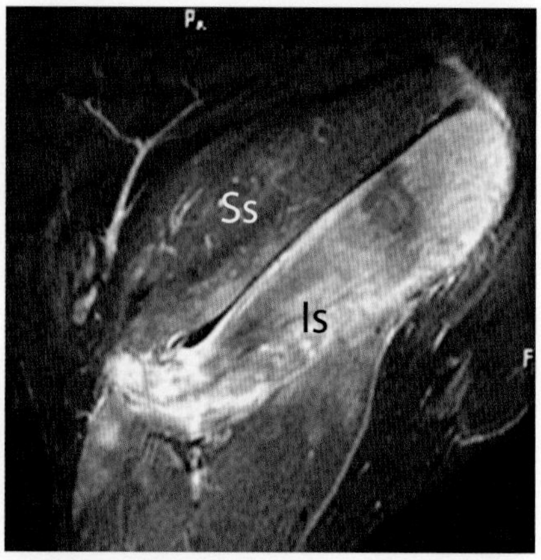

f STIR，矢状断面

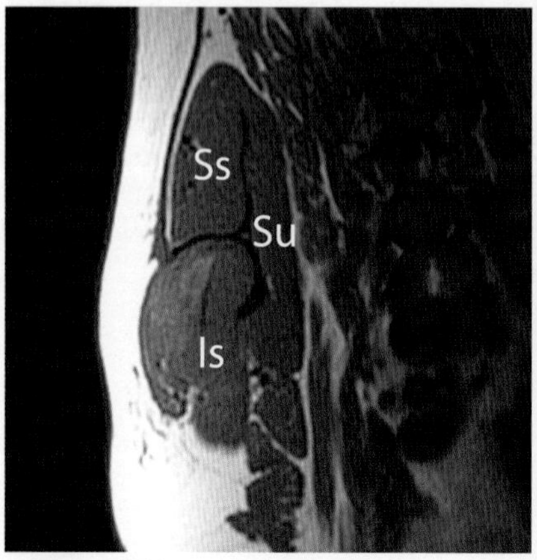

g T1W，横断面

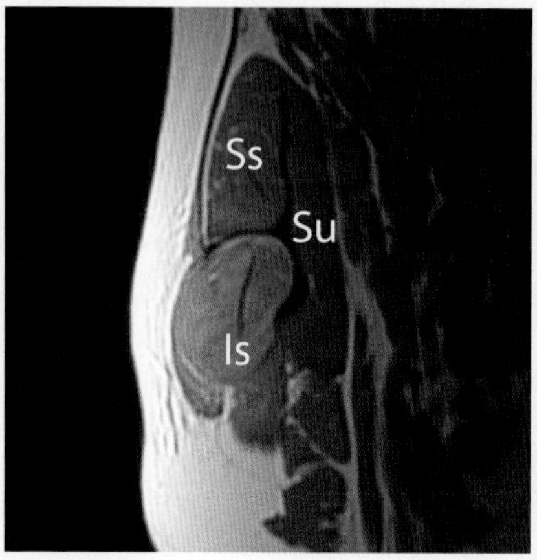

h T2W，横断面

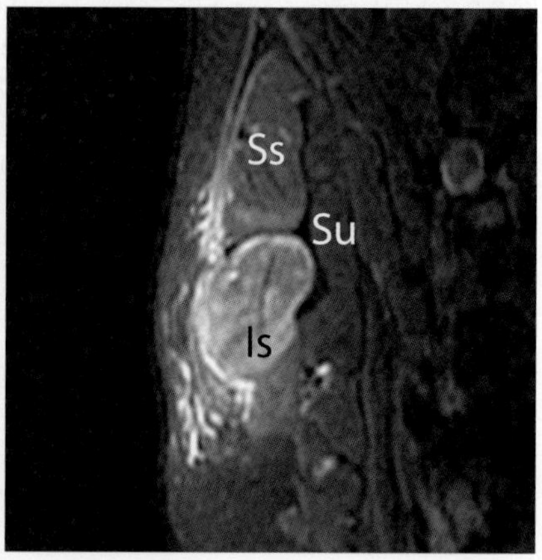

i STIR，横断面

18時間行方不明になった後，戻ってきたときには両前肢跛行および歩様異常を呈していた7歳のブリタニー・スパニエル。a は棘下筋（Is）とその腱（IsT）の付着部を示す。筋浮腫により筋肉の体積が増加（g〜i）し，棘下筋全体が T2W および STIR において高信号を呈している（b, c, e, f, h, i：Is）。また T1W においては筋肉に斑状の高信号域が認められる（d, g：Is）。これらの所見は初期の亜急性筋肉内出血を伴う外傷性筋炎の所見と一致する。これらは線維性棘下筋拘縮に移行しうる外傷の初期活動期を捉えている可能性がある。p.643 の略語表を参照。

Dr. Rob McLear, PetRad, LLC. Norristown, PA, 2014 より許可を得て転載。

図 6.2.10 棘下筋付着部腱障害（犬） MRI

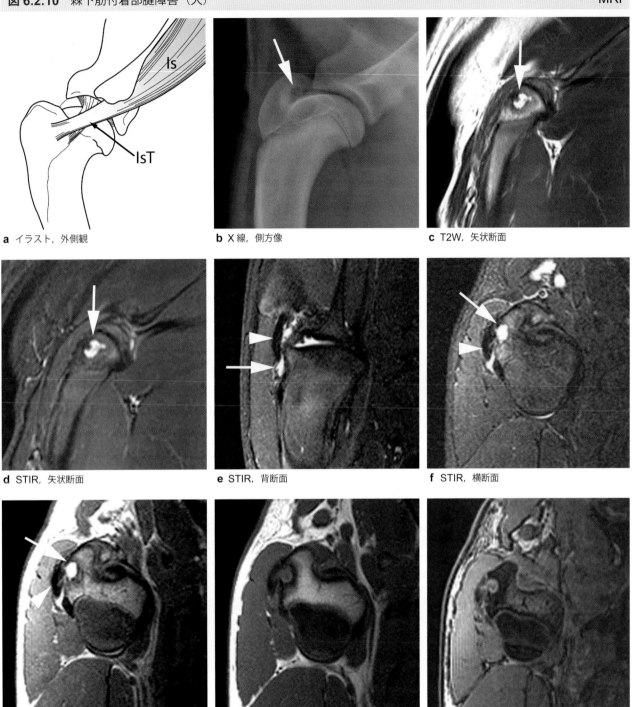

a イラスト，外側観
b X線，側方像
c T2W，矢状断面
d STIR，矢状断面
e STIR，背断面
f STIR，横断面
g PDW，横断面
h T1W，横断面
i T1W，SPGR，横断面

3カ月前から間欠的な両前肢の跛行を呈する7カ月齢，雄のラブラドール・レトリーバー。aは棘下筋（Is）およびその腱（IsT）の大結節外側面に見られる付着部を示す。右肩関節のX線画像において棘下筋腱付着部領域に限局性の骨融解性の欠損像が認められた（b：矢印）。MRIでは棘下筋腱の走行（e〜g：矢頭）と，STIR，T2W，PDW高信号を呈する腱付着部の限局性空洞性欠損とが確認された（c〜g：矢印）。T1Wではこの病変を取り囲む低信号の辺縁が描出された。これは骨硬化に起因したとみられる。同様の所見がX線およびMRIにおいて対側肢でも確認された。両前肢の細部までの臨床検査および画像検査を行ったが，他に跛行の原因となるような所見は見られなかった。p.643の略語表を参照。

図 6.2.11　内側コンパートメント障害（犬）　　　　　　　　　　　　　　　　　　　　　　　　　　　　　MRI

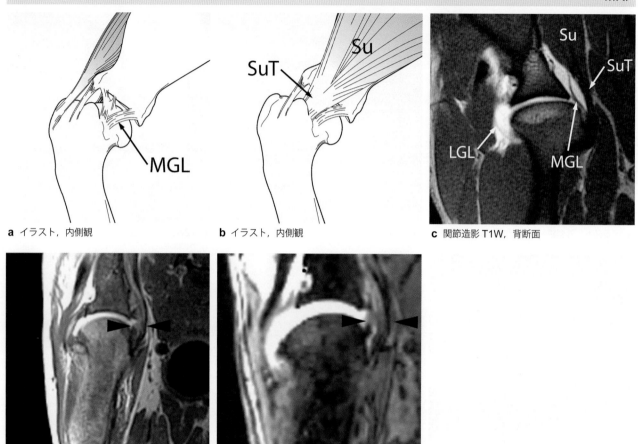

a　イラスト，内側観　　　b　イラスト，内側観　　　c　関節造影 T1W，背断面

d　関節造影 T1W，背断面　　　e　T1W，SPGR，背断面

左側上腕二頭筋腱滑膜炎の既往歴があり，腱切断による外科治療を受けたが術後も跛行が進行していた 8 歳，去勢雄のオーストラリアン・シェパード。a と b は内側関節上腕靭帯（a：MGL）と，その上を覆う肩甲下筋（b：Su）および上腕骨頭内側面に見られる肩甲下筋腱（b：SuT）の付着部を示す。c は正常肩関節伸展時の関節造影背断面を示し，外側関節上腕靭帯（c：LGL），内側関節上腕靭帯（c：MGL），肩甲下筋（c：Su），および肩甲下筋腱の付着部（c：SuT）を観察することができる。e は d の拡大像である。関節造影背断面では患肢の顕著な筋萎縮が認められる。内側関節上腕靭帯とその上を覆う肩甲下筋の付着部との境はよくわからないが，これらは正常のものと比較し明らかに厚く（d，e：矢頭），内側コンパートメントの不安定症を示唆する。p.643 の略語表を参照。

Agnello et al 2008。Wiley より許可を得て転載。

図 6.2.12 前十字靭帯剥離（犬） CT

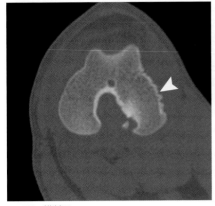
a CT, 横断面

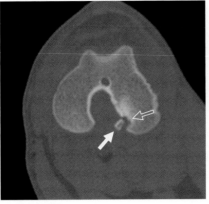
b CT, 横断面

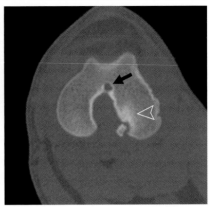
c CT, 横断面

左後肢の跛行を呈する6カ月齢、雌のラブラドール・レトリーバー。a〜cは遠位大腿骨の横断面で、近位から遠位の順に並べてある。外側顆に異常な骨膜反応が認められ（a：矢頭）、変形性関節症が示唆される。明らかな骨片（b：矢印）と、それに関連する外側顆内側面の陥凹病変が確認できる（b：中抜き矢印）。この病変周囲は硬化像で囲まれている（c：中抜き矢頭）。拡大した滑膜陥入も見られ（c：黒矢印）、これも変形性関節症の存在を示唆している。

図 6.2.13 正常膝関節（犬） MRI

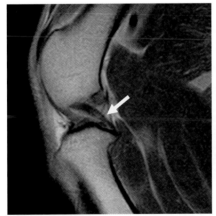
a T1W, 矢状断面

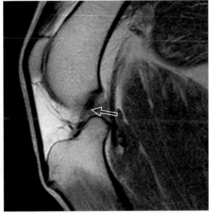
b T1W, 矢状断面

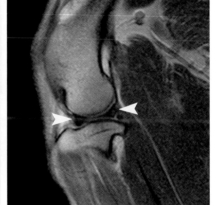
c T1W, 矢状断面

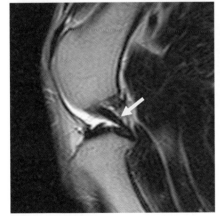
d T2W, 矢状断面

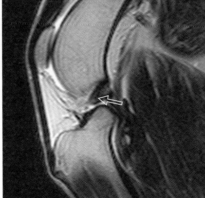
e T2W, 矢状断面

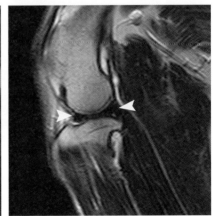
f T2W, 矢状断面

ビーグル成犬。T1W（a〜c）およびT2W（d〜f）の矢状断面を内側から外側の順に並べてある。後十字靭帯は尾側脛骨から大腿骨頭側に向けて斜めに走行し、T1WおよびT2Wにおいて低信号を呈す十分な幅を持つ構造物として観察される（a, d：矢印）。前十字靭帯はその逆に走行し、より幅が狭い（b, e：中抜き矢印）。外側半月板はT1WおよびT2Wにおいて、低信号を呈し、峡部を介して結合し大腿骨顆に沿って並ぶ2個の三角形のように見える（c, f：矢頭）。

Dr. Silke Hecht, University of Tennessee, Knoxville, TN, 2014 より許可を得て転載。

図 6.2.14　前十字靭帯断裂（犬）　　MRI

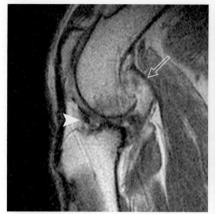
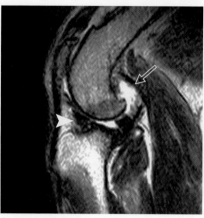

a T1W, 矢状断面　　**b** T2W, 矢状断面

左後肢跛行を呈する5歳, 去勢雄のボクサー。膝関節内に明らかな浸出液貯留が認められる（**a**, **b**：中抜き矢印）。前十字靭帯はその正常な解剖学的位置には確認できない（**a**, **c**）。後十字靭帯は不均質な信号強度を呈し, 変性性変化が示唆される（**c**, **d**：矢印）。半月板はT1WおよびT2Wにおいて不均一な信号強度を呈して不整かつ不明瞭に描出される（**a**, **b**：矢頭）。前十字靭帯断裂, 半月板損傷および変形性関節症と診断された。関節周囲の皮質骨において明らかな不整および骨棘形成が認められる。

Dr. Silke Hecht, University of Tennessee, Knoxville, TN, 2014 より許可を得て転載。

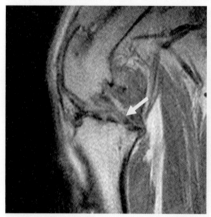
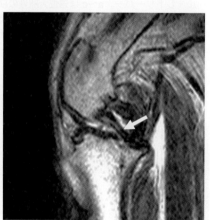

c T1W, 矢状断面　　**d** T2W, 矢状断面

図 6.2.15　十字靭帯部分断裂（犬）　　MRI

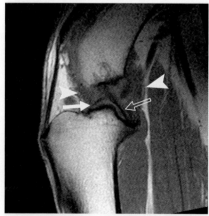
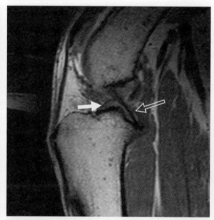
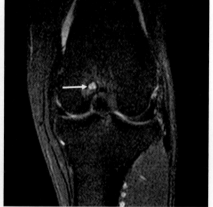

a T1W, 矢状断面　　**b** T2W, SPGR, 矢状断面　　**c** STIR, 背断面

後肢の跛行を呈する11歳, 避妊雌の雑種犬。関節包内に滑膜増殖および浸出液貯留を示唆する, 軟部組織様構造が増加しているのを確認できる（**a**：矢頭）。正常な後十字靭帯が確認される（**a**, **b**：中抜き矢印）。前十字靭帯は細くなっており（**a**：矢印）, T2Wにおいて信号強度の増加がみられる（**b**：白矢印）靭帯の尾側領域（図にはない）は正常であった。STIRにて大腿骨外側顆に, 高信号を呈し, 周囲に骨浮腫を伴う軟骨下嚢胞が確認できる（**c**：小矢印）。これは靭帯断裂部位とは離れていたため, 変性性変化によるものであると判断された。本患者は前十字靭帯部分断裂と診断された。

Dr. Silke Hecht, University of Tennessee, Knoxville, TN, 2014 より許可を得て転載。

文 献

1. Carrera I, Hammond GJ, Sullivan M. Computed tomographic features of incomplete ossification of the canine humeral condyle. Vet Surg. 2008;37:226–231.

2. Piola V, Posch B, Radke H, Telintelo G, Herrtage ME. Magnetic resonance imaging features of canine incomplete humeral condyle ossification. Vet Radiol Ultrasound. 2012;53:560–565.

3. Hercock CA, Innes JF, McConnell F, Guilliard MJ, Ness MG, Hodson D, et al. Observer variation in the evaluation and classification of severe central tarsal bone fractures in racing Greyhounds. Vet Comp Orthop Traumatol. 2011;24:215–222.

4. Lee K, Heng HG, Jeong J, Naughton JF, Rohleder JJ. Feasibility of computed tomography in awake dogs with traumatic pelvic fracture. Vet Radiol Ultrasound. 2012;53:412–416.

5. Draffan D, Clements D, Farrell M, Heller J, Bennett D, Carmichael S. The role of computed tomography in the classification and management of pelvic fractures. Vet Comp Orthop Traumatol. 2009;22:190–197.

6. Crawford JT, Manley PA, Adams WM. Comparison of computed tomography, tangential view radiography, and conventional radiography in evaluation of canine pelvic trauma. Vet Radiol Ultrasound. 2003;44:619–628.

7. Sunico SK, Hamel C, Styner M, Robertson ID, Kornegay JN, Bettini C, et al. Two anatomic resources of canine pelvic limb muscles based on CT and MRI. Vet Radiol Ultrasound. 2012;53:266–272.

8. Rossmeisl JH, Jr., Rohleder JJ, Hancock R, Lanz OI. Computed tomographic features of suspected traumatic injury to the iliopsoas and pelvic limb musculature of a dog. Vet Radiol Ultrasound. 2004;45:388–392.

9. Vidoni B, Henninger W, Lorinson D, Mayrhofer E. Traumatic avulsion fracture of the lesser trochanter in a dog. Vet Comp Orthop Traumatol. 2005;18:105–109.

10. Stahl C, Wacker C, Weber U, Forterre F, Hecht P, Lang J, et al. MRI features of gastrocnemius musculotendinopathy in herding dogs. Vet Radiol Ultrasound. 2010;51:380–385.

11. Maddox TW, May C, Keeley BJ, McConnell JF. Comparison between shoulder computed tomography and clinical findings in 89 dogs presented for thoracic limb lameness. Vet Radiol Ultrasound. 2013;54:358–364.

12. Agnello KA, Puchalski SM, Wisner ER, Schulz KS, Kapatkin AS. Effect of positioning, scan plane, and arthrography on visibility of periarticular canine shoulder soft tissue structures on magnetic resonance images. Vet Radiol Ultrasound. 2008;49:529–539.

13. Schaefer SL, Baumel CA, Gerbig JR, Forrest LJ. Direct magnetic resonance arthrography of the canine shoulder. Vet Radiol Ultrasound. 2010;51:391–396.

14. Schaefer SL, Forrest LJ. Magnetic resonance imaging of the canine shoulder: an anatomic study. Vet Surg. 2006;35:721–728.

15. van Bree H, Degryse H, Van Ryssen B, Ramon F, Desmidt M. Pathologic correlations with magnetic resonance images of osteochondrosis lesions in canine shoulders. J Am Vet Med Assoc. 1993;202:1099–1105.

16. Lafuente MP, Fransson BA, Lincoln JD, Martinez SA, Gavin PR, Lahmers KK, et al. Surgical treatment of mineralized and non-mineralized supraspinatus tendinopathy in twenty-four dogs. Vet Surg. 2009;38:380–387.

17. Murphy SE, Ballegeer EA, Forrest LJ, Schaefer SL. Magnetic resonance imaging findings in dogs with confirmed shoulder pathology. Vet Surg. 2008;37:631–638.

18. Orellana-James NG, Ginja MM, Regueiro M, Oliveira P, Gama A, Rodriguez-Altonaga JA, et al. Sub-acute and chronic MRI findings in bilateral canine fibrotic contracture of the infraspinatus muscle. J Small Anim Pract. 2013;54:428–431.

19. Samii VF, Dyce J, Pozzi A, Drost WT, Mattoon JS, Green EM, et al. Computed tomographic arthrography of the stifle for detection of cranial and caudal cruciate ligament and meniscal tears in dogs. Vet Radiol Ultrasound. 2009;50:144–150.

20. Ho-Fung VM, Jaimes C, Jaramillo D. MR imaging of ACL injuries in pediatric and adolescent patients. Clin Sports Med. 2011;30:707–726.

21. Banfield CM, Morrison WB. Magnetic resonance arthrography of the canine stifle joint: technique and applications in eleven military dogs. Vet Radiol Ultrasound. 2000;41:200–213.

22. Galindo-Zamora V, Dziallas P, Ludwig DC, Nolte I, Wefstaedt P. Diagnostic accuracy of a short-duration 3 Tesla magnetic resonance protocol for diagnosing stifle joint lesions in dogs with non-traumatic cranial cruciate ligament rupture. BMC Vet Res. 2013;9:40.

23. Taylor-Brown F, Lamb CR, Tivers MS, Li A. Magnetic resonance imaging for detection of late meniscal tears in dogs following tibial tuberosity advancement for treatment of cranial cruciate ligament injury. Vet Comp Orthop Traumatol. 2014;27:141–146.

24. Olive J, d'Anjou MA, Cabassu J, Chailleux N, Blond L. Fast presurgical magnetic resonance imaging of meniscal tears and concurrent subchondral bone marrow lesions. Study of dogs with naturally occurring cranial cruciate ligament rupture. Vet Comp Orthop Traumatol. 2014;27:1–7.

25. Winegardner KR, Scrivani PV, Krotscheck U, Todhunter RJ. Magnetic resonance imaging of subarticular bone marrow lesions in dogs with stifle lameness. Vet Radiol Ultrasound. 2007;48:312–317.

6.3 炎症性疾患

骨の炎症性疾患

骨髄炎

骨髄炎 osteomyelitis は細菌性の場合が多く，最も多く検出されるのは *Staphylococcus* 属である。その他の好気性細菌および嫌気性細菌が原因となる場合もあり，混合感染もよく認められる。細菌性骨髄炎は穿孔性の外傷や外科手術に関連して発生することが多い。血行性播種性細菌性骨髄炎 hematogenously disseminated bacterial osteomyelitis は敗血症に続発してまれに認められ，若齢期や免疫能力の低下した動物はより発症しやすい。しかし，このような個体では多骨性骨髄炎 polyostotic osteomyelitis の発生の方が多い。

一部の地域では全身性の真菌感染（*Coccidiodes*, *Blastomyces*, *Aspergillus*, *Histoplasma* および *Cryptococcus* sp.）によっても血行性播種性骨髄炎が発生することが報告されている。また *Leishmania* sp. などの原虫も骨髄炎を含めた全身性疾患を引き起こすことが知られている。

細菌性骨髄炎と真菌性骨髄炎とでは画像所見や進行過程が異なるが，いずれも骨破壊と骨増生病変が混在している点で共通している。急性細菌性骨髄炎では局所的な蜂窩織炎がみられることが多く，原発の骨破壊像や骨膜反応性骨増生は境界不明瞭であるのが特徴である。一方，慢性細菌性骨髄炎はより落ち着いたように見える。密度が高く，明瞭に縁取られた腐骨，周囲の骨柩，辺縁の骨硬化，および皮膚へ開口する瘻管の出現等は慢性細菌性骨髄炎の典型的所見であるが，必ずしも認められるとは限らず，検出が困難な場合もある。真菌性骨髄炎では骨増生反応が乏しいことも多く，根底にある深刻な骨破壊病変を見落としてしまう可能性がある。

人医療ではシンチグラフィーおよび MRI 検査によって，感度よく早期に骨髄炎を検出することができると考えられている。一方，CT および探査的 X 線検査は骨破壊や骨反応が起こるまで病変が検出できないため，その有用性は劣る。骨髄炎の CT 所見は X 線のものと類似している（図 6.3.1，図 4.1.5 も参照）。腐骨は隣接する正常骨髄と比較し高吸収で，明瞭に縁取られた辺縁を有することが多い（図 6.3.2）。軟部組織の関与を確認するためには造影剤の使用が有効である。ヒトで報告されている MRI 所見としては，骨髄の T1 強調（T1W）低信号，T2 強調（T2W）および STIR 高信号，および造影剤投与による増強効果などがあげられる（図 3.3.5）。急性感染例では T2W 高信号の浸出液を伴った骨膜隆起も認められる場合がある。病期によっては皮質骨の骨反応や蜂窩織炎を認めることもある[1〜7]。

関節の炎症性疾患

関節炎は糜爛性と非糜爛性に分類され，また原因は感染性（敗血症性）と免疫介在性とに分けられる。免疫介在性関節炎は糜爛性または非糜爛性であるが，細菌性関節炎は多くの場合糜爛性である。免疫介在性関節疾患は全身性疾患なので，一般的に多発性である[6, 8〜11]。

免疫介在性関節炎

免疫介在性関節炎 immune-mediated arthritis を発症した犬のシグナルメントは報告により様々である。小型犬種の雌に好発するとしたものがある一方，中〜大型犬種での発生が多く，発生に雌雄差はないとするものもある。しかし，若齢から中年齢の犬で多発するという見解は一致しているようである。臨床徴候は多発性関節症

と，ときとして認められる劇的な疼痛である。また発熱などの全身性疾患を示唆する徴候を呈することもある[8, 9]。

非糜爛性免疫介在性関節炎

この疾患は滑膜内への免疫複合体の沈着によって引き起こされる関節の炎症であると考えられている。根底の原因となるものには慢性全身性炎症性疾患，全身性エリテマトーデス，腫瘍および特定の薬物に対する反応などがある[8]。画像所見はあまり有益なものではないが，関節内に浸出液が貯留すると，関節液容積の増加に伴いCT画像上では関節腔が拡大し，MRIではT2W画像にて関節内が顕著に高信号化する（**図6.3.3**）。滑膜および滑膜液は造影剤の使用によりT1W画像にて増強される。慢性経過を経た関節では関節周囲のリモデリング，軟骨下骨の硬化，および腱付着部での骨増生などの二次性変性性疾患を示唆する所見が認められる。

糜爛性免疫介在性関節炎

糜爛性免疫介在性関節炎 erosive immune-mediated arthritis はヒトのリウマチ性関節炎 rheumatoid arthritis に類似しており，滑膜を標的とした抗体の攻撃により炎症性カスケードが開始する。この炎症反応は軟骨損傷や軟骨下骨の破壊を引き起こす。体幹から離れた遠位の関節に好発する傾向があるように思われる[8, 9]。CT所見には関節内浸出液貯留，周辺軟部組織の腫脹，多病巣性の軟骨下骨融解，および滑膜の増強などが認められる（**図6.3.4**）。MRI所見は獣医療においては報告されていないが，関節液量増加によるT2W画像での関節内の顕著な高信号化，多病巣性の軟骨下骨病変，軟骨下骨のT2WおよびSTIR高信号，および静脈内造影剤投与による滑膜や関節液の増強効果などが認められると考えられる[12]。現在，ヒトのリウマチ性関節炎のMRI診断基準では関節軟骨を直接評価することは行われていない。小さい関節では評価の再現性が低いからである[13]。

感染性関節炎

感染性（敗血症性）関節炎 infectious arthritis は穿孔性の外傷や医療行為から生じることが最も多いが，敗血症によって生じることもある。敗血症性関節炎 septic arthritis は免疫介在性多発性関節炎と類似した臨床所見を呈するが，多くの場合1つの関節に限局する。画像所見は糜爛性免疫介在性関節炎に似ている（前述）。軟骨下骨病変が重篤である場合は骨髄炎と同様の所見を呈すこともある（**図6.3.5**）[6, 11, 12]。

軟部組織の炎症性疾患

筋炎や蜂窩織炎を引き起こすび漫性の局所感染は，軟部組織の腫大，圧痕性浮腫，局所熱感，および疼痛を生じさせる。CT画像では筋輪郭の不明瞭化に関連する筋肉の軽度低吸収像が認められる。MRI上では浮腫によるT1W低信号およびT2W高信号が認められる。いずれの画像検査においても造影検査時にび漫性に増強されるのは血管透過性の亢進によるものである。CTでは液体デンシティの中心部とそれを囲む様々な厚さの軟部組織デンシティの辺縁帯が認められる（**図6.3.6**，**6.3.7**。**図1.4.8**も参照）。MRIでは中心部のT1W低信号，T2W高信号が認められる（**図2.7.6**参照）。いずれの画像検査においても造影剤の使用により辺縁増強が認められる。

図 6.3.1 骨髄炎（犬） CT

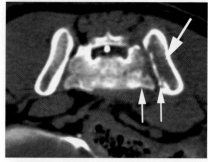
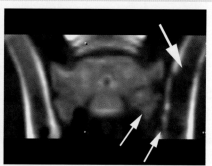

a 造影CT，横断面　　b 造影CT，背断面

多発性の疼痛を呈する3カ月齢，雄のジャーマン・シェパード・ドッグ。全血球計算において左方変位を伴った好中球増加症が認められた。左腸骨骨髄（a，b：大矢印）および左腸骨と仙骨の皮質骨（a，b：小矢印）に不明瞭な骨融解が認められる。左側仙腸関節腔の拡大は敗血症性骨髄炎を示唆している。血液培養は陰性であったが，穿孔性外傷の病歴や臨床所見がないことから血行性播種性骨髄炎と考えられた。

図 6.3.2　慢性骨髄炎（犬）　　　　　　　　　　　　　　　　　　　　　　　　　　　　CT

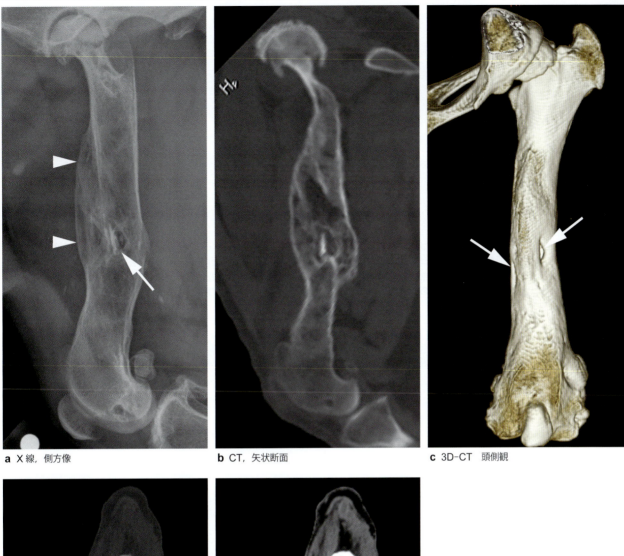

a　X線，側方像　　　　　b　CT，矢状断面　　　　　c　3D-CT　頭側観

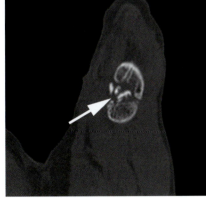

d　CT，横断面　　　　　e　造影CT，横断面

なんらかの内固定法により整復された左大腿骨骨折の既往歴を有する5歳，避妊雌のジャーマン・シェパード・ドッグ。現在左後肢跛行を呈しており，患肢の内側面には抗生剤の投与により一時的に改善する瘻管が形成されていた。X線の側方像からは，平滑かつ豊富な骨増生によって骨幹部中央部が架橋され，骨が変形癒合しているのがわかった（a：矢頭）。また，骨柩に囲まれた腐骨も見られた（a：矢印）。同様の所見はCT矢状断面および横断面でも確認でき（b, d），さらに腐骨は複数存在することが確認された（d：矢印）。3Dレンダリングは内側および外側皮質骨の欠損を示している（c：矢印）。造影CTにて増強された管が大腿骨内側に認められ，これはのちに臨床検査でも確認された瘻管と一致した（e：矢印）。

図 6.3.3 非びらん性免疫介在性多発性関節炎（犬）　MRI

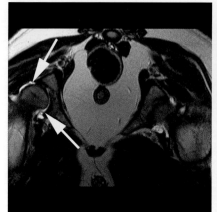
a T2W，横断面

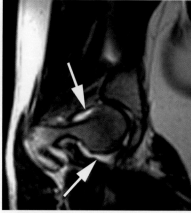
b T2W，背断面

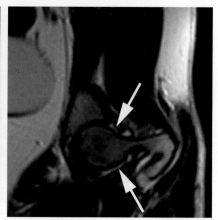
c T2W，背断面

6カ月前から活動性が低下し，腰部疼痛が疑われる5歳，去勢雄のジャーマン・シェパード・ドッグ系雑種。尾側腰椎および腰仙椎領域のMRI検査が実施された。右股関節内の関節液が軽度に増加しており（a，b：矢印），その程度は左側より顕著である（c：矢印）。MRIでは他に著変は認められなかった。右股関節を含む様々な関節から採取した関節液を細胞診したところ，すべての関節で軽度から中等度の化膿性炎症像が認められた。臨床徴候および関節液所見は，ステロイドおよびアザチオプリンの投与により改善した。

図 6.3.4 糜爛性免疫介在性多発性関節炎（犬） CT

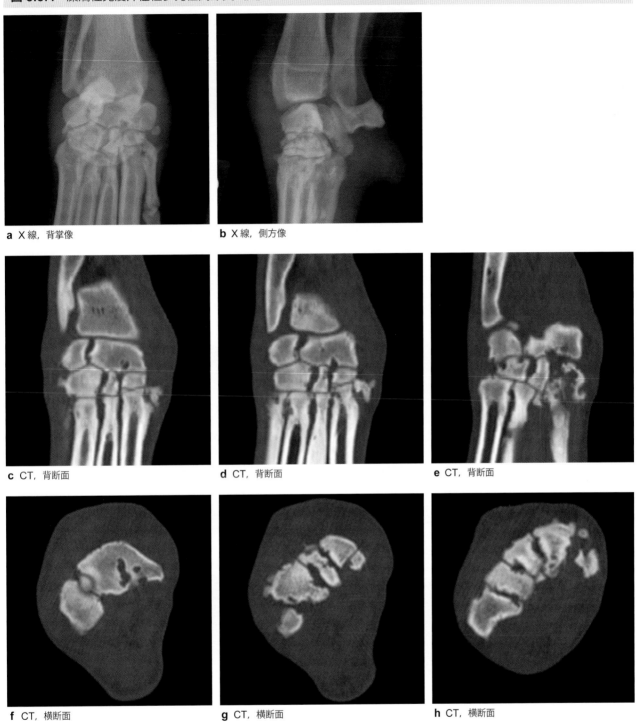

a X線，背掌像
b X線，側方像
c CT，背断面
d CT，背断面
e CT，背断面
f CT，横断面
g CT，横断面
h CT，横断面

3カ月前から後肢の不快感と右手根骨外反を呈する8歳，去勢雄のラブラドール・レトリーバー系雑種。触診時に複数の関節で疼痛反応が認められた。c～eは背側から掌側，fからhは近位から遠位の順に並べてある。右手根関節のX線画像では関節周囲の軟部組織腫脹，および手根骨と中手骨の多発性骨融解像が認められた。同様の画像所見は左側手根骨においても認められた。CTでは顕著な広範囲の軟骨下骨融解が明らかとなった。複数の関節から採取した関節液の細胞診にて軽度の化膿性炎症が確認された。ステロイド投与により臨床徴候および関節液所見の顕著な改善がみられた。

図 6.3.5 敗血症性関節炎（犬） CT

a X線，側方像

b CT，矢状断面

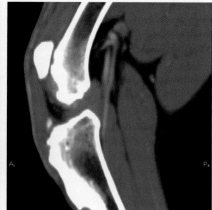
c 造影 CT，矢状断面

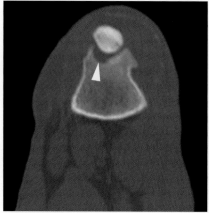
d CT，横断面

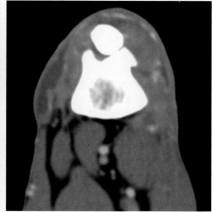
e 造影 CT，横断面

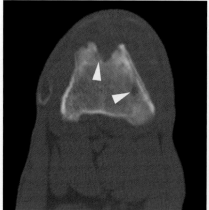
f CT，横断面

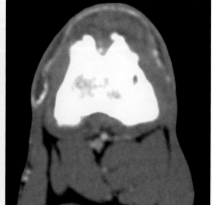
g 造影 CT，横断面

6 カ月前から左側膝関節に開放性損傷があり，のちにメチシリン耐性 *Staphylococcus aureus* 陽性と診断された 15 カ月齢，雄のボーダー・コリー。d および e は，f および g より近位での画像である。損傷部は外科的にも内科的にも管理されていた。X 線画像では関節包内外の重度の軟部組織腫脹と関節内浸出液貯留が確認された（a）。滑車稜を含めた大腿骨における軟骨下骨融解像も認められた（a：矢頭）。軟骨下骨破壊の拡がりは矢状断および横断 CT 画像でよくわかる（b，d，f：矢頭）。膝関節の関節包内，関節包外の軟部組織には，それぞれ蜂窩織炎，滑膜炎による増強効果が顕著に認められた（c，e，g）。

図 6.3.6 膿瘍（犬）

CT

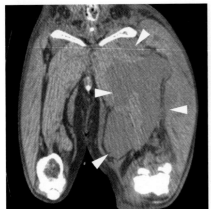
a CT, 横断面

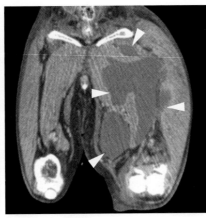
b 造影 CT, 横断面

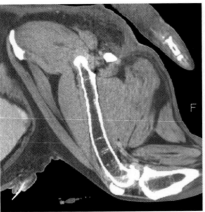
c 造影 CT, 矢状断面

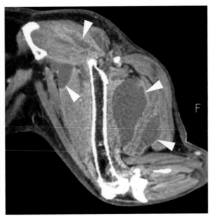
d 造影 CT, 矢状断面

高熱と右後肢の腫脹および圧痕浮腫を呈する6歳、去勢雄のマスティフ。**a**, **b** は背断面において近位後肢が大腿骨より尾側にくるように犬を保定した状態で撮影された。**c** は **d** との比較のために正常な左側後肢を示している。大型で多房性の液体デンシティを有する mass が右側近位後肢の尾側面に認められる（**a**：矢頭）。造影検査では半腱様筋、半膜様筋、殿筋および四頭筋にまで及ぶ壁の薄い多房性の mass が確認された（**b**, **d**：矢頭）。FNA にて多数のグラム陽性球菌を伴う好中球主体の著しい炎症が認められた。

Section 6　筋骨格系

図 6.3.7　膿瘍および骨髄炎（犬） CT

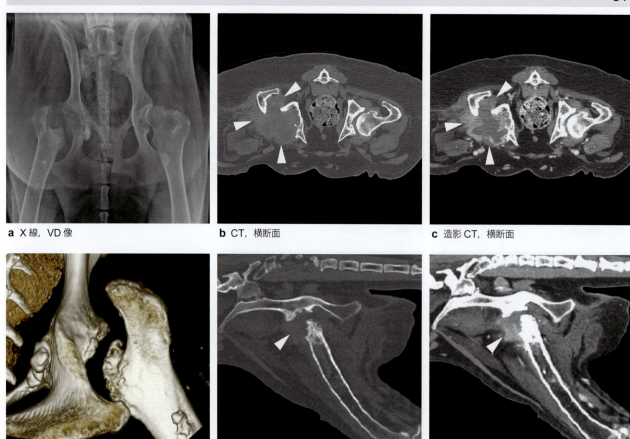

a　X線，VD像　　b　CT，横断面　　c　造影CT，横断面

d　3D-CT，腹側観　　e　CT，矢状断面　　f　造影CT，矢状断面

股関節全置換術後にインプラントが破損し，最近摘出された3歳，避妊雌のマスティフ。X線画像および右股関節領域の3Dレンダリング像において右側近位大腿骨と寛骨臼断端に前回の股関節全置換術に関連した骨構造変化が認められる（a, d）。変形した骨の辺縁は滑らかであるが不整であり，また骨密度は不均一である。さらに右側腸骨の内側皮質に隣接した領域に少量のメチルメタクリレートが確認できる。CTでは近位大腿骨および寛骨臼断端の間に不整形の液体および軟部組織デンシティを有するmassが認められる（b, e：矢頭）。造影剤の静脈投与により，massは肥厚した壁を有する膿瘍であることが確認された（c, f：矢頭）。近位大腿骨および寛骨臼断端における骨リモデリングは骨髄炎の併発を示唆している。術創部では外科的な排膿とデブリードメントが行われた。膿瘍内液の細菌培養はEnterobacter sp. 陽性であった。近位大腿骨の生検により骨髄炎と診断された。

文 献

1. Bancroft LW. MR imaging of infectious processes of the knee. Radiol Clin North Am. 2007;45:931–941.

2. Eid AJ, Berbari EF. Osteomyelitis: review of pathophysiology, diagnostic modalities and therapeutic options. J Med Liban. 2012;60:51–60.

3. Karmazyn B. Imaging approach to acute hematogenous osteomyelitis in children: an update. Semin Ultrasound CT MR. 2010;31:100–106.

4. Lalam RK, Cassar-Pullicino VN, Tins BJ. Magnetic resonance imaging of appendicular musculoskeletal infection. Top Magn Reson Imaging. 2007;18:177–191.

5. Pineda C, Vargas A, Rodriguez AV. Imaging of osteomyelitis: current concepts. Infect Dis Clin North Am. 2006;20:789–825.

6. Stumpe KD, Strobel K. Osteomyelitis and arthritis. Semin Nucl Med. 2009;39:27–35.

7. Tehranzadeh J, Wong E, Wang F, Sadighpour M. Imaging of osteomyelitis in the mature skeleton. Radiol Clin North Am. 2001;39:223–250.

8. Johnson KC, Mackin A. Canine immune-mediated polyarthritis: part 1: pathophysiology. J Am Anim Hosp Assoc. 2012;48:12–17.

9. Johnson KC, Mackin A. Canine immune-mediated polyarthritis: part 2: diagnosis and treatment. J Am Anim Hosp Assoc. 2012;48:71–82.

10. Stull JW, Evason M, Carr AP, Waldner C. Canine immune-mediated polyarthritis: clinical and laboratory findings in 83 cases in western Canada (1991–2001). Can Vet J. 2008;49:1195–1203.

11. Weisbrode SE. Bone and Joints. In: McGavin MD, Zachary JF (eds): Pathologic Basis of Veterinary Disease. St. Louis: Mosby Elsevier, 2007;1041–1105.

12. Stoller DW, Tirman PFJ, Bredella MA. Elbow. In: Stoller DW, Tirman PFJ, Bredella MA (eds): Diagnostic Imaging: Orthpaedics. Salt Lake City: Amirsys, Inc., 2004;2:1–101.

13. Review: the utility of magnetic resonance imaging for assessing structural damage in randomized controlled trials in rheumatoid arthritis. Arthritis Rheum. 2013;65:2513–2523.

6.4 腫瘍

体幹の筋骨格系に生じる腫瘍の画像所見については1.4章および3.4章で述べている。この章では，四肢の筋骨格系に生じる腫瘍について解説する。

原発性骨腫瘍

良性骨腫瘍

四肢の骨格系に生じる良性骨腫瘍はまれであるが，骨細胞由来，軟骨細胞由来，両者の混合したもの，および線維細胞系統の腫瘍が含まれる。これらの腫瘍では骨構造が著しく変化していることがあるが，多くの場合その発生はより局所的であり，移行帯が短く，活発な骨融解または骨増生像は認められない（図1.4.10参照）[1]。

悪性骨腫瘍

悪性骨腫瘍には骨肉腫 osteosarcoma，軟骨肉腫 chondrosarcoma，および線維肉腫 fibrosarcoma が含まれる。分類法によっては骨内で発生している血管肉腫，リンパ肉腫なども原発性骨腫瘍に分類されることがある。骨肉腫は犬に発生する骨腫瘍のうち85％以上を占めており，そのうち約75％が四肢に発生するとされる。高齢の大型～超大型犬種の，特に雄で多発し，橈骨遠位，上腕骨近位，大腿骨遠位，脛骨近位および遠位が好発部位である。軟骨肉腫は残りの原発性骨腫瘍の大部分を占めているが，これは軸骨格から生じる傾向にある。原発性骨腫瘍は強い局所浸潤性を持ち，関節を越えないことが多く，血行性に肺，骨，内臓および他の組織に転移する[2~6]。

四肢遠位に発生した骨肉腫やその他の骨に生じた腫瘍に対して根治を目的に，あるいは緩和的治療目的に放射線などの局所的治療の実施を検討する場合，その画像所見が重要な意味を持つ。四肢近位に生じた腫瘍の手術計画を立てる際には腫瘍の分布を正確に評価することが必要となる。

骨肉腫などの骨原発性腫瘍のCT所見はX線所見と類似しており，皮質および髄質の骨融解と，反応性の骨増生がみられる。腫瘍が骨芽細胞性の特徴を有する場合，無定型の腫瘍由来骨形成を伴うこともある。また，CTはX線画像よりも髄内や皮質骨外の腫瘍マージンの評価に優れている（図6.4.1～6.4.4）。髄内腫瘍浸潤は正常では脂肪が豊富に存在する骨髄を置換し，透過性亢進を招く（図6.4.3）。

MRIでもCTと同様に，低信号を呈す皮質骨の欠損およびリモデリングを確認することができる。T1強調（T1W）画像やT2強調（T2W）画像，あるいはSTIR画像で混合信号を呈す腫瘍組織が，正常では均一なT1WおよびT2W高信号，STIR低信号を呈す骨髄脂肪組織を置換する。置換は皮質骨領域外まで及ぶ場合もある（図6.4.5）[7~10]。

造影剤の静脈内投与によりCTおよびMRIのいずれにおいても強い増強が認められる。腫瘍内における局所血管分布が粗であることに加え，壊死領域も存在することから，増強効果は通常不均一である。

長骨で生じた腫瘍の浸潤性の評価に，X線，シンチグラフィー，CT，およびMRIのどれが最も正確であるか，比較が行われている。結果は様々であるが，共通していえるのは，このような画像検査では骨反応や周辺の浮腫あるいは出血などにより，腫瘍範囲が実際よりも過大評価される傾向があるということである。

転移性骨腫瘍

骨転移は一般的ではないが，がん療法の進歩や，原発性腫瘍の発生した動物の生存期間の延長に伴って増加すると思われる。乳腺癌，尿路系（移行上皮）癌，前立腺癌，骨肉腫，血管肉腫，黒色腫，およびリンパ腫や骨髄腫などの独立円形細胞腫瘍はすべて骨へ転移する傾向があると報告されており，肋骨，脊椎，および長骨骨幹端領域などが転移の好発部位として挙げられる[4, 11~14]。

骨転移はその発生が予測不能であり，しばしば多発性で，臨床徴候を伴わないこともあるため，スクリーニング検査として，骨シンチグラフィーや探査的X線撮影が適している。骨転移のCT所見は髄内または皮質骨の骨融解像であり，ときおり辺縁性の反応性骨増生を伴う（図4.1.9参照）。骨転移の発生したヒトのMRIでは，隣接した正常骨髄と比較して髄内T1W信号強度の低下やSTIR高信号が認められ，造影検査では増強される[15]。

関節に発生する悪性腫瘍
滑膜細胞肉腫

滑膜細胞肉腫 synovial cell sarcoma はその名前からわかるように，滑膜関節や腱鞘に隣接して発生し，肉腫性または上皮性の形態的特徴を有し，多くは二相性に分類され双方の特徴を有する[16, 17]。

CTでは関節を中心とした分葉性の軟部組織デンシティのmassが認められ，また多くの場合隣接する骨皮質の融解を伴う。反応性の骨新生はみられないか，わずかに認められるのみである。Massは静脈内造影剤投与後，不均一に増強され，多房性の辺縁増強パターンが認められることもある（図6.4.6，6.4.7）。MRIではT1W画像で周辺筋肉よりもやや高信号，T2W画像では不均一な高信号を呈す分葉性のmassとして観察される（図6.4.7）。骨へ浸潤した場合，骨髄はT1W低信号，STIR高信号およびT2Wで不均一な信号強度を呈す[16, 18~21]。

その他の滑膜に関連した腫瘍

他の滑膜に関連した悪性腫瘍としては組織球性肉腫 histiocytic sarcoma，滑膜粘液腫 synovial myxoma，線維肉腫 fibrosarcoma，および軟骨肉腫 chondrosarcoma が知られている[2, 16, 22]。これらの腫瘍の画像所見については犬と猫での報告は少ないが，滑膜細胞肉腫と類似した特徴を有するものもある。

その他の悪性軟部組織腫瘍
猫注射部位関連肉腫

猫注射部位関連肉腫 feline injection site sarcoma（FISS）はワクチン接種と関連付けられているが，腫瘍化する根本的な原因についてはいまだ議論がなされている。発症年齢のピークは6～7歳と10～11歳である。初期のmassは急速に成長し非被包性であるが，遠隔転移は比較的まれであると認識されている[23~25]。臨床的な評価のみではマージンを正確に決定できないことから，外科手術や放射線治療の計画を立てるためにしばしばCTが実施される。Massは筋肉内または皮下に生じ，単純CT画像上で軟部組織デンシティを呈する。皮下に生じたmassはしばしばその直下の筋肉に若干あるいは明らかに浸潤するため，底部マージンが不明瞭となる（図6.4.8）。中心に壊死部を持つ大型のmassは，液体デンシティの核を有する。FISSは周辺筋肉と比較しT1WおよびT2W画像で高信号を呈し，石灰化領域が存在する場合は無信号であることもある。いずれのモダリティにおいても，大きさや組織還流の程度によって，造影剤投与後に均一，不均一または辺縁性の増強効果が認められる。造影剤により増強された腫瘍マージンは一般的に不明瞭である[26, 27]。

その他の肉腫

筋肉，腱または鞘靱の内部あるいは隣接部位にて生じうるその他の悪性軟部組織肉腫としては，おおよそ転移しやすい順に悪性線維性組織球腫，悪性神経鞘腫瘍，血管周皮腫，平滑筋肉腫，間葉系腫瘍，線維肉腫，粘液肉腫，横紋筋肉腫，紡錘細胞腫瘍，脂肪肉腫，血管肉腫，およびリンパ管肉腫がある[18]。画像所見は腫瘍タイプに大きく依存するが，多くは単純CT画像で軟部組織または液体デンシティを呈す空間占拠性病変を形成し（脂肪肉腫ではより低吸収），また造影検査では様々な増強効果がみられる（図6.4.9～6.4.12）。非造影MRIでの特徴は，その腫瘍タイプの持つ組織成分によって異なる[18, 19, 21]。

図 6.4.1 骨肉腫（犬） CT

数日前から左前肢の跛行を呈する 8 歳，雄のジャーマン・シェパード・ドッグ。CT 画像は左側橈骨遠位端であり，横断面は遠位骨幹端領域を示す。単純 CT（**a**, **c**）は橈骨遠位骨幹端における骨融解と骨増生の混合所見を示す。造影 CT（**b**, **d**）では，髄内および皮質骨外において非被包性の mass の軟部組織成分が増強されている。Mass の浸潤性の所見にもかかわらず，遠位尺骨は比較的侵されておらず，橈骨と手根骨間の整合性は保たれている。左前肢は断脚され，mass は骨芽細胞性骨肉腫と診断された。

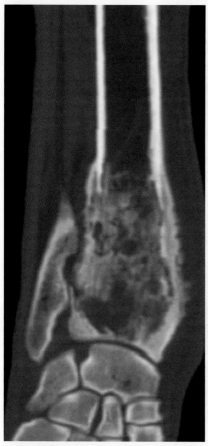

a CT, 背断面

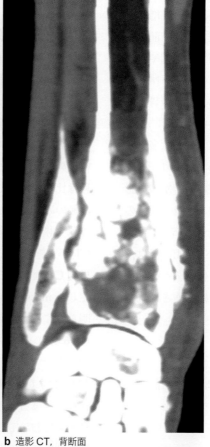

b 造影 CT, 背断面

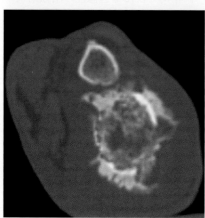

c CT, 横断面

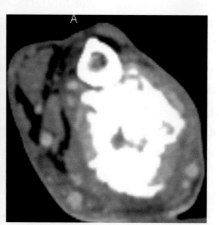

d 造影 CT, 横断面

図6.4.2 骨肉腫（犬） CT

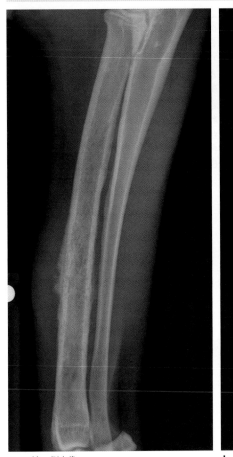
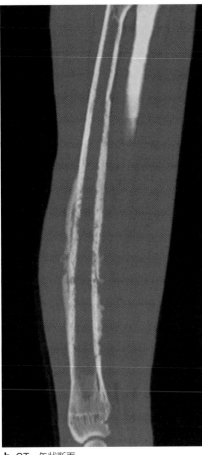
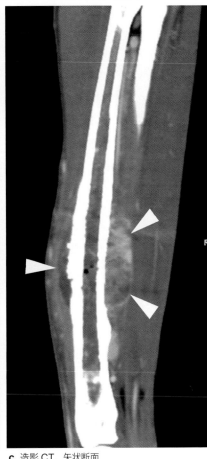

a X線，側方像　　　b CT，矢状断面　　　c 造影CT，矢状断面

4カ月前から間欠的な左前肢の跛行を呈する8歳のグレート・デーン系雑種。左前肢のX線側方像では，橈骨骨幹と遠位骨幹端領域で骨融解と骨増生の混合像が認められた（a）。また周囲軟部組織の腫脹も認められる。同様の所見は単純CT上でも確認され，（b），「虫食い状」の骨融解像がより明瞭に確認される。造影剤の投与により，皮質骨外に存在する血管供給に富んだmassの軟部組織成分が増強されていることがわかる（c：矢頭）。骨幹髄内領域に見られる2カ所の空胞（c）は最近行ったFNAによるものである。左前肢の断脚を行い，massは骨芽細胞性骨肉腫であると診断された。原発性骨腫瘍が骨幹領域を主体として発生することは珍しいが，他の画像所見がこの診断結果を支持している。

図 6.4.3 骨肉腫（犬） CT

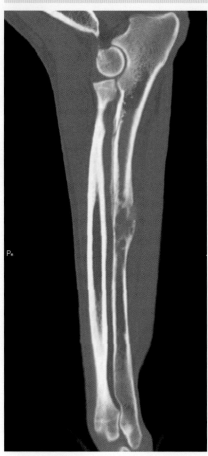

a CT，矢状断面

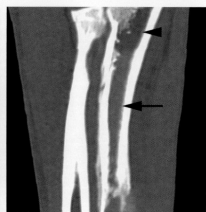

b CT，矢状断面

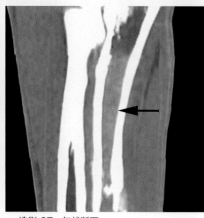

c 造影 CT，矢状断面

2カ月前から左前肢の跛行を呈する10歳，雄のベルジアン・タービュレン。尺骨骨幹部に骨融解と骨増生を伴う膨張性のmassが認められる（a）。bは病変より近位の尺骨を中心とした拡大像である。骨病変に近い領域（b：矢印）では，正常な尺骨近位領域（c：矢頭）と比較しわずかな髄内不透過性の増加がみられる。この領域は造影検査において顕著に，かつ均一に増強されることから，近位にまで病変が浸潤していることが示唆される（c：矢印）。FNAにより骨肉腫と診断された。

図 6.4.4　血管肉腫（犬）

CT

2カ月前から左後肢の跛行を呈する11歳，避妊雌のラブラドール・レトリーバー。X線の側方像において，大腿骨骨幹領域全体に及ぶ浸潤性の強い骨膜増生および皮質骨の骨融解像が確認できる（a）。同様の所見は単純CTでも見られる（b）。造影検査によって皮質骨外の広範囲に不均一な増強を呈する分葉状の軟部組織massが認められる（c：矢頭）。これは病理検体でも確認できる（d：矢頭）。Massは血管肉腫と診断され，患者のステージング評価の際に他のmassが認められなかったことから，骨原発性のものであるとされた。

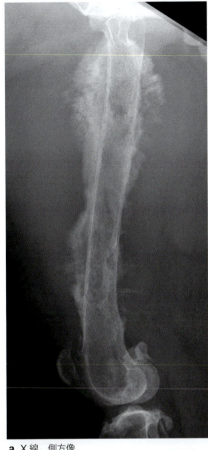

a　X線，側方像

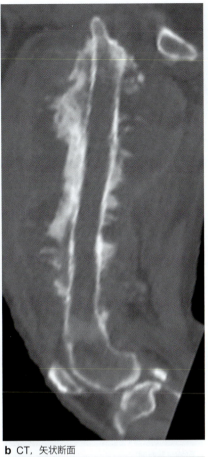

b　CT，矢状断面

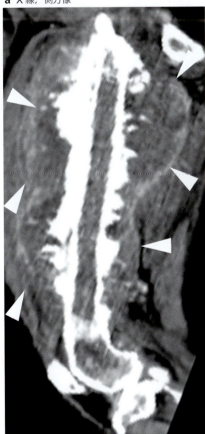

c　造影CT，矢状断面

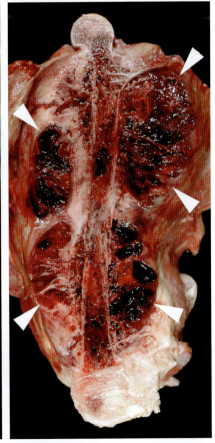

d　肉眼所見，矢状断面

図 6.4.5 骨肉腫（犬） MRI

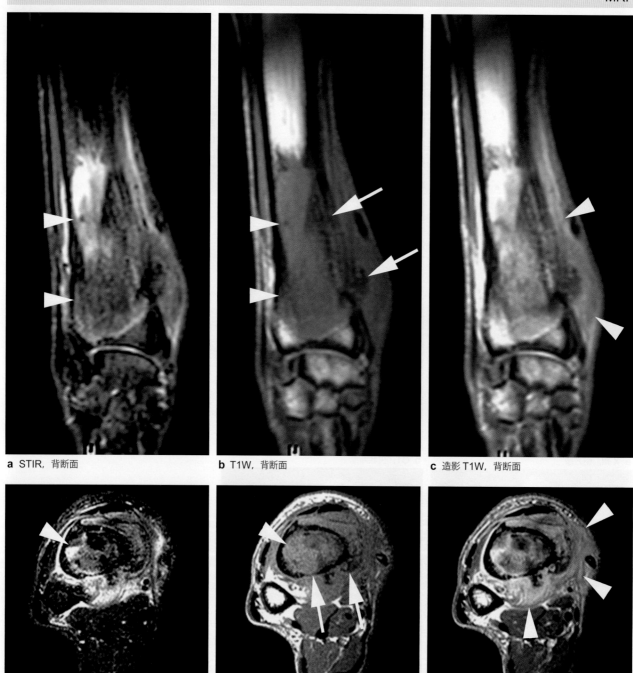

a STIR, 背断面　　b T1W, 背断面　　c 造影 T1W, 背断面

d STIR, 横断面　　e T1W, 横断面　　f 造影 T1W, 横断面

最近右前肢の跛行を発症した7歳, 避妊雌のロットワイラー。背断面（a〜c）は遠位橈骨である。横断面（d〜f）は橈骨遠位骨幹端を示す。橈骨遠位の髄内腔における信号強度は, より近位に見られる脂肪を含有する正常骨髄と比較し STIR で高信号（a, d：矢頭）, T1W で低信号（b, e：矢頭）を呈している。T1W では明らかな皮質骨融解像および反応性骨膜増生を確認することができる（b, e：矢印）。Mass の軟部組織成分が顕著に増強されており, 皮質骨外への拡大を示している（c, f：矢頭）。生検により未分化骨肉腫と診断された。

図 6.4.6　滑膜細胞肉腫（犬）　　　　　　　　　　　　　　　　　　　　　　　　　　　CT

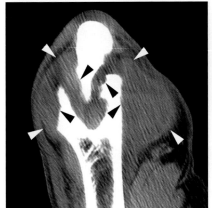
a　CT，横断面

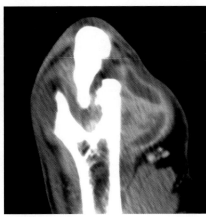
b　造影CT，横断面

3カ月前から右前肢の跛行を呈する12歳，去勢雄のロットワイラー。肘関節を中心として分葉状に広がる軟部組織デンシティのmassを確認できる（**a**：白矢頭）。橈骨と上腕骨のいずれでも骨辺縁に明らかな骨融解が認められる（**a**：黒矢頭）。造影剤投与によりmassは不均一に増強され，比較的低吸収の空洞領域が複数個所見られる（**b**）。生検により滑膜細胞肉腫と診断された。

Section 6　筋骨格系

図 6.4.7　滑膜細胞肉腫（犬） CT & MRI

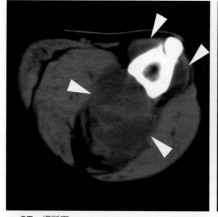
a CT，横断面

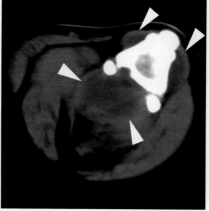
b CT，横断面

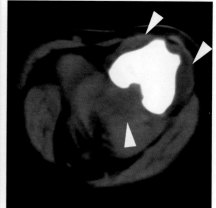
c CT，横断面

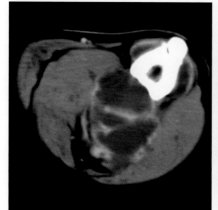
d 造影 CT，横断面

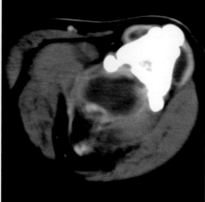
e 造影 CT，横断面

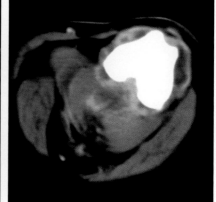
f 造影 CT，横断面

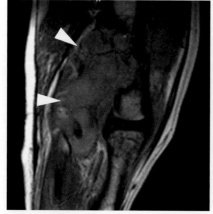
g T1W，背断面

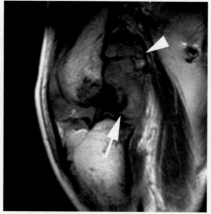
h T1W，矢状断面

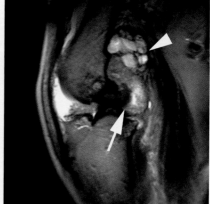
i T2W，矢状断面

右膝関節の腫脹を呈する 12 歳，避妊雌のラブラドール・レトリーバー。**a〜c** および **d〜f** はそれぞれ単純 CT，および造影 CT での横断面を示しており，近位から遠位の順に並べてある。隣接する筋肉より低吸収の分葉状 mass が大腿骨遠位を囲い，大腿膝蓋関節を浸食している（**a〜c**：矢頭）。造影剤の投与により，多房性の辺縁増強パターンを確認できる（**d〜f**）。T1W および T2W において，mass は隣接する筋肉より不均質な高信号を呈し（**g〜i**：矢頭），腫瘍が関節内成分を有することを明確に示している（**h，i**：矢印）。剖検にて低グレード滑膜細胞肉腫の確定診断が下された。

図 6.4.8　猫注射部位関連肉腫（猫）　　CT

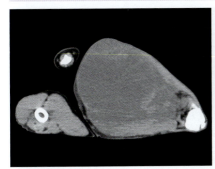
a CT，横断面

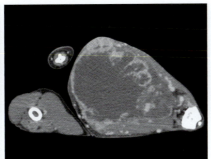
b 造影 CT，横断面

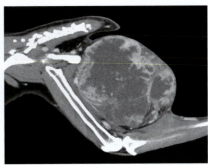
c 造影 CT，矢状断面

左後肢に巨大な mass を有する 6 歳，去勢雄のドメスティック・ロングヘア。左大腿骨の近位尾側領域に不均質な低吸収性の巨大な mass が確認され，正常な筋構造を破壊している（**a**）。造影投与後，mass は不均一な辺縁増強を呈した（**b**，**c**）。顕微鏡評価では粘液肉腫を示唆する腫瘍細胞集塊が確認され，リンパ球や形質細胞集団に囲まれた微小血管が分布していた。病理学的所見，患者の年齢，ワクチン接種歴，および病変部位に基づき猫注射部位関連肉腫と診断された。

図 6.4.9　悪性末梢神経鞘腫瘍（犬）　　CT

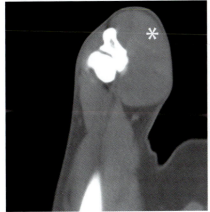
a CT，横断面

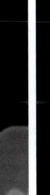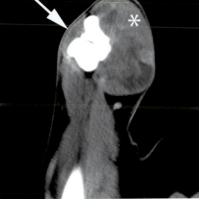
b 造影 CT，横断面

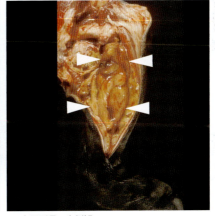
c 肉眼所見，内側観

1.5 カ月前から右前肢の跛行を呈する 6 歳，避妊雌のラブラドール・レトリーバー。**a**，**b** はそれぞれ単純および造影 CT 画像であり，mass の近位端に近い橈骨頭と肘頭レベルで撮影されている。肢の内側から発生し肘関節にまでおよぶ輪郭が明瞭な球状の mass（**a**：＊）が認められる。Mass は造影剤投与後不均一に増強され（**b**：＊），肘関節を尾外側方向から囲んでいるように見える（**b**：矢印）。患肢は断脚され前肢の全長ほとんどに及ぶ末梢神経鞘腫であると診断された（**c**：矢頭）。肉眼観察において，mass は隣接する筋組織に影響を与えていたものの，関節内には浸潤していなかった。

Section 6　筋骨格系

図 6.4.10　悪性末梢神経鞘腫瘍（犬）　　MRI

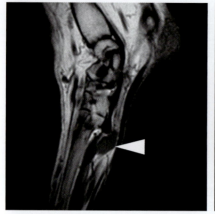
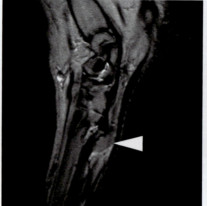
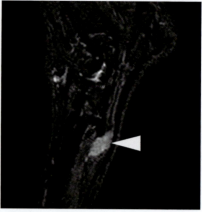

a T1W, 矢状断面　　**b** T2W, 矢状断面　　**c** STIR, 矢状断面

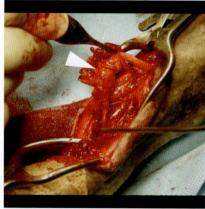

d 肉眼所見

進行性の右後肢の跛行を呈する14歳，去勢雄の秋田犬系雑種。近位中足骨の足底面に境界明瞭な卵形の小さな mass が認められ，隣接組織と比較し T1W 低信号，T2W 等信号および STIR 高信号を呈していた（**a〜c**：矢頭）。Mass は浅肢および深肢屈筋の位置に存在していた。この mass はグレード II の悪性末梢神経鞘腫瘍と診断され，外科的に切除されたが（**d**：矢頭），この際深肢屈筋から分離する必要があった。

図 6.4.11 線維肉腫（犬）　CT

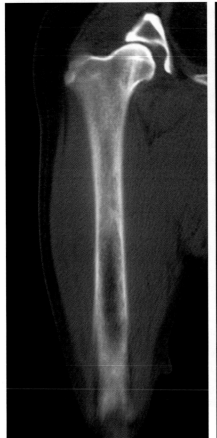
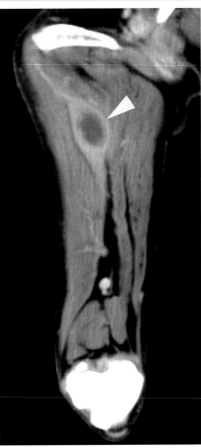

a　CT, MIP, 背断面　　　b　造影CT, 背断面

左後肢の近位尾側に mass が触知された 9 歳，去勢雄のダルメシアン。患者は左大腿骨の背断面を撮影できるように CT ガントリ内にポジショニングされた。a は大腿骨レベルにおける MIP であり，b は同じ断面の大腿骨尾側レベルを示す。尾側大腿筋組織内に卵形で辺縁増強される mass が確認された（b：矢頭）。切除生検により mass は線維肉腫と診断された。

図 6.4.12 血管肉腫（犬）　CT

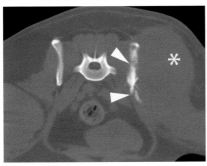
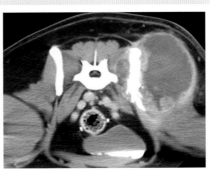

a　CT, 横断面　　　b　造影CT, 横断面

左股関節上に mass が触知され，触診時に疼痛を呈した 6 歳，避妊雌のラブラドール・レトリーバー。左腸骨外側の殿筋群内に巨大な軟部組織デンシティを呈する球状 mass が認められた（a：＊）。左腸骨の骨融解および棘状の反応性骨新生がみられる（a：矢頭）。Mass は造影剤投与により辺縁増強され，腸骨内側まで進展していることが明らかとなった（b）。マージンは不明瞭であり，隣接する筋肉との境界は判別困難であった。生検により mass は血管肉腫と診断された。

文 献

1. Motamedi K, Seeger LL. Benign bone tumors. Radiol Clin North Am. 2011;49:1115–1134.
2. Chun R. Common malignant musculoskeletal neoplasms of dogs and cats. Vet Clin North Am Small Anim Pract. 2005;35:1155–1167.
3. Chun R, de Lorimier LP. Update on the biology and management of canine osteosarcoma. Vet Clin North Am Small Anim Pract. 2003;33:491–516.
4. Cooley DM, Waters DJ. Skeletal neoplasms of small dogs: a retrospective study and literature review. J Am Anim Hosp Assoc. 1997;33:11–23.
5. Morello E, Martano M, Buracco P. Biology, diagnosis and treatment of canine appendicular osteosarcoma: similarities and differences with human osteosarcoma. Vet J. 2011;189:268–277.
6. Vanel M, Blond L, Vanel D. Imaging of primary bone tumors in veterinary medicine: which differences? Eur J Radiol. 2013;82:2129–2139.
7. Davis GJ, Kapatkin AS, Craig LE, Heins GS, Wortman JA. Comparison of radiography, computed tomography, and magnetic resonance imaging for evaluation of appendicular osteosarcoma in dogs. J Am Vet Med Assoc. 2002;220:1171–1176.
8. Karnik KS, Samii VF, Weisbrode SE, London CA, Green EM. Accuracy of computed tomography in determining lesion size in canine appendicular osteosarcoma. Vet Radiol Ultrasound. 2012;53:273–279.
9. Leibman NF, Kuntz CA, Steyn PF, Fettman MJ, Powers BE, Withrow SJ, et al. Accuracy of radiography, nuclear scintigraphy, and histopathology for determining the proximal extent of distal radius osteosarcoma in dogs. Vet Surg. 2001;30:240–245.
10. Wallack ST, Wisner ER, Werner JA, Walsh PJ, Kent MS, Fairley RA, et al. Accuracy of magnetic resonance imaging for estimating intramedullary osteosarcoma extent in pre-operative planning of canine limb-salvage procedures. Vet Radiol Ultrasound. 2002;43:432–441.
11. Cooley DM, Waters DJ. Skeletal metastasis as the initial clinical manifestation of metastatic carcinoma in 19 dogs. J Vet Intern Med. 1998;12:288–293.
12. Goedegebuure SA. Secondary bone tumours in the dog. Vet Pathol. 1979;16:520–529.
13. McEntee MC. Radiation therapy in the management of bone tumors. Vet Clin North Am Small Anim Pract. 1997;27:131–138.
14. Trost ME, Inkelmann MA, Galiza GJ, Silva TM, Kommers GD. Occurrence of tumours metastatic to bones and multicentric tumours with skeletal involvement in dogs. J Comp Pathol. 2014;150:8–17.
15. Lecouvet FE, Larbi A, Pasoglou V, Omoumi P, Tombal B, Michoux N, et al. MRI for response assessment in metastatic bone disease. Eur Radiol. 2013;23:1986–1997.
16. Craig LE, Julian ME, Ferracone JD. The diagnosis and prognosis of synovial tumors in dogs: 35 cases. Vet Pathol. 2002;39:66–73.
17. Fisher C. Synovial sarcoma. Ann Diagn Pathol. 1998;2:401–421.
18. Ehrhart N. Soft-tissue sarcomas in dogs: a review. J Am Anim Hosp Assoc. 2005;41:241–246.
19. Kind M, Stock N, Coindre JM. Histology and imaging of soft tissue sarcomas. Eur J Radiol. 2009;72:6–15.
20. O'Sullivan PJ, Harris AC, Munk PL. Radiological features of synovial cell sarcoma. Br J Radiol. 2008;81:346–356.
21. Walker EA, Salesky JS, Fenton ME, Murphey MD. Magnetic resonance imaging of malignant soft tissue neoplasms in the adult. Radiol Clin North Am. 2011;49:1219–1234.
22. Moore PF. A review of histiocytic diseases of dogs and cats. Vet Pathol. 2014;51:167–184.
23. Ladlow J. Injection site-associated sarcoma in the cat: treatment recommendations and results to date. J Feline Med Surg. 2013;15:409–418.
24. Martano M, Morello E, Buracco P. Feline injection-site sarcoma: past, present and future perspectives. Vet J. 2011;188:136–141.
25. Seguin B. Feline injection site sarcomas. Vet Clin North Am Small Anim Pract. 2002;32:983–995.
26. Rousset N, Holmes MA, Caine A, Dobson J, Herrtage ME. Clinical and low-field MRI characteristics of injection site sarcoma in 19 cats. Vet Radiol Ultrasound. 2013;54:623–629.
27. Travetti O, di Giancamillo M, Stefanello D, Ferrari R, Giudice C, Grieco V, et al. Computed tomography characteristics of fibrosarcoma – a histological subtype of feline injection-site sarcoma. J Feline Med Surg. 2013;15:488–493.

6.5
変性性疾患

　筋骨格系に生じる多くの疾患は変性性変化と骨関節炎を引き起こす。これらの主要な疾患の多くは6.1～6.4章の中ですでに述べられている。

軟部組織
　関節周囲に存在する腱および靱帯は，不安定性のため，変性性変化の主要な要因となりうる。また，骨関節炎に罹患した関節の変性性変化を促進しうる。予想される画像所見は腫大，信号強度や吸収性の変化，部分断裂，関連した滲出液貯留，腱付着部の棘形成，ジストロフィー性石灰化などである（図6.2.7，6.2.8参照）。

関節
　変形性関節症 degenerative joint disease という用語の定義は曖昧であり，この用語には骨関節炎 osteoarthritis，骨関節症 osteoarthrosis，二次性変性性関節症 secondary degenerative joint disease が含まれる。医学領域での大多数の論文では骨関節炎という単語が用いられており，疾患の病因論の一部として炎症過程を支持する証拠が存在するため，我々は骨関節炎という用語を使用することとした。

　ヒトでは，MRIで骨棘形成と軟骨の全層欠損が認められた場合に骨関節炎と診断する。診断材料となりうる付加的な所見としては，前述のいずれかの所見に加え，半月板や靱帯付着部に関連のない軟骨下骨骨髄病変あるいは囊胞，半月板の亜脱臼あるいは変性／水平断裂，部分的な軟骨層欠損，あるいは骨摩耗がある[1]。小型犬や猫では空間分解能の限界により軟骨の評価は困難であるが，関節腔の狭小化は認められるであろう。ヒトにおける骨髄浮腫 bone marrow edema は，小柱の肥厚およびリモデリングの増加に関連しており，軟骨変性の存在する領域に生じる[2]。小動物では，骨髄浮腫は軟骨病変というよりも軟骨損傷を示唆する所見として捉えるべきかもしれない。CTおよびMRIの関節造影は軟骨欠損を証明するために用いられ，小構造をよりよく視覚化する[3～6]。

　CTおよびMRIでの骨関節炎の主要所見は関節周囲の辺縁に形成される骨棘である（図6.5.1，6.5.2.）。ヒトでは，形成された骨棘のサイズと軟骨欠損の重症度が相関していることがほとんどである[7]。骨棘は，低信号の不規則な骨増生として，典型的には膝蓋骨遠位部，脛骨高平部，滑車稜，大腿骨顆に出現する。脊椎の非滑膜性関節における変性性変化には，椎間板腔の狭小化，椎体終板の硬化が含まれる。CTは関節辺縁や軟骨下骨領域の骨性変化を描出する上では有用であるものの（図6.5.3），微細な軟部組織の構造を判別するのには限界がある。

　滑膜炎はほとんどの場合，関節の変性性変化の一部である。MRIにおいて，非造影画像で関節包を拡大する関節滲出液と滑膜増生の割合を区別することはしばしば困難である。脂肪抑制下の造影画像では，液体が滑膜の増強によって囲まれた低信号として描出されるため，滑膜炎の存在をより鮮明に描出することが可能である（図6.5.4）[1]。炎症は，関節の解剖学的特徴次第で，周囲の腱鞘や滑液包に波及することがある。

図 6.5.1 骨関節炎（犬）　　　　　　　　　　　　　　　　　　　　　　　　　　CT & MRI

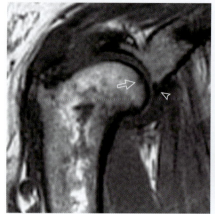
a T1W, 矢状断面

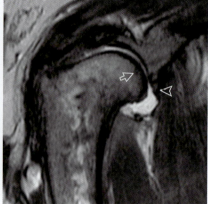
b T2W, 矢状断面

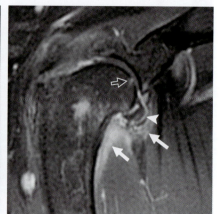
c 脂肪抑制造影 T1W, 矢状断面

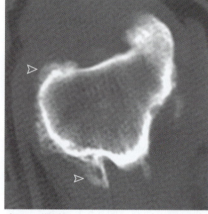
d CT, 横断面

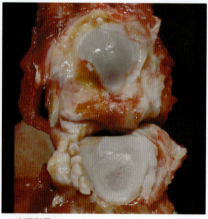
e 肉眼所見

慢性の右前肢跛行を呈し，上腕二頭筋腱切除を受けた病歴を有する10歳，去勢雄のゴールデン・レトリーバー。上腕骨と関節窩周囲に骨棘形成が認められる（a, b：中抜き矢頭）。骨棘はCTにて上腕骨頭周囲でより鮮明に描出されている（d：中抜き矢頭）。限局性のT1WおよびT2W低信号領域が上腕骨頭の軟骨下骨に認められ（a, b：中抜き矢印），造影剤により増強される（c：中抜き矢印）。上腕骨周囲の軟部組織は増強されており（c：矢印），尾側関節腔に認められる空間は（c：矢頭）増強された滑膜組織の辺縁を伴った関節滲出液を表している。患肢は断脚され，滑膜炎，軟骨糜爛，および重度の骨関節炎が組織学的に確認された。

6.5 変性性疾患

図 6.5.2 骨関節炎（犬）　CT

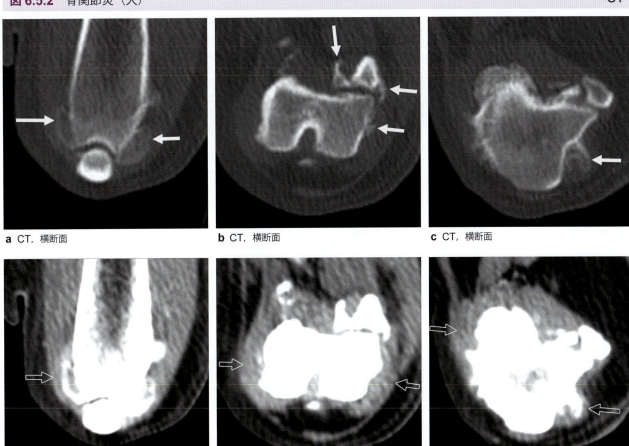

a CT, 横断面　　b CT, 横断面　　c CT, 横断面

d 造影CT, 横断面　　e 造影CT, 横断面　　f 造影CT, 横断面

11歳，避妊雌，ラブラドール・レトリーバー。膝関節の画像を近位から遠位方向に並べてある。単純画像において，滑車稜（a：矢印），腓腹筋種子骨（b：矢印），脛骨高平部（c：矢印）のレベルで辺縁性の骨棘形成が認められる。長趾伸筋腱の尾側部を取り囲むような半円状の骨棘が認められる（c：矢印）。造影画像では滑膜の肥厚が認められる（d〜f：中抜き矢印）。

図 6.5.3 骨関節炎（犬）　CT

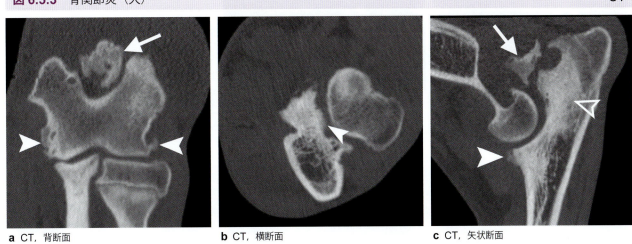

a CT, 背断面　　b CT, 横断面　　c CT, 矢状断面

左前肢の跛行を呈する8カ月齢，ジャーマン・シェパード・ドッグ。左肘関節に肘突起癒合不全が認められる（a，c：矢印）。関節の内側面および外側面に辺縁性の骨棘が認められる（a，b：矢頭）。尺骨の内側鈎状突起も折損している（c：矢頭）。尺骨の軟骨下骨硬化が認められる（c：中抜き矢頭）。

図6.5.4 滑膜炎（猫） MRI

右前肢跛行を呈する5歳、去勢雄、ドメスティック・ミディアムヘア。肘関節のX線画像において（a, b）、頭尾側像で最も明らかとなる軽度の骨棘形成（b：小矢印）と内側関節腔の拡大（b：中抜き矢頭）が認められる。MRIにて肘関節の著しい腫脹が認められる（c〜f）。造影画像で関節腫脹の滑膜成分が顕著に認められ（e：矢印）、その中央部には関節浸出液を示す低信号域が認められる（e：矢頭）。STIR高信号が上腕骨遠位で認められる（f：中抜き矢印）。生検により、変形性関節症に伴う滑膜細胞の過形成およびリンパ形質細胞性滑膜炎と診断された。

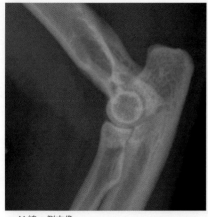

a X線, 側方像

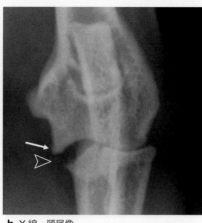

b X線, 頭尾像

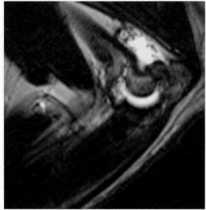

c T2W, 矢状断面

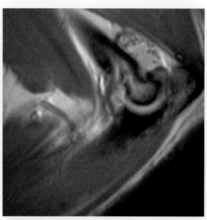

d PDW, 矢状断面

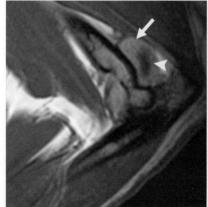

e 造影T1W, 矢状断面

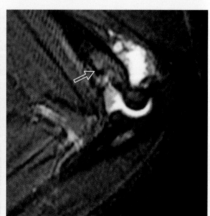

f STIR, 矢状断面

文 献

1. Roemer FW, Eckstein F, Hayashi D, Guermazi A. The role of imaging in osteoarthritis. Best Pract Res Clin Rheumatol. 2014; 28:31–60.

2. Kazakia GJ, Kuo D, Schooler J, et al. Bone and cartilage demonstrate changes localized to bone marrow edema-like lesions within osteoarthritic knees. Osteoarthr Cartil. 2013;21:94–101.

3. Schaefer SL, Baumel CA, Gerbig JR, Forrest LJ. Direct magnetic resonance arthrography of the canine shoulder. Vet Radiol Ultrasound. 2010;51:391–396.

4. Tivers MS, Mahoney PN, Baines EA, Corr SA. Diagnostic accuracy of positive contrast computed tomography arthrography for the detection of injuries to the medial meniscus in dogs with naturally occurring cranial cruciate ligament insufficiency. J Small Anim Pract. 2009;50:324–332.

5. Samii VF, Dyce J, Pozzi A, et al. Computed tomographic arthrography of the stifle for detection of cranial and caudal cruciate ligament and meniscal tears in dogs. Vet Radiol Ultrasound. 2009; 50:144–150.

6. Samii VF, Dyce J. Computed tomographic arthrography of the normal canine stifle. Vet Radiol Ultrasound. 2004;402–406.

7. Roemer FW, Guermazi A, Niu J, Zhang Y, Mohr A, Felson DT. Prevalence of magnetic resonance imaging-defined atrophic and hypertrophic phenotypes of knee osteoarthritis in a population-based cohort. Arthritis Rheum. 2012;64:429–437.

索引

斜体の数字は図表ページを指す

英文

Angiostrongylus vasorum	208
CT血管造影（CTA）	506
CTリンパ管造影	399, *403*
fat stranding（脂肪浸潤）	*492*
L3骨折	305, *306*
L6-L7の脱臼	*307*
T5のSalter-Harris型骨折	*304*
T11-T12の亜脱臼	*304*
T12骨折	*304*

あ

アスペルギルス症	14〜16
アミロイド産生性歯原性腫瘍	*123*
アメーバ性（化膿性肉芽腫性）髄膜脊髄炎	327
アラスカン・ハスキー脳症	*194*

い・う

胃炎	*543*
移行上皮癌	
泌尿器系	586, *599*, *600*
鼻腔	*20*
胃静脈後大静脈シャント	517, *518*
胃食道重積	390, *397*
異所性甲状腺癌	*150*, *151*
異所性尿管	585, *590*, *591*
遺伝性代謝性疾患	184
犬ジステンパー脳炎	206, *208*
異物	
咽頭	132〜133
気管支	*443*, *452*
胸壁	*392*
胸膜腔	*404*, *405*
後腹膜腔	*491*, *495*
消化管	*541*, *542*
鼻炎	3〜4, *8*, *9*
異物性肺炎	*473*
陰茎出血	*612*
咽喉頭	132〜40
炎症性疾患	132, *135*, *136*
外傷	132, *133*, *134*
腫瘍	132〜133, *137*〜*139*
特発性疾患	133
発生障害	132
インスリノーマ	552, *558*, *559*
咽頭	184〜185
咽頭後蜂窩織炎	*136*

ウイルス性疾患	
脳炎	206
肺炎	460

え

腋窩の脂肪腫	*386*
壊死性胸膜肺炎	*472*
壊死性膵炎	*556*
壊死性髄膜脳炎	197〜198, *200*〜*202*
壊死性白質脳炎	198, *203*, *204*
エナメル上皮線維腫	114, *124*
炎症性疾患	
咽喉頭および頚部	132, *135*, *136*
横隔膜	*390*
顎関節	41, *49*
眼窩	69〜70, *75*〜*78*
眼球	86, *89*, *90*
関節	*652*〜*653*
肝胆道系	*522*, *525*
気道	442〜443, *447*〜*452*
胸壁	389, *392*, *393*
口腔	113, *117*〜*119*
骨	骨髄炎参照
縦隔	408〜409, *413*
消化管	539, *543*, *544*
小気道および肺実質	459〜461, *468*〜*476*
膵臓	551, *555*〜*557*
脊椎	317〜328
感染性	317〜318, *320*〜*327*
非感染性	317, *319*, *320*
唾液腺	78, 98, *101*〜*102*
頭蓋骨	56, *61*
軟部組織	*653*, *659*, *660*
脳	
感染性	206〜220, *208*〜*219*
非感染性	197〜205, *198*〜*204*
脳神経	265, *268*, *269*
鼻腔および副鼻腔	3〜5, *8*〜*17*
脾臓	573, *576*
泌尿器系	586, *595*
腹部	491〜492, *495*, *496*
耳	27〜28, *30*〜*35*
リンパ節	107, *110*
腕神経叢	377
炎症性鼻ポリープ	*12*

お

横隔膜	390

炎症性疾患	390
腫瘍	390
横隔膜ヘルニア	390, 395, 396
腹膜心膜	423, 426
横紋筋肉腫	
眼窩	82
喉頭	137

か

外因性毒素	186
外眼筋炎	76
外耳炎	27, 30, 31
外傷	
咽喉頭および頚部	132, 133, 134
顎関節（TMJ）	40, 45〜48
肩	636〜637, 644〜648
眼窩	69, 74, 75
眼球	86, 89
肝胆道系	522, 524
気道	442, 446, 447
胸壁	389, 391, 392
筋骨格系	636〜651, 638〜650
口腔	113, 116
膝関節	637, 649, 650
縦隔	408, 411
消化管	538〜539
小気道および肺実質	459, 465
脊髄	296〜297, 311
脊椎	295〜296, 297〜309
頭蓋骨	56, 58
頭部	173〜174, 175
軟部組織	636, 642〜647
脾臓	572, 575
泌尿器系	585, 593
腹部	491, 493
腕神経叢	376〜377, 379
海綿静脈洞候群	266, 276
下顎関節突起形成不全	43, 44
下顎腺	99, 100
腺癌	103
唾液腺腫	104
膿瘍	103
下顎の骨髄炎	118
下顎リンパ節	108
顆窩骨折	48
顎異形成	40
顎関節	40〜54
炎症性疾患	41, 49
外傷	40, 45〜48
腫瘍	41, 50〜52
正常	40, 41, 42
発生障害	40, 42〜45
変性性疾患	41, 53
顎関節強直症	41, 53
過誤腫（心膜）	428
過剰歯	115
下垂体	
CT/MRIプロトコール	244〜245
下垂体炎	245, 250

腫瘍	245〜246, 251〜262
正常	244, 246, 247
囊胞	245, 249
下垂体依存性副腎皮質機能亢進症	561〜562
下垂体炎	245, 250
感染性	245
自己免疫性	245
下垂体出血	245, 250
下垂体卒中	245, 250
下垂体微小腺腫	251, 561〜562
仮想内視鏡検査（結腸）	540
肩関節外傷	636〜637, 644〜648
褐色細胞腫	569, 570
滑脳症	169
滑膜炎	678
滑膜細胞肉腫	332, 663, 669, 670
過熟白内障	94, 95
化膿性肉芽腫性炎症（頚部）	136
化膿性肉芽腫性（アメーバ性）髄膜脊髄炎	327
化膿性肉芽腫性肺炎	461, 474
化膿性鼻炎	12
カモメサイン	356
ガラクトシアリドーシス	184, 187
顆粒細胞腫	222, 230, 262
加齢にともなう変性	186, 193
眼窩	69〜85
炎症性疾患	69〜70, 75〜78
外傷	69, 74, 75
腫瘍	70, 79〜84
正常	71, 72
発生障害	69, 73
肝外シャント	
後天性多発性	505, 519
先天性	505, 513〜518
眼窩の奇形	74
眼窩骨折	74
眼型の肉芽腫性髄膜脳脊髄炎	265, 268
眼球	86〜97
炎症性疾患	86, 89, 90
外傷	86, 89
腫瘍	86〜87, 90〜92
正常	87, 88
脱臼	75
変性性疾患	87, 93〜96
眼球後部	
膿瘍	77
蜂窩織炎	75
リンパ腫	79
眼球突出	89
肝血管疾患	504〜521
CT血管造影（CTA）	506
肝外シャント	
後天性多発性	505, 519
先天性	505, 513〜518
肝内シャント	
先天性	505, 510〜512
多発性	512
動脈門脈瘻	504〜505, 509
複合血管異常	505, 520, 521

肝細胞癌	523, 529
肝細胞腺腫	523, 526, 527, 532
含歯性嚢胞	114, 115
間質性（水頭症性）浮腫	162, 163, 164
間質性肺炎	468
癌腫	
移行上皮	移行上皮癌参照
下垂体	258, 259
眼窩	80
肝細胞	523, 529
気管気管支	455
気管支肺胞	477
甲状腺	142, 145〜149, 417
上皮小体	152
腎臓	586, 597〜598
前立腺	612, 613
嚢胞性腺下	502
肺	461〜462
鼻腔	21
副腎	566, 569
肝静脈	507
肝性脳症	185, 189
関節	
炎症性疾患	652〜653
腫瘍	663
変性性疾患	41, 53, 357, 675, 676〜678
関節炎	
敗血症性	41, 49, 653, 658
免疫介在性	652〜653
非糜爛性	653, 656
糜爛性	653, 657
	骨関節炎も参照
関節面の滑膜嚢胞	358, 373
感染性（敗血症性）関節炎	653, 658
感染性肉芽腫性肺炎	461
肝臓	
悪性 mass	523, 529〜532
良性 mass	523, 526〜528
肝葉捻転	524
肝胆道系疾患	522〜537
炎症性疾患	522, 525
外傷	522
結節性および mass 性	522, 526〜532
胆石症および胆管閉塞	524, 535, 536
変性性疾患	523〜524
環椎後頭オーバーラッピング	55
環椎骨折	295
環椎翼骨折	300
破裂骨折	299
環椎軸椎不安定症	281〜282, 286, 287
肝動脈	507
肝動門脈瘻	504〜505, 509
肝内シャント	
先天性	505, 510〜512
多発性	512
肝嚢胞	534
顔面神経（VII）	264

き

気圧障害	447
キアリ様奇形	165, 167, 282, 287
気管	
骨軟骨腫	453
軟化	457
破裂	446
リンパ腫	456
義眼	87, 96
気管気管支	
癌腫	455
発生障害	442
リンパ節腫大	412
気管気管支炎	442〜443
気管支拡張症	443, 450〜453
気管支形成不全	445
気管支異物	443, 452
気管支肺炎（細菌性）	460, 471
気管支肺疾患（好酸球性）	460, 469, 470
気管支肺胞癌	477
空洞性	477
気胸	398, 400
寄生虫性肺炎	461
偽性半陰陽	609
基底細胞腺癌（頬骨腺）	104
気道	442〜457
異物	443, 452
炎症性疾患	442〜443, 447〜452
外傷	442, 446, 447
腫瘍	443〜444, 453〜456
正常	442, 444
発生障害	442, 445
変性性疾患	444, 457
希突起膠細胞腫	
脊髄	352〜353
脳	222〜223, 232, 233
吸引性肺炎	460
胸骨（骨髄炎）	393
頬骨腺	100, 101
基底細胞腺癌	104
唾液腺炎	78, 98, 101, 102
胸水	398〜399
CT リンパ管造影	399, 403
胸膜炎／膿胸	399, 404, 405
出血性	399
乳糜	399, 402
肺葉捻転を伴う	402
漏出性	398, 401
胸腺腫	409, 414
胸壁	389〜390
異物	392
炎症性疾患	389, 392, 393
外傷	389, 391, 392
腫瘍	389〜390, 393〜395
発生障害	389
強膜炎	90
胸膜炎	399, 404
胸膜腔	398〜408
腫瘍	406, 407

正常	398	脾臓	573, 579, 580
胸膜の線維化	399, 407	副腎	570
胸膜肺炎（壊死性）	472	血胸	399
胸腰椎の骨折／脱臼	296, 297	血腫	
棘下筋		喉頭部	134
筋炎	646	硬膜下	174, 179
付着部腱障害	647	硬膜外	173〜174, 178
棘細胞性エナメル上皮腫	122	骨盤	493
棘上筋腱障害	637, 644	頭蓋内	174, 175
距骨の骨軟骨症	621, 622	脾臓	572, 576, 579
巨大食道症	409, 419	結節性過形成	
筋炎		肝臓	523, 525, 526
外眼筋	76	脾臓（リンパ組織）	582
棘下筋	646	血栓塞栓症	
腸腰筋	642	頸静脈	416
殿筋	643	大血管	425
筋骨格系		大静脈	440
炎症性疾患	652〜661, 654〜660	大動脈	439
外傷	636〜651, 638〜650	肺	425, 438
腫瘍	662〜674, 664〜673	脾臓	578
代謝性疾患	620, 632, 633	ケモデクトーマ	435
発育障害	617〜620, 621〜631	原虫性髄膜脳炎	207, 219
変性性疾患	675〜679, 676〜678		

く		**こ**	
空胞性肝障害	535	股異形成	618, 627, 628
くも膜下出血	174	口腔	113〜131
くも膜嚢胞	166, 170, 171	炎症性疾患	117〜119
クリプトコッカス症	17	外傷	113, 116
クリプトコッカス性縦隔肉芽腫	413	腫瘍	114, 122〜130
		歯	歯参照
け		発生障害	113, 115
脛骨骨折	640	口腔咽頭瘻	13
憩室形成および分割障害	166	口腔鼻腔瘻	4, 13
形質細胞腫	329〜330, 338, 339	高血圧性梗塞	181
頸静脈血栓	416	好酸球性気管支肺疾患	460, 469, 470
頸椎の骨折／脱臼	295, 303	好酸球性鼻炎／副鼻腔炎	11
頸動脈小体腫瘍	151	甲状腺	141〜152
頸部脊椎脊髄症	282, 288〜290	甲状腺機能低下症	141, 144
血液減少症（肺）	424〜425, 436	腫瘍	141〜142, 144〜151, 417
血管原性浮腫	162, 163, 163, 164	正常	141, 143
血管腫（泌尿器系）	596	拘束型眼窩筋線維芽細胞腫瘍（猫）	84
血管障害	174〜175	高速穿通性外傷	308
血腫	174	交通性（非閉塞性）水頭症	156, 157
出血性梗塞	174, 181	後天性代謝性疾患	184〜185, 188〜190
消化管	539	喉頭	
脊椎	284, 293	横紋筋肉腫	137
非出血性梗塞	174〜175, 182	血腫	134
脾臓	572〜573, 577, 578	リンパ腫	139
泌尿器系	585, 594	後頭顆の骨折／脱臼	295, 298
副腎	561	後頭環軸椎奇形	55, 57
血管肉腫		後脳発生障害	165〜166, 167, 168
右心房	435	後腹膜	
肝臓	531	血管肉腫	500, 501
後腹膜	500, 501	後腹膜液	494
脊髄	341	出血	493
転移性	240, 341, 531, 570	膿瘍	495
軟部組織	673	表在性の排膿管を伴う	496
脳	240	硬膜外血腫	173〜174, 178
		硬膜下血腫	174, 179

硬膜内くも膜憩室	283, 291	高速穿通性外傷	308
コクシジオイデス性肺炎	475	軸椎	296
黒色腫		軸椎椎体	302
眼窩	80	歯突起	300, 301
眼内	90, 91	仙腸関節脱臼	309
口腔	127, 128	仙椎	296, 309
舌	129	頭蓋骨	56, 58, 175
転移性	242	モンテジア	641
鼓室胞滲出	28, 31, 32	肋骨	389, 391
鼓室胞壁	32	骨軟骨腫	334
骨		気管	453
炎症性疾患	骨髄炎参照	骨軟骨症	617
形成不全	619	距骨	621, 622
骨異栄養症	619	上腕骨頭内側顆	618, 623
骨壊死		脊椎	282〜283, 290
下顎骨	118	大腿骨外側顆	623
骨化生	483, 484	骨軟骨肉腫	
骨幹および骨幹端の形成不全	619〜620	頭蓋骨	64, 65
骨関節炎	676, 677	鼻腔	24
骨幹端骨異栄養症（肥大性骨異栄養症）	619	骨肉腫	664〜666, 668
骨形成性線維性エプーリス	121	上顎	130
骨無形成	619	脊椎	335〜337
骨腫（頭蓋）	62	頭蓋骨	63
骨腫瘍	662〜663, 664	鼻腔	24
悪性	329, 335〜338, 662〜663	骨盤	
	骨肉腫も参照	血腫	493
転移性	663	脂肪腫	498
良性	329, 334, 662	線維肉腫	499
骨症		骨盤膀胱	602
頭蓋下顎骨	40〜41	混合膠細胞腫	223
肥大性	620, 632	根尖膿瘍	117
骨髄炎	652, 654		
下顎	118	**さ**	
顎関節	41	細菌性疾患	
胸骨	393	気管支肺炎	460, 471
頭蓋骨	56, 61	髄膜脳炎	207, 210〜214
膿瘍を伴う	660	椎間板脊椎炎	317〜318, 320, 322
鼻腔	14, 15	最大値投影画像（MIP 画像）	483
慢性	655	細胞障害性浮腫	162, 163, 163
骨髄脂肪腫		挫傷	
肝臓	528	脊髄	296〜297, 311
脾臓	578	脳	174
骨折／脱臼	636	肺	459, 465
顆窩	48	三叉神経（V）	264
眼窩	74	特発性障害	267
脛骨および腓骨関節	640	末梢神経鞘腫瘍	272〜273
手根	639	リンパ腫	275
上腕骨頭顆	638		
脊椎	295〜296, 297〜309	**し**	
L3 椎弓の陥没骨折	306	耳下腺	99, 100
L3 の圧迫骨折	305	炎症	102
L6-L7 の脱臼	307	腺癌	103
T5 の Salter-Harris 型骨折	304	耳下腺管閉塞	106
T11-T12 の亜脱臼	304	子宮内膜過形成	610
T12	304	軸外出血	頭蓋内出血参照
環椎	295〜296	軸椎骨折	295〜296, 302
環椎破裂骨折	299	歯原性腫瘍	113〜114, 122〜125
環椎翼	300	アミロイド産生性	123
頸椎	295, 303	耳垢腺癌	37

耳垢腺腫	36
篩骨（篩板）	6, 7
歯根嚢胞	120
歯根膜の腫瘍	114
脂質性肺炎	460
糸状虫症	425
視神経（Ⅱ）	264, 266
化膿性神経炎	269
髄膜種	265, 270, 271
肉芽腫性髄膜脳炎	268
雌性生殖器	604, 606, 610
耳石症	29, 39
膝蓋骨低形成	629
膝関節	
外傷	637, 649, 650
正常	649
歯突起の骨折	300, 301
脂肪腫	
腋窩	386
胸壁	393
骨盤	498
頭蓋骨	67
腹壁	497
脂肪浸潤（fat stranding）	492
脂肪肉腫	
舌	125
傍脊椎	333
縦隔	408～409
炎症性疾患	408～409, 413
外傷	408, 411
腫瘍	409, 414～418
正常	408, 410
発生障害	408
縦隔炎	408～409
真菌性	413
縦隔気腫	408, 411
縦隔出血	408, 411
集合性歯芽腫	125
十字靭帯	
前十字靭帯	
断裂	650
剥離	649
部分断裂	650
手根骨折	639
出血	
陰茎	612
下垂体	245, 250
眼内	93
消化管	539
椎間板逸脱を伴う	361
頭蓋内	173～174, 175, 176～180
出血性胸水	399
出血性梗塞	174, 181
術後の門脈発達	521
腫瘍	
咽喉頭および頚部	132～133, 137～139
横隔膜	390
顎関節	41, 50～52
下垂体	245～246, 251～262

眼窩	70, 79～84
眼球	86～87, 90～93
関節	663
肝臓	523, 527～532
気道	443～444, 453～456
胸壁	389～390, 393～395
胸膜腔	406, 407
口腔	114, 122～130
甲状腺	141～142, 144～151, 417
骨	骨腫瘍参照
歯原性	113～114, 122～125
縦隔	409, 414～418
消化管	539, 545～549
小気道	461～462, 477～484
上皮小体	152
食道	409～410, 422
心臓	424, 435
心膜	423
膵臓	552, 558～560
脊椎	329～354, 332～353
唾液腺	98, 103, 104
頭蓋骨	56～57, 62～67
軟部組織	332, 663, 669～673
脳	221～243, 225～242
脳神経	265～266, 272～275
鼻腔	5, 20～25
脾臓	573, 578～581
泌尿器系	586～587, 596～600
副腎	561～562, 566～570
腹部	492, 497～502
リンパ節	107～108, 110～112
腕／腰仙骨神経叢	377, 385, 386
上衣腫	223, 234
消化管	538～550
異物	541, 542
炎症性疾患	539, 543, 544
外傷	538～539
画像診断	538
仮想結腸内視鏡検査	540
血管障害	539
出血	538～539
腫瘍	539, 545～549
正常	540
閉塞	538～539
消化管間質腫瘍（盲腸）	546
上顎骨肉腫	130
上顎線維肉腫	130
小気道	458～487
炎症性疾患	459～461, 468～476
腫瘍	461～462, 477～484
肺挫傷／出血	459, 465
肺水腫	459, 464, 465
肺葉捻転	402, 459, 466, 467
発生障害	459, 463, 464
変性性疾患	462, 485, 486
無気肺	458, 463
上強膜炎	90
小脳虫部低形成	165～166, 168
小脳低形成	165, 168

上皮小体	141～152
結節	142
腫瘍	152
正常	141
上皮小体機能亢進症（二次性）	620, 633
上腕骨頭顆	
骨化不全	619～620, 631
骨折	638
骨軟骨症	618, 623
上腕二頭筋腱断裂	645
食道	409～410
狭窄	409, 420
腫瘍	409～410, 422
食道炎	409
腎盂腎炎	586
腎芽腫	586
硬膜外	343
脊髄	331, 348
腎癌	586, 597～598
心筋	424
心筋灌流欠損	434
心筋症（肥大型）	434
真菌性疾患	
縦隔炎	413
髄膜脊髄炎	326
髄膜脳炎	207, 214～218
椎間板脊椎炎	318, 323, 324, 326
肺炎	461, 475, 476
鼻炎	4～5, 14～16
副鼻腔炎	14, 15
神経セロイド・リポフスチン症	184, 187
神経内分泌腫瘍	138
転移性	532
神経嚢虫症	208
心原性肺水腫	459, 464
心室拡大	424, 433
真珠腫	28, 35, 36
浸出液	
胸水	
出血性	399
乳糜性	399, 402
漏出性	398, 401
鼓室胞滲出	28, 31, 32
心膜液	423, 426
腹水	491, 494
心臓	424
解剖	429～430
腫瘍	424, 435
心室拡大	424, 433
発生障害	424, 431～433
浸透圧性脱髄症候群	185, 189
浸透圧性浮腫	162, 163
腎嚢胞	584～585, 589
心房血管肉腫	435
心膜	423
腫瘍	423
心膜液貯留	423, 426
心膜炎	423, 427
心膜過誤腫	428

す

膵炎	551, 555
壊死性	556
慢性	556, 557
髄外造血	573～574, 581
髄核	359
逸脱	356, 368
膵偽嚢胞	557
水晶体脱臼	87, 95
膵臓	551～560
炎症性疾患	551, 555～557
腫瘍	552, 558～560
正常	552～554
水頭症	155～156, 157, 158
交通性（非閉塞性）	156, 157
先天性	155, 159
閉塞性	155, 159, 160
髄内組織球性肉腫	353
水胞性網膜剥離	93
髄膜腫	
下垂体	261
眼窩	83
視神経（Ⅱ）	265, 270, 271
脊髄	330～331, 344, 345
頭蓋内	221～222, 225～229
髄膜脊髄炎	318, 326
アメーバ性	327
真菌性	326
髄膜増強	35
髄膜脳炎	
ウイルス性	206, 209
原虫性	207～208, 219
細菌性	207, 214
真菌性	207, 214～218
肉芽腫性	197, 198, 199
眼型	265, 268
脊髄	317, 319, 320
ステロイド反応性髄膜炎‐血管炎	317

せ

星状膠細胞腫	222, 231
生殖器系	604～614
雄	605, 607, 608, 610～613
偽性半陰陽	609
雌	604, 606, 610
脊髄	
希突起膠細胞腫	352～353
形質細胞腫	338
挫傷	296～297, 311
腎芽腫	331, 348
髄膜腫	330～331, 344, 345
多形性膠芽腫	351
多発性骨髄腫	339
末梢神経鞘腫瘍	331, 346, 347
リンパ腫	330, 342
	脊椎も参照
脊髄硬膜外蓄膿	318, 325
脊髄出血	297, 312
脊髄髄膜嚢胞	358, 373

脊髄髄膜瘤	292	骨盤	499
脊髄類皮洞	283〜284	上顎	130
脊椎		脾臓	573
炎症性疾患	317〜328	腹壁	498
感染性	317〜318, 320〜327	線維輪	359
非感染性	317, 319, 320	腺癌	
奇形	281〜283	下垂体	258, 260
環椎軸椎不安定症	281〜282, 286, 287	気管	454
キアリ様奇形	165, 167, 282, 287	結腸	549
頸部脊椎脊髄症	282, 288〜290	十二指腸	548
血管奇形	284, 293	膵臓	560
骨軟骨症	282〜283, 290	唾液腺	103, 104
頭部頸椎接合部奇形	281〜282	胆管	530
骨折／脱臼	295〜296, 297〜309	頭蓋骨	66
L3 の圧迫骨折	305	粘液性	483
L3 椎弓の陥没骨折	306	肺	478
L6-L7 の脱臼	307	鼻腔	22
T5 の Salter-Harris 型骨折	304	耳	37
T11-T12 の亜脱臼	304	腺腫	
T12	304	下垂体	255〜257
環椎	295〜296	肝細胞	526, 527, 532
環椎破裂骨折	299	甲状腺	144, 146
環椎翼	300	胆管細胞	528
頸椎	295, 303	副腎皮質	567, 568
高速穿通性外傷	308	耳	28〜29, 36〜38
軸椎椎体	302	前縦隔嚢胞	408, 410
歯突起	300, 301	前十字靱帯	
仙腸関節脱臼	309	断裂	650
仙椎	296, 309	剥離	649
腫瘍	329〜354, 332〜353	部分断裂	650
硬膜外	329〜330	腺腫性ポリープ（幽門）	545
硬膜内髄外	330〜331	先端巨大症	254
髄内	331	蠕虫誘発性髄膜脳炎	207〜208
椎間板	355〜357, 359〜371	仙腸関節脱臼	309
脊椎炎	318, 324	仙椎の損傷	296, 309
脊椎骨折／脱臼	295	先天性疾患	
胸腰椎	296, 297	肝外シャント	505, 513〜518
頸椎	295, 303	肝内シャント	505, 510〜512
後頭顆	295, 298	水頭症	155, 159
尾側頸椎	296	前部ブドウ膜炎	89
脊椎の奇形	281, 284〜286	前立腺	607, 608
石灰化		傍前立腺嚢胞	611
大動脈	425, 438	前立腺癌	612, 613
軟骨（耳）	29, 38	転移性	340

そ

僧帽弁閉鎖不全症	433
側頭筋膿瘍	60
組織球性肉腫	
胸壁	394
小気道および肺実質	479
脊髄	
硬膜内播種性	350
髄内	353
脳	224, 239
咀嚼筋炎	56, 59, 60

軟部組織	620, 633		
肺	486		
脾臓	582		
石灰化を伴う機能性下垂体巨大腫瘍	254		
舌下膿瘍	119		
舌黒色腫	129		
舌骨			
外傷	133, 134		
腫瘍	137		
舌脂肪肉腫	125		
線維腫（エナメル上皮）	124		
線維軟骨塞栓症	297, 313〜315		
線維肉腫	673		
顎関節	50		
眼窩	81		

た

大血管	425

大血管血栓症	425
代謝性疾患	
筋骨格系	620, 632, 633
脳	184〜185
遺伝性	184
後天性	184〜185, 187, 188〜190
大静脈後尿管	585, 592
大静脈閉鎖	440
大腸炎	543
大動脈	
血栓症	439
石灰化	425, 438
大動脈弓遺残症	433
大脳皮質形成異常	166, 169
唾液腺	98〜106
炎症性疾患	78, 98, 100〜103
腫瘍	98, 103, 104
正常	99, 100, 101
唾液腺腫	99, 104, 105
唾石	99, 106
唾液腺炎	
頬骨腺	78, 100, 101, 102
耳下腺	102
唾液腺腫	99, 104, 105
下顎腺	104
唾石をともなう	106
多形性膠芽腫	
脊髄	351
脳	232
唾石症	98〜99, 106
脱臼	
眼球	75
水晶体	95
	骨折／脱臼も参照
多発性後天性肝外シャント	505, 519
多発性骨髄腫（脊椎）	329〜330, 339
胆管系	
結石	535
腺癌	530
閉塞	524, 533
胆管細胞腺腫	528
胆石症	524, 536
胆嚢閉塞	536

ち

チアミン欠乏症	184〜185, 188
肘異形成	617〜618
肘関節	617〜618, 624
中耳炎	28, 31〜33
耳石を伴う	39
髄膜増強	35
頭蓋内浸潤	34
中枢神経系	脳，脊髄参照
中毒性疾患	185〜186, 192, 193
肘突起癒合不全	618, 625
中皮腫	406
腸炎	544
腸間膜浮腫	494
腸閉塞	544
腸腰筋炎	642

つ

椎間板	
Hansen I 型	356, 359〜366
Hansen II 型	356, 367
逸脱	296, 310, 355〜356
水和髄核	356, 368
正常	355, 359
変性	355
椎間板脊椎炎	317〜318
細菌性	317〜318, 320, 322
真菌性	318, 323, 324
非活動性多中心性	321

て

停留精巣	610
転移性腫瘍	
肝臓	531
脊椎	330, 340, 341, 343, 349
脳	224, 240〜242
肺	462, 480〜482
脾臓	573, 580, 581
副腎	570
リンパ節	110, 111
肋骨	395
転移性乳腺癌	241, 407
てんかん性脳症	185, 190
殿筋炎	643

と

頭蓋下顎骨症	40, 45
頭蓋過骨症（良性）	55〜56, 57
頭蓋骨	55〜68
炎症性疾患	56
解剖	55
骨折	56, 58, 175
腫瘍	56〜57, 62〜67
発生障害	55〜56, 57
頭蓋内出血	173〜175
MRI によるステージング	175
亜急性	177
急性	176, 177
くも膜下	174
血管破裂	180
硬膜下	174, 179
硬膜外	173〜174, 178
多区画	179
慢性	178
頭蓋内腫瘍	221〜243, 225〜242
顆粒細胞腫	222, 230, 262
希突起膠細胞腫	222〜223, 232, 233
上衣腫	223, 234
髄膜腫	221〜222, 225〜229
星状膠細胞腫	222, 231
組織球性肉腫	224, 239
多形性膠芽腫	232
転移性	224, 240〜242

脈絡膜腫瘍	223～224, 235, 236
リンパ腫	224, 237, 238
頭蓋内膿瘍	206～207, 210, 211
頭蓋の上皮系腫瘍	66
頭部外傷	173～174
出血のステージング	173
頭蓋骨骨折	56, 58, 175
頭蓋内出血	173～175, 176～180
脳挫傷	174
頭部頸椎接合部奇形	281～282
動脈管開存	432
特発性間質性肺炎	459
特発性脳神経障害	265
トルコ鞍空洞症候群	244～245, 248

な

内因性脂質性肺炎	470
内耳炎	28, 33
真珠腫を伴う	36
髄膜増強	35
頭蓋内浸潤	28, 34
内耳神経（VIII）	264
疾患	33
内側咽頭後リンパ節	109
内側鉤状突起疾患	618, 625～627
内側コンパートメント障害	648
軟骨下嚢胞	40, 42, 43
軟骨内骨化の障害	620
軟骨肉腫	
側頭骨	51
頭蓋骨	64
鼻腔	23
肋骨	394
軟骨の石灰化（耳）	29, 38
軟部組織	
炎症性疾患	653, 659, 660
外傷	636, 642～647
腫瘍	332, 663, 669～673
線維肉腫，末梢神経鞘腫瘍も参照	
石灰化	620, 633
変性性疾患	675

に

肉芽腫性髄膜脳炎	197, 198, 199
眼型	265, 268
肉芽腫性髄膜脳脊髄炎	317, 319, 320
肉腫	663
顎関節	52
滑膜	332, 663, 669, 670
拘束型眼窩筋線維芽細胞腫（猫）	84
食道紡錘細胞	422
組織球	組織球性肉腫参照
猫注射部位関連肉腫	663, 671
二分脊椎	
潜在性	283, 291
嚢胞性	283
乳糜胸水	399, 402
ニューモシスティス肺炎	461, 476

尿管	
移行上皮癌	599
異所性尿管	585, 590, 591
大静脈後尿管	585, 592
閉塞	601
尿管瘤	591
尿道	
移行上皮癌	600
狭窄	602
尿路結石	600

ね

猫注射部位関連肉腫	663, 671
猫伝染性腹膜炎ウイルス性髄膜脳炎	206, 209
猫の気管支疾患	443, 447～449
内腔閉塞を伴う	449
粘液腺癌	483
粘液肉腫（傍脊椎領域）	332
捻転	
肝葉	524
肺葉	402, 459, 466, 467
脾臓	573, 577

の

脳	
炎症性疾患	
感染性	206～220, 208～219
非感染性	197～205, 198～204
挫傷	174
出血	頭蓋内出血参照
腫瘍	頭蓋内腫瘍参照
代謝性疾患	184～185, 187, 188～190
中毒性疾患	185～186, 192, 193
発生障害	165～172
憩室形成および分割障害	166
後脳	165～166, 167, 168
大脳皮質	166, 169
発生異常	165
非腫瘍性嚢胞	166, 170, 171
浮腫	162～164
間質性／水頭症性	162, 163, 164
血管原性	162, 163, 163, 164
細胞障害性	162, 163, 163
浸透圧性	162, 163
分布と原因	163
変性性疾患	186, 193, 194
放射線誘発性損傷	185～186, 191, 192
膿胸	399, 404, 405
脳室系	155～161
正常	155, 156, 157
脳神経	264～277
II（視神経）	264, 266, 268～270
V（三叉神経）	264, 267
VII（顔面神経）	264
VIII（内耳神経）	33, 264
炎症性疾患	265
海綿静脈洞症候群	266, 276
腫瘍	265～266, 272～275
膿性肉芽腫性リンパ節腫大	110

脳脊髄液
    吸収障害 ······································· 156
    産生過剰 ·································· 156, *157*
    髄液播種 ······································· 331
脳の感染性炎症性疾患 ············ 206〜220, *208〜219*
    ウイルス性脳炎 ···················· 206, *208, 209*
    原虫性髄膜脳炎 ························· 207, *219*
    細菌性髄膜脳炎 ············ 206〜207, *210〜214*
    真菌性髄膜脳炎 ··················· 207, *214〜218*
    蠕虫誘発性髄膜脳炎 ·························· 208
嚢胞
    下垂体 ································· 245, *249*
    含歯性 ·· *115*
    関節面滑膜 ···························· 358, *373*
    肝臓 ··· *534*
    くも膜 ··························· 166, *170, 171*
    歯根 ··· *120*
    腎臓 ·································· 584〜585, *589*
    脊髄髄膜 ······························ 358, *373*
    前縦隔 ································· 408, *410*
    軟骨下 ······························ 40, *42, 43*
    鼻涙嚢胞 ······································· *73*
    傍前立腺 ······································ *611*
    類皮 ··· 166
    類表皮 ·································· 166, *171*
嚢胞性腰下癌 ······································· 502
膿瘍
    眼球後 ··· *77*
    胸壁 ··· *392*
    口腔 ··· *117*
    後腹膜 ··································· 495, *496*
    根尖 ··· *117*
    舌下腺 ·· *119*
    側頭筋 ··· 60
    唾液腺 ·· *103*
    頭蓋骨 ··································· 56, *60*
    頭蓋内 ························ 206〜207, *210, 211*
    軟部組織 ································ 659, *660*
    肺 ······································ 461, *474*
    腹壁 ··· *495*
    傍食道 ····························· 409〜410, *421*
    耳 ·································· 27〜28, *31*
    翼状骨 ··· *77*

は

歯
    過剰歯 ·· *115*
    正常解剖 ······································ *115*
    歯の断片による鼻炎 ··························· *9*
肺
    肺葉虚脱 ································ 458, *463*
    肺葉捻転 ························· *402*, 459, *466, 467*
肺炎
    異物 ··· *473*
    ウイルス性 ···································· *460*
    化膿性肉芽腫性 ······························ *474*
    間質性 ·· *468*
    感染性肉芽腫性 ······························ *461*
    寄生虫性 ······································ *461*
    誤嚥性 ·· *460*
    コクシジオイデス性 ························ *475*
    脂質性 ·· *460*
    特発性間質性 ································· *459*
    内因性脂質性 ································· *470*
    ニューモシスティス性 ····················· *476*
    肺吸虫性 ······································ *476*
    マイコプラズマ性 ··························· *471*
肺気腫 ··································· 458, *463*
肺吸虫性肺炎 ······································ *476*
肺血管系 ··································· 424〜425
敗血症性関節炎 ······························ 653, *658*
    顎関節 ···································· 41, *49*
肺血栓栓塞症 ······························ 425, *438*
肺高血圧 ··································· 425, *437*
肺骨化生 ·· *462*
肺挫傷および出血 ························· 459, *465*
肺腫瘍
    癌腫 ····································· *461〜462*
    腺癌 ··· *478*
    転移性腫瘍 ··························· 462, *480〜482*
    リンパ腫 ······································ *479*
肺水腫 ·· *459*
    心原性 ··································· 459, *464*
    非心原性 ································ 459, *465*
肺線維症 ································· 462, *484〜486*
肺大気胞 ··································· 459, *464*
肺転移 ································· 462, *480〜482*
肺動脈弁狭窄 ······································ *431*
肺膿瘍 ···································· 461, *474*
白内障 ··· 87
    過熱 ···································· 94, *95*
播種性特発性骨増殖症 ·················· 358, *372*
発育障害
    筋骨格系 ························· 617〜620, *621〜631*
発生障害
    咽喉頭および頸部 ···························· *132*
    顎関節 ···································· 40, *42〜45*
    眼窩 ····································· 69, *73*
    気道 ··································· 442, *445*
    胸壁 ··· *389*
    口腔 ··································· 113, *115*
    縦隔 ··· *408*
    小気道 ······························ 459, *463, 464*
    心臓 ································· 424, *431〜433*
    脊椎 ···································· 281〜294
    頭蓋骨 ·································· 55〜56, *57*
    脳 ······································ 165〜172
    泌尿器系 ························· 584〜585, *589〜592*
馬尾症候群 ··································· 356〜357
汎骨炎 ·· *630*
反応性リンパ節腫大 ·················· 110, *408〜409*
汎ブドウ膜炎 ·· 93

ひ

鼻咽頭
    狭窄 ··· 8
    ポリープ ···························· 31, *132, 135*
    未分化円形細胞腫瘍 ······················· *139*

瘻孔	13
鼻炎	117
異物	3～4, 8, 9
化膿性	12
好酸球性	11
真菌性	4～5, 14～16
非特異的	4
リンパ球形質細胞性	10
非活動性多中心性椎間板脊椎炎	321
非感染性炎症性疾患	197～205, 198～204
脊椎	317, 319, 320
脳	197～205, 198～204
鼻腔	3～26
炎症性疾患	3～5, 8～17
解剖	3, 6, 7
腫瘍	5, 21～25
正常な鼻周期	3, 7
発生障害	3
鼻腔未分化腺癌	22
鼻甲介	7
腓骨骨折	640
脾腫	572～573
非出血性梗塞	174～175, 182
微小腺腫（下垂体）	251～253
脾静脈横隔膜静脈シャント	514
脾静脈奇静脈シャント	515, 516
脾静脈後大静脈シャント	513
非心原性肺水腫	459, 465
脾臓	572～583
異所性組織	576
炎症性疾患	573
外傷	572, 575～577
血管障害	572～573, 577, 578
腫瘍	573, 578～581
正常	574, 575
変性性疾患	573～574, 581, 582
脾臓炎	576
尾側頚椎の骨折／脱臼	296
肥大型心筋症	434
非対称性の移行椎骨	286
肥大性骨異栄養症（骨幹端骨異栄養症）	619
肥大性骨症	620, 632
泌尿器系	584～603
炎症性疾患	585～586, 595
外傷	585, 593
腫瘍	586～587, 596～600
血管腫	596
血管障害	585, 594
正常	588, 589
発生障害	584～585, 589～592
異所性尿管	585, 590, 591
腎囊胞	584～585, 589
大静脈後尿管	585, 592
閉塞	587, 600～602
変性性疾患	587
被膜炎	576
肥満細胞腫	
鼻腔	25
腹部	502

鼻涙システム	72
鼻涙囊胞	73

ふ

副腎皮質機能低下症	562
副腎	561～571
血管障害	561
腫瘍	561～562, 566～570
正常	563～565
変性性疾患	562
副腎皮質機能亢進症	561, 566
軟部組織の石灰化	620, 633
腹水	491, 494
副鼻腔	3～26, 6～25
副鼻腔炎	
好酸球性	11
リンパ球形質細胞性	10
腹部	491～502
炎症性疾患	491～492, 495, 496
外傷	491, 493
腫瘍	492, 497～502
腹水	491, 494
腹壁	
脂肪腫	497
膿瘍	495
腹膜心膜横隔膜ヘルニア	390, 423, 426
浮腫	
腸間膜	494
脳	162～164
肺水腫	459
心原性	459, 464
非心原性	459, 465
ブドウ膜炎	
前部ブドウ膜炎	89
汎ブドウ膜炎	93

へ

平滑筋腫（胃）	545
平滑筋肉腫（結腸）	546
閉塞	
気管支	449
耳下腺	106
消化管	539, 541, 542
胆管	524, 533, 535, 536
胆管系	524, 533
胆囊	536
尿路	587, 600～602
閉塞性水頭症	155, 159, 160
ヘルニア	
横隔膜	390, 395, 396
腹膜心膜	390, 423, 426
裂孔	390, 396
変形性関節症	
顎関節	41, 53
椎間板関節面	357
変形性脊椎症	357～358
変性性疾患	
咽喉頭および頚部	133
顎関節	41

眼球	87, 93～96
関節	675, 676～678
肝胆道系疾患	523～524
気道	444, 457
小気道	452, 485, 486
軟部組織	675
脳	186, 193, 194
脾臓	573～574, 581, 582
泌尿器系	587
副腎	562
耳	29, 38, 39
扁平上皮癌	
口腔	126
転移を伴う	126
頭蓋骨	67
耳	37, 38

ほ

蜂窩織炎	
咽頭後部	136
眼球後部	75
耳	27～28, 31
膀胱	
移行上皮癌	599
骨盤膀胱	602
膀胱炎（ポリープ様）	595
放射線誘発性脳損傷	185～186, 191, 192
傍食道膿瘍	409, 421
紡錘形細胞腫瘍	499
紡錘形細胞肉腫	
肝臓	534
食道	422
傍脊椎腫瘍	329, 332, 333
脂肪肉腫	333
粘液肉腫	332
傍前立腺囊胞	611
ポリープ	
鼻咽頭	31, 132, 135
鼻腔	12
耳	27, 30
幽門	545
ポリープ様膀胱炎	595

ま

マイコプラズマ性肺炎	471
末梢神経鞘腫瘍	671, 672
脊髄	331, 346, 347
脳神経	265～266, 272～274
腕神経叢	377, 380～384

み・む

耳	27～39
炎症性疾患	27～28, 30～35
腫瘍	28～29, 35～38
正常	27, 29, 30
変性性疾患	29, 38, 39
脈絡叢腫瘍	223～224, 235, 236
転移性	349

無菌性大腿骨頭壊死症（レッグ・カルベ・ペルテス病）	618～619

め

眼	
眼窩	69～85
眼球	75, 86～97
義眼	87, 96
水晶体脱臼	87, 95
白内障	87, 94, 95
ブドウ膜炎	89, 93
網膜剥離	87, 93～95
メトロニダゾール中毒	186, 193
メラニン欠乏性黒色腫	128
メラニン性黒色腫	127
免疫介在性関節炎	652～653
非糜爛性	653, 656
糜爛性	653, 657
網膜剥離	87, 93～95
水胞性	93

も

木製異物による鼻炎	9
モンテジア骨折	641
門脈	508
門脈低形成	520

や・ゆ・よ

雄性生殖器	604～605, 607, 608, 610～613
輸液過剰	494
腰仙関節	
正常	369～370
椎間板突出	356～357, 371
腰仙骨神経叢	376～386
解剖	376, 378
筋脱神経	376, 378
腫瘍	377
翼状筋膿瘍	77

ら・り

ライソゾーム病	184
卵巣	606
リンパ球形質細胞性鼻炎	10
リンパ腫	112
胃	547
眼球後部	79
眼内	92
気管	456
空腸	548
喉頭	139
縦隔	409, 418
脊髄	330, 342
胆管閉塞を伴う	533
頭蓋内	224, 237, 238
脳神経	266, 275
肺	462, 479
鼻腔	18, 19
脾臓	573, 579
泌尿器系	587

腕神経叢	385
リンパ節	107〜112
炎症性疾患	107, *110*
腫瘍	107〜108, *110〜112*
正常	*108, 109*
リンパ節炎	408
リンパ節腫大	
気管気管支	412
膿性肉芽腫性	*110*
反応性	*110*, 408
リンパ組織過形成	574

る・れ

類皮洞（脊髄）	283〜284
類皮嚢腫	166
類表皮嚢胞	166, *171*
レッグ・カルベ・ペルテス病（無菌性大腿骨頭壊死症）	618〜619
レプトスピラ症	*494*

ろ

瘻孔	
口腔咽頭	*13*

口腔鼻腔	4, *13*
動脈門脈	504〜505, *509*
鼻咽頭	*13*
耳	27
漏出性胸水	398, *401*
肋骨	
骨折	389, *391*
骨転移	*395*
軟骨肉腫	*394*

わ

腕神経叢	376〜386
解剖	376, *378*
筋脱神経	376, *378*
牽引損傷	376〜377, *379*
神経炎	377
末梢神経鞘腫瘍	377, *380〜384*
リンパ腫	385

犬と猫のCT & MRIアトラス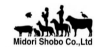

2016年11月30日　第1刷発行
2021年 8 月20日　第2刷発行©

著　者	Erik R. Wisner, Allison L. Zwingenberger
監訳者	長谷川大輔
発行者	森田浩平
発行所	株式会社 緑書房 〒 103-0004 東京都中央区東日本橋3丁目4番14号 TEL　03-6833-0560 https://www.midorishobo.co.jp
日本語版編集	名古孟大・出川藍子
カバーデザイン	メルシング
印刷所	アイワード

ISBN 978-4-89531-286-8　Printed in Japan
落丁，乱丁本は弊社送料負担にてお取り替えいたします。

本書の複写にかかる複製，上映，譲渡，公衆送信（送信可能化を含む）の各権利は株式会社緑書房が管理の委託を受けています。
[JCOPY]〈（一社）出版者著作権管理機構 委託出版物〉
本書を無断で複写複製（電子化を含む）することは，著作権法上での例外を除き，禁じられています。
本書を複写される場合は，そのつど事前に，（一社）出版者著作権管理機構（電話 03-5244-5088，FAX03-5244-5089，e-mail：info@jcopy.or.jp）の許諾を得てください。
本書を代行業者等の第三者に依頼してスキャンやデジタル化することは，たとえ個人や家庭内の利用であっても一切認められておりません。